伤寒杂病论现代解读

李同宪　李月彩　著

陕西新华出版
陕西科学技术出版社
Shaanxi Science and Technology Press
——— 西安 ———

图书在版编目（CIP）数据

伤寒杂病论现代解读/李同宪，李月彩著．—西安：陕西
科学技术出版社，2024.1
ISBN 978 - 7 - 5369 - 8507 - 0

Ⅰ.①伤…　Ⅱ.①李…　②李…　Ⅲ.①《伤寒杂病论》-
研究　Ⅳ.①R222.19

中国版本图书馆 CIP 数据核字（2022）第 112207 号

伤寒杂病论现代解读
SHANGHAN ZABINGLUN XIANDAI JIEDU

李同宪　李月彩　著

责任编辑　孙雨来
封面设计　曾　珂

出 版 者　陕西科学技术出版社
　　　　　　西安市曲江新区登高路 1388 号陕西新华出版传媒产业大厦 B 座
　　　　　　电话（029）81205187　传真（029）81205155　邮编 710061
　　　　　　http：//www.snstp.com
发 行 者　陕西科学技术出版社
　　　　　　电话（029）81205180　81206809
印　　刷
规　　格　889mm×1194mm　　开本　16
印　　张　38.75
字　　数　1065 千字
版　　次　2024 年 1 月第 1 版
　　　　　　2024 年 1 月第 1 次印刷
书　　号　ISBN 978 - 7 - 5369 - 8507 - 0
定　　价　195.00 元

前　言

众所周知，《伤寒论》与《金匮要略》原是一本书，即《伤寒杂病论》。失传后几经周折，在宋代得到了校订和发行，我们今天看到的就是宋代校订本。除重复的药方外，2本书共载药方269个，使用药物214味，都是现在临床各科的常用方剂。这两本书与《黄帝内经》、《神农本草经》（或者温病）称为"四大经典"，张仲景一人就占了两部。时至今日新冠病毒疫情中使用的清肺排毒汤，即由麻杏石甘汤、射干麻黄汤、小柴胡汤、五苓散组成，都是《伤寒杂病论》中的方剂。中医药在这次疫情中全程干预，取得了举世瞩目的成果，彰显出中医经典的光辉，为中西医理论在临床中相互沟通提供了坚实可靠的基础，中西医2大理论体系的融合也就顺理成章、水到渠成了。这时候出版《伤寒杂病论现代解读》，正当其时。

《伤寒杂病论》是我国最早的临床诊疗专著。据统计，截至2002年因研究《伤寒杂病论》而出版的书籍就近2000种。而运用现代西医术语系统逐条逐句地进行解读者，只有2003年出版的《伤寒论现代解读》这本书。此后出版了《中西医融合观》，完成了中医外感热病学（伤寒与温病）与现代感染病学两大理论体系的融合。接着本想写《金匮要略现代解读》，我把《金匮要略》通读几遍之后发现，必须首先解读脏象、经络这个世界性难题，而如同老虎吃天。经过反复通读，发现气血津液与西医的内环境具有比较多的重叠。这个"发现"来源于《伤寒论现代解读》中水电解质紊乱与气血津液的密切关系，《金匮要略》中的水湿痰饮乃气血津液"化失其正"而致（《景岳全书·痰饮》），于是撰写、出版了《中西医融合观续——气血津液与内环境的融合》。之后再出版了《中西医融合观》，完成了"中医教材"中的哲学层次、基础理论层次、临床层次的中西医融合。在这些工作完成之后，破解了《金匮要略》的各个壁垒，才能够撰写出《金匮要略现代解读》。

现在出版的《伤寒杂病论现代解读》是《金匮要略现代解读》与《伤寒论现代解读》（第二版）的合订本，二书关系密切，将其放到一本书里，以便于相互联系、互参。诸如：《伤寒论》中的欲作谷疸、湿热黄疸、欲作奔豚、营卫不和、太阳蓄血证、太阳病、厥阴病，与《金匮要略》中的谷疸、黄疸病、奔豚气、痉湿暍病中的营卫、带下瘀血证、痉湿暍病中的太阳病、消渴病中的厥阴病，它们之间的关联、异同，放在一起前后对照，才能够更加完整、全面地理解这些概念的准确含义。"差之分毫，谬之千里"，把这些中医概念及其之间的关系理顺之后，才能够准确传承，现代解读才能够不出偏差。

中西医沟通是个世界难题，我没有走"科学实验"研究的路，也没有运用训诂、考证的方法，而是把中医作为一个完整的系统，从临床实际需要出发，一个证一个证、一个概念一个概念，逐条逐句地进行中西医对照、沟通。我只是把最基础、最典型的证，中医理论中重要节点上的证，运用西医的概念、理论作出最浅显的解释、沟通。对于中医的病机与西医的病理学机制、中药的四气五味及其方剂的机理与西医药理作用之间的关系几乎没有涉及，特别是复杂的方剂没有办法与西医的药理研究成果相沟通。证态体系能不能为上面2个问题的解决提示途径与思路，还需要进一步探索。

中医走向世界，第一步是把中医经典著作用现代中医术语、现代汉语准确地表述出来；第二步是把这种表述准确地转换为中国的西医术语；第三步，将其翻译为西医术语及西方语言。每一步都要求准确，而不可能达到全同。现在的中医已经把中医经典著作以通俗易懂的现代汉语准确地展现在现代世人面前，完成了第一步。我们做的工作是第二步，在第一步的基础上把《伤寒杂病论》准确地转换为中国的西医术语。

本书是中西医融合观系列丛书的第 5 本，分为 3 部分：导论、金匮要略现代解读、伤寒论现代解读。本书对于《金匮要略》第 23 篇、24 篇、25 篇不进行解读。

读书之妙，妙不可言，只可意会，不可言传。不可言传是自己还没有完全搞清楚，即心中了了，笔下难明。若把《伤寒论》《金匮要略》、西医放在一起研究，则许多争论不休、难解之谜，不仅能心中明了，而且能够用文字表述清楚。

《伤寒杂病论现代解读》，仅仅窥见了博大精深中医的冰山一角，由于个人能力有限，对于中医经典的认识有不准确之处，沟通出偏差等在所难免，敬请读者批评指正。

李同宪

2022 年 2 月 22 日

目　录

上篇　导论

第一章　历史唯物观与医学 ……………………………………………………………（ 3 ）

　第一节　运用历史唯物观研究中医发展史 …………………………………………（ 3 ）

　第二节　医学研究的对象、定位 ……………………………………………………（ 18 ）

第二章　腠理、营卫、膜原、三焦现代解读 …………………………………………（ 22 ）

　第一节　腠理、营卫、膜原、三焦 …………………………………………………（ 22 ）

　第二节　西医相关知识 ………………………………………………………………（ 31 ）

　第三节　现代解读 ……………………………………………………………………（ 37 ）

中篇　金匮要略现代解读

脏腑经络先后病脉证第一 ………………………………………………………………（ 43 ）

痉湿暍病脉证第二 ………………………………………………………………………（ 60 ）

百合狐惑阴阳毒病脉证治第三 …………………………………………………………（ 81 ）

疟病脉证并治第四 ………………………………………………………………………（ 93 ）

中风历节病脉证并治第五 ………………………………………………………………（ 98 ）

血痹虚劳病脉证并治第六 ………………………………………………………………（ 112 ）

肺痿肺痈咳嗽上气病脉证治第七 ………………………………………………………（ 127 ）

奔豚气病脉证治第八 ……………………………………………………………………（ 145 ）

胸痹心痛短气病脉证治第九 ……………………………………………………………（ 150 ）

腹满寒疝宿食病脉证治第十 ……………………………………………………………（ 161 ）

五脏风寒积聚病脉证并治第十一 ………………………………………………………（ 182 ）

痰饮咳嗽病脉证并治第十二 ……………………………………………………………（ 204 ）

消渴小便不利淋病脉证并治第十三 ……………………………………………………（ 236 ）

水气病脉证并治第十四 …………………………………………………………………（ 250 ）

黄疸病脉证并治第十五 …………………………………………………………………（ 285 ）

惊悸吐衄下血胸满瘀血病脉证治第十六 ………………………………………………（ 304 ）

呕吐哕下利病脉证第十七 ………………………………………………………………（ 320 ）

疮痈肠痈浸淫病脉证并治第十八 ………………………………………………………（ 355 ）

趺蹶手指臂肿转筋阴狐疝蛔虫病脉证治第十九 ………………………………………（ 361 ）

妇人妊娠病脉证并治第二十 ……………………………………………………………（ 368 ）

妇人产后病脉证治第二十一 ……………………………………………………………（ 380 ）

妇人杂病脉证并治第二十二 ……………………………………………………………（ 389 ）

下篇　伤寒论现代解读

概论 ……………………………………………………………………………………（418）

辨太阳病脉证并治上 ………………………………………………………………（454）

辨太阳病脉证并治中 ………………………………………………………………（469）

辨太阳病脉证并治下 ………………………………………………………………（513）

辨阳明病脉证并治 …………………………………………………………………（536）

辨少阳病脉证并治 …………………………………………………………………（565）

辨太阴病脉证并治 …………………………………………………………………（569）

辨少阴病脉证并治 …………………………………………………………………（572）

辨厥阴病脉证并治 …………………………………………………………………（591）

辨霍乱病脉证并治 …………………………………………………………………（607）

辨阴阳易差后劳复病脉证并治 ……………………………………………………（611）

主要参考文献 ………………………………………………………………………（614）

上 篇

导 论

第一章 历史唯物观与医学

历史唯物主义认为，经济基础是划分不同社会形态的直接的客观依据。按照经济基础的性质，通常把人类社会划分为原始社会、奴隶社会、封建社会、资本主义社会和共产主义社会（社会主义社会是过渡时期）5 种基本形态。在新旧社会更迭的过程中，常常出现解体着的经济基础和形成中的经济基础相互并存和斗争的局面，这个阶段称为过渡时期，是新社会的发生与旧社会的反扑反复较量的时期。

经济基础决定社会意识，社会意识反作用于经济基础。生产物质财富的同时，也就产生了与之相适应的精神财富（意识形态）。当生产力的发展要求变革已经陈旧的经济基础时，仍然维护这种经济基础的上层建筑就成为经济基础和生产力发展的严重阻碍，它们之间的矛盾就趋于尖锐化。当公有制建立之后，私有制的意识形态就成为公有制发展的严重障碍，甚至于私有制的反扑能够瓦解公有制的经济基础，实现私有制的复辟，例如苏联的解体。这种复辟与反复辟的斗争，贯穿了整个过渡时期，直到新的公有制完全确立。

医学属于上层建筑，受到经济基础、社会意识的影响。中国封建社会是全世界封建社会的巅峰，中医也是全世界古代医学的顶峰。中医长期生存于封建社会，小农经济，独尊儒术的影响之下，其发生发展时时刻刻受到中国古代哲学思想的变动而变化。新中国成立之后，毛泽东思想辩证唯物论成为中国意识形态的主流，中医接受了辩证唯物论，建立了自己的理论体系。改革开放之后，随着西方文化的强劲侵入，中医也出现了西化的倾向。（参考 418 ~ 421 页，一、思路与方法）

第一节 运用历史唯物观研究中医发展史

一、中医历史与社会发展的关系简述

（一）春秋战国时期

奴隶社会向封建社会的过渡时期。周朝（奴隶社会）瓦解之后，进入了各国纷争的春秋战国时期。

（1）生产技术的成就大大提高了生产效力，产生了更多的物质财富及精神财富：①水利工程技术方面，如都江堰水利工程、郑国渠；②天文历法创造了观天文测算历法，创造了中国二十四节气。促进了农业生产的发展，《甘石星经》是世界上最早的天文学著作，观测了金、木、水、火、土5 个行星的运行，发现了木卫三等许多不易观测的星体，而且记载了 120 颗恒星的位置；③发明了司南，司南是世界上最早的指南针雏形；④冶铁技术，已经采用生铁冶炼法铸铁，打造出数量多、杂质少、质量好的农具与兵器，促进了农业发展，提升了军队的战斗力。⑤手工业方面，纺织、镂刻、染色、陶器等各方面都有着很高的工艺。青铜器的制作普遍使用熔铸、焊接、失蜡法和金银嵌错工艺，具有高超的技术和艺术水平。大大提高了人们的物质享受与精神享受。

这些都为阶级分化与阶级斗争、战争的发生，提供了物质基础；充足的物质享受，也给文人提供了充足的创作时间和创作物质资料(竹简、帛书)，从而产生了诸子百家。加剧了各国战争的激烈程度，增加了各种政治主张等。

(2)春秋战国时期是中国历史上的一段大分裂时期，因社会经济条件不同，大国间争夺霸主的局面出现了，各国的兼并与争霸促成了各个地区的统一。因此说，东周时期的社会大动荡，为全国性的统一准备了条件。在文化与哲学方面，是百家争鸣、人才辈出、学术风气活跃的时代，为大一统文化的出现准备了条件。这是奴隶社会向封建社会过渡的伟大时代。

孔子卒于公元前479年，春秋战国的分界线是以孔子去世那一年为界限，之前的为春秋，之后的为战国。春秋时期各国的兼并与斗争，既促进各国、各地区社会经济的发展，也加速了不同族属间的接触与融合。经过这一时期的大变动，几百个小国逐渐并为7个大国和它们周围的10多个小国。

春秋战国时期，诸侯争霸战争破坏了奴隶制的旧秩序，给人民带来了灾难和痛苦。但战争加快了统一进程，促进了民族融合，也加快了变革的步伐。随着新兴地主阶级力量的壮大，各诸侯国先后开展了变法运动，新的制度终于建立起来。变法最彻底的秦国，成为各诸侯国中实力最强者，后来发展成统一的核心力量。

(3)春秋战国时期，整个文化领域表现出了百家争鸣的气象，诸子百家的思想，几乎都是发源于这一时期。这不仅在先前以及后来的文化发展过程中极为罕见，而且可以名副其实地称为中国文化史上最富有原创性的巅峰时期。许多人认为，春秋时期的种种思想，是中国文化的源泉，呈现出哲学百家争鸣、文艺百花争艳的局面。

诸子百家之流传中最为广泛的是儒家、法家、道家、墨家、阴阳家、名家、杂家、农家、小说家、纵横家、兵家、医家。各种思想学术流派不断产生、融合，出现了以孔子、老子、墨子为代表的三大哲学体系，形成了百家争鸣的繁荣局面。几经周折，以孔子、孟子为代表的儒家思想在宋朝时期全面上位，并程度不同地影响到与中国相邻的国家。诸子指孔子、老子、庄子、荀子、孟子、墨子、鬼谷子等。百家指各个学派，诸子百家有法家、儒家、道家、墨家等流派，这一时期有思想的知识分子，面对现实的社会问题、人生问题等，提出了解决的办法和思想。各种学说、思想纷纷出现。

(4)医家：从奴隶社会向封建社会过渡，到封建制度确立，是一个大动荡的时期。社会制度的变革，促进了经济的发展，意识形态、文化领域出现了新的形势，其中包括医学的发展。

春秋战国时期的医学典籍：长沙马王堆3号汉墓出土的帛书中，《足臂十一脉灸经》《阴阳十一脉灸经》《五十二病方》《导引图》等，是此期关于经脉、医方和医疗体育的专门著作。这些医学经验、碎片化的知识，没有形成理论。对后世影响最大的，是战国时出现的医学理论著作《黄帝内经》。该书运用阴阳五行学说阐明因时、因地、因人制宜辨证施治的医疗原理；它系统总结了具有中华民族独创性的脏腑经络学说；详细记载了全身十二正经、奇经八脉和全身脉络、腧穴，以及它们的分布循行与针疗、刺法、刺禁等具体内容；此外，还在病因、诊断、治疗等方面总结了一系列具有指导意义的原则和方法。

《神农本草经》相传起源于神农氏，代代口耳相传，于东汉时期集结整理成书，成书非一时之功，作者亦非一人，是秦汉时期众多医学家搜集、总结、整理当时药物学经验成果的专著，是对中国中医药的第一次系统总结。其中规定的大部分中药学理论和配伍规则以及提出的"七情和合"原则在几千年的用药实践中发挥了巨大作用，是中医药药物学理论发展的源头。

【结语】

春秋战国时期是社会形态是中国历史上的大动荡、大发展、大变革的时期。文化异常繁荣呈现出哲学百家争鸣、文艺百花争艳的局面，被称为中国文化史上最富有原创性的巅峰时期。

春秋战国是中国文化、哲学的源头，也是中医的源头，代表作是《黄帝内经》《神农本草经》，它们起源于春秋战国时期，在秦汉时期完成。诸子百家的思想渗透到《黄帝内经》的各个部分，是在常理之中。

（二）秦汉时期

董仲舒《春秋繁露》建立了废除百家独尊儒术大一统儒家，相应的是《黄帝内经》《伤寒杂病论》的完成。

秦汉时期是中国历史上第一个大统一时期，这是历史发展规律决定的。是建立在总结诸侯分封制度对于生产力发展起到了阻碍作用，国家体制与生产力发展不相适应的结果。只有建立起大一统的国家体制才能够适应生产力的发展。虽然国家体制等上层建筑建立起来了，却没有形成与之相适应的大一统的意识形态、理论体系，分封诸侯等奴隶社会意识形态没有完全被清除，从而造成秦朝灭亡了（如同苏联解体）。秦朝二世灭亡，在经过短暂的分裂之后，汉朝继之而起，并基本延续秦的制度，史称"汉承秦制"。国家大一统、文化大一统、哲学大一统、医学大一统，适应新的生产关系，促进生产力的发展。这一时期形成的国家治理体系，不仅深刻影响着中国的历史进程，形成了汉族、汉语、汉字、汉服等基础，也决定了以后中国文化（包括医学）的基本格局。

秦朝在中央设三公九卿，管理国家大事；地方上废除分封制，代以郡县制；实行书同文、车同轨、统一度量衡。有了中央集权，才有能力对外北击匈奴、南征百越，筑长城以拒外敌，凿灵渠以通水系。

中央集权制度的建立，奠定中国2000余年政治制度基本格局，奠定中国大一统王朝的统治基础，故称"百代都行秦政法"。秦朝结束了自春秋战国以来五百年来诸侯分裂割据的局面，成为中国历史上第一个中央集权制国家，对中国历史产生了深远影响。

汉朝是中国发展史上的第一个黄金时期，汉族在这一时期得名，汉族由于文明程度较高，在中国各兄弟民族中一直处于主导地位，这是历史发展和自然形成的结果。汉以后历代的朝代名称虽有变换，但汉族作为中国主体民族的地位始终未变。

汉武帝罢黜百家、独尊儒术，酎金夺爵加强中央集权，盐铁官营形成、汉武盛世，进行汉匈百年战争，开启了丝绸之路。

文化上，废除了汉朝以"黄老学说、无为而治"治国的思想，积极治国；并采纳董仲舒的建议，开始重用儒术。尽管刘彻时期兼用儒、法、道、阴阳、纵横等各家人才，汉朝也一直采取集合霸道、王道的治国方针，但汉武帝对儒家的推崇，使儒家思想得到重视，并在以后逐渐成为中国历经2000年的主流思想。

早在秦始皇焚书坑儒时期所毁坏的很多文献，通过汉代学者的记录得以重现，包括五经当中的古文《尚书》，也是这时候发掘整理出来的。汉初的经书，全由私人传授，汉武帝采纳董仲舒的意见"罢黜百家，独尊儒术"后，经学成为学术主流。由于不同学者对经书的理解与记忆有所不同，经学也被分为不同流派。

而两汉散文成就最高的，是司马迁的《史记》。《史记》开创了纪传体这种以人物为中心的史书编写体例。他敢于批判、敢于歌颂的不虚美、不隐恶的实录精神为人们所称道。

大一统国家体制的建立，促进了大一统上层建筑的建立，大一统文化、哲学、医学的建立，对战国、秦、汉古代社会创立并巩固时期文化发展进行了总结。西汉时期已经开始使用丝絮和麻造纸，是纸的远祖，而东汉时的蔡伦改进了造纸术，形成了现代意义上的纸。造纸术成为中国的四大发明之一。东汉张衡制成了世界上第一台能够预报地震的候风地动仪。落下闳等人制定的《太初历》

第一次将二十四节气订入历法。公元前 1 世纪的《周髀算经》及东汉初年的《九章算术》则是数学领域的杰作。其中《九章算术》是对战国、秦、汉古代社会创立并巩固时期数学发展的总结，列有分数四则运算、今有术（西方称三率法）、开平方与开立方（包括二次方程数值解法）、盈不足术（西方称双设法）、各种面积和体积公式、线性方程组解法、正负数运算的加减法则、勾股形解法（特别是勾股定理和求勾股数的方法）等筹算方法，形成了一个以筹算为中心、与古希腊数学完全不同的独立体系。汉代也是中国最早发明瓷器烧造的时代。这个时期还发明了蒸馏法、水力磨坊、现代马轭和肚带的原型、漆器、用于冶金的往复式活塞风箱、独轮车、水车和吊桥。造船已经采用了防水隔舱、多重桅和船尾柱舵，并且开始使用罗盘。两汉时期，中国的冶炼技术也有长足的发展和进步，铸钱技术成熟，如三铢钱、五铢钱等。彩绘工艺独特，如马王堆所出土的帛书彩绘；各种生活用品齐全，如有"汉代魔镜"之称的铜镜；煮盐技术也不断提高；两汉出现了蒸馏酒，酿酒水平臻于完美。农业技术大幅度提高，东汉早期出现了水排等新式灌溉工具。

在这种总结、统一春秋战国各自独立、分散文化的大背景下，《内经》《神农本草经》在汉朝完成，形成了统一的理论。而史书记载华佗更是世界上最早采用全身麻醉的医家（其真实性受到陈寅恪等的质疑）。张仲景总结了春秋战国时期的临床医学成就，因撰写出《伤寒杂病论》而被尊为中华"医圣"、中医之祖。（参考 429 页"（六）六经的实质"。）

【结语】

《黄帝内经》《难经》《伤寒杂病论》《神农本草经》形成了系统的理论，成为中医经典，奠定了中医的基本格局。

（三）宋明理学与中医

宋明理学是中国哲学发展上的一个重大转变，也是中医学的一个重大转折。宋明理学与中医关系密切。

1. 宋朝儒道佛融为一体，理学兴起

隋唐以来，统治者为了加强思想文化上的钳制与制衡，一方面确立了儒学的正统地位，另一方面又以佛、道为官方意识形态的重要补充，推行三教并用的文化政策，形成了三教鼎立的局面。宋代是文化、哲学大融合的时代，理学是儒、释、道三教合流、融合的产物。

理学的开山祖周敦颐的著作《太极图说》是三教融合为一的代表作。二程（程颢、程颐兄弟）主张"性即理"，强调"天理"与"人欲"的对立，并通过内心的修养功夫来"窒欲"，以恢复天理，这明显地受到过佛教心性论和禅宗修持方法的影响。朱熹是理学集大成者，是竭力排斥佛教的一个人物，但是在他的哲学思想中，无论从本体论、认识论到修持方法无不打上佛教的烙印，有人说他是"阳儒阴释""表儒里释"，他自己也感叹说：佛教的"克己"，"往往我儒所不及"（《朱熹语录》卷二十九）。王阳明是心学的主要代表，通观他的"良知"道德本体论及"致良知"的修养方法，与禅学的佛性论及修持方法有着很多相通之处。

理学分两大流派：一称程朱理学，以二程、朱熹为代表，强调理高于一切；一称心学，以陆九渊、陈献章、湛若水、王阳明为代表，强调心是宇宙万物的主宰。今人又有三派之说：气本论一派，以张载为代表；理本论一派，以程朱为代表；心本论一派，以陆王为代表。这种探究世界的本原或基质的哲学理论西方称为本体论。在中国古代哲学中，本体论叫做"本根论"，它指探究天地万物产生、存在、发展变化根本原因和根本依据的学说。在认识论上，比较重视精致的先验论认识论，以格物致知为基本命题概念，讲求穷理。

2. 儒医产生，运用理学注释《黄帝内经》《伤寒杂病论》，整理、完善了中医经典

晋唐时期，为医学家和病人提供疾病治疗方法和处方用药一类的集子大量出现，其中颇多编者

个人的心得体会。《千金方》与《外台秘要》是集诸家医方之大成者，所收各家医方数以千计。到了宋代，大型方书之编纂工作，已非个人力所能及，政府比较重视和支持，并以官方的力量，组织学有专长的名家，进行着巨大医方的编纂整理。例如《太平圣惠方》《和济局方》《圣济总录》等，反映了宋代在医方整理和研究方面的巨大成就。

范仲淹就提出了"不为良相，便为良医"，落弟儒生和官场失意的士大夫们投身医学，于是儒医便诞生了。在理学的影响下，他们"以术为不可恃，而必推求其理"，他们不满足方证对应治疗疾病的疗效，而且探究疾病的原因、机理。首先就是用《素问》《难经》中的理论注解《伤寒论》。特别是北宋朝廷设立的和剂局编撰、并出版的《和剂局方》，扩大了不少经方的方证范围。因为从北宋开始，整个朝野都迷信五运六气，而且朝廷每年还发布"运历"，预告该年所主运气、易生病证及其治疗方法等；所以说到了宋金时，理学渗透到医学的各个领域，对于医学的发展产生了深刻的影响。

北宋嘉祐二年（1057年）八月仁宗诏令编修院置校正医书局，这是整理和刊印医学书籍的机构。宋以前，我国医学书籍已很丰富，但由于活字版印刷术尚未发明和广泛应用，医书多靠手抄或刻版流传，出现了不少错误。校正医书局曾对《素问》《伤寒论》《金匮要略》《金匮玉函经》《脉经》《针灸甲乙经》《千金要方》《千金翼方》《外台秘要》等古代医书进行校订印行，这对于医学的发展起到一定的作用。儒医用《内经》进行解释临床著作，如成无己的《注解伤寒论》。在校勘过程中，可能加入了一些新内容。例如："伤寒论、痓湿暍、辨脉法第一"与"平脉法第二"等。《金匮要略》中加入的方剂更多了。

宋代新儒家就是融合了佛教和道教的思想文化，理学承上启下，使得中国文化、哲学成为完整的理论体系，也促进了中医承上启下，完成了理论体系。成无己的《注解伤寒论》应运而生，成无己是第一个全面注解《伤寒论》的医家，开创以注解的方法研究《伤寒论》，他把《伤寒论》与《内经》《难经》融为一体，成为"以经解经"的范本后世皆仿之，并且加入临床实践病案"以证其实"。成无己在《注解伤寒论》一书中，运用《内经》《难经》之学的理论为指导，来分析其病机、治则、方剂等，使《内经》《难经》与《伤寒论》之间一脉相承，中医的《伤寒论》以及其他医书，穷究其理，即运用"理学中的道理"，解释临床现象、诊断治疗的道理。

《伤寒论》和《金匮要略》在宋代都得到了校订和发行，我们现在看到的就是宋代校订本。

成无己是注解《伤寒论》第一人。许叔微（1079—1154年），宋代杰出的医学家、研究和活用《伤寒论》，著有《伤寒百证歌》《伤寒发微论》《伤寒九十论》《普济本事方》《普济本事方后集》传世。

六经辨证是《伤寒论》的主要内容框架，是由宋代名医朱肱在总结张仲景治病方法时提出来的。现代中医的辩证论治就来源于六经辨证。朱肱研究《伤寒论》的又一个创见，他别开生面地以方类证，详述方药的加减之法。

3. 理学对于医学的影响

宋明理学作为中国古代哲学发展的新高峰时期，同样潜移默化的渗透到不同时期著名中医家们的思想当中，或多或少地影响着当时人们的认知和价值观。

（1）对刘完素的影响：刘完素，字守真，生活在北宋末年到金朝建立初期，是金元四大家之一，寒凉学派的开山鼻祖。在刘完素所代表的河间学派上来看，河间学派的治学方法、学术流派的形成、学术争论的风气这3个方面深受当时理学学派的影响。河间学派的形成模式，是直接模仿了宋明理学学派形成的模式。从刘完素的医学思想上来看，刘完素提出的著名的"火热论"就是借鉴理学中"动则属阳"的观点。他在叙述对"火"的性质的认识中，也是吸收了理学家的思想。通过分析宋代理学思想中太极观、阴阳观、五行观对后代中医学的影响中可了解，刘完素是继承并发展了理学中的整体观及"天人合一"思想，从而构筑了自己的医学理论。同时又以理学中太极动静观，来发挥火热论体系。

（2）对张元素的影响：张元素，字洁古，创立了易水学派。从易水学派的构建上来看，同河间学派一样，易水学派的治学方法、学术流派的形成、学术争论的风气，深受当时理学学派的影响。从学术思想上来看，张元素著名的脏腑元气论是用理学中太极理气来阐述的。张元素用"气"之轻重厚薄的性质阐发中药药性的思想，这同宋代理学中"轻清者为天、重浊者为地"的观点不谋而合。

（3）对张从正的影响：张从正，字子和，金朝著名医学家，金元四大家之一，同时又是攻邪派的代表人物。张子和把他的医学理论著作冠名为《儒门事亲》，但其间并无事亲内容，这是受到宋代理学家"百行孝为先"思想的影响。

（4）对朱丹溪的影响：朱丹溪，名震亨，字彦修，元代著名医学家，金元四大家之一，同时也是滋阴派的代表人物。就朱丹溪的一生来看，朱丹溪先是修习了儒学，后改为从事医学。而他所在的时期，理学思想已经成熟，可想而知理学对他学术思想的影响之大。通过对朱丹溪生平事迹的梳理，可了解朱丹溪的学术体系是以宋元理学观点为指导的。"古方不能尽治今病"的革新思想，同样是受到了理学家革新儒学的启发。朱丹溪的《格致余论》之书名，取自理学所言"格物致知"。后世整理他的学术经验和生平所述，冠之以《丹溪心法》。此中的"心法"，是取自《大学》中"诚意正心"之义。朱丹溪著名的"阳有余阴不足论""相火论"及他的病因病机学说，均是以理学逻辑为基础而建立和发展的。不仅如此，理学中的"格物致知"、知行观、阳尊阴卑、动静观、理静而无欲的伦理观等思想，都对朱丹溪的学术思想构建起着重要的作用。

（5）对张景岳的影响：张景岳，字会卿，是温补学派的代表人物之一。张景岳所倡导的新的中医宇宙本体论，是在理学家周敦颐的太极说、理学家张载的"气论"和"天人一体论"、阳明心学等理学思想的基础上形成的。理学中的"气一元论"、宇宙本体观和阳不足论，为张景岳的医学思想提供了自然主义和朴素辩证法的哲学基础。而在这2种理论的指导下，张景岳最终形成了著名的"命门学说"。

（6）对赵献可的影响：赵献可，是温补学派的代表人物之一。明代的理学思想也很好地体现在他的著作之中。赵献可命门学说深受理学家周敦颐的《太极图》及《太极图·易说》的影响，其著名的命门形象图则是脱胎于周敦颐的太极图。明代赵献可是根据理学中"太极是天地万物之理"的思想，创立了他的"命门"学说。

宋金元时期是理学形成和发展成熟的时期，理学思想体系逐渐完善，并且逐渐地渗透到当时的医学当中，对中医学的影响非常深刻。

明清时期的理学成为了社会的主流思想，和中医学的结合也更加紧密。

这种理学争于前、医家争于后的现象并非是偶然的。中医也出现了内经、难经、本草经、伤寒论相互整合的思想。

（四）明清时期

明清中医理论成熟，西方医学传入，产生了中西医汇通派，中医沿着2个方向发展。

明清时期是中医学理论的综合汇通和深化发展阶段。标志性成果是命门理论的发展、温病理论的创新，以及大量的医学全书、丛书及类书的编撰集成，丰富和发展了中医学理论体系。明代关于命门学说的发展，为中医学的藏象理论增添了新的内容。张介宾（字景岳）、赵献可（字养葵）等医家重视命门学说，创新了对命门概念及其功能的认识。

这一时期，是中医理论的集成和深化发展阶段，出现了大批的集成性医学全书、丛书和类书，如《证治准绳》《医学纲目》《景岳全书》《张氏医通》《医宗金鉴》《四库全书·子部·医家类》《古今图书集成·医部全录》《古今医统大全》《先醒斋医学广笔记》《医学心悟》《寿世保元》《医学入门》等，对后世影响深远。这一综合集成趋势，主要体现在藏象理论、病源学、温病学、本草学方面。

明代赵献可、张介宾等在《黄帝内经》《难经》命门理论的基础上，发展形成了"命门学说"；李中梓提出"肾为先天本，脾为后天本"的论断，至今仍被广泛应用。清代王清任重视解剖，提出了"灵机记性不在心在脑"的观点，并主张"业医疗病，当先明脏腑"。

温病学派的崛起，是此时期对中医学理论的重大创新和突破。吴又可的"膜原"说，叶天士用"卫气营血"、吴鞠通用"三焦辨证"论治温病，以及黄元御的"中气为轴"与彭子益的"圆运动"等等，其实都是因本来就非一家之言的《内经》《难经》的认识或切入点的不同而产生的学术上的纷争。

这一时期本草学成就巨大。《本草纲目》是一部中药学巨著，由明代李时珍所著。

自明朝万历年间西医学陆续传人我国，中西医学的争论和汇通思潮开始萌芽与发展。

西方医学对于中医发展的影响：如张景岳的脏腑论，王清任的解剖学，李时珍、汪昂的脑主神明等等。中医教材的编写模式分为基础理论与临床2部分，来源于西医教学的基础部分、临床部分。藏象、经络、气血津液、精气神等与西医的解剖学、生理学、生物化学一致，临床部分的辨证论治与西医的诊断治疗一致。中医教材在精气学说的基础上发展出哲学基础，先是阴阳学说、五行学说，后发展为气一元论。

鸦片战争以后，随着帝国主义列强的侵入，西方医学随着西方文化的东渐也开始进入了中国，一些人在学习和接受西方文化的同时，产生了一种"民族虚无主义"思潮，也正是在这种思潮的影响下，他们开始排斥中医中药，使得中医药学的发展进入了低谷。也有一些有志之士开始寻求中西汇通的道路，并出现了一些中西汇通的大胆探索和实践者。其中像唐宗海，本着保存和发扬中医药学的愿望而提倡中西汇通，主要是以西医印证中医；还有恽铁樵，对中西医都进行过比较系统、全面的研究，主张中西汇通应该以中医为主，同时要注重实际效果。到了近代，出现了具有代表性的张锡纯，他治学严谨、学有渊源、师古不泥、勤于实践、博采众长、衷中参西，敢于创新，是一位有所突破的中西医汇通代表人物。

（五）新中国成立后

新中国成立后中西医结合，产生了系统的中医教材，同时沿着2个方向发展，西化失败。

中国古代文化包括阴阳五行、中医等，经过鸦片战争、辛亥革命、五四运动、土地革命、解放战争、新中国成立后的反封建运动，把附着在其中的封建迷信等，糟粕垃圾洗刷了千万遍，显露出其精华实质内核。在新中国成立之后，辩证唯物论运用历史唯物主义研究中医历史、中国传统文化。五四运动之后中国传统文化没有断裂，西方科学、文化、马克思主义传入中国，经过马克思主义中国化，由毛泽东思想赓续。中国传统文化、西方科学中的精华、马克思主义融为一体，就是毛泽东思想，其代表作是《实践论》《矛盾论》。

中国革命成功之后，毛泽东思想成为新中国的主导思想、主流意识形态，全国学习《矛盾论》《实践论》，阴阳五行学说与辩证唯物论不期而遇，二者彼此相通。毛泽东提出西医学习中医、中西医结合的路线，阴阳五行学说顺理成章地成为中医理论的哲学基础，在这个哲学基础之上，运用阴阳五行构建了五脏为基础的藏象理论、十二经脉经络学说、气血津液、精气神等中医基础理论；在临床方面完善了六经、卫气营血、三焦、脏腑、气血津液、经络等临床辨证论治理论体系；完成了中药学、方剂学等理论构建。可以看出，阴阳五行贯穿到中医基础、临床辨证论治、中药的四气五味等各个方面，形成了一个完整的、系统的、相互关联不可分割的理论体系。这个中医理论体系从哲学基础开始，贯穿到整个理论体系的始终，是迄今为止全世界都没有出现过的系统理论。中医教材是中国医学界共同努力的结果，不是哪一个人的功劳，是在毛泽东思想的指导下，吸取了西医的长处而形成的系统理论。是一个伟大事业的创新理论，其影响远远超出了医学领域。

阴阳五行，脏象经络、气血津液、精气神，辨证论治，中药、方剂，这一套完整的中医理论是在 1958 年之后，20 世纪 60 年代初形成的。一直延续到 1982 年中医教材第五版，这个格局基本没有变化。2020 年第七版《中医基础理论》（教材）的第一章"中医学的哲学基础"为第一节"精气学说"，第二节"阴阳学说"，第三节为"五行学说"，这是第一次把精气学说上升到中医学的哲学基础，放到了阴阳五行之上，为气一元论埋下伏笔。

改革开放之后，西方科学在中国取得了空前的地位，中国学术界出现了西化的倾向，表现在：证本质研究与中医科学化、现代化 2 个阶段。①中西医结合学派提出要进行证本质研究，即用西方科学研究证本质，试图运用西方科学找到证的科学本质，同时运用西方科学对于中药进行了大规模的研究。与此同时，中医界按照中医自身发展规律对于证进行了规范，标志是姚乃里的《中医证候鉴别诊断学》与邓铁涛的《证候规范》。在经典理论方面，出现了大量注解《内经》《伤寒杂病论》以及温病的中医文献整理研究，把古代经典运用现代汉语表述出来。在临床方面取得了许多成果，特别是新冠病毒感染的中医药治疗获得了巨大成功。②中医现代化、科学化（西化）。在哲学层面，按照西方唯心唯物，把中国古代哲学规范为"气一元论""理一元论""心一元论"；在基础理论层面，出现了脑主神明、络病学等等。继续按照证本质研究的方向，运用西方科学方法研究中医药，其前途必然是失败。

与此同时，中医在临床方面取得了巨大成功，几乎所有的西医疾病都能够运用辨证论治分解为不同的临床类型，或者分阶段进行治疗。特别是在新冠病毒抗疫过程中全程干预，取得了举世瞩目的成果，彰显出中医经典的光辉，对于中西医沟通的理论研究方面，提供了坚实可靠的基础，中西医 2 大理论体系的融合也就顺理成章、水到渠成了。这时候出版中西医融合观系列著作第 5 本《伤寒杂病论现代解读》，正当其时，是马克思主义中国化在医学领域内取得的第一个成果。

运用历史唯物论研究气一元论、脑主神明、心主血液循环、脉络络病，全部是 20 世纪 80 年代之后的产物，是科学化、西化的产物，是改革开放的副产品。改革开放之后西方文化、西方科学全盘传入中国，情人节、圣诞节、肯德基、三明治、日本料理……企业、商店、鞋帽、衣裤等等名称也要带上洋味。在科技界、医学界、教育界等领域去政治化成为时髦。这些现象都是我们这一代人亲身经历的！

中医药大学教育体制西方化，中医理论西方化，培养出来的学生不会治病！近 10 年来理论界深深感受到中医理论发展的滞后与西方化，是中医发展的瓶颈，提出"守正创新"，首先要"守正"，要按照中医发展规律发展中医等，乃就是对于中医理论西化的反制。曾经有人提出：教育救国，实践证明一成不变地全盘接受欧美的教育制度救不了中国，反而祸害了中国！中医教育就是如此，本来中医学院以《内经》《伤寒论》《金匮要略》《温病学》等经典著作为主要教学内容，改革开放之后，承袭了西方教育制度，其结果教育出来的学生不会用中医理论看病，培养出一大批"中医叛逆者"。

改革开放，西方医学成为主流，中医现代化、科学化、西方化，中医发展进入低谷。

运用历史唯物论研究中医历史，才能够避免集成有缺陷、归真有变异、纳新有西化的问题，才能够界定归真与西化的界限与标准。运用西方科学方法从资料到资料，脱离社会实践、临床实践来研究中医、研究中医历史，此路不通！只有运用历史唯物主义观点研究中医历史，才能得到中医的真谛。

历史唯物论是对于科学主义的批判与否定。历史唯物观认为西方科学是伴随着资本主义、工业化、机械唯物论产生的，西方科学也要遵循发生发展消亡的过程。随着社会主义的发生发展，资本主义及其上层建筑、意识形态也要逐渐走向消亡。这是不以人们意志为转移的客观规律。

中西医之争长期存在，你消我长，相互融合，是客观规律。

【结语】

中医学的产生、发展、完善与社会进化不同阶段的生产力、国家体制、主流意识形态、主流哲学的发展是一致的。

二、运用历史唯物观研究概念易异

易异是指不同的历史阶段，概念的流易与异化。

人类在认识过程中，从感性认识上升到理性认识，把所感知的事物的共同本质特点抽象出来，加以概括，反映了事物本质，就形成了概念。概念是思维活动的结果和产物，同时又是思维活动借以进行的单元。表达概念的语言形式是词或词组。概念随着社会历史和人类认识的发展而变化。对于概念与客观世界的关系（名实关系），古今中外一直在争论，至今也没有一个结果。

春秋战国时期，名实之争，就是讨论的概念与客观世界的关系。老子说："道可道非常道，名可名非常名"。孔子说："名不正则言不顺，言不顺则事不成。"庄子的"大道不称"加以"名者，实之宾也"，阐明了"实"对"名"的决定作用。墨家主张"闻之见之"、"取实与名"，说明语言符号只不过是现实世界的反映。名家从"合同异"与"离坚白"2个方面论证概念同具体事物的关系，分析了事物及其概念的异同关系。

现代美国科学哲学家库恩说：革命前的鸭子革命后成了兔子。毛泽东《实践论》论述了认识和实践的关系——知和行的关系。"言不顺则事不成"是知与行的关系。

以上论述，都是从不同的角度、不同的层次、不同的历史阶段阐述概念的流易与异化：在横向的不同平面、不同空间里，同一个术语、名称，在不同的理论体系中含义（概念）不一样；在纵向时间长河中，在革命（质变）前后不一样，即概念的定义不一样，即库恩所说的兔子与鸭子，即毛泽东所说的概念差异。在革命前后的相对稳态阶段，概念的含义也相对稳定，只有量变过程，即孔子所云："名不正则言不顺，言不顺则事不成。"

名实之争是指名称与现实、概念与客观实在之间关系，即名称、概念、术语等等主观意识的产物与真实存在的客观世界之间的关系。"名"是指用文字、符号等表述出来的名称、概念、专业术语等，"实"是指真实存在的客观世界。人体感知客观世界与名称之间必须有一个主观意识的过程，即大脑对于感知信息的加工处理（思维过程），才能够形成概念，再用语言、文字、符号表述出来，成为理论架构中的概念。在这个过程中，由于主观意识的作用（采用不同的参照系），客观实在与名（概念）之间虽然具有本质上的联系（相似）但是不等同，即名实不全相符。

毛泽东在《矛盾论》中说："事物发展过程的根本矛盾及为此根本矛盾所规定的过程的本质，非到过程完结之日，是不会消灭的；但是事物发展的长过程中的各个发展的阶段，情形又往往互相区别。"《矛盾论》中还说："人的概念的每一差异，都应把它看作是客观矛盾的反映。"即概念是客观矛盾在人的主观思想当中的反映，由于矛盾的差异性导致了人的概念的差异。这句话揭示了矛盾的差异性原理，也反映出意识是客观世界在人脑中的反映。概念、认识是在人脑中形成的，包含着主观意识的作用。随着社会实践的发展，出现了许多与概念定义不能解释的现象，越积越多，最终使得概念的定义被质疑，要重新解释，另外定义，造成概念混乱。所以，道可道非常道，名可名非常名；鸭子变成了兔子，名实不副。

我们之所以重视概念与客观世界关系的研究，是因为概念在思维过程中和理论构成中起到了决定性的作用。不同理论体系表现为原基概念不同，理论构架不同。

理论由概念与理论构架组成，概念在理论构架内流易就是思维过程，理论构架就是概念与概念之间存在着的真实关系。思维过程的外在表现就是语言，语言与文字表述是等同的。文字表述不仅反映了思维过程，而且是思维过程的延续，大大丰富了思维的记忆与拓展。字、词、术语、名称、概念，通过语法（逻辑与理论构架），组成句子，段落、文章、理论、书，就是思维过程的延续。书的目录往往就是理论构架，就是思维过程的记录。概念与字、词、术语、名称之间的不同在于：概念具有确定的、明晰的内涵与外延。

不能够运用语言、文字表述的思维过程，就是人们所说的悟、直觉、第六感觉等等，只可意会不可言传。

（一）概念的形成过程

从认识过程看，有 3 个客观世界：真实存在的客观世界，人的头脑中的客观世界，运用语言、文字、符号标示出来的客观世界。人通过感官摄取相关信息，感知真实存在的客观世界；感知的信息传入大脑，与大脑中存在的相类似的概念进行比较，形成初步概念，反复实践之后，得出概念；再运用文字符号标示出来。这个过程不单单是一成不变的"反映"，而是一个主观能动过程，是一个取象比类的过程：找出事物的共同点，抽象出事物的本质，形成概念。概念是对真实存在的客观世界的抽象，而与其不能等同。也就是说：名实不副。例如：白马非马。马概念的定义：哺乳动物，头小，面部长，耳壳直立，颈部有鬣，四肢强健，每肢各有一蹄，善跑，尾生有长毛。这是所有马的共性（本质）以及与其他哺乳动物的区别。但是这个定义的"马"在真实存在的客观世界中没有等同的动物存在，因为任何一匹具体的马都有颜色、雌雄、高矮、胖瘦、地域、品种等的区别，与马的定义（奇蹄目马科，1 属 9 种）不等同。公孙龙"白马非马"的诡辩术，就是混淆逻辑学中的种属差别，揭示出形式逻辑的不足，同时也揭示出概念与真实世界的差异。

在感知阶段，不同的目的，关注点不同，取象不同。张开嘴，口腔科医生的关注点是牙齿、牙龈等口腔的病变，耳鼻喉科医生关注点是咽腔、扁桃体、悬雍垂等。取象不同，形成的概念必然不同，经过反复实践和大脑的概括、归纳、类比，就形成了口腔科学与耳鼻喉科学 2 个理论体系。拥护蒋介石的人只看（取象、关注点）他的优点、长处，反对他的人只看他的缺点、坏处，经过大脑的概括、比类，得出的概念截然相反。再运用文字、图像、音乐等表述出来，经过媒体炒作，就有了伟人与罪人之别。

（二）人的主观能动性在概念形成过程中的作用

认识世界的目的是改造世界，为自己的目的服务。对于同一事物，站在不同的立场、角度，运用不同的方法研究，处于不同的需求与目的，也可以产生概念的差异；由于事物的不同也可以产生概念差异。这 2 种概念差异不在一个维度中，例如：华山与泰山的差异，其本质是在同一系统（山）中 2 个不同的客体，因为客体不同，概念有差异；同一个华山从不同的角度看，概念也有差异。

按照自然界的实际变化（真实存在的客观世界）和人类生活的实际需求（主观意识）双重标准进行分类（建立概念），例如：一年 365 天，按照一年气候不同时段变化的特点与农业生产的实际需求，分为 4 季：春生、夏长、秋收、冬藏；365 天，按照疾病多发的实际情况，分为 5 季：春、夏、长夏、秋、冬，与五行相对应。

中国历法，月球绕地球 1 周时间为 1 个月，每月 28 天，12 个月为 1 年，是双重标准；西方历法采用的是线性单一标准，365 天 12 个月平均分配，每个月 30 天，不考虑或者舍弃了月球绕地球这个标准。同样 1 个月，其概念完全不同了：中国历法月份与月亮的圆缺相关，看到月亮的圆缺、在夜空中的位置，就能够推算出具体的日子，知道是 1 个月的第几日；而西方历法没有这个功能，每个月的天数与月球绕地球无关。即中国历法的 1 个月是鸭子，西方历法的 1 个月是兔子，含义、概念完全不同了。同一个术语（例如：月），在不同的理论体系中，其概念的定义是不同的。

一年，无论分为 4 季或者 5 季，每个月无论分为 28 天还是 30 天，既是客观存在的反映，同时也有人类主观意识的作用，缺一不可。所以，客观存在与理论概念之间，既有联系而又不等同，既相符而又不完全相符。

同一个客观存在（例如：年、月、季），由于主观意识的作用，产生出不同的概念与理论，概念只能在其所属的理论中流易；不同的理论具有不可通约性，同一个术语代表着不同的概念含义，不能等同、通用。一年4季，只适用于中国黄河流域如农业生产，春生、夏长、秋收、冬藏；不适用于中医疾病的5季理论；更不适用于西方12个月的科学历法，按照西方历法1～3月是春季，指导中国农业生产就大错特错了。

所以，在使用"术语"的时候，一定要注意这个术语在不同的理论中，其概念的含义、定义是不同的。概念是由术语、词、词汇、短语等标识的，但是不能等同，即同一个术语、词、词汇、短语，在不同的理论体系中其概念的定义、含义不尽相同。

不同的阶级利益，对于同一事物得出完全不同的认识，都是客观实际的反映。有正确的反映与不正确的反映，马克思说：辩证唯物论是为无产阶级革命服务的，是正确的；剥削阶级的反映是错误的，代表剥削阶级的利益。正确与错误是以群体的利益为标准的。毛泽东说，世界上没有无缘无故的爱，也没有无缘无故的恨，在阶级社会中各种思想无不被打上阶级的烙印。这是站在无产阶级利益的立场上，为无产阶级革命服务的。站在剥削阶级的立场上，毛泽东的话就是"谬论"。

（三）历史长河中概念的易异

日常名称、用语转换为专业术语再转化为理论中的概念，再转化为其他学科中的概念或者日常用语。严格意义的科学概念，往往都是由日常用语逐步转换形成的。我把这种现象称为概念易异。老子说："道可道非常道，名可名非常名。"概念、理论都是不断变化着的，以适应真实客观存在的不断变化。

概念易异现象比比皆是，使用的基本方法是取象比类或者取类比象，如相似、相像，具有某一个同一属性，比喻恰如其分。现以心为例，分析如下。

在原始社会，动物的心肝脾肺肾没有名称，都是一样的食物。到了奴隶社会，用来祭祀，《月令》季夏祭先心。注：五藏之次，心次肺，至此则心为尊也。心肝脾肺肾，各自有了名称而且排列出顺序，这是日常名称、日常用语，是在战争中屠杀奴隶、宰杀动物过程中由士兵、屠夫、祭师等普通人得出来的。到了封建社会，阴阳五行与心肝脾肺肾相匹配，并且与医学实践相结合，《内经》："心者，君主之官神明出焉。"《难经》42难："心重十二两，中有七孔，三毛，盛精汁三合，主藏神。""心"成为医学术语，与思维、神灵相关联；在中世纪的欧洲，心脏被视为灵魂所在地，具有了宗教意义，是由医生与神职人员规定的，二者也有争论，不尽相同。到欧洲进入了资本主义社会阶段，1628年英国著名医生威廉·哈维发表了一份描述血液循环工作原理的报告，此后，哈维的模型主导了医学讨论，心脏是神灵、情绪中心的概念，逐渐淡出科学界。心，心脏成为血液循环的动力，与思维、神明没有任何关系了，心脏成了具有严格定义的科学概念。

就是说，在封建社会（欧洲称为中世纪）这个阶段，心主神灵这个概念在整个封建社会里是不会变的，尽管封建社会有不同的阶段，会有一些变化，但心主神灵的主调不会变。在奴隶社会与封建社会、封建社会与资本主义社会、资本主义社会与共产主义社会之间都存在着一个过渡时期，这个过渡时期也叫文化复兴时期，是百家争鸣、概念混乱的时期。例如：春秋战国、欧洲文艺复兴、现代的中国文化复兴，就是概念混乱的时期。从有序到无序，再到有序。过渡时期就是质变时期、无序，适用于老子的"道可道非常道，名可名非常名"，库恩的鸭子变兔子；奴隶社会、封建社会、资本主义社会属于相对稳定的有序状态，在有序状态，适用于孔子的"名不正则言不顺，言不顺则事不成"。在奴隶社会、封建社会、资本主义社会相对稳定的有序状态的阶段内，各种规章制度、道德、法律、信仰等（孔子的"礼"）都是名正言顺的、必须遵循的，违背这些"礼"，则言不顺事不成。

"心"，在中医理论中是指神明，在西医理论中是指血液循环的动力。一个是鸭子，一个是兔子，二者具有不可通约性，不能相互替代与完美解释。要运用中医理论、中医方剂治疗疾病，就必须按照心主神明、肝主疏泄……的理论辨证论治，不能把中医的"心"与西医的"心脏"不加区别地相互替代、置换，否则就可能引起误治，甚至导致重大医疗事故。

（四）不同理论中同一个术语的概念定义不同

由"心"运用取象比类异化出来的不同理论体系中的概念，举例如下：

地质学中的地心，是地核的俗称，地球质心的简称，是指地球的中心部分，半径约为 3480km，主要由铁、镍元素组成。其物理性质与周围的地幔和地壳有明显的不同。地球参考系的原点定义在包括固体地球、大气和海洋的共同质量中心。地心又分为内地心与外地心 2 部分。

几何学中的球心的定义：在空间中到定点的距离等于定长的点的集合叫做球面即球的表面。这个定点叫球的球心，定长叫球的半径。圆的定义：圆形的中心点，到圆周上各点等距。

芯片集成电路英语为 integrated circuit，缩写为 IC，或称微电路（microcircuit）、微芯片（microchip）、晶片／芯片（chip），在电子学中是一种将电路（主要包括半导体设备，也包括被动组件等）小型化的方式，并时常制造在半导体晶圆表面上。

政治社会学中的核心，是一个政治术语。意思是中心、主要部分（就事物之间的关系而言），如领导核心、核心小组、核心作用。

日常用语爱心、心灵、心思……名称与真实的客观存在相去甚远，名实不符。

古人认为心是思维的器官，因此把思想、感情都说作"心"。又由思维器官引申为心思、思想、意念、感情、性情等，又引申为思虑、谋划。心脏在人体的中央位置，故"心"又有中央、中心、中间部位等意义。

（五）概念的属性

概念的外延就是事物的所有属性，事物的属性是由于研究事物的方法不同造成的。石头用眼睛看，颜色不同；用手摸，坚硬度不同。用化学方法研究：花岗岩主要成分是二氧化硅，其含量为 $65\% \sim 85\%$；化学性质呈弱酸性。物理性状：花岗岩略带白色或灰色，由于混有深色的水晶，外观带有斑点，钾长石的加入使得其呈红色或肉色。在考古学中，石头有新石器与旧石器之分……不同的属性。各个属性之间处于不同的层次，不能相互比较，彼此没有直接关系，即白色与硬度没有关系，化学成分与物理性状之间没有关系，这就是公孙龙所谓的，白马非马之说。

一个具体事物，总是有许许多多的性质与关系，我们把一个事物的性质与关系，都叫作事物的属性。事物与属性是不可分的，事物都是有属性的事物，属性也都是事物的属性。

一个事物与另一个事物的相同或相异，也就是一个事物的本质属性（特殊矛盾）与另一事物的本质属性（特殊矛盾）的相同或相异。由于事物属性的相同或相异，客观世界中就形成了许多不同的事物类。具有相同属性（共性）的事物就形成一类，具有不同属性的事物就分别地形成不同的类。

例如：心。用眼睛看是红色的，位于胸腔中央；用手摸是软的；在活体上是跳动的；用电生理方法研究它，有生物电；用压力计研究它，能够产生压力，把血液泵入动脉；用显微镜研究，心脏是由心肌细胞、间质细胞、希氏束等构成的；用生物化学方法研究，心内膜、心脏是一个内分泌器官；运用阴阳五行研究，心具有火、红色、南方、君主之官、神明、夏天、与小肠相表里、开窍于舌等属性。这些属性既是不同的、能够区别开来的（公孙龙的离坚白），又有着相互重叠与关联（惠施的合同异）。"心"根据不同的属性归类于不同的理论体系：在解剖学中心脏归类于循环系统，在组织学中归类于器官，在中医学中归类于脏。"心"这个在胸腔中"真实存在的客观事物"，因为使用了不同的方法研究、观察，得出了不同的属性，根据不同的属性，归类于不同的理论体系中，"心"这个"术语、字、词"就有了不同的概念含义与定义。这就是文字符号与概念、术语、定义、属性之间的关系，也是"真实存在的客观世界"与文字符号之间的关系：既有不同，能够区别开来，又有重叠与联系；既有不可通约性，又有可融合性；既是公孙龙的离坚白，又是惠施的合同异。理论是行动的指南而不是教条，辩证唯物论的核心是具体问题具体分析。

如何做到"以理论作为行动的指南""具体问题具体分析"？

《墨子·小取》中说："夫辩者，将以明是非之分，审治乱之纪，明同异之处，察名实之理，处利害，决嫌疑；焉摹略万物之然，论求群言之比。以名举实，以辞抒意，以说出故。以类取，以类予。"所谓"类"，是指具有共同属性的事物或概念。"类取""类予"意即按类同的原则进行归纳和演绎。后期墨家非常重视类同（范式）原则，他们强调在辩论中必须严格注意辩论的对象是否同类（同一个范式），只有同类的才可使论辩双方共同取予，从而补充和完善自己的正确论据，抛弃不正确的判断。异类（不同的范式、理论体系）不能相比（具有不可通约性），即必须是在同一范式（理论体系）之内讨论问题，才会有结果。把中医主神明的心，直接拿到西医理论中替代心脏，不同范式同一术语，其概念的意义完全不同（一个是鸭子，一个是兔子）这样的讨论，不会有结果。

当使用中药治病的时候，必须在中医理论中使用中医概念，"心主神明"，不能使用血液循环等概念；用西药治病的时候必须使用西医的概念，心脏是血液循环的动力，而不能使用心主神明的概念。这是2个完全不同的范式，如果想沟通这2个范式，就必须建立1个新的参考系、新范式，例如融合观中的心–调控中枢象态、经络–调控传导象态。参考2021年出版的《融合观》124页。

【结语】

胸腔里的心脏，这是真实存在的客观事物，是"实"；在不同的历史时期，"名"即概念的含义大不相同；在不同的学科理论中，"心"的科学定义（名）各不相同；在日常生活中的"心"，其含义（名）千差万别……所以，看起来非常混乱，无所适从，但是，不同的人、不同的目的、不同的范式，运用起来并不混淆。中医运用"心"，指的是神明（意识清醒，思维敏捷等）；西医的"心脏"指的是血液循环的动力……在各自的范式之内，名实相副，不混乱。这就是历史唯物论。

三、运用历史唯物观研究某个疾病

（一）鼠疫

14世纪四、五十年代对于欧洲来说，是一个极为悲惨的时期。1347—1353年，席卷整个欧洲的被称之为"黑死病"的鼠疫夺走了2500万欧洲人的性命，占当时欧洲总人口的1/3。300年后，明末鼠疫大流行是摧毁大明帝国的重要原因之一，也催生了吴有性（1582—1652，字又可）的《瘟疫论》。《瘟疫论》中记载："崇祯辛巳（1641年），疫气流行，山东、浙省、南北两直，感者尤多，至于五六月益甚，或至阖门传染。"大明崇祯十五年（1642年），全国瘟疫横行。据《吴江县志》记载，在《瘟疫论》成书的1642年前后，吴县连年发生疫病流行，一巷百余家，无一家幸免；一门数十口，无一口幸存。

我们怎么样来确定明末席卷华北地区的瘟疫实际就是鼠疫？崇祯十四年（1641年）前后，是一个共同参照物。

崇祯十四年（1641年）夏天，中国内地突然出现大群大群的老鼠互相咬着对方的尾巴成群结队地渡过江河险阻，进入安徽、河南、河北诸省。崇祯十四年前后，是一个共同参照物。吴又可所经历的瘟疫，就是鼠疫。温病中的大头瘟、蛤蟆瘟、疙瘩瘟指的是腺鼠疫。

上海交通大学历史学系教授曹树基根据华北地区明朝末年地方志以及一些明代人的记录，在其论文《鼠疫流行与华北地区社会的变迁》中，首次提出了明末席卷华北地区的瘟疫实际就是鼠疫。

把西医、中医、历史学家的资料放到一起研究，找到一个共同参照物，就能够把吴又可经历的瘟疫（大头瘟等）与西医的鼠疫认定为同一个事件。与临床实际相结合，也不难看出大头瘟等即腺鼠疫。

（二）伤寒杆菌病

吴又可在《瘟疫论》中创立了"戾气"病因学说，《伤寒论》的序中说："余宗族素多，向余二百。建安纪年以来，犹未十稔，其死亡者，三分有二，伤寒十居其七。"曹植的《说疫气》中说："建安二十二年（公元217年），疠气流行。家家有僵尸之痛，室室有号泣之哀。或阖门而殪，或覆族而丧。或以为疫者，鬼神所作。"这一次瘟疫催生了《伤寒论》。《伤寒论》中的"伤寒"和曹植的《说疫气》中的疠气是一回事，因为有"建安"（建安，是东汉末年汉献帝的年号，公元196年1月至公元220年3月）这个共同参照物。历史学家，后世医家都认为这次疫情是瘟疫，西医称之为传染病。

疠气又名戾气，见《瘟疫论》。张仲景所经历的"伤寒"与曹植的《说疫气》中的疠气及《瘟疫论》中的"戾气"是什么关系？从大的方面看，都是传染病、瘟疫；细分则大不相同，吴又可经历的是鼠疫，张仲景、曹植在建安年间经历的是什么传染病？这一场瘟疫，在《伤寒论》中不可能没有明确的记载，那么记载在哪里？《伤寒论》中的331～339条（592页～596页），大段条文，没有方剂，实际上就是温病学中的"湿温"，说明张仲景没有方剂治疗，到了温病学，才有了系统的辨证论治及方剂。这一大段话实际上就是现代的西医伤寒杆菌引起的伤寒病。《中西医融合观》中的169～171页，论述了湿温的特点，与西医病原体、季节气候、临床表现等的关系，论证了伤寒杆菌感染是湿温的代表疾病。湿温按照卫气营血辨证、三焦辨证论治各自应该使用的方剂。其中最有名的方剂是藿香正气散、达原饮等。

把中医历史资料、西医历史资料、社会发展的历史资料等结合起来一起研究，就能够得出意想不到的结果。这就是历史唯物论的研究方法。

（三）厥阴病

《伤寒论》中说：厥阴病，足厥阴也，肝经；温病厥阴病，手厥阴也，心包经；《金匮要略》中说：厥阴病，"千古疑案"。

《伤寒论》326条中说："厥阴之为病，消渴，气上撞心，心中疼热，饥而不欲食，食则吐蛔，下之利不止。"《金匮要略》消渴篇中说："厥阴之为病，消渴，气上冲心，心中疼热，饥而不欲食，食即吐，下之不肯止。"仅有3字之差，含义大不一样。"气上撞心"与"蛔厥气上撞心"相呼应，是指胆绞痛，剧烈的疼痛。

在《伤寒论》中厥阴病是外感热病的末期，包含着许多疾病，消渴不是一个症状而是一个疾病，与吐蛔、蛔厥气上撞心、利不止、心中疼热、饥而不欲食等是并列的疾病关系，彼此没有因果关系。《金匮要略》中的厥阴病是指消渴病的晚期表现出的不同临床表现，彼此具有密切的关系。

《金匮要略》消渴篇中说：厥阴之为病，消渴，气上冲心（胃瘫、低血钾、低血钠引起的食道反流），心中疼热，饥而不欲食，食即吐（糖尿病自主神经病变，多影响胃肠道、心血管、泌尿生殖系统，临床可表现为胃轻瘫、胃排空延迟、腹泻中的"便秘或腹泻"便秘交替）。下之不肯止：是指使用利小便或者泻下法之后，消渴不止，与《伤寒论》中的"下之利不止"不同，《伤寒论》中说：厥阴病"下之利不止"是指腹泻不止。"气上冲心"即"冲气"，是指胃肠道逆蠕动，与奔豚气相关联；没有疼痛，与《伤寒论》蛔厥不同。

"气上冲心"与"气上撞心"不同，"下之不肯止"与"下之利不止"不同，"食即吐"与"食即吐蛔"不同。彰显了《伤寒论》中的厥阴病与《金匮要略》消渴病中的厥阴病的本质区别。（参考236页，第十三第1条）

（四）太阳病

《金匮要略》痉湿暍病脉证第二中有 7 条太阳病的论述，此处的太阳病与《伤寒论》中的太阳病是什么关系？有何异同？

共同点是：即是外邪致病的早期。不同的是：外邪不同，病机不同，部位不同，传变途径不同，临床表现不同。

因为痉湿暍的病因与外感相关，其病机、临床表现等又与太阳病不同，所以是《伤寒论》与《金匮要略》的中介、桥梁。痉湿暍既属于外感病，也属于内伤杂病，《金匮要略》中出现"太阳病"者共计 8 条，水气病皮水 1 条，其余 7 条均在"痉湿暍病脉证第二"中。中暍、中热皆标为"太阳中热、太阳中暍"。说明中暍从太阳表证开始，初起见发热恶寒头痛的太阳表证，此即中暍冠以太阳之意。

"痉"外感风寒，邪客于太阳筋脉，又有津液受伤的内在因素，筋脉失于濡养，以致邪阻筋脉而起。与《伤寒论》中的太阳病伤寒之单纯感受风寒者不尽相同，《伤寒论》中由表入里，里为脏腑（阳明、少阳）；《金匮要略》中的太阳病痉症，外在风寒之邪侵袭，筋脉受病，没有向脏腑（阳明、少阳）传变，而是阻遏于太阳经脉，病位在筋脉。

14 条湿痹，风寒湿之邪痹阻经脉，流注关节，困滞于肌腠筋骨，也没有按照由表入里的顺序传变。这就是太阳病在《金匮要略》与《伤寒论》中的不同。

太阳中暍，发热恶寒，身重而疼痛，其脉弦细芤迟。太阳中热者，暍是也。汗出恶寒，身热而渴。太阳中暍，身热疼重，而脉微弱，此以夏月伤冷水，水行皮中所致也。"暍病"为患多从太阳之表开始，初起每见发热恶寒头痛等，此即冠以"太阳"之意。参考本书 454 页 1 条［解读］

感冒是一种常见的急性上呼吸道病毒性感染性疾病，多由鼻病毒、副流感病毒、呼吸道合胞病毒、埃可病毒、柯萨奇病毒、冠状病毒、腺病毒等引起。这些病毒是《伤寒论》中的太阳表证的病原体，是指西医的普通感冒与流行性感冒。如果把《伤寒论》中的太阳表证作为"典型"，那么《金匮要略》中的太阳病、太阳、伤寒等就是不典型的太阳表证（感冒）。

某些病毒或细菌的感染是始动因子，作用于易感基因的个体发生免疫性反应，导致风湿疾病的出现，一般由细小病毒 B19、流感病毒、结核分歧杆菌、溶血性链球菌等感染，早期表现出的感冒也会间接引起风湿性疾病。这是中医痹症的病原体，如痉湿暍病脉证 14 条。

病毒性脑炎和病毒性脑膜炎（又称不典型脑炎、脑膜炎），均是指由多种病毒引起的颅内急性炎症。由于病原体致病性能和宿主反应过程的差异，形成不同类型的疾病。若炎症过程主要在脑膜，临床重点表现为病毒性脑膜炎。主要累及大脑实质时，则以病毒性脑炎为临床特征。若脑膜和脑实质同时受累，此时称为病毒性脑膜脑炎。大多患者病程呈自限性。

临床工作中，不典型脑炎、脑膜炎的病因，目前仅能在 1/4～1/3 的中枢神经病毒感染病例中确定其致病病毒，其中，80% 为肠道病毒，其次为虫媒病毒、腺病毒、单纯疱疹病毒、腮腺炎病毒和其他病毒等。虽然当前在多数患者尚难确定其病原体，但从其临床和实验室资料，均能支持急性颅内病毒感染的可能性。这是本篇痉病的西医解释，不同于《伤寒论》温病学中典型的痉病（流行性乙型脑炎、流行性脑膜炎等）而是属于不典型脑炎脑膜炎。

本篇痉湿暍的病因不是风寒，或者风寒之邪没有按照六经传变，由表及里，而是阻滞于经脉、营卫等引起的疾病，这些疾病被归类于杂病。从西医的角度看，非典型脑炎脑膜炎等也会出现脑膜刺激症状，因为这些疾病往往是散发，临床表现不典型，在古代医生不能鉴别开来，或者判断出属于外感疾病，因此也被归类于内伤杂病。

由此可以看出，外感病的传变，除了按照六经、三焦、卫气营血传变之外，还有邪阻太阳经脉、流注关节、阻遏于筋骨肌肉等途径。外感病的病因，除了典型的风寒、温热、湿温之外，还有风寒湿、寒湿、暑热等不典型的外邪。这种不典型的传变途径与腠理、营卫、筋经、广义的膜原等相关联。

太阳病的含义非常广泛，包括了太阳表证、卫分证、《金匮要略》中的太阳病、中暍等。《金匮要略》痉湿暍中的太阳病各有所指，与《伤寒论》中的太阳表证有区别，在相关条文中具体说明。《金匮要略》中的太阳病与《伤寒论》中的太阳病有同有异，切勿等同。

【结语】

我们在学习中医的时候，要有一点历史唯物论的知识，同一个疾病诸如："太阳病""伤寒""中风""厥阴""少阴"……在不同的历史阶段、不同的语境下、不同的著作中，其概念、含义不尽相同。有了历史唯物观，就不会觉得中医概念混乱不清了。

四、医学实践中的哲学问题

哲学对于医学的影响是复杂的，各种哲学派别诸如唯心论、机械唯物论、辩证唯物论、二元论、一元论等对于医学都有影响，而且不同历史时期、不同地域、不同宗教信仰对于医学的影响各不相同。

对于医生个体而言，上了手术台，机械唯物论起主要作用，骨折固定就是机械唯物论，冠状动脉梗阻放 1 个支架还是物理学的机械唯物论；范进中举痰迷心窍，老丈人一巴掌治好了，是唯心论；催眠术、心理治疗等还是唯心论；新冠病毒感染，中国政府发动全民参与，是辩证唯物论，取得了巨大成功。美国曲解"群体免疫"，反科学，其结果大家心知肚明。不能把哲学对于医学的影响绝对化，占统治地位的意识形态对于医学的影响占据主要地位，其他各种哲学思想、宗教信仰则占次要地位，而不是没有地位。中医经典理论的哲学基础，是中国封建社会占主导地位的哲学思想，即阴阳五行、儒家思想，而不是气一元论。气一元论、理一元论、心一元论（神一元论），对于中医经典理论都有影响。

西方医学的哲学基础是机械唯物论，现代医学的哲学基础是辩证唯物论（太极—系统观），中医经典理论的哲学基础是阴阳五行学说。这是一个划分，而不是绝对的界限。

阴阳五行是中医理论的哲学基础，但是中医理论中还有许许多多违背阴阳五行的情况，诸如奇恒之腑、七情六欲……不仅如此，五脏与五行的匹配也是经过千百年的反复实践、排列组合而后确定的，即便如此也还有许许多多例外，例如：耳和目的归脏开窍，都有不同的说法，都具有临床的验证等。中医理论在阴阳五行之外还有许多理论与例外，而不是教条与机械地推演。

第二节 医学研究的对象、定位

无论中国还是欧洲，自古以来医学都是用来治疗疾病的，患病就是无法正常工作与生活，这是全世界的共识。这种共识随着社会进入现代（20 世纪初），工业化的完成，进入信息时代，生活资料的充裕，强体力劳动对于机体形态学的损伤以及病原体致病、营养不足导致的疾病下降，而欲望不能满足的神经精神性疾病上升，疾病谱发生了巨大变化，原来认为不是疾病的状态（没有机体形态学损伤），现代社会里成了影响劳动、工作的疾病状态，疾病与健康的界限动摇了。于是 1946 年世界卫生组织（WHO）成立时在它的宪章中所提到的健康概念："健康乃是一种在身体上、心理上和社会上的完美状态，而不仅仅是没有疾病和虚弱的状态。"

1977 年由美国罗彻斯特大学精神病和内科学教授恩格尔（Engel）首先提出，应该用生物—心理—社会医学模式取代生物医学模式。他指出："为了理解疾病的决定因素，以及达到合理的治疗和卫生保健模式，医学模式必须考虑到病人、病人生活的环境以及有社会设计来对付疾病的破坏作用的补充系统，即医生的作用和卫生保健制度。"

运用历史唯物观可以看出，这是资本主义高度工业化、科学化创造了绰绰有余的生活资料，同时出现了无所事事、没落的精神空虚，即物质世界与精神世界之间的巨大落差与矛盾，引发了大量精神方面的疾病，疾病谱发生了巨大变化。

WHO成立时在它的宪章中所提到的健康概念，这些新的说法是根据西方资本主义社会和西方医学的发展过程中出现的缺陷、问题提出来的，这些问题在经典中医理论中并不存在，没有必要以这些说法为标准（参考系）来衡量中医、改造中医，相反，中医经典理论中的许多观念，例如"天人合一"等早已超出了西方医学，走在了西医的前面。

对于健康与疾病的认识以及医学模式概念的提出，导引出了"医学研究的对象究竟是什么？疾病的定义是什么？健康与疾病究竟是什么关系？"等形上医学（理论医学）诸多概念的定义与讨论。其本质是在资本主义社会向社会主义社会、共产主义社会转型的过渡革命时期，在意识形态领域内的反映，即库恩所说的革命前与革命后具有不可通约性，孔子所说的"名不副实"的名实之争。

在社会主义的中国，我们拿什么理论解决这个"名实之争"呢？我们有没有这个文化自信？当前世界最先进的哲学思想是什么？是马克思主义中国化，马克思主义中国化的典范是矛盾论与实践论。

《矛盾论》中说："科学研究的区分，就是根据科学对象所具有的特殊的矛盾性。因此，对于某一现象的领域所特有的某一种矛盾的研究，就构成某一门科学的对象。"医学研究的对象是疾病与健康这一对特殊矛盾。疾病与健康构成医学区别于其他学科的特殊的本质，疾病与健康是其他所有学科都不具备的特殊矛盾，由此区别于其他所有学科。

一、医学研究的对象是疾病与健康这一对特殊矛盾

生物医学模式是指建立在经典的西方医学基础之上，尤其是细菌论基础之上的医学模式。由于其重视疾病的生物学因素，并用该理论来解释、诊断、治疗和预防疾病以及制定健康保健制度，故被称为生物医学模式。其基本特征是把人看作单纯的生物或是一种生物机器，即只注重人的生物学指标的测量，忽视病人的心理、行为和社会性，它认为任何疾病（包括精神病）都能用生物机制的紊乱来解释，都可以在器官、组织和生物大分子上找到形态、结构和生物指标的特定变化。

无论医学模式怎么变换，医学研究的主要对象是疾病没有变，变换的是人们认识到影响疾病的因素，即西方近代医学没有认识到社会因素、心理因素对于疾病的影响，只强调了生物因素对于疾病的作用。医学模式的变化，对于医学研究的对象没有关系，不影响医学研究的对象是疾病这个命题。

人具有：生物属性、社会属性、物质属性、物理属性、化学属性、哺乳动物属性、心理属性、经济属性、阶级属性、自然属性……这些属性都能成为致病的因素，显然医学不研究人的这些属性，而仅仅研究这些因素引发疾病之后的诊断与治疗问题。

医学研究的对象是人或者动物的疾病，而不是患有疾病的人或者健康的人。把人看作单纯的生物或是一种生物机器，这只是病理学家、解剖学家、生物学家以及没有临床经验的医生对于疾病的错误认识。近代西方医学教育与西医有经验的医生，从来都不这么认为。我是1960年参军学医的，没有一个教授、教师教导我们人体是一部机器之类云云，做手术之前麻醉科、手术医生必须评估全身状况，是否有手术禁忌症？胃十二指肠溃疡在第二次世界大战中发病率升高与战争中的紧张情绪相关……并非如同在1977年美国罗彻斯特大学教授恩格尔所说的那样，"不考虑病人、病人生活在其中的环境、心理因素"，仅仅是没有提高到一定的程度，或者没有充分认识到心理因素、社会因素对于疾病的影响程度而已。

医学模式，纯粹是西方医学自己的事，与中医理论特别是经典中医理论没有任何关系，这个医学模式与医学的研究对象（疾病与健康）也没有直接的、必然的联系，它只是强调了诸多致病因素（先天因素、后天因素、自然因素……）中 2 个因素（社会因素、心理因素）的重要性而已。

疾病与健康构成医学区别于他学科的特殊的本质，疾病与健康是其他所有学科都不具备的特殊矛盾，由此区别于其他所有学科。

二、疾病与健康的关系，疾病是矛盾的主要方面

矛盾论中说：矛盾着的两方面中，必有一方面是主要的，其他方面是次要的。其主要的方面，即所谓矛盾起主导作用的方面。事物的性质，主要是由取得支配地位的矛盾的主要方面所规定的。在疾病与健康这对矛盾中，疾病是矛盾的主要方面，疾病决定了医学的性质，"健康"是由疾病状态反推出来的。是不是健康、健康的标准、健康人的各种正常生理指标等，都是或者说大多是通过疾病状态反推出来的。规律、正确都是从错误中反推出来的。失败是成功之母，从现象到本质，从错误到正确，都是反推出来的。脾主运化、肝主疏泄、心主神明……都是从长期临床实践中逐步认识到的，都是从疾病状态反推出来的。（参考《融合观》）

医学研究的对象是疾病与健康这一对矛盾，疾病是矛盾的主要方面（阳），健康是矛盾的次要方面（阴）。医学研究的主要矛盾方面是疾病而不是健康，更不是人的生物属性、心理属性、社会属性等。只研究人生的疾病，或者说发生在人身上的疾病，落脚点是疾病。

人体是一个自稳态系统，稳态失衡就是疾病，稳态守衡就是健康。疾病与健康是相对而言的，健康状态是由疾病状态反推出来的，人们首先认识到疾病，反推出什么是健康状态。自稳态是指人体通过机体内的各种反馈机制，维持人体整体处于相对稳定的状态。

只有当疾病发生的时候，我们才能够认识到各器官系统的正常功能是什么。人类从哺乳动物进化到人类的时候，猿人并不能自觉地认识到各器官的正常功能，只有当失去一条腿的时候才知道腿的功能是跑步与走路；只有当眼睛有病看不到世界的时候才知道眼睛的功能是看东西；当血压升高的病人出现头昏、头痛、失眠、视力减退的时候，才给没有这些症状的人（正常人）测量血压，计算出一个平均正常值作为健康人的标准。各种化验指标的正常值都是这样通过病人反推出来的，先有病人的异常表现，然后反推出正常值（健康的标准）。切除脾脏引起凶险的感染以及恶性肿瘤患病率升高，反推出脾脏具有免疫功能；切除了犬的胰腺发现血糖升高，反推出胰腺分泌胰岛素等。生气以后，或者愤怒时肝区疼痛，食欲下降反推出肝气郁结；使用青蒿能够治疗疟疾，反推出青蒿中含有能够治疗疟疾的有效成分等。

没有生病的时候，人们不会去测量体温，只有当发热、全身不适、不能正常生活的时候测量体温，为了判断正常与异常，才去测定许多正常人的体温，计算出平均正常值作为健康人的标准……所以，正常健康的标准都是由疾病状态反推出来的，这是临床实践情况，而讲理论的时候，先讲正常值，后讲疾病时的异常值，以至于人们以为先有健康标准正常值，后有疾病的异常值。

病机 19 条，语出《素问》。前人把疾病某些类同的症候，归纳于某一病因或某一脏的范围内，作为辨证求因依据，列为 19 条，其中属于六淫的 13 条，属于五脏的 5 条。可以看出，审证求因，反推出病机，都是由临床表现反推出病因与病机。

肝气郁结、肝主疏泄、脾主运化、胃主受纳、肾为命门之火、温病学说……都是在原有理论不能适应临床需要，许多新的治疗方法、方剂出现，在治疗效果肯定的临床实践基础上，反推出来的脏腑功能。参考《融合观》中的"藏象学说与脏腑辨证的历史演变"。

以脾胃学说的历史沿革为例（《融合观》142～144 页）：《内经》提出"五脏六腑皆禀气于胃""人

以胃气为本"，是基本的脾胃理论，至张仲景《伤寒论》形成其雏形，再到李东垣脾胃论形成较完整的体系，直到明清，薛己（1487—1559）首创脾统血，李中梓提出"脾为后天之本"，张介宾提出"化"的概念，叶天士创胃阴学说："纳食主胃，运化主脾，脾宜升则健，胃宜降则和"，完成了"脾主运化"的学说，叶氏胃阴学说的创立，使脾胃理论在阴阳、气血、升降、温燥、刚柔方面更趋完善，形成了完整的脾胃理论体系，从而给后世治疗脾胃病开辟了更宽广的道路。

中医脏腑的正常功能大都是由医疗实践中的疾病状态反推出来的，先有肝着，而后有肝郁、肝火，再有肝气郁结，最终推论出"肝主疏泄"，其余类推。

三、临床医学与其他医学之间的关系

《矛盾论》中说："在研究矛盾特殊性的问题中，如果不研究过程中主要的矛盾和非主要的矛盾以及矛盾之主要的方面和非主要的方面这两种情形，也就是说不研究这两种矛盾情况的差别性，那就将陷入抽象的研究，不能具体地懂得矛盾的情况，因而也就不能找出解决矛盾的正确的方法。""任何过程如果有多数矛盾存在的话，其中必定有一种是主要的，起着领导的、决定的作用，其他则处于次要和服从的地位。因此，研究任何过程，如果是存在着2个以上矛盾的复杂过程的话，就要用全力找出它的主要矛盾。捉住了这个主要矛盾，一切问题就迎刃而解了。"

医学是一个复杂的巨系统，包含着许多子系统（矛盾），其中临床医学是主要矛盾（子系统），临床医学起着领导的、决定的作用，临床医学的存在和发展规定或影响着其他矛盾（子系统）的存在和发展。

医学分类，按照时代划分可分为古代医学、近代医学、现代医学。

古代医学包括中国经典医学，西方古代医学，其他地域、民族的医学；近代医学是指文艺复兴之后的欧洲医学；现代医学是指尚未成熟的中西医融合的医学，可分为医学哲学基础、医学基础理论、临床诊断与治疗。

在近代西医中，基础医学包括人体解剖学、生物学、生理学等，是为临床医学服务的。不是医学的主体或者说不是医学的特殊矛盾。临床医学包括临床诊断学、临床治疗学，是医学的主体。

医学的分支包括法医学、预防医学、保健医学、康复医学、军事医学、航天医学、体育医学等。在这些医学子系统中，临床医学是主要矛盾。

预防医学（治未病）是一个医学的分支，不是医学的主体，是预防疾病的一门学问，是把疾病的相关知识用于疾病的预防，而疾病预防的实施主要是政治家的事，医学家管不了。原子弹引起的放射性疾病，其治疗是医学的事，预防原子弹爆炸是政治家的事。新冠病毒引起的疾病，其诊断治疗是医学的事，控制它的传播是政治家的事。小康社会离不开健康生活，医学望尘莫及，管不了。航天医学是航天系统工程中的一部分，医学只是处于次要地位，使稳态失衡的航天员维持稳态平衡，只是医学的一个分支。其余类推。新中国成立后，性病、吸毒、营养不良等逐渐被消灭了，不是医学家的功劳，是政治家的功劳。

【结语】

医学研究的对象是疾病与健康这一对特殊矛盾，在这一对特殊矛盾中，疾病是矛盾的主要方面，即疾病决定了医学的性质或者说医学的本质；在医学这一个大系统（许多矛盾）中，临床医学这个子系统（矛盾）是主要矛盾，临床医学决定了、带动着其他分支医学的发展。

第二章 腠理、营卫、膜原、三焦现代解读

把腠理、营卫、膜原、三焦放到一起与西医的皮肤、皮下结缔组织、浆膜、浆膜脏层相比较，更能够说明中西医之间的关系。

第一节 腠理、营卫、膜原、三焦

一、腠理

（一）位置

"腠"发音同"凑"，含义也相近，有时也通假互用。"凑"的本义是水流汇聚的意思，引申为聚集，相关的词汇有"凑集""拼凑""凑合"等。"腠"用"肉"代替"水"作偏旁，意思是皮肉聚集，产生了"皮腠""肌腠""腠理"等词汇。

"理"在《说文》中的解释："理，治玉也。"作为名词的"理"，就是指玉石的自然纹理，也就是裂隙所在。人体不是天衣无缝，人的肉眼所见的表皮上有汗毛孔和纹理。中医有"粗理""细理""小理""瞧理"等词汇。五脏也有腠理。

皮肤、肌肉的纹理，分皮腠、肌腠（肌肉的纹理）等，有时又指皮肤和肌肉的交接、过渡处，合称皮腠。腠理与西医的皮肤、内脏的浆膜层相重叠。

（二）功能

具有防卫、调节气血津液的功能。腠理与体内脏腑气血有密切的关系。《素问·阴阳应象大论》谓："清阳发腠理，浊阴走五藏。"《灵枢·论痛》指出，人体"筋骨之强弱，肌肉之坚脆，皮肤之厚薄，腠理之疏密，各不同"。腠理的疏密与三焦元气和主一身之表的足太阳膀胱有密切的关系。《灵枢·本藏》："三焦、膀胱者，腠理毫毛其应。""密理厚皮者，三焦膀胱厚。粗理薄皮者，三焦膀胱薄，疏腠理者，三焦膀胱缓。"随着年龄的增长，元气、肾阳衰减，腠理也变得稀疏。《灵枢·天年》："四十岁，五藏六府十二经脉，皆大盛以平定，腠理始疏，荣华颓落，发颇斑白，平盛不摇，故好坐。"

（三）与三焦元真的关系

《金匮要略·脏腑经络先后病脉证》："腠者，是三焦通会元真之处，为血气所注。理者，是皮肤脏腑之文理也。"《医宗金鉴》注解为："腠者，一身空隙，血气往来之处，三焦通会真元之道路也。理者，皮肤藏府内外井然不乱之条理也。"腠理与三焦相通，三焦中的元气和津液向外流入腠理，以濡养肌肤，并保持着人体内外气液、不断交流。

腠理是渗泄液体，流通和合聚元真的场所，有防御外邪侵袭的功能。

《素问·疟论》说："故风无常府，卫气之所发，必开其腠理，邪气之所合，则其府也。"唐代王冰注："腠，为津液渗泄之所；理，谓文理逢会之中。""腠理，皆谓皮空及纹理也。"因而可以认为，

肌肉和皮肤之间的间隙相互沟通，共称为腠理。腠理，是渗泄体液、流通气血的门户，有抗御外邪内侵的功能。腠理与三焦相通，三焦通行的元气和津液，外流入于腠理，以濡养肌肤，并保持人体内外气液的不断交流。通观诸文，可知腠理不仅仅是在皮肤，而且脏腑也有腠理。各种病因不能侵犯腠理，才能避免疾病，不单单是指皮肤腠理，而且包含着脏腑腠理。

（四）与卫气的关系

腠理的开合则受卫气的控制，因内外环境的变化而变化。《灵枢·本藏》言，卫气能"温分肉，充皮肤，肥腠理，司开阖"，还说"卫气和，则分肉解利，皮肤调柔，腠理致密矣"。《灵枢·脉度》谓："其流溢之气，内溉藏府，外濡腠理。"分肉是肌肉间隙，腠理是表皮的缝隙，肥是饱满充盈的意思。腠理的疏密影响着汗孔的开合和汗液的排泄。在正常情况下，卫气充盈于腠理之中，控制和调节腠理之开合。正如《灵枢·本脏》所说："卫气者，所以温分肉，充皮肤，肥腠理，司开合者也。"若腠理紧密则汗孔多闭，故体表无汗；若腠理疏松则汗孔多开，故体表有汗。所以，腠理的疏密直接影响到汗液的多少，调节人体的津液代谢和体温的高低。在患病情况下，若腠理开，则令汗出，可致伤津脱液。如《灵枢·决气》说："津脱者，腠理开，汗大泄"，《素问·举痛论》也说："寒则腠理闭……炅则腠理开，荣卫通，汗大泄，故气泄。"所以腠理有时又被视为汗孔。腠理是外邪入侵人体的门户。腠理致密可提高人体抗病能力，防止外邪入侵。若腠理疏松或腠理不固，则风寒外邪易于侵袭人体，发作感冒等病证；腠理闭郁，则毛窍闭塞，肺气不宣，卫气不得外达，在表的风寒之邪难出，可引发恶寒发热、无汗等症。

腠理和卫气在正常、患病时有着密切的关系。卫气有温润、充养腠理，控制腠理开合的作用，若卫气平和，则腠理致密，开合有度，能抗御外邪的侵袭，若卫气不足，则腠理疏松，外邪得以随时侵入。

另外，皮肤附属物如胡须、眉毛、腋毛与内在经络气血也有一定关系，即胡须、眉毛、腋毛等能反映经络气血的多少。

（五）影响腠理开合的因素

《灵枢·五癃津液别》谓："天暑衣厚则腠理开，故汗出……天寒则腠理闭，气湿不行，水下流于膀胱，则为溺与气。"内部环境，特别是心境也会影响腠理开合。《素问·生气通天论篇》谓："清静则肉腠闭拒，虽有大风苛毒，弗之能害。"

（六）腠理是体内真气外散之处，也是外邪入侵之处

《灵枢·百病始生》说："是故虚邪之中人也，始于皮肤，皮肤缓则腠理开，开则邪从毛发入，入则抵深……"《素问·皮部论篇》说："邪客于皮则腠理开（侵犯到皮下、浆膜下疏松结缔组织），开则邪入客于络脉（毛细血管、毛细淋巴管、神经末梢），络脉满则注于经脉（动静脉血管、淋巴管、神经冲动传入神经—内分泌中枢），经脉满则入含于府藏也（各个器官）。"《新修本草》序："几缠肤腠，莫知救止。渐固膏肓，期于夭折。"就防病而言，腠理致密，开合自如是关键因素；就治病而言，疾在腠理，早期治疗至关重要。

汗毛孔是孔，是水液出入、毛发生长之处，中医另有命名，如"鬼门""玄府""汗空"等。腠理是隙，更加细微，是无形的邪气与正气出入之处。

【腠理解读】

腠理泛指皮肤、脏腑的纹理。以西医而言腠理是指皮肤以及内脏器官的壁层。皮肤包括：表皮层、真皮层及其附属器，诸如：毛发、皮脂腺、汗腺等；皮下、浆膜下、腹膜系带内的疏松结缔组织、脂肪组织，以及其内的神经、血管、淋巴组织等，构成广义的膜原，也是营卫发挥功能的所在，元气汇集之处。其功能也与皮肤、内脏器官的浆膜一致。腠理与膜原有重叠。

二、营卫

(一)营卫的概念

营、卫来源于水谷之精气,其生成要通过一系列的脏腑气化活动,如脾胃的消化运输,心脾的气化输布,然后分别营养人体各部,故《灵枢·营卫生会》:人受气于谷,谷入于胃,以传于肺,五脏六腑皆以受气。其清者为营,浊者为卫,营在脉中,卫在脉外,营周不休,五十而复大会,阴阳相贯,如环无端。

这里所谓"清"和"浊"主要是从功能上的差异而言。"清"是指营气的作用比较柔和,"浊"是指卫气作用的剽悍滑利,无所不到。

《灵枢·决气篇》云:"上焦开发,宣五谷味,熏肤、充身、泽毛,若雾露之溉,是谓气。"《灵枢·本藏篇》曰:"卫气者,所以温分肉,充皮肤,肥腠理,司开合者也。"彼此互参,足见卫之"温分肉,充皮肤,肥腠理",即气之"熏肤、充身、泽毛",名目虽殊,而其言实为一物,故卫之与气,本同一体。卫是气的次级概念,卫是气的一部分。

"卫气者,所以温分肉,充皮肤,肥腠理,司开合者也。"以西医而言,是指功能,即调节体温,维持人体的正常温度,保持皮肤的丰满度,调节汗腺、皮脂腺的正常分泌,保持毛发的光洁度等。保持皮肤的所有功能正常,防卫功能就正常了。

卫气,只是气的一部分,是指在皮肤、腠理这些地方的"气"。与脏腑之气、经络之气、气血之气是不同的。

《灵枢·邪客篇》云:"营气者,泌其津液,注之于脉,化以为血,以荣四末,内注五藏六府。"《难经·三十难》曰:"营行脉中。"

《难经·三十二难》云:"心者血,肺者气,血为营,气为卫,相随上下,谓之营卫。"《伤寒·脉法》云:"寸口脉弱而迟,弱者卫气微,迟者营中寒。营为血,血寒则发热;卫为气,气微者心内饥。"《伤寒论》第 50 条:"……假令尺中迟者,不可发汗,何以知然,以营气不足,血少故也。"此皆明言"营为血的一部分""卫为气的一部分",即西医的发汗减少了皮下疏松结缔组织中的水分、电解质,降低血容量。

《素问·痹论篇》曰:"营者,水谷之精气也……循脉上下,贯五藏,络六腑也;卫者,水谷之悍气也……不能入于脉也,故循皮肤之中,分肉之间,熏于肓膜,散于胸腹。"(在疏松结缔组织中运行、散布)

卫者,其气剽悍滑利,内温脏腑,外煦皮腠,有卫护体表、抗御外邪的功能;营者,其质精专滋濡,内养脏腑,外营筋肉,脏腑功能活动,无不本乎于此。精专者为阴,剽悍者为阳。

"营者,……贯五藏,络六腑也;卫者,水谷之悍气也……,熏于肓膜,散于胸腹。"可以看出营卫对于五脏六腑、肓膜、胸腹的作用是次要的,终末之气才到五脏六腑、肓膜、胸腹。营与血浆是一个象态,血液由血浆与血细胞构成,具有营养作用的是血浆,符合"营者,水谷之精气也……循脉上下,贯五藏,络六腑也"。

所以,营卫主要是指皮肤腠理处的防卫功能与营养作用,其次也对脏腑起作用。《素问·逆调论》:"荣气虚则不仁,卫气虚则不用,荣卫俱虚则不仁且不用。"

营卫的运行路径各不相同,与经络的运行路径也不同。

营气和卫气每一昼夜各在人体内运行五十周次,营行脉中,卫行脉外,而且他们的运行道路不同。营气出于中焦,上注手太阴肺经,循十二经脉的流注次序,昼夜不息运行于周身上下、内外各个部分。卫气昼日行于阳经,沿足太阳,手太阳,足少阳,手少阳,足明阳,手明阳经循行二十五周次，行于阳经则人寤；夜间行于阴经，沿着足少阴，手少阴，手太阴，足厥阴，足太阴，循行二十五周次，行于阴经则人寐。

夜半阴气已极，阳气将生，人们仍在睡梦中，此时营气在阴，卫气亦在阴，故营卫气各五十度而大会于阴分。寤：醒时；寐：睡时。卫气昼日行于阳经……行于阳经则人寤；夜间行于阴经，……行于阴经则人寐。以西医而言：白天，清醒状态，交感神经系统兴奋；晚上睡眠状态，副交感神经系统兴奋。

营卫分行是为了解释昼夜不同的状态。对西医而言，营是血中的一部分，而不完全等于血。腠理中的津液可以进入脉中化为血，是指疏松结缔组织中的组织液进入血管，成为血液的一部分，营相当于血浆。津液相当于西医的组织液，渗入毛细血管、毛细淋巴管，成为血浆的一部分。当机体脱水、休克前驱期的时候，可以变成血浆，补充血容量；当小便不利、心衰、营养不良、血浆蛋白质减少等或者血容量增高时，血液中的水分渗入疏松结缔组织中，组织液增加，形成皮下水肿，西医的血液也属于结缔组织。营与血浆大致相似，与西医的血液的不同在于：血液内含有血细胞；营只含有营养物质，诸如蛋白质、脂肪、碳水化合物、水电解质、激素、酶、免疫物质等。

营卫与气血不同：气血不可分离，共同沿经脉而行，离经之血为瘀血，属于病理产物；而营卫是分离的，营行脉内，卫行脉外，在正常情况下"营"渗出脉外是津液，病理情况下形成水湿痰饮；营卫的防卫、营养功能主要表现在腠理－皮肤、皮下象态中；气血的功能远远超出营卫，而且着重全身；经脉、营、卫的运行路径各不相同等，使得营卫与气血既有相同之处，又有不同之处，需要仔细区别，才能够真正认识中医理论。

营卫学说，是对经络学说的补充。经络具有联络脏腑、四肢百骸，运行气血的功能。经络与三焦、膜原、腠理之间的关系中医经典没有做出明确解释，营卫学说通过营卫运行，把三焦、膜原、腠理等联系起来成为一个系统，与经络共同把人体联络为统一的整体。

对于机体的防卫、营养功能，运用营卫学说比较好解释。

（二）卫气营血辨证

清代叶天士的《温热论》把温病传变划分为卫、气、营、血4个阶段，作为临床上辨证施治的纲领。

营、卫、气、血在《内经》中是指构成人体和维持人体生命活动的基本物质与功能、动力、能量。至清代，叶天士根据前人有关营卫气血的论述，结合自己的实践经验，在《温热论》中将卫气营血作为温病的辨证纲领，用以分析温病病情浅深轻重及其传变规律，把温病的发生发展过程概括为四个不同的阶段或者四类不同证候，并提出相应的诊法和治法，从而创立了卫气营血辨证这一理论。卫气营血辨证的确立丰富和发展了外感病的辨证论治方法，使温病学逐渐形成一个比较完整、独立的理论体系。至今仍被广泛运用于临床。营卫在温病学中，没有防卫与营养的意思，而是病位的深浅、严重程度的意思。以西医而言，温病中的卫气营血是指：感染病中的急性期，特别是传染病的前驱期、急性典型期。

《内经》与秦汉时期的营卫气血与清朝温病中的卫气营血，含义大不相同，运用历史唯物观看待中医术语、概念在不同时期、不同著作中的含义不同，就不觉得概念混乱了。

三、膜原

（一）"膜原"概念的起源

"膜原"一词最早出现在《黄帝内经》中。在《素问·疟论篇》中讲，疟"其间日发者，由邪气内薄于五脏，横连募原也，其道远，其气深，其行迟，不能与卫气俱行，不得皆出，故其间日乃作也"。《素问·举痛论篇》中讲："寒气客于肠胃之间，膜原之下，血不得散，小络急引故痛，按之则血气散，故按之痛止。""膜原"王冰注："谓膈募之原系。"《素问识》云："膜本取义于帷幕之幕，膜间薄皮，遮隔浊气者，尤幕之在上，故谓之幕，因从肉作膜。"其按：募原亦称膜原。可见"募"与"膜"互为通假字，"募原"又可以称作"膜原"。《灵枢·百病始生》中讲："是故虚邪之中人也，始于皮肤，皮肤缓则腠理开，开则邪从毛发入，入则抵深，深则毛发立，毛发立则淅然，故皮肤痛。……留耳不去，传舍于肠胃之外，募原之间，留著于脉，稽留而不去，息而成积。或著孙脉，或著络脉，或著输脉，或著于伏冲之脉，或著于膂筋，或著于肠胃之募原，上连于缓筋（丹波元简曰：缓筋即宗筋也），邪气淫泆，不可胜论"。《黄帝内经灵枢校注语译》注：此处"募原"，指肠外之脂膜。

宗筋是三阴三阳的经筋，会合于前阴部，称宗筋。也指男子生殖器。

缓筋一说指足阳明筋，《太素》杨上善注："缓筋，谓足阳明筋，以阳明之气主缓。"一说指宗筋（《灵枢识》丹波元简注），一说经于腹内之筋（张志聪注）。《灵枢·百病始生》云："其著于肠胃之间，募原也，痛而外连于缓筋。"联系上下文，缓筋应该是指足阳明胃经，腹痛腹泻与膜原相关（邪伏膜原），其上连、外连，应该是指足阳明胃经。

（二）后世对"膜原"概念的发挥

后世医家对"膜原"这一特殊部位也很重视，对其研究较多，论述也多有发挥，并提出各具特色的观点。

1. 横膈之膜与其空隙之处皆为膜原

清代医家何秀山在为俞根初《通俗伤寒论》所作的按语中讲："《内经》言邪气内薄五脏，横连膜原。膜者横膈之膜，原者空隙之处，外通肌腠，内近胃腑，即三焦之关键，为内外交界之地，实一身之半表半里也。""凡外邪每由膜原入内，内邪每由膜原达外。"何氏认为膜原既包括横膈之膜，又包括膜中之空隙。他把"膜"与"原"分别加以诠释，膜为横膈之膜，原为肌腠与胃腑之间的空隙之处，处于半表半里、内外交界之地，与三焦气机的运行输布密切相关。膜原既是外邪侵入人体内的必由途径，又是体内邪气排出体外的必经通路。

2. 人体内夹缝之处的间隙为膜原

清代医家周学海在《读医随笔·卷四证治类·伏邪皆在膜原》中讲："膜原者，夹缝之处也。人之一身，皮里肉外，皮与肉之交际有隙焉，即原也；膜托腹里，膜与腹之交际有隙焉，即原也；肠胃之体皆夹层，夹层之中，即原也；脏腑之系，形如脂膜，夹层中空，即原也；膈肓之体，横隔中焦，夹层中空，莫非原也。原者，平野广大之谓也。故能邪伏其中，不碍大气之往来，古书所谓皮中淫淫如虫行，及行痹、周痹左右上下相移者，皆在皮肉夹缝之中也。"周氏在《黄帝内经》有关"膜原"的论述基础上，汇通了一些西方医学思想，把"膜原"的概念有所拓展，把它定义为人体内的夹缝之处的间隙，膜原范围极广，包括皮与肌肉之间隙、腹膜与腹壁的间隙、肠壁与胃壁的中空夹层、脏腑的系膜与系膜之间的夹层、心包膜与横膈之间的夹层，这些地方都是邪气易于结聚潜伏的部位，而且由于腔隙相通，邪气浸淫的范围容易扩大，从而使病情加重。（参考33页"五、疏松结缔组织间隙"）

3. 膜原为阳明之半表半里

清代医家薛生白根据湿热阻遏膜原的病理特征，提出"膜原为阳明之半表半里"之说。他在《湿热病篇》自注中讲："膜原者，外通肌肉，内近胃腑，即三焦之门户，实一身之半表半里也。"湿热伏于膜原证，既非阳明里证，又与伤寒之邪传里化热而在足少阳之半表半里证有所区别，根据湿遏热伏的病理特征和湿热秽浊之邪阻遏膜原的症状表现，多近于中焦阳明部位；而从寒热如疟的症状与伤寒少阳证之寒热往来症状相似，但不似疟之寒热发有定期，故薛氏认为"膜原为阳明之半表半里"更为贴切。薛氏的开达膜原法，与俞根初的柴胡达原饮，都对达原饮原方在组方上进行了改进。

膜原居于半表半里，为手少阳所主。唐宗海认为，少阳之气内主三焦，外主腠理，三焦为脏腑之总管，腠理乃营卫之枢机。说明了膜原、半表半里、三焦、腠理、营卫之间的关系。

【膜原解读】

综上所述，膜原，指膈膜，即膈下腹腔脏腑之膜，《素问补识》所云"如腹膜、网膜之膜系"者也。此为包裹腹腔内脏腑的脂膜，即腹膜。

现代医学认为，腹膜为覆盖于腹、盆腔壁内和腹、盆腔脏器表面的一层薄而光滑的浆膜，由间皮和少量结缔组织构成，呈半透明状。腹膜分为脏层和壁层，它们之间相互折返移行，形成许多结构，这些结构不仅对器官起着连接和固定的作用，也是血管、神经等进入脏器的途径。根据结构和部位的不同，分为网膜、系膜和韧带 3 种，其间含有神经、血管，或淋巴管、结缔组织、淋巴结等。

膜原证与疾病相关性：膜原证即温病中的半表半里证，为少阳所主。这一证型与多种疾病有关，往往在多种疾病中的某一阶段出现。与此证有关的主要中医病种是湿温、伏暑以及温疫中的湿热疫等。在西医病症中常可出现此证的有：反应性亚败血症、淋巴结感染、类风湿、胆道感染、泌尿系统感染等，当然也包括一些诊断不明的疾病。根据异病同治的原则，不论何病，只要符合湿阻膜原的特点，都可予以相应的治疗，多能获效。

临床特点：此类证的主要特点有往来寒热，即寒热起伏，发有定时，日日如是，久不能解，胸痞喜呕，面色黄白，舌苔白腻或淡黄腻，脉多见弦。

西医认为：结缔组织以及脂肪组织充满了实体器官之间的所有间隙。皮下组织、黏膜下组织、筋膜、网膜、系膜都是由结缔组织、脂肪组织充斥而且连续成为一个整体系统，其中遍布组织液、神经、血管、淋巴管、淋巴结、淋巴组织、公共黏膜系统，是抵抗病原体的第一道防线与第二道防线。血管中的血浆、组织液是调节体温、水电解质平衡的重要基础(营卫的功能)。

广义邪伏膜原是指公共黏膜系统、淋巴组织、淋巴结等，即第二道防线，只有突破这道防线，病原体才能够侵犯到实体器官或者进入血液循环系统引起病原体血症，感染扩散到全身以及远隔器官。这个第二道防线延缓了病原体引起急性感染的进程，使得疾病呈现出黏腻缠绵的特点(湿温)。如果发生在胃肠系统，例如：夏秋季节的胃肠道传染病，就会以胃肠道(脾胃)症状为主，这就是湿温蕴脾，即狭义的邪伏膜原。新冠病毒感染胃肠型，新冠病毒被黏膜下淋巴组织小结中的淋巴细胞吞噬所表现出来的临床症状，就是这个病理状态。一些病原体在淋巴系统内被消灭，中医谓：内邪每经膜原透达于外，膜原即邪气出入之处。

膜原 - 疏松结缔组织象态。疏松结缔组织内含有许多淋巴结淋巴组织，是病原体感染的第二道防线，病原体在淋巴结内被消灭，或者繁殖，沿着淋巴系统扩散，这是伏邪的第一个意思；病原体在淋巴结内繁殖，淋巴结破溃，脓液可以沿着疏松结缔组织(蜂窝织炎)形成的筋膜腔隙向下扩散，或者向阻力小的筋膜腔隙扩散，这是伏邪的第二个意思；肠系膜中含有疏松结缔组织与淋巴结，肠道感染包括肠道传染病，病原体侵入肠系膜淋巴结，这是邪伏膜原证的原型。肠系膜、盆腔中的系膜都是腹膜脏层的重叠皱褶，都是疏松结缔组织，中医称为膜原，腹膜腔就是三焦，所以三焦与膜原关系密切。腠理、营卫与皮肤、皮下组织关系密切，所以腠理、营卫、膜原、三焦是指全身的疏松结缔组织系统。现在西医认为皮肤是一个器官，脂肪组织是一个器官，全身的结缔组织是一个器官。这是一个新的联络全身的系统，与神经系统、心血管系统、淋巴系统、内分泌系统一样，具有把人体联系到一起的联络系统。

【结语】

膜原的原型，狭义的膜原是指肠系膜及其所包含的所有组织，广义的膜原是指全身的疏松结缔组织及其内含的所有组织。

【拓展】

伏邪

清代医家周学海（1856～1906）在《读医随笔·卷四证治类·伏邪皆在膜原》，把伏邪与膜原联系在一起，使得膜原的概念发生了重大变化。

早在《内经》中已经提出了四季之风寒暑湿皆可伏而不发成为伏邪，诸如：冬不藏精，春必病温，但并未引起医学家们的注意。在东汉至明朝漫长的历史发展中，伏气理论只是用于解释温病，而温病以外的伏气理论几乎没有提及。到了清朝，随着伏气理论的不断发展，才逐渐扩展到温病以外的外感疾病。清代叶子雨在《伏气解》一书中指出："伏气之为病，六淫皆可，岂仅一端。"

伏气：又称伏气温病，中国金代医学家成无己（1063～1156），在《伤寒注解论》中说："冬时感寒，伏藏于经中，不即发者，谓之伏气。即冬不藏精春必病温之意。"

吴又可在《瘟疫论》中引用《内经》的"膜原"概念，创立"邪伏膜原"的辨证论治方法，后世医家对于"膜原""伏气"进行了广泛研究、充分发挥。俞根初（1734～1799）、何秀山提出达原饮实为和解三焦，创和解三焦之法，用柴胡达原饮治疗邪伏膜原证。

吴又可在《温疫论》中创立了"戾气"病因学说，强调温疫与伤寒完全不同，明确指出"夫温疫之为病，非风、非寒、非暑、非湿，乃天地间别有一种异气所感。其传有九……"。创立了表里九传辨证论治思维模式，创制了达原饮等治疗温疫的有效方剂，对后世温病学的形成与发展产生了深远影响。他认为："戾气"中人不立即发病，潜伏于体内，不出现临床症状，过一段时间才发病（西医潜伏期）。把瘟疫的病因归类于"伏气"。所以瘟疫之伏气与内伤杂病中的"伏病、伏邪"是不同的。

鉴于伏邪概念的扩充、混乱，吴鞠通（1758～1836）提出新感温病，温病中的伏病实际上就是两个：春温与伏暑，这是狭义的温病伏邪，或者伏邪温病，与新感温病相对应。伏气之说为温病所重视，特别是王孟英（1808～1868）更为强调，把温病分为外感温病和伏气温病两大类。后世认为，凡初起不见表证，而先见里热甚至血分热证者为伏气温病，例如春温和伏暑之类便是。

随着对于伏病的争论、研究向深层次发展，把所有的没有立即病的疾病，反复发作的慢性疾病，不能够立即治愈的疾病等，通通归类于伏邪、伏病。清代晚期刘吉人《伏邪新书》对伏邪的概念作了更加扩展的解释，曰："感六淫而不即病，过后方发者总谓之曰伏邪，已发者而治不得法，病情隐伏，亦谓之曰伏邪；有初感治不得法，正气内伤，邪气内陷，暂时假愈，后仍复作者亦谓之伏邪；有已发治愈，而未能尽除病根，遗邪内伏后又复发亦谓之伏邪。"还说："夫伏气有伏燥、有伏寒、有伏风、有伏湿、有伏暑、有伏热。"这样就大大地扩大伏气学说的范围。所以，伏邪有广义与狭义之分。

所谓新感温病，是感受温热病邪后随即发病的温病，如风温、暑温、湿温、秋燥、冬温和温毒等。伏邪温病是感受外邪后，不立即发病，邪气伏藏于机体内，过时而发的温病，如春温、伏暑等。广义的膜原与广义的伏邪相结合即"伏邪皆在膜原说"。广义的伏邪不仅仅包括温病中的邪伏膜原证，而且包括了所有的半表半里证、内伤杂病中的"伏病"、温病中的绝大多数疾病等。到了现代，所有的传染病（都有潜伏期），慢性病、反复发作的疾病都属于伏邪致病。狭义的伏病，只有春温与伏暑。

所以，在提到伏病、伏邪的时候一定要具体问题具体分析，看看是在什么情况下、哪个时代、哪个学派中的伏邪，不可一概而论。

四、三焦

三焦，现在基本上取得了共识，上焦－胸腔、心肺象态，中焦－腹腔、脾胃肝胆象态，下焦－盆腔生殖器官象态。

（一）概说

"三焦"一词首见于《素问·灵兰秘典论篇第八》："三焦者，决渎之官，水道出焉。"

1.《黄帝内经》之三焦

一是从形态而论，如《素问·六节藏象论》言："脾胃、大肠、小肠、三焦、膀胱者，仓廪之本，营之居也，名曰器……"何谓器？《素问·六微旨大论》释："器者，生化之宇。"王冰释："凡虚中而受物者，皆谓之器。"什么是宇呢？《辞海》释："宇，空间的总称。"

二是从功能而论，如《素问·五脏别论》："夫胃、大肠、小肠、三焦、膀胱，……故泻而不藏。"《素问·六节藏象论》："能化糟粕，转味而入出者也。"既然三焦属于六腑之一，那么就必须符合"腑"的归属特点。

因此，从形态上讲三焦应该和胃、肠一样是中空的，符合"器"的特点；从功能上讲三焦则应具有"生化"之用，须有"化糟粕，转味而入出"和"传化物而不藏"的功能特点。

2.《难经》之三焦

《难经·二十五难》曰："心主与三焦为表里，俱有名而无形，故言经有十二也。""心主"手厥阴心包络也。《难经·三十八难》又曰："所以腑有六者，谓三焦也。有原气之别焉，主持诸气，有名而无形，其（经）属手少阳。此外腑也，故言腑有六焉。"

正是因为《难经》2次提出了三焦"有名而无形"，以至历代医家争论不休，争论的焦点便是三焦"有形"还是"无形"。近现代，受到西方医学的影响，部分学者又从人体组织器官中寻找三焦，提出了胸腹腔说、肾下脂膜说、网油说、淋巴系统说、自主神经说等。《内经新识》更是认为三焦即是胰腺。

《难经·三十一难》曰："三焦者，何禀何生？何始何终？其治常在何许？可晓以不？然：三焦者，水谷之道路，气之所终始也。上焦者，在心下，下膈，在胃上口，主内而不出。其治在膻中，玉堂下一寸六分，直两乳间陷者是。中焦者，在胃中脘，不上不下，主腐熟水谷。其治在脐傍。下焦者，当膀胱上口，主分别清浊，主出而不内，以传导也。其治在脐下一寸。故名曰三焦，其府在气街。"

《中藏经·论三焦虚实寒热生死逆顺脉证之法》曰："三焦者，人之三元之气也，号曰中清之府，总领五脏六腑、营卫、经络、内外、左右、上下之气。""三元之气"是指上中下焦实热、虚寒之气引起的病症，所以，"三焦之气和，则内外和。逆，则内外逆。故云，三焦者，人之三元之气也"。

（二）解剖形态

对三焦解剖形态的认识，历史上有"有名无形"和"有名有形"之争。即使是有形论者，对三焦实质的争论，至今尚无统一看法。但对三焦生理功能的认识，基本上还是一致的。

三焦，作为六腑之一，一般认为它是分布于胸腹腔的一个大腑，唯三焦最大，无与匹配，故有"孤府"之称。正如张景岳所说："三焦者，确有一腑，盖脏腑之外，躯壳之内，包罗诸脏，一腔之大腑也"。（《类经·脏象类》）

根据古汉字发展演变的历史，所谓"焦"，是由"樵"逐渐演变过来的。"樵"相当于"椎"，即脊椎。《内经》可以充分说明这一点。如《灵枢背腧篇》说："胸中大腧在杼骨之端，肺腧在三焦之间，心腧在五焦之间，膈腧在七焦之间，肝腧在九焦之间，脾腧在十一焦之间，肾腧在十四焦之间，皆挟脊相去三寸所，则欲得而验之，按其处，应在中而痛解，乃其腧也。"由此可见，古代医家是将人的椎骨称为"焦"。每一椎骨即是一焦。从第一胸椎至骶椎共21椎，古称二十一樵，亦称二十一节，每一节即是一焦。由此可知，所谓"焦"，是古代的解剖学概念，其实质是椎骨所谓"上、中、下三焦"，是以椎骨为标志将人的整个胸腹腔依次划分为3部分。每7节椎骨为一部分，21节椎骨共分3部分，三七二十一，合起来，则为上焦、中焦和下焦。即：上七椎为上焦，中间七椎为中焦，下七椎为下焦。由此可知，三焦的实质，实际是整个胸腹腔，上、中、下三焦是将整个胸腹腔划分为3部分，是以椎骨为标志划分的。当然，也可以从前面划分，这在《内经》和《难经》中都有详细论述。比如，以胸膈和脐为标志，也可以把胸腹腔划分为上中下三焦。

总观三焦，膈以上的胸部为上焦（胸腔），包括心与肺、头面部；横膈以下到脐为中焦（腹腔），包括脾、胃；脐以下至二阴为下焦（盆腔），包括肝肾、大小肠、膀胱。其中肝脏，按其部位来说，应划归中焦，但因它与肾关系密切，故将肝和肾一同划归下焦。关于"肝"的归属，看法不一，不必争论统一。这是中医的认识，与西医解剖学有重叠但不能等同。

（三）三焦的功能

《素问调经论》说："阳受气于上焦以温皮肤分肉之间。"《灵枢决气篇》说："上焦开发，宣五谷味，熏肤充身泽毛，若雾露之溉，是谓气。"这是指上焦的功能，主要概括了心和肺的功能。《灵枢营卫生会篇》说："中焦亦并胃中，出上焦之后，此所受气者，泌糟粕，蒸津液，化其精微。"这是指中焦的功能，主要概括了脾胃以及大肠小肠对饮食物消化吸收和输布的功能。《灵枢营卫生会篇》还说："下焦者，别回肠，注于膀胱而渗入焉。故水谷者，常并居于胃中，成糟粕，而俱下于大肠，而成下焦，渗而俱下，济泌别汁，循下焦而渗入膀胱焉。"这是指下焦的功能，主要概括了肾与膀胱及大肠的功能。以上可以看出，上、中、下三焦的这些功能，实际是相关脏腑的功能。《灵枢营卫生会篇》说："上焦如雾，中焦如沤，下焦如渎。"这是对上、中、下三焦主要功能的高度概括。

三焦之所以具有"主持诸气"的功能，就是因为它是人的整个胸腹腔。因此，三焦既是水液运行的通路，又总司人体的气机和气化，并保持水液的正常敷布和运行。

以上说明，三焦反映了两方面的生理功能，一方面是相关脏腑的功能，另一方面是胸腹腔调节水电解质平衡的功能。

三焦的结构与功能，在不同的学说里，指不同的功能与结构，没有统一的定义。

（四）三焦传变与辨证

温病学中的三焦辨证是指：温病发展过程中的3个不同阶段，临床上既有特殊的逆传，也有一般的传变规律。早期常表现为上焦病证，传变多由手太阴肺经开始，进而传入中焦及下焦，这种传变途径称之为顺传。若病邪重，病人体质弱也可逆传心包。有的也可经积极治疗转愈而不传。有的发病即见中焦病证，或即见下焦病证，有的两焦病证同时出现，有的也可病邪侵袭上中下三焦，而同时出现三焦病证者，临床当灵活掌握。

三焦所属脏腑的病理变化和临床表现，标志着温病发展过程的不同阶段。上焦主要包括手太阴肺和手厥阴心包经的病变，多为温热病的初期阶段。中焦主要包括手、足阳明和足太阴脾经的病理变化。脾胃同属中焦，阳明主燥，太阴主湿。邪入阳明而从燥化，则多呈里热燥实证；邪入太阴从湿化，多为湿温病证，其中足阳明胃的病变多为极期阶段。下焦主要包括足少阴肾和足厥阴肝经的病变，多为肝肾阴虚之候，属温病的末期阶段。

【三焦解读】

依西医而言，上焦包括头面部、胸腔、心脏、肺；中焦是指腹腔及腹腔器官包括肝脏、脾脏、胃十二指肠大小肠等；下焦是指盆腔及盆腔器官，包括直肠、膀胱、生殖器官。

第二节　西医相关知识

一、皮肤

皮肤覆盖全身，是人体中最大的器官，约为体重的 16%，面积为 1.2~2.0 平方米，是物质能量消耗、转换的重要场所。它使体内各种组织和器官免受物理性、机械性、化学性和病原微生物性的侵袭。皮肤具有 2 个方面的重要作用：一方面防止体内水分、电解质和其他物质的丢失，另一方面阻止外界有害物质的侵入（与营卫功能一致）。

（一）构成

皮肤是由表皮、真皮和皮下组织构成，表皮和真皮之间由基底膜带相连接。

（1）表皮在组织学上属于复层扁平上皮，主要是由角质形成细胞、黑色素细胞、朗格汉斯细胞、梅克尔细胞等构成。角质形成细胞是表皮的主要构成细胞；角质细胞由深至浅分为 5 层，分别是基底层、棘层、颗粒层、透明层、角质层，来源于外胚层。

（2）真皮由中胚层分化而成，由浅至深可分为乳头层和网状层。在组织学上属于不规则的致密结缔组织，由纤维、基质和细胞成分组成。内含丰富的毛细血管、淋巴管、神经末梢。

（二）功能

皮肤具有多种功能：①防止体外物质（如病原微生物、化学物质）的侵入，是人体的第一道防线，对人体具有重要的屏障保护功能。②防止体液的流失。③皮肤表面有汗腺的开口，可在排出汗液的同时调节体温和排泄废物。④皮肤内含有多种感受器，具有感受痛觉、温度觉、触觉、压觉等感觉功能。⑤重要的物质、能量代谢场所。中医谓：腠者，是三焦通汇元真之处。

二、皮下组织

是皮肤以下的疏松结缔组织和脂肪组织，连接皮肤与肌肉，常称为浅筋膜。皮下组织介于皮肤与深部组织之间，使皮肤有一定的可动性。皮下组织的厚度因个体、年龄、性别、部位、营养、疾病等而有较大的差别，一般以腹部和臀部最厚，脂肪组织丰富。眼睑、手背、足背和阴茎处最薄，不含脂肪组织。

皮下组织由疏松结缔组织和脂肪小叶构成，其上接真皮，下与深筋膜、肌肉腱膜或骨膜相连。

脂肪组织是指由大量群集的脂肪细胞构成，聚集成团的脂肪细胞由薄层疏松结缔组织分隔成小叶。脂肪组织中的网状纤维很发达，细胞间质很少，关节处的脂肪组织有缓冲肌肉运动的功能，在臀部及足底有支垫作用。它们影响胰岛素敏感性、血压水平、内皮功能、纤溶活动及炎症反应，参与多种重要病理生理过程；脂肪组织已由过去单纯作为能量储存的器官而成为一个极其重要的内分泌系统。生理学这一重要的概念更新对生命科学及临床科学均将影响深远。

脂肪间隔中含有血管、淋巴管、神经、小汗腺和顶泌汗腺等。在某些部位（颈部、腋窝、腹股沟等）的皮下组织中还有淋巴结。

所以，中医的腠理包括西医的皮肤及皮下组织。皮下组织在中医属于广义的膜原，是与三焦通汇元真为气血所过之处。

腠理－皮肤、皮下组织象态。

三、浆膜、浆膜腔

浆膜包括胸膜、腹膜、睾丸鞘膜和心包膜，浆膜是衬在体腔壁和转折包于内脏器官表面的薄膜。实质性或空腔脏器的外表面覆盖浆膜，如肠道的外层、肝的外表面。它分为 2 层，分别是浆膜壁层和浆膜脏层，贴于体腔壁表面的部分为浆膜壁层，壁层从腔壁移行折转覆盖于内脏器官表面，称为浆膜脏层。浆膜壁层和脏层之间的间隙叫作浆膜腔，腔内有浆膜分泌的少许浆液，起润滑作用，浆膜的组成成分为：单层扁平上皮和结缔组织。

腠理泛指皮肤、脏腑的纹理。脏腑的纹理是指胸腹腔内各种器官的包膜即浆膜脏层。所以，中医的腠理也包含着西医内脏器官的浆膜脏层。"理者，是皮肤脏腑之纹理也"。

西医的浆膜脏层与三焦息息相关，三焦是指胸腔、腹腔、盆腔及其所包含的器官，所以，三焦与脏腑纹理是重叠的，息息相关。

此外，当腹膜从腹腔和骨盆腔壁移行至脏器，或从某一脏器移行到另一脏器时，形成各种不同的腹膜褶，分别称为系膜、网膜、韧带和皱褶。系膜为连于腹腔顶壁与肠管之间的腹膜褶，如空肠系膜和小肠系膜等。网膜为连于胃与其他脏器之间的腹膜褶，如大网膜和小网膜。韧带和皱褶为连于腹腔、骨盆腔壁与脏器之间或脏器与脏器之间短而窄的腹膜褶，如回盲韧带、盲结韧带和尿生殖褶等。系膜、网膜、韧带和皱褶中包含着神经、血管、淋巴结、脂肪组织，这些结构恰恰就是狭义的膜原。

四、结缔组织

结缔组织由细胞和大量细胞间质构成，结缔组织的细胞间质包括液态、胶体状或固态的基质、细丝状的纤维和不断循环更新的组织液。细胞散居于细胞间质内，分布无极性。广义的结缔组织，包括血液、淋巴，松软的固有结缔组织和较坚固的软骨与骨；一般所说的结缔组织仅指固有结缔组织。结缔组织在体内广泛分布，具有连接、支持、营养、保护等多种功能。

结缔组织又分为：疏松结缔组织又称浅筋膜（如皮下组织），致密结缔组织又称深筋膜（如腱），脂肪组织和网状组织。

（一）疏松结缔组织

疏松结缔组织是指一种柔软而富有弹性的结缔组织，主要填充在各器官或组织间的间隙中。

疏松结缔组织是由细胞、纤维和基质 3 种成分组成，细胞与纤维的含量较少，基质的含量较多。细胞包括成纤维细胞、浆细胞、巨噬细胞、肥大细胞等。细胞间质由胶原纤维、弹性纤维、网状纤维 3 种纤维和基质组成。基质是由生物大分子构成的黏稠的无定型胶状物，包括蛋白多糖和纤维粘连蛋白及大量组织液等。

特点：疏松结缔组织较柔软，具有弹性和韧性。肉眼观察时呈蜂窝状，故又称蜂窝组织。此种组织在机体内分布很广泛而且全身是连续的，可分布在器官之间，如皮肤和肌肉之间，构成某些器官的外膜或管壁；在组织及器官之间的空隙也有疏松结缔组织填充形成筋膜间隙，连通全身；此外，血液也属于疏松结缔组织。疏松结缔组织的功能主要是支持、连通、营养、防御、保护以及修复创伤等。

（二）致密结缔组织

致密结缔组织是指由少量基质和细胞，多且致密的纤维组成的，纤维粗大，排列致密，以支持和连接为主要功能的组织。特点是细胞、基质成分少，纤维非常多、纤维粗大排列紧密，且排列方向与承受张力的方向一致，有很强的保护和支持作用，如皮肤中的真皮、腱、韧带等。

根据纤维的性质和排列方式，可区分为以下几种类型：

（1）规则的致密结缔组织：主要构成肌腱和腱膜。大量密集的胶原纤维顺着受力的方向平行排列成束，基质和细胞很少，位于纤维之间。细胞成分主要是腱细胞，它是一种形态特殊的成纤维细胞，胞体伸出多个薄翼状突起插入纤维束之间，胞核扁椭圆形，着色深。

（2）不规则的致密结缔组织：见于真皮、硬脑膜、巩膜及许多器官的被膜等，其特点是方向不一的粗大的胶原纤维彼此交织成致密的板层结构，纤维之间含少量基质和成纤维细胞。

（3）弹性组织：弹性组织是以弹性纤维为主的致密结缔组织。粗大的弹性纤维或平行排列成束，如项韧带和黄韧带，以适应脊柱运动；或编织成膜状，如弹性动脉中膜，以缓冲血流压力。

关节囊、肌肉膜、骨膜、神经血管束、鞘膜、韧带、肌腱、腱膜、筋膜等，均属于致密结缔组织。《金匮要略第十九》中的跌蹶、手指臂肿、转筋、阴狐疝等，与致密结缔组织相关。

（三）脂肪组织

脂肪组织是指由大量群集的脂肪细胞构成，聚集成团的脂肪细胞由薄层疏松结缔组织分隔成小叶。脂肪组织中的网状纤维很发达。脂肪组织的细胞间质很少，关节处的脂肪有缓冲肌肉运动的功能，在肩部及足底处有支垫作用。

脂肪组织影响胰岛素敏感性、血压水平、内皮功能、纤溶活动及炎症反应，参与多种重要病理生理过程，已由过去单纯作为能量储存的器官而成为一个极其重要的内分泌系统。生理学这一重要的概念更新对生命科学及临床科学均将影响深远。

贮存的脂肪，在需要时可迅速分解成甘油和脂肪酸，经血液输送到各组织以供利用。脂肪分解后能产生大量的热能，约 39.8kJ/g，为相应糖、蛋白质产能的 2 倍。在一般正常情况下，人体所消耗的能源物质的 60%～80% 来自体内的糖分，在短期饥饿的情况下，则主要由体内的脂肪供能。

（四）网状组织

网状组织是造血器官和淋巴器官的基本组织成分，由网状细胞、网状纤维和基质构成。网状细胞是有突起的星状细胞，相邻细胞的突起相互连接成网。胞核较大，圆或卵圆形，着色浅，常可见 1～2 个核仁。胞质较多，粗面内质网较发达。

网状细胞产生网状纤维。网状纤维分支交错，连接成网，并可深陷于网状细胞的胞体和突起内，成为网状细胞依附的支架。网状组织为淋巴细胞发育和血细胞发生提供适宜的微环境。

五、疏松结缔组织间隙

皮肤与骨骼、肌肉之间，器官与器官之间的间隙，均有疏松结缔组织充填，而且相互连通，构成了使得全身连通成为统一体的另外一种通道，神经、血管、淋巴管通行其中，感染化脓时，脓液可沿这些间隙扩散，还可以突破皮肤形成瘘管或窦道。

（一）颌面部的间隙

颌面部上、下颌骨与周围的肌肉之间，或肌肉与肌肉、肌肉与器官之间，存在着一些潜在间隙，正常情况下，这些间隙中充填着疏松结缔组织，有的间隙还有神经、血管穿行，从而使相邻的间隙彼此通连。当炎症感染时，可循此途径蔓延，脓液也可溃破筋膜，扩散到邻近的间隙。

1. 咬肌间隙

此间隙的前方紧邻下牙槽的第三磨牙，在智齿冠周炎、牙槽脓肿、下颌骨骨髓炎时，可扩散至此间隙。此间隙的感染向前可扩至颊间隙；向下绕过下颌切迹可扩散至翼颌间隙和颞下窝；经颧弓深侧可至颞窝；向下可扩散至颌下间隙，甚至向后下可扩散至腮腺，导致腮腺脓肿。

2. 翼颌间隙

间隙内有舌神经、下牙槽神经、下牙槽动、静脉穿行。牙源性感染常累及此间隙。翼颌间隙的感染可向上扩散至颞下窝和翼腭窝；向内沿翼内肌后缘可扩散至咽旁间隙；向下可扩散至下颌后窝。有时可沿血管神经束向上经卵圆孔蔓延到颅腔。

3. 颞下间隙

此间隙在位置上处于颌面部诸间隙的中央，在间隙内有翼丛、上颌动脉及其分支和上、下颌神经的分支通过，从而使颞下间隙与邻近的翼颌间隙、颊间隙、咽旁间隙等相通，并可借眶下裂与眶腔、借卵圆孔和棘孔与颅内相通。因此颞下间隙的蜂窝组织炎很少单独存在，常与相邻间隙特别是翼颌间隙的感染同时存在。

4. 咽旁间隙

由茎突及茎突诸肌将此间隙分为前后2部。前部称咽旁前间隙，后部称咽旁后间隙。咽旁前间隙较小，咽升动、静脉行于其中，内侧有咽上缩肌及腭扁桃体。腭扁桃体感染可侵及该间隙。咽旁后间隙较大，内有颈内动、静脉及第Ⅸ－Ⅻ脑神经及颈深上淋巴结，此内容为腮腺床的结构。

咽旁间隙与翼颌间隙、颞下间隙、下颌下间隙、咽后间隙相通。

5. 下颌下间隙

位于颌下三角内。间隙内主要含有下颌下腺、颌下淋巴结、面前静脉及面动脉。此间隙通过下颌舌骨肌后缘与舌下间隙相通，并与翼颌间隙、咽旁间隙相通。下颌第2、3磨牙根尖感染可引起此间隙感染，由厌氧细菌引起的蜂窝组织炎称路德维希咽峡炎。

正常情况下，在颌面部各种组织之间，如皮下组织、肌、唾液腺、颌骨，充填有数量不等的疏松结缔组织或脂肪，其中有血管、神经、淋巴组织、唾液腺导管走行。这种结构从生理上具有缓冲运动产生的张力和压力作用，从解剖上即是潜在的间隙，而且相邻的间隙之间相互通连。当感染侵入这些潜在间隙内，可引起疏松结缔组织溶解液化，炎性产物充满其中时才出现明显间隙。

（二）颈筋膜间隙

1. 胸骨上间隙

是颈筋膜浅层在距胸骨柄上缘3～4cm处分为2层，分别附着于胸骨柄的前、后缘所形成的筋膜间隙。内有胸锁乳突肌胸骨头、颈前静脉下段、颈静脉弓、淋巴结及脂肪组织等。

2. 锁骨上间隙

是颈筋膜浅层在锁骨上方分为2层所形成的筋膜间隙，经胸锁乳突肌后方与胸骨上间隙相通；内有颈前静脉、颈外静脉末段及蜂窝组织等。

3. 气管前间隙

位于气管前筋膜与气管颈部之间，内有气管前淋巴结、甲状腺下静脉、甲状腺奇静脉丛、甲状腺最下动脉、头臂干及左头臂静脉；小儿有胸腺上部。此间隙感染、出血或气肿时可蔓延至上纵隔。

4. 咽后间隙

位于椎前筋膜与颊咽筋膜之间，其外侧为颈动脉鞘；位于咽壁侧方的部分，称为咽旁间隙，内有淋巴结及疏松结缔组织。

5. 椎前间隙

位于脊柱颈部与椎前筋膜之间。颈椎结核脓肿多积于此间隙，向两侧可至颈外侧区，并经腋鞘扩散至腋窝；溃破后，经咽后间隙向下至后纵隔。

（三）纵隔

人的胸分左胸和右胸，两侧都有肺脏，肺脏外边包括2个胸膜腔，在2个胸膜腔中间的组织结构和器官医学上叫纵隔。纵隔上面起自于胸廓，入口在颈部，前面有胸骨，下面都有膈肌，两侧是由纵隔胸膜包裹，纵隔有前纵隔、中纵隔和后纵隔。前纵隔前面有胸腺和淋巴管，中纵隔里边有心脏、心包、气管、肺门、膈神经，还有淋巴结；后纵隔内有食管、降主动脉、交感神经链、迷走神经、胸导管、淋巴结等，它们借疏松的结缔组织互相联结，以利于各器官的活动。它不是器官，而是一个解剖的区域。

纵隔间隙内的结缔组织与颈部器官周围和腹膜后隙的结缔组织相延续，因此颈部血肿或炎症积液可向下蔓延至纵隔，胸部创伤空气可向上扩散至颈部，炎症积液也可向下蔓延至腹膜后隙。

1. 胸骨后间隙

胸骨后间隙位于胸骨后方，胸内筋膜前方，向下至膈。该间隙的炎症可向膈蔓延，甚而穿破膈扩散至腹膜外脂肪层。

2. 气管前间隙

气管前间隙位于上纵隔内，气管胸部、气管杈与主动脉弓之间，向上通颈部同名间隙。

3. 食管后间隙

食管后间隙位于上纵隔内，食管与胸内筋膜间，内有奇静脉、胸导管和副半奇静脉等器官。向上通咽后间隙，向下与心包食管间的疏松结缔组织相连，并通过膈的裂隙与腹膜后隙相通。

(四)腹膜后间隙

腹膜后隙：位于腹后壁壁腹膜与腹内筋膜之间，上起自膈，向下达骨盆上口处之间的区域，常简称为"腹膜后"，是一个疏松组织构成的大间隙，范围甚大。腹膜后隙内有胰、十二指肠的大部分、肾、肾上腺、输尿管腹部、大血管、淋巴结和神经等器官结构，并有大量疏松结缔组织。腹膜后隙的层次：第一层主要为胰和十二指肠；第二层包括十字形血管架和肾。此间隙上至膈并经腰肋三角与后纵隔相通；向下在骶岬平面与盆腔腹膜后隙相延续；两侧向前连于腹前外侧壁的腹膜外组织。因此，腹膜后隙的感染可向上、向下扩散。

在脊柱的冷脓肿中，除了稀薄的脓汁外，还有大量的干酪样物质、肉芽组织、死骨和坏死椎间盘组织。当冷脓肿的脓汁量过多，脓肿过大时，脓液可沿软组织间隙蔓延到远离病灶的地方，到达身体的其他部位。不同部位的脓肿遵循不同的流向。如颈椎结核可形成咽后壁脓肿，过大时可造成呼吸和吞咽困难。腰椎结核的脓肿常位于腰大肌内，称为腰大肌脓肿。它可以沿肌间隙流到大腿内侧，有时甚至会流至膝关节上方，也可流到腰部、骶前，破溃后形成经久不愈的瘘管，流脓不止。少数腰大肌脓肿可穿入阑尾、胆囊、结肠、腹腔，脓肿浸入的范围可以很广。而胸椎结核脓肿少量时为梭形，可向上、下蔓延，也可向背部突出，或形成脓胸、肺脓肿、支气管瘘，甚至穿入食道、胸主动脉等。

(五)膈肌3个疏松结缔组织间隙

膈肌可分3部分：胸骨部起于剑突后面，较薄弱；肋骨部起于6肋内面；腰部起于第2～3腰椎前面和第1腰椎横突。在胸骨部与肋部之间以及肋部与腰部之间，常各有一呈三角形无肌束的小间隙，分别称为胸肋三角和腰肋三角，为膈的薄弱区，由疏松结缔组织充填，感染时可以相互串通。腹腔感染(腹膜炎)可以通过这些疏松结缔组织传导到胸腔或者肋间隙，形成膈下漏。

蜂窝织炎是指由金黄色葡萄球菌、溶血性链球菌或腐生性细菌引起的皮肤和皮下组织广泛性、弥漫性、化脓性炎症，可以沿着筋膜间隙扩散。

六、淋巴系统(伏邪、湿温、膜原、卫)

淋巴系统是人体内重要的防御功能系统，它遍布全身各处，由淋巴管(分为毛细淋巴管、淋巴管、淋巴干与淋巴导管)、淋巴组织(分为弥散淋巴组织与淋巴小结)、淋巴器官(如胸腺、骨髓、脾、扁桃体等)构成。主要分布在皮下、胃肠道、纵隔的疏松结缔组织中，中医卫气的防御功能也是主要表现在腠理(皮肤、脏腑的纹理)，所以卫气的防御功能与淋巴系统具有更多的重叠。

淋巴系统一方面引流淋巴液，清除机体内的异物、细菌等，另一方面淋巴系统是身体防御的前哨，分散于身体各部分的淋巴结似一滤过装置，可有效阻止经淋巴管进入的微生物。

沿着毛细淋巴管有 100 多个淋巴结或淋巴腺，身体的颈部、腹股沟和腋窝特别密集。每个淋巴结里有一连串纤维质的瓣膜，淋巴液就从此流过，滤出微生物和毒素，并加以消灭，以阻止感染蔓延。

当病原体侵入人体发生感染时，淋巴结会肿大疼痛。当身体某一部分有病原体侵入时，该部位附近的淋巴结内的淋巴球便会运用免疫功能，对抗外来之病菌以保护身体。像喉咙发炎时，会在颏下摸到肿块，炎症消失后淋巴肿块也会自然缩小。

病原体侵入肠道黏膜时受到黏膜下淋巴组织（公共黏膜系统）的抵抗，而后进入淋巴管，到达肠系膜淋巴结（膜原），严重者可以进入血液循环形成二次菌血症（湿温弥漫三焦）。

这些层层防卫功能（卫气）与淋巴系统关系密切，具有更多的重叠。

淋巴细胞白天多集中到外周血，晚上则更多地集中到淋巴结，中医说卫气昼行于阳（外周），夜行于阴（内部），也证明淋巴系统与卫气具有更多的重叠。

七、3 个间隙与水电解质调节

第一间隙：细胞内液；第二间隙：细胞外液（主要存在于疏松结缔组织及其间隙中，病理性积液，中医称为水气、水湿）；第三间隙：各种体腔（胸腔、腹腔、关节腔）、消化道等，在患有疾病的情况下成为脓液、漏出液、渗出液（中医称为痰饮）的聚集处，诸如心包腔、腹腔、胸腔（中医称为三焦）、消化道内、关节腔、滑膜腔、眼球前房等。炎症渗出物吸收之后形成纤维化、粘连（中医称为痰、瘀血、症瘕）等。在患有某些疾病时，胸、腹、盆腔内积液，可以通过大小便排出体外，调节水电解质平衡，中医谓"三焦通调水道"。

人体中有 60% ~ 80% 为水，人体体液占体重的 65% 左右，大部分存在于细胞内，称细胞内液，是原生质的基本组成部分；小部分存在于细胞外，称细胞外液。细胞内液约占体液的 2/3。

血浆（营）约占血液的 55%，血细胞占 45%。血浆的化学成分中，水分占 90% ~ 92%，其他 10% 以溶质血浆蛋白为主，并含有电解质、脂类、糖、氨基酸、酶类、激素类、胆固醇和其他重要组成部分。血浆蛋白是多种蛋白质的总称。血浆的组成极其复杂。

血占人体体重的 7% ~ 8%。细胞外液是指人体内存在于细胞外的体液。主要包括组织液（组织间隙液的简称）、血浆（血液的液体部分）和淋巴、脑脊液等，占体液总量的 1/3。人体内的细胞外液，构成了体内细胞生活的液体环境，这个液体环境叫作人体的内环境。

绝大部分组织液呈凝胶状态，不能自由流动，因此不会因重力作用流到身体的低垂部位；但凝胶中的水及溶解于水和各种溶质分子的弥散运动并不受凝胶的阻碍，仍可与血液和细胞内液进行物质交换。组织液是血浆在毛细血管动脉端滤过管壁而生成的，在毛细血管静脉端，大部分又透过管壁吸收回血液。

血浆、组织液、淋巴的关系：血浆从毛细血管渗出变成组织液，组织液进入毛细淋巴管变成淋巴液，淋巴液回流进入血液又变成血液。毛细淋巴管仅由单层内皮细胞构成，无基膜和外周细胞，细胞覆瓦状扣合，管壁通透性大于毛细血管，一般不容易进入毛细血管的大分子物质，蛋白质、细菌、癌细胞等易进入其内。（类同于营与津液的关系）

营卫的关系，"营行脉内，卫行脉外"，以西医而言是指血浆在血管内运行，而防卫功能是在血管之外运行，存在于血管之外。营与津液的关系，类同于血浆与细胞间液的关系。

第三节 现代解读

以西医而言，皮肤与胸腔及胸腔器官、腹腔及其器官，是没有直接联系的，而中医认为腠理与膜原、三焦相关，并且通过营卫（的运行）把它们联系在一起。随着西医的发展，出现了筋膜学说，讨论浅筋膜与深筋膜及其所含组织作为一个系统对于人体的联络作用。作为结缔组织中的脂肪组织，也成了一个重要的内分泌器官，而具有调节能量代谢的功能，颠覆了单一的能量储备功能的认识偏差。经典中医理论中的膜原、三焦、营卫、腠理与西医相碰撞时产生的火花，把它们与皮肤、结缔组织、浆膜等概念搅和在一起，使得我们不得不把二者之间的关系梳理清楚。当我们把中西医两个理论体系中的相关概念放到一起研究的时候发现：二者的概念居然能够一一对应，并且概念与概念之间的关系（理论构架）也能够一一对应，可以相互解释清楚。

黏膜与皮肤相连续，构成了中医的"表"。皮下组织与黏膜下固有层相连续，构成了人体的第一道防线，包括：皮肤黏膜的完整性、分泌物、黏膜下淋巴组织小结（公共黏膜系统）与皮下淋巴结等。《温病条辨》认为卫与表是统一的。即在外感病中腠里（皮肤）与胃肠道黏膜相关联，而在"杂病"中腠理泛指皮肤、脏腑的纹理。脏腑的纹理是指胸腹腔内各种器官的包膜即浆膜脏层及疏松结缔组织。腠理与膜原、三焦、营卫相关联。

《温病条辨》上焦篇2条：古来但言膀胱主表，殆未尽其义。肺者，皮毛之合也，独不主表乎（按人身一脏一腑主表之理，人皆习焉不察。以三才大道言之：天为万物之大表，天属金，人之肺亦属金，肺主皮毛，经曰皮应天，天一生水；地支始于子，而亥为天门，乃贞元之会，人之膀胱为寒水之腑；故俱同天气，而俱主表也）。吴鞠通认为"膀胱与肺共同主表"，即腠理营卫（表）与足太阳膀胱、手太阴肺密切相关。中西医融合观认为：表卫与西医的皮肤、黏膜及其下的疏松结缔组织关系密切。《融合观》181页：表证狭义是指《伤寒论》中的风寒表证，广义包含温病诸卫分证。中医的表卫即西医的皮肤黏膜层，包括皮下、黏膜下的疏松结缔组织以及所含的淋巴组织（淋巴管、淋巴结）、吞噬细胞、炎症介质等，是机体屏障功能的重要组成部分，属于中医的正气（三焦元气交汇之意）。

一、概念

表卫－皮肤、黏膜象态。

腠理－皮肤、浆膜象态。

广义膜原－疏松结缔组织象态。

狭义膜原－肠系膜象态。

三焦－胸腹腔及其所含器官：上焦－胸腔及心脏、肺象态；中焦－腹腔即腹腔器官（脾、胃、肝、胆、胰、大小肠）象态；下焦－盆腔及盆腔器官（直肠、膀胱、生殖器）象态。

营卫运行是指：全身的疏松结缔组织是联通的，成为一个独立的运输通道，联络全身，使得人体成为一个整体的必不可少的联络、调控系统。

元真：在《融合观》书中93页，精气神合则为一，分之为三。精气神与物质能量信息的融合：精－物质结构象态，气－能量功能象态。元气是能量与功能的升华、高度概括；元精是物质与结构的升华、高度概括；元真，是指元气与元精的统一体，即物质结构与能量功能的统一体。

二、概念之间的关系一一对应

（一）正常情况下

消化道（中焦）吸收的营养物质吸收入血液，变成血浆（营），运行全身，故《灵枢·营卫生会》：

"人受气于谷，谷入于胃，以传于肺，五脏六腑皆以受气。其清者为营，浊者为卫，营在脉中，卫在脉外，营周不休，五十而复大会，阴阳相贯，如环无端。"胃代表中焦，肺代表上焦。三焦通汇是指：血液、血浆（营）是物质能量的载体，消化道（中焦）吸收的营养物质经血液循环系统运输（脾主运化）到全身包括皮肤（腠）。

元真，是指元气与元精的统一体，即营养物质与能量功能的统一体。

腠者，三焦通汇元真之处，为气血所注。以西医而言，皮肤（腠）是全身最大的器官，约占体重的16%，面积1.2~2.0平方米，皮下毛细血管网是一个巨大的调控系统与物质交换系统（元真汇通处），是物质代谢、能量代谢、调节水电解质平衡、维持内环境平衡的重要场所。"腠者，三焦通汇元真之处"也是指：皮肤是消耗物质能量的重要场所。

"卫气者，所以温分肉，充皮肤，肥腠理，司开合者也。"以西医而言，是指功能，即调节体温，维持人体的正常温度，保持皮肤的丰满度，调节汗腺、皮脂腺的正常分泌，保持毛发的光洁度等，需要消耗大量的物质能量。由此推论出"腠者，三焦通汇元真之处，为气血所注"。

脂肪组织是一个巨大的内分泌器官，淋巴组织是一个巨大的免疫系统，其中的神经末梢、毛细血管网是一个巨大的调控系统与物质交换系统，也是元真汇通的合理解释。

三焦与腠理、元真相汇，还指胸腹腔浆膜与皮肤皮下组织都是包裹人体肌肉骨骼、内脏器官的包膜，在功能上都与水电解质代谢、营养物质代谢相关联。

"为气血所注"是指：皮肤的物质能量是由气血经脉带来的。为什么腠理的功能与营卫关系密切，很少提及"气血"？前面提及营卫与气血的不同，离经之血为瘀血，而"营"渗出脉外为津液，用营与津液的关系解释比起血与津液的关系，更符合实际，解释比较方便、准确。

因为津液是清的，推论营也是清的，卫就是"清"的对立面"浊"。

营（血浆）行脉内，为营出脉外为津液（组织间液），营运行于腠理、膜原、三焦之中。卫行脉外，弥散于腠理、膜原、三焦之中。这是经络之外营卫运行的另外一个途径，也是构成完整统一的机体的另外一套联系途径。营卫、经脉的运行以西医而言都是在疏松结缔组织中进行的，疏松结缔组织也具有联络全身的功能。

患病时营（血浆）行脉内，这是正常情况下卫行脉外，通过调节汗腺分泌汗液降低体温。对西医而言，血浆、组织液、汗腺关系密切。出汗，组织液减少，需要血浆补充，大量出汗，血浆锐减，会引起休克。中医认为体温、出汗是由卫气调节的，在疾病的时候，外邪与卫气相搏，卫气强，自汗出。自汗出，营气变弱，这就是"卫强荣弱""营卫不和"。桂枝汤解肌，调和营卫，是因为桂枝汤具有健脾功能，即促进胃肠消化吸收功能与血液循环功能，及时补充血浆（营气），促使排汗（卫气下降），体温下降、正常，疾病痊愈。《伤寒论》95条：太阳病，发热汗出者，此为荣弱卫强，故使汗出，欲救邪风者，宜桂枝汤。桂枝汤是治疗邪风的，即调和营卫。

（二）疾病情况下

浆膜腔、皮下、黏膜下疏松结缔组织，在病理条件下是水电解质的调节库，可以储存大量的水电解质，形成水肿、积液，当机体脱水的时候，能够补充循环系统的不足。疏松结缔组织也是物质交换的场所（营），还具有保护功能（卫），诸如：其中的淋巴管、淋巴结、淋巴小结是公共黏膜系统，以及游离的各种吞噬细胞、弥漫的抗体、细胞因子等，都是具有防卫功能的形态结构，同时也成为伏邪的潜伏之地。

营气－血浆象态"化得其正"，形成津液－细胞间液象态；"化失其正"形成：水气－水肿证态、水湿－慢性炎症渗出证态、水饮－第三间隙积液证态、痰证－炎症证态、瘀血－凝血证态等，这些病理状态都是由于营气－血浆象态"化失其正"形成的。遍布全身的疏松结缔组织形成的筋膜间隙

（三焦、膜原）既是津液－细胞间液象态运行的通路，也是各种病理中间产物的运行通路。

水气、水湿、水饮、痰、瘀血，这些是中间病理产物，为正常的气血津液"化失其正"而来，除了存在于脏腑、经络之中，而且还在三焦、膜原之间流动、滞溜。膜原系于中焦脾胃，膜原是指浆膜在腹腔的皱褶，诸如：大网膜、小网膜、肠系膜、韧带等组织结构，其中含有疏松结缔组织、神经血管、淋巴管、淋巴结等。膜原还包括肠道黏膜下公共黏膜系统的淋巴小结等淋巴组织，广义的膜原还包括皮下组织中的淋巴结。广义的伏邪、伏病、邪伏膜原，是指病原体潜伏在全身的淋巴系统之中的疾病，符合湿邪是指病原体能够被细胞免疫、细胞吞噬的疾病，邪伏膜原就是外感湿病。脾胃是全身最大的淋巴组织，是主要的、完整免疫器官，所以在这次新冠病毒疫情中，病人淋巴细胞下降的幅度与病情程度正相关，属于湿病。狭义的邪伏膜原是指肠壁的淋巴组织及肠系膜淋巴结感染；伏梁是指肠系膜淋巴结感染或者恶性肿瘤转移到肠系膜。广义的邪伏膜原，泛指能够侵犯淋巴系统的感染病，特别是突破淋巴系统引起的二次菌血症者，皆属于广义的邪伏膜原，即广义的伏病。狭义的伏病仅仅指：春温与伏暑。春温的典型代表是流行性脑膜炎；伏暑的典型代表是流行性出血热。

邪伏膜原证与达原饮，源于《瘟疫论》湿温邪伏膜原证，其典型代表是伤寒杆菌病。

（三）三焦、营卫、膜原、腠理之间的关系

狭义的三焦是指胸腔、腹腔、盆腔的浆膜、浆膜腔以及其内的器官功能。广义的三焦包含着人体的皮下组织、黏膜下组织、浆膜下组织，这些组织都是疏松结缔组织，把机体联系到一起，成为有别于神经血管、内分泌之外的另一类传导系统。《中藏经·论三焦虚实寒热生死逆顺脉证之法》中云："三焦者，人之三元之气也，号曰中清之府，总领五脏六腑、营卫、经络、内外、左右、上下之气也。"在不同的地方会有不同的解释。

浆膜腔、皮下、黏膜下疏松结缔组织，在病理条件下是水电解质的调节库，可以储存大量的水电解质，形成水肿、积液，当机体脱水的时候，能够补充循环系统的不足。疏松结缔组织也是物质交换的场所（营），还具有保护功能（卫），诸如：其中的淋巴管、淋巴结、淋巴小结是公共黏膜系统，以及游离的各种吞噬细胞、弥漫的抗体、细胞因子等，都是具有防卫功能的形态结构，同时也成为伏邪的潜伏之地。

营血有时候统称，按照西医而言二者的区别，营与血浆、水电解质类同，可以与组织间液、细胞间液（津）进行交换，不含血细胞。西医的血液包含血浆与血细胞。血包括营（营气），所以中医营血有时候统称。中医的"液"是指第三间隙的正常滑润液，诸如：正常的关节液、腹腔胸腔壁层与脏层之间的滑润液，在病理情况下形成关节积液、胸腔积液、腹水等。治疗胸腔积液、腹水运用利尿的方法，所以中医认为三焦具有调节水液的作用。

三焦与津、液关系密切，具有调节水液的作用。皮下疏松结缔组织包括关节周围的结缔组织发生水肿，与胸腔积液、腹水的病机是相同的，同样影响到三焦的功能，引起四肢气血营养供给，就能够发生历节病。这就说明历节病的机制是在营卫、三焦。风寒湿之邪由腠理、汗孔等侵入机体，流注于关节肌肉，没有传向脏腑，没有按照六经传变、卫气营血传变的规律发展，所以属于内伤杂病，与伤寒、温病不同。

中 篇

金匮要略
现代解读

脏腑经络先后病脉证第一

本篇是全书的概论，对疾病的发生与预防、病证分类、五行传变规律、病机和预后、诊法与治则、饮食与调护等方面作出原则性的论述。因此所列病症及治法都是举例，并不具体。

1. 问曰：上工治未病，何也？

师曰：夫治未病者，见肝之病，知肝传脾，当先实脾，四季脾王不受邪，即勿补之；中工不晓相传，见肝之病，不解实脾，惟治肝也。

夫肝之病，补用酸，助用焦苦，益用甘味之药调之。酸入肝，焦苦入心，甘入脾。脾能伤肾，肾气微弱，则水不行；水不行，则心火气盛；心火气盛，则伤肺，肺被伤，则金气不行；金气不行，则肝气盛。故实脾，则肝自愈。此治肝补脾之要妙也。肝虚则用此法，实则不在用之。

经曰："虚虚实实，补不足，损有余。"是其义也。余脏准此。

【注解】

上工：指高明的医生。

治未病：这里指治未病的脏腑。

实脾：即调补脾脏之意。

四季脾王：王同旺。脾属土，土寄旺于四季，故云四季脾旺。可以理解为一年四季脾脏之气都很旺盛。

伤：这里是指制约的意思。

虚虚实实：虚者补之，补其不足；实者泻之，损其有余，是正确的。不能违背经旨，虚证用泻法，实证用补法，反其道而行谓之"虚虚实实"，是错误的。

【释译】

本条从人体脏腑相关的整体观出发，论述杂病的治疗法则。从五行生克制化关系来说明脏腑在正常情况下相互资生，相互制约；在患病的时候，相互影响，相互传变。

首先本条含有"既病防传，先治未病之脏"思想。脏腑病变传变的规律是："五脏受气于其所生，传之于其所胜""五脏相通，移皆有次"（《素问·玉机真脏论》）。肝木能克伐脾土，如见肝实之病，应认识到肝病最易传脾，在治肝的同时，要注意调补脾脏，就是治其未病。其目的在使脾脏正气充实，防止肝病的蔓延。传变有虚实之分，肝实则传，肝虚则不传；脾虚受传，脾实则不受传。如果脾脏本气旺盛，则可不必实脾。反之，见肝之病，不解实脾，惟治其肝，就是缺乏整体观的治法，就不能收到满意的效果。上工不但知肝实必传脾虚之病，而且知肝虚不传脾，虚反受肺邪之病，故治肝虚、脾虚之病，则用酸入肝，以补已病之肝，用焦苦入心，以助不病之心，用甘入脾，以益不实之脾。使火生土，使土制水，水弱则火旺，火旺则制金，金被制则木不受邪，而肝病自愈矣。此亢则害，承乃制，制则生化，化生不病之理，隔二、隔三之治，故曰：此治肝补脾之要妙也。然肝虚则用此法，若肝实则不用此法也。

其次，指出治病当分虚实，并举肝病为例来说明。肝病，补用酸，助用焦苦，益用甘味之药调之，这是肝虚的治法。酸入肝，补之以本味；焦苦入心，心为肝之子，子能令母实，所以助用焦苦；甘味之药能够调和中气，《难经·十四难》中提到"损其肝者缓其中"，所以益用甘味之药。至于肝实病证，便须泻肝顾脾，上法就不适用。

在本草历史上，第一个将五脏苦欲补泻用药论昭彰于世的，是张元素（1115—1234）。他是第一个系统归纳总结脏腑用药理论的医学家，并在《脏腑标本药式》中详细地归纳并论述了脏腑标本寒热虚实用药式，用以规范用药的法度，个别药品，虽不甚恰当，但所立之式范，毕竟使所用药物有所归属，故列而陈之，以便览阅。

关于对五脏苦欲补泻用药论的理解，当首推缪希雍（1546—1627，明医学家）所论："肝为将军之官，言不受制者也。急则有摧折之意焉，故苦而恶性循环之。缓之，是遂甘性也。甘可以缓，甘草之属也。扶苏条达，木之象也；升发开展，魂之用也，故其性欲散，以辛散之，解其束缚也，是散即补也。辛可以散，川芎之属是矣。急者，敛也，肝性之所苦也，违其性而苦，肝斯虚矣。补之以辛，是明以散为补也，细辛、生姜、陈皮之属是矣。"

对"酸入肝……此治肝补脾之要妙也"十七句的认识，主要有2种观点，一种认为是衍文，非仲景原文；一种解释是仲景从人体内部脏腑相关的整体观念出发，根据五行生克制化的原理，从多个脏腑进行治疗，以达到纠正肝虚的目的，这里的"伤"字，不能作伤害解，而应作"制约"来理解。无论是不是张仲景的原话，作为中医理论是无可非议的。

本条最后引用经文，强调杂病虚实异治原则。虚者补之，补其不足；实者泻之，损其有余。不能违背经旨，虚证用泻法，实证用补法，反其道而行，肝病如此，其他诸脏以此类推。

【解读】

考虑全身情况，综合治疗，这种思路，有经验的西医（上工）也是相同的。

疾病的传变是有规律可循的。从五行生克制化关系来说明脏腑在正常情况下相互资生，相互制约；在疾病情况下，相互影响，相互传变。

疾病的发生发展是有规律的，但是，这种规律又不是必然的，例如，肝功能障碍可以影响消化功能，使其功能下降，但是，消化功能是否真的下降了，还要看有没有消化功能下降的临床表现。高血压可以引起（而不是必然引起）冠心病、脑卒中等，所以，在治疗高血压时除了降压药之外，还要考虑血脂、血液黏稠度、动脉硬化等情况，相应用药。整体观不是中医的专利，西医同样重视整体观。

脏腑与脏腑之间，疾病与疾病之间，证与证之间，病理状态与病理状态之间，证态与证态之间的关系是非常复杂而微妙的，无论中医还是西医都没有充分认识到这种关系的必然性，只认识到了其或然性。医学还没有脱离经验性，所以无论中医还是西医都有上工与中工的区别。

西方医学也是历来强调"治未病"的。古希腊医生希波克拉底就非常重视"治未病"，他注意到气候、食物、职业这些外界因素能引起疾病，因此提倡通过恰当的饮食、休息和锻炼让疾病自然痊愈并保持健康，尽量少用药物。"我们的自然是我们疾病的医生。""如果我们给每个人恰如其分的营养和锻炼，不太少也不太多，那么我们就发现了最保险的健康方法。""走路是最好的药。""让食物成为你的药物，让药物成为你的食物。"这些论述收集在《希波克拉底文集》中。

上工治未病，有2个意思：①从个体层面来说，疾病是一个全身性病理反应，往往涉及许多脏器，而且是一个发生发展过程，而不是固定于哪一个器官脏器的病理状态，因此疾病的传变有一定的规律，在诊断治疗疾病的时候，一定要全面考虑疾病的来龙去脉，特别注意疾病发展的趋势，先一步做好预防疾病向恶化方向发展的准备；②在宏观方面，国家层面，人群方面，区域方面，对于疾病的防控，则是：预防为主的卫生工作方针，这是上工治未病思想的发展。

中华人民共和国成立后，提出卫生工作方针：预防为主。非典以后，吴仪副总理提出"治未病"，与疾病治疗过程中的治未病，大不一样了，但是是一脉相承的。这是"治未病"这个术语的演变过程，也是继承与创新的发展过程，具有很大的借鉴意义。

"治未病"思想，是随着历史的发展不断变化的概念，并非一成不变。

2. 夫人禀五常，因风气而生长；风气虽能生万物，亦能害万物，如水能浮舟，亦能覆舟。若五脏元真通畅，人即安和；客气邪风，中人多死。千般疢难，不越三条：一者，经络受邪，入脏腑，为内所因也；二者，四肢九窍，血脉相传，壅塞不通，为外皮肤所中也；三者，房室、金刃、虫兽所伤。以此详之，病由都尽。

若人能养慎，不令邪风干忤经络，适中经络，未流传脏腑，即医治之；四肢才觉重滞，即导引、吐纳、针灸、膏摩，勿令九窍闭塞；更能无犯王法、禽兽灾伤，房室勿令竭乏，服食节其冷热苦酸辛甘，不遗形体有衰，病则无由入其腠理。腠者，是三焦通会元真之处，为血气所注；理者，是皮肤脏腑之文理也。

【注解】

禀：受。

五常：即五行。

风气：这里泛指自然界的气候。

客气邪风：外至曰客，不正曰邪，指致病的不正常气候。

疢难：即疾病。

养慎：即内养正气，外慎邪气。

导引：凡人自摩自捏，伸缩手足，除劳去烦，名为导引；若使别人握搦身体，或摩或捏，即名按摩也。

吐纳：是调整呼吸的一种养生却病方法。

膏摩：用药膏摩擦体表一定部位的外治方法。

无犯王法：王法即国家法令。是指不要触犯国家的法令，否则外伤皮肉肌肤之苦，重则丧失性命。

服食：即衣服、饮食。《灵枢·师传篇》："食饮衣服，亦欲适寒温。"

元真：即元气元精的统一体。

腠理，皮肤、肌肉、脏腑的纹理。

【释译】

《内经》云："人禀天地之气生，四时之法成"，"天地合气，名之曰人"。天布五行，以运万类。人禀先天之五行而成形，又禀后天五行而生长，故曰人禀五常。万物生长化收藏，均有赖于自然界气候的正常。异常的气候则能伤害万物，人体亦不例外。如"水能浮舟，亦能覆舟"一样。疾病的发生，取决于正邪两个方面。如果人体正气充盛，畅通无阻，平素注意摄生，养护正气，所谓"虚邪贼风，避之有时"，"饮食有节，起居有常"，则抗病力强，邪气就不能逾越腠理屏障而侵害人体。所谓"正气存内，邪不可干"。在这里张仲景强调平时注意养慎的重要性。

其次张仲景将病因分为3条：一是经络受邪之后，脏腑正气虚弱之人，很快传入脏腑，而为内因；二是肌表受邪之后，因脏腑正气强，邪气仅在血脉传注，使四肢九窍壅塞不通，而为外因；三是以房室、金刃、虫兽所伤，而另为一因。本条对后世的三因学说的创立具有启发作用。本条的三因说与宋代陈无择的三因说不同，陈氏以六淫邪气为外因，五脏情志所伤为内因，而以饮食、房室、金刃为不内外因，注意加以区别。

此外，本篇还含有预防为主，已病早治的思想。邪气传变的途径一般为由外入里，由浅入深，由脏及腑。未病之前，要注意摄生预防，既病之后，要及早治疗，防止病邪深入蔓延。一旦经络中病，在其未传脏腑之前，就要及早治疗。平素未病之前，四肢才觉重滞，经络气血运行稍有滞碍，元真欠于通畅，即用导引、吐纳等法积极治疗。还要在房室、饮食、起居等方面，都要注意调节，并防备意外灾伤，则病从何而生？

【解读】

本条紧接第1条，讨论病因与预防。病因与预防关系密切，中、西医是一致的。寻求病因的目的之一就是为了预防。上条治未病，本条着重从病机：腠、三焦、元真、讨论预防疾病。

腠者，是三焦通会元真之处，为血气所注；理者，是皮肤脏腑之文理也。三焦与"腠"的关系，"理者，是皮肤脏腑之文理也"，即包裹人体的皮肤与包裹脏腑的外膜，其上有纹理可见，相当于皮肤及胸腹腔器官的浆膜层，所以，"腠"应该是指皮下结缔组织以及浆膜下疏松结缔组织，具有调节水电解质、防卫、调节体温等作用。这就与《素问·灵兰秘典论》说："三焦者，决渎之官，水道出焉"和《灵枢·本输》说："三焦者，中渎之腑，水道出焉，属膀胱，是孤之腑也"相关联，说明三焦是人体管理水液的器官，有疏通水道、运行水液的作用。腠理，狭义是指皮肤与皮下组织，广义包括胸腹腔的浆膜以及浆膜腔，也就是三焦。在病理条件下皮下水肿、胸腔积液、腹水、第三间隙积液与水电解质平衡密切相关。

如果元气虚弱，三焦通道运行不畅或衰退，就会导致全身或某部位的气虚现象，出现水饮（胸腔积液、腹水、第三间隙积液）、水气（皮下水肿）等病变。

三焦的功能与五脏六腑的功能密切相关，是联系五脏六腑、四肢百骸的另外一条通道。人体是一个整体，通过经络、三焦、腠理等物质结构联系在一起，精、气、神通过这些物质结构，才能够运行，把整个人体联系起来，成为一个活生生的人。气血沿经络运行，经络通行于"腠"之中，"理"之内，遍布三焦，人体成为一个统一的整体。这就是"腠者，是三焦通会元真之处，为血气所注"的道理，即西医的皮下结缔组织与胸腹腔浆膜形成的第三间隙，无论在正常生理条件下还是病理条件下是相互沟通的。

预防疾病就是"不令邪风干忤经络""病则无由入其腠理"，保持"三焦通会元真"的路径畅通无阻，就不生病了。参见导论第二章。

人体是一个整体，在正常与疾病的时候，通过哪些结构与功能联系起来成为一个整体？脏与腑通过表里关系、阴阳关系相联系，脏与脏之间通过五行生克相联系，络→经；腑→藏；经络→脏腑相联系，除了这些联系之外，还要通过经络、三焦、腠理、气血津液、营卫等，把整个机体联系在一起，组成一个疾病的层级联系而不是一个简单的线性联系。

疾病之间的相互关系及其传变过程，除了五行生克乘侮之外，还有腠理、营卫、经络、脏腑等依次相传；还有上中下三焦之间的传变等，不单单是五行传变。西方科学认为五行是机械循环论，是他们自己的错误理解。

【结语】

病因作用人体引起疾病，其中间过程及道理就是病机。本条，"腠者，是三焦通汇元真之处"，就是病机。预防疾病从病机入手就是"内养正气，外慎邪风"。

3. 问曰：病人有气色见于面部，愿闻其说。师曰：鼻头色青，腹中痛，苦冷者死。一云腹中，冷苦痛者死；鼻头色微黑者，有水气。色黄者，胸上有寒；色白者，亡血也；设微赤非时者死。其目正圆者痉，不治。又色青为痛，色黑为劳，色赤为风，色黄者便难，色鲜明者有留饮。

【注解】

腹中痛，苦冷者死：经云东方青色，入通于肝。凡言色者，肝主之也，故肝邪乘脾，标显于鼻，所以鼻头色青而为腹中痛。肾寒随木侮土，阴盛阳虚，脾元欲绝，苦冷者死。若肾气受邪，热壅胃关，木道不利，反溢脾胃，上应鼻头，故色微黑，为有水气也。

水气：水饮内停。

寒：水饮。

目正圆：两目直视不能转动。

劳：指肾精不足虚劳证。

难：指大便难。

【释译】

本条论述面部望诊在临床上的应用。鼻为"面王"，内应于脾，故面部望诊首先从鼻开始。如鼻部出现青色，青是肝色，症又见腹中痛，为肝乘脾；如再见极度怕冷，则属阳气衰败。鼻部色现微黑，黑为水色，此属肾水反侮脾土之象，所以主有水气。色黄是指面色黄，不单纯指鼻部。鼻部色黄，黄为脾色，多系脾病不能散精四布，因而水饮停于胸膈之间，所以色黄者胸上有寒，寒指水饮而言。面色白是血色不能上荣于面，失血过多之征，所以色白者主亡血。如亡血之人面色反现微赤，又不在气候炎热之时，此为血去阴伤，阴不涵阳，虚阳上浮之象。目正圆是两眼直视不能转动，此为风邪强盛，五脏之精气亡绝，多见于痉病，证属不治。但必须指出，本书各篇中所称死或不治，多为表明疾病危笃，并非绝对不治，不可以辞害意。

"色青为痛"以下一段，仍论面部的望诊。青为血脉凝涩之色，所以主痛。黑为肾色，劳则肾精不足，其色外露，所以主劳。风为阳邪，多从火化，火色赤，所以面赤主风。黄为脾色，若其色鲜明是湿热蕴结，脾气郁滞，多有大便难之症。面色鲜明为体内停积水饮，上泛于面，形成面目浮肿，所以反见明亮光润之色。

【解读】

颌面部血液循环的特点：颌面部的血液循环丰富，面部皮肤比较薄，红润为其正色，是观察血液循环状态的合适部位。贫血时较其他部位更容易显示出白色。

鼻部皮肤因为角质层薄，而且与鼻骨、鼻软骨紧密黏贴，皮下水肿时张力很大，所以显得特别明亮。

鼻头色青，腹中痛，苦冷者死。疼痛性休克，鼻头色青是因为颌面部动脉微血管强烈收缩，静脉淤血，鼻的皮下血管相对较少，属于末梢，显示出青色。在休克的情况下，全身感觉非常寒冷，死亡率高。鼻头色微黑者，有水气，是指肝硬化腹水，由于肝硬化色素代谢异常而致。

色白者，亡血也，是指贫血或者急性失血引起面色发白。

其目正圆者痉，不治。支配眼球运动的横纹肌痉挛时，眼球固定不能转动，同时出现瞳孔散大，是濒死的征兆。眼球外肌为视器的运动装置，包括4块直肌和2块斜肌、运动眼睑的上睑提肌，均为骨骼肌（横纹肌）。直肌包括上直肌、下直肌、内直肌和外直肌，斜肌包括上斜肌和下斜肌。

色鲜明者有留饮。留饮是指经久不去的水肿，水肿使得面部皮肤绷得很紧，张力大，所以色泽明亮。

这些颜色、色泽的表现，要活看，仔细分析都是有道理的。在临床诊断中，仅作为参考。

4. 师曰：病人语声寂然，喜惊呼者，骨节间病；语声喑喑然不彻者，心膈间病；语声啾啾然细而长者，头中病。一作痛。

【注解】

语声寂然：谓病人安静无语声。

喑喑然：形容声音低微不清澈。喑喑，读音为 yīnyīn，指：①不成语言的发声；②默默。肺气虚的证候。

啾啾然：形容声音细小而长。

【释译】

本条论述闻诊在临床上的应用。骨节间病，指关节疼痛一类病症。由于病在关节，转动不利，动则作痛，故病人常喜安静，但偶一转动，其痛甚剧，故又突然惊呼。若痰湿浊邪窒塞心膈而气机不畅，故发声喑喑然而不彻。头中有病，痛在头中，如作大声则震动头部，疼痛加剧，所以声不敢扬，由于胸膈气道正常无病，故声音虽细小而能清长。

【解读】

骨节间病，指关节疼痛一类病症，例如：急性化脓性关节炎，局部有红肿疼痛及明显压痛等急性炎症表现。关节液增加，病人常将膝关节置于半弯曲位，使关节囊松弛，以减轻张力。长期屈曲，发生关节屈曲挛缩，关节稍动即有疼痛加重，即保护性肌肉痉挛。由于病在关节，转动不利，动则作痛，故病人常喜安静，若不经意间偶一转动，其痛甚剧，故又突然惊呼。

若痰湿浊邪窒塞心膈而气机不畅，故发声喑喑然而不彻。例如：肺气肿，支气管扩张、慢性肺水肿等，由于通气量不足，氧气不足，所以说话无力、时有间断。

头中有病，痛在头中，如作大声则震动头部，疼痛加剧，所以声不敢扬。健康人的颅内压是 80 ~ 180mmHg，如果大于 180mmHg 汞柱的话，那就是医学上所说的颅内压升高，患者可能会出现头疼、恶心、呕吐等症状。正常情况下随着呼吸动作改变，颅内压亦有缓慢的波动，这是由于胸腔内压力作用于上腔静脉引起静脉变动的结果。大声说话胸腔压力增加，作用于上腔静脉，使得颅内压增加，加重头痛。

具体问题具体分析，中医的临床表现，都可以找到西医的临床病理学的相对合理的解释。因为中医的症状体征与西医的症状体征是具体的，实实在在的，是古今中外的一个共同参照物。尽管有些术语、词汇不尽相同，但是经过简单的解释，就能够统一，成为中西医都明白的共同参照物。

师曰：病人语声寂然喜惊呼者，骨节间病；语声喑喑然不彻者，心膈间病；语声啾啾然细而长者，头中病。其中"病人、语声、骨节间病、心膈间病、头中病"等这些词汇、概念，中、西医医生都知道什么意思，是二者的共同参照物。语声寂然喜惊呼者，语声喑喑然不彻者，语声啾啾然细而长者，属于古汉语与现代汉语之间有差异，通过解释，可以准确地翻译为现代汉语（见相关解释）。

把中医语言准确地用西医学语言表述，则是一件非常困难的事情。例如：语声喑喑然不彻者，心膈间病。中医说"若痰湿浊邪窒塞心膈而气机不畅""心膈间为肺，湿痰阻于肺窍"，把这个意思直接转换为西医语言，是非常困难的事情。如果对于中医、西医 2 大理论体系的整体情况没有搞清楚，就不可能完成这个转换。痰湿浊邪，在《中西医融合观续》中论述清楚了，"湿痰阻于肺窍"是指寒痰阻肺 - 慢性气管炎证态与肺胀 - 阻塞性肺病证态，转换为西医是指慢性气管炎、哮喘、肺气肿等相关性疾病。在患这些疾病的时候，由于缺氧，所以，说话声音低微，中医表述为喑喑然。

5. 师曰：息摇肩者，心中坚；息引胸中上气者，咳；息张口短气者，肺痿唾沫。

【注解】

坚：壅滞填满。

【释译】

本条论述察呼吸、望形态以诊断疾病的方法。息，指呼吸。息摇肩，指呼吸困难，呼吸时两肩耸动，抬肩以助呼吸。呼吸困难在病情上有虚实之分，本条所论"心中坚"属于实证，为胸中有浊痰等实邪壅塞，呼吸为之艰难而不利。息引胸中上气者咳，为胸中有邪，阻塞气道，以致肺气不降，上逆而为咳。息张口短气者，肺痿唾沫，是因为肺脏微弱，不能司正常呼吸，故呈张口短气状态。肺痿则津液不布，聚于肺而流于外，所以常吐涎沫。

【解读】

本条摇肩、上气、张口短气，都是西医呼吸困难的不同临床表现，心中坚、咳、肺痿唾沫是呼吸困难伴随的不同症状、病机、疾病。

息引胸中上气者：上气有 2 种解释：①是指咳嗽的机制，呼吸引起肺中气体上升发生咳嗽；②呼吸困难时的咳嗽气喘。

呼吸困难是主观感觉和客观征象的综合表现，患者主观上感觉吸气不足、呼吸费力，客观上表现为呼吸频率、节律和深度的改变。严重时可出现张口呼吸（息张口短气者）、鼻翼扇动、端坐呼吸，甚至发绀。重者可出现三凹征，即胸骨上窝、锁骨上窝和肋间隙明显凹陷以及抬肩、扩胸等动作（息摇肩者）辅助吸气。呼吸困难与咳嗽常常同时出现，是呼吸衰竭的主要临床症状之一。

【西医链接】

呼吸困难是呼吸功能不全的一个重要症状，是患者主观上有空气不足或呼吸费力的感觉；而客观上表现为呼吸频率、深度、和节律的改变。

根据主要的发病机理，可将呼吸困难分为下列 5 种临床类型：

一、肺源性呼吸困难由呼吸器官病变所致，主要表现为下面 3 种形式：

(1)吸气性呼吸困难：表现为喘鸣、吸气时胸骨、锁骨上窝及肋间隙凹陷—三凹征。常见于喉、气管狭窄，如炎症、水肿、异物和肿瘤等。

(2)呼气性呼吸困难：呼气相延长，伴有哮鸣音，见于支气管哮喘和阻塞性肺病。（肾不纳气）

(3)混合性呼吸困难：见于肺炎、肺纤维化、大量胸腔积液、气胸等。

二、心源性呼吸困难常见于左心功能不全所致心源性肺水肿，其临床特点：

(1)患者有严重的心脏病史。

(2)呈混合性呼吸困难，卧位及夜间明显。

(3)肺底部可出现中、小湿锣音，并随体位而变化。

(4)X 线检查：心影有异常改变；肺门及其附近充血或兼有肺水肿征。

三、中毒性呼吸困难各种原因所致的酸中毒，均可使血中二氧化碳升高、pH 值降低，刺激外周化学感受器或直接兴奋呼吸中枢，增加呼吸通气量，表现为深而大的呼吸困难；呼吸抑制剂如吗啡、巴比妥类等中毒时，也可抑制呼吸中枢，使呼吸浅而慢。

四、血源性呼吸困难重症贫血可因红细胞减少，血氧不足而致气促，尤以活动后显剧；大出血或休克时因缺血及血压下降，刺激呼吸中枢而引起呼吸困难。

五、神经精神性与肌病性呼吸困难重症脑部疾病如脑炎、脑血管意外、脑肿瘤等直接累及呼吸中枢，出现异常的呼吸节律，导致呼吸困难；重症肌无力危象引起呼吸肌麻痹，导致严重的呼吸困难；另外，癔症也可有呼吸困难发作，其特点是呼吸显著频速、表浅，因呼吸性碱中毒常伴有手足搐搦症。

肺痿肺痈咳嗽上气病脉证治第七，已经论述了：肺胀－阻塞性肺病证态，肺痿－肺纤维化证态，肾不纳气－呼气困难证态，可供参考。

在中西医沟通的时候，一定要具体问题具体分析，本条只是说明望诊观察呼吸的变化，呼吸困难可以出现在许多疾病之中，伴随的临床表现不同、病机不同、疾病不同。

6. 师曰：吸而微数，其病在中焦，实也，当下之即愈；虚者不治。在上焦者，其吸促，在下焦者，其吸远，此皆难治。呼吸动摇振振者，不治。

【注解】

三焦：上焦指胸腔器官；中焦指腹腔器官；下焦指盆腔器官，中医是指肾－生殖系统。

吸促：指吸气浅短急促。

吸远：指吸气深长而困难。

【释译】

本条论述望呼吸以辨别病位之上下，并判断其预后的吉凶。吸而微数，是吸气短促。如病由中焦实邪引起，则影响气机升降，肺气不降，入气减少，不得不济之以微数。病在中焦，当下其实，邪去正安，呼吸自能恢复常态，故"下之即愈"。如吸气短促不因中焦实邪而是属于虚证的，则如《心典》所说"为无根失守之气，顷将自散"，故云"不治"。上焦指病在肺，吸促是肺气大虚；在下焦指病在肾，吸远是元气衰竭，肾不纳气所致。呼吸时全身动摇振振，是虚弱已极，形气相失的危重证候，故难治。

【解读】

吸而微数、吸促、吸远、动摇振振者，都是呼吸困难的不同临床表现。以呼吸频率、特征、伴随症状的不同，判断预后以及治法。

吸而微数：指吸气短促。正常人吸气时膈肌下降，当急性腹膜炎（热实结胸证）、腹水（水走肠间）、肠梗阻时（阳明腑实证），膈肌下降困难，不能正常下降，所以吸气短而快，即中医的热实结胸、水走肠间、阳明腑实证，中焦即腹腔器官的实证，故"下之即愈"。

在上焦者，其吸促，指吸气浅短急促。呼气时用力，缩肩，缩胸，辅助呼气。即典型的支气管哮喘，所以病在上焦。吸远：指吸气深长而困难，在下焦指病在肾，吸远是元气衰竭，肾不纳气所致，即极度衰竭的阻塞性肺病，在当时很难治疗。

呼吸动摇振振者即呼吸困难伴随全身震颤、摇动，即呼吸衰竭伴随着混合型酸碱中毒、电解质紊乱等，如阻塞性肺疾病同时发生中毒性休克伴有乳酸酸中毒，是虚弱已极，形气相失的危重证候，在当时是不治之症。与"其病在中焦，……；虚者不治"相对应。

这一条，中医历来解释纷纭，与西医学联系，就比较好解释了。中焦实证例如：热实结胸、阳明腑实、水走肠间等引起的吸气浅而快等病人，用下法治疗是正确的。如果中焦虚证例如：胃气绝（全身衰竭）引起的吸气浅而快，在当时不能治疗。

7. 师曰：寸口脉动者，因其王时而动。假令肝王色青，四时各随其色。肝色青而反色白，非其时色脉，皆当病。

【注解】

寸口：一名气口，又名脉口。本书脉法，一种是独取寸口法，分寸口、关上、尺中；一种是3部诊法，分寸口、趺阳、少阴。凡条文中寸口与关上、尺中并举的，则此寸口仅指两手寸脉；如果单举寸口，或寸口与趺阳、少阴对举的，则此寸口包括两手的寸、关、尺3部(或仅指两寸，应视内容而定)。本条的寸口，则包括两手的六部脉。

四时各随其色：指春青、夏赤、秋白、冬黑。

【释译】

本条论述脉象与四时五色相结合的诊病方法。四时季节改变，脉象和色泽也随之发生改变，但有正常与异常的不同。如春时肝旺，脉弦、色青是为正常。假如此时色反白、脉反毛(秋毛)，是为非其时而有其色脉，即属不正常的现象。

有人认为，从表面看来，本条仅论述人体的面色、脉象当与四时相呼应、相符合，但在实质上尚论及：在有些情况下，肝病非但不实脾，反要实其肺。何也？春天，人体的脉象应呈弦象，面部的颜色应现青色，此乃正常；时值春天，脉呈弦象，但面部呈现的却是白色，很显然，是秋天之色、肺脏之色，肺病乘肝使然也。张仲景的言外之意是"见肝之病，知肺所传，当先实肺"。如此看来，肝病实脾是从疾病传变的角度而言，肝病实肺是从病因的角度而论。可供参考。

【解读】

脉象，是比经络更加难以运用科学证实的中医技术。脉象，也可以代表病机、证型等。

第3~7条，如同西医的物理诊断学总论一样，运用举例子的方法，说明视触叩听的方法与重要性。第3条，面部气色望诊；第4条，听声音，闻诊；第5、6条，观呼吸望诊；第7条，季节、脉、色合诊。即中医四诊望闻问切的举例论述。

季节变化对于人体脉象、面色、脏腑、疾病的影响，以肝为例，做了说明。

8. 问曰：有未至而至，有至而不至，有至而不去，有至而太过，何谓也？师曰：冬至之后，甲子夜半少阳起，少阳之时，阳始生，天得温和。以未得甲子，天因温和，此为未至而至也；以得甲子，而天未温和，为至而不至也；以得甲子，而天大寒不解，此为至而不去也；以得甲子，而天温如盛夏五六月时，此为至而太过也。

【注解】

未至而至：前面的"至"字是指时令到，后面的"至"字是指时令相应的气候到。

甲子：是古代用天干和地支配合起来计算年月日的方法。这里指冬至后六十日第一个甲子夜半，此时正当雨水节。

少阳：是古代用来代表时令的名称。四象之一，代表东方，春季。《易》"四象"之一。《系辞传》曰："易有太极，是生两仪，两仪生四象，四象生八卦。"邵子(邵康节)曰："乾一、兑二、离三、震四、巽五、坎六、艮七、坤八。乾、兑、离、震为阳，巽、坎、艮、坤为阴，乾、兑为太阳，离、震为少阴，巽、坎为少阳，艮、坤为太阴。"《易》以七为少阳。卦象为上爻为阳爻，下爻为阴爻；春季即为少阳。

四象与六经不同，四象是"易"学中的术语，分别为：太阳、少阴、少阳、太阴，代表方位与季节；六经是中医学中的术语，分别为：太阳、少阳、阳明、太阴、少阴、厥阴，在《伤寒论》里是指：六经病以及六经传变、六经辨证，在经络理论中是指手足十二经脉以及经络辨证。

【释译】

本条论述节令和气候应该适应，太过不及，都会引起疾病的发生。冬至之后的雨水节，此时正是少阳当令的时候，因为阳气开始生长，气候逐渐转为温和，这是正常的规律；如未到雨水节，而气候提早温暖，这是时令未到，气候已到；如已到雨水节，气候还未温和，这是时令已到，而气候未到；如已到雨水节，气候仍然很冷，这是时令已到，而严寒气候当去不去；如已到雨水节，气候变得像盛夏那样炎热，这是气候至而太过。总之，凡先至、不至、不去、太过，皆属异常气候，都能使人发生疾病，必须注意调摄。治病用药时也必须看到这点，因时制宜。

【解读】

第7条说的是正常的季节变更对于人体脏腑、脉象、面色、疾病的影响，本条是指季节气候异常（太过与不及）能够引起疾病，防治疾病因时制宜。

西医对于气候异常，引起疾病，没有系统的研究，在流行病学里讲述，大多未能引起注意，病原体与季节气候异常的关系，研究不多。病原体与气候的关系，气候变化对于人体的影响，参考：《中西医融合观》下篇第二章156～172页。

9. 师曰：病人脉浮者在前，其病在表；浮者在后，其病在里。腰痛背强不能行，必短气而极也。

【注解】

前：指关前寸脉。

后：指关后尺脉。

【释译】

本条论述同一脉象，因出现的部位不同，主病也就不同。一般情况下，脉浮是病邪在表的反映，但必须是浮脉见于寸部，因寸部属阳主表，故寸脉浮，其病在表，是正气抗邪于表的表现。如果浮脉见于尺部，因尺部属阴主里，故尺脉浮，其病在里，一般是肾阴不足，虚阳外浮，阳气不能潜藏的现象。还须指出，表证属实者之见浮脉，必浮而有力；里证属虚者之见浮脉，必浮而无力。

尺脉候肾，肾藏精主骨，腰为肾之外府，其脉贯脊。肾虚精髓不充，腰脊失养，故腰痛、背强、骨痿不能行走，甚则不能纳气归源，呼吸短促，濒于危笃之候，故云"极"。

尤怡《金匮要略心典》："前谓关前，后谓关后。关前为阳，关后为阴。关前脉浮者，以阳居阳，故病在表。关后脉浮者，以阳居阴，故病在里；然虽在里而系阳脉，则为表之里，而非里之里，故其病不在肠肾，而在腰背膝胫。而及其至，则必短气而极，所以然者，形伤不去，穷必及气，表病不除，久必归里也。"腰背膝胫为"表之里"，肾不纳气为"里之里"可供参考。

【解读】

脉象与寸关尺的组合，例如：故寸脉浮，其病在表，故尺脉浮，其病在里。西医很难理解，很难解释，留给后人的智慧吧。

脉搏的形成与心脏跳动的强弱、频率、节律直接相关；与血管壁的硬度、紧张度相关；与血液的成分、黏稠度、容量相关。情绪变化、气候变化……外界因素通过神经系统影响心脏的跳动，通过自主神经系统影响到血管壁的紧张度，血液内的激素变化等机制间接地影响脉搏的变化。西医能不能完美解释各种脉象，尚待研究。

脉象，也可以代表病机、证型等，需要具体问题具体分析，例如：弦脉，在《伤寒论》中常常代表半表半里证、少阳证，在脏腑辨证中常常代表肝气郁结等。

"其病在里，腰痛背强不能行，必短气而极也。"这是举例说明中医肾病的2种类型：①是肾主骨，引起的腰背骨关节的疼痛性疾病，②是肾不纳气。而在西医是指：①腰背骨关节的疼痛性疾病，这是一大类病症；②肾不纳气是指呼吸困难甚至于呼吸衰竭。在中医这2种疾病类型的治疗方剂都是肾气丸加减，属于肾病，在西医则是风马牛不相及的2种不同的疾病：①是骨科疾病；②是呼吸内科疾病。所以，在中西医比对的时候，一定要具体问题具体分析，以临床诊断治疗为标准。

10. 问曰：经云厥阳独行，何谓也？

师曰：此为有阳无阴，故称厥阳。

【语释】

有人问：经典上说"厥阳独行"，这是什么原因呢？老师回答：这是因为阴气衰竭于下，导致阳气失去依附，有升无降，孤阳上逆，因此称为"厥阳独行"。

【释译】

阴阳偕行，顺也；阴阳独行，逆也。厥，逆也。逆阳独行，此为有阳无阴，故称厥阳也。"厥阳独行"的病变证机是阳气不能入于阴中而郁于四肢，病证表现是手足发热。"厥阳独行"的另一辨证精神是阳气怫郁于内而不能温达于外，病证表现是手足厥冷和/或神昏不识人。

"有阳无阴"的病变证机是阳气内盛而不能入于阴，或阴气不与阳气相和。"无阴"，不是阴亡，而是特指阴不与阳相和谐。

厥，指气逆失调，因阳气偏胜，阴分不能维系而孤阳上越。如肝阳上亢证，表现为面赤、汗出、烦躁、易怒、舌红、脉弦，甚至昏仆、肢冷等。

【解读】

西医没有类似的论述。无解，不可通约。

此处的厥，是指"极"的意思，不是"突然晕倒，失去意识"的意思。师曰：有阳无阴，故称厥阳。与晕厥、肝阳上亢关系不大。

本条历来争议比较大。《内经》《难经》中没有这个词语，不能找到前后文，厥阳作为一个概念，找不到与之相关的概念，成为孤证，史学研究有个"孤证不立"的说法，所以与西医没有办法沟通。

11. 问曰：寸脉沉大而滑，沉则为实，滑则为气，实气相搏，血气入脏即死，入腑即愈，此为卒厥，何谓也？

师曰：唇口青，身冷，为入脏即死；如身和，汗自出，为入腑即愈。

【注解】

卒厥：卒同猝，是突然昏倒的一种病证。即西医的突然意识丧失，意识丧失病人倒地，在此处就是"卒厥"。

【语释】

有人问：寸口的脉象沉大而滑，沉脉主实邪内阻，滑脉主气病。实邪与气病相互搏结，如果病邪入于脏，表示病情较重；如果病邪入于腑，表示病情较轻，这种证候称为"卒厥"，这是什么原因呢？

老师回答：如果病人突然昏倒，出现口唇青紫，皮肤和四肢发凉，属于病邪入于脏，表示病情严重，预后不良；如果病人身体温和，微汗自出，属于病邪入于腑，表示病情容易痊愈。

【释译】

本条是论述卒厥的病机及预后。"寸脉沉大而滑……实气相搏"四句，是从脉象解释卒厥的病机，但句中有省文，应该说沉大则为血实，滑则为气实，血实与气实相并，意方完整。左寸候心主血，右寸候肺主气，本证血气相并，故脉应于寸部。此与《素问·调经论》所谓："血之与气，并走于上，则为大厥"之理相同。血气既相并而成实，已为病邪而非正常的血气，故云入脏即死，入腑即愈。但入脏入腑是假设之词，犹言在外在里。即死即愈也是相对而言，因为前人认为脏是藏而不泻的，腑是泻而不藏的，病邪入腑尚有出路，故云"即愈"；入脏则病邪无从排泄，故云"即死"。

判断卒厥入脏、入腑，主要是结合证候来决定。当病人猝然昏倒之后，如伴有唇口青，身冷，是血液瘀滞不流，阳气涣散之内闭外脱的证候，此即为入脏，病情严重；如伴有身和，汗自出，是血气恢复正常运行的征兆，此即为入腑，病情转愈。此处的脉象是指病机：血实与气实相并。

【解读】

突然昏迷与晕厥的鉴别诊断。

突然昏倒（卒厥、意识丧失），西医最常见的是晕厥与昏迷，二者不难鉴别。临床上完全的意识丧失大致有 3 种情况，即晕厥、昏迷和心脏停搏。昏迷与心脏停搏属于病邪入藏；如果病人身体温和，微汗自出，属于病邪入于腑（西医的晕厥），表示病情轻容易痊愈。

卒厥分为 2 类：①入藏唇口青，身冷，为入脏即死；②如身和，汗自出，为入腑即愈。所以，西医的昏迷、心脏停搏与"卒厥入藏"是一个证态；"卒厥入腑"与西医的晕厥是一个证态。本篇是概论，讲的都是原则、举例而已，"愈与死"应活着，可看作是"轻"与"重"。与下条互参。

【西医链接】

临床上完全的意识丧失大致有 3 种情况，即晕厥、昏迷和心脏停搏。晕厥是短暂的意识丧失，患者多在数分钟内清醒。而心脏停搏是最严重的情况，这种状态称为"临床死亡"，如果患者不能在数分钟内得到抢救，将发生不可逆转的生物学死亡。因此当意识丧失发生后，需要立即鉴别患者到底是晕厥，还是昏迷或心脏停搏。对后者必须立即就地开展心肺复苏，以拯救患者的生命。

一、晕厥

病因：大脑灌注压取决于体循环的动脉压，因此，任何引起心排出量下降或外周血管阻力降低的原因都可以引起晕厥（一过性脑缺血）。常见的原因有：

1. 自主神经调节失常，血管舒缩障碍

如直立位低血压时脑供血障碍可引起晕厥，体质差者多见；一次性大量排尿或连续咳嗽，可使回心血量减少引起晕厥。

2. 心源性脑缺血

这种原因的晕厥最严重，多见于严重的快速或慢速心律失常、心脏停搏。任何体位均可发生，缺血严重时可伴有四肢抽搐、大小便失禁。

3. 脑血管疾病

这种情况多为突然发生的脑干供血不足所致，因脑干网状结构上行激活系统缺血而不能维持正常的意识状态，应称为短暂性脑（后循环）缺血发作。

4. 其他

晕厥也可见于低血糖、重度贫血及过度换气者。

二、昏迷

昏迷是完全意识丧失的一种类型，是临床上的危重症。突然起病多见于：急性脑血管病、中毒、低血糖休克、脑外伤及癫痫等。

昏迷的发生，提示患者的脑皮质功能发生了严重障碍。主要表现为完全意识丧失，随意运动消失，对外界的刺激的反应迟钝或丧失，但患者还有呼吸和心跳。

医学上将昏迷的程度分为：

1. 轻度昏迷

患者的意识及随意运动丧失，可偶有不自主的自发动作。不能回答问题和执行简单的命令。各种反射及生命体征无明显改变。轻度昏迷时患者的各种反射（如吞咽反射、咳嗽反射、角膜反射及瞳孔反射等）都存在，同时呼吸、脉搏、血压大多正常。部分患者有大小便潴留或失禁。

2. 中度昏迷

患者对各种刺激均无反应，眼球无转动，各种反射减弱（这是与轻度昏迷的区别），有大小便潴留或失禁。呼吸、脉搏、血压可有改变，并可出现病理反射。

3. 重度昏迷

患者肌肉松弛，无任何自主动作，可有去大脑强直现象，对外界一切刺激均无反应。角膜反射、瞳孔反射、咳嗽反射及吞咽反射均消失；各种浅深反射和病理反射消失。生命体征不稳定，大小便失禁。

4. 过度昏迷

患者在深昏迷的基础上出现体温低而不稳，脑干反射功能丧失，瞳孔散大固定，自主呼吸功能丧失，需要以人工呼吸器维持，血压亦需用升压药维持，脑电图呈电静息，脑干诱发电位消失。过度昏迷是"脑死亡"的临床表现。

三、心脏停搏

心脏停搏指心肌仍有生物电活动，而无有效的机械功能，断续出现慢而极微弱且不完整的"收缩"情况，心电图上有间断出现的宽而畸形、振幅较低的 QRS 波群，频率多在 20～30 次/min 以下。此时心肌无收缩排血功能，心脏听诊时听不到心音，周围动脉扪不到搏动。最常见的是室颤，是心律失常的一种，约占全部冠心病的 20%，死亡率高。

心脏停搏的临床表现依次为：

(1)心音消失、脉搏摸不到、血压测不出。

(2)意识突然丧失、四肢抽搐，心脏骤停 5～10s，患者产生晕厥，停搏 15～20s，突发意识丧失，全身性抽搐，患者即昏迷。

(3)呼吸断续，叹息样，随后停止，多在停搏后 20～30s。

(4)心脏停搏患者出现昏迷，发生在心脏停搏后 30s。

(5)心脏停搏患者瞳孔散大多在心脏停搏后 30～60s 出现，1～2min 后瞳孔固定，随之各种深浅反射消失。

12. 问曰：脉脱入脏即死，入腑即愈，何谓也？

师曰：非为一病，百病皆然。譬如浸淫疮，从口起流向四肢者可治；从四肢流来入口者不可治。病在外者可治；入里者即死。

【注解】

脉脱：指脉乍伏不见。脉搏突然消失不见，是邪气阻遏正气，血脉一时不通所致。

浸淫疮：是皮肤病之一种，能从局部遍及全身。

【语释】

有人问：如果病人的脉搏突然消失不见，当病邪入于脏则死，当病邪入于腑即愈，这是什么原因呢？

老师回答：不仅仅是因脉搏突然消失不见才会如此，其他的病证也是这样的。譬如，患浸淫疮病，如果疮从口向四肢发展，表示病势由内向外发展，因此病情可以很快治愈；如果疮从四肢向口蔓延，表示病势由外向内发展，因此病情不容易治愈。总之，病在脏则病情较重；病在腑则病情较轻；病势由外传内的难治；病势由内传外的易治。

【释译】

本条举脉脱证，是承上条卒厥一病而言。卒厥，其脉有见沉大而滑者，亦有脉乍伏而不见者，但入脏即死，入腑即愈的病机则相同，故设问答以明之。本条重申，病在脏，病情重；病在腑，病情轻。病由外传内的难治，由内传外的易治。这是一般规律，即使属于皮肤病的浸淫疮，其传变情况也是如此，所以说"非为一病，百病皆然"。

【解读】

朱光被《金匮要略正义》："脏为阴，腑为阳，阴主里，阳主外。凡病以出阳为浅，入阴为深，故即死、即愈之机所由别也。"脏腑，在这里还代表深浅、里外的意思。注意，是"里外"，而不是"表里"。表里一般是指《伤寒论》，"里外"用于《金匮要略》。

关于浸淫疮，在这里不是指西医的皮肤病，而是指西医的瘘管窦道，因为有"口"这么一个标识（参照物），"从口起流向四肢"是一个确定的参照物，即有分泌物从开口处流出来，流向四肢，即向外流出。"从四肢流来入口者"是指当瘘管、窦道出口封闭的时候，分泌物流向体内，外部看不到分泌物流出来，这是疾病向严重方面发展，在古代没有办法（没有外科手术、抗菌素等）治疗，所以入里即死。

西医认为：瘘管、窦道引流通畅为顺，引流不畅或者引流口封闭、阻塞，分泌物就会向体内沿着疏松结缔组织扩散，甚至于侵入血管，引起败血症而致死亡，为逆，预后不佳。（参考"疮痈肠痈浸淫病脉证并治第十八"第7、8条359页）。

13. 问曰：阳病十八，何谓也？师曰：头痛、项、腰、脊、臂、脚掣痛。阴病十八，何谓也？师曰：咳、上气、喘、哕、咽、肠鸣、胀满、心痛、拘急。五脏病各有十八，合为九十病，人又有六微，微有十八病，合为一百八病。五劳、七伤、六极，妇人三十六病，不在其中。

清邪居上，浊邪居下，大邪中表，小邪中里，槃饪之邪，从口入者，宿食也。五邪中人，各有法度，风中于前，寒中于暮，湿伤于下，雾伤于上，风令脉浮，寒令脉急，雾伤皮腠，湿流关节，食伤脾胃，极寒伤经，极热伤络。

【注解】

阳病：是指属外表经络的病证。

馨：槃的异体字。

阴病：是指属内部脏腑的病证。

咽：音噎，指咽中梗塞。

五劳：《素问·宣明五气篇》及《灵枢·九针论》，均以久视伤血，久卧伤气，久坐伤肉，久立伤骨，久行伤筋为五劳所伤。

七伤：《诸病源候论》以大饱伤脾，大怒气逆伤肝，强力举重、久坐湿地伤肾，形寒饮冷伤肺，忧愁思虑伤心，风雨寒暑伤形，大恐惧不节伤志为七伤。

六极：指气极、血极、筋极、骨极、肌极、精极。极是极度劳损的意思。

妇人三十六病：《诸病源候论·妇人带下三十六病候》指十二癥、九痛、七害、五伤、三痼。

饪：此指饮食。槃：谷的异体字。槃饪指香气扑鼻的饮食。

五邪：指风、寒、湿、雾、饮食之邪。

前：指午前。

【释译】

本条论述病证的分类方法，并及五邪中人的变化和疾病发生的一般规律。"问曰：阳病十八，何谓也？……妇人三十六病，不在其中"一段，是古代医家的疾病分类和记数方法。头、项、腰、脊、臂、脚六者，病兼上下而在外，通谓之阳病。咳、上气、喘、哕、咽、肠鸣、胀满、心痛、拘急九者，病兼脏腑而在内，通谓之阴病。阳病中有营病、卫病、营卫交病的不同，此一病而有三，三六得一十八，故曰阳病十八。阴病中有虚与实的区别，此一病而有二，二九得一十八，故曰阴病十八。五脏病各有十八病，谓五脏受风寒暑湿燥火六淫之邪而为病，有在气分、血分、气血兼病三者之别，三六合为十八，所以说五脏病各有十八，五个十八，合为九十病。六微谓六淫之邪中于六腑，腑病较脏病为轻，所以称为六微。六微亦有气分、血分以及气血兼病三者之别，三六合为十八，六个十八，合为一百零八病。至于五劳、七伤、六极以及妇人三十六病，不是六气外感，尚不能包括在内，所以说"不在其中"。

关于五邪中人的变化，首先指出清邪为雾露之邪，故居于上；浊邪谓水湿之邪，故居于下。大邪谓风邪，其性散漫，多中肤表，小邪谓寒邪，其性紧束，常中经络之里。馨饪之邪即宿食，从口而入，损伤脾胃。其次说明五邪中人各有一定的法度可循，如风为阳邪中于午前，而脉多浮缓；寒为阴邪中于日暮，而脉多紧急。湿为重浊之邪，故伤于下而流于关节；雾为轻清之邪，故伤于上而连及皮腠。脾主运化，故饮食不节，则伤脾胃。经脉在里为阴，络脉在外为阳；寒气归阴，所以"极寒伤经"，热气归阳，所以"极热伤络"。本条为古人对病邪变化的认识，其中所谓大、小、表、里、上、下、前、暮等，都是相对而言，不是绝对之词。

【解读】

关于疾病的分类，无论中医还是西医，迄今为止没有一个完善的适合临床要求的分类方法。因为疾病没有公认的、完美的定义，当然疾病的分类也就成了悬案。说明医学还没有完全进入"科学理论"的门槛。也可以说：医学进不了"科学理论"的门槛，或者说科学是简单理论，医学属于复杂理论。

本条是一种纯理论、纯逻辑的分类方法，与临床实际不符，也就淡出人们的视野，被自然淘汰了。各个时代不同的理论体系，对于疾病的分类各不相同，只能供参考。

14. 问曰：病有急当救里救表者，何谓也？师曰：病，医下之，续得下利清谷不止，身体疼痛者，急当救里；后身体疼痛，清便自调着，急当救表也。

【注解】

里：病位在里的疾病。

表：病位在表的疾病。

下利清谷：指泄泻时所泻之物清稀，并杂有不消化食物。

清便自调：小便正常。

【释义】

本条论述表里同病时的先后缓急治则。在表里证同时出现时，首先应分别证情的先后缓急，急者先治，缓者后治。如本条所说，病在表，不可下，而误下之，伤其脾胃，以致表证之身体疼痛未除，里证之下利清谷不止又起。权衡表里轻重，此时以里证为急，故应先救其里。因下利清谷不止，正气已经虚弱，不但不能抗邪，进一步且将亡阳虚脱，如此时以为表证未解，而误用汗法更虚其阳，则会导致上下两脱之危候发生。当里证基本解除后，则又须救表以祛邪，以防它变。本条亦见于《伤寒论》，并列出方治，救里用四逆汤，救表用桂枝汤；此处论述治疗原则，故未出方。先表后里，是治疗表里同病的常法，本条是治疗表里同病的变法，此外，又有表里同治法，均须根据表里双方病情的主次和缓急轻重来决定。

【解读】

对于一个复杂的疾病，通过分析病情找出主要矛盾，决定治疗方案的先后次序，中西医的原则是一样的。

15. 夫病痼疾加以卒病，当先治其卒病，后乃治其痼疾也。

【注解】

痼疾：经久难治的疾病。

卒病：新病。

【释译】

本条论述新久同病时的先后缓急治则。在新病与久病同时存在时，也应首先分别证情的先后缓急，急者先治，缓者后治。如本条所说，久病势缓，不能急治；卒病势急，稍缓能起变化，且痼疾难拔，卒病宜治。故既有痼疾又加卒病时，一般当先治其卒病，后治其痼疾。

【解读】

该原则中西医一致。分清轻重缓急与治疗方法密切相关，例如：坏血病牙龈出血，先治坏血病，牙龈出血自愈，而不能先治牙龈出血；但是，牙龈出血严重时，先要止血，或者同时进行。如果医院具有现代化的口腔科，治疗牙龈出血也可以提前进行，或同时进行。具体问题具体分析。

16. 师曰：五脏病，各有得者，愈；五脏病，各有所恶，各随其所不喜者为病。病者素不应食，而反暴思之，必发热也。

【注解】

得：指适合病人的饮食居处。

所恶：指病人所厌恶的饮食居处。

【释译】

本条论述临床应根据五脏喜恶进行治疗和护理。由于五脏的特性不同，故五脏病的性质不同，因而各有其适宜的治法。如肝体阴用阳，肝病阴虚则欲酸收，肝病气郁则欲辛散。再如脾恶湿，胃恶燥，脾为湿困则恶肥甘而喜辛开；胃阴不足则恶苦燥而喜凉润。在安排病人饮食居处等护理方面，也应这样。如心主血，心病血热，禁热衣热食；肺主气，肺病气虚，禁寒饮食寒衣。所以要根据五脏特性和其病理特点，近其所喜，远其所恶，适当选用药味，恰当给予护理，才能使疾病获得痊愈。故本条云"五脏病各有得者，愈"。此外，遇到病人突然想吃平素不喜的食物，这是脏气为邪气所改变，食后可能助长病气而引起发热，也不可不加以注意。

【解读】

不同的疾病有不同的注意事项，特别是饮食。西医在这方面有欠缺，不如中医完备。

17. 夫诸病在脏，欲攻之，当随其所得而攻之，如渴者，与猪苓汤。余皆仿此。

【注解】

在脏：这里泛指在里的疾病。

攻：作治疗解。

所得：指病邪相结合的意思。

【释译】

本条举例说明治疗杂病应掌握随其所得的治法。病邪在里锢结不解，往往与体内有害物质如痰、水、瘀血、宿食等相结合，医者当随其所得，施以恰当的治法。例如渴而小便不利，审其因若为热与水结而伤阴者，当与猪苓汤育阴利水，水去而热除，渴亦随之而解。他证亦可依此类推，如热与食结用大、小承气汤，理亦相同。

【解读】

分析病情，不同的疾病，找到相应的正确的治疗方法。体内有害物质如痰、水、瘀血、宿食等，这些是病理产物，成为疾病的新病因。如同西医的炎症、肿瘤、水电解质紊乱、休克、弥漫性血管内凝血一样，成为许多疾病过程中的中间环节。

夫诸病在脏，是指里实证，多与有形之邪相关。攻，是指治疗。里实证与西医的器质性疾病的典型期一致。（参考《中西医融合观之三融合观》。）

痉湿暍病脉证第二

本篇原在《伤寒论》中，是《金匮》与《伤寒论》二者的中介、桥梁。

痉、湿、暍的病因均为外邪，外邪袭表、侵入腠理，行于皮腠，肌腠之间伤及营卫、流注关节为湿、损及肌肉为痉，或者直接化火为暍。此与《伤寒论》太阳传入阳明、少阳里证不同。

本篇太阳病、太阳、伤寒的含义与《伤寒论》不同，如果《伤寒论》太阳表证为典型的太阳表证、则《金匮》中的太阳病等就是不典型的太阳病。（参考 17 页（四）太阳病）

第 11~13 条为痉；第 14~24 条为湿，主要论述风寒湿引起的风湿性关节炎，旁及其他；第 25~27 条的中暍，即西医的夏季中暑。

1. 太阳病，发热无汗，反恶寒者，名曰刚痉。

2. 太阳病，发热汗出，而不恶寒，名曰柔痉。

【注解】

刚痉：项背强急，口噤不开伴恶寒，无汗，等表实证。

柔痉：项背强急，口噤不开伴不恶寒，汗出，等表虚证。

【释译】

此两条论述痉病有刚柔之别。

太阳主表，太阳病者，即病邪在表之谓，其义与《伤寒论》同。风寒外束，阳气奋起而抗邪，故发热、寒性凝敛、收引，寒邪偏胜，腠理固密，则恶寒而无汗，属表实，称刚痉；风性开泄、散发，风邪偏胜，腠理疏松，则不恶寒而汗出，属表虚，称柔痉。既称为痉，必有项背强急，口噤不开等现象，此处不言，是省文，以痉字即已概括主症。至于刚柔两痉的主要区别，在于一为表实无汗，一为表虚汗出。

外感引起痉病的病机是，外邪客于太阳筋脉，又有津液受伤的内在因素，筋脉失于濡养，以致邪阻筋脉而起。与《伤寒论》太阳病伤寒之单纯感受风寒者不尽相同，《伤寒论》由表入里，里为脏腑（阳明、少阳）；《金匮》太阳病痉症，外在风寒之邪侵袭，筋脉受病，没有向脏腑（阳明、少阳）传变。第 14 条湿痹，风寒湿之邪痹阻经脉，流注关节，困滞于肌腠筋骨，也没有按照由表入里的传变。这就是太阳病在《金匮》与《伤寒论》的不同。

【解读】

痉病：痉病邪在筋脉，以项背强急、口噤不开，甚至角弓反张为主症，其病因病机内在为津液不足或输布障碍，外在为风寒之邪侵袭，筋脉受病。临床上分为刚痉、柔痉。

以上是中医对于痉病的解释："以项背强急、口噤不开、甚至角弓反张为主症。"这样一组症状，古今中外都是同一的，即中西医的共同参照物。按照西医的认识，这一组症状就是脑膜刺激征。还有一个概念就是虚性脑膜刺激征，例如婴儿、幼儿感冒高热引起的惊厥，临床表现具有项背强急、口噤不开，甚至角弓反张，但是，并不是真正的脑炎脑膜炎，而是高热引起的，只要体温下降，惊厥立即消失。成人也有这种情况，只是比较少见。

这里的刚痉与柔痉应当是感冒高热引起的虚性脑膜刺激征。原因如下：①太阳主表，太阳病者，即病邪在表之谓，其义与《伤寒论》同；②欲作刚痉，葛根汤主之（第12条）。第11条此为痉，栝楼桂枝汤主之。支持此痉在表证；③太阳表证与普通感冒是一个证态。所以，这里的刚痉与柔痉应当是感冒高热引起的虚性脑膜刺激征。

高烧惊厥是小儿时期常见的急症，高烧惊厥表现为突然发作的全身性或局限性肌群强直性和阵挛性抽搐，多数伴有意识障碍。小儿惊厥发病率为成人的10倍，尤以婴幼儿多见。刚痉因为无汗，体温高，肌肉痉挛严重，即比较刚劲；柔痉因为出了汗，体温有所下降，肌肉痉挛比较轻，所以称为柔痉。中医谓：小儿为纯阳之体，阴常不足，高热伤阳容惊厥。

在古代感冒与传染病的前驱期是很难鉴别开来的，即使在现代也是临床上的难点。所以太阳病的含义非常广泛，包括了太阳表证、卫分证、《金匮要略》中的太阳病。《金匮要略》痉湿暍中的太阳病各有所指，与太阳表证有区别，在相关条文中具体说明。本篇刚痉，柔痉多发生在婴幼儿或伴津液伤于内（水电解质紊乱）的病人，与《伤寒论》不同。

3. 太阳病，发热，脉沉而细者，名曰痉，为难治。

【注解】

难治：难治疗，即预后不好。

【释译】

本条从脉象论述痉病的预后。

太阳病发热，为病在表，脉应浮，如为痉病亦当出现沉迟或弦紧有力一类的脉象；今脉沉而细，是正气不足，无力抗病之象，邪盛正虚，病邪入里，预后大都不良，故为难治。其实，不独痉病如此，其他疾病亦无不如此，在治疗时应加注意。

【解读】

一般情况下，太阳表证惊厥，体温下降正常之后，惊厥就消失了，疾病基本痊愈。特殊情况下，病人极度衰竭，或者具有器官的器质性病变（病邪入里，脉沉而细）则可以引起不可逆的变化，所以难治，死亡率高。说明本条之痉在当时还没有可靠的治疗方法，温病学部分解决了这个问题，参考热极生风等。

4. 太阳病，发汗太多，因致痉。

5. 夫风病，下之则痉，复发汗，必拘急。

6. 疮家虽身疼痛，不可发汗，汗出则痉。

【注解】

下之：用攻下法治疗。

发汗：用发汗解表法治疗。

【释译】

以上3条论述误治而成的痉病。

太阳病，属于表证，应当发汗解表，但须微似有汗，不可令如水淋漓。假如发汗太过，则耗伤津液，筋脉失于濡养，而变成痉病。

风病多汗，本易伤津，如误下之，津液更伤，筋脉失养，亦能致痉，如再误汗，则气津两伤，筋脉失于煦濡，必致拘急不舒。

疮家，流脓失血，阴液已伤，如见身体疼痛的表证，不可径予发汗，必须照顾到疮家的特点，否则贸然发汗，是重伤津液，亦能伤津致痉。

【解读】

以上3条论述误治伤津而成的痉病，即水电解质紊乱引起腹直肌、腓肠肌等局部肌肉痉挛。

第6条与《伤寒论》85条相同。与第10条相互参照，第10条：痉病，有炙疮，难治。道理相同。(参考《伤寒论》相关条文：65条、67条、85条等)。

第4，5，6条所指的"痉"与1，2条的刚痉、柔痉有所不同。太阳病高烧引起的痉症，与误治引起的痉症，其共同点，都不是中枢神经实质性病变，与脑炎脑膜炎引起的惊厥病理机制不同。

7. 病者身热足寒，颈项强急，恶寒，时头热，面赤，目赤，独头动摇，卒口噤，背反张者，痉病也。若发其汗者，寒湿相得，其表益虚，即恶寒甚。

【注解】

颈项强急：项背强直。

卒口噤：牙关紧闭。

【释译】

外感痉病的传变，类于伤寒，一般是由表入里，当其在表之时，由于邪郁热化，伤筋动风，故出现上述诸症。身热足寒，是邪郁化热，阳气上壅之象。时头热，面赤目赤，与此同一原理，是表证未解而郁热已经上冲的反应。至于颈项强急，独头动摇，卒口噤，背反张等，又为邪热伤筋化燥动风所致。本证较之上2条邪气仅在太阳者，病情又有所发展。

本条论述外感痉病趋于热化的证候。

【解读】

本条明确提出"痉病"与前6条的"痉"不同，"痉"是指症状或者一组症状；"痉病"是一个疾病，包含了许多症状与体征，还有脉象、舌象等。

本条"身热足寒，颈项强急，恶寒，时头热，面赤，目赤，独头动摇，卒口噤，背反张者"，能够包含这些临床表现的疾病，西医只有急性脑膜炎。在张仲景时代很难治疗，到了清朝温病学说时代，就有了治疗的办法。

痉病，若发其汗者，寒湿相得，其表益虚，即恶寒甚。说明汗法不是完全正确的治疗方法。

痉已经有3种情况：

(1)太阳病刚痉与柔痉，感冒引起的虚性脑膜刺激征(参考1、2条)或者寒冷刺激引起的骨骼肌紧张升高或者寒冷刺激引起的肌肉痉挛。

(2)误治引起水电解质紊乱而致肌肉跳动；(参考4、5、6条)。

(3)典型的脑膜炎表现(即本条)。

8. 发其汗已，其脉如蛇，暴腹胀大者，为欲解。脉如故，反伏弦者，痉。

【注解】

脉如蛇：脉紧急缓曲如蛇状。

暴：突然。

【释译】

痉病若发其汗而得法者，汗已后其脉变紧急为缓曲如蛇状，谓不弦急也。变背反张为腹胀大，乃筋脉缓和，其痉为欲解。若发汗后脉仍紧急如故，反加伏弦者，其痉不解也。

【解读】

全身肌肉强直性收缩，角弓反张，此时腹部肌肉也处于紧张状态，腹部显得凹陷；当肌肉痉挛解除的时候，腹部肌肉松弛，表现出腹部突然胀大的感觉，所以称为"欲解"。反之，肌肉痉挛没有解除，说明治不得法。本条"痉"即肌肉强直，有许多原因与病机，治不得法，肌肉痉挛不解。

9. 夫痉脉，按之紧如弦，直上下行。

【注解】

如：用作连词表示顺承，可译为"而"。

【释译】

本条论述痉病的主脉。

痉病是由筋脉强急而致，故其脉亦见强直弦劲之象。"直上下行"，是形容脉象自寸至尺，上下三部，皆见强直而弦之脉。

【解读】

西医暂时无法解释。可以意会、不可言传、心中明白，不能用文字表述出来。

10. 痉病有灸疮，难治。

【注解】

灸疮：灸后脓疮。

痉病：如前述应该是指急性脑膜炎之类疾病。

【释译】

痉病有灸疮，难治，是说先有灸疮而后患痉病。因灸疮病人，脓液久渍，津血本已亏损，再患痉病，势必血枯津伤，转增风燥，病情自较一般为严重，所以难治。

本条论述痉病有灸疮的预后。

【解读】

按照现代人的医疗条件、生活情况，"灸疮"很少发生，张仲景能够写到《金匮要略》书中，说明"灸疮"相当普遍。"灸疮"经久不愈，一种可能就是营养不良合并皮肤感染。这种状况在古代是非常普遍的，与"因灸疮病人，脓液久渍，津血本已亏损，再患痉病，势必血枯津伤，转增风燥，病情自较一般为严重"相衔接，所以难治，就容易理解了。

"灸疮"经久不愈合并皮肤感染而致营养不良，这样的病人再患急性脑膜炎之类的痉病，所以说难治。

11. 太阳病，其证备，身体强，几几然，脉反沉迟，此为痉，栝楼桂枝汤主之。

栝楼桂枝汤方：

栝楼根二两　桂枝三两（支皮）　芍药三两　甘草二两（灸）　生姜三两　大枣十二枚

上六味，以水九升，煮取三升，分温三服，取微汗。汗不出，食顷，啜热粥发之。

【注解】

其证备：具备这些证候。

几几（音"殊"）：形体颈项强急，俯仰不能自如的样子。《说文》："几字无钩无挑，有钩有挑乃几案之几字。乃鸟之短羽貌，小鸟羽毛未丰，当飞之时，伸引其颈有强直之象，项背强直，状亦如之。"（参考《伤寒论》14条）

【释译】

本条论述柔痉的证治。

太阳病，其证备，身体强而几几然，指头项强痛、发热、汗出、恶风等表证俱备。身体强（僵硬的意思）而几几，是由于筋脉强急所致，为痉的主症。太阳病汗出而恶风的，脉象当见浮缓，今反见沉迟，可知本证由于津液不足，不能濡养筋脉，荣卫之行亦复不利，故脉象如此。本证的脉沉迟，应与阴寒证鉴别，是沉迟中带有弦紧，不同于沉迟无力，为痉病中常见的脉象。所以用栝楼根清热生津，滋养筋脉，和桂枝汤调和荣卫，解太阳卫分之邪。

本条证与《伤寒论》太阳病桂枝加葛根汤证，颇为类似，但有轻重之别，彼为项背强几几，此则身体强几几；彼为邪盛于表，故加葛根，重在解肌；此则津伤于里，故加栝楼根为君药，清热生津，滋养筋脉。用桂枝则同，而一加葛根以助其散，一加栝楼根兼滋其内，则不同也。

【解读】

本条是指：轻型的普通感冒、流行性感冒引起的虚性脑膜炎合并有轻度失盐失水的治疗方剂，即桂枝汤加天花粉。如果单纯的感冒以项背肌肉拘紧为主要表现时用葛根汤，这是二者的区别。"几几"是指项背骨骼肌紧张度升高，是风寒直接刺激体表的结果，与骨骼肌痉挛不同。河南方言"几着脖子，"即缩着脖子。

12. 太阳病，无汗而小便反少，气上冲胸，口噤不得语，欲作刚痉，葛根汤主之。

葛根汤方：

葛根四两　麻黄三两（去节）　桂枝二两（去皮）　芍药二两　甘草二两（炙）　生姜三两　大枣十二枚

上七味，㕮咀，以水一斗，先煮麻黄、葛根，减二升，去沫，内诸药，煮取三升，去滓，温服一升，覆取微似汗，不须啜粥，余如桂枝汤法将息及禁忌。

【注解】

内：同纳。

【释译】

太阳病无汗为表实，是由寒束肌表，卫气闭塞所致。一般而论，有汗则小便少，无汗则小便多，今无汗而小便反少，是在里之津液已伤。无汗则邪不外达，小便少，则邪不下行，势必逆而上冲。口噤不得语，是筋脉痉挛所致。以上症状虽没有到背反张的地步，但却是发痉之先兆，所以说"欲作刚痉"。用葛根汤开泄腠理，发汗除邪，滋养津液，舒缓筋脉。

㕮咀：用口将药物咬碎，以便煎服，后用其他工具切片、捣碎或锉末，但仍用此名。

【解读】

本条论述欲作刚痉的证治，即刚痉前驱期（或者轻型）的治疗。

本条葛根汤即桂枝汤加麻黄、葛根。与11条相比较，病情加重，但是没有出现角弓反张、全身肌肉抽搐的表现。本条与11条都是桂枝汤的加减方，归属于太阳病之列。

本条欲作刚痉，即刚痉前驱期（或者轻型）。与《伤寒论》第31条太阳病，项背强几几、无汗、恶风，葛根汤主之；第32条：太阳与阳明合病者，必自下利，葛根汤主之。联系起来看，葛根汤具有：①解除项背部的肌肉痉挛的作用；②解除胃肠道痉挛，治疗腹泻的作用；③解热作用。

桂枝加葛根汤最轻；栝楼桂枝汤（此为痉）加重；葛根汤即桂枝汤加麻黄、葛根，病情更重。

气上冲胸：根据中医的解释"今无汗而小便反少，是在里之津液已伤"，津液已伤转换为西医就是水电解质紊乱，此处"气上冲胸"是指低血钾等引起的胃肠逆蠕动。颅内压升高引起的呕吐亦在此列。

按照西医，桂枝加葛根汤最轻，其适应症是感冒以颈项肌肉僵硬为主要表现者；栝楼桂枝汤（此为痉）加重，其适应症是：发热，全身肌肉紧张度升高，为主要表现者；葛根汤即桂枝汤加麻黄、葛根，病情更重，出现水电解质紊乱引起胃肠逆蠕动，但是没有角弓反张，说明是不典型的脑膜炎，葛根汤还能够治疗腹泻。综合考虑，葛根汤治疗的是不典型脑炎脑膜炎与腹泻。

【西医链接】

病毒性胃肠炎与肠道病毒感染是两回事，两种不同的疾病。以粪—口传播为主是他们的共同点。其临床表现的共同点是不典型感冒，即不典型的太阳表证。

一、病毒性胃肠炎

又叫病毒性腹泻，是一组由多种病毒引起的急性肠道传染病，包括：轮状病毒、腺病毒、星状病毒，以及杯状病毒等。我们常说的诺如病毒就属于杯状病毒的一种。它们以粪—口传播为主，也可通过气溶胶传播。主要特点是起病急，常见的症状就是恶心、呕吐、腹痛、腹泻，排水样便或者稀便，也可以有发热以及全身不适等症状，大部分病例病情较轻，可治愈，少数患者可出现心肌炎、无菌性脑膜炎和肺水肿等并发症，严重时危及生命。

鉴别：肠道病毒感染后，很少引起腹泻；而病毒性胃肠炎则主要导致腹痛、腹泻。

二、肠道病毒

肠道病毒包括脊髓灰质炎病毒、柯萨奇病毒、埃可病毒及新型肠道病毒共71个血清型。肠道病毒属病毒引起的传染病，临床表现轻者只有倦怠、乏力、低热等，重者可全身感染，脑、脊髓、心、肝等重要器官受损，预后较差，并可遗留后遗症或造成死亡。

肠道病毒与病毒性脑炎脑膜炎的关系：病毒性脑炎和病毒性脑膜炎（又称不典型脑炎、脑膜炎），均是指由多种病毒引起的颅内急性炎症。由于病原体致病性能和宿主反应过程的差异，形成不同类型疾病。若炎症过程主要在脑膜，临床重点表现为病毒性脑膜炎。主要累及大脑实质时，则以病毒性脑炎为临床特征。若脑膜和脑实质同时受累，此时称为病毒性脑膜脑炎。大多患者病程呈自限性少数留后遗症。

三、不典型脑炎、脑膜炎

病因：临床工作中，目前仅能在1/4～1/3的中枢神经病毒感染病例中确定其致病病毒，其中，80%为肠道病毒，其次为虫媒病毒、腺病毒、单纯疱疹病毒、腮腺炎病毒和其他病毒等。虽然当前在多数患者尚难确定其病原体，但从其临床和实验室资料，均能支持急性颅内病毒感染的可能性。

临床表现：病情轻重差异很大，取决于病变主要是在脑膜或脑实质。一般说来，病毒性脑炎的临床经过较脑膜炎严重，重症脑炎更易发生急性期死亡或后遗症。

1. 病毒性脑膜脑炎

急性起病，或先有上感或传染性疾病前驱期（太阳病，其证备）。主要表现为发热、恶心、呕吐、软弱、嗜睡。年长者会诉头痛，婴儿则烦躁不安、易激惹，一般很少有严重意识障碍和惊厥。可有颈项强直等脑膜刺激征，但无局限性神经系统体征。病程大多在1～2周内。

2. 病毒性脑炎

起病急，但其临床表现因主要病理改变在脑实质的部位、范围和严重程度而有不同。

（1）大多数患儿因弥漫性大脑病变而主要表现为发热、反复惊厥发作、不同程度意识障碍和颅压增高症状。惊厥大多呈全身性，但也可有局灶性发作，严重者呈惊厥持续状态。

（2）有的患儿病变主要累及额叶皮层运动区，临床则以反复惊厥发作为主要表现，伴或不伴发热，皆可出现癫痫持续状态。

（3）若脑部病变主要累及额叶底部、颞叶边缘系统，患者则主要表现为精神情绪异常，如躁狂、幻觉、失语，以及定向力、计算力与记忆力障碍等。

其他还有以偏瘫、单瘫、四肢瘫或各种不自主运动为主要表现者，不少患者可能同时兼有上述多种类型表现。当病变累及锥体束时出现阳性病理征。

【结语】

本条葛根汤是桂枝汤加入葛根、麻黄而成。

本方以恶寒发热无汗，项背拘急不舒为辨证要点。现代常用于治疗感冒、流感、急性肠炎、菌痢、流脑、乙脑初起早期，小儿秋季腹泻及发热。相当于肠道病毒感染引起的不典型脑炎脑膜炎以及胃肠道病毒感染引起的腹泻。不典型脑炎脑膜炎，在温病中属于湿温蒙蔽心包证，用菖蒲郁金汤加减治疗，发展了《伤寒杂病论》。

13. 痉为病，胸满，口噤，卧不着席，脚挛急，必齘齿，可与大承气汤。

大承气汤方：

大黄四两(酒洗)　厚朴半斤(炙去皮)　枳实五枚(炙)　芒硝三合

上四味，以水一斗，先煮二物，取五升，去滓，内大黄，煮取二升，去滓，内芒硝，更上火微一二沸，分温再服，得下止服。

【注解】

卧不着席：平卧背不能贴近席子，形容背反张之甚。

【释译】

本条论述痉病邪入阳明之里的证治。

表证失于开泄，邪气内传，郁于阳明，热盛灼筋，亦致痉病。胸满是里热壅盛，口噤，卧不着席，脚挛急，齘齿，为热甚耗灼津液，筋脉失于濡养，以致拘挛而出现的症状。卧不着席，即背反张之甚；齘齿，即口噤之甚，为牙关紧闭严重时上下齿紧切作声的现象，病势较邪在太阳之表更为严重，故以大承气汤通腑泄热，急下存阴。

文中未言燥实之证，而径用大承气汤者，意在直攻阳明之热，非下阳明之实，其为泄热存阴可知。其曰可与，非尽言其可与，有慎重之意。

【解读】

痉病见痞满燥实坚、舌苔干黄起刺或黑色，大便不通者，就是大承气汤的适应症。西医感染病中肌肉痉挛伴有肠梗阻(大便干结或者麻痹性肠梗阻)者，用大承气汤加减。在张仲景时代，没有更好、更多的方剂治疗痉病，选用大承气汤治疗严重的角弓反张、全身肌肉痉挛，也是无奈之举，后世医家创新了许多方剂，疗效大幅提高。

本条病情一般比较复杂，大多伴有高热、神昏谵语，即西医的多器官功能障碍，以脑功能障碍为主，一般不会单独使用大承气汤。温病对于感染、神昏谵语、惊厥抽搐可以选用羚角钩藤汤、紫雪丹、安宫牛黄丸等治疗，发展了《伤寒杂病论》。

【结语】

本篇第1～13条为痉。西医为肌肉紧张、肌肉强直性收缩2种情况。

本篇太阳病与《伤寒论》太阳病不同：《伤寒论》太阳病是风寒之邪作用于正常健康人，脉浮；本篇太阳病是指风寒之邪作用于幼儿、具有"耗伤津液"的情况(4、5、6条)，脉沉迟或者沉细。

《伤寒论》"项背强几几"，本篇第11条"身体强，几几然"，是指受到寒冷刺激引起的骨骼肌紧致度升高，与"脑膜刺激征"(脑膜炎症刺激到脊神经根)引起的的角弓反张，二者病理机制不同。

柔痉，栝楼桂枝汤，与《伤寒论》第14条桂枝加葛根汤的不同在于：病因不同，脉象不同。

葛根汤，欲作刚痉；大承气汤为刚痉。都是脑膜刺激征，轻重不同，欲作刚痉是刚痉的前驱期。本篇仅出3方，也是无奈之举，说明张仲景时代还没有深入的认识，没有更多的方剂。温病学热极生风、湿蒙心包等证分别使用羚角钩藤汤、紫雪丹、菖蒲郁金汤等方剂，大大发展了《伤寒杂病论》对于痉病的认识与治疗。

痉病往往与昏迷、高热同时出现，本篇单独论述痉病，在临床实践中需要全面考虑。

14. 太阳病，关节疼痛而烦，脉沉而细者，此名湿痹。湿痹之候，小便不利，大便反快，但当利其小便。

【注解】

候：证候。

烦：谓疼痛而烦扰不宁。

【释译】

本条论述湿痹证候及其治则。

湿为六淫之一，故其伤人亦如风寒之先在太阳，但风寒多伤肌腠，湿则易流关节（没有按照六经传变由表入里），湿邪痹着，阳气不通，故关节疼痛而烦。湿从外来，脉应浮缓，今见脉沉而细者，沉为在里，细脉主湿，使湿邪不仅流入关节，而且内合于脾，形成内外合邪之证，所以称为湿痹。

本条由于内外合邪，所以除关节疼痛而烦之外，又见小便不利、大便反快等症，这是内湿招致外湿。湿胜则濡泄，故大便反快。湿阻于中，阳气不化，故小便不利。治当利其小便。小便得利，则里湿去，阳气通，湿痹亦除。至于利小便的方剂，一般注家主张用五苓散，《金匮发微》认为宜五苓散倍桂枝。

本篇所论湿病，以外湿为主，故以发汗为基本治法。但素有内湿者，气化不速则更易招感外湿，形成内外合邪之证，此时治法，如内湿不甚，可以内外同治；若内湿较重，出现小便不利，大便反快，则宜先行利湿以通其阳气，如本条所云："但当利其小便。"盖利尿则膀胱之阳气化，俟其气盛于太阳之表，则外湿亦可并除，这就是一般注家主张用五苓散的理由。若利尿通阳之后，太阳之湿仍未尽解，可续用发汗祛湿治法，不可泥于句下。

【解读】

本条为：湿痹，与本篇第23条（伤寒论174条）、24条（伤寒论175条）风湿相搏相比较，本条太阳病轻，风湿相搏病情重。湿痹仅仅是湿症中的一种疾病，痹与西医的风湿性关节炎是一个证态。

本条太阳病，应该具有恶寒发热等太阳病的基本表现（相当于西医的感冒），关节疼痛是特殊表现，脉沉细，主里证（脾），脾主运化，运化水湿功能下降，出现小便不利、大便反快的临床表现。

此处湿痹与急性风湿性关节炎早期、轻型是一个证态，风湿相搏与典型的风湿性关节炎是一个证态。前者轻，后者重；前者为早期，后者为典型期。

【西医链接】

风湿性关节炎是一种常见的急性或慢性结缔组织炎症。通常所说的风湿性关节炎是风湿热的主要表现之一，临床以关节和肌肉游走性酸楚、红肿、疼痛为特征。与A组乙型溶血性链球菌感染有关，寒冷、潮湿等因素可诱发本病。下肢大关节如膝关节、踝关节最常受累。

一、病因及病理

根据症状、流行病学及免疫学分析，认为风湿性关节炎与人体溶血性链球菌感染密切相关，且感染途径至关重要，咽部链球菌感染是发病的必要条件（太阳病）。但 A 组链球菌引起风湿热的发病机制尚未完全明了，目前还注意到病毒感染与本病也有一定关系。

风湿性关节炎活动期病理改变为：关节滑膜及周围组织水肿，滑膜下结缔组织中有黏液性变，纤维素样变及炎性细胞浸润，有时有不典型的风湿小体。活动期过后，关节内的渗出物可被吸收，一般不引起粘连，因此并不产生关节变形等后遗症。

二、临床表现

1. 疼痛

关节疼痛是风湿性关节炎首要的症状，全身关节都有可能发生疼痛，但是以大关节受累更为常见，如膝关节、踝关节、肩关节、腕关节等。典型的表现为对称性、游走性疼痛，并伴有红、肿、热的炎症表现。通常急性炎症症状持续 2～4 周消退，一个关节症状消退，另一个关节的症状又可出现，也有几个关节同时发病的。关节症状受气候变化影响较大，常在天气转冷或下雨前出现关节痛。急性期过后不遗留关节变形，这些与类风湿关节炎不同。

2. 肌肉疼痛

起病时患者可有肌肉酸痛不适、周身疲乏、食欲缺乏、烦躁等症状。

3. 不规律性发热

风湿出现之前会出现不规则的发热现象，多为轻中度发热，脉搏加快，多汗，与体温不成正比。类似于感冒——上呼吸道感染的临床表现，中医称为：太阳病。与《伤寒论》中的太阳表证不同。

以上三点符合：太阳病，关节疼痛而烦。

三、中医药治疗

风湿性关节炎属于中医的痹症范畴，急性期宜祛风清热化湿，慢性期宜祛风散寒化湿，能对症状的缓解起到辅助作用。

五苓散治之也合理。其方证特征是身体困重，浮肿，以下肢为甚；多汗，恶风；关节痛，特别是膝关节肿痛。五苓散治小便不利，头痛微热，烦渴欲饮，太阳表邪未解，故头痛微热；即西医的中低热、疼痛、小便少，类似于感冒的表现。五苓散不单单是一个利尿的方剂，而且具有发汗降低体温，消除关节、各组织中水肿的作用。

15. 湿家之为病，一身尽疼，发热，身色如熏黄也。

【注解】

湿家：感受湿邪的病人。

【释译】

病湿之人，由于感受了湿邪，肌表之气不宣，湿阻气滞，故一身尽疼痛。湿为阴邪，本不发热，如湿郁气分，郁久则必发热，湿热郁蒸不解，故"身色如熏黄"也。色如"熏黄"，是黄而晦滞，如烟熏之状，属湿重于热的现象，与《伤寒论》中身黄如橘子色不同。

本条论述湿病发黄的证候，是湿病的一个临床类型。

【解读】

本条是指湿热黄疸，在《伤寒论》中，温病中，脏腑辨证中，《金匮要略》中都有湿热黄疸。

这是湿热病邪致病中的一种，既属于湿，也属于湿热。14 条为湿痹，既是痹病中的一种，也是湿病中的一种。湿邪往往与风、寒、热、暑相伴，形成风湿、寒湿、湿温、暑湿等致病。

本条黄疸，其病因是久患湿病之人，黄疸如烟熏之状，属于内伤杂病中的黄疸如胆汁淤积型黄疸，与《伤寒论》温病中的黄如橘子色，如急性肝细胞性黄疸不同。（参考：黄疸病脉证并治第十五）

16. 湿家，其人但头汗出，背强，欲得被覆向火。若下之早则哕，或胸满，小便不利，舌上如胎者，以丹田有热，胸上有寒，渴欲得饮而不能饮，则口燥烦也。

【注解】

如胎：胎同苔。如胎，指舌上湿润白滑，似胎非胎。

背强：背部肌肉长期僵硬。

【释译】

本条论述湿病误下的变证。

病湿之人，由于外感寒湿，肌腠闭塞，阳气不能外达，反逆而上出，故但头汗出；湿困经脉，故背强不和；湿阻阳痹，故其人恶寒，欲得被覆向火。此时治疗，法当温经散湿，舒展卫阳，若下之早，则为病在于表，而误攻其里，必致变症丛生。胃气被郁，湿浊反盛，故变生呃逆（中焦）。表湿内陷，气化不行，故在上则见胸满（上焦），在下则小便不利（下焦）。所谓"丹田有热，胸上有寒"，就是说明湿病误下后出现的一种寒热错杂，下热上寒的病理变化。由于寒湿在上，阳郁不能升腾，故舌上如胎。阳内郁则渴欲得饮，湿在上则不欲饮而但口燥。凡此诸变，均由误下之后，湿遏热伏所致。

【解读】

本条历代注家众说纷纭、难解。本条湿家是指风湿痹证即风湿性关节炎类。

湿家，平素患有湿病之人。"其人但头汗出，背强，欲得被覆向火"，背强：背部肌肉长期僵硬，属于痹症；欲得被覆向火是指恶寒，说明寒邪甚盛。所以，本条应该是指寒湿痹症，而且发生在背部。寒湿一般不用下法，误用下法引起疾病加重，这是直解。无论是否误治，如果疾病加重出现：哕，或胸满，小便不利，舌上如胎者，以丹田有热，胸上有寒，渴欲得饮而不能饮，则口燥烦也。也就是说背部的寒湿痹加重，即严重的寒湿痹就会出现：头汗，背强；哕，胸满，小便不利，舌上如胎者。这一系列的临床表现涉及上中下三焦。能够符合这些临床表现的西医病理状态是什么？我们从背部寒湿痹切入，我们已经论述过：痹证与风湿性疾病、风湿性关节炎是一个证态，背部的关节炎就是胸椎、腰椎的关节病变。（可能与《伤寒论》142条、171条相关联）

【西医链接】

一、胸椎小关节紊乱症

该症属于中医痹证，主要临床表现大体有3方面的症状：

（1）局部关节炎症症状：受损部位棘突突起或凹陷，叩痛和压痛，棘旁肌紧张、压痛，活动受限，头颈仰俯、转侧困难，常保持固定体位（多为前倾位），有时可触及痛性结节或条索状物（背强）。

（2）肋间神经痛：轻者仅表现为肋间神经支配范围的不适或疼痛，有时呈现放射性灼痛，重者引起韧带撕裂、肋椎关节半脱位，表现为岔气，季肋部剧痛，胸部压迫感，甚至因挺胸、大声说话或深呼吸而加重症状，呈现痛苦面容（胸满）。

（3）胸腹腔脏器功能紊乱失调（三焦病变）：胸椎小关节紊乱症能引起相应内脏自主神经功能紊乱症状。临床表现为受损交感神经支配区的特异性疼痛综合征（顽固难忍性疼痛、弥漫性疼痛及对刺激感觉异常）、血管运动、汗腺分泌的失常（但头汗出）及内脏功能紊乱等。如T1～T4损伤，表现为胸闷、心烦易躁、胸部堵塞压迫感、咳喘甚至哮喘以及心悸、心律失常、期前收缩等呼吸和心血管系统的症状（上焦病变）。T5～T12损伤，表现为胃脘胀痛、胃酸过多或过少、食欲不振、腹胀腹痛、消化不良、胃肠无力或胃肠蠕动亢进甚至诱发胆囊炎、胃溃疡出血等消化系统的症状（中焦病变）。如果腰椎小关节紊乱导致骨盆神经丛损伤，就可能引起排尿困难（小便不利）。在慢性期可因内脏营养障碍发生各种内脏器质性病变。

二、颈椎小关节紊乱综合征

颈椎小关节紊乱综合征，即颈椎轻微错位，也称为小关节滑膜嵌顿，多由于轻度的急性颈扭伤，使滑膜嵌入小关节之间，造成小关节交锁或脱位，使脊椎活动受限。伤后立即发生异乎寻常的剧痛，使病人无法忍受。病人往往屈身侧卧，情绪紧张，肌肉紧张，不敢动，生怕别人触碰或搬动，脊柱任何的活动、咳嗽、震动都会使疼痛加重。滑膜上端的肿胀可刺激位于椎间孔内的神经根，产生放射性疼痛。

颈椎的关节突较低，上关节面朝上，偏于后方，下关节突朝下，偏于前方，关节囊较松弛，可以滑动，横突之间往往缺乏横突韧带。由于颈椎的特殊解剖关系，故其稳定性较差，当颈部肌肉扭伤或受到风寒侵袭发生痉挛，睡觉时枕头过高或在放松肌肉的情况下突然翻身，工作中姿势不良，颈部慢性劳损，舞台表演或游泳时做头部快速转动等特技动作时，均可使颈椎小关节超出正常的活动范围，导致颈椎小关节发生移位、错动，同时伴有椎体一定程度的旋转性移位，使上、下关节突所组成的椎间孔的横、纵径皆减小，导致颈椎平衡失调，颈椎失稳。颈椎小关节紊乱症较易复发，从而影响颈椎的稳定性，长期反复发作者可促使颈椎的退行性改变，加速颈椎病的发展。

1. 临床表现

起病较急，颈项强直，疼痛，活动受限，有的病人可出现头昏、视物不清、眼震、面部麻木等头颈综合征。病变颈椎棘突的一侧隆起或偏歪，椎旁有压痛点。

2. 鉴别

有的病人可出现头昏、视物不清、眼震、面部麻木等头颈综合征，往往被误诊为不典型癫痫。X线片显示：生理屈度变直，颈椎前凸减少或消失或反屈线，或椎间隙后缘增宽，椎体可侧方移位。X线侧位片显示双边影，可资鉴别。

【结语】

本条与胸椎小关节紊乱症是一致的，现在用手法按摩复位等就能够治愈。与《伤寒论》171 条的针刺穴位可能有关联。

17. 湿家下之，额上汗出，微喘，小便利者死；若下利不止者，亦死。

【注解】

小便利：小便自利。

【释译】

本条论述湿病误下的坏证。

湿为阴邪，最易损伤阳气，若误下之，则里阳更伤，形成阴盛阳虚之势。虚阳上越，则额上汗出而微喘；阴寒内盛，则小便自利，此为阳气上越而阴气下脱之证，病情危恶，故曰"死"。假如误下而下利不止者，则真阳失守，阴脱于下，其病机与小便自利相同，阴阳两竭，故亦主死。

本条紧接上条导致三焦危症，例如：上焦危症，微喘；中焦危症，下利不止；下焦危症，小便过多等，都是死症。即五脏痹是痹证的严重阶段，一般继发于体痹之后，是体痹与脏腑痹的统一体。

【解读】

16 条为误下之变证；本条是误下之危症，或者说长期湿病引起的危重型。本条的湿家所指非常广泛，诸如水气病、水饮、风湿痹症等，都可以称为湿家。以水气病－水肿证态而言，西医的各种原因引起的水肿，最终都可以引起心力衰竭、肺淤血、胃肠功能紊乱等，当严重肺淤血的时候出现微喘，当胃肠功能衰竭的时候出现下利不止，长期水肿引起小便排除比较多（小便自利）。用不用下法，疾病的自然发展加重，均可以引起死亡。

风湿性疾病是指一组影响骨、关节及周围软组织的全身免疫性疾病，除了关节以外，临床上还常累及胃肠道、心脏、肾脏、肺脏、神经系统等多个脏器功能衰竭，最终导致死亡。

《说文解字》云："痹，湿病也。"痹在现代作为中医的专有名词，是指由于风、寒、湿、热等外邪侵袭人体，闭塞经络，气血运行不畅所导致的以肌肉、筋骨、关节发生酸痛、麻木、重着、屈伸不利甚或关节肿大、灼热为主要临床表现的病证。《内经》中痹有病机、病证、病因方面的含义，并将痹证按部位分为五脏痹，指五脏气血闭阻的一类疾病。近代将五脏痹概念进行了扩展，包括外痹和内痹。外痹即五体痹（皮痹、肌痹、筋痹、脉痹、骨痹），内痹则由脏腑功能失调引起，即肝痹、心痹、肺痹、肾痹、脾痹。五脏痹是痹证的严重阶段，一般继发于体痹之后，是体痹与脏腑痹的统一体。痹－风湿性疾病证态。风湿性疾病以关节病变为主，可以发展到内脏，如风湿性心脏病、肺纤维化、肾病、肠道炎性肠病等。

【结语】

已经论述了痹证与风湿性疾病是一个证态，本条的三焦危重症即五脏痹的严重阶段，相当于西医的风湿性疾病的危重型，多个脏器功能衰竭。

18. 风湿相搏，一身尽疼痛，法当汗出而解，值天阴雨不止，医云此可发汗，汗之病不愈者，何也？盖发其汗，汗大出者，但风气去，湿气在，是故不愈也。若治风湿者，发其汗，但微微似欲出汗者，风湿俱去也。

【注解】

风气：风邪。

湿气：湿邪。

【释译】

外感风湿，大都先犯体表，客于肌腠，流注关节，卫外之气痹阻，故一身尽疼痛。此时治疗当以汗解，使邪从外出，如值天时阴雨不止，则外湿尤甚，足使疼痛加剧，更须发汗，以助体内湿气蒸发，但汗之而病仍不愈，这是汗不得法的缘故。因风为阳邪，其性轻扬，易于表散，湿为阴邪，其性濡滞，难以速去，今发其汗而大汗出，则风气虽去而湿邪仍在，不仅病不能愈，同时还可使卫阳耗伤。必须照顾到风与湿合的具体病情，使其微似汗出，缓缓蒸发，则营卫畅通，而风湿始能俱去，这是治疗外感风湿的发汗方法，临床必须掌握。风湿病的发汗原则是：微汗，即微微似欲出汗者。

【解读】

风湿性疾病，湿家，风湿相搏……在治疗方面原则是：若治风湿者，发其汗，但微微似欲出汗者，风湿俱去也。20条麻黄加术汤方，21条麻黄杏仁薏苡甘草汤，22条防己黄芪汤，24条甘草附子汤，都明确指出微汗而解。

《伤寒论》174条伤寒八九日，风湿相搏，身体疼烦，不能自转侧，不呕、不渴、脉浮虚而涩者，桂枝附子汤主之。若其人大便硬（一云脐下心下硬），小便自利者，去桂加白术汤主之。175条风湿相搏，骨节疼烦，掣痛不得屈伸，近之则痛剧，汗出短气，小便不利，恶风不欲去衣，或身微肿者，甘草附子汤主之。与本篇23条、24条相同，桂枝附子汤、甘草附子汤符合微汗法。

西医治疗风湿性关节炎，也是用解热镇痛药。水杨酸制剂，是治疗急性风湿热的最常用药物，疗效确切。以阿司匹林为首选药物，用药后可（发汗）解热、减轻炎症，使关节症状好转，血沉下降，但不能去除风湿的基本病理改变，也不能预防心脏损害及其他合并症。

19. 湿家病身疼发热，面黄而喘，头痛鼻塞而烦，其脉大，自能饮食，腹中和无病，病在头中寒湿，故鼻塞，内药鼻中则愈。

【注解】

喘：呼吸急促、喘息。

【释译】

"头痛鼻塞而烦"为本条主症，故下文云"病在头中寒湿，故鼻塞"。由于湿犯肌表，阳为湿郁，则身疼发热而面黄。这里的"面黄"，在病机上与黄疸不同，是湿郁于表的反应。表郁则肺气上逆，故喘。脉大，是病邪在上。"自能饮食，腹中和无病"，可知湿邪并未传里，只需纳药鼻中，宣泄上焦，使肺气通利，则寒湿散而病愈。此证多得之于晓行雾中，即第一篇第13条"雾伤于上"之证。

纳药鼻中，原文未指出何方，历来注家，多主张用瓜蒂散搐鼻，或以绵裹塞鼻中，令出黄水以宣泄寒湿。有人用鹅不食草纳鼻，亦有疗效。后世对于类似本条证候的治法，多用辛香开发之味作嗅剂，如《证治准绳》辛夷散（辛夷、细辛、藁本、白芷、川芎、升麻、防风、甘草、木通、苍耳子）一类方剂，可资参考。

【解读】

慢性副鼻窦炎是以鼻塞、流脓鼻涕、头昏、头痛、嗅觉减退为主要表现的疾病。该病病程较长，可数年至数十年，反复发作，经久难愈。慢性鼻窦炎绝大多数是鼻窦内的多种细菌感染，致病菌以流感杆菌及链球菌多见。

临床表现

（1）流涕：多为脓性，黄、绿色或灰绿色，病程长者鼻涕可有息气，脓涕常可经后鼻孔流至咽喉，病人自觉咽部有痰，并常经咽部抽吸后吐出。

（2）鼻塞：因鼻黏膜充血，鼻甲肥大或鼻息肉所引起，有时亦可因脓涕太多，于擤出鼻涕后鼻塞减轻。躺下侧身休息时上方一个鼻孔通气，下方一个鼻孔出现鼻塞。

（3）嗅觉下降：多为2种原因所致，一为鼻黏膜肿胀、鼻塞，气流不能进入嗅觉区域，二为嗅区黏膜受慢性炎症长期刺激，嗅觉功能减退或消失。

（4）头昏、头痛：慢性鼻窦炎多表现为头沉重感，急性发作时可有头痛，均为鼻窦内引流不畅所致。

（5）全身表现：少数人可无明显症状，但多数有头昏、食欲不振、易疲倦、记忆力减退以及失眠等。

【西医链接】

过敏性鼻炎与支气管哮喘都是气道过敏性炎症，只是部位不同罢了，两者在其他方面均有非常相似之处。有哮喘或过敏性鼻炎家族史的小儿，发生过敏性鼻炎的风险较普通人群高出2~6倍，多数患儿先是出现鼻炎，而后发生哮喘；少部分患儿先是有哮喘，然后出现鼻炎；或是二者同时发生。过敏性鼻炎很容易伴随出现鼻窦炎，鼻甲肥大等并发症，对于哮喘控制不好，并且有清嗓样咳嗽，咽后壁滤泡增生明显的患者，或者吸鼻动作明显的患儿即使不流鼻涕，也应该检查一下有无鼻窦炎，如果鼻窦炎控制不好，咽腔有鼻涕倒流，这种刺激不清除，哮喘就控制不好，因此哮喘患儿更要重视鼻窦炎。

副鼻窦炎可分为急性副和慢性副，急性副鼻窦炎除鼻塞、多脓鼻涕外，可有发热咳嗽、精神萎靡、烦躁不安，也可伴发中耳炎、鼻衄和关节痛，大龄儿童可有头痛或一侧面颊痛；形成慢性副鼻窦炎后，可出现记忆力减退、头痛。可伴有腺样体病变、慢性中耳炎、贫血、风湿病、关节痛、感冒、哮喘、胃肠或肾脏疾病等全身性疾病。长期鼻塞和张口呼吸会影响面部和胸部的发育，慢性上颌窦炎还可造成牙齿发育畸形。

鼻窦支气管综合征：是指副鼻窦炎伴支气管炎。多以鼻炎、副鼻窦炎和（或）支气管炎起病，表现为交替性鼻塞、流清或脓性鼻涕、头痛、局部压痛等。慢性支气管炎表现为反复发作性咳嗽、咳黏痰或脓痰、喘息，合并支气管扩张时有咯血，并发毛细支气管炎时，可出现严重呼吸困难和发绀。主要行抗感染治疗，对鼻旁窦有脓液时应行穿刺或手术治疗。对支气管炎应对症治疗，如止咳、祛痰、平喘等。本病发展成慢性肺心病时应作相应处理。

所以，本条头中寒湿证与鼻窦支气管综合征是一个证态。

耳鼻喉科常用麻黄素滴鼻液，收缩水肿的鼻腔黏膜，改善呼吸通畅。（内药鼻中令出黄水，使水肿的鼻甲缩水则愈）

有些慢性副鼻窦炎的病人，面部出现虚浮黄肿现象。即鼻炎面容、腺样体面容。鼻炎面容是由鼻炎引起长时间鼻子堵塞，用嘴巴呼吸的话容易导致面部发育障碍，其结果就是鼻子越来越大，嘴唇变厚。腺样体面容是指由于腺样体肥大导致面骨发育发生障碍，颌骨变长，腭骨高拱，牙列不齐，上切牙突出，唇厚，缺乏表情的面容，也可以成为"痴呆面容"，一旦形成，难以恢复。

20. 湿家身烦疼，可与麻黄加术汤发其汗为宜，慎不可以火攻之。

麻黄加术汤方：

麻黄三两（去节）　桂枝二两（去皮）　甘草一两（炙）　杏仁七十个（去皮尖）　白术四两

上五味，以水九升，先煮麻黄，减二升，去上沫，内诸药，煮取二升半，去滓，温服八合，覆取微似汗。

【注解】

火攻：用温热之法治疗。此处是指焌烈的火攻而剧烈出汗。

【释译】

身烦疼，是指身体疼痛剧烈而兼有烦扰之象，由于阳为湿遏所致。用麻黄加术汤，可知本证必挟风寒之邪，出现发热、恶寒、无汗等表证。表证当从汗解，而湿邪又不宜过汗，故用麻黄汤加术。麻黄得术，虽发汗而不致过汗；术得麻黄，并能行表里之湿，不仅适合于寒湿的病情，而且亦是湿病解表微微汗出的具体方法。如用火攻发汗，则大汗淋漓，风去湿存，病必不除。且火热内攻，与湿相合，可引起发黄或衄血等病变，故宜慎之。

临床应用：本方治疗痹证，以湿邪偏胜的着痹为主，如兼有苔腻，腹满等内湿症状，应白术易苍术，酌加大腹皮、茯苓。如风邪偏胜，其痛游走不定，可加羌活、防风；若寒邪偏胜，疼痛剧烈，可加川乌、草乌、细辛。又，以本方治疗有风湿表现、疹色轻淡的荨麻疹亦多能取效。

临床上凡身体痹痛、水肿、喘咳等属于寒湿困表、肺气不宣之证，皆可运用本方，不单单是寒湿痹症。

【解读】

本条"湿家身烦痛"为寒湿在表，是指平素、久患湿病之人，出现了身烦痛的症状，应该包括以下3种情况：①寒湿关节炎；②外感寒湿的感冒；③内湿之人外感风寒。

麻黄加术汤即麻黄汤加白术四两而成。麻黄汤治外感风寒太阳表实证；麻黄加术汤治外感寒湿证。

中医认为寒湿包括外感寒湿和内生寒湿两个方面。外感寒湿：外感寒湿邪气，气血运行受阻。内生寒湿：寒湿内困而损伤脾阳，或脾肾阳虚而寒湿内停。

外感寒湿以关节、筋骨疼痛为常见症的证候；内生寒湿以畏寒肢冷，腹痛泄泻，或浮肿为常见症的证候。

外湿宜祛邪，内湿要温补脏腑之阳气。

寒湿与风湿属于不同的临床类型，第21、22条为风湿的2种临床类型。

21. 病者一身尽疼，发热，日晡所剧者，名风湿。此病伤于汗出当风，或久伤取冷所致也。可与麻黄杏仁薏苡甘草汤。

麻黄杏仁薏苡甘草汤方：

麻黄（去节）半两（汤泡） 甘草一两（炙） 薏苡仁半两 杏仁十个（去皮尖，炒）

上剉麻豆大，每服四钱匕，水盏半，煮八分，去滓，温服，有微汗，避风。

【注解】

日晡所：晡，即申时，约傍晚的时候。

取冷：贪凉的意思。

【释译】

本条论述风湿在表的证治和成因。

第20、21条，虽同是外湿的表实证，但有所不同，本条是风湿郁于肌腠，其疼痛可呈游走性、病位较浅、有化热化燥倾向，故用麻杏苡甘汤辛凉轻剂；20条是寒湿着于肌肉，以身痛而重着为主，易损伤阳气，故宜麻黄加术汤辛温发散，应善为区别。

一身尽疼发热，风湿在表也，风湿在表，故一身尽疼。风与湿合，风邪容易化热化燥，故身疼发热而日晡增剧，这是风湿病的特点，其病多由汗出当风，或经常贪凉，湿从外侵所致。病既属于风湿在表，仍当使之得微汗而解，所以用麻杏苡甘汤轻清宣化，解表祛湿。方中麻黄、甘草微发其汗，杏仁、薏苡利气祛湿。本方实为麻黄汤以薏苡易桂枝，是变辛温发散而为辛凉解表之法。本证较前者20条表证轻，用药量也少。

汗亦湿类，或汗出当风而成风湿者，或劳伤汗出，而入冷水者，皆成风湿病也。

【解读】

本方以麻黄解表宣肺，为治水湿在表、在上之要药；杏仁宣降肺气，苡仁健脾利湿，排脓。故诸药相合，既可治风湿在表之痹证，又适当加味，可治肺系化脓性感染疾患，如慢性支气管炎急性发作，急性副鼻窦炎等。对湿郁肌腠之扁平疣，本方也有较好疗效，若气虚加生黄芪，血虚加当归，脾虚加白术、陈皮，疣表面硬结者加僵蚕。

第20、21条，同是外湿的表实证，所以以麻黄汤为基本方，麻杏苡甘汤、麻黄加术汤都是麻黄汤的变方。临床表现以太阳表实证为基础，西医解释为：不典型的上呼吸道感染（感冒），即急性风湿性关节炎的两种临床类型。20条以慢性风湿性关节炎为主，伴有关节周围肌肉有渗出性病变，有肌肉游走性疼痛；21条以急性关节疼为主。

【西医链接】

风湿性关节炎是一种常见的急性或慢性结缔组织炎症，可反复发作并累及心脏。临床以关节和肌肉游走性疼痛为特征，属变态反应性疾病，是风湿热的主要表现之一，多以急性发热及关节疼痛起病。典型表现是轻度或中度发热，游走性多关节炎，受累关节多为膝、踝、肩、肘、腕等大关节，常见由一个关节转移至另一个关节，病变局部呈现红、肿、灼热、剧痛，部分病人也有几个关节同时发病。不典型的病人仅有关节疼痛而无其他炎症表现，急性炎症一般于 2～4 周消退，不留后遗症，但常反复发作。若风湿活动影响心脏，则可发生心肌炎，甚至遗留心脏瓣膜病变。

21 条发热、游走性关节疼痛符合风湿性关节炎。

风湿性疾病、风湿性关节炎的前驱期大多有不典型的感冒，即风湿性疾病与感染有一定的联系，感染是风湿性疾病的病因之一。这种感染类似于太阳表证、卫分证 - 感冒、前驱期证态。所以，治疗风湿性疾病的中医方剂，能够治疗各种不典型感冒与不典型轻度呼吸道感染。同理，西医的解热镇痛药也是治疗感冒与风湿性疾病的。

22. 风湿，脉浮，身重，汗出恶风者，防己黄芪汤主之。

防己黄芪汤方：

防己一两　甘草半两（炒）　白术七钱半　黄芪一两一分（去芦）

上剉麻豆大，每抄五钱匕，生姜四片，大枣一枚，水盏半，煎八分，去滓，温服，良久再服，喘者加麻黄半两，胃中不和者加芍药三分，气上冲者加桂枝三分，下有陈寒者加细辛三分。服后当如虫行皮中，从腰下如冰，后坐被上，又以一被绕腰以下，温令微汗，差。

【注解】

身重：身体困重。湿邪瘀滞在肌表经络之间，所以肢体沉重，有可能是隐性水肿。

【释译】

本条论述了风湿表虚的证治。

脉浮身重，是风湿伤于肌表。汗出恶风，是表虚卫气不固。证候虽属于风湿，但表分已虚，故不用麻黄等以发汗，而用防己黄芪汤益气除湿。方中黄芪益气固表，防己、白术除风湿，甘草、姜、枣调和营卫，以顾表虚。"服后当如虫行皮中，……"此即卫阳振奋，风湿欲解之征。"从腰下如冰，后坐被上，又以一被绕腰以下，温令微汗，差。"护理方法：腰以下盖上被子，令阳气上升，出微汗，病就好了。本方仍属微汗之剂，故方后云"温令微汗，差"。

【解读】

水气病 22 条：风水，脉浮身重，汗出恶风者，防己黄芪汤主之。为祛湿剂，具有益气祛风、健脾利水之功效。主治表虚不固之风水或风湿证，证见：汗出恶风，身重微肿，或肢节疼痛，小便不利，舌淡苔白，脉浮。本方是治疗风湿、风水属表虚证之常用方，临床常用于治疗慢性肾小球肾炎、心源性水肿、风湿性关节炎等属风水、风湿而兼表虚证者。

防己黄芪汤是微汗剂，具有解热止痛、发汗效果，能够治疗以关节肿胀、渗出，关节积液为临床特点的风湿性关节炎以及各种原因引起的隐性水肿（湿家、内湿）伴有关节疼痛者。

23. 伤寒八九日，风湿相搏，身体疼烦，不能自转侧，不呕不渴，脉浮虚而涩者，桂枝附子汤主之；若大便坚，小便自利者，去桂加白术汤主之。

桂枝附子汤方：

桂枝四两（去皮）　生姜三两（切）　附子三枚（炮去皮，破八片）　甘草二两（炙）大枣十二枚（掰）

上五味，以水六升，煮取二升，去滓，分温三服。

白术附子汤方：

白术二两　附子一枚半（炮去皮）　甘草一两（炙）　生姜一两半（切）　大枣六枚

上五味，以水三升，煮取一升，去滓，分温三服。一服觉身痹，半日许再服，三服都尽，其人如冒状，勿怪，即是术、附并走皮中，逐水气，未得除故耳。

【注解】

自转侧：身体自如转动。

大便坚：便秘。

【释译】

本条论述风湿而见表阳虚的证治。

伤寒八九日，是说伤寒表证八九日不解。不解的原因，是由于风、寒、湿三气合邪，互相抟聚，痹着肌表，经脉不利，故见身体疼烦，不能自转侧等症。不呕不渴，表明湿邪并未传里犯胃，亦未郁而化热。脉浮虚而涩，"浮虚"为浮而无力，"涩"为湿滞，是表阳已虚而风寒湿邪仍逗留于肌表的征象。用桂枝附子汤温经助阳，祛风化湿。方中重用桂枝祛风，伍以附子温经助阳，是为表阳虚风寒湿胜者而设，甘草、姜、枣，调和营卫以治表虚。

"小便不利，大便反快"为湿在里。"大便坚，小便自利"，则湿不在里，说明里气调和，湿邪仍留于肌表，只是服桂枝附子汤后，风邪已去，寒湿未尽，身体尚疼，转侧不便，故用白术附子汤祛湿温经。方中白术、附子，逐皮间湿邪，温经复阳；甘草、姜、枣，调和营卫，是为表阳虚湿气偏胜者而设。方后注云"一服觉身痹，半日许再服，三服都尽，其人如冒状，勿怪，即是术、附并走皮中，逐水气，未得除故耳"。是本方仍为助阳逐湿，微取发汗之剂，从肌肉经脉而祛湿外出的方法。若反应过之，可能有中毒现象，应引起注意。

【解读】

以关节疼痛为主要表现的风湿性关节炎。本篇第23条、24条与《伤寒论》第174、175条重复，互参。

桂枝附子汤具有明显的镇痛作用，但其镇痛作用低于附子汤与芍药甘草汤；桂枝附子汤复方的抗炎作用不明显。所以这3个方剂治疗急性风湿性关节炎的药理作用还不明确，而且甘草附子汤比桂枝附子汤的病情重、药量反轻，相比之下药的效力与病情轻重不对称，应当进一步研究。但是风湿证与急性风湿性关节炎是一个证态，符合中、西医的临床表现。

《书经》云："药不瞑眩，厥疾勿瘳。"大意是说治病的时候如果不出现瞑眩反应（好转反应），疾病难以痊愈；医圣张仲景也有类似记载："三服都尽，其人如冒状，勿怪，即是术、附并走皮中，逐水气未得除故耳"。"如冒状"，就是指醉酒似的，昏昏沉沉的样子，医圣叮嘱让病人不要诧异，是附子中毒的表现，也是药物达到治疗作用的标志。个人的体质及病理状态不同，会有不同的反应。

瞑眩反应，即附子的毒副作用，轻度中毒的表现，也是药物达到治疗作用的标志。具有代表性的症状主要有：①原有的症状稍微加重；②皮肤出现斑疹或皮肤痒；③轻微腹泻或便秘；④头晕、头痛；⑤睡眠情况差或较想睡觉；⑥口干舌燥、排气、流汗等。（参看176页，乌头毒副作用。）

24. 风湿相搏，骨节疼烦掣痛，不得屈伸，近之则痛剧，汗出短气，小便不利，恶风不欲去衣，或身微肿者，甘草附子汤主之。

甘草附子汤方：

甘草二两（炙）　白术二两　附子二枚（炮，去皮）　桂枝四两（去皮）

上四味，以水六升，煮取三升，去滓。温服一升，日三服，初服得微汗则解，能食，汗出复烦者，服五合。恐一升多者，服六、七合为妙。

【注解】

短气：少气。

【释译】

骨节疼烦掣痛，不得屈伸，近之则痛剧，可知风湿已由肌肉侵入关节，病情较上条尤为加剧。汗出短气，恶风不欲去衣，是表里之阳皆虚。由于阳虚不能化湿，在里则小便不利，在外或身微肿。种种病情，均由风湿两盛，内外皆虚，故以桂枝、术、附并用，兼走表里，助阳祛风化湿；甘草为方名，意在缓急。

桂枝附子汤、白术附子汤与甘草附子汤三方，同治阳虚不能化湿的风湿相搏证，但主治证候，各有不同。如桂枝附子汤治风气偏胜，白术附子汤治湿气偏胜，甘草附子汤治风湿两胜。前二者仅是表阳虚，而后者则表里之阳俱虚。

【解读】

第23条、24条与《伤寒论》中的条文、药量完全相同。桂枝附子汤治风胜于湿；白术附子汤治湿胜于风；甘草附子汤治风湿俱胜。

汉代苍术、白术不分，现代认为对于痹证苍术比白术好。真武汤、苓桂术甘汤等还用白术。

25. 太阳中暍，发热恶寒，身重而疼痛，其脉弦细芤迟。小便已，洒洒然毛耸，手足逆冷，小有劳，身即热，口开，前板齿燥。若发其汗，则恶寒甚；加温针，则发热甚；数下之，则淋甚。

【注解】

暍：暍音叶。伤暑。

洒洒然：形寒毛耸的样子。寒冷天气小便时"打个激灵"，过量饮酒或者洗热水澡后，气血上涌至体表和身体上部，可以观察到"小便已，洒洒然毛耸"的表现。

【释译】

本条论述中暍的主要脉证及其误治的变症。

暑为六淫之一，病从太阳开始，故有发热恶寒的见症；但暑多挟湿，故又见身重而疼痛。由于暑月天气炎热，容易出汗，所以伤暑多呈气阴两伤的病证，喻嘉言所谓"夏月人身之阳以汗而外泄，人身之阴以热而内耗，阴阳两俱不足"，就是指的是这种病情。其脉或见弦细，或见芤迟，都属阴阳两虚之象。太阳内合膀胱，外应皮毛，小便之后，热随尿失，一时阳气虚馁，所以感觉形寒毛耸。阳虚不温四肢，所以手足逆冷。但稍有劳动，又即阳气外浮而身热，口开气喘；阴津内耗而失润，则前板齿躁。本证实属机体不能适应气候炎热，因虚而致之病，热不甚高，虚象却很突出，与其他外感初起多见实证者迥异。

本证表里异气，虚实错杂，治应兼顾；如因见有表证，而贸然发汗，必更伤阳气而恶寒加重；如仅注意其寒邪而贸然温针，则更助暑邪，必使发热益剧；如果误认口开、齿躁为内有燥热而数加攻下，则更伤其阴，津液内竭，必致小便淋涩，较溺赤之症更甚。凡此诸症，皆属误治之变。

【解读】

中暍，即伤暑，又名中热。三者同属一类疾病，属于西医的中暑。这是一类疾病而不是一个疾病，25条所列的临床表现不是一个病人必须同时具备的，而是不同的临床类型之综合。26条、27条就是2种不同的临床类型。

温病中的暑湿、暑热等卫分证都不属于中暍范畴，属于夏季、夏秋季传染病中的前驱期。

本条太阳中暍，发热恶寒等是西医的普通中暑，可以发展为热衰竭。

西医认为：在炎热环境中工作或者运动以及高温潮湿环境中工作，引起中暑，其征象为：大汗、极度口渴、乏力、头痛、恶心呕吐，体温高，可有明显脱水征如心动过速、直立性低血压或晕厥，无明显中枢神经系统损伤表现。这是热衰竭的临床表现，热衰竭可以是热痉挛和热射病的中介过程，治疗不及时，可发展为热射病。

中医认为：数下之，则淋甚。西医认为：使用下法，加重失盐失水，小便极少，刺激尿道，小便少而且疼痛。

若发其汗，则恶寒甚；西医认为：中暑再用汗法，引起休克，四肢末梢循环障碍，故恶寒甚。

加温针，则发热甚。西医认为：中暑时使用温针，促使体温升高。

中暍与西医的中暑具有高度重叠：①夏季高温；②湿度大；③出大汗，引起水电解质紊乱，或者湿度太大，汗出不畅，体温急剧上升。

【西医链接】

中暑是在暑热季节、高温和（或）高湿环境下，由于体温调节中枢功能障碍、汗腺功能衰竭和水电解质丢失过多而引起的以中枢神经和（或）心血管功能障碍为主要表现的急性疾病。根据临床表现，中暑可分为先兆中暑、轻症中暑、重症中暑。其中重症中暑又分为热痉挛、热衰竭和热射病。热射病是最严重的中暑类型。

一、病因

1. 产热增加　在炎热高温季节或高温、高湿通风不良环境下劳动，防暑降温措施不足等。

2. 机体散热减少　环境温度、湿度高，通风不良，汗腺功能障碍等。

3. 机体热适应能力下降　年老体弱、产褥期女性及患有心脑血管疾病等基础病的患者，热适应能力相对较弱，同等环境下更易发病。

二、临床表现

根据我国《职业性中暑诊断标准》（GB11508-89），中暑分为先兆中暑、轻症中暑、重症中暑。

1. 先兆中暑　在高温环境下，出现头痛、头晕、口渴、多汗、四肢无力发酸、注意力不集中、动作不协调等，体温正常或略有升高。

中医：太阳中暍，发热恶寒，身重而疼痛，其脉弦细芤迟。

2. 轻症中暑　除上述症状外，体温往往在38℃以上，伴有面色潮红、大量出汗、皮肤灼热，或出现四肢湿冷、面色苍白、血压下降、脉搏增快等表现。

中医：其脉弦细芤迟。小便已，洒洒然毛耸，手足逆冷，

3. 重症中暑　包括热痉挛、热衰竭和热射病。

热痉挛是突然发生的活动中或者活动后痛性肌肉痉挛，通常发生在下肢背面的肌肉群（腓肠肌和跟腱），也可以发生在腹部。肌肉痉挛可能与严重体钠缺失（大量出汗和饮用低张液体）和过度通气有关。热痉挛也可为热射病的早期表现。

热衰竭是由于大量出汗导致体液和体盐丢失过多，常发生在炎热环境中工作或者运动而没有补充足够水分的人中，也发生于不适应高温潮湿环境的人中，其征象为：大汗、极度口渴、乏力、头痛、恶心呕吐，体温高，可有明显脱水征，如心动过速、直立性低血压或晕厥，无明显中枢神经系统损伤表现。热衰竭可以是热痉挛和热射病的中介过程，治疗不及时，可发展为热射病。

热射病是一种致命性急症，根据发病时患者所处的状态和发病机制，临床上分为2种类型：劳力性和非劳力性热射病。劳力性者主要是在高温环境下内源性产热过多，多见于健康年轻人，常见重体力劳动、体育运动（如炎热天气中长距离的跑步者）或军训时发病。高热、抽搐、昏迷、多汗或

无汗、心率快，它可以迅速发生。其非劳力性主要是在高温环境下体温调节功能障碍引起散热减少（如在热浪袭击期间生活环境中没有空调的老年人），它可以在数天之内发生。其征象为：高热（直肠温度≥41℃）、皮肤干燥（早期可以湿润），意识模糊、惊厥，甚至无反应，周围循环衰竭或休克。此外，劳力性者更易发生横纹肌溶解、急性肾衰竭、肝衰竭、DIC 或多器官功能衰竭，病死率较高。

26. 太阳中热者，暍是也。汗出恶寒，身热而渴，白虎加人参汤主之。

白虎加人参汤方：

知母六两　石膏一斤（碎）　甘草二两　粳米六合　人参三两

上五味，以水一斗，煮米熟汤成，去滓，温服一升，日三服。

【注解】

太阳中热：是感受暑热而引起的太阳证，即《温病条辨》中的暑温之一。

【释译】

本条论述伤暑偏于热盛的证治。

"暍"是伤暑病，所谓"太阳中热"，是感受暑热而引起的太阳证。《素问·生气通天论》："因于暑、汗、烦则喘喝。"故此病初起，由于暑热熏蒸，即见汗出，汗出多而腠理空疏，故其人恶寒。但须注意，伤暑的汗出恶寒，是汗出在先，因汗出而恶寒，与一般表证恶寒发热者不同，暑必发热，故其人身热，暑热伤津，故又见口渴，这些都是暑病的主症。至于心烦、溺赤、口舌干燥、倦怠少气、脉虚等症，亦为临床所常见，应与主症结合起来辨证。白虎加人参汤有清热祛暑，生津益气之功，是暑病的正治法。

《素问·刺志论》说："气虚身热，得之伤暑。"脉细弱或芤大，而与身热并见，是夏月伤暑的基本特征。白虎加人参汤系针对暑热盛而无挟湿者设，由于热迫津伤，故必有烦渴引饮，津液耗泄（或汗出溱溱，或尿频量多）等症；至于恶寒，则是阳气随津液外泄，一时虚馁所致，《伤寒论》所述白虎加人参汤证，亦有"时时恶寒"或"背微恶寒"，与此同一病机，可以互证。以上，都是伤于暑热的辨证要点。

【解读】

本证与现代热衰竭相同。严重的中暑可以引起痉挛，属于痉病。

热衰竭是由于大量出汗导致体液和体盐丢失过多，常发生在炎热环境中工作或者运动而没有补充足够水分的人中，也发生于不适应高温潮湿环境的人中，其征象为：大汗、极度口渴、乏力、头痛、恶心呕吐，体温高，可有明显脱水征如心动过速、直立性低血压或晕厥，无明显中枢神经系统损伤表现。

人参白虎汤的适应症是四大：高热、大渴、大汗、脉洪大。热衰竭典型表现：大汗、极度口渴、体温高、心动过速等，完全符合人参白虎汤的适应症。

27. 太阳中暍，身热疼重，而脉微弱，此以夏月伤冷水，水行皮中所致也。一物瓜蒂汤主之。

一物瓜蒂汤方：

瓜蒂二十个

上剉，以水一升，煮取五合，去滓，顿服。

【注解】

伤冷水：贪凉饮冷。

水行皮中：水溢肌肤。

【释译】

本条论述伤暑挟湿的证治。

伤暑则身热，挟湿则疼重，暑湿伤阳，故脉微弱。其因由于夏月贪凉饮冷，或汗出入水，水行皮中，阳气被遏所致。治宜一物瓜蒂汤去湿散水。瓜蒂，《本经》主大水，身面四肢浮肿。本条以身体疼重为主症，疼重由于湿胜，用瓜蒂以散皮肤水气，水气去则暑无所依，而病自解。此治中暑兼湿者之法也。

本条争论甚大，多数认为药不对症，后世多有发挥，如《金鉴》主用香薷饮或大顺散发汗，可以取法，《温病条辨》用东垣清暑益气汤。

【解读】

瓜蒂，又叫苦丁香、甜瓜蒂、香瓜蒂。瓜蒂苦寒有毒，主入胃经，功善催吐热痰、宿食，而治痰迷癫狂。研末蓄鼻，去湿热退黄疸。因为有毒，古今少用本方治疗暑病的治验，可以选用香薷饮或者新加香薷饮等治疗夏季受凉引起的暑湿疾病。

本条病因是夏季光热、用冷水等刺激，引起发热、身体沉重的感觉，与伤寒表证相类同，即太阳中暍。所以与西医的中暑没有关系，而是指夏季感冒，后世用香薷饮治疗。

百合狐惑阴阳毒病脉证治第三

1. 论曰：百合病者，百脉一宗，悉致其病也。意欲食复不能食，常默默，欲卧不能卧，欲行不能行，欲饮食，或有美时，或有不用闻食臭时，如寒无寒，如热无热，口苦，小便赤，诸药不能治，得药则剧吐利，如有神灵者，身形如和，其脉微数。每溺时头痛者，六十日乃愈；若溺时头不痛，淅然者，四十日愈；若溺快然，但头眩者，二十日愈。其证或未病而预见，或病四、五日而出，或病二十日或一月微见者，各随证治之。

【注解】

百脉一宗：指人体血脉分之可百，但其同归心肺所主则一。"宗"，"本"也、"聚"也之谓。病位在肺，肺朝百脉之意。

若溺快然，但头眩者：小便的时候突然晕倒，临床上称之为排尿晕厥，是因为憋尿时快速排尿，会使膀胱快速空虚，腹压骤减，从而影响腹主动脉、下腔静脉的压力快速发生变化，以及患者由坐位，或者平卧位，突然变为立位排尿时而引起了直立性低血压，使大脑短暂供血不足导致小便时突然晕倒在地。

【释译】

本条论述百合病的病因、证候、诊断、治疗原则和预后，是百合病的总纲。

百合病是一种心肺阴虚内热的疾病。由于心主血脉，肺主治节而朝百脉，故心肺正常，则气血调和而百脉皆得其养，如心肺阴虚成病，则百脉俱受其累，证候百出，故云"百脉一宗，悉致其病"。

肺有通调水道、下输膀胱的作用，而膀胱又外应皮毛，其脉上行至头，入络脑，故小便时有头痛或恶风或头眩的症状产生。在临诊时，可作为判断疾病轻重或痊愈时间的参考。其所记载的六十日，四十日，二十日，可作为诊断病情的轻重浅深，并非定数，不可拘泥。

本病多发生于热病之后，为心肺阴液被耗损，或余热未尽所致；见于未病之前者，多为情志不遂，日久郁结化火，消泺阴液而成。应根据具体情况，随证施治。

【解读】

百合病大致有以下 3 种情况：

第一种情况是大病之后引起的虚证，实际上是虚实夹杂，以虚为主。无论是外感病、脏腑杂病，治愈之后，或者遗留有后遗症，或者转为慢性，在机体恢复功能相对稳定平衡之后，出现的全身功能性病变。所以临床表现复杂多变，没有特异性。这种病人在古代是非常常见的，现代由于抗生素、外科手术、化学药物以及各种物理治疗，相对而言治愈的病人增多，慢性病、后遗症相对减少，显得不重要，而且少见了。

病后具有明确的、特异性症状，根据特异性的临床表现，可以归类到具体的脏腑、具体的疾病，不属于百合病。百合病是指那些没有具体脏腑，没有特异性典型症状，不可归类的非特异性全身症状表现的病后虚弱状态。例如：现代化疗病人，大手术后的恢复期等，表现出的全身虚弱状态。

第二种情况是情志、精神方面引起的神经官能症，肝气郁结－身心疾病证态的早期。

第三种情况是慢性肺结核病，百脉一宗是指肺，因为肺朝百脉。

总之，百合病是指不可归类，无特异性的全身虚弱状态。

2. 百合病发汗后者，百合知母汤主之。

百合知母汤方：

百合七枚（擘）　知母三两（切）

上先以水洗百合，渍一宿，当白沫出，去其水，更以泉水二升，煎取一升，去滓；别以泉水二升煎知母，取一升，去滓；后合和，煎取一升五合，分温再服。

【注解】

发汗后：误用解表发汗法后。

【释译】

本条论述百合病误汗后的治法。

百合病，本来心肺阴虚、内有燥热，不能使用汗法，若医者将个别表面现象，如"如寒无寒，如热无热"误认为表实证而用汗法，汗后阴液受伤，肺阴为之不足，燥热尤甚，则出现心烦、口燥等症，宜补虚清热、养阴润燥，用百合知母汤。以百合润肺清心，益气安神；以知母养阴清热，除烦润燥；以泉水煎药清其内热。三者共起补虚、清热、养阴、润燥作用。

本方证是以心肺阴虚内热，百脉失和，虚热加重为主要病机的病证。临床表现，在百合病本证（百合地黄汤证）的基础上，更见心烦少寐，口燥口渴等症，即燥热尤甚，可用本方治之。

【解读】

大病的恢复期，余热未尽，或者神经官能症患者出现：心烦少寐、口燥口渴等症，就是百合知母汤的适应症。实际上就是虚证—神经官能症证态中的一种临床类型，归不到哪一个特定的脏腑，没有特异性，仅仅表现为心烦少寐、口燥口渴等症，不一定必须误汗引起。

3. 百合病下之后者，滑石代赭汤主之。

滑石代赭汤方：

百合七枚（擘）　滑石三两（碎，绵裹）　代赭石如弹丸大一枚（碎，绵裹）

上先以水洗百合，渍一宿，当白沫出，去其水，更以泉水二升，煎取一升，去滓；别以泉水二升煎滑石、代赭，取一升，去滓；后合和重煎，取一升五合，分温服。

【注解】

下之后：误用攻下法后。

【释译】

本条论述百合病误下后的治法。

百合病本为虚热在里，不能使用下法。若误认为"欲饮食，复不能食"是邪热入里之里实证，而用攻下法，下后必然产生2种变症：一是下后津液耗伤，则内热加重，一部分阴液从大便泄出，所以小便反而减少，表现为小便短赤而涩；二是因泻下之药每为苦寒之品，服后损伤胃气，则出现胃气上逆，呕吐呃逆诸症。法当养阴清热，利尿降逆，用百合滑石代赭汤，方中百合清润心肺，滑石、泉水利小便，兼以清热，代赭石降逆和胃。使心肺得以清养，胃气得以和降，则小便清，大便调，呕逆除。

以上这一大段话，不是张仲景说的，是后世医家的解释，以方测证。

【解读】

这是另外一种临床类型，临床表现：小便少、短赤而涩，胃气上逆，呕吐呃逆诸症。明显看出这是对症治疗，或者以方测症。滑石有利尿作用，代赭石具有止呕、治疗恶心、膈肌痉挛等作用。

4. 百合病，吐之后者，用后方主之。

百合鸡子汤方：

百合七枚（擘）　鸡子黄一枚

上先以水洗百合，渍一宿，当白沫出，去其水，更以泉水二升，煎取一升，去滓，内鸡子黄，搅匀，煎五分，温服。

【注解】

吐之后：误用吐法后。

【释译】

本条论述百合病误吐后的治法。

百合病本属阴不足之证，是不能使用吐法的。若误认为"欲饮食或有美时，或有不用闻食臭时"是痰涎壅滞而用吐法，虚作实治，吐后不仅损伤脾胃之阴，更能扰乱肺胃和降之气。阴愈损，则燥热愈增，引起虚烦不安、胃中不和等证。法当滋养肺胃之阴以安脏气，以百合养阴清热；鸡子黄养阴润燥以滋胃阴，共奏养阴除烦之功，则阴复胃和，虚烦之证自愈。

【解读】

病后虚弱，又有呕吐、呃逆等症状，可以使用百合鸡子汤，无论是否用了吐法，均可使用此法。

5. 百合病，不经吐、下、发汗、病形如初者，百合地黄汤主之。

百合地黄汤方：

百合七枚（擘）　生地黄汁一升

上以水洗百合，渍一宿，当白沫出，去其水，更以泉水二升，煎取一升，去滓，内地黄汁，煎取一升五合，分温再服。中病，勿更服。大便常如漆。

【注解】

如初：如刚开始发病时的情形。

【释译】

本条论述百合病的正治法。

百合病未经吐、下、发汗等错误治法，日虽久而病情如初，仍如首条所述症状，应该用百合地黄汤治疗。因百合病的病机，是心肺阴虚内热，百合功能为润肺清心，益气安神；生地黄益心营，清血热；泉水下热气，利小便，用以煎百合，共成润养心肺、凉血清热之剂，阴复热退，百脉调和，病自可愈。服药后大便呈黑色，为地黄本色，停药后即可消失，不必惊惧。

尤怡《金匮要略心典》：此则百合病正治之法也。盖肺主行身之阳，肾主行身之阴，百合色白入肺，而清气中之热；地黄色黑入肾，而除血中之热。气血既治，百脉俱清，虽有邪气，亦必自下，服后大便如漆，则热除之验也。"百合色白入肺，地黄色黑入肾"，一语中的，取象比类运用精妙。

【解读】

百合病之心肺阴虚内热证。症见神志恍惚，意欲饮食复不能食，时而欲食，时而恶食；沉默寡言，欲卧不能卧，欲行不能行，如有神灵；如寒无寒，如热无热，口苦，小便赤，舌红少苔，脉微细。

百合地黄汤现在常用于神经官能症、癔病、植物神经功能紊乱，更年期综合征、肺结核等属心肺阴虚内热者。

在百合地黄汤的基础上，演化出以下3个方剂：

（1）百合知母汤

主治：百合病心肺阴虚内热证。百合病，发汗后，心烦口渴者。

（2）滑石代赭汤

主治：百合病心肺阴虚内热气逆夹湿证。百合病本证未愈，又见小便短涩不利，呕吐呃逆等症。

（3）百合鸡子黄汤

主治：百合病本证未愈，又见虚烦不眠、胃中不和等症。

第2、3、4条分别为百合病误用汗、下、吐法之后出现的变证。第5条为百合病的主方。

6. 百合病一月不解，变成渴者，百合洗方主之。

百合洗方：

上以百合一升，以水一斗，渍之一宿，以洗身。洗已，食煮饼，勿以盐豉也。

【注解】

渴：伤津口渴症。

【释译】

本条论述百合病经久变渴的外治法。

百合病本无口渴之症，但经一月之久而不愈，出现口渴的变症，说明阴虚内热较甚，在这种情况下，仅单纯内服百合地黄汤则药力不够，难以收到满意效果，应当内服、外洗并用。必须再配合百合洗方，渍水洗身。因肺合皮毛，其气相通，所以用百合渍水外洗皮肤，"洗其外，亦可通其内"，可以收到清热养阴润燥的效果。煮饼是小麦粉制成，能益气养阴，说明调其饮食，亦可帮助除热止渴。勿以"盐豉"，因咸味能耗津增渴，故当禁用。

张璐《张氏医通》："其一月不解，百脉壅塞，津液不化而成渴者，故用百合洗之，则一身脉皆得通畅，而津液行，渴自止，勿食盐豉者，以味咸而凝血也。"

【解读】

透皮治疗系统（TTS）　皮肤给药已经成为继口服、注射之后的第3种给药方法，具有更广阔的前景。自1981年美国上市第一个用于治疗运动病的TTS－东莨菪碱贴剂以来，现已有多种透皮吸收制剂，如：硝酸甘油、雌二醇、芬太尼、可乐定、睾酮、尼群地平、噻吗洛尔等TTS应用于临床受到普遍欢迎。常用分散剂：水，乙醇、液状石蜡、植物油、甘油等，有利于帮助药物有效成分的吸收。

1. 皮肤的结构

皮肤由表皮、真皮和皮下脂肪组织构成。真皮及皮下组织对药物穿透的阻力很小，且微血管发达，药物由此吸收进入体循环。

2. 皮肤的吸收途径

（1）经完整皮肤吸收，即通过角质层等表皮结构进入真皮组织，完整的表皮具有类脂膜特性，主要允许脂溶性和非解离型药物透过。

（2）经细胞间隙途径。

（3）经附属器途径吸收，即通过汗腺、毛孔和皮脂腺进入真皮和皮下。

皮肤给药系统中，表皮特别是角质层是主要的屏障层，一旦它的保护功能丧失，大量的水溶性、非电解质分子会以上千倍的速度扩散入体循环，所以促进药物的透皮吸收主要是减少这一屏障层的阻碍。如果通过毛孔、毛囊皮脂腺、汗管等皮肤附属器进入体内，只占总量的0.1%。这种途径更适用于一些离子和大的极性分子。皮肤附属器等于提供了一个药物透过时的分流旁路，在药物达到稳态流量之前的短时间内这条途径很重要，另外，有研究发现聚合物和胶体粒子对皮肤毛囊，汗管等具有特殊的靶向性。

百合化学成分：

百合除含有淀粉、蛋白质、脂肪及钙、磷、铁、维生素 B_1、B_2、C 等营养素外，还含有一些特殊的营养成分磷脂类：磷脂酰甘油，磷脂酰胆碱等；氨基酸类：脯氨酸，精氨酸，谷氨酸等，不仅具有良好的滋补效用，对于虚弱、慢性支气管炎、结核病、神经官能症等患者有很大的帮助。其他对多种癌症都有一定的疗效，也是一种天然的抗肿瘤药。

百合中的磷脂酰甘油、甘油衍生物等，能够帮助有效成分的吸收。本条百合洗方是2000年前透皮给药系统的一种制剂。本疗法，后世使用较少。

7. 百合病，渴不差者，用后方主之。

栝楼牡蛎散方：

栝楼根　牡蛎熬等分

上为细末，饮服方寸匕，日三服。

【注解】

不差：不解。

牡蛎熬：熬即烤干、焙干、炒干、煎干的意思，中药炮制的方法。

【释译】

本条论述百合病渴不差的治法。

本条与上条应当连贯起来讨论，意思是说，用内服外洗两法治疗而口渴仍然不解，是因为热盛津伤，药不胜病，所以用栝楼牡蛎散治之，方中栝楼根苦寒清解肺胃之热，生津止渴；牡蛎咸寒引热下行，使热不致上炎而消烁津液，如此，则津液得生，虚热得清，口渴自解。

【解读】

适用于百合病阴虚内热，虚阳上浮，肺胃津伤而见口渴者。

这是百合病中的一种临床类型，往往由阴虚内热引起，天花粉是治疗口渴的主药。天花粉、牡蛎是治疗口渴的药对。主治：大病之后的虚劳烦热。具有降血糖的作用。

8. 百合病变发热者，百合滑石散主之。

百合滑石散方：

百合一两（炙）　滑石三两

上为散，饮服方寸匕，日三服。当微利者，止服，热则除。

【注解】

变：转变。

【释译】

本条论述百合病变发热的治法。

百合病本为"如寒无寒，如热无热"，是不应发热的。今变发热，是经久不愈，热盛于里，而外达肌肤的征象，治用百合滑石散，以百合滋养肺阴清其上源，使其不燥；以滑石清里热而利小便，使热从小便排出，小便得利，里热得除，则肌肤之表热自解。

【解读】

百合滑石散功效：滋阴润肺，清热利尿。适应症：百合病，热盛于里，变发热而小便赤涩者。

百合病，小便赤涩者，是本方的适应症。这是百合病的一个临床类型。

这是一种通过利小便解热(降低体温、治疗发热)的一种方法，即西医的多喝开水，通利小便排除毒素的意思，不加具体药物，中医有治疗方剂如百合滑石散。

9. 百合病见于阴者，以阳法救之；见于阳者，以阴法救之。见阳攻阴，复发起汗，此为逆；见阴攻阳，乃复下之，此亦为逆。

【注解】

逆：逆治。

【释译】

本条论述百合病的治疗原则。

百合病的病机，主要是阴虚内热，治当补其阴之不足，以调整阳之偏胜，即所谓"见于阳者，以阴法救之"。故诸治法皆以百合补肺而使流气于府，所谓气归于权衡，权衡以平也。本篇治百合病诸方，即为此而设，但阴虚之甚者，阴中之阳亦受损害，往往兼见怯寒、神疲等症，在治疗上又当酌用养阳之法，即所谓"见于阴者，以阳法救之"。本篇对于此种证治，虽未具体论述，学者应宜隅反，后世常用温柔养阳之法，临证时可以参考应用。

【解读】

(1)西医，器质性疾病的恢复期，或者临床治愈之后的后遗症、虚弱状态。器质性疾病包括：感染性疾病与非感染性内科器质性疾病。

器质性疾病临床治愈之后，器官的器质性损伤是不能够完全复原的，或者被结缔组织代替。这部分功能通过本器官或者其他器官代偿，整个机体的功能处于新的平衡状态。这种新的平衡是宏观上的、整体的平衡，与原来未病之前的平衡是不同的，因此出现了许许多多非特异性的临床表现，这就是百合病的实质。

器质性疾病之后，如果遗留有具有特异性的临床表现，就归类于某一个器官的慢性期，或者后遗症，而那些不具备特异性的临床表现，归类于百合病。

百合病－器质性疾病之后非特异性、全身性虚弱证态。

(2)西医神经官能症与中医的虚证是一个证态，气血阴阳与脏腑相配合，形成五脏的阴阳气血虚证，参考脏腑辨证。这些具有脏腑特异性的虚证，不属于百合病，而那些不能归类于脏腑虚证范畴内的虚证，就是百合病。

(3)情志异常引起的肝气郁结－身心疾病的早期，身心疾病中还不具备器官特异性的那些临床表现，也属于百合病。

在《融合观》书中第186页，虚证的西医解读：①功能性疾病包括神经官能症；②器质性疾病的早期、慢性期(机体的代偿功能使得整体获得新的平衡，功能性临床表现显现出来)；③心身疾病的早期、潜伏期、前驱期。这些与百合病是一致的。

百合病的病机，主要是阴虚内热，所以以上3种情况，以阴虚内热为主要病机。

【结语】

1~9条为百合病，第1条是百合病概论，第9条是治疗方法总结。

百合病以阴虚内热为主要病机，百合地黄汤及其衍化出来的方剂，后世所用并不多见，可能是因为后世对于阴虚内热的认识与治疗有了比较大的发展，产生了许多更加有效的方剂，诸如：青蒿鳖甲汤、一贯煎、大补阴丸、百合固金汤等，百合地黄汤及其衍化方剂也淡出医家的视野，或退居次要地位。百合病是一个非常睿智的命名，奇妙地与百合(100张鳞叶)这个食材结合起来，想象力太丰富了！

【拓展】

金元四大家的李东桓提出气虚发热，用补中益气汤；朱丹溪提出阴虚发热，滋阴降火，用大补阴丸。气虚发热与阴虚发热彼此相关，临床上有时候鉴别困难。虚热－功能性低热证态，是中西医临床上的共同难点。（参考《融合观》第208~215页）

10. 狐惑之为病，状如伤寒，默默欲眠，目不得闭，卧起不安，蚀于喉为惑，蚀于阴为狐，不欲饮食，恶闻食臭，其面目乍赤、乍黑、乍白。蚀于上部则声喝，甘草泻心汤主之。

甘草泻心汤方：

甘草四两　黄芩三两　人参三两　干姜三两　黄连一两　大枣十二枚　半夏半升上

上七味，水一斗，煮取六升，去滓再煎，温服一升，日三服。

【注解】

(1)蚀：就是腐蚀。

(2)阴：指前后二阴。

(3)上部：指喉部。

(4)声喝：此处据《辞海》"喝"读(yè)，指说话声音噎塞嘶哑。

【释译】

本条论述狐惑病的证治。

本病是因湿热虫毒引起，在病变过程中，可以出现发热症状，形如伤寒。由于湿热内蕴，所以沉默欲眠，食欲不振，甚至恶闻饮食气味；虫毒内扰，故卧起不安，目不得闭，面色变幻无常，或红、或黑、或白。如虫毒上蚀咽喉，则咽喉腐蚀；虫毒下蚀二阴，则前阴或后阴溃疡；而且有时咽喉与二阴同时溃疡。上部咽喉被蚀，伤及声门，则发声嘶嘎，可用甘草泻心汤治疗。方中芩、连苦寒，清热解毒，干姜、半夏辛燥化湿，佐参、枣、甘草以和胃扶正，共成清热化湿、安中解毒之功。

狐(惑)病虽本于湿热，但病有新久不同，人有体质差异，故临证应根据不同情况，随证施治。病属湿热内蕴者，用甘草泻心汤化裁治疗，方中甘草用量宜重。若前阴溃疡加地肤子；肛门蚀烂加炒槐角；眼部损害加密蒙花、决明子；口腔溃疡可外用冰硼散、锡类散等。若肝经湿热明显，症见口苦、溲赤、心中懊憹失眠者，可加龙胆草、黄柏、木通、车前子、赤小豆等；若脾气虚衰，形瘦发热、神疲肢倦者，可合用补中益气汤以清解湿热，升清降浊。

【解读】

中医界一直认为本病的临床表现与现代医学之口、眼、生殖器综合征颇为相似。

本病的发病原因，古人认为与伤寒之后，余热未尽，湿热邪毒内蕴有关。近代通过大量临床实践，对狐惑病的病因，进行了新的探讨，认为久卧湿地，饱经风霜，产后郁热，情怀不畅等，均是发病的主要因素。而脾胃湿热、热毒蕴结、气血凝滞等，是其早期的基本病机。后期则以气血不足、脾肾亏虚或肝肾不足为主要病理变化。临证当据不同证情，随证施治。

《医宗金鉴》卷三十七："狐惑，牙疳，下疳等疮之古名也。近时惟以疳呼之，下疳即狐也，蚀烂肛阴；牙疳即惑也，蚀咽腐龈，脱牙穿腮破唇。"牙疳即西医牙根尖脓肿瘘管诸如：下颌磨牙根尖脓肿引起咬肌前沿瘘管，上颌尖牙根尖脓肿引起眶下瘘管，下颌前牙引起的颏下瘘管等。这是一个单独的疾病，不与全身其他疾病相关联，与《金匮要略》中的狐惑不同。所以，在中西医对照的时候一定要根据临床实际，具体问题具体分析。

《伤寒论》第158条：伤寒中风，医反下之……甘草泻心汤主之。该方中没有人参，多数学者认为应该加人参，可供临床参考。

综合《伤寒论》《金匮要略》，甘草泻心汤是黏膜修复剂。就范围而论是针对全身黏膜而言的，不仅包括口腔、咽喉、胃肠、肛门、前阴，还包括泌尿系黏膜乃至呼吸道黏膜、眼结膜等。就病变类型而言，既可以是黏膜的一般破损，又可以是充血、糜烂，也可以是溃疡。临床表现或痒、或痛、或渗出物与分泌物异常等，因其病变部位不同而表现各异。临床方面，甘草泻心汤既可以用于治疗复发型口腔溃疡、白塞氏病，也能用于治疗慢性胃炎、胃溃疡以及结肠炎、直肠溃疡、肛裂、痔疮等。结膜溃疡、阴道溃疡也能使用。甘草是本方主药，有修复黏膜的作用。甘草汤（生甘草6～10g）可以视为黏膜的止痛剂与修复剂，除了口腔黏膜外，胃黏膜溃疡也同样可以用本方止痛。

狐惑这个病的命名是怎么来的？无从考证，大家都知道殷纣王与妲己的故事，妲己被说成九尾狐狸精迷惑殷纣王。这个故事发生在张仲景之前大约1000年，用色相迷惑的女人通常被说成狐狸精。狐狸的眼睛是红色的，与人的虹膜睫状体炎相似，狐狸阴部发出异味与阴部溃疡发出异味相类似，取象比类，把这种疾病称为狐惑病。再者，女人引诱男人常用的方法是：亲吻、眉目传情、性交，白塞氏病最初的描述主要是指复发性口腔溃疡，阴部溃疡和眼色素膜炎的三联征，正是男女传递爱情的部位，这也许是用狐惑病命名的理由吧。

狐狸身上有一股特殊的骚味，很难去除掉。所以狐狸被称作"骚狐狸"，这种气味是它的肛门腺分泌出来的气味，狐狸在繁殖期会结成小群，其他时期单独生活，这是狐狸宣布自己领地的标志，是一种领域行为。

11. 蚀于下部则咽干，苦参汤洗之。

【注解】

下部：这里指前阴。

【释译】

本条论述狐病前阴蚀烂的证治。

狐病，前阴蚀烂，是由于足厥阴肝脉，绕阴器，抵少腹，上通于咽喉，其热毒循经自下而上冲，则咽喉干燥，可用苦参汤熏洗前阴患处，杀虫解毒化湿以治其本，则咽干自愈。

狐病虽有内治、外治之法，但以内治为主，其外治方中，苦参汤现代常用于湿疹、疥疮或会阴肛门搔痒、肿痛及白塞氏综合征外洗或漱口均宜。治赤白带下，阴道滴虫之阴部瘙痒可加黄柏、龙胆草、蛇床子；治周身风痒，疥疮顽癣，可加地黄、赤芍、白藓皮。

【解读】

口、眼、生殖器损害，可以系统、典型发生；也可以不典型发生，只在某一个部位发生。狐惑病也具这个特点，或者某一个部位比较严重，为主要表现。

12. 蚀于肛者，雄黄熏之。

雄黄：

上一味为末，筒瓦二枚合之，烧，向肛熏之。

【注解】

熏：熏洗。

【释译】

本条论述狐（惑）病后阴蚀烂的治法。

肛门蚀烂，可用雄黄熏患处，雄黄有较强的杀虫解毒燥湿作用，故用以就近治之。

13. 病者脉数，无热，微烦，默默但欲卧，汗出，初得之三四日，目赤如鸠眼；七八日，目四眦黑。若能食者，脓已成也，赤豆当归散主之。

赤豆当归散方：

赤小豆三升（浸，令芽出，曝干）　当归三两

上二味，杵为散，浆水服方寸匕，日三服。

【注解】

无热：谓无寒热，是无表证的互词。

鸠眼：鸠，鸟名，俗称斑鸠，其目色赤。

四眦：指两眼内外眦。

浆水：浆，酢也，《本草纲目》称浆水又名酸浆。嘉谟云："炊粟米熟，投冷水中，浸五六日，味酸，生白花，色类浆，故名。"

【释译】

本条论述狐酿脓的证治。

脉数、微烦、默默但欲卧，是里热盛的征象。无热汗出，表示病不在表，说明血分已有热。目赤如鸠眼，是因血中之热，随肝经上注于目，为蓄热不解，湿毒不化，即将成痈脓的征象。如两眼内外眦的颜色发黑，表明瘀血内积，脓已成熟。病人能食即合热消谷善食几之意。主用赤小豆当归散治疗，以赤小豆渗湿清热，解毒排脓；当归活血，去瘀生新；浆水清凉解毒。方中当归原书没有量多认为是3两。

本证之目赤，以风轮最为明显，可见角膜红赤、畏光、视力逐渐减退等，若反复发作，常可形成前房积脓，甚或致盲。其治疗大法宜解毒渗湿，清热凉血，活血排脓，可用赤小豆当归散合龙胆泻肝汤、犀角地黄汤等治疗。有报道将本病分4型内外合治：①脾胃虚寒、湿热内蕴，方用甘草泻心汤；②温毒上犯者，方用普济消毒饮；③湿热内蕴者，方用龙胆泻肝汤合异赤散；④热盛血瘀者，方用赤小豆当归散合茵陈蒿汤加味。外治：苦参50g水煎洗前阴部；雄黄15g熏或少许涂肛门（已破烂者，不可外涂）。

【解读】

狐惑与白塞氏综合征相互重叠。在发热、成脓前期，病人往往出现食欲亢进的症状，这是为了给发热、化脓积蓄能量，中医谓：合热消谷善饥。

【西医链接】

白塞氏综合征临床表现：

(1)主要指征：①反复发作的阿弗他口腔黏膜溃疡；②皮肤结节样红斑、皮下栓塞性静脉炎、毛囊炎样皮疹、皮肤对刺激过敏；③生殖器溃疡；④反复发生的前房积脓性虹膜睫状体炎及(或)脉络膜视网膜炎。

(2)次要指征：①关节红肿疼痛；②消化道病变；③附睾炎；④栓塞性血管病、动脉瘤；⑤中枢神经系统病(脑干综合征、脑膜脑炎综合征等)。

在病程经过中，以上4项主要指征全部出现者称为完全型；出现其中3项，或虽无3项，但有复发性前房积脓性虹膜睫状体炎、坏死性视网膜血管炎伴有口腔黏膜溃疡等另一项指征者，称为不完全型。

所有Behcet病患者中，有眼病变者占70%～85%。以眼病变为主要表现者，称眼型Behcet病。眼病变中虽复发性前房积脓性虹膜睫状体炎为经典表现(目赤如鸠眼)，但以脉络膜视网膜血管炎为主症者也并不少见，有时因眼球前段炎症而被忽略。

眼病变一般发生于其他器官炎症之后1~2年，也有首先出现者。因眼病就诊的患者，除畏光、流泪、疼痛、视力下降等症状外，尚有睫状充血、灰白色KP；较稀薄的前房积脓，可随体位转变而缓慢改变其液平面，亦可在无睫状充血等情况下突然出现，并能自发消失；虹膜后粘连、晶状体瞳孔被色素或渗出物遮盖等体征。少数病例还可见到虹膜角膜角的圆形黑色沉着物。如果眼底能窥见，则有玻璃体混浊，尤其下方灰白色疏松的团块状混浊；脉络膜视网膜渗出、出血、视网膜血管充盈迂曲，甚至表现主干或分支静脉阻塞等；视盘充血水肿，边缘出血等也时有发现。

眼部炎症常因治疗或自行缓解而减轻，但不能完全静止。易反复发作，发作有一定的周期性。每发作一次，病情加重一次。如此顽固迁延，往往长达数年之久，甚至在20年以上。终因继发性青光眼、并发性白内障、视神经萎缩等而失明或因眼球遭受严重损害致眼球萎缩。自眼病出现至视力丧失一般不超过5年，平均3.36年。除葡萄膜视网膜炎症及由此继发的种种眼内病变外，有时还可见浅层巩膜炎。

眼以外的常见病变有：

(1)反复发作的口腔黏膜溃疡好发于口唇、颊部黏膜及舌面。溃疡初起为红色略高起的斑点，1~2d内变成圆形或类圆形浅溃疡，有清楚的红色边缘，表面有白色或黄白色假膜覆盖，为2～12mm。溃疡一般在7～10d愈合，大多不留瘢痕。

(2)反复发作的皮肤结节样红斑多见于上下肢、颈部及面部。红斑轻度隆起，有皮下硬结及压痛。10～14d趋于消失，消失处遗留色素沉着。皮肤病变的另一特点是对针刺等刺激非常敏感。在针刺或划痕处皮肤出现红肿硬结，甚至形成脓疱。

(3)反复发作的生殖器溃疡好发于阴囊、阴茎、阴唇，亦可发生于阴道及肛门周围。溃疡比口腔黏膜溃疡要深，愈合后留有瘢痕。

(4)反复发作的多关节炎最多见于膝关节，踝、肘、腕关节次之。关节红肿疼痛，大多为非对称性。

所以，本病西医归类于：风湿性疾病，中医归类于：痹症。

白塞综合征为血管炎性疾病。本综合征最初的描述主要是指复发性口腔溃疡，阴部溃疡和眼色素膜炎的三联征。以后认识到系一全身性疾病，可累及多系统多器官。典型或者符合诊断标准者可称为白塞病。但很多患者多不典型或尚不符合诊断标准，尤其是有些疾病如溃疡性结肠炎、肉芽肿性肠炎、节段性回肠炎等，也可引起类似的三联征表现，故统称为白塞综合征为好。本病由土耳其皮肤科医师Behcet首次报告，以后世界各地均有发现。本病在日本、朝鲜、中国、中近东(土耳其、伊朗)以及东地中海地区发病率远较西方欧美国家更高。因有此地区分布，故有的学者称本综合征为丝绸之路病。

病因尚不清楚。美国学者认为与单纯疱疹病毒感染有关；日本学者认为与链球菌感染有关；我国学者认为可能与结核病有密切关系；也有认为是一种自身免疫性疾病者。

白塞氏综合征没有特效治疗，主要使用免疫调节剂或免疫抑制剂，其次是对症治疗。第10条甘草泻心汤，甘草具有激素样作用，修复粘膜作用为主方，其他诸方为对症治疗。

14. 阳毒之为病，面赤斑斑如锦纹，咽喉痛，唾脓血。五日可治，七日不可治，升麻鳖甲汤主之。

15. 阴毒之为病，面目青，身痛如被杖，咽喉痛。五日可治，七日不可治，升麻鳖甲汤去雄黄、蜀椒主之。

升麻鳖甲汤方：

升麻二两　当归一两　蜀椒(炒去汗)一两　甘草二两　雄黄半两(研)　鳖甲手指大一片(炙)

上六味，以水四升，煮取一升，顿服之，老小再服，取汗。

【注解】

面赤：颜面红赤。

【释译】

阴阳毒病系感受疫毒所致，面赤斑斑如锦纹，咽喉痛，唾脓血，是阳毒的主症，血分热盛，故面部起红斑著明如锦纹，热灼咽喉故痛；热盛肉腐，肉腐则成脓，故吐脓血，5日可治，7日不可治，是指出早期治疗的重要意义。早期则邪毒未盛，正气未衰，易于治愈；日久则毒盛正虚，比较难治。主以升麻鳖甲汤，升麻、甘草清热解毒；鳖甲、当归滋阴散瘀；雄黄、蜀椒解毒，以阳从阳欲其速散。总之，本汤治阳毒，具有清热、解毒、散瘀的作用。

面目青，身痛如被杖，咽喉痛，是阴毒的主症。病毒侵袭血脉，瘀血凝滞，阻塞不通，故出现面目色青；经脉阻塞，血液流行不畅，故遍身疼痛如被杖一样；疫毒结于咽喉，故作痛；治疗仍用升麻鳖甲汤，解毒散瘀。去雄黄、蜀椒以防损其阴气。5日可治，7日不可治的含义，与阳毒同。

以上2条论述阴阳毒的证治及预后。

此所谓阴阳者，亦非脏腑气血之谓，但以面赤斑斑如锦纹，咽喉痛，唾脓血，其邪着而在表者谓之阳；面目青，身痛如被杖，咽喉痛，不唾脓血，其邪隐而在表之里者谓之阴耳。故皆得用辛温升散之品，以发其蕴蓄不解之邪，而亦并用甘润咸寒之味，以安其邪气经扰之阴。据报道，有人用本方加减治疗猩红热、红斑狼疮、紫癜等证属热毒血瘀者，每获良效。其血热重者，与犀角地黄汤合用；血瘀重者，加丹皮、赤芍、丹参；偏气虚者加人参、黄芪、白术，或与归脾汤合用。

【解读】

阴阳毒病系感受疫毒所致，具有以下临床特点：

(1)病因：疫毒，是传染病中的一种。

(2)阳毒唾脓血；阴毒不唾脓血；咽喉痛是其共同点。

(3)阴阳毒是同一个疾病，两种临床表现。

咽喉肿痛，唾脓血是化脓性扁桃体炎的特异性临床表现，有这一组明确固定的参照物，我们就可以证明：化脓性扁桃体炎或扁桃体周围脓肿与阴阳毒是一个证态。

"面赤斑斑如锦纹，咽喉痛，唾脓血"为阳毒，化脓性扁桃体炎破溃期，如果引流通畅，容易治疗。"面目青，身痛如被杖，咽喉痛"化脓性扁桃体炎未成脓，如果身体强壮，可以运用药物促其成脓，容易治疗；如果身体虚弱，不能化脓，直接进入感染性休克状态，不易治疗，病情危重。扁桃体周围脓肿如果向内破溃，引起咽旁间隙感染，还可以扩散到纵隔，导致脓毒血症，可以引起死亡。现代使用抗菌素，治疗效果大大提高。

升麻鳖甲汤有凉血解毒、活血化瘀的作用。可以用于外感时温疫毒、营血壅滞所致的面赤斑斑，如锦纹、咽喉肿痛、面目青灰、身体肌肉关节疼痛或者发热出疹、疹色鲜红等。临床常用于慢性扁桃体肿大、咽喉炎、猩红热、风湿类风湿性关节炎、骨性关节炎、血小板减少性紫癜、紫癜样皮炎、多发性皮肌炎、系统性红斑狼疮等疾病的治疗。

【西医链接】

化脓性扁桃体炎的主要致病菌为乙型溶血性链球菌、葡萄球菌、肺炎双球菌、流感嗜血杆菌等。腺病毒也可引起本病，细菌和病毒混合感染也不少见。有时则为急性传染病的前驱症状，如麻疹及猩红热等。通常呈散发性，偶有暴发流行，所以中医认为阴阳毒的病因是疫毒，疫即传染病的意思，毒是指病情危重。

扁桃体周围脓肿为扁桃体周围组织间隙的化脓性炎症，是急性扁桃体炎的并发症之一。多发生于扁桃体前上方，常为单侧性，双侧同时发生者甚少见，此病多见于青壮年，10岁以下及老年人少见。如果引流不畅，周围炎症波及翼内肌时，出现张口困难。脓肿甚大者可能引起上呼吸道梗阻，在古代没有抗菌素与外科切开引流技术，严重者引起脓毒血症甚至于死亡。

咽喉痛，是古今中外的一个共同参照物，西医的急性咽喉炎、急性扁桃体炎、扁桃体周围脓肿等均可以表现为：高热、颜面通红、咽喉痛、唾脓血。这是典型的临床表现，如果引起败血症或者脓毒血症、感染性休克，则可以表现为面目青，全身疼痛，瘀斑……，甚至死亡。

阳毒唾脓血，说明脓肿得到了引流，病情部分缓解；阴毒没有唾脓血，说明脓肿向深部扩散引起败血症。或者感染严重，直接引起多器官功能障碍衰竭。阴毒比阳毒病情更加严重，在古代死亡率高。

面赤斑斑如锦纹，即面色潮红，甚至出现纹理（类似于温病学中的斑疹隐隐或者溶血性链球炎产生的红斑毒素引起），说明已经进入营血分证－多器官功能障碍证态，即脓毒血症，这时候称为阳毒。脓毒血症合并弥漫性血管内凝血，则表现为：面目青，瘀斑……则是多器官功能衰竭，甚至死亡。

猩红热为A组溶血性链球菌感染引起的急性呼吸道传染病。中医称之为"烂喉痧"。其临床特征为发热、咽峡炎、全身弥漫性鲜红色皮疹和疹退后明显的脱屑。少数患者患病后由于变态反应而出现心、肾、关节的损害。

A组链球菌也称化脓性链球菌，可侵及人体任何部位，以侵及上呼吸道最常见。细菌本身菌体成分及其产生的毒素和蛋白酶，均参与了致病过程，引起了一系列化脓性、中毒性和变态反应性病变。链球菌多由呼吸道侵入人体，首先引起咽峡炎和扁桃体炎，在其产生的蛋白酶的作用下，使炎症扩散并引起组织坏死。同时由于细菌产生的致热外毒素（红疹毒素）的作用，可引起全身毒血症表现。

溶血性链球菌常引起扁桃体、咽部、中耳等感染。亦为肾盂肾炎、产褥热、猩红热的病原体。

所以，此处阴阳毒与A组溶血性链球菌感染引起化脓性扁桃体炎是一个证态。也可以是猩红热伴发扁桃体脓肿，也可能是风湿性心脏病、肾炎、风湿性关节炎的前驱期。在古代是非常常见的疾病而且危重。

疟病脉证并治第四

2021年6月30日，世卫组织宣布中国获得无疟疾认证。

1. 师曰：疟脉自弦，弦数者多热；弦迟者多寒。弦小紧者下之差，弦迟者可温之，弦紧者可发汗、针灸也，浮大者可吐之，弦数者风发也，以饮食消息止之。

【注解】

风发：风，泛指邪气。风发，是感受风邪而发热。

以饮食消息止之：指适当的饮食调理。

【释译】

本条从脉象论述疟病的病机和治则。

疟为邪搏少阳，脉多弦，但由于病人的体质和发病的原因不同，故疟病往往以兼脉出现。如热重者多见弦数，寒盛者多见弦迟。

由于人的个体差异，感邪兼夹的不同，其病情变化，则有偏表偏里，在上在下，属寒属热的不同。如弦小而紧，是病偏于里，多兼有食滞，可酌用下法。如脉浮而大，是病偏在上，可酌用吐法。至于迟紧两脉，虽均主寒，但有表里不同，如弦紧是病偏于表，多兼感风寒，可用发汗法，或结合针灸治疗；如弦迟则为里寒，可用温法。弦而兼数是里热炽盛之象，病属阳邪，故言"风发"，"饮食消息止之"是指以甘寒饮食调理治疗。

【解读】

疟病具有寒热往来，按时发作的特异性临床表现，与现代西医的疟疾病等同。因为疾病表现出寒热往来的特点，与少阳病相类似，反推出其病机是：疟为邪搏少阳，所以在治疗上用小柴胡汤加减。偏表偏里，在上在下，属寒属热等临床类型都是由临床表现反推出来的，不同的临床类型使用不同的治疗方法。

现代治疗疟疾已经有了特效药，直接针对疟原虫。古代没有特效药，运用辨证论治的方法创造了许多方剂，在当时已经是非常进步了。我们现在研究这些方剂可以知道各方剂的药理作用是什么，他纠正的是什么病理状态，有助于综合治疗。

如同新冠病毒感染一样，因为没有特效药物，辨证论治可以减轻症状，延缓病情发展，减轻危重病例的危重程度，减少死亡率等，发挥治疗作用。

2. 病疟以月一日发，当以十五日愈，设不差，当月尽解；如其不差，当云何？师曰：此结为癥瘕，名曰疟母，急治之，宜鳖甲煎丸。

鳖甲煎丸方：

鳖甲十二分（炙）　乌扇三分（烧）　黄芩三分　柴胡六分　鼠妇三分（熬）　干姜三分　大黄三分　芍药五分　桂枝三分　葶苈一分（熬）　石苇三分（去毛）　厚朴三分

牡丹五分（去心）　瞿麦二分　紫葳三分　半夏一分　人参一分　虫五分（熬）　阿胶三分（炙）　蜂窝四分（炙）　赤硝十二分　蜣螂六分（熬）　桃仁二分

上二十三味，为末，取煅灶下灰一斗，清酒一斛五斗，浸灰，候酒尽一半，着鳖甲于中，煮令泛烂如胶漆，绞取汁，内诸药，煎为丸，如梧子大，空心服七丸，日三服。

【注解】

不差：没有痊愈。

【释译】

"病疟以月一日发，当以十五日愈，设不差，当月尽解"，谓患有疟疾的病人，如果月初初一发病，经过 15d，就会自愈，如果没有自愈，月尽（30d）应该自愈，即疟病经过一定时日，如正气能胜邪气，自然会痊愈。这说明人与自然相通应，天气变化（15d 变更一次）与疾病的转归（也应该 15d 变更一次）有着密切联系，治疗时应考虑这一因素。然而疟病迁延过久，反复发作，必致正气渐衰，疟邪则可假血依痰，结成痞块，居于胁下而成疟母。疟母不消，则疟病寒热就很难痊愈，故应"急治"，方用鳖甲煎丸。鳖甲煎丸，行气逐血之药颇多，而不嫌其峻；3 剂/日，不嫌其急，所谓乘其未集而击之也。

关于疟疾病的自愈时间，一般是 15d 到 1 个月。

【解读】

本条是说明间日疟疾的自然病程为 1 个月左右，反复发作可以引起癥瘕，名曰疟母，即西医的肝脾肿大，以脾大为主。

西医认为：疟原虫经几代红细胞内期裂体增殖后，部分裂殖子侵入红细胞后不再进行裂体增殖而是发育成雌、雄配子体。配子体的进一步发育需在蚊胃中进行，否则在人体内经 30～60d 即衰老变性而被清除。

疟疾发作次数主要取决于患者治疗适当与否及机体免疫力增强的速度。随着机体对疟原虫产生的免疫力逐渐增强，大量原虫被消灭，发作十多次后（大约 1 个月）可自行停止。初发患者多在发作 3～4d 后，脾开始肿大，长期不愈或反复感染者，脾肿大十分明显，可达脐下。主要病理变化是脾充血和单核－巨噬细胞增生。早期经积极抗疟治疗，脾可恢复正常大小。慢性患者，由于脾包膜增厚，组织高度纤维化，质地变硬，虽经抗疟根治，也不能恢复到正常。

可见，张仲景的观察、描述、记录与西医的临床表现、病理机制是吻合的。

癥瘕，名曰疟母，即肝脾肿大。癥瘕，就是包块，一般是指良性包块。疟疾的病理变化主要由单核巨噬细胞增生所致。在脾内大量吞噬细胞吞噬含原虫的红细胞，及被原虫破坏的红细胞碎片与疟色素，在脾脏内形成炎症，以及炎症产物的纤维化，导致患者脾肿大。中医癥瘕形成的解释是：疟邪则可假血依痰，结成痞块。在《中西医融合观续》中已经证明：痰证与炎症是一个证态，瘀血与血液凝固、纤维化是一个证态，本篇疟母、癥瘕与肝脾肿大是一个证态，反证了：假血依痰与炎症、纤维化是统一的。

《伤寒论》中太阳蓄血证、热入血室证的结局，均可以形成癥瘕。恶性包块一般是指恶性肿瘤，《伤寒论》中称为：藏结。

鳖甲煎丸临床应用广泛，尚见于治疗肝纤维化、肝硬化、血吸虫病、面部黄斑、子宫肌瘤等。

【现代研究】

现代药理研究证实鳖甲在抑制胶原合成、促进胶原降解、提高血浆白蛋白具有良好作用；人参可调节免疫功能低下及紊乱，促进肝细胞的恢复，明显提高诱生干扰素的能力；桃仁、䗪虫均有改善肝脏微循环、抑制肝内炎症和胶原合成、改善异常肝纤维化指标的作用；大黄可干扰脂质合成，增强细胞免疫，减轻肝细胞的损害，促进毒素从肠道排出；黄芩有显著的抗氧化、抗病毒、调节免疫药理作用，有肯定的降低 ALT、AST 作用；柴胡可保护肝细胞膜，抑制炎症细胞的释放，抑制细胞凋亡，延缓肝纤维化的发生与发展。

姚飞龙"鳖甲煎丸抗肝纤维化的分子机理研究"，为鳖甲煎丸应用于临床抗肝纤维化提供更加充分的理论依据，为开发抗肝纤维化的中药奠定坚实的理论基础。

鳖甲煎丸具有较好的抗模型大鼠肝纤维化作用，其作用机制为鳖甲煎丸具有综合的抗肝纤维化的药理作用，其作用机制为多途径、多靶点。抑制 TGF－β1 及其信号转导、抑制 CTGF 的表达可能是其抗肝纤维化的分子机制之一。而这一机制与鳖甲煎丸抑制炎症反应，保护肝细胞，降低血清中纤维化指标含量，减少细胞因子所产生的细胞因子瀑布效应，从而抑制肝纤维化的启动密切相关。

汉之前少闻治癥瘕之方，但自汉仲景后，治疗癥瘕之方绵绵而今已充栋矣。鳖甲煎丸除了治疗肝硬化、肝脾肿大之外，常常用于原发性肝癌、转移性肝癌。症瘕积聚相当于腹腔内包块。

疟疾因为具有明显的不同于其他疾病的临床表现，《金匮要略》中的疟病与西医的疟疾，是同一个疾病，中西医的认识是一致的。古代中医不知道其病因是疟原虫，如同今天的新冠病毒感染一样，中医根据辨证论治同样创造了许多方剂治疗疟疾，中医方剂不是直接针对疟原虫、新冠病毒等病原体，而是通过不同的方剂起到减轻临床表现，减缓疾病的进程，减少死亡率，促进恢复等作用。屠呦呦在诸多治疗疟疾的方剂中找到了青蒿，并且通过长期艰苦的努力，提炼出青蒿素，使得中国在治疗疟疾方面站在引领世界的最前列。同样，中医无须知道新冠病毒，也能够治疗这种疾病，尽管不是特异性治疗，但是具有治疗作用是不可否认的。这在现代许多疾病没有特异性治疗的情况下，中医的辨证论治具有重要意义。

3. 师曰：阴气孤绝，阳气独发，则热而少气烦冤，手足热而欲呕，名曰瘅疟。若但热不寒者，邪气内藏于心，名舍分肉之间，令人消铄脱肉。

【注解】

瘅疟：瘅（dān 单），热也，瘅疟是但热不寒的一种疟病，也有认为是温疟的一种。

【释译】

本条论述瘅疟的病机和症状。

"阴气孤绝，阳气独发"言其病机。这里的"阴气"指津液；"阳气"指热邪。阴液不足，阳热过盛，所以出现"但热不寒"的症状。热盛伤气，故少气而烦冤；四肢为诸阳之本，阳盛故手足热；热伤阴液，胃气上逆，故欲作呕吐。"邪气内藏于心，外舍分肉之间"说明瘅疟病机为内外热盛。正因为如此，阴液耗伤，令人肌肉消损。

【解读】

《说文》：瘅（疸），黄病也。以此论之，本条"瘅疟"应该是：黄疟，即临床表现中具有黄疸的疟疾。

这一条的临床表现：热，少气，烦冤，消铄脱肉，黄疸等。病机是：阴气孤绝，阳气独发，邪气内藏于心。说明病情非常严重，"阴气孤绝，阳气独发"，是阴阳绝离的意思，"邪气内藏于心"，心主神明，这种病理状态，不是一般的疟疾。高热，消铄脱肉，说明机体处于极度衰弱，肌肉萎缩，而且具有神志方面的病变。所以，瘅疟，与现代的恶性疟疾具有更多的重叠，二者能够相通。

【西医链接】

凶险型疟疾绝大多数由恶性疟原虫所致，但间日疟原虫引起的脑型疟国内已有报道。多数学者认为，凶险型疟疾的致病机制是聚集在脑血管内被疟原虫寄生的红细胞和血管内皮细胞发生粘连，造成微血管阻塞及局部缺氧所致。此型疟疾多发生于流行区儿童、无免疫力的旅游者和流动人口。

临床表现复杂，常见的有脑型（邪气内藏于心）和超高热型（但热不寒），多表现为持续高烧、全身衰竭、意识障碍、呼吸窘迫、多发性惊厥、昏迷、肺水肿、异常出血、黄疸、肾功能衰竭、血红蛋白尿和恶性贫血等。凶险型疟疾来势凶猛，若不能及时治疗，死亡率很高。恶性疟疾（凶险型疟疾）：恶性疟原虫繁殖迅速，且侵犯不同年龄的红细胞，所以短期内即有10%的红细胞被破坏。因而贫血发生早而显著。红细胞大量被破坏，引起溶血性黄疸（瘅疟）。

凶险发作可致脑组织充血、水肿；大脑白质内散在出血点、充血；软脑膜显著充血水肿，重者沟回变浅。恶性疟由于原虫发育不整齐，遂使发作不规律，且恶性疟原虫的红细胞内期裂体增多在内脏微血管内进行，易致内脏损害。

脑型疟疾大多数发生于恶性疟患者，但国内已报道由间日疟引起的，是儿童和无免疫力成人患者的主要死亡原因，临床上中枢神经系统症状明显，如剧烈头痛、昏迷、谵妄、抽搐、惊厥、体温高达 $40 \sim 41^{\circ}C$、但个别也有不发热者。常因昏迷并发感染而死亡。脑型疟疾的发病机制、学说不一，据报道是一种多因素参与的免疫病理性疾病。如过量的 $TNF - \alpha$、$IFN - \gamma$ 等细胞因子激活内皮细胞表达黏附受体，增强内皮细胞的黏附性，使受染红细胞黏附于脑的微血管内，导致血管阻塞，制成脑局部缺氧和营养耗竭而引起脑并发症。

贫血可以引起烦躁、不安、头痛的神经性系统症状，引起肌肉无力、萎缩等。

4. 温疟者，其脉如平，身无寒但热，骨节疼烦，时呕，白虎加桂枝汤主之。
白虎加桂枝汤方：
知母六两　甘草二两（炙）　石膏一斤　粳米二合　桂枝（去皮）三两
上剉每五钱，水一盏半，煎至八分，去滓，温服，汗出愈。

【释译】

首条"疟脉自弦"，"弦数者多热"说明了疟病脉象的特点。此谓"其脉如平"，意指温疟的脉象和平时常见的病脉一样，多见弦数。身无寒但热，为内热盛。骨节疼烦，为表寒未解。时时作呕为热伤胃气，可用白虎汤清热、生津、止呕，加桂枝以解表邪。

本条论述温疟的证治。

【解读】

温疟，是指普通疟疾的急性期，以发热为主要临床表现；第5条牝疟，是指疟疾反复发作之后慢性期的疟疾，以"寒证"为主要临床表现。

白虎汤的适应症是：大热、大渴、大汗、脉洪大，符合温疟的临床表现。因为有骨节烦疼的症状，为表寒未解，所以加桂枝祛除表寒。

5. 疟多寒者，名曰牝疟，蜀漆散主之。
蜀漆散方：
蜀漆（洗去腥）　云母（烧二日夜）　龙骨等分
上三味，杵为散，未发前以浆水服半钱。温疟加蜀漆半分，临发时服一钱匕。

【注解】

牝疟："牝"雌性鸟兽，属于阴性，所以说如果疟疾病人的临床表现以寒性症状、阴性症状为主的时候，就称为牝疟。

【释译】

牝疟多由素体阳虚，阳气难以外达，或素有痰饮，阳为饮邪所阻；故临床以寒多热少为特征，蜀漆散乃祛痰止疟之剂，方中蜀漆（即常山苗），功能祛痰截疟为主药，配云母、龙骨以助阳扶正，镇逆安神为佐药，浆水和胃，且酸收敛阴，助蜀漆祛痰。然治疟疗效与服药时间有关，故方后曰："临发时服"，很有实践意义。凡服常山、蜀漆一类方剂，必须在未发前 1~2h 服药，过早过迟，均难获效。《素问·刺疟篇》王注谓："先其发时，真邪异居，波陇不起，故可治；过时则真邪相合，攻之则反伤正气，故曰失时。"这是用本方治疟疾首应注意的问题。

本条方后所谓"温疟加蜀漆半分"，有些注家认为，当系"湿疟"之误，张路玉曰："……蜀漆性专逐湿追痰，稍增半分于本方之中，则可以治太阴湿疟，湿为阴邪，斜纽其阳，亦必多寒少热，故此方尤为符合，旧本金匮方后误作温疟大谬。详云母、龙骨纯阳之性绝非温疟所宜。以牝为牡，将湿作温，千古未剖之疑团，一旦豁然贯通矣。"（引自《疟疾专辑》）此说颇有见地，可作参考。

【解读】

疟疾是一种严重危害人民健康的传染病，我国大部分地区均有流行，以南方各省发病较多。中医药对疟疾的治疗积累了丰富的经验，具有良好的疗效，尤其是现代研究成功的青蒿素，对疟疾更具有卓效，受到世界的重视。

我国人民对疟疾的认识甚早，远在殷墟甲骨文中已有"疟"字的记载。传染病在古代医籍中记载最详者首推疟疾。早在《素问》就有《疟论》《刺疟论》等专篇，对疟疾的病因、病机、症状、针灸治法等做了系统而详细的讨论。《神农本草经》明确记载常山有治疟的功效。本条以蜀漆治疟，并在《内经》的基础上补充了疟母这一病症。其治疟的白虎加桂枝汤和治疟母的鳖甲煎丸，沿用至今。《肘后备急方·治寒热诸疟方》首先提出了瘴疟的名称，并最先采用青蒿治疟。《诸病源候论·间日疟候》明确提出间日疟的病证名称，在《劳疟候》里补充了劳疟这一证候。《千金要方》除制订以常山、蜀漆为主的截疟诸方外，还用马鞭草治疟。《三因极一病证方论·疟病不内外因证治》指明了疫疟的特点："一岁之间，长幼相若，或染时行，变成寒热，名曰疫疟。"《脉因症治·疟》提出了传染的概念。《证治要诀》将疟疾与其他表现往来寒热的疾病作了鉴别。《证治准绳·疟》对疟疾的易感性、免疫力及南北地域的差异，有所记载。《景岳全书·疟疾》进一步肯定疟疾因感受疟邪所致，并非痰、食引起。《症因脉治·疟疾总论》对瘴疟的症状及病机作了较全面的论述，并将间二日而发之疟疾称为三日疟。《疟疾论》将三日疟称为三阴疟，指出其特点是患病时间较长，病情相对较轻，"无骤死之理"。

疟疾的概念自《内经》即很明确，即疟疾是指由感受疟邪引起的，以恶寒壮热，发有定时，多发于夏秋季为特征的一种传染性疾病。中西医学对疟疾的认识基本相同，即西医学的疟疾属于本病范畴。

瘴疟（西医病名：恶性疟疾）因感受山岚瘴气而发的一种疟疾。临床表现有寒多热少，或热多寒少，每日发作或间日发作，烦闷身重，昏沉不语，或狂言谵语。类于恶性疟疾。瘴疟之名出《诸病源候论·疟病诸候·山瘴疟候》。瘴疟指发无固定时日，有神志昏迷，或黄疸等病情严重之疟疾。本病相当于西医学所说的恶性疟疾。

由于现代医学的发达，特别是我国科学家屠呦呦等发现了青蒿素，大大提高了治愈率，用古代的方剂治疗疟疾也就相继退出历史舞台。

中风历节病脉证并治第五

本篇重点论述了中风和历节病的证治，也论述了瘾疹、胸满、痛、狂、头风、脚气等十余种与风相关的疾病的辨证论治。由于这些疾病，多属风邪或湿邪引起的疾患，多有肢体不能正常活动的病症，与风性善行数变相关，因此放到一起讨论。

本篇所论的中风，属内伤杂病，故与《伤寒论》所述中风不同。

历节病又名白虎风、痛风、历节风、白虎历节等。《圣济总录》卷十："历节风者，由血气衰弱，为风寒所侵，血气凝涩，不得流通关节，诸筋无以滋养，真邪相搏，所历之节，悉皆疼痛，故为历节风也。痛甚则使人短气汗出，肢节不可屈伸，"简称"历节"。以关节红肿，剧烈疼痛，不能屈伸为特点。《源侯论·风诸病下》历节风之状，短气，白汗出，历节疼痛不可忍，屈伸不得是也。由饮酒腠理开，汗出当风所致也。亦有血气虚，受风邪而得之者。风历关节，与血气相搏交攻，故疼痛。血气虚，则汗也，风冷搏于筋，则不可屈伸，为历节风也。现在归类于痹症。

1. 夫风之为病，当半身不遂，或但臂不遂者，此为痹。脉微而数，中风使然。

【注解】

痹：指中风病机，经络血脉气血不通。另外一种解释是指：风湿痹证。

【释译】

本条论述中风的辨证。

中风者正气已虚，肝肾阴血亏损，阳气不足；故脉来微弱，阴血不足，肝风易动；风燥化火，或五志化火，故脉数。火热灼液为痰，痹阻脉络，气血不能畅行，筋脉失养，故病变轻者出现一臂偏废；重者一侧肢体不能随意运动而成半身不遂。

【解读】

中风，又名卒中，病因正气不足，感于风邪，痰火内发所致。其发病急骤，病症多端，有风性善行数变的特征，故称中风。证候多见突然昏倒，丧失神志，然后出现口眼㖞斜，半身不遂等症。

对本条文"或但臂不遂者，此为痹"的解释，有2种不同意见：一者认为是提出中风与痹证的鉴别；再者认为"此为痹"，痹：指中风病机，经络血脉气血不通。从临床上看，中风引起整体半身不遂者多见，单单引起上臂运动障碍者非常少见，单独上臂运动障碍或者一个肢体运动障碍应当属于痹证，或者应当首先考虑痹证。所以，在这里是鉴别的意思。全文应当解释为：中风的临床表现应当是半身不遂，如果单单出现上肢运动障碍，这是痹证，应当予以鉴别。

西医认为：脑血管意外引起的半身不遂应该与风湿性疾病引起的肢体运动障碍相鉴别。中医的痹症与西医的风湿性疾病是一个证态，前3本书已经反复论证过了，不赘述。本条中风与痹证相鉴别，中西医是一致的。

2. 寸口脉浮而紧，紧则为寒，浮则为虚；寒虚相搏，邪在皮肤；浮者血虚；络脉空虚；贼邪不泻，或左或右；邪气反缓，正气即急，正气引邪，喎僻不遂。

邪在于络，肌肤不仁；邪在于经，即重不胜；邪入于腑，即不识人；邪入于脏，舌即难言，口吐涎。

【注解】

贼邪不泻："贼邪"指伤人之邪气，如风邪、寒邪等。"不泻"是说邪气留于经络血脉，不能排出。

喎僻：指口眼歪斜。

重不胜：指肢体重滞，不易举动。

舌即难言：谓舌强，语言不清。

口吐涎：一侧颊肌、上下唇肌肉萎缩、口水流出口外。

【释译】

由于肝肾阴血亏损，阴不敛阳，虚阳浮越于外，故脉浮。经络血脉中阴血不足，不能御邪，是其主要的病因病机。风寒之邪，乘虚侵袭，邪气留于肌表经络血脉，故脉紧。风寒邪气在肌表，闭塞经脉，使病机进一步发展。邪气留而不去，或在左，或在右。邪气侵袭之侧，脉络闭塞，气血受伤，故筋缓而不用。无邪之侧，气血运行正常，正气独治，故筋拘急。缓者为急者所牵引，故见口眼喎斜，半身不遂。

中风的辨证：

病变轻浅者，邪中络脉，营气不能运行于肌表，以致肌肤麻木不仁。（先兆期）

病变较重者，邪中经脉，经脉阻滞，气血不能运行于肢体，以致肢体重滞不易举动。（先兆期）

病势更为深重者，是邪气传入于腑，如胃腑缓弛不用，胃中湿浊郁蒸，神失清灵，故不识人。（急性期）

病势最为深重者，邪气传入于脏后，如邪气归心，乱其神明，则舌强难言，津液失摄而口中吐涎。（恢复期、遗症期）

本条前段论述中风的病因、病机和脉证；后段揭示中风病的传变过程，由病邪之轻重，病位之浅深，可分为中络、中经、中腑、中脏4个病情阶层。本文的精神，至今仍是指导中风病辨证的思想方法。

《金匮要略》中没有列出方剂，说明当时缺乏相应的治疗方法，后世做了补充。

【解读】

西医脑血管意外即中风，中西医达成共识。

【西医链接】

脑血管意外

一、病因、病理机制

（一）疾病因素

（1）高血压病和动脉粥样硬化是脑血管意外最主要和常见的病因。有资料表明，脑出血患者有93%有高血压病史，脑血栓形成患者也有86%有高血压病史，70%的脑血管病患者有动脉粥样硬化病史。

（2）心脏病是脑栓塞的主要原因之一。风湿性、高血压性、冠状动脉硬化性心脏病及亚急性细菌性心内膜炎等，均有可能产生附壁血栓，当出现心力衰竭或房颤时，促使血栓脱落，流至脑动脉而发生栓塞。由于栓子可以反复脱落，所以容易复发。

（二）诱因

情绪激动、寒冷刺激是重要诱因。风寒冷刺激、感冒也可以引起脑出血、心梗。情绪激动、持续寒冷造成血压升高，增加"脑出血"等心脑血管疾病，尤其是本来有基础病的老人，在寒冷的冬天更要警惕心梗、脑梗等发生。

本条"寒虚相搏，邪在皮肤；浮者血虚；络脉空虚"，寒，是指内寒与外寒；虚，是指血虚。以西医而言，血虚是指供血不足，因为动脉硬化、血液黏稠度过高等，使得脑实质供血不足。情绪激动、寒冷刺激，交感神经兴奋性升高，心脑血管收缩造成梗阻，形成心脑梗阻，同时血压升高、压力升高引起微细血管破裂出血。但是本条"邪在皮肤，络脉空虚……"，张仲景认为："喎僻不遂"是因为皮肤下的络脉亏虚，邪气直接侵犯肌肉，引起口眼歪斜、半身不遂。中腑则神昏不识人，中脏舌不能言、半身不遂。

以西医而言，"喎僻不遂"是指口眼歪斜、半身不遂，暗指病人是清醒状态，"半身不遂"是指病人主观意识想要做动作、运动，半身肌肉不能运动，所以一定是清醒状态。神昏不识人，是指昏迷状态下，全身肌肉不能运动，全舌不能运动。"舌不能言"也指语言不清，是因为半侧舌肌不能运动，所以语言不清。这些症状的机理都是中枢神经功能障碍，不是皮肤、皮下的组织结构、肌肉等的功能出了问题。

与第3条相联系，可以看出张仲景时代对于中风认识的原貌，没有把太阳中风与内伤中风从病因方面彻底分开。

二、临床特征

临床上中风病分为先兆期、急性期、恢复和后遗症期，以急性发病居多，多为中、老年患者，表现为半身不遂、言语障碍等。急性脑血管病一般分为缺血性和出血性两类。

（一）先兆期

脑血管病的预兆征象表现为各式各样，有人统计有40种之多。在众多预兆之中大致可以归纳为5类：

（1）头痛头晕：通常的表现是头痛的性质和感觉与平日不同，程度较重，由间断性头痛变为持续性头痛，如果头痛固定在某一部位可能是脑出血或蛛网膜下腔出血的先兆。头痛、头晕和血压的波动有关。（肝阳上亢）

（2）感觉功能障碍：由于脑供血不足而影响到脑部的分析区域、感觉器官以及感觉神经纤维，常表现为面麻、舌麻、唇麻以及一侧肢体发麻或异物感；有的人视物不清，甚至突然一时性失明；不少人有突然眩晕感；有的肢体自发性疼痛；还有的突然出现耳鸣、听力减退等。（中络）

（3）运动神经功能失灵：这一类先兆征象最常见。由于脑供血不足使掌管人体运动功能的神经失灵，常见为突然嘴歪，流口水，说话困难，吐字不清，失语或语不达意，吞咽困难，一侧肢体无力或活动不灵，持物跌落，走路不稳或突然跌跤，有的出现肢体痉挛或跳动等。（中经）

（4）精神意识异常：如总是想睡，整天昏昏沉沉地睡，不是过度疲劳所致，而是脑供血不足的先兆征象。有的人表现为失眠，有的人性格有些变化，如孤僻、沉默寡言或表情淡漠，有的为多语急躁，有的则会出现短暂的意识丧失或智力衰退，甚至丧失了正常的判断力，这些都与脑供血不足有关。

（5）自主神经功能紊乱：虽然比较少见，也不具有特异性，但在少数脑血管病病人发病前由于脑血管病变，血压波动，脑供血的影响而出现一些自主神经功能紊乱的症状，如全身明显乏力，出虚汗，低热，心悸或胸闷不适；有的人出现呃逆，恶心呕吐等。

除上述5类外，少数人在脑血管病发病前可以出现鼻出血，眼结膜出血，但应排除鼻部本身疾患如鼻息肉、眼结膜炎症或小血管出血所致的局部病变。如眼底检查发现视网膜出血，常预示有发生脑血管病的可能。上述种种预兆都与血压波动、脑供血不足、血液成分改变等有关。一般认为，缺血性脑血管病的预兆以头痛头晕为多见。

（二）脑出血

出血性急性脑血管意外。（中腑）

脑出血发病的主要原因是长期高血压、动脉硬化。绝大多数患者发病当时血压明显升高，导致血管破裂，引起脑出血。脑出血急性期病情最不稳定，特别是在 24～48h 以内，最易发生再出血。一般情况下一次性出血通常在 30min 内停止，致命性出血可直接导致死亡。CT 应用以前，人们普遍认为脑动脉破裂后出血仅是一个短暂的活动性出血，一般为 20～30min，入院后症状加重是由于脑水肿、脑积水或全身因素所致。随着 CT 的广泛应用，人们发现脑出血后存在血肿继续扩大的情况。继续出血的发生率为 20%～75%。由于早期持续性出血量和体积的不同，有的患者无明显变化，有的则成加重趋势甚至危及生命。

脑出血多发生在情绪激动、过量饮酒、过度劳累后，因血压突然升高导致脑血管破裂。脑出血多发生在白天活动时，发病前少数人有头晕、头痛、鼻出血和眼结膜出血等先兆症状，血压较高。病人突然昏倒后，迅即出现昏迷、面色潮红、口眼歪斜和两眼向出血侧凝视，出血对侧肢体瘫痪、握拳、牙关紧闭、鼾声大作（闭证），或面色苍白、手撒口张、大小便失禁（脱证）。有时可呕吐，严重的可伴有胃出血，呕吐物为咖啡色。

（三）脑梗死

缺血性脑血管病（中腑）是由于脑动脉粥样硬化，血管内膜损伤使脑动脉管腔狭窄，进而因多种因素使局部血栓形成，使动脉狭窄加重或完全闭塞，导致脑组织缺血、缺氧、坏死，引起神经功能障碍的一种脑血管病。发病机制为血栓形成或栓塞，症状的性质因病变累及的血管不同而异。一般认为，缺血性脑血管病的预兆以头痛头晕为多见。

通常发生在睡眠后安静状态下。发病前，可有短暂脑缺血，如头晕、头痛、突然不会讲话，但不久又恢复，肢体发麻和感觉沉重等。往往在早晨起床时突然觉得半身不听使唤，神志多数清醒，脉搏和呼吸明显改变，逐渐发展成偏瘫、单瘫、失语和偏盲。缺血性卒中的发病率高于出血性卒中，占脑卒中总数的 60%～70%。颈内动脉和椎动脉闭塞和狭窄可引起缺血性脑卒中。

高血压（肝阳上亢）是中国人群卒中发病的最重要危险因素，尤其是清晨血压异常升高。研究发现清晨高血压是卒中事件最强的独立预测因子，缺血性卒中在清晨时段发生的风险是其他时段的 4 倍，清晨血压每升高 10mmHg，卒中风险增加 44%。

相比较而言，脑出血一般起病较急，发病时间只有数分钟或数小时，但脑出血还是有其逐步发展演变的过程。在发生脑出血的患者中，有先兆症状的占 50%。先兆症状出现后的第 1 年内发生脑出血的危险性很大，尤其在 2 个月内最为危险。一旦出现这些先兆表现，就预示着脑出血即将发生，或已是脑出血的前驱阶段。

（四）恢复期、后遗症（中脏）

出血性脑卒中早期死亡率很高，约有半数病人于发病数日内死亡，幸存者中多数留有不同程度的运动障碍、认知障碍、言语吞咽障碍等后遗症；缺血性脑卒中患者临床上以偏瘫为主要后遗症。即本条"邪入于脏，舌即难言，口吐涎"。

面神经麻痹，面肌麻痹失去张力，不能收缩，鼓腮和吹口哨时，因患侧口唇不能闭合而漏气。进食时，食物残渣常滞留于病侧的齿颊间隙内，并常有口水自该侧淌下，流涎（口吐涎）。由于眼轮匝肌麻痹，泪点随下睑外翻，使泪液不能按正常引流而外溢；这些描述都是清醒状态下的临床表现。昏迷的时候两侧的肌肉张力同时存在或者减弱，不一定麻痹，临床上我们在观察昏迷的病人时，没有流涎的观察、描述。

"舌即难言"即语言不清或者舌强不灵活。"难"是指困难，而不是"不能"，因为半侧舌肌麻痹，能言而困难，语言不清。

所以，中脏就是中风的恢复期或者后遗症期，发生在意识障碍昏迷(中腑)之后。

可见，脑卒中的临床表现与《金匮要略》中风病的临床表现完全等同；它们的发病过程，由轻到重的描述完全等同(病理过程)；脑卒中的肢体运动障碍与风湿病(痹证)的肢体运动障碍应当鉴别，中风与痹病应当鉴别，中、西医也是等同的。所以，脑卒中与中风等同，这个结论大家是一致的：中风也叫脑卒中。这又是一个共同参照物，余类推，逐步建立起中西医沟通的参考系。

中经络、中脏腑是临床表现，疾病过程；痰饮血瘀是病机；中风是病名，表示其临床特点与风性善变相似，取象比类名为：中风。痰饮血瘀是全身性的病机，中风的病机与胸痹的病机是一致的，与风湿痹症也相关……(参考第3条)

现代，卒中单元、卒中中心、中医脑病医院、中医脑病学……全国遍地林立，中风，中西医已经研究得很清楚了，近年来对中风病的预防、诊断、治疗、康复、护理等方面逐步形成了较为统一的标准和规范，治疗方法多样化，疗效也有了较大提高，在此不赘述。

已经出版的《中西医融合观续》书中，论证了痰证与炎症是一个证态，瘀血与血液凝固是一个证态，痰瘀交错与炎症介质过度释放、凝血机制启动是一个证态。痰瘀互结或者痰瘀交错的西医病理学基础就是：炎症反应 - 抗炎反应稳态失衡与凝血 - 溶血稳态失衡相互促进、相互交错、共同存在的复杂病理过程，这个病理过程不仅存在于卒中，而且存在于代谢综合征、多器官功能障碍、心肌梗死、脓毒血症、严重的坏死性炎症、急性胰腺炎等危急症疾病中，是这些众多危急重症的共同病理学基础。所以，研究痰瘀交错对于现代医学的发展具有重大意义。

中风是一个独立的疾病。其临床表现与西医所称的脑血管意外雷同，主要包括缺血性和出血性两大类型，不论是出血性还是缺血性脑血管病均可按照中风辨证论治。《金匮要略》中的中风，与卒中、脑卒中、脑中风、脑血管意外，是同一个意思。但是，对于其病因、病机，经典中医派与中西医结合学派发生了分歧。

以下是现在的部分中医对于中风的错误认识与错误理解。

中西医汇通派、中西医结合学派认为卒中的病机是：脑脉痹阻、怒气上升、冲破脑脉、络脉短绌、络脉出血…

晚清及近代医家张伯龙、张山雷、张锡纯认为：本病的发生主要是阴阳失调，气血逆乱，直冲犯脑。综观本病，由于患者脏腑功能失调，气血素虚或痰浊、瘀血内生，加之劳倦内伤、忧思恼怒、饮酒饱食、用力过度、气候骤变等诱因，而致瘀血阻滞、痰热内蕴，或阳化风动、血随气逆，导致脑脉痹阻或血溢脉外，引起昏仆不遂，发为中风。其病位在脑，与心、肾、肝、脾密切相关。而其基本病机为气血逆乱，上犯于脑，脑之神明失用。脑脉痹阻或血溢脑脉之外所引起的脑髓神机受损是中风病的证候特征。清代沈明宗刊于康熙三十一年(1692年)《金匮要略编注》认为：入腑即入脑！违背了张仲景时代对于中风认识的原貌。

以上看法违背经典中医理论，显然受到西医解剖学的影响。中医的心主神明，而不是脑主神明，神昏谵语是中医心的病症。

《医门法律》(公元1658年)清·喻昌认为入腑即是入胃，胃之支脉络与心者，才有壅塞，即堵其神气出入之窍，故不识人。入藏，即入心，经典中医没有歧义。

中风的病位，发展到清朝有2种意见：①中脏腑即西医的脑；②中脏腑即中医的胃与心。

中风的病机，争论归结为以下2种看法：

1. 中风，中医理论认为：肝阳上亢，肝阳化风，肝风内动，引起中风，才有了平肝熄风的中医大法。

2. 中西医结合学派认为：肝阳上亢，肝气冲破脑络，引起血瘀(脑出血)，导致脑中风。治法：活血化瘀。

所以，对于中风的认识出现了分歧，中西医汇通派、中西医结合学派把西方解剖学中的大脑、脑血管直接引入中医理论中，肝阳上亢、肝阳化风与气血逆乱，上犯于脑，导致脑脉痹阻（脑梗死）或血溢脉外（脑出血），把中西医概念进行无缝嵌合，可谓煞费苦心。既不明说脑就是西医的大脑，脑脉就是脑血管，而又暗示二者等同。这种"概念嵌合"的方法在现在的中医教材里比比皆是，造成概念不清、逻辑混乱，成为中医理论发展的瓶颈。

中医派，坚持肝阳化风，肝风内动，引起中风。

另外，胡希恕《金匮要略》讲座——中风历节病脉证并治第五（中风篇）认为：中风指的是脑血管疾病，古人认为是风造成，所以叫中风，我们可以说这是古人的一种错误看法。现在这个病就是脑血管意外。中医名家对于《金匮要略》的直接否定，令人不解。

3. 寸口脉迟而缓，迟则为寒，缓则为虚，营缓则为亡血，卫缓则为中风。邪气中经，则身痒而瘾疹；心气不足，邪气入中，则胸满而短气。

【注解】

缓，作形容词时表示慢，与"急"相对，例如缓步，缓行；作名词时表示延期，延迟。此处是指脉象无力的意思。营气无力是为血虚；卫气无力容易外感中风。此中风是瘾疹，而不是太阳中风。

瘾疹：即风疹类疾病，由邪气闭于肌表，故时发时止。

入中：指邪气内传，伤于脏腑。

【释译】

本条论述瘾疹和胸满等风病的病机。

由于营血不足，脉行无力，得缓脉；卫气不足，温煦之气不及，脉行迟慢，得迟脉；营卫气血虚弱，故易感风邪。若有风邪中经，则气血欲行不能行，汗湿欲透不得透，风湿郁在肌表，可发生皮肤瘙痒，风疹外出。若心之气血不足，邪气内传，中于心肺，使胸中气机不利，则胸胁胀满而短气。

本条可分两段解释，从开头至卫迟则为中风第一段，论中风的病机；寸口主表亦主营卫。如寸口脉见迟而缓，则迟脉属寒，缓为荣卫气血不足。荣卫不足，表气不固，故易为风邪所中，产生中风。

第二段，从"邪气中经"以下为第二段。风寒之邪，乘营卫气血之虚而入侵，病重者可发为中风，与上条同。病轻者可发生风疹，身体奇痒。瘾疹身痒是风邪外泄表现，非坏事。如正气不足，无力抗邪，邪不外泄，反向内传，影响及心肺，使胸中气机不利，此时会出现胸闷，短气（是心肺中风为病也）即过敏性哮喘等症。

历代对"风"的论述颇多。早在《内经》中就有"风论"专篇，对风邪的性质、致病特点和病理变化，甚至预防等，进行了较全面的描述。汉代张仲景在《伤寒论》中，详细论述了太阳中风的证治，《金匮要略》又提到风邪中络、中经、中腑、中脏的临床表现。唐代孙思邈的《千金要方》将中风分为偏枯、风痱、风懿、风痹4类，使中风病分类更为具体。金元时期的刘河间、李东垣都曾明确指出中风病并非均由外感风邪所致，也可由劳逸不当、情志所扰等因素引起。明代张景岳在此基础上将由内而生的风定为"非风"，以资同外风鉴别。同期戴原礼、王肯堂将外感风邪而病者称为真中风，由内而生者称为类中风。清代叶天士结合临床经验，创立了"镇肝熄风"这一内风的治疗大法，从而使风证在症、因、脉、治各个方面都有了明确的概念和划分。育阴息风，平肝潜阳治疗内风，源于《金匮要略》。

【解读】

一般认为瘾疹即荨麻疹。（参考251页，"水气病脉证并治第十四"第2条"及《伤寒论》48条）

荨麻疹 荨麻疹的病因非常复杂，约 3/4 的患者找不到原因，特别是慢性荨麻疹。

临床表现

基本损害为皮肤出现风团。常先有皮肤瘙痒，随即出现风团，呈鲜红色或苍白色、皮肤色，少数患者有水肿性红斑。风团的大小和形态不一，发作时间不定。风团逐渐蔓延，融合成片，由于真皮乳头水肿，可见表皮毛囊口向下凹陷。风团持续数分钟至数小时，少数可延长至数天后消退，不留痕迹。皮疹反复成批发生，以傍晚发作者多见。风团常泛发，亦可局限。有时合并血管性水肿，偶尔风团表面形成大疱。

部分患者可伴有恶心、呕吐、头痛、头胀、腹痛、腹泻，严重患者还可有胸闷、不适、面色苍白、心率加速、脉搏细弱、血压下降、呼吸短促等全身症状。

疾病于短期内痊愈者，称为急性荨麻疹。若反复发作达每周至少两次并连续 6 周以上者称为慢性荨麻疹。

"营缓则为血亡，卫缓则为中风"即隐疹的病机是：营卫不足，血虚而中风。隐疹属于"中风"的一个临床类型。本条虽然提到"邪气中经"，但并未提及半身不遂，显然本篇讲的中风不等同于半身不遂的中风。隐疹与荨麻疹是一个证态。"心气不足，邪气入中，即胸满而短气。"即荨麻疹的全身表现：部分患者可伴有恶心、呕吐等，严重患者还可有胸闷、不适……。

中风与脑血管意外是一个证态；瘾疹与荨麻疹是一个证态；心肺中风与哮喘是一个证态；太阳中风与轻型感冒是一个证态。这是中医常见的几种风证，此处举例几种风证以资相互鉴别。

在张仲景时代，伤寒中风与杂病内伤中风还没有完全区别开来，本条风寒之邪作用于人体，可以引起许多疾病，举例如下：太阳中风表证、隐疹、内伤中风，心肺中风等等。以西医而言，寒冷刺激可以引起：普通感冒、荨麻疹、脑血管意外、哮喘（过敏性哮喘、心性哮喘）等等，或者说寒冷刺激是这些疾病的诱因。

本条需要与前条联系起来看，本条是对前条的补充。正是这个补充，说明了张仲景时代还没有把内伤中风与太阳中风完全区别开来。

4. 寸口脉沉而弱，沉即主骨，弱即主筋，沉即为肾，弱即为肝。汗出入水中，如水伤心，历节黄汗出，故曰历节。

【注解】

如水伤心：心主血脉，如水伤心，犹言水湿伤及血脉。心代表"火、阳"，汗出伤津，津液不能濡养关节，入水伤阳，阳虚不能温煦关节，所以关节疼痛。

黄汗：汗出色黄之症状。此处指历节病关节疼痛处渗出的黄水。当刺破肿胀的关节时，流出来的关节液是黄色的，与黄汗相符。

【释译】

借脉象说明：肝血肾气不足，肝血虚则脉弱，筋脉不强，肾气虚则脉沉，骨骼不坚。筋骨不强的病人在汗出腠理开泄之时，又入冷水中，寒湿内侵，伤及血脉，浸淫筋骨，流入关节，气血不能运行，郁为湿热，故周身关节肿痛，又出黄汗，故名历节。

本条论述历节的病因、病机和脉证。主要精神在于说明历节病的病机，乃肝肾先虚为病之本，寒湿外侵为病之标。其病虽留注筋骨，实与其所合之脏关系甚大，临证施治时，不可舍本求末。由于肝肾不足，筋骨虚弱是历节病发生的内在因素之一，故临床对风寒湿痹久治不愈，有骨变筋缩之变化者，常用熟地、牛膝、杜仲、川断、桑寄生等药补益肝肾，强壮筋骨，如独活寄生汤、三痹汤。

【解读】

"寸口脉沉而弱，沉即主骨，弱即主筋，沉即为肾，弱即为肝。"由脉象推论出骨与筋，再推论出肾与肝。按照西医的说法就是骨关节及其相关骨骼肌的疾病，肝主筋中的筋实际上是指西医的骨骼肌，也就是西医的骨关节及其相关骨骼肌的疾病。

本条中医表述为：筋骨不强的病人在汗出腠理开泄之时，又入冷水中，寒湿内侵，伤及血脉，浸淫筋骨，流入关节，气血不能运行，郁为湿热，故周身关节肿痛，又出黄汗，故名历节。乃肝肾先虚为病之本，寒湿外侵为病之标。

"痛甚则使人短气汗出，肢节不可屈伸。"此处汗出，可能是指关节局部汗出。痛甚则使人短气汗出，肢节不可屈伸。此处黄汗出，可能有 2 种情况：①关节剧烈地疼痛，引起关节局部出汗；②关节腔内渗出液以及关节周围皮下水肿，渗出到皮肤，形成黄汗。

类风湿关节炎患者膝关节积液发生率较高，其积液量的变化与血沉相关，可作为病情变化的观察指标之一。

历节病与湿相关，与痉湿暍病脉证病治第二，相互参照。

5. 趺阳脉浮而滑，滑则谷气实，浮则汗自出。

【注解】

趺阳脉：在足背上 5 寸骨间动脉处，即冲阳穴，可候胃气变化。

谷气实：胃气实，宿食。

【释译】

趺阳脉滑主谷气实，是酒谷宿食不下内结成湿热实邪，或者胃中素有湿热，故脉滑。湿热外蒸，迫津外泄，故见脉浮而自汗出。若汗出入水中，汗出腠理开感受风寒湿邪，则内热与外邪互搏，形成历节一病。内有胃湿热，外感寒湿，其病因在胃。

本条论述胃有湿热容易外感寒湿成为历节病。

【解读】

"酒谷宿食不下，内结成湿热实邪"应该是指胃肠道的感染性病灶。以西医而言，揭示出类风湿性关节炎与胃肠道之间的关系。趺阳脉可候胃气变化，谷气实是指胃有湿热。湿热是指亚急性炎症，出现低热、胃肠道症状。胃肠道感染是历节－类风湿关节炎证态的原因之一，也可能是一组临床表现及其形成的一个临床类型。

【西医链接】

类风湿性关节炎（RA）与肠道菌群紊乱相关。类风湿关节炎是一种发病机制不明的自身免疫性疾病，典型的临床表现是由于持续性的滑膜炎引起的慢性对称性多关节炎。除了关节受累外，还可累及胃肠道、肝、肾等多个器官及组织。RA 的胃肠道表现常见且多变，多为医源性和药物所致。原发性累及胃肠道如肠系膜血管炎导致肠道梗死，是非常罕见的。这种情况会引起急性腹痛，并可导致肠道出血和穿孔。主要见于类风湿因子高、皮下结节的 RA 患者。预后差，结果往往是致命的。

大量的研究已经表明人体肠道菌群与类风湿性关节炎的发生发展有很大的关联性，肠道菌群失调是类风湿关节炎患者的一种常见现象，肠道菌群失调参与类风湿性关节炎的发病。

2013 年，纽约大学医学院的一项发表在《eLife》杂志上的研究结果表明，我们身体中万亿微生物在调节类风湿性关节炎的发病中发挥了重要作用，研究人员发现人体肠道细菌——普氏菌属细菌可能介导类风湿关节炎的发生。通过比较类风湿性关节炎患者和健康者粪便样本中的肠道细菌，研究人员发现，类风湿性关节炎初诊患者所携带的人体肠道细菌——普氏菌属细菌数量比健康者或接受治疗的类风湿性关节炎患者多。

类风湿性关节炎患者的口腔与肠道菌群在氧化还原条件下，铁、硫、锌和精氨酸的转运和代谢，以及类风湿性关节炎相关抗原如瓜氨酸环化的分子拟态等方面均表现出明显异常，提示这种菌群异常在类风湿性关节炎的病理生理机制中具有重要的作用，可能直接参与疾病发生。

人体肠道细菌抑制小鼠的类风湿性关节炎。

类风湿性关节炎患者中某些罕见细菌大量富集，研究人员非常惊奇地发现在健康个体中罕见而且水平较低的一些特殊肠道菌群在类风湿性关节炎患者中却非常丰富。基于对小鼠的研究，科学家发现其中的柯林斯氏菌和小鼠关节炎的表型直接相关，柯林斯氏菌的丰度升高与高水平的 α - 氨基己二酸和天冬酰胺以及促炎细胞因子 IL－17A 的产生相关。柯林斯氏菌能够改变实验性关节炎小鼠的肠道通透性和疾病的严重程度。这些研究表明类风湿性关节炎患者的肠道菌群失衡是由于某些罕见细菌的大量富集造成的。了解肠道菌群与代谢特征之间的相关性或可帮助我们预测类风湿性关节炎的原因和疾病进程。

大量的研究表明类风湿性关节炎患者的菌群紊乱，并且用益生菌治疗同样能够缓解类风湿性关节炎的炎症反应，改善类风湿性关节炎的病情，经济且无副作用，还能改善整体微生态环境。

Marietta 甚至认为：肠道微生物主要通过 3 条途径引起 RA。

（1）调节性 T 细胞产生细胞因子或者抑制肠道中的树突细胞迁移到靶器官。

（2）扩增调节性 T 细胞并迁移到炎症部位。

（3）增加肠道通透性。

（摘自：何毓珏、林锦骥、欧启水《口腔和肠道微生物在类风湿关节炎发病中的研究进展》）

6. 少阴脉浮而弱，弱则血不足，浮则为风；风血相搏，即疼痛如掣。

【注解】

少阴脉：指手少阴神门脉，在掌后锐骨端陷中；足少阴太溪脉，在足内踝后五分陷中。

【释译】

由于血气不足，故少阴脉弱。风邪乘虚而入，故少阴脉浮。风邪侵入，化热耗伤阴血，不能营养筋骨，筋脉躁急，故关节掣痛，不能屈伸。本证治法，当以养血活血，发散风热为主。

本条论述血虚，风邪外侵的历节病病机。

【解读】

本篇第5、6、7条与血痹虚劳病脉证并治第6、第1条，联系起来，讨论痹症的病因。

历节病的病因、病机、临床表现，第5、6、7条一起研究。本条与第5条（胃湿热）不同；与血痹也不同。

7. 盛人脉涩小，短气自汗出，历节疼，不可屈伸，此皆饮酒汗出当风所致。

【注解】

盛人：指身体肥胖的人。

【释译】

病人平素阳气不足，湿气较盛，所以短气。阳气不固，自汗出，汗出则腠理空虚，又饮酒出汗，腠理大开，风邪侵入，与湿邪相合，流入关节，阻碍气血运行，所以脉涩小，关节疼痛不可屈伸。本病当以温经复阳，祛风去湿之剂，如桂枝附子汤、甘草附子汤。

本条论述历节病的病因和病机。

5、6、7 条合起来，趺阳脉浮者风也，脉滑者谷气盛也。汗生于谷，而风性善泄，故汗自出。风血相搏者，少阴血虚而风复扰之，为疼痛如掣也。趺阳少阴 2 条合看，知阳明谷气盛者，风入必与汗偕出，少阴血不足者，风入遂着而成病也。盛人脉涩小短气者，形盛于外，而气歉于内也。自汗出，湿复胜也。缘酒客湿本内积，而汗出当风，则湿复外郁，内外相召，流入关节，故历节痛不可屈伸也。合 3 条观之，汗出入水者，热为湿郁也；风血相搏者，血为风动也；饮酒汗出当风者，风湿相合也。历节病因，有是三者不同，其为从虚所得则一也。

【解读】

参考下面第 8 条，类风湿性关节炎。

以上 3 条皆论及历节的成因，虽各有所偏，但归纳起来，则里虚不足（包括肝肾精血亏虚及气虚）为内因、风寒湿侵袭为外因，汗出腠理开泄则为风寒湿侵袭创造了条件。

"脉浮者风也"与太阳病表虚证的脉浮相关，说明病人出现低烧与自汗出的症状；"谷气盛"一般解释为"宿食"，西医是指暴饮暴食引起的急性胃肠炎，这类病人也可能因为感染发生低烧、出汗的症状；饮酒也可以引起出汗，"此皆饮酒汗出当风所致"。

历节病，应该与《伤寒论》中的风湿相搏，《内经》中的痹症，《金匮要略》中的湿家，温病中的暑湿、湿温中的关节疾病，等相关论述统一考虑，以痹症统之，这样，痹症与西医的风湿性疾病基本上相当了。痹症－风湿性疾病证态，包括西医的 100 多种疾病，其中类风湿关节炎与历节病是一个证态。

以上诸条讨论病因病机以及治疗原则，以下诸条是具体的临床类型与方剂。

8. 诸肢节疼痛，身体尪羸，脚肿如脱，头眩短气，温温欲吐，桂枝芍药知母汤主之。

桂枝芍药知母汤方：

桂枝四两　芍药三两　甘草二两　麻黄二两　生姜五两　白术五两　知母四两
防风四两　附子二枚（炮）

上九味，以水七升，煮取二升，温服七合，日三服。

【注解】

尪羸：形容关节肿大。沈氏、尤氏、《金鉴》俱作："尪羸（wānglěi）"是指身体瘦弱。

脚肿如脱：形容两脚肿胀，且又麻木不仁，似乎和身体要脱离一样。

温温：作蕴蕴解，谓心中郁热烦闷不舒。

【释译】

本条论述风湿历节的辨证论治。

风寒湿邪侵入机体，痹阻阳气，邪留关节，气血流行不畅，故肢节肿大疼痛。湿阻中焦，流注于下，故两脚肿重如脱。湿邪郁于内，郁积化热，湿热上蒸而耗气伤阴，故头目眩晕，温温欲吐，短气，身体瘦弱。桂枝芍药知母汤温阳行痹，祛风除湿。方中桂枝散风通络；麻黄散寒透湿；白术健脾化湿；附子温阳通络，散寒化湿，防风散风；生姜、甘草健中散湿；芍药敛阴活络；知母滋阴清热降火。

目前常用本方治疗急、慢性风湿性关节炎，类风湿性关节炎以及神经痛等病证。本方治疗类风湿性关节炎发热者，加生石膏、薏苡仁；血虚肢节肥大者，加鸡血藤、鹿衔草、白芷；湿盛肢节肿大者，如草薢、泽泻、防己；气虚加黄芪；服药后胃脘不适，可加蜂蜜同服。

【解读】

本条临床表现：其症可见发热恶寒，遍身关节疼痛、肿大并伴有灼热（诸肢节疼痛，身体魁羸，脚肿如脱），头眩短气，温温欲吐等。说明是一种急性关节疾病，本方含麻黄附子汤、芍药甘草附子汤、甘草附子汤、桂枝加附子汤（去枣），合方加知母治肢节浮肿，烦热。合方加防风治头眩痛，身体痛，骨节痛。用于治疗风湿性关节炎、类风湿性关节炎、急性痛风、坐骨神经痛、结节性红斑、关节型银屑病、自主神经功能紊乱、髂肢静脉血栓形成、慢性膝关节滑膜炎、化脓性关节炎、痛经、头痛、牙痛等，使桂枝芍药知母汤的衍化方不断增加，进一步发展了经方的应用范围。

【西医链接】

类风湿关节炎（RA）是一种病因未明的慢性、以炎性滑膜炎为主的系统性疾病。其特征是手、足小关节的多关节、对称性、侵袭性关节炎症，经常伴有关节外器官受累及血清类风湿因子阳性，可以导致关节畸形及功能丧失。

一、病因

RA 的发病可能与遗传、感染、性激素等有关。RA 关节炎的病理主要有滑膜衬里细胞增生、间质大量炎性细胞浸润，以及微血管的新生、血管翳的形成及软骨和骨组织的破坏等。

二、临床表现

1. 好发人群

女性好发，发病率为男性的 2～3 倍。可发生于任何年龄，高发年龄为 40～60 岁。

2. 症状体征

可伴有体重减轻、低热及疲乏感等全身症状。

（1）晨僵，早晨起床时关节活动不灵活的主观感觉，它是关节炎症的一种非特异表现，其持续时间与炎症的严重程度成正相关。

（2）关节受累的表现：①多关节受累呈对称性多关节炎（常≥5 个关节）。易受累的关节有手、足、腕、踝及颞颌关节等，其他还可有肘、肩、颈椎、髋、膝关节等。（8 条，诸肢节疼痛）（7 条，历节痛，不可屈伸）。②关节畸形手的畸形有梭形肿胀、尺侧偏斜、天鹅颈样畸形、纽扣花样畸形等。足的畸形有距骨头向下半脱位引起的仰趾畸形、外翻畸形、跖趾关节半脱位、弯曲呈锤状趾及足外翻畸形（8 条，身体魁羸）。③其他可有正中神经/胫后神经受压引起的腕管／跗管综合征，膝关节腔积液挤入关节后侧形成腘窝囊肿（Baker 囊肿），颈椎受累（第 2、3 颈椎多见）可有颈部疼痛、颈部无力及难以保持其正常位置，寰枢关节半脱位，相应有脊髓受压及椎基底动脉供血不足的表现。

（3）关节外表现：①一般表现可有发热、类风湿结节（属于机化的肉芽肿，与高滴度 RF、严重的关节破坏及 RA 活动有关，好发于肘部、关节鹰嘴突、骶部等关节隆突部及经常受压处）、类风湿血管炎（主要累及小动脉的坏死性小动脉炎，可表现为指、趾端坏死、皮肤溃疡、外周神经病变等）及淋巴结肿大。（8 条，其症可见发热恶寒，遍身关节疼痛；9 条，假令发热，便为历节也）②心脏受累可有心包炎、心包积液、心外膜、心肌及瓣膜的结节、心肌炎、冠状动脉炎、主动脉炎、传导障碍，慢性心内膜炎及心瓣膜纤维化等表现。（6 条，少阴脉浮而弱，弱则血不足，即手少阴心经，心主血脉）③呼吸系统受累可有胸膜炎、胸腔积液、肺动脉炎、间质性肺疾病、结节性肺病等。（8 条，头眩短气；7 条，短气，自汗出）④肾脏表现主要有原发性肾小球及肾小管间质性肾炎、肾脏淀粉样变和继发于药物治疗（金制剂、青霉胺及 NSAIDs）的肾损害。⑤神经系统除周围神经受压的症状外，还可诱发神经疾病、脊髓病、外周神经病、继发于血管炎的缺血性神经病、肌肥大及药物引起的神经系统病变。⑥贫血是 RA 最常见的关节外表现，属于慢性疾病性贫血，常为轻至中度。（8 条，身体魁羸）⑦消化系统可因 RA 血管炎、并发症或药物治疗所致。（8 条，温温欲吐；5 条，跌阳脉浮而滑，滑则谷气实，浮则汗自出。跌阳脉候胃气)⑧眼，幼年患者可有葡萄膜炎，成人可有巩膜炎，可能由血管炎所致。还可有干燥性结膜角膜炎、巩膜软化、巩膜软化穿孔、角膜溶解。

（4）Felty 综合征

1%的 RA 患者可有脾大、中性粒细胞减少及血小板减少、红细胞计数减少，常有严重的关节病变、高滴度的 RF 及 ANA 阳性，属于一种严重型 RA。

（5）缓解性血清阴性、对称性滑膜炎伴凹陷性水肿综合征（RS3PE）。男性多见，常于 55 岁以后发病，呈急性发病，有对称性腕关节、屈肌腱鞘及手小关节的炎症，手背可有凹陷性水肿。晨僵时间长（0.5~1d），但 RF 阴性，X 线多没有骨破坏。有 56%的患者为 HLA－B7 阳性。治疗上对单用 NSAIDs 药物反应差，而小剂量糖皮质激素疗效显著。常于 1 年后自发缓解，预后好。

（6）成人 Still 病（AOSD）以高热、关节炎、皮疹等的急性发作与缓解交替出现的一种少见的 RA 类型。因临床表现类似于全身起病型幼年类风湿关节炎（Still 病）而得名。部分患者经过数次发作转变为典型的 RA。

（7）老年发病的 RA 常 >65 岁起病，性别差异小，多呈急性发病，发展较快（部分以 OA 为最初表现，几年后出现典型的 RA 表现）。以手足水肿、腕管和跗管综合征及多肌痛为突出表现，晨僵明显，60%~70%的 RF 患者为阳性，但滴度多较低。X 线以骨质疏松为主，很少侵袭性改变。患者常因心血管、感染及肾功能受损等并发症而死亡。选用 NSAIDs 要慎重，可应用小剂量激素，对慢作用抗风湿药（SAARD）反应较好。

跗管综合征，缓解性血清阴性、对称性滑膜炎伴凹陷性水肿综合征（RS3PE）男性多见（8 条，脚肿如脱）。

【结语】

本篇历节病与类风湿关节炎是一个证态。

9. 味酸则伤筋，筋伤则缓，名曰泄；咸则伤骨，骨伤则痿，名曰枯；枯泄相搏，名曰断泄。荣气不通，卫不独行，营卫俱微，三焦无所御，四属断绝，身体羸瘦，独足肿大；黄汗出，胫冷；假令发热，便为历节也。

【注解】

三焦无所御：御作"统驭""统治"解；指营卫之气不能灌通三焦，空虚也。

四属断绝：身体四肢的气血营养得不到供给。

断泄：筋骨萎缩，肢体痿废不用之证。又称断绝，属痿躄之类。

泄：泄露，泄气，是形容肌肉痿软无力，就像泄了气的皮球一样，没有弹力，没有力量，不能收缩运动。

枯泄相搏：相搏（见"抟"）是指：两手把东西揉弄成球形。抟，圜也。——《说文》。《韵会》引《说文》："抟，以手圜之也。"鹏之徙于南冥也，水击三千里，抟扶摇而上者九万里。——《庄子·逍遥游》。这里是指相互转化，相互促进的意思。

肝主筋：筋，西医是指肌肉，横纹肌。（参考：《融合观》）

痿、痹、厥三病（证），皆四肢疾患而古代多混同，且还有痿痹、痿厥、痹厥等称谓，张子和《儒门事亲》："夫四末之疾……不仁或痛者，为痹；弱而不用者，为痿；逆而寒热者为厥，此其状未尝同也。"

四属：即四肢，也有人说是：皮、肉、脂、髓者。

【释译】

人之饮食，五味调和，可以养人，如偏嗜太过，或有不及，则可以致病。如过食酸则伤肝，伤筋，筋伤弛缓不用，运动无力，所以谓之泄。过食咸则伤肾、伤骨，骨伤痿弱不能行立，所以谓之枯。过食酸咸味，损伤肝肾，精竭血虚同时存在，谓之断泄。肝肾俱伤，气血亦因之而衰弱，营血卫气不能运行于三焦，身体四肢得不到营养，日渐赢瘦。湿浊留注于下，所以两脚肿大，关节疼痛，痛处黄汗出，郁而发热，是属历节病。若全身黄汗出，肿胀，胫冷，无痛楚，是为黄汗病。

本条是论述历节病是由于内伤肝肾所致的，肝主筋，肾主骨。

【解读】

本条补充了历节病临床表现，发展趋势以及病理机制。历节病是内伤肝肾所致的，肝主筋，肾主骨。筋，是指西医的骨骼肌及其筋膜；骨是指西医的骨关节及其韧带、滑膜、软骨等。历节病一类风湿性关节炎证态的结局就是：肌肉萎缩、关节变形，身体四肢萎废不用。

"身体赢瘦，独足肿大，黄汗出"，翻译成现代汉语：全身消瘦，只有足踝关节肿大并且有黄色的渗出液。古代把关节积液或者关节周围炎症渗出液，从皮肤渗出的黄色渗出液当作黄汗，不足为怪。

这样理解黄汗，就顺畅了。黄汗是从皮下组织积液渗出来的黄色液体。（参考《中西医融合观续》101 页）

本条全文释义如下：根据五行学说酸性食物伤筋，中医的筋是指西医的骨骼肌，肌肉受损，引起肌肉萎软无力，称为：泄。意思是肌肉就像泄了气的皮球一样，没有弹性，不能收缩发力。咸味伤肾，肾主骨，骨伤则痿，即萎软不能行走，称为"枯"，意思是肌肉干瘪、枯瘦。枯泄相搏，即萎软无力的骨骼肌与枯瘦的骨关节身躯相互促进，恶性循环，这就是断泄，即筋骨萎缩，肢体萎废不用之证。

历节病的病因是：第 4 条"汗出入水中"，汗出腠理开，水寒之气乘虚而入，伤卫损营，三焦元真之气不能通过营卫输布于四肢肌肉骨骼，即四属断绝，身体赢瘦；同时湿浊下注，两脚肿大，关节疼痛，痛处黄汗出，郁而发热，是属历节病。

本条还补充了历节病的临床表现：身体赢瘦，独足肿大，黄汗出，胫冷，发热，四肢肌肉痿废，骨关节变形等，便为历节。

营卫，实际上是指行走于腠理之中的气血，使得腠理具有了防卫功能与营养功能。元气根于肾，通过三焦别入十二经脉而达于五脏六腑，故称三焦为元气之别使。元气、水谷精微通过三焦到达腠理，输布于腠理，就形成了营卫。

本条说明了：营卫、三焦在历节病的形成过程中的作用及其相互关系。历节病的病位是在营卫，即皮下的疏松结缔组织与致密结缔组织，"营气不通，卫不独行，营卫俱微，三焦无所御"。（参考导论第二章）

10. 病历节不可屈伸，疼痛，乌头汤主之。

乌头汤方，治脚气疼痛，不可屈伸。

麻黄 芍药 黄芪各三两　甘草三两（炙）　川乌五枚（咬咀，以蜜二升，煎取一升，去室即出乌头）

上五味，咬咀四味，以水三升，煮取一升；去滓，内蜜煎中，更煎之，服七合。不知，尽服之。

【注解】

气：寒气。

【释译】

本条论述寒湿历节的辨证论治。

寒湿侵袭于关节之间，凝结不去，阻碍气血的运行，所以关节疼痛不可屈伸，强直拘急，脉象沉紧。治以乌头汤散寒止痛。方中麻黄辛温，散风寒湿邪；乌头温通阳气；芍药、甘草缓急止痛，通络敛阴；黄芪益气祛湿，可制麻黄发汗太过；乌头大辛大热，有毒，用白蜜之甘润以缓其燥热，并能解毒。本方使寒湿之邪微微汗出而解，邪去而正气不伤。

【解读】

本方是一个强止痛剂。

本方用于治疗寒邪偏胜之痛痹，证见肢体关节疼痛较剧，痛有定处，关节不可屈伸，畏寒喜热，局部皮色不红，触之不热，舌苔白，脉弦紧。病在上肢者加桑枝、秦艽；病在下肢者，加桑寄生、牛膝；若寒甚痛剧者加草乌、桂枝；病久挟有瘀血者，加乳香、没药、元胡、红花、全蝎、蜈蚣、乌梢蛇；兼气血两亏者，加人参、黄芪、当归、芍药；寒阻痰凝，兼有麻木者，酌加半夏、桂枝、南星、防风；病久肝肾阴虚，关节畸形，酌加当归、牛膝、枸杞子、熟地等。有用本方加虫类药治疗硬皮病获效者。本方可治疗风湿性关节炎、类风湿性关节炎、肩关节周围炎、三叉神经痛、腰椎骨质增生症，属寒湿痹阻者。

方中乌头为峻猛有毒之品，故乌头炮用，且煎药时间宜长，或与蜂蜜同煎，以减其毒性。服乌头汤后，若唇舌肢体麻木，甚至昏眩吐泻，应加注意，如脉搏、呼吸、神志等方面无大的变化，则为"瞑眩"反应，是有效之征。古人有"药弗瞑眩，厥疾难瘳"之说。如服后见到呼吸急促、心跳加快，脉搏有间歇等现象，甚至神志昏迷，则为乌头中毒反应，应当立即采取急救措施。

血痹虚劳病脉证并治第六

1. 问曰：血痹病从何得之？师曰：夫尊荣人骨弱肌肤盛，重困疲劳汗出，卧不时动摇，加受微风，遂得之。但以脉自微涩在寸口，关上小紧，宜针引阳气，令脉和，紧去则愈。

【注解】

尊荣人：即好逸恶劳，养尊处优的人。

【释译】

凡是好逸恶劳，养尊处优的人，外表虽然丰盛，实则筋骨脆弱，腠理不固，抗御病邪的能力薄弱；平素无事多思，卧时难以入眠辗转动摇。稍有劳动，即体疲汗出，阳气更虚，虽感受微风，亦能引起疾病。由此可见，血痹的形成，内以卫阳不足为主因，外为风邪诱发，血行不畅所致。

脉微为阳微，涩为血滞，是气虚血行不畅的反映；脉紧为外受风寒之征。由于受邪较浅，所以紧脉只出现于寸口和关上。血痹既然是血行不畅之因，实则由于阳气痹阻，所以用针刺法以引动阳气，阳气畅行则邪气去，邪去则脉和而不紧，如此，则血痹可愈。

本条论述血痹的病因和脉象。

【解读】

血痹与历节病的关系：汗出被风为血痹，病机为风寒；汗出入水为历节，病机为寒湿。共同点：虚为先决条件，都归类于痹症－风湿性疾病证态。

2. 血痹阴阳俱微，寸口关上微，尺中小紧，外证身体不仁，如风痹状，黄芪桂枝五物汤主之。

黄芪桂枝五物汤方：

黄芪三两　芍药三两　桂枝三两　生姜六两　大枣十二枚

上五味，以水六升，煮取二升，温服七合，日三服。（一方有人参）

【注解】

身体不仁：局部感觉麻木。

【释译】

阴阳俱微是营卫气血的不足；寸口关上微、尺中小紧，是阳气不足、阴血涩滞的表现。局部感觉麻木为血痹的症状特征，与风痹的症状不同，前者以肢体局布固定的麻木为主，后者以游走性疼痛为主。

治以黄芪桂枝五物汤温阳行痹，即《灵枢·邪气脏腑病形》所说"阴阳形气俱不足，勿取以针，而调以甘药"之意。方用黄芪补气，桂枝、芍药通阳除痹，生姜、大枣调和营卫，共成温阳行痹之效。

本条论述血痹的证治。

本方具有振奋阳气、温通血脉、调畅营卫的作用,所以,凡证属气虚血滞、营卫不和者,皆可选用。血痹病舌质紫暗,脉沉细涩者,可加当归、川芎、红花、鸡血藤。有用本方加味治疗中风后遗症手足无力,肢体不仁者。本方治疗产后身痛疗效甚佳,根据产妇多有气血虚弱,营卫俱虚,卫阳不固,腠理空疏,易受风寒侵袭之特点,故重用黄芪、桂枝为主,下肢痛加杜仲、牛膝、木瓜;上肢痛加防风、秦艽、羌活;腰疼重加破故纸、川断、狗脊、肉桂等。

如风痹状,而实非风也,具有与风痹相鉴别的意思。

【解读】

"外证身体不仁,如风痹状",血痹与风痹的症状不同,血痹以麻木为主,风痹以疼痛为主。风痹的临床表现是游走性的关节疼痛(风湿性关节炎);血痹的临床特点是末梢麻木感觉以及对于刺激不敏感,即末梢神经炎以及末梢循环障碍(缺血)。

黄芪桂枝五物汤是桂枝汤去甘草,倍生姜,加黄芪而成的。旨在温通阳气,驱风散邪,调畅营卫,而通血痹。也可用于中风后遗症早期所致各种偏瘫、语言等功能障碍,半身不遂、肢体不用、半身汗出、肌肉消瘦、气短乏力等,以及产后、经后身痛等。

【西医链接】

一、雷诺综合征

又称肢端动脉痉挛症,是由于支配周围血管的交感神经功能紊乱引起的肢端小动脉痉挛,导致手或足部一系列皮肤颜色改变的综合征。传统上将雷诺症状者分为二类型:①原发性即雷诺病,不能找到任何潜在疾病而症状和病情缓和者。②继发性者又称雷诺现象,兼患一种或几种疾病,症状和病程比较严重者。目前多已把雷诺病和雷诺现象归并,统称为雷诺综合征。

雷诺病的典型发作过程为当寒冷刺激或情绪激动及精神紧张时,手指皮肤出现苍白和紫绀,手指末梢有麻木、发凉和刺痛,经保暖后,皮色变潮红,则有温热和胀感,继而皮色恢复正常,症状也随之消失。疾病早期,上述变化在寒冷季节频繁发作,症状明显,持续时间长,而在温热季节则反之。如病情较重,则一年四季均可频繁发作。

雷诺病患者多有自主神经功能紊乱症状,如易兴奋、感情易冲动、多疑、郁闷、失眠多梦等。雷诺病可使小血管闭塞,导致指端缺血坏死。严重者可出现指末端指腹变平、坏疽,末节指骨可因缺血而坏死、被吸收、溶解,出现变短或截指现象。在一些抵抗力低的患者,指端缺血而发生溃疡有可能导致骨髓炎、败血症等疾病,这也是本病最严重的并发症,正确而及时地应用抗感染药物有助于防止这些并发症的发生。

血痹是发生于肢端的一种血管性疾病,多由四肢末端动脉发生阵发性痉挛,使皮肤因缺血而成苍白色或局部缺氧而发绀。

血痹属于痹症,雷诺综合征属于风湿性疾病,痹症-风湿性疾病证态得到验证,血痹-雷诺氏征证态也是正确的。

二、多发性末梢神经炎

是由多种原因如中毒、营养代谢障碍、感染、过敏、变态反应等引起的多发性末梢神经损害的总称。临床主要表现为肢体远端对称性感觉、运动和自主神经功能障碍。

1. 肢体远端对称性 感觉异常(疼痛、麻木、过敏、减退)常呈手套、袜套式。

2. 运动障碍 肌力减退、肌张力低下、腱反射减弱或消失,晚期有以肢体远端为主的肌肉萎缩。

3. 自主神经功能障碍 肢端皮肤发凉、苍白、发绀或出汗障碍,皮肤可粗糙变薄等。

【结语】

血痹，属于中医的痹病中的一种。从临床角度看，末梢神经炎，四肢末梢血管狭窄、痉挛引起的末梢循环障碍，均可以归类于风湿性疾病。风湿性疾病与痹症是一个证态，风湿性疾病中的末梢神经炎、末梢循环障碍与血痹是一个证态；而其他器官器质性疾病的末梢神经炎与末梢循环障碍也属于血痹。从这里可以看出中西医概念之间的重叠与交叉，同一个黄芪桂枝五物汤，既可以治疗风湿性疾病中的末梢血管痉挛狭窄引起的肢体麻木，也可以治疗卒中后遗症中的肢体麻木，还可以治疗神经系统疾病中的末梢神炎等。

现在治疗血痹，中医已经有了成功的辨证论治方案。辨证施治如下：

1. 脾肾阳虚　　主方：黄芪桂枝五物汤加减。

2. 阳虚寒凝　　主方：当归四逆汤加减。

3. 气滞血瘀　　主方：血府逐瘀汤加减。

4. 气虚血瘀　　主方：补阳还五汤加减。

5. 瘀热阻络　　主方：济生解毒汤加减。备选方：桑络汤加减；四妙勇安汤：适用于本病的终末期。

3. 夫男子平人，脉大为劳，极虚亦为劳。

【注解】

平人：这里是指从外形看来好像无病，其实是内脏气血已经虚损。也即《难经》所说："脉病形不病"者。

【释译】

脉大即大而无力，阴虚阳浮；极虚，是轻按则软，重按极无力，是精气内损的脉象，脉大与极虚，虽形态不同，但都是虚劳病的脉象，所以说："脉大为劳，极虚亦为劳。"意在色欲过度，肾精损，则真水不能配火，故脉大，饥饱劳役过度，脾气损，则谷不能内充，故脉虚。

本条论述虚劳病总的脉象。

【解读】

由于古代本病以房劳伤肾、劳役伤脾者居多，故以"男子"冠诸条首，非谓虚劳全是男子为病，需会其意而勿泥。后世医家对于虚劳做了许多补充。

虚劳，又称虚损，多种原因均可导致虚劳。《理虚元鉴·虚症有六因》所说的"有先天之因，有后天之因，有痘疹及病后之因，有外感之因，有境遇之因，有医药之因"，对引起虚劳的原因作了比较全面的归纳。多种病因作用于人体，引起脏腑气血阴阳的亏虚，日久不复而成为虚劳。结合临床所见，引起虚劳的病因病机主要有以下5个方面：禀赋薄弱、烦劳过度、饮食不节、大病久病、误治失治。

临床表现：

虚劳多发生在先天不足，后天失调，及大病久病，精气耗伤的患者。病程一般较长，症状逐渐加重，短期不易康复。

虚劳以脏腑功能减退、气血阴阳亏损所致的虚弱、不足的证候为其特征，在虚劳共有特征的基础上，由于虚损性质的不同而有气、血、阴、阳虚损之分。气虚损者主要表现为面色萎黄、神疲体倦、懒言声低、自汗、脉细；血虚损者主要表现为面色不华、唇甲淡白、头晕眼花、脉细；阴虚损者主要表现为口干舌燥、五心烦热、盗汗、舌红苔少、脉细数；阳虚损者主要表现为面色苍白、形寒肢冷、舌质淡胖有齿痕、脉沉细。

在脏腑辨证中，虚证可以分为原发性虚证与继发性虚证。虚证－功能性疾病证态。

继发性虚证是指大病、慢性疾病（器质性疾病）的后期，机体在新的平衡态建立之后表现出来的功能性临床表现。实际上是虚实夹杂，临床表现以功能性病变为主。《金匮要略》中的虚劳，是虚证中的一种，属于继发性虚证。

原发性虚证的病因是：先天禀赋不足或者七情六欲过激等引起的功能性疾病。

（参考：《中西医融合观之三融合观》虚证—功能性疾病证态及五脏、阴、阳、气、血虚证）

4. 男子面色薄者，主渴及亡血。卒喘悸，脉浮者，里虚也。

【注解】

面色薄：指面色淡白而无华。

卒喘悸："卒"同"猝"。卒喘悸，谓病人稍一动作，即突然气喘、心悸。

【释译】

《素问·五脏生成篇》谓："心之合脉也，其荣色也。"血虚不能荣于面，故面色白而无华；血虚不能养心，故心悸；阴血不足，则津亏，故口渴；失血者多见此证。肾虚不能纳气，故气喘。阴血不足则阳气浮越，故里虚亦可出现浮脉，但此脉浮为大而无力，不同于表证的脉浮而紧或浮而缓。

本条论述阴血不足的虚劳脉证。

【解读】

本条是指虚证中的血虚。血虚，不单单是指缺铁性贫血，而且包含水电解质紊乱、缺失以及血浆的不足等全血成分的不足。各种贫血导致血氧含量下降，稍一动作啐喘悸。

广义的血虚还包括各种血液病。（参考《融合观》196～202页，血虚）

5. 男子脉虚沉弦，无寒热，短气，里急，小便不利，面色白，时目瞑，兼衄，少腹满，此为劳使之然。

【注解】

沉弦：沉取带弦而无力的脉象。

【释译】

本条论述气血两虚的虚劳脉症。

虚劳病见到沉取带弦而无力的脉象，又无外感寒热的症状，是气血两虚的征象。面白、时目瞑、兼衄是肝脾血虚所致；短气、里急、小便不利、少腹满，是肾阳不足不能温化水液所引起。凡此脉症，都属于虚劳的范围，所以说"此为劳使之然"。

本条，"短气里急，小便不利"代表肾气虚，因为肾主纳气、主二阴，所以肾气虚肾不纳气则气短，肾气虚则大便里急、小便不利。肝开窍于目，肝藏血，脾主血，血虚则面色白，时目瞑，兼衄；脾胃相表里，脾虚则腹满。

虚劳的病因主要有禀赋薄弱，烦劳过度，饮食不节，大病久病及误治失治等方面。其病理性质为气、血、阴、阳的亏耗，病损部位在五脏，尤以脾肾两脏为要。引起虚损的病因，往往首先导致某一脏气、血、阴、阳的亏损，由于五脏相关，气血同源，阴阳互根，在虚劳的病变过程中常互相影响：一脏受病，可累及他脏；气虚不能生血，血虚无以养气，则气病及血，血病及气；气虚者，日久渐及阳虚；血虚者，日久可及阴虚；阳损日久累及于阴；阴虚日久累及于阳。以致病情趋于复杂，病势日渐加重。

由于五脏五行的差异，五脏阴阳气血虚损的重点也有不同。如肺主要表现为肺气虚、肺阴虚；

心主要表现为心气虚、心血虚、心阴虚、心阳虚；脾胃主要表现为脾气虚、脾胃阴虚、脾阳虚；肝主要表现为肝血虚、肝阴虚；肾主要表现为肾气虚、肾阴虚、肾阳虚。诸证候中可相互兼夹、转化。

【解读】

脉象往往是一个证型的代表，例如：在《伤寒论》中，脉浮代表表证，脉沉代表里证，脉弦代表半表半里或者肝病等，而在具体的病人不一定出现这个脉象。一个典型的症状也可以是一个证型的代表，例如：面色白代表血虚，无寒热代表没有外感病等。

本条相当于西医的慢性消耗性疾病引起的全身各器官、系统功能减退，即病后虚弱状态，最常见的是营养不良。

6. 劳之为病，其脉浮大，手足烦，春夏剧，秋冬瘥，阴寒精自出，酸削不能行。

【注解】

阴寒：阴指前阴。阴寒即自觉前阴寒冷。

酸削：指两腿酸痛、消瘦。

【释译】

阴虚则阳浮于外，故脉浮大；阴虚生热，四肢为诸阳之本，故手足烦热。春夏木火正盛，天阳助体阳，则阴愈虚，故病加重；秋冬金水相生，阳气内藏，故病减轻。由于阴损及阳，精关不固，故阴寒精自出。肾藏精而主骨，精失则肾虚，肾虚则骨弱，故两腿酸痛瘦削，不能行动。

本条论述阴虚的虚劳证与季节的关系。

【解读】

劳之为病，……，本条论述阴虚的虚劳证。此处的"劳"有2种意义：①劳作过度，阴阳两虚；②阴虚痨病，即现代的结核病，与第9条、第10条联系起来看。

本条是：阴虚。由于阴损及阳，精关不固，故阴寒精自出。肾藏精而主骨，精失则肾虚，肾虚则骨弱，故两腿酸痛瘦削，不能行动。阴虚演变为阴阳两虚，表现为：肾虚精关不固、肾虚骨弱。

7. 男子脉浮弱而涩，为无子，精气清冷。（一作冷）

【注解】

无子：不育证。

【释译】

真阳不足，则脉浮而弱；精少清冷，则脉涩。脉见此浮而无力兼涩者，是精气交亏的反应，所以精清不温，不能授胎。

本条从脉象论虚劳无子证。

【解读】

第7条"精气清冷"。即精液清稀不温，或者先天无精症，即男子不育症。中医谓：肾精亏虚证。参考《融合观》肾虚肾精亏虚证。

第3、4、5、6、7条是虚劳概论。第3条是指虚劳的脉象；第4条是指血虚；第5条是指气虚或者兼有血虚；第6条是指阴虚，或者发展为阴阳两虚或者肾气虚；第7条是指肾阳不足，肾精亏虚无子证。

虚证中的阴、阳、气、血都说到了。即八纲辨证中的虚证。（参考《融合观》虚证）

8. 夫失精家，少腹弦急，阴头寒，目眩一作目眶痛，发落。脉极虚芤迟，为清谷、亡血、失精。脉得诸芤动微紧，男子失精，女子梦交，桂枝加龙骨牡蛎汤主之。

桂枝加龙骨牡蛎汤方(《小品》云：虚弱浮热汗出者，除桂，加白薇、附子各三分，故曰二加龙骨汤。)

桂枝 芍药 生姜各三两　甘草二两　大枣十二枚　龙骨 牡蛎各三两

上七味，以水七升，煮取三升，分温三服。

【注解】

失精家：指经常梦遗、滑精之人。

梦交：夜梦性交。

清谷：即下利清谷。

【释译】

本条论述遗精的证治。

遗精的病人，由于经常梦遗失精，精液损耗太甚，阴损及阳，故少腹弦急，外阴部寒冷；精血衰少，不能上荣，故目眩发落，"极虚芤迟，为清谷、亡血、失精"是插笔，指极虚芤迟的脉象，既能见于失精的病人，也可以见于亡血或下利清谷的患者。

所谓"脉得诸芤动微紧"，是说或见芤、动，或见微、紧，并非四脉同见。由于阴阳两虚而失调。和阴阳止遗泄，当为首务，故用桂枝汤调和阴阳，加龙骨牡蛎潜镇摄纳，如阳能固摄，阴能内守，则精不致外泄。

桂枝加龙骨牡蛎汤是温阳摄阴的有效名方。桂枝汤外证得之可调和营卫以固表，内证得之则交通阴阳而守中；加龙骨、牡蛎，则固涩潜镇之力较强。所以，临床上并不限于失精梦交之证。

本方可用以治疗小儿肺炎后期之体弱患儿，肺部病灶长期不易吸收，临床表现为心阳不振，营虚卫弱，正虚邪恋，虚多实少之证者，获效良好。辨证应抓住以下特点：①年幼体弱，病程较长；②有汗而热不解，身热起伏，热势虽高，但无面赤、口渴、舌红、苔黄等化燥伤阴者；③面色苍白，舌质淡嫩，脉细无力；④全身有汗，汗性黏凉，汗后皮肤少温。另外，对有梦无梦之遗精、带下、自汗、盗汗、偏汗、遗尿、乳泣(溢乳症)等症，辨证属阴阳俱虚，不能阳固阴守所致者，皆有较好疗效。

【附】

天雄散方

天雄三两(炮)　白术八两　桂枝六两　龙骨三两

上四味，杵为散，酒服半钱匕，日三服，不知，稍增之。

【方解】

本方《千金》治五劳七伤，《外台》治男子失精，方中天雄补命门，壮阳精，强肾气；桂枝、白术扶中阳；龙骨收敛摄精，故可用于肾阳不足的虚劳失精。

【解读】

桂枝加龙骨牡蛎汤，原为失精、梦交而设，由于疗效肯定，深受临床医师喜爱，被广泛应用治疗多科疾病。

第7条、第8条，即脏腑辨证中的肾阳虚肾精不固证。

9. 男子平人，脉虚弱细微者，喜盗汗也。

【注解】

盗汗：寐则汗出，醒则自止，谓盗汗。

【释译】

病者阴阳气血皆虚，故脉见虚弱细微，阳虚不固，阴虚不守，则容易发生盗汗。

本条论述虚劳盗汗的脉象。

本条盗汗属阴阳气血皆虚，后世医家认为：治方可用桂枝加龙骨牡蛎汤，或《小品》的二加龙骨牡蛎汤（方见本篇第 8 条）；如属阴虚火旺的盗汗，脉见浮数或弦细，症见舌红、心烦者，则可用当归六黄汤治疗。

【解读】

盗汗，《黄帝内经》曰"寝汗"，通俗而言，是指人入睡后出汗，睡醒后汗止的情况。《明医指掌·自汗盗汗心汗证》云："盗汗者，睡而出，觉而收，如寇盗然，故以名之。"

盗汗多归于阴虚，如《医学心悟·自汗盗汗》："其盗汗症，伤寒邪客少阳则有之，外此悉数阴虚。"又《医学正传·汗证》："盗汗者，寝中而通身如浴，觉来方知，属阴虚，营血之所主也。大抵自汗宜补阳调卫，盗汗宜补阴降火。"但，盗汗又非全是阴虚，如张景岳《景岳全书·汗证》曾说："不得谓盗汗必属阴虚也""盗汗亦多阳虚也"。《丹溪心法》云："盗汗属血虚。"王清任之《医林改错》中有谓："竟有用补气、固表、滋阴、降火，服之不效，而反加重者，不知血瘀亦令人自汗、盗汗，用血府逐瘀汤。"补充了针对血瘀所致自汗、盗汗的治疗方药。而又有脾胃湿热、痰热蕴肺，肝经湿热等原因。所以，如果辨证不准，很易错治。

西医盗汗：与自主神经功能紊乱关系密切。

（1）生理性盗汗：多发生在小儿，自主神经系统不完善或者缺钙引起。

（2）病理性盗汗常见原因：结核病、更年期、糖尿病、恶性肿瘤等。

本条：男子平人，脉虚弱细微者，喜盗汗也。排除了妇女更年期，本条所指病理性盗汗，最常见的原因是结核病。

10. 人年五六十，其病脉大者，痹侠背行，苦肠鸣，马刀侠瘿者，皆为劳得之。

【注解】

痹侠背行：指脊柱两旁有麻木感。

马刀侠瘿：结核生于腋下名马刀，生于颈旁名侠瘿，二者常相联系，或称为瘰疬。

【释译】

本条论述脉大有虚寒、虚热的不同。

人年五六十，其病脉大按之无力，为精气内衰，经脉失养，尤以肾虚者，膀胱之气亦不足，故脊背麻木；如腹中肠鸣，则为脾气虚寒，运化失职；如患马刀侠瘿，则为阴虚阳浮，虚火上炎，与痰搏结所致，这 3 种病证，虽有虚寒、虚热挟痰的不同，但皆因劳得之。

【解读】

1. 马刀侠瘿

结核生于腋下名马刀，生于颈旁名侠瘿，二者常相联系，或称为瘰疬。这是一个直观的、十分确定的参照物。腋下与颈旁淋巴结肿大、粘连形成瘰疬者，常见的情况有淋巴结核与淋巴瘤。淋巴瘤也可以与结核同时存在，他们的晚期均可以发展为营养不良甚至恶病质。

2. 痹侠背行

腰椎结核俗称"龟背炎"，发病率较高，为全身骨关节结核的第一位，约占骨关节结核总数的一半，其中以儿童和青少年发生最多。所有脊柱均可受累，以往以腰椎结核最多，近年来以胸椎多见，腰椎次之，其次是骶椎和颈椎等。椎体结核占绝大多数，单纯附件结核少见。腰椎结核脓肿常至盆腔，形成腰肌脓肿，沿髂腰肌向下蔓延到腹股沟或股内侧，从股骨后达大粗隆，沿阔筋膜张肌通过腹膜后间隙和髂胫束至股外侧下部，或向后蔓延到腰三角区，形成所谓寒性脓肿。椎体病变因循环障碍及结核感染，有骨质破坏及坏死，有干酪样改变和脓肿形成，椎体因病变和承重而发生塌陷，使脊柱弯曲腰背部可出现"驼峰"畸形。由于椎体塌陷，死骨肉芽组织和脓肿形成，可使脊髓受压或血供受累而发生截瘫。

腰椎结核的临床表现：

（1）腰痛是腰椎结核最常见的症状，疼痛的性质多为钝痛或酸痛，伴有压痛及叩击痛，在劳累、咳嗽、睡前疼痛加重。上腰椎结核可有大腿痛，下腰椎结核可有坐骨神经痛，这是由于结核脓肿、肉芽组织及坏死的椎间盘或死骨向后突入椎管内，使脊髓或神经根受到压迫或刺激时，可出现放射痛。具体表现如下：

疼痛：初期局部疼痛多不明显，待病变发展刺激或压迫其邻近的神经根，如胸椎结核的出现使肋间神经；腰椎结核刺激或压迫腰丛神经引起腰腿痛；单纯骨结核或滑膜结核发展为全关节结核时疼痛加重，往往这时才引起患者注意。为了减轻疼痛，患部肌肉一直处于痉挛状态，借以起保护作用。当患者体位改变时，尤其是在夜间熟睡失去肌肉痉挛的保护时，疼痛更加明显，小儿常常表现夜啼等。

（2）肿胀：四肢关节结核局部肿胀易于发现，皮肤颜色通常表现正常，局部稍有热感。关节肿胀逐渐增大，肢体的肌肉萎缩，患病关节多呈梭形。

（3）功能障碍：通常患者的关节功能障碍比患部疼痛出现更早。为了减轻患部的疼痛，各关节常被迫处于特殊的位置，如肩关节下垂，肘关节半屈曲位，髋关节屈曲位，踝关节足下垂位。颈椎结核常用两手托下颌，胸椎或腰椎结核者肌肉保护性痉挛，致使弯腰困难而小心下蹲拾物等特有的姿势。

（4）畸形：随着病变发展，骨关节或脊椎骨质破坏，上述特有的姿势持续不变且进一步发展，关节活动进一步受限而出现畸形，脊柱结核多出现成角后凸畸形。

痹侠背行，应该包括腰椎结核以及寒性脓疡向下扩散，由于没有特效治疗，在古代是一个常见病，多发病。

3."肠鸣"的原因

是肠结核与肠系膜淋巴结核（伏梁）引起的消化道症状。

肠结核临床表现：（见11条）

（1）腹痛多位于右下腹，因肠结核好发于回盲部。常有上腹或脐周疼痛，系回盲部病变引起的牵涉痛。并发肠梗阻时有腹绞痛，常位于右下腹或脐周，伴有腹胀、肠鸣音亢进、肠型与蠕动波。（肠鸣）

（2）腹泻是溃疡型肠结核的主要临床表现之一。有时患者会出现腹泻与便秘交替出现。

（3）腹部包块常位于右下腹，一般比较固定，中等质地，伴有轻度或中度压痛。腹部包块主要见于增生型肠结核，也可见于溃疡型肠结核合并有局限性腹膜炎，病变肠段和周围组织粘连，或同时有肠系膜淋巴结结核。（伏梁）

（4）全身症状表现为不同热型的长期发热，伴有盗汗。患者倦怠、消瘦、贫血，随病程发展而出现维生素缺乏等营养不良的表现。（劳）

痹侠背行，若肠鸣、马刀侠瘿同时发生在一个病人身上，全身性的结核病不能排除，此时应该与伏梁（见五脏积聚篇）相联系。伏梁是全身性结核病以肠结核、肠系膜结核为主要表现；肺痨以肺结核为主要表现；马刀侠瘿以淋巴结核为主要表现。

与第9之盗汗相联系，第10条应该是指全身性的结核病，包括：淋巴结核、腰椎结核与肠结核。所以，此处的"劳"实际上是指痨病，即全身性结核病。

《金匮要略》中的"劳"具有2种含义：①过度劳作，即过度的体力劳动；②痨病-结核病证态。二者的结局都是虚证，所以称为虚劳。虚劳实际上是虚实夹杂证，是内伤杂病、外感病的晚期，全身表现出极度营养不良与衰竭的临床表现。

以下诸条是虚劳的具体的不同临床类型，诸如：脱气，失精亡血，虚劳里急等。第13、14条虚劳里急是脾胃虚弱的临床表现与治疗方剂，第15条是肾气虚的临床表现与治疗方剂，第16条治疗虚劳诸不足，薯蓣丸，第17条虚劳失眠，酸枣仁汤，第18条干血痨大黄䗪虫丸。

11. 脉沉小迟，名脱气，其人疾行则喘喝，手足逆寒，腹满，甚则溏泄，食不消化也。

【注解】

脱气：在这里是病机，指阳气虚衰而言。中医谓元气耗损所致。脱气者，谓胸中大气虚少，不充气息所用，故疾行喘喝也。

喘喝：指气喘而有吼声者。《灵枢·本神》："肺藏气，肺气实则喘喝，胸盈仰息。"多见于实证气喘，亦可见于虚喘，如本条。

【释译】

脉沉小迟是脾肾阳虚的反应，肾气虚，则疾行气喘；阳虚则生寒，寒盛于外，则手足逆冷；脾胃阳虚，则腐熟和运化功能减退，所以腹满便溏，饮食不化。脉沉为里，脉迟为寒，脉小为虚，所以是脾肾阳虚证。

本条论述脾肾阳气虚衰的脉证，描述了虚劳的进一步发展及临床表现。

【解读】

此证属于阳气虚衰而将脱的病理状态，进一步发展就是脱证。脱证，从西医感染病的角度看就是休克，属于急性危急疾病。从西医内科看，属于急性呼吸循环衰竭，临床表现为突然神昏或昏愦，肢体瘫软，手撒肢冷汗多，重则周身湿冷等。

此处的脱气，还没有达到脱证的程度，而且是一种慢性疾病，即各种严重疾病的后期引起的极度营养不良衰弱状态。

"疾行则喘喝，手足逆寒，腹满，甚则溏泄，食不消化也。"这一组慢性疾病的临床表现，有2种可能性：①各种心力衰竭；②慢性阻塞性肺病。中医谓：肾阳虚、脾肾阳虚，阳虚水泛心下水气，肾阳虚肾不纳气。轻者附子理中汤；重者有喘脱之势者（肺性脑病），方用参附汤送服黑锡丹。肾阳虚阳虚水泛与心力衰竭是一个证态，总之虚肾不纳气与阻塞性肺病呼吸困难是一个证态，肾阳虚肾虚泄泻与结肠功能障碍一个证态，所以气脱与慢性呼吸循环衰竭是一个证态。

脱证，又称为元气败脱，神明散乱证。亦见于西医的休克、昏迷。

12. 脉弦而大，弦则为减，大则为芤，减则为寒，芤则为虚；虚寒相搏，此名为革。妇人则半产漏下，男子则亡血失精。

【注解】

漏下：非月经期间下血，淋漓不断。

【释译】

革脉包括弦、大两象，但弦脉是按之不移，而革脉的弦，重按则减，所以说弦则为减；大脉是洪大有力，但革脉之大，是大而中空，类似芤象，所以说大则为芤。重按减弱的脉象主寒；大而中空的脉象主虚，这两种脉相结合同为革脉。所以说虚寒相搏，此名为革。革脉为外强中空，如按鼓皮，主精血亏损，故妇人见革脉是漏下或半产；男子见革脉为亡血或失精之患。本条论述精血亏损的虚劳脉象。

【解读】

虚劳的脉象是革脉，病机是虚寒相搏，即虚、寒2邪纠缠在一起相互促进，形成恶性循环作用于人体，引起虚劳。革脉为外强中空，如按鼓皮，主精血亏损，故妇人见革脉是漏下或半产；男子见革脉为亡血或失精之患。

"男子则亡血失精"此处失精，不单单是指遗精、滑精、梦遗的精液丢失，而且是指广义的精（气血津液）的丢失，包括西医的失血、水电解质紊乱，而且与血容量下降、极度营养不良、内分泌紊乱等关系密切，所以出现芤脉、革脉。

第11条，气脱，与本条都是虚劳中的重症，都具有寒象，本条是指精血丢失，第11条则是指脾肾阳气虚衰。这是虚劳的2种不同临床类型：①心肺功能衰竭；②生殖系统功能障碍。

虚劳是指全身营养不良及衰弱的病理状态。与《伤寒论》太阴病、少阴病互参。

13. 虚劳里急，悸，衄，腹中痛，梦失精，四肢酸疼，手足烦热，咽干口燥，小建中汤主之。

小建中汤方：

桂枝三两（去皮）　甘草三两（炙）　大枣十二枚　芍药六两　生姜三两　胶饴一升

上六味，以水七升，煮取三升，去滓，内胶饴，更上微火消解，温服一升，日三服。呕家不可用建中汤，以甜故也。

【注解】

里急：指腹部有挛急感，按之不硬。

【释译】

本条论述阴阳两虚以阳虚为主的虚劳证治，病位在脾胃。

虚劳病乃因虚成损，积损成劳；往往阴虚及阳，或阳虚及阴，从而导致阴阳两虚之证，出现寒热错杂证候。如阴虚生热，则衄血，手足烦热，咽干口燥；阳虚生寒，则里急，腹中痛；心营不足则心悸；肾虚阴不能内守，则梦遗失精；气血虚衰不能营养四肢，则四肢酸疼，这些都是阴阳失调的虚象。因此治疗方法，就不能简单地以热治寒，以寒治热，《心典》谓："欲求阴阳之和者，心于中气，求中气之立者，必以建中也。"故小建中汤用甘草、大枣、胶饴之甘以建中而缓急；姜桂之辛以通阳调卫气；芍药之酸以收敛和营气。中气得立，升降得宜，阴阳得以协调，则寒热错杂之证可愈。

小建中汤是补益脾胃的祖方，中者脾胃也。因其具有益气生血、调和阴阳之功效，临床应用较广泛，凡辨证属脾胃虚弱者，均有良效，并可治疗因脾虚所致的内伤发热。这种"甘温除热"的治法，对李东垣创设补中益气汤类方具有指导意义，影响颇为深远。

脾胃亏虚有阴阳之别，小建中汤毕竟偏于甘温，辨证当以阳虚为主。如阴虚内热明显，见舌红、脉数者，不宜使用本方。

小建中汤是治疗胃病的常用方。凡胃病有下列4项之一、二者，便可用本方：①胃痛喜按兼肢冷；②中虚内无热邪，便结而小便不黄；③口虽渴但喜热饮，舌苔多淡或色白；④腹中急痛、心悸、脉之弦缓涩弱者。本方广泛用于多种消化系统虚弱性病证，如胃脘痛、腹泻、便秘等，特别对消化性溃疡病、胃炎腹痛属虚寒者，有较好疗效；本方用于产后虚羸，证见腹中疼痛不止、气短、少腹拘急、痛引腰背、不能饮食者，宜加当归。又，本方亦属甘温除热之剂。对于病后、产后及久病虚热，兼见四肢倦怠、面色苍白、心悸气短，证属气血阴阳失调者有疗效。

【解读】

由于脾虚引起的虚劳，是小建中汤的适应症。即西医的胃肠道功能障碍引起的全身营养不良、各器官系统的功能障碍，都是小建中汤的适应症。

【拓展】

小建中汤条文：

1. 伤寒，阳脉涩，阴脉弦，法当腹中急痛。先与小建中汤，不差者，小柴胡汤主之。（《伤寒论》100 条）

2. 伤寒二三日，心中悸而烦者，小建中汤主之。（《伤寒论》102 条）

3. 虚劳里急，悸，衄，腹中痛，梦失精，四肢酸痛，手足烦热，咽干口燥，小建中汤主之。（《金匮要略》第六篇）

4. 男子黄，小便自利，当与虚劳小建中汤。（《金匮要略》第十五篇）

5. 妇人腹中痛，小建中汤主之。（《金匮要略》第二十二篇）

建中汤可向补气、补血、温中、降逆 4 个方向发展，除黄芪建中汤以外，小建中汤还可以加黄芪、白术、防风补气固表（玉屏风建中汤）；加人参、茯苓、白术（四君子建中汤）以补中健脾；后世经常用黄芪、当归加小建中汤，气血双补。至于温中，则由小建中汤到大建中汤到理中丸到附子理中丸一脉相承。针对降逆，则由大建中汤到吴茱萸汤（吴茱萸、生姜、人参、大枣）或吴茱萸汤加干姜。

虚劳的病机是脾肾阳虚，失精失血，即西医的代谢、消化功能障碍与严重营养不良，改善这种病理状态，关键在于纠正代谢、消化功能障碍。小建中汤具有纠正代谢、消化功能障碍的功能。

14. 虚劳里急，诸不足，黄芪建中汤主之。

【注解】

不足：指虚证。

【释译】

里急是腹中拘急，诸不足是气血阴阳俱不足，故用小建中汤加黄芪补中益气以缓急迫。从加用黄芪推测，本证应有自汗或盗汗，身重或不仁等症。

本条承上条继续论述阴阳两虚的证治。

黄芪建中汤临床常用于脾胃虚寒的胃脘痛，症见面黄体瘦，饮食减少，脘痛绵绵，得食则轻，喜温喜按，舌质淡，舌苔薄白者疗效较好。本方较小建中汤补虚作用更强，现常用于治疗溃疡病属虚寒型的患者。主要证候为胃痛日久，痛处喜按，饥饿则痛，得食则减，喜热畏凉，舌苔薄白，脉虚而缓。如有肝胃不和之兼症，吐酸、嗳气、呕逆、胀满等，可酌加乌贼骨、煅瓦楞、川楝子，有明显止痛效果，其他症状亦有不同程度缓解。

又，本方尚可用于脾胃素虚，卫阳不固，复感外邪者。

【解读】

少腹拘急与里急，意思大致相同，部位不同。里急是指胃肠疾病，腹部拘急不适；少腹拘急是指盆腔器官疾病引起的下腹部、阴囊、腹股沟的拘急不适。拘急是指紧张收缩的感觉，触诊检查有腹肌紧张感但不是腹膜刺激征，没有压痛、反跳痛等阳性体征。

黄芪建中汤较小建中汤补虚作用更强，并且以治疗脾胃虚寒为主，即比较严重的胃肠道功能障碍。

15. 虚劳腰痛，少腹拘急，小便不利者，八味肾气丸主之。

肾气丸方：

干地黄八两　山药　山茱萸各四两　泽泻　牡丹皮　茯苓各三两　桂枝　附子（炮）各一两

上八味末之，炼蜜和丸梧子大，酒下十五丸，加至二十五丸，日再服。

【注解】

小便不利：小便失调。

【释译】

腰为肾之外府，肾虚则腰痛；肾气不足，则膀胱气化不利，故少腹拘急，小便不利。故用八味肾气丸助阳之弱以化水，滋阴之虚以生气，使肾气振奋，则诸症自愈。

本条论述肾气不足的虚劳证治。

《来苏集》说："此肾气丸纳桂、附于滋阴剂中十倍之一，意不在补火，而在微生火，即生肾气也。故不曰温肾，而名肾气。"凡因肾气不足审无内热之病证皆可治之。

【解读】

肾气虚－垂体下丘脑内分泌功能下降证态，（参考《融合观》303～316页）。

建中类偏重于脾胃虚寒，即消化系统功能障碍；肾气丸适宜于肾气虚，即泌尿生殖系统功能障碍。

16. 虚劳诸不足，风气百疾，薯蓣丸主之。

薯蓣丸方：

薯蓣三十分　当归　桂枝　神曲　干地黄　豆黄卷各十分　甘草二十八分　人参七分　川芎　芍药　白术　麦门冬　杏仁各六分　柴胡　桔梗　茯苓各五分　阿胶七分　干姜三分　白蔹二分　防风六分　大枣百枚（为膏）

上二十一味，末之，炼蜜和丸，如弹子大，空腹酒服一丸，一百丸为剂。

【注解】

风气：是泛指病邪，因风为百病之长，风邪侵入人体，能引起多种疾病。

【释译】

虚劳诸不足，是指人体气血阴阳诸不足，则抗病能力也弱，容易感受外邪。治疗方法，就应正邪兼顾，但以扶正为主，正气存内，邪不可干。故以薯蓣丸健脾调中和五脏。脾胃为后天之本，是气血营卫生化之源，故方中用薯蓣（怀山药）专理脾胃，人参、白术、茯苓、干姜、豆黄卷、大枣、甘草、神曲益气调中，当归、川芎、芍药、地黄、麦冬、阿胶养血滋阴，柴胡、桂枝、防风祛风散邪，杏仁、桔梗、白蔹理气开郁，诸药合用，共奏扶正祛邪之功。

本条是论虚劳诸不足的治法。

本方在补正方面注重脾胃，这对李杲脾胃论及补中益气汤的形成不无启迪。

本条首言"风气百疾"，症状无定，方后又注明"空腹酒服一丸，一百丸为剂"。说明薯蓣丸既可治疗虚劳挟风的头眩、瘾疹、体痛或麻木等症，又能益卫实表，预防虚劳病人风气百疾的发生。因其能治能防，故临床应用范围较广。近代医家以此治疗肺痨，能明显增强体质，促进空洞愈合；又以本方治疗多种老年性疾病、溃疡病、脱肛等，亦有良效。

【解读】

使用薯蓣丸最大的禁忌，就是"痰"。用现代的话来讲，就是"痰湿""湿热"。从薯蓣丸的药味上看，因为是治疗干枯瘦弱的阴虚病人，所以用大枣、山药、甘草，再加上酒、白术、神曲，大队滋补药品吃下去，容易上火，这也是乱服薯蓣丸最大的伤害。因为剂量很小，所以初期感觉不到，但是等感觉到的时候，问题已经很难解决了。还有另外一个最大的禁忌，那就是肾虚之人，不可吃，因为这里太多的提气药。肾气虚弱的人，再长期服食提气之药，会引动肾气外泄，类似补中益气等提升之类的药，都是禁忌的。所以，脾胃不好，身体虚弱，应该从多方面辩证用药，不可盲目。薯蓣丸只适合长期瘦弱干枯之人，阴虚血燥，脾胃无气血滋养，所以无法饮食消化的病人，不可不知。

虚劳诸不足，风气百疾薯蓣丸主之，从原文分析，治虚劳诸不足用补养的药，活风气百疾用散风的药，也就是既能补不足又能散风气，现代人虚劳者，感冒后治疗多无效，风气导致身体不适，典型症状是，身体长期处于类似感冒状态中，可又没有十分明显的感冒症状，这是薯蓣丸的适应症之一。

17. 虚劳虚烦不得眠，酸枣仁汤主之。

酸枣仁汤方：

酸枣仁二升　甘草一两　知母二两　茯苓二两　川芎二两（深师有生姜二两。）

上五味，以水八升，煮酸枣仁，得六升，内诸药，煮取三升，分温三服。

【注解】

虚烦：虚热扰神所致心烦，称虚烦。

【释译】

本条论述虚劳的心烦失眠证治。

本证由肝阴不足、心血亏虚所导致，肝阴不足则生内热，心血不足则神不内守，所以虚烦失眠，治以酸枣仁汤，方中用酸枣仁以养肝阴、安肝魂；茯苓、甘草以宁心安神；知母以清虚热；川芎以理血疏肝，共奏养阴清热、安神宁心之效。

酸枣仁汤对阴虚内热引起的失眠、盗汗、惊悸、精神抑郁等病证有较好的疗效。临证可根据病情，随证加减用药。火旺者加黄连；阴虚甚者加百合、生地；烦躁多怒、睡眠不安者，加牡蛎、杭芍、石决明；肝阴不足、大便燥结者，可与二至丸合用；素体痰盛、苔腻脉滑、本虚标实者，可与温胆汤合用；精神抑郁、喜悲伤者，可与甘麦大枣汤合用，并酌加夜交藤、合欢皮。

【解读】

《伤寒论》亦有虚烦不得眠，治以栀子豉汤，与本条不同。栀子豉汤主治"发汗吐下后，虚烦不得眠，若剧者，必反复颠倒，心中懊憹"。其病机为外感热病，因汗吐下而虚其胸胃，余热留恋不去，故有胸脘痞塞而按之濡，心中懊憹，舌苔薄黄而腻等兼证；本条之证则为虚劳肝病，以阴虚为主，兼有郁热，故常兼见情绪激动，头目昏眩，舌红少苔等症，应善于鉴别。

现代常化裁运用于治疗神经衰弱、神经官能症、更年期综合征等，属肝血不足，心神不安者。

加减法：

（1）如果睡眠时惊醒，心悸梦多，舌淡，脉弦细者，可加入龙齿、人参。

（2）如果心烦躁较甚者，可加入川连、栀子。

（3）血虚甚者，应加入当归、龙眼肉。

（4）阴虚火旺甚者，应加入生地、麦冬。

（5）盗汗者，加入五味子、浮小麦、煅牡蛎。

本方是治疗失眠的有效方剂。

18. 五劳虚极羸瘦，腹满不能饮食，食伤、忧伤、饮伤、房室伤、饥伤、劳伤、经络营卫气伤，内有干血，肌肤甲错，两目黯黑。缓中补虚，大黄䗪虫丸主之。

大黄䗪虫丸

大黄十分（蒸）　黄芩二两　甘草三两　桃仁一升　杏仁一升　芍药四两　干地黄十两　干漆一两　虻虫一升　水蛭百枚　蛴螬一升　䗪虫半升　上十二味，末之，炼蜜和丸小豆大，酒饮服五丸，日三服。

【注解】

羸瘦：羸弱消瘦。

干血：瘀血。

【释译】

本条论述虚劳有干血的证治。

羸瘦，是五劳伤害到了极点的结果，腹满不能饮食，是脾胃运化失常的表现。由于虚劳日久不愈，经络气血的运行受到影响，从而产生瘀血，停留于体内，日久则谓"干血"，瘀血内停，妨碍新血的生成，肌肤失其营养，故粗糙如鳞甲状，两目黯黑。治宜缓中补虚的大黄䗪虫丸。方中用大黄、䗪虫、桃仁、虻虫、水蛭、蛴螬、干漆活血化瘀；芍药、地黄养血补虚；杏仁理气；黄芩清热；甘草、白蜜益气和中，为久病血瘀的缓方。因取其攻补兼施，峻剂丸服，意在缓攻，达到扶正不留瘀，祛瘀不伤正的作用，故曰"缓中补虚"。

【解读】

本证一般称为"干血劳"。虚劳日久不愈"五劳虚极羸瘦"，是指各种慢性消耗性疾病的晚期引起的营养不良，表现为：面黄肌瘦，两目呈青黑色，舌有瘀斑，肌肤甲错，脉多涩中带弦。在体征表现上多为胁下或少腹有硬块，按之痛而不移，是指肝、脾、子宫等炎症性包块（压痛为炎性包块的特征）。临床中多据此而用于久病营养不良伴有肝脾肿大、子宫肌瘤，以及妇人子宫内膜结核所致经闭等炎性病变，有一定疗效。但毕竟大黄䗪虫丸以攻瘀为主。如正气极虚，前贤多主张兼用琼玉膏以增强补虚润燥作用，可资参考。

因本方具有很强的破血逐瘀功效，近代也有用本方治疗血栓闭塞性脉管炎、静脉曲张综合征、下肢栓塞性深部静脉炎、四肢浅部静脉炎等周围血管疾病。于服药治疗期可有稀便，但服之日久即消失。实验表明本方有抗肠粘连作用，临床用本丸防治肠粘连合并肠梗阻患者多例，取得了较好的近期效果，长期服用，无明显副作用。

大黄䗪虫丸药理作用

（1）有效降低转氨酶，保护慢性肝损伤，促进体内出血吸收。

（2）增强肝细胞代谢，促进胆汁的分泌与排泄。

（3）增强机体免疫能力，使白蛋白升高，球蛋白下降。

（4）增强网状内皮系统的吸附功能和白细胞的吞噬能力。

（5）活血破瘀、祛瘀生新，促进瘀血肿块的消散和吸收。

（6）改善微循环，增加心肌营养血流量，降低血液黏度，抑制血栓形成和血小板聚集，增加纤溶酶活性。

（7）抑制胆固醇，甘油三脂合成，阻止胆固醇在肝脏的沉积和在血管壁上的沉积，抗动脉粥样硬化。

（8）有显著的镇静、镇痛、抗惊厥作用。

鳖甲煎丸与大黄䗪虫丸不完全相同，可以联合应用、效果更好。

【西医链接】

虚劳即慢性消耗性疾病，一般是指各种恶性肿瘤、肺结核、慢性萎缩性胃炎、严重创伤、烧伤、慢性化脓性感染、慢性失血等一类过度消耗身体能量物质，造成机体能量负平衡的疾病总称。

慢性消耗性疾病主要分为4类：

（1）营养缺乏。贫困导致的营养摄入不足，厌食症，长期过度节食，长期消耗等。临床表现：贫血、营养不良。4条男子面色薄者，主渴及亡血；卒喘悸；5条男子脉虚沉弦，……面色白，时目瞑兼衄，此为劳使之然；11条脉沉小迟，名脱气，其人疾行则喘喝；8条夫失精家，少腹弦急，阴头寒，目眩，发落；12条脉弦而大，弦则为减，大则为芤，减则为寒，芤则为虚，虚寒相搏，此名为革等都与营养不良、贫血相关。

（2）营养吸收不良。主要是消化系统疾病，如慢性萎缩性胃炎、慢性结肠炎、慢性肝炎，这类疾病晚期会出现恶病质，极度消瘦。13条虚劳里急，悸衄，腹中痛，梦遗失精，四肢酸疼，手足烦热，咽干口燥，小建中汤主之。11条脉沉小迟，名脱气。……腹满，甚则溏泄，食不消化也。其他诸条中的：腹满、腹痛、食伤、少腹拘急等都与消化系统疾病相关。治疗用：小建中汤、黄芪建中汤等。

（3）营养消耗增加。主要是结核病、肿瘤（尤其是恶性肿瘤）。9条男子平人，脉虚弱细微者，喜盗汗也；10条人年五、六十，其病脉大者，痹侠背行，若肠鸣，马刀侠瘿者，皆为劳得之。

（4）代谢异常。主要是内分泌异常，如甲亢、糖尿病等。

慢性消耗性疾病引起的生殖泌尿系统功能障碍，用肾气丸、桂枝龙骨牡蛎汤等治疗，15条虚劳腰痛，少腹拘急，小便不利者，八味肾气丸主之。8条夫失精家，少腹弦急，阴头寒，目眩，发落，脉极虚芤迟，为清谷亡血失精；脉得诸芤动微紧，男子失精，女子梦交，桂枝龙骨牡蛎汤主之。

慢性消耗性疾病引起的周围神经功能紊乱，失眠等，用酸枣仁汤治疗。17条虚劳，虚烦不得眠，酸枣仁汤主之。

感染性疾病引起的继发症、后遗症等，往往形成炎性包块，恶性肿瘤等也是发生慢性消耗性的病理变化的重要原因，这些包块，中医称为症瘕，其中包括：干血痨，用大黄䗪虫丸治疗。

易引起营养不良的常见疾病有迁延性婴儿腹泻、慢性肠炎或痢疾、各种酶缺乏所致的吸收不良综合征、肠寄生虫病、结核病、麻疹、反复呼吸道感染、慢性尿路感染等，某些消化道先天畸形（如唇裂、腭裂、先天性肥大性幽门狭窄或贲门松弛等）和严重的先天性心脏病均可致喂养困难，某些遗传性代谢障碍和免疫缺陷病也可影响食物的消化、吸收和利用。消化道疾病可以引起营养不良，慢性消耗性疾病也可以引起营养不良，严重的营养不良也可以引起消化道功能障碍，形成恶性循环。所以，截断、治疗消化道功能障碍成为治疗慢性消耗性疾病的重要环节，中医谓：胃气衰败则脏气将绝，是危候。在虚劳的治疗中，小建中汤、黄芪建中汤都是从顾护胃气，纠正消化道功能障碍而设。

常见的营养不良包括蛋白质能量营养不良（PEM）及微量养分营养不良。蛋白质能量营养不良显示出身体内能量和蛋白质的可利用量或吸收量不足。微量养分营养不良显示出一些必需营养素的可利用量不足，例如身体内少量而不可或缺的维生素和微量元素。微量养分缺乏导致各种各样的疾病和削弱身体的正常功能：缺乏铁、碘、维生素 A 的广泛流行；缺乏微量养分如维生素 A，会降低身体抵抗疾病的能力。薯蓣丸则是滋补剂，同时改善胃肠的功能。

肺痿肺痈咳嗽上气病脉证治第七

肺萎、肺痈、肺胀是肺的三个常见疾病，咳嗽上气是临床表现，出现在3个疾病之中。这些概念在西医理论中都能找到相应的病理状态，得到合理的解释。

1. 问曰：热在上焦者，因咳为肺痿。肺痿之病，从何得之？师曰：或从汗出，或从呕吐，或从消渴，小便利数，或从便难，又被快药下利，重亡津液，故得之。曰：寸口脉数，其人咳，口中反有浊唾涎沫者何？师曰：为肺痿之病。若口中辟辟燥，咳即胸中隐隐痛，脉反滑数，此为肺痈，咳唾脓血。脉数虚者为肺痿，数实者为肺痈。

【注解】

快药：指作用峻猛的攻下药。

浊唾涎沫：浊唾指稠痰，涎沫指稀痰。

【释译】

肺痿的成因，是由耗伤津液，而致阴亏，产生虚热，肺燥津伤而成。具体原因有：汗多；呕吐；消渴小便利数；津亏便难加之泻下而更伤津液。肺痿的症状：咳而吐浊唾涎沫，脉数虚。肺痈的症状也有咳，但咳而胸痛隐隐，口干燥甚，脉滑数，其病当吐脓血。

吐脓血一症，自来有2种认识：一种认为肺痈所独有，如《心典》；另一种认为吐脓血不仅见于肺痈，亦可见于肺痿，如《外台》。

【解读】

肺痿：肺为娇脏，位于上焦，重亡津液，阴虚内热，熏灼娇脏，加之咳嗽，才能导致肺脏失荣干痿，枯陷，称为肺痿。

肺痿之病，从何得之？师曰：或从汗出，或从呕吐，或从消渴，小便利数，或从便难，又被快药下利，重亡津液，故得之。这些病因导致"热在上焦"，"因咳而肺痿"即：热在上焦，加上咳嗽，才能引起"肺痿"。

许多学者认为肺痿与现代西医的肺纤维化是一致的，参考《中西医融合观续》126页："肺痿－间质性肺炎、肺纤维化证态"。

本条主要阐述肺痿的病因以及与肺痈的鉴别。肺痿咳嗽没有明显的疼痛，咳出的是"浊唾涎沫"，脉象：数虚；肺痈咳嗽时胸中隐隐痛，咳出的是脓血，脉象：滑数。这是张仲景从比较中认识肺痿。

中医认为：肺痿是阴虚肺伤的慢性衰弱疾患。主要症状为咳嗽，吐出稠痰、白沫，或伴有寒热，形体消瘦，精神萎靡，心悸气喘，口唇干燥，脉象虚数等症。本病多续发于其他疾病或经误治之后，津液一再耗损，阴虚内热，肺受熏灼而致肺干枯而痿陷，称为肺痿。若病久伤气或肺中虚寒而致者，则表现为阳虚，患者多涎唾，常吐出涎沫而无咳嗽，可伴有眩晕、遗尿等症状（5条）。肺痿的主要病机在于全身表现出阴虚状态，痰饮是疾病的枝节。

肺痿的主要临床特点：

（1）慢性病程。

（2）主要症状为咳嗽，吐出稠痰白沫。

（3）因外邪反复加重者，此为虚热肺痿。汗出是指太阳病汗出。

（4）混合型呼吸困难。

以上临床特点与肺纤维化、肺硬化、间质性肺炎等肺间质性病变相同。即肺组织收缩，压缩，体积变小，有效呼吸面积减小，气体交换功能下降，与本证关系密切，可以参照本证进行辨证治疗。

肺痈与肺脓肿是一个证态，急性吸入性肺脓肿起病急骤，患者畏寒、发热，体温可高达 39～40℃。伴咳嗽、咳黏液痰或黏液脓痰。炎症波及局部胸膜可引起胸痛。病变范围较大，可出现气急。此外，还有精神不振、乏力、胃纳差。7～10d 后，咳嗽加剧，脓肿破溃于支气管，咳出大量脓臭痰，每日可达 300～500mL，体温旋即下降。由于病原菌多为厌氧菌，故痰带腥臭味。有时痰中带血或中等量咯血。慢性肺脓肿患者有慢性咳嗽、咳脓痰、反复咯血、继发感染和不规则发热等，常呈贫血、消瘦慢性消耗病态。

口中辟辟燥："口中辟辟"是指吐痰的次数与声音，即经常发出"呸呸"的吐痰声音。慢性肺脓肿病原菌多为厌氧菌，故痰带腥臭味。由于慢性肺脓肿不断排出腥臭味的痰，经口腔及呼吸道排出，造成口腔经常有腥臭味，所以，病人常常发出"呸呸"的吐痰声音，吐出的是唾液。唾液大量损失，以及慢性消耗性病态，故感觉口腔干燥。

肺痿是慢性疾病，与急性肺脓肿患者畏寒、发热，体温可高达 39～40℃，没有可比性，而与慢性肺脓肿的临床表现具有比较多的相似性。"口中辟辟燥"与"口中反有浊唾涎沫"才能够相对应，进行鉴别才有意义。肺痿咳出稠痰白沫，是肺泡、支气管的分泌物，伴随咳嗽吐出；肺脓肿吐出的是唾液或者伴随咳嗽吐出腥臭味的痰甚至于脓血。

结论：肺痿－间质性肺炎、肺纤维化证态。

【西医链接】

肺纤维化是以成纤维细胞增殖及大量细胞外基质聚集并伴炎症损伤、组织结构破坏为特征的一大类肺疾病的终末期改变，也就是正常的肺泡组织被损坏后经过异常修复导致结构异常（疤痕形成）。"肺纤维化"作为病名，只有十多年的历史，并不是一种独立的疾病，而是一大类疾病的总称，病因约有百余种，是许多肺部疾病的发展结果或者结局，而且是许多免疫性疾病例如风湿性疾病、糖尿病等的并发症。西医将肺纤维化归属于肺间质病。

导致肺纤维化的原因很多，目前已发现有 180 多种已知疾病可累及肺间质，可分为 2 类：一类为已知原因；另一类为未知原因。在已知病因中，最大一组为职业与环境吸入疾病，包括吸入无机粉尘、有机粉尘和各种刺激性有毒气体，其次许多病原体都能引起间质性肺炎，其中最多见的是肺部病毒感染，又称为病毒性肺炎。细菌、肺支原体等致病微生物也能引起间质性肺炎。在未知病因中，此类疾病数量也很大，最常见的为特发性间质性肺炎，结节病和胶原血管/结缔组织疾病等。继发感染是主要死因。

（1）许多肺部疾病的发展结果或者结局

间质性肺炎大多由病毒所致，主要为腺病毒、呼吸道合胞病毒、流感病毒、副流感病毒、麻疹病毒、肠病毒等，其中以腺病毒和流感病毒引起的间质性肺炎较多见，也较严重，常形成坏死性支气管炎及支气管肺炎，病程迁延易演变为慢性肺炎。间质性肺炎的病理损害是在病程早期以肺泡壁的炎症为主，在中期为弥漫性肺间质纤维化，在晚期为肺泡壁纤维化。常因感冒、急性呼吸道感染而诱发和加重，且呈进行性加重。逐渐出现呼吸增快但无喘鸣，刺激性咳嗽或有咳痰，少数有发烧、咯血或胸痛。严重后出现动则气喘，心慌出虚汗，全身乏力，体重减轻，唇甲发绀及杵状指（趾）。

新冠肺炎肺部病理主要表现为弥漫性肺损伤（DAD），如无病毒包涵体，与其他肺部疾病引起的DAD无法区分。重症急性呼吸综合征（SARS）和中东呼吸综合征（MERS）的病理也可见类似DAD改变。一项研究显示，近一半急性起病的间质性肺炎患者（病程＜1个月）最终证实为病毒性肺炎，其中1/3为冠状病毒；且病毒性肺炎与间质性肺炎的症状及实验室检查并无显著差异。

自2019年12月以来，我国陆续出现由新型冠状病毒（2019－nCoV）感染引起的肺部疾病，即新型冠状病毒肺炎（下文简称"新冠肺炎"）。国家卫健委在短期内连续7次修订了诊疗方案，足以说明该病的诊治难度之大。新冠肺炎的诊断需要结合患者的流行病学史、临床表现、胸部CT和病毒核酸检测进行综合诊断。值得注意的是，部分新冠肺炎患者临床表现为进行性加重的呼吸困难、伴中低程度发热，影像表现为双肺弥漫性间质改变，其临床和影像表现与间质性肺炎相似。

病毒性肺炎与间质性肺炎的症状及实验室、影像表现检查并无显著差异。其鉴别主要依赖于流行病学调查与病毒核酸检测。

《中西医融合观》239页秋燥卫分证，256页燥热伤肺－急性间质性肺炎证态，论证了肠道病毒等引起的秋季感冒、秋季病毒性肺炎都是肺痿－肺纤维化的前驱期表现。病毒性肺炎也可以出现胃肠道症状。

以上可以看出汗出、呕吐、便难，折射出病毒性肺炎具有胃肠道症状的临床表现特点，张仲景原文：肺痿之病，从何得之？师曰：或从汗出，或从呕吐……或从便难，又被快药下利，重亡津液，故得之。是可以用西医解释的，也是有道理的。

（2）在《伤寒论现代解读》与《中西医融合观》书中已经证明风湿性疾病与中医痹证是一个证态，风湿性疾病的肺部表现中医称之为：肺痹。中医认为某些痹证可以继发肺痿，西医也证明：风湿免疫性疾病尤其是类风湿性关节炎（痹症），硬皮病、皮肌炎（皮痹）等亦可继发肺间质纤维化，形成"肺痿"。痹证－风湿性疾病证态可以演变为肺痿－肺纤维化证态，但是肺痹（痹证）－风湿性疾病证态的肺部病理学表现与肺痿－肺纤维化证态的病理学表现是不同的。尽管某些痹证可以继发肺纤维化，但是肺痿－肺纤维化证态病理上无动脉血管炎或肉芽肿病变，而风湿－痹病证态（肺痹）具有动脉血管炎或肉芽肿病变。肺痹、皮痹等只是肺痿中的一种临床类型，相应的风湿性肺病、风湿性皮肤病也只是风湿性疾病中的一种临床类型，中、西医是一一对应的。

（3）糖尿病是以长期高血糖为主要特征，导致全身多器官多系统病变的代谢紊乱综合征。糖尿病患者可以出现心血管、肾脏、神经、眼底等多种慢性并发症。近年来，糖尿病肺部病变也越来越受到关注。研究发现糖尿病患者存在肺通气功能障碍、弥散功能障碍，易于发生肺纤维化、合并感染等。杜玉茗等报道糖尿病医院感染中呼吸道感染发生率达31.51%，居第二位，与糖尿病肺纤维化相关。国外在20世纪70年代Schuyler等，就首次提出肺脏可能是糖尿病的靶器官之一。《金匮要略》："肺痿之病，从何得之？师曰：或从汗出，或从呕吐，或从消渴，小便利数，……"已经证明消渴与糖尿病是一个证态，消渴可以演变为肺痿，糖尿病可以演变为肺纤维化，所以也证明了肺痿与肺纤维化是一个证态。

从以上3个方面可以看出，肺痿的原因："或从汗出，或从呕吐，或从消渴，小便利数，或从便难，又被快药下利，重亡津液，故得之。"张仲景的说法能够运用西医解释，二者具有共性。

（4）类风湿关节炎是一种自身免疫性炎性疾病，是一种能够损害全身器官的疾病，可引起关节慢性疼痛，且可影响其他器官，例如导致肺间质纤维化，发生严重呼吸问题。

类风湿关节炎相关的肺间质纤维化（中医称为肺痿，是五脏痿之一）危险因素有长期吸烟，长期接触污染环境，家族史，使用消炎药等。存在以上危险因素，类风湿性关节炎容易并发肺间质纤维化。确诊类风湿性关节炎后，诊断肺间质纤维化需要测量脉氧饱和度，进行肺功能检查，影像学检查。例如胸片或计算机断层扫描，肺组织活检，或动脉血气分析帮助诊断类风湿关节炎相关的肺间质纤维化。通过中西医对比，可知肺痹－类风湿关节炎相关的肺间质纤维化证态是肺痿－肺纤维化证态中的一种临床类型。所以通过中西医对比，可知肺痹是肺痿中的一种临床类型。

（5）肺间质纤维化与"肺痿"是一个证态，主要基于以下几方面原因：①从形态言，肺纤维化中晚期（蜂窝肺）双肺体积缩小，肺总量、肺活量、残气量及潮气量均明显减少，与"肺痿"原义相吻合。②从病机言，肺热叶焦，津血不足，失于濡养是肺痿的基本病机特点。肺痿缠绵不愈，病机转化由气及血，由肺及肾，肺肾两虚，气血不充，络虚不荣，"络虚则痿"。③从临床特点而言，肺间质纤维化病程日久，迁延不愈，"初病气结在经，久则血伤入络"，晚期呈蜂窝肺（网格状改变），甚至毁损肺，肺功能丧失殆尽。此恰似肺痿沉疴之肺叶萎弱不用，迁延反复，久治不愈之特点。

病理病因：大多数间质性肺疾病都有共同的病理基础过程。一般情况下，肺纤维化早期出现肺泡炎，肺泡内有浆液和细胞成分，肺间质内有大量单核细胞，部分淋巴细胞、浆细胞、肺泡巨噬细胞等炎性细胞浸润，肺泡结构完整。随着炎性－免疫反应的进展，肺泡壁、气道和血管最终都会发生不可逆的肺部瘢痕（纤维化）。进入晚期，慢性炎症已减轻，炎症和异常修复导致肺间质细胞增殖，产生大量的胶原和细胞外基质，肺泡上皮化生为鳞状上皮。肺组织的正常结构为囊性空腔所替代，这些囊性空腔有增厚的纤维组织所包绕，此为晚期的"蜂窝肺"。肺间质纤维化和"蜂窝肺"的形成，导致肺泡气体交换单元持久性的丧失，气体交换功能下降。

可以看出间质性肺疾病的共同病理过程是：肺泡炎→肺纤维化→蜂窝肺。肺纤维化只是间质性肺疾病的一个中间阶段，是一个极具代表性的病理状态，而不是这个疾病的全过程，在不同的疾病阶段，会出现不同的病理状态，不同的病理状态使用不同的治疗方法。

基于以上病理变化，临床上多表现为进行性呼吸困难或伴有刺激性干咳，胸部X线显示两中下肺野网状阴影，肺功能为限制性通气功能障碍。病情呈持续性进展，最终因呼吸衰竭而死亡。

肺纤维化目前仍缺乏令人满意的治疗方法。西医治疗以应用肾上腺皮质激素及免疫抑制药为主。皮质激素通过抑制炎症细胞的作用，从而减少胶原的合成，但是，有研究表明，胶原合成增加，在一定程度上可促使肺纤维化的形成，阻断肺纤维化进程；但它同时也抑制了胶原酶的产生，因此效果不甚理想，且不良反应明显。此外，长期应用皮质激素可使机体免疫力下降，使"潜伏"的感染灶播散或诱发新的感染，而严重的继发感染又是肺纤维化致死的主要原因之一。中医治疗：急性期治疗：桑杏汤合麻杏石甘汤，慢性间质性肺炎可使用沙参麦冬汤、养阴清肺汤治疗（参考中西医融合观256页，燥热伤肺－急性间质性肺炎证态）。

中医认为：肺痿多因燥热之邪耗伤肺阴所致，燥热之邪亦可灼伤血络，血溢脉外则成瘀血；或可由热邪熏灼津液，血液黏滞，血行不畅而成瘀血；气阴亏虚亦可导致瘀血产生，气虚无力运血，血行停滞而成瘀血。而瘀血一旦形成，反过来又可影响气机的宣畅，阴津阳气难以布达，肺失濡润使肺痿进一步加重。证之临床，肺间质纤维化患者在症状、体征和实验室检查方面均有瘀血表现，如面色晦暗、口唇发绀、血液黏稠度增高等，晚期影响到右心功能导致右心功能不全时，则可出现体循环瘀血等明显瘀血征象。

【结语】

肺痿－肺纤维化证态，可以由太阳病邪热壅肺－病毒性肺炎证态、秋燥－间质性肺炎证态，消渴－糖尿病证态，肺痹－类风湿性关节炎相关肺纤维化证态等演变而来，或者说是肺痿－肺纤维化的不同的类型。

肺纤维化是多种肺部疾病的最终结局，即"热在上焦者"之意。

2. 问曰：病咳逆，脉之何以知此为肺痈？当有脓血，吐之则死，其脉何类？

师曰：寸口脉微而数，微则为风，数则为热；微则汗出，数则恶寒。风中于卫，呼气不入；热过于营，吸而不出。风伤皮毛，热伤血脉。风舍于肺，其人则咳，口干喘满，咽燥不渴，多唾浊沫，时时振寒。热之所过，血为之凝滞，蓄结痈脓，吐如米粥。始萌可救，脓成则死。

【注解】

风：感受风邪。

振寒：寒战，隐含高热。

【译文】

学生问：病人出现咳逆，如何早期诊断肺痈病？肺痈的特征是咳吐脓血，但吐脓血时已是疾病后期，属于难治死证，此时脉象有什么特点？

老师答：寸口脉微而数。微脉是外感风邪，风为阳邪，其性开泄，一方面开泄腠理而汗出，津液伤则脉微；一方面入里化热，风热内壅于肺则发热故显数脉，卫气不能外达则恶寒。肺主皮毛司呼吸，外感风邪侵袭卫气于外，肺必然受累，肺气不宣则咳逆作喘，呼气不出而胸闷，此时属于肺痈早期；风热壅塞于肺，热邪渐盛深入营血，血凝成瘀、津炼成痰阻塞肺中，肺只开不合，所以吸气不能入，口干咽燥而不渴，咳吐浊痰，此时是肺痈中期，也是痈脓酿成的时期；待热盛津亡、痈脓已成，则口吐脓血如米粥之物，属于脓血已溃的晚期。肺痈早、中期，脓血未成，还可救治；晚期脓血溃败，属难治死证。

【中医认为】

肺痈是由感受风热毒邪入肺而成。其病可分 3 个阶段：

一，肺受温邪，病在卫分，证有发热汗出恶寒，脉微而数，即卫表证。"风中于卫，呼气不入"即呼气多，吸入少，西医谓缺氧，微喘的意思。

二，风热之邪，内壅伤肺，热入于营，血脉不通，证见咳，口中辟辟燥，喘满，不渴，痰粘稠，时时振寒发热，此热蓄结酿脓之势也。"热过于营，吸而不出"即吸入多，呼出少，引起胸满。

三，若热伤血脉，肺叶腐败成脓，则吐如米粥，而难救治。

肺痈病的病理过程包括风温表证期、毒热酿脓期、成脓期。

本条论述肺痈成因，病程分段及预后。

本条的营卫是指病情的深浅、分期。卫分是指肺痈的早期，病位浅在肺卫；营分是指肺痈中期，病位深入营血分。在这里营卫就不是指防卫与营养功能，具体问题具体分析，不可一刀切，具有单一的含义。

【解读】

根据《金匮要略》中的描述以及中国历代医学家的实践，把肺痈的病理演变过程归纳为 3 期，并且与西医肺脓肿的临床过程相对应：

1. 成脓前期

中医认为：风热或者风寒之邪犯肺，表卫失和，肺失宣降，出现恶寒、发热、咳嗽，属于表证或者卫分证。银翘散加减。

西医认为：炎症初期，病灶部位发生炎性浸润，充血、渗出、肿胀开始发生。

临床表现：中度发热，恶寒，咳嗽，无痰或者少量痰。

2. 成痈期

中医认为：热壅血瘀，酝酿成痈：邪热壅肺，蒸液成痰，气分热毒浸淫及血，热伤血脉，血为之凝滞，热壅血瘀，酝酿成痈。属于气分热证。葶苈大枣泻肺汤，千金苇茎汤。

西医认为：感染肺组织局部充血、渗出、水肿十分明显，细胞变质、坏死形成化脓性炎症，炎症反应可以波及胸膜，引起呼吸困难与胸痛，这个阶段即肺炎典型期等病理变化、临床表现与成痈期十分接近。

临床表现：高热、振寒、咳嗽、气急、胸痛。即"肺痈喘不得卧，葶苈大枣泻肺汤主之"。

3. 溃脓期

中医认为：血败肉腐成脓，痰热与淤血壅阻肺络，血败肉腐，化为痈脓，继则肺损络伤，脓疡内溃外泄，排除大量腥臭脓痰或脓血痰。桔梗汤，千金苇茎汤。

西医认为：坏死组织液化，与炎症渗出物一起形成脓液，脓液不断增加，发病 10～14d 后，压力增大，咳嗽加剧，脓肿破溃于支气管，咳出大量脓臭痰，每日可达 300～500mL，体温旋即下降。由于病原菌多为厌氧菌，故痰带腥臭味，有时痰中带血或中等量咯血，这是溃脓期。

临床表现：咳出大量腥臭脓痰或脓血痰，体温下降，临床表现减轻。

即 12 条咳而胸满，振寒脉数，咽干不渴，时出浊唾，腥臭久久吐脓如米粥者为肺痈。桔梗汤主之。

肺痈－肺脓肿证态。

3. 上气，面浮肿，肩息，其脉浮大，不治。又加利尤甚。

4. 上气喘而躁者，此为肺胀，欲作风水，发汗则愈。

【注解】

上气：气逆而喘，呼吸困难的意思。

肩息：谓气喘时抬肩呼吸，是呼吸极端困难的表现。

【释译】

上气若见有面浮肿，呼吸抬肩，为正虚气脱的虚证，是气有升无降。其脉浮大为肾虚不纳，其证不治；若又见下利，为气脱于上，阴竭于下，故病又甚焉。

上气证见喘而躁，若因外感风寒，致肺气内闭不宣，气机不畅，水饮内停者，为实证。若肺气郁闭，不得外宣，通调失职，则水阻而作风水，治用汗法发散即愈。

【解读】

"肺胀"两字，即是病机、病性的概括。应该与第13条、14条合起来认识肺胀。（参考《中西医融合观续》134 页）

第3条：上气面浮肿，肩息，其脉浮大，不治。又加利尤甚。

上气，中医解释为气逆而喘，实际上是指西医的肺源性呼吸困难。上气息肩，即西医的极度呼吸困难，以吸气性呼吸困难为主，可见三凹征。

肺源性呼吸困难：由呼吸器官病变所致，主要表现为下面 3 种形式：

（1）吸气性呼吸困难表现为喘鸣、吸气时胸骨、锁骨上窝及肋间隙凹陷（三凹征）。常见于喉、气管狭窄，如炎症、水肿、异物和肿瘤等。

（2）呼气性呼吸困难呼气相延长，伴有哮鸣音，见于支气管哮喘和阻塞性肺病。

（3）混合性呼吸困难见于肺炎、肺纤维化、大量胸腔积液、气胸等。

中医认为"上气"有虚实之分，判断此"上气"属正虚欲脱的根据是：证见"上气面浮肿，肩息，其脉浮大"，又曰"不治"。因前述脉症无论虚实俱可出现，若实者，多由邪实壅肺，肺失宣肃，气逆于上，只要祛邪宣肺，降气平喘，则诸症便解；惟正虚见之，常因肾气虚衰，不能摄纳，正衰难复，则治非易事。显然，本条属于后者。由于肾气虚衰，不能纳气归元，故呼多吸少，气逆而喘，甚则出现肩息。所以，此处的"上气"是指：由于肾气虚衰，不能纳气归元，故呼多吸少。"呼多吸少"即呼气的动作多而且大，而吸气的动作少，按照西医的看法就是呼气性呼吸困难，见于支气管哮喘和阻塞性肺病。

肩息：抬肩以助呼吸之状。多见于严重呼吸困难者。现代中医普遍认为：指呼吸困难，抬肩以助呼吸的状态。哮喘病人或其他原因引起缺氧时均可出现这种情况。

所以，上气与肩息同时存在时说明本条就是阻塞性肺病包括哮喘。

面浮肿：是肾性水肿的特点，西医认为：阻塞性肺病可以发展为肺心病，肺心病的晚期并发肾功能障碍出现面部浮肿。"上气"为肺胀 – 阻塞性肺病证态时表现出的呼吸困难，肺胀 – 阻塞性肺病证态可以演变为支饮 – 肺心病证态，肺心病可以并发肾功能障碍（风水 – 肾性水肿证态），出现面部浮肿，这是非常严重的肺心病，到了这个阶段，现代西医也很难治疗，所以说"不治"。

临床研究证明在慢性阻塞性肺疾病中，慢性呼吸衰竭是导致慢性肾脏病的重要病因之一。

【结语】

第1、2、3、4条论述肺痿、肺痈、肺胀的病症表现、病机、预后等，是概述。以下是诊断与治疗。

第4条欲作风水，第3条面浮肿即已经形成风水了，所以第4条可治，第3条不治。

5. 肺痿，吐涎沫而不咳者，其人不渴，必遗尿，小便数。所以然者，以上虚不能制下故也。此为肺中冷，必眩，多涎唾，甘草干姜汤以温之。若服汤已渴者，属消渴。

甘草干姜汤方

甘草四两（炙）　干姜二两（炮）

上㕮咀，以水三升，煮取一升五合，去滓，分温再服。

【注解】

眩：头眩。（脑缺氧）

肺中冷：肺气虚寒。

【释译】

本条论述虚寒肺痿的证治。

虚寒肺痿的症状：吐涎沫，不咳，不渴，气虚不摄而有遗尿，小便数，本证由于肺中虚冷，故必有头眩、多唾涎沫。这是肺痿病久伤气阳虚所致。治疗用温肺益气之法，以甘草、干姜辛甘温化。

根据异病同治理论，本方治疗胃脘痛、遗尿、劳淋、吐血、泄泻、眩晕等虚寒病证，有一定效果。有认为此汤干姜服后，刺激口舌及胃黏膜，可引起反射性交感神经兴奋而起对抗副交感神经的作用，甘草对胃肠平滑肌有一定解痉作用。

【解读】

肺中冷是肺痿 – 肺纤维化证态中的一个临床类型。上虚不能制下，金生水，母病及子，即肾阳气虚，所以小便频数而且遗尿；肺中冷还有眩晕、多涎唾、吐涎沫而不渴者等临床表现，均为寒证。这是肺痿病久伤气阳虚所致。

肺痿的含义"热在上焦者"因咳为肺痿，即糖尿病（消渴）引起的肺纤维化（肺痿）与一般的肺纤维化不同，病性属肺中冷。

本条"不渴"是与虚热肺痿相鉴别，也是与消渴相鉴别。消渴的临床表现是大渴、大饮、小便多，病机为阴虚，甘草干姜汤属于温燥，所以服药后加剧阴虚、口渴。本条"若服汤已渴者，属消渴"又说明肺痿(肺纤维化)与消渴(糖尿病)的关系，由于糖尿病引起的肺纤维化服用甘草干姜汤之后引起口渴。前已述及消渴－糖尿病证态可以引起肺痿－肺纤维化证态，本条"不渴"说明了二者的鉴别，"若服汤已渴者，属消渴"又说明了二者的联系。

甘草干姜汤源出《伤寒论》第29条，叙本方主治：患者先有"脉浮，自汗出，小便数，心烦，微恶寒"等伤阳证和"脚挛急"的伤阴证，医者误有桂枝汤解其表之后，患者出现"厥、咽中干、烦燥吐逆"等阳虚证又兼有"脚挛急"的伤阴证。《金匮要略》叙本方主治"肺中冷、必眩、多涎唾"等上焦肺虚寒证以及因上虚不能制约下焦而引起的"不渴、必遗尿、小便数"等下焦阳虚证。肺痿服用甘草干姜汤之后，如果出现口渴的症状，说明患者属于消渴病。因为消渴病在某种情况下可以演变为肺痿，或者说消渴病的晚期可以并发肺痿，当消渴病并发肺痿的时候，服用甘草干姜汤之后，就会出现糖尿病固有的口渴症状。"其人不渴，必遗尿，小便数，必眩多涎唾"是肺纤维化缺氧、酸中毒的表现。在《伤寒论》第29条的解读中，甘草干姜汤是治疗水电解质紊乱、休克前期低血容量状态(阳虚)的。据现代药理研究，甘草、干姜汤这一配伍，具有调节自主神经，缓解平滑肌痉挛，增强胃肠吸收功能，增强血液循环功能等作用。

甘草干姜汤是一个基础方，在治疗肺痿－肺纤维化引起的：遗尿、小便数，即尿失禁，究竟疗效如何？还需要现代临床实践验证，张仲景时代应该是运用过的。

【结语】

本条肺中冷是肺痿－肺纤维化证态中的一个临床类型，即消渴－糖尿病引起的肺痿－肺纤维化，与其他一般肺痿－肺纤维化不同，中医谓：肺中冷。肺痿的定义是：热在上焦，因咳而肺痿。本条肺痿的病机是：肺中冷；临床表现是：不咳，不渴，必遗尿，小便数，必眩等。本条肺痿与肺痿的定义大不一样了，是消渴－糖尿病引起的，不同于一般肺痿的另外一种临床类型，具有消渴的背景。在用甘草干姜汤治疗肺中冷肺痿的同时，加重了消渴的症状，所以出现了口渴。这种复杂的临床类型，需要根据具体的病情辨证论治。

这种解读也是勉强为之，一家之言，仅供参考。

【西医链接】

蜂窝肺综合征：是多种晚期肺疾病形成以蜂窝样为特征的肺部改变。多见于组织细胞增生症、硬皮病、结节病、放射性肺炎、博来霉素所致的肺炎、原发性肺纤维化或弥漫性间质性肺炎等。临床表现：肺功能衰竭，表现为换气功能减退、缺氧、窒息等，可以引起：脑缺氧眩晕、尿失禁等。

肺纤维化晚期呼吸困难，使用腹式呼吸，长期腹压增大；肺纤维化慢性脑缺氧，呼吸性酸中毒等；一些老年常见疾病，如慢性肺部疾患、糖尿病等，也可促进尿失禁进展等，诸多原因引起：遗尿、小便数，即尿失禁。

压力性尿失禁的病理生理机制并没有完全搞清楚，根据目前的研究，与下列因素有关：膀胱颈及近端尿道下移，尿道黏膜的封闭功能减退，尿道固有括约肌功能下降，盆底肌肉及结缔组织功能下降，支配控尿组织结构的神经系统功能障碍。

【拓展】

西医尿失禁药物治疗主要为选择性 α1—肾上腺素受体激动剂，可刺激尿道平滑肌 α1 受体，以及刺激躯体运动神经元，增加尿道阻力。副作用为高血压、心悸、头痛、肢端发冷，严重者可发作脑中风。常用药物：米多君、甲氧明。米多君的副反应较甲氧明更小。此类药物已被证明有效，尤其合并使用雌激素或盆底肌训练等方法时疗效较好。

甘草干姜汤与选择性 α1—肾上腺素受体激动剂，有没有关系？肾阳虚与垂体－肾上腺轴、肾上腺皮质轴、性腺轴功能低下是一个证态，甘草干姜汤是治疗水电解质紊乱、休克前期低血容量状态(阳虚)的，是四逆汤的重要成分，这些关系中的内涵，值得深入研究。

6. 咳而上气，喉中水鸡声，射干麻黄汤主之。

射干麻黄汤方：

射干三两　麻黄　生姜各四两　细辛　紫菀　款冬花各三两　大枣七枚　半夏半升　五味半升

上九味，以水一斗二升，先煮麻黄两沸，去上沫，内诸药，煮取三升，分温三服。

【注解】

水鸡：即青蛙。水鸡声，是形容喉间痰声不绝，有如蛙鸣。应该是西医的痰鸣音。

【释译】

此证因外感风寒，闭塞肺气，内发水饮，痰阻气道，呼吸出入而痰气搏击，故喉中发痰鸣如水鸡声。治疗以散寒宣肺，开利气道之痹为法，用射干麻黄汤。

本条论述寒饮郁肺的咳喘证治。

【解读】

痰鸣音：气体经过气管、支气管及肺泡储存的痰液时，会出现声音则称为痰鸣音。在大气管中此声音较响亮，在小气管内此声音较细小，所以称其为肺泡水泡音或大气管痰鸣音，而痰鸣音属于湿啰音之一。痰比较稀薄时，听起来如气过水声，称为水泡音。而痰较稠厚，伴有呼噜噜的声音，尤其是气体经过大气管中的黏稠痰液，音质比较低沉，称为痰鸣音。

在中央气管及胸部两侧大气管的位置，可以听见呼噜噜的痰鸣音，有些痰可以到达喉部。当气体从痰液经过时，站在病人旁边可以听见嗓子里有呼噜的声音，如果用听诊器在两肋和肺底部，可以听见细湿啰音和水泡音，是痰液比较黏稠的表现，病人没有能力把痰咳出，说明病情比较严重。一旦分泌物排出或被吸出，痰鸣音减弱或消失。射干麻黄汤是祛痰剂，使痰液变稀，加速排出体外，与西医的病理相符合。

"上气"是指呼吸困难，咳而上气与咳喘等同。咳、痰、喘，是呼吸系统各种疾病的共同表现，古今中外皆同。

射干麻黄汤为祛痰剂，具有温肺化饮、下气祛痰之功效。主治寒痰郁肺结喉证，症见咳嗽，气喘，喉间痰鸣似水鸡声，或胸中似水鸣音，或胸膈满闷，或吐痰涎，苔白腻，脉弦紧或沉紧。临床常用于支气管哮喘、急慢性支气管炎、慢性阻塞性肺病、肺源性心脏病等，这些疾病可以认为是肺纤维化的前驱期，与病毒反复感染间质性肺炎有关。病变部位在气管分支气管。

本方于小青龙方中，除桂心之热，芍药之收，甘草之缓，而加射干、紫菀、款冬、大枣。专以麻黄、细辛发表，射干、五味下气，款冬、紫菀润燥，半夏、生姜开痰，四法萃于一方，分解其邪，大枣运行脾津以和药性也。是治疗病毒性、间质性肺炎的方剂。

射干麻黄汤治疗寒饮郁肺之哮喘、久咳、百日咳等病，每能取效。关键在于掌握以下辨证要点：①痰多清稀、咳重、胸闷、不渴；②脉或弦或滑或濡，舌苔白腻或滑；③喉中有水鸡声，不得卧，卧则喘甚。若寒邪郁而化热，宜去生姜、大枣、细辛，加石膏、桑白皮、鱼腥草；咳喘甚者加葶苈子；食积纳差者去大枣，加山楂、神曲、麦芽。

"新冠肺炎"（COVID-19）疫情中，射干麻黄汤是一个重要方剂。

7. 咳逆上气，时时吐浊，但坐不得眠，皂荚丸主之。

皂荚丸方

皂荚八两，刮去皮，用酥炙100克一味，末之，蜜丸梧子大。以枣膏和汤服三丸，日三夜一服。

【注解】

吐浊：吐浊痰。

【释译】

上焦有热，煎熬津液，痰热黏稠，壅阻肺气，不能宣降而有闭肺遏息之势。治疗要以涤痰去浊峻药，使胶黏壅盛之浊痰排出。注意所选用药皂荚丸，除痰去垢之力峻猛，为治浊痰闭肺的良药，配以枣膏护正，又峻药之必不可少也。

本条论述痰浊壅塞，气道为之不利而至咳逆上气的证治。

【解读】

徐灵胎谓："稠痰黏肺，不能清涤，非此不可。"其适应症是：咳喘痰多，稠黏如胶，但坐不得卧，咳唾不爽，胸满或痛连胸胁，大便难，脉滑胎黏等。皂荚辛咸，能宣壅导滞，利窍涤痰，且药力峻猛故如丸剂，并用枣膏之甘缓其势，须注意其剂量和服法。

皂荚丸是痰黏稠，不易咳出的治疗方法。皂角毒性大，现代用桔梗、前胡等代替。

皂角是含皂苷类的药物，与西药氯化铵类似，口服后刺激胃黏膜的迷走神经末梢，引起轻度恶心、反射性引起气管、支气管腺体分泌，产生祛痰作用（恶心性祛痰药）。动物实验证明：皂荚煎剂灌胃有明显的祛痰作用，能使猫呼吸道分泌增加，但较桔梗、前胡为差，持续时间较短。

本条痰的黏稠度比上条更严重、更不易咳出。

8. 咳而脉浮者，厚朴麻黄汤主之。

厚朴麻黄汤方：

厚朴五两　麻黄四两　石膏如鸡子大　杏仁半升　半夏六升　干姜　细辛各二两　小麦一升　五味半升

上九味，以水一斗二升，先煮小麦熟，去滓，内诸药，煮取三升，温服一升，日三服。

【注解】

浮：浮脉，脉象的一种。

【释译】

饮邪内阻；肺气不宣，阳郁化热，饮邪挟热，故见咳喘烦满，汗出脉浮。治疗以厚朴麻黄汤，宣通肺气，散饮降逆，止咳平喘。

本条论述饮邪挟热的证治。

【解读】

小青龙汤、射干麻黄汤、厚朴麻黄汤之比较。

麻黄（去节）10～15g，芍药10～15g，细辛3～6g，干姜10～15g，甘草（炙）10～15g，桂枝（去皮）10～15g，五味子3～6g，半夏（洗）10～15g。

射干9g，麻黄12g，生姜12g，细辛、紫菀、款冬花各9g，五味子12g，大枣7枚，半夏（大者，洗）12g。

厚朴15g、麻黄10g、半夏12g、五味子12g、细辛10g、干姜10g、杏仁15g、石膏50g、小麦20g。

参考《千金要方》卷18第五：咳而大逆上气，胸满，喉中不利如水鸡声，脉浮者，厚朴麻黄汤。大逆上气，比第7条严重，逆，是指胃气上逆，厚朴是用来降胃气的（舒张平滑肌的作用）。脉浮，说明有外感甚至于发热，即呼吸系统感染兼有胃肠道症状。

《医门法津》：若咳而其脉亦浮，则外邪居多，全以外散为主，用法即于小青龙汤中去桂枝、芍药、甘草，加厚朴、石膏、小麦，仍从肺病起见。《古方选注》：厚朴麻黄汤，大、小青龙之变方也。证明了厚朴麻黄汤与小青龙汤的关系。

与小青龙汤相比较，小青龙汤偏重于慢阻肺继发感染；厚朴麻黄汤兼有胃肠道症状；射干麻黄汤偏重于急性气管支气管的炎症性病变咳嗽、痰多者。

从这3张方子的药物组成不难发现：麻黄、半夏、干姜、细辛、五味子是其共有的，按照经方医学的思路，这五味药应该是这3张方的方根，或者我们也可以将这5味药理解为3张方子的基础方。

小青龙汤乃是由上述的基础方再加桂枝、白芍、甘草而成，即桂枝汤合麻黄汤去杏仁再加姜、辛、味、夏而成，治外感风寒而内挟寒饮而表现为"干呕发热而咳，或渴，或利，或噎，或小便不利，或少腹满，或喘"（《伤寒论》40条）以及"咳而微喘，发热不渴"者（《伤寒论》41条），说明小青龙汤的或然症中，已经包含着厚朴麻黄汤证与射干麻黄汤证，或者说3个方剂具有密切的联系或者说具有共同的、基础的病理状态，只是临床表现偏重点不同。

射干麻黄汤则是基础方干姜换作生姜，再加射干、紫菀、冬花、大枣而成，主治"咳而上气，喉中水鸡声"。此方中射干、紫菀、冬花、五味子均主咳逆上气，而射干则尤长于清痰泻火以利咽喉，其病机亦为外邪内饮而致咳逆，从上述小青龙汤证之或然证那么多来看，彼方的病变范围乃是以水饮蕴肺而又为外寒束之为主而波及于胃、肠等处，故其见症多端，而此方证则局限于呼吸道或者说是咽喉部位，其内饮的程度没有小青龙证的那么严重，所以去干姜之温阳以化饮，此处之咳逆上气的程度要比小青龙汤证明显，而喉中水鸡声的描述正是为了点出其咳逆上气的严重程度了。

厚朴麻黄汤则是基础方加厚朴、杏仁、石膏、小麦而成，主治"咳而脉浮者"（亦即小青龙加石膏汤去桂芍加朴杏而成），去桂、芍之偏于走表，加朴、杏之善治喘满而偏于走里，从另一个角度来说应该是此时的病变趋势渐由表而偏重于里的缘故，更辅以大量小麦以养心气而扶正气，和前二方一样，本方一样适应于外邪内饮所致之咳喘逆满，与前二方的不同之处是：本方所治更偏重于喘满者，另外本方中用有石膏，故可推测当有烦躁等热象的存在。

【结语】

小青龙汤着重于外感，慢性阻塞性肺病因为外感复发，细支气管肺泡内炎性渗出物比较多；射干麻黄汤着重于气喘、支气管内分泌物黏稠而且量大；厚朴麻黄汤偏重于喘满、呼吸困难比较严重，即呼吸系统感染且具有消化道症状腹胀等。同治咳、喘、痰，三方的着重点不一样。

9. 脉沉者，泽漆汤主之。

泽漆汤方：

半夏半升　紫参五两（一作紫菀）　泽漆三斤　以东流水五斗，煮取一斗五升　生姜五两　白前五两　甘草、黄芩、人参、桂枝各三两

上九味，㕮咀，内泽漆汁中，煮取五升，温服五合，至夜尽。

【注解】

沉：沉脉，脉象的一种。

【释译】

沉则主里，咳嗽者，是由于脾虚不运，水饮内结，充溢三焦，上迫于肺则咳嗽，吐痰；外溢于肌表则身肿；治用逐水温阳，健脾利湿，止咳平喘治法。方用泽漆汤。泽漆，大戟之苗也，主消痰

逐水；紫参，利大便通水道；桂枝、人参、生姜、甘草，健建脾胃扶正；白前平喘，黄芩清郁热，以成扶正祛邪之法。

本条与上条互参，以脉定证，分别表里上下之病机差异。本条论述寒饮挟热偏里的证治。

【解读】。

"脉沉者"，是水饮内停，喘咳身肿的概括词，以脉沉主里，亦主有水，见于咳嗽上气之证，知为水饮迫肺，可能外兼身肿治以泽漆汤，逐水通阳，止咳平喘。

本条与上条互参，以脉定证，分别表里上下之病机差异。咳而脉浮者，厚朴麻黄汤主之，病在表，水在肺；咳而脉沉者，泽漆汤主之，病在里，水饮内停，水在肺外。

泽漆汤方解：泽漆汤实际上是小柴胡汤的变方。小柴胡去柴胡、大枣，加桂枝、泽漆、白前、紫参，并以泽漆为君药。既然是小柴胡汤的变方，其病机仍不离少阳，如果"少阳郁热、水气不利"，皆可以使用泽漆汤。泽漆是个利水药，《本经》言其治：大腹水气，四肢面目浮肿。民间常用来治疗淋巴结结核，说明这个药对淋巴系统有很高的选择性。白前主"胸胁逆气、咳嗽上气、呼吸欲绝"，紫参即石见穿，有清热利湿、祛痰止咳、活血散结的作用。桂枝助心力，通血脉，有利于肺内水气吸收和消散。

本条是指：阻塞性肺病，肺源性心脏病引起的慢性轻度肺水肿与皮下水肿。属于肺痿的前期，或者已经出现了轻度的肺纤维化。

10. 大逆上气，咽喉不利，止逆下气，麦门冬汤主之。

麦门冬汤方：

麦门冬七升　半夏一升　人参三两　甘草二两　粳米三合　大枣十二枚

上六味，以水一斗二升，煮取六升，温服一升，日三夜一服。

【注解】

不利：干燥不利，咯痰不爽。

【释译】

肺胃津液亏损，燥火内盛，虚火上炎，故咳逆上气；或津气亏少，不养于肺而成肺痿。皆治以清养肺胃之法。用麦门冬汤，养胃气，以助上焦，胃气生，津液充足，则肺有所养，虚火咳喘自平。"大"为火之涣。

故此法亦治虚热肺痿。盖以津液亏少，不养肺气。麦门冬汤，培土生津法也。

本条论述虚火上炎所致气逆证治。

麦门冬汤为治燥剂，具有清养肺胃，降逆下气之功效。主治虚热肺痿，症见咳嗽气喘，咽喉不利，咯痰不爽，或咳唾涎沫，口干咽燥，手足心热，舌红少苔，脉虚数。胃阴不足证，症见呕吐，纳少，呃逆，口渴咽干，舌红少苔，脉虚数。临床常用于治疗慢性支气管炎、支气管扩张、慢性咽喉炎、矽肺、肺结核等属肺胃阴虚，气火上逆者。亦治胃及十二指肠溃疡、慢性萎缩性胃炎、妊娠呕吐等属胃阴不足，气逆呕吐者。

温病学中，麦门冬汤应用甚广。

【解读】

现代运用：慢性支气管炎、支气管扩张、慢性咽喉炎、矽肺、肺结核等属肺胃阴虚，气火上逆者。亦治胃及十二指肠溃疡、慢性萎缩性胃炎等属胃阴不足气逆呕吐者。

慢性萎缩性胃炎的病理学改变与肺纤维化有类似之处，均属于萎缩、退变性炎症。正常胃黏膜为橘红色，萎缩时呈灰白、灰黄或灰绿色；萎缩黏膜的范围也不一致，可以以弥漫性的，也可以是局部的，甚至呈小灶状，境界常不明显。因腺体萎缩而使胃黏膜变薄，血管隐约可见。腺体萎缩后，腺窝可增生延长或有肠上皮化生的表现，黏膜层变厚，此时不能看到黏膜下血管，只见黏膜表面粗糙不平、颗粒或结节，有僵硬感，光泽也有变化。病理表现为固有腺体萎缩、黏膜肌层增厚，以及固有膜炎症、淋巴滤泡形成、肠上皮化生或假幽门腺化生（可有可无）等。与肺纤维化的病理学表现非常类似：肺泡内有浆液和细胞成分，肺间质内有大量单核细胞，部分淋巴细胞、浆细胞、肺泡巨噬细胞等炎性细胞浸润，肺泡结构完整。随着炎性—免疫反应的进展，肺泡壁、气道和血管最终都会发生不可逆的肺部瘢痕（纤维化）。进入晚期，慢性炎症已减轻，炎症和异常修复导致肺间质细胞增殖，产生大量的胶原和细胞外基质，肺泡上皮化生为鳞状上皮。都是麦门冬汤的适应症，即肺纤维化典型期的早期，麦门冬汤具有延缓纤维化的作用。

麦门冬汤现代研究：

（1）本方具有镇咳及促进唾液分泌、改善支气管黏液纤毛输系统、消除早期矽肺、降血糖、抑制嗜酸性细胞等作用。

（2）有抗菌、消炎、抗过敏、抗溃疡病、镇吐、解痉和增进食欲等作用。①抗菌消炎：麦冬、甘草对白色链球菌、金黄色葡萄球菌、大肠杆菌、结核杆菌等致病菌均有较强的抑制作用。②抗过敏：人参、大枣和甘草均有抗过敏反应作用，人参还有脱敏作用。③抗溃疡：甘草不仅可抑制胃酸的分泌，还可以促进溃疡愈合；人参注射治疗兔实验性溃疡病，可加速溃疡面的愈合。④镇吐：半夏有明显的镇吐作用。⑤解除胃肠肌痉挛：甘草对胃肠平滑肌痉挛有较强的解痉作用。⑥增进食欲：大枣能增进食欲，且提高消化吸收功能。

用药禁忌：肺痿属于虚寒者不宜用，例如5条肺中冷。

"止逆下气"，是指麦门冬汤的药理机制，具有"止逆下气"的作用，是针对"火逆上气"而言的。

用麦门冬汤主治咽喉干燥和干咳。如咳而痰白胶黏，脉象不滑，夜则尿多，此肺燥肝热，为阴虚之咳，用本方轻剂多服即效；若咳嗽，吐浊唾涎沫，脉数虚者，为肺痿证，麦门冬汤允为正治之方。

此外，用麦门冬汤加减治疗胃阴虚型溃疡病亦有较好的近期疗效。其临床特点是：①胃痛暮甚，痛而喜按；②泛酸不明显；③多有口干而渴，便秘，或心烦，肛热；④舌红有裂隙，薄苔或无苔；⑤脉多弦细。常用药物：麦冬、半夏、沙参、山药、当归、白芍、炙草、粳米、党参、阿胶、生姜、红枣、生麦芽等。

麦门冬汤是治疗肺痿－肺纤维化早期典型期的正治方剂。

11. 肺痈，喘不得卧，葶苈大枣泻肺汤主之。

葶苈大枣泻肺汤方：

葶苈熬令黄色，捣丸如弹子大　大枣十二枚

上先以水三升，煮枣取二升，去枣内葶苈，煮取二升，顿服。

【注解】

喘不得卧：喘促不能平卧。

【释译】

肺痈邪实壅闭，气机出入受阻，咳喘不得平卧，胸痛。此正盛邪实，病在初期，痈脓微成，遂用开肺逐邪之法，用葶苈子泻肺去实，一击而去。

本条论述肺痈实证喘甚的证治。葶苈大枣泻肺汤为泻肺峻剂，适用于肺痈初期，肺壅特甚，属于形气俱实者。如脓成转虚，本方即当禁用。

【解读】

葶苈大枣泻肺汤的适应症：

(1)肺痈(肺脓肿)，成脓前期，炎症渗出期。

(2)心衰急性肺水肿(支饮不得息)。

(3)急性大叶肺炎渗出期。

《金匮要略·痰饮咳嗽病脉证第十二》27条，支饮不得息葶苈大枣泻肺汤主之。"不得息"即呼吸迫促，极度呼吸困难。本方也可治疗肺痈病喘咳不得卧者，虽然一属肺痈病，一属痰饮病，但都由痰涎壅盛，邪实气闭所致，故可异病同治。

肺脓肿的初期阶段是渗出期，当肺部出现以浆液性渗出为临床主要表现时，才是葶苈大枣泻肺汤的适应症。《千金》苇茎汤的适应症是痈脓已经形成的时期。西医的心衰根据病因不同，病理阶段的不同，病理机制的不同，使用不同的方剂。本方以"痰涎壅塞，胸满咳喘"为特点，属于心衰的急性肺水肿阶段，肺泡内与肺间质内存在大量浆液性渗出液。葶苈大枣泻肺汤的适应症是：肺内的浆液性渗出液与漏出液。与悬饮－胸腔积液证态其液体聚集于肺外胸腔内不同。

葶苈子的药理作用：①强心作用：播娘蒿、北美独行菜及独行菜的干燥种子之醇提取物，均表现强心作用，对在位娃心可使之停止于收缩期，在位兔、猫心，猫心肺装置，猫心电图等研究，均使心收缩加强，心率减慢，心传导阻滞，对衰竭的心脏可增加输出量，降低静脉压。②利尿作用：葶苈子有利尿作用。

临床运用：本方可用于治疗肺脓疡、慢性支气管炎、心源性喘息、大叶性肺炎、肺不张、肺心病、心力衰竭、渗出性胸腔积液、水肿及小儿百日咳痉咳期等属上述证机者。

肺痈－肺脓肿证态以急性吸入性肺脓肿为例，其起病急骤，患者畏寒、发热，体温可高达39～40℃，伴咳嗽、咳黏液痰或黏液脓痰。炎症波及局部胸膜可引起胸痛。病变范围较大，可出现气急。早期阶段其病理变化是：感染物阻塞细支气管，小血管栓塞，引起肺组织充血、渗出、水肿，这一组病理变化不仅存在于肺痈的早期，而且也是急性肺炎典型期的病理改变。肺组织淤血、漏出也是肺心病－支饮的病理改变，即《金匮要略》中：支饮不得息葶苈大枣泻肺汤主之；肺痈喘不得卧，葶苈大枣泻肺汤主之。肺炎、肺脓肿、肺心病在它们的疾病过程中都会出现不同程度的肺组织充血、渗出、水肿这一组病理变化，因此在这一组病理变化出现的时候，均为葶苈大枣泻肺汤的适应症。葶苈大枣泻肺汤具有强心利尿减轻肺组织充血、渗出，消除肺水肿的作用。所以说，葶苈大枣泻肺汤能够治疗肺炎、肺心病、肺脓肿是错误的，只有当肺炎、肺心病、肺脓肿疾病过程中出现肺组织充血、渗出、水肿这一组病理变化，临床表现为：咳嗽、咳黏液痰、呼吸急迫不能够平卧的时候，才能够使用葶苈大枣泻肺汤；在疾病的其他阶段是不能使用葶苈大枣泻肺汤的。在这个阶段，肺炎与肺脓肿都是因为细菌感染引起的，他们也是千金苇茎汤的适应症，而肺心病不一定合并细菌感染，因此，一般情况下千金苇茎汤不适用于支饮－肺心病证态，但是当阻塞性肺病合并细菌感染时，也可以联合使用千金苇茎汤。

【结语】

葶苈大枣泻肺汤为泻肺峻剂，适用于肺痈初期，肺壅特甚，属于形气俱实者。如脓成转虚，本方即当禁用。即炎症初期充血、水肿、浆液性渗出期，通过强心以及强大的利尿作用，达到减轻炎症的目的。

12. 咳而胸满，振寒脉数，咽干不渴，时出浊唾腥臭，久久吐脓如米粥者，为肺痈，桔梗汤主之。

桔梗汤方：亦治血痹

桔梗一两　甘草二两

上以水三升，煮取一升，分温再服，则吐脓血也。

【注解】

出：吐出。

【释译】

肺气壅塞，毒热酝酿血脉，破溃成脓，病时已久，正气大亏，治疗宜用益气托脓之法。方用桔梗汤。

本条论述肺痈成脓的证治。

"振寒脉数"，是肺痈成脓的特征之一，这与一般表证的恶寒发热显然有所区别，故不用解表剂而用桔梗汤排脓解毒。

附方：《千金》苇茎汤方

《千金》苇茎汤：

治咳有微热，烦满，胸中甲错，是为肺痈。

苇茎二升　薏苡仁半升　桃仁五十枚　瓜瓣半升

上四味，以水一斗，先煮苇茎，得五升，去滓，内诸药，煮取二升，服一升，再服，当吐如脓。

【注解】

烦满：心烦胸满闷。

胸中甲错：胸部皮肤失养呈甲错状。

【释译】

肺痈成脓，痰热蓄结，气血瘀滞，久则胸部肌肤失养而有甲错状。之以《千金》苇茎汤，可清肺热，利湿排脓，祛瘀活血。

本条论述肺痈痰瘀微热证治。

【解读】

本篇第2条肺痈-肺脓肿证态，没有异议。

桔梗所含皂苷口服时对咽喉黏膜及胃黏膜造成某种程度的刺激，反射地引起呼吸道黏膜分泌亢进，使痰液稀释，促使其排出，粗制桔梗皂苷有镇咳作用。对于已经破溃的肺脓肿早期，具有稀释浓痰、促进排除的作用。

"肺痈成脓，痰热蓄结，气血瘀滞，久则胸部肌肤失养而有甲错状"可知肺脓肿破溃已经很长时间了，才会有"胸中甲错"的临床表现。千金苇茎汤中用薏仁渗湿、桃仁活血化瘀。

千金苇茎汤为清热剂，具有清脏腑热，清肺化痰，逐瘀排脓之功效。主治肺痈，热毒壅滞，痰瘀互结证。身有微热，咳嗽痰多，甚则咳吐腥臭脓血，胸中隐隐作痛，舌红苔黄腻，脉滑数。临床常用于治疗肺脓肿、大叶性肺炎、支气管扩张合并感染等肺热痰瘀互结者。

用量：苇茎60g，瓜瓣60g，薏苡仁30g，桃仁24g。

【结语】

桔梗汤用于溃脓期的早期急性期，《千金》苇茎汤用于慢性期。

13. 咳而上气，此为肺胀，其人喘，目如脱状，脉浮大者，越婢加半夏汤主之。

越脾加半夏汤方：

麻黄六两　　石膏半斤　　甘草二两　　生姜三两　　大枣十五枚　　半夏半升

上六味，以水六升，先煮麻黄，去上沫，内诸药，煮取三升，分温三服。

【注解】

目如脱状：目胀如脱。

【释译】

本证为风寒外束，肺气不宣，通调失职，而生水饮。此邪实闭肺，肺气愈降不得。气逆于上，证见咳喘，脉浮大，目胀如脱。脉证俱实，治用发汗透邪降逆之法。越婢汤主于发越阳气；加半夏则降逆平喘也。

本条论述外寒闭郁、饮热内作而肺气不降之咳喘实证。

本条与本篇第3条同为咳喘脉浮大，而一实一虚，绝然不同。本条是饮热之邪上逆，脉必浮大无力；前条为虚阳上脱，其脉必浮大无根。临证时必须鉴别清楚。

【解读】

本条：咳而上气，此为肺胀，其人喘目如脱状。这是因为"上气"是阻塞性肺病的呼气性呼吸困难，即呼气费力，呼气时间明显延长而缓慢（肺气肿）。由于呼气费力，胸腔、鼻旁窦压力增大，头面部静脉淤血，引起眼球突出（目如脱状）。越婢汤主要治疗水肿，并且具有平喘作用，半夏具有镇咳作用以及抑制腺体分泌的作用，所以本方能够缓解头面部静脉淤血，又具有止咳平喘、抑制呼吸道腺体分泌等作用。

越婢加半夏汤方主治：支气管炎、支气管哮喘、肺气肿。

14. 肺胀，咳而上气，烦躁而喘，脉浮者，心下有水，小青龙加石膏汤主之。

小青龙加石膏汤方：《千金》证治同，外更加胁下痛引缺盆。

麻黄　芍药　桂枝　细辛　干姜　甘草各三两　　五味　半夏各半升　石膏二两

上九味，以水一斗，先煮麻黄去上沫，内诸药，煮取三升。强人服一升，羸者减之，日三服。小儿服四合。

【注解】

心下有水：水饮内停于心下。

【释译】

心下素有水饮，复感风寒，外内合邪，致使肺气壅塞不利，而有咳喘，脉浮，饮邪生热，故烦；心下有水，谓宿疾也，必有其证可参。治以解表化饮之法，兼以清解郁热，用小青龙汤。

本条论述寒饮挟热之肺胀证治。肺胀咳喘之证，原因甚多，在病机表现上，也就互有差异。如本条是由内饮外寒，饮甚于热，故用麻黄配桂枝宣散表寒，配细辛、干姜以散水气，佐少量之石膏以清郁热；前条是饮热互结，热甚于饮，故重用石膏清热，配麻黄以发越水气。

【解读】

"心下水气"与"心下水饮"不同。"心下水气"是指：胃肠道、肝脏、胆囊等上腹部器官的黏膜下组织淤血状态；"心下水饮"是指上腹部器官内或者器官外的浆液性渗出液或者漏出液。水气与水饮之间没有截然的分界线，他们不仅可以由心衰引起，也可以由各种感染所致的浆液性渗出性炎症引起，所以，心下水气以及水饮是一群非常复杂而且种类繁多的疾病。"心下"不仅仅是指胃脘部，有时候指的是下肺部。因为"心主神明"，心下水饮有时候也表现出眩晕、头昏之类的症状，如内耳眩晕。

小青龙汤不仅仅是治疗支饮的方剂，而且治疗心下水气、溢饮、心下痰饮等与水饮、水气相关的疾病。他们之间是什么关系？与心下坚、心下续坚满是什么关系？

（1）《伤寒论》中的小青龙汤证：第40条、41条，"发热不渴"是病人本来就有"心下水气"，复加外感伤寒，这都是与外感相关的"心下水气"，是小青龙汤的适应症。

（2）《金匮要略》小青龙汤证：本篇第14条"肺胀，咳而上气，烦躁而喘，脉浮者，心下有水，小青龙加石膏汤主之"。

中医认为：如果是因为肺胀，心下素有水饮，无论是否复感风寒，皆是小青龙汤的适应症。如果复感风寒，外内合邪，致使肺气壅塞不利，而有咳喘，脉浮，饮邪生热，用小青龙加石膏汤。

肺胀是指：阻塞性肺病特别是支气管哮喘、喘息性支气管炎以及其感染状态。哮与喘病久不愈又可发展成为肺胀。此外，肺胀因外感诱发，病情加剧时，还可表现为痰饮病中的"支饮"证。凡此俱当联系互参，掌握其异同。

本篇第13条，咳而上气，此为肺胀。由此可以看出肺胀与肺气肿是一个证态。因为"上气"指的是呼气性呼吸困难，呼气性呼吸困难是肺气肿、阻塞性肺病的特点。所以，肺气肿或者阻塞性肺病如果伴有轻度发热、咳嗽、咳痰，痰液清稀或者没有黄色脓痰者，是小青龙加石膏汤的适应症。如果没有痰，以喘为主，则是越婢加半夏汤的适应症。

（3）《金匮要略》第十二第23条：病溢饮者，当发其汗，大青龙汤主之；小青龙汤亦主之。第2条：饮水流行，归于四肢，当汗出而不汗出，身体痛重，谓之溢饮。

"饮水流行，归于四肢"是为了解释"身体痛重"的病理机制，"饮水流行，归于四肢，当汗出而不汗出"因为没有出汗，所以引起身体痛重，这就是"溢饮"。当肺心病右心衰竭时，全身皮下组织以及消化道黏膜下组织淤血，处于隐性水肿的时候，体重增加，皮肤比较饱满，消化道黏膜下水肿，这是水气病的表现，也是"其形如肿"的准确表述。《伤寒论》40条、41条"心下有水气"，《金匮要略》第14条"心下有水"是指消化道、呼吸道黏膜下水肿甚至于炎症渗出液积存于呼吸道、消化道的病理状态（或者有轻度感染浆液性渗出的情况）。当支饮流行到四肢的时候，如果没有使用发汗的方法，身体感觉到沉重、疼痛的时候，这就是溢饮（右心衰隐性水肿状态）。这是小青龙汤、大青龙汤的适应症。

所以，溢饮与肺心病右心衰早期隐性水肿是一个证态。

（4）《金匮要略》第十二支饮小青龙汤证：第35条：咳逆，倚息不得卧，小青龙汤主之。即第2条"咳逆依息，短气不得卧，其形如肿，谓之支饮"所举的支饮（肺心病的失代偿期）。肺心病失代偿期可以表现为：皮下隐性水肿（身体重痛、其形如肿）；也可以表现为：消化道黏膜下瘀血水肿、肝脏淤血等。"咳逆依息，短气不得卧"是阻塞性肺病的固有表现。所以，支饮应该是指肺心病。

痰饮青龙汤证，是指阻塞性肺病急性发作，青龙汤是治疗、预防肺心病的一种治疗方法。感染是引起、加重肺心病的主要原因，青龙汤的适应症就是阻塞性肺病及其感染。慢性咳嗽例如慢性气管炎、肺气肿（阻塞性肺病）、肺心病谓之肺心病三部曲，他们均与痰饮相关。《金匮要略》第十二章34条"久咳数岁其脉弱者可治；实大数者死；其脉虚者必苦冒，其人本有支饮在胸中故也，治属饮家"。"久咳数岁……其人本有支饮在胸中故也，治属饮家"充分说明长期慢性咳嗽能够引起右心衰－支饮证态。所以，中医认为：咳嗽、肺胀、典型支饮是一个连续病理过程，在咳嗽与肺胀的病理过程中均包含着水气与水饮的病理状态。

【结语】

支饮与肺心病是一个证态。小青龙汤的适应症是：气管支气管炎、肺气肿或者阻塞性肺病以及肺心病右心衰三部曲的各个时期，伴有浆液性渗出与漏出液的病理状态。

15. 肺痈胸满胀，一身面目浮肿，鼻塞清涕出，不闻香臭酸辛，咳逆上气，喘鸣迫塞，葶苈大枣泻肺汤主之。（方见上，三日一剂，可至三四剂。先服小青龙汤一剂乃进。）

【释译】

痰热火毒，壅塞于肺，气机被阻，故就胸满而胀，喘鸣迫塞；肺气壅塞，不能通调水道，水气泛溢，故一身面目浮肿；肺气不能主持其外窍，则鼻塞清涕出，而不能闻香臭酸辛等味，治用葶苈大枣泻肺汤泄肺气以除脓毒。

【解读】

本条讲述的不是一个病理状态，不单单是肺痈，例如：阻塞性肺病中的支气管扩张合并感染；肺气不能主持其外窍，则鼻塞清涕出，而不能闻香臭酸辛等（慢性鼻炎、慢性鼻窦炎、过敏性鼻炎）；支饮－肺源性心脏病；大叶性肺炎急性渗出期；心衰急性肺水肿；悬饮－胸腔积液等都是葶苈大枣泻肺汤的适应症。本方具有强大的利水作用，其适应症不仅仅局限于肺部。

本条与第十二篇19条"头中寒湿"有重叠。变态反应性鼻炎又称过敏性鼻炎，其主要症状为阵发性鼻痒，喷嚏频作，鼻塞流大量清涕，发病急，消失亦快。患者均为过敏性体质，平素畏风怕冷，遇风冷则易发作，常伴四肢不温，甚至颈项肩背寒冷，气短咳嗽，舌淡苔白，脉细弱。本病属中医"鼻鼽"［bíqiú］范畴，用葶苈大枣泻肺汤治疗有效。

奔豚气病脉证治第八

奔豚气是一个独立的疾病，与《伤寒论》第65条欲临作奔豚，117条必发奔豚相联系。

1. 师曰：病有奔豚，有吐脓，有惊怖，有火邪，此四部病，皆从惊发得之。

师曰：奔豚病，从少腹起上冲咽喉，发作欲死，复还止，皆从惊恐得之。

【注解】

4部：4种。

【释译】

奔豚的发病，多与惊恐有关。惊恐使气机逆乱，气血乖张，致使气奔突冲撞；或引动冲气上逆，而发奔豚。其他如火邪、吐脓、惊怖病，也因惊恐而致气乱、郁而化火成病。

奔豚气病的证状，发作时气从少腹上冲胸、咽，疼痛或憋闷欲死、恐怖感；发作后一如常人，故本病有发作性。

【解读】

1. 病因

有因惊恐忧思损伤肝肾，结甚之气冲逆而上；亦可下焦素有寒水，复因汗出过多，外寒侵袭，汗后心阳不足，肾脏阴寒之水气乘虚上逆，以致气从少腹上冲，直达心下。本证发病，多与心、肝、肾三脏有关，并与冲脉的关系尤为密切。

惊恐未必是病因，而是一个明显的、严重的症状，极度的恐怖感。下焦素有寒水，是指该病反复发作，胃肠内有渗出物聚集。

2. 临床表现

临床以自觉气从少腹上冲胸、咽为主要症状特征。发作时，常伴见腹痛、胸闷气急、心悸、惊恐、烦躁不安，甚则抽搐、厥逆，或少腹有气上冲至心下，或兼有乍寒乍热、往来寒热等。有反流物从口腔吐出，误认为是呕吐。吐后病人恢复正常，反复发作，极度恐怖。

3. 鉴别诊断

奔豚气往往与现代的心肌缺血、心绞痛、心梗相混淆，注意鉴别。

2. 奔豚气上冲胸，腹痛，往来寒热，奔豚汤主之。

奔豚汤方：

甘草　芎䓖　当归各二两　半夏四两　黄芩二两　生葛五两　芍药二两　生姜四两　甘李根白皮一升

【注解】

气上冲胸：气逆上冲于胸。

【释译】

由情志不遂，肝郁化热，气逆上冲，发为奔豚。肝气横逆犯脾，土为木乘，而有腹痛；肝胆之气不和而有往来寒热之证。治疗以舒肝降逆，和胃止痛为法，方用奔豚汤。

本条论述肝气奔豚病的辨治。

【解读】

一、奔豚气的临床表现

（1）气上冲胸，从少腹起上冲咽喉。

（2）发作时，常伴见腹痛、胸闷气急、心悸、惊恐、烦躁不安，甚则抽搐、厥逆。

（3）往来寒热，兼有乍寒乍热。

（4）发作欲死，复还止。

气上冲胸，从少腹起上冲咽喉；这是病人的感觉，而且有胃肠道内容物刺激到胸部、咽喉，甚至从口腔中吐出来。与呕吐、哕不同，是随着气体涌出来的，没有恶心呕吐的感觉与动作。在《伤寒论》与《金匮要略》中没有恶心这个症状，哕即恶心，河南省方言中把恶心称为：哕。

除了气上冲胸、上冲咽喉之外，在支饮、水气病中的"冲气"是相同的意思，与呕吐、哕不同，但是，许多人往往把冲气与呕吐混淆了。

西医恶心呕吐与反流的区别：

恶心和呕吐是临床上最常见的症状之一。恶心是一种特殊的主观感觉，表现为胃部不适和胀满感，常为呕吐的前奏，多伴有流涎与反复的吞咽动作；呕吐是一种胃的反射性强力收缩，通过胃、食管、口腔、膈肌和腹肌等部位的协同作用，能迫使胃内容物由胃、食管经口腔急速排出体外。恶心、呕吐可由多种迥然不同的疾病和病理生理机制引起，两者可或不相互伴随，往往是由胃肠道内感染或者有毒物质引起的。

反流常指上消化道症状，在无恶心、干呕和不用力的情况下，胃内容物反流入口腔或咽部。若反流物为不消化食物即称为反食，为酸味液体则为反酸，少数情况下可有苦味的胆汁和肠液。烧心是反流的典型临床表现。

除了气上冲胸、上冲咽喉之外，在支饮、水气病中的"冲气"也是指反流。（冲气 – 胃肠反流证态）

二、食道反流

（1）病因

饱食后弯腰，妊娠后期，肥胖等腹压过大，引起胃食管反流；进食高脂饮食、巧克力、咖啡等，服用某些药后也可引起胃食管反流。

1）食管器质性疾病反流性食管狭窄、Barrett 食管、食管腺癌。

2）食管功能性疾病如胃食管反流病、贲门失弛缓症、食管裂孔疝、弥漫性食管痉挛等。

3）胃酸相关性疾病消化性溃疡、促胃液素瘤。

（2）临床表现

反流性食管炎临床表现，反流指胃内容物反流到咽部或口腔，这是具有诊断意义的特异性症状。反流症状多发生于饱餐后，夜间反流严重时影响病人睡眠。严重者每次发作都痛不欲生，饮食稍不注意，肚子就开始绞痛，有死亡恐怖感。这是一组具有特异性诊断意义的症状组合，与奔豚气的临床特征（自觉有气上冲咽喉，发作欲死，惊悸不宁，恶闻人声，或腹痛，喘逆，呕吐……）完全一致。

烧心是反流的典型临床表现。反流物刺激不同部位可产生不同的症状：刺激食管壁可引起烧心、胸骨后疼痛；刺激咽喉部可诱发咽痛、咽喉不适、声音嘶哑等；长期刺激口腔促进龋齿形成；

刺激可诱发咳嗽、哮喘，诸如：反流性咳嗽综合征、反流性喉炎综合征、反流性哮喘综合征、反流性蛀牙综合征。

其病理机制是：气逆－胃肠逆蠕动。

3. 发汗后，烧针令其汗，针处被寒，核起而赤者，必发奔豚，气从小腹上至心。灸其核上各一壮，与桂枝加桂汤主之。

桂枝加桂汤方：

桂枝五两　芍药　生姜各三两　甘草二两（炙）　大枣十二枚

上五味，以水七升，微火煮取三升，去滓，温服一升。

【注解】

被寒：感受寒邪。

【释译】

表证发汗，复用烧针之法，重伤心阳，致使下焦水寒之气上逆，发为奔豚。本证为内外兼病，治以表里之法，内服桂枝加桂汤，外以灸法温散表寒。

本条论述心阳虚寒气奔豚证治。

【解读】

与《伤寒论》117条相同，互参。

本条是指奔豚气的另外一种临床类型。在外感热病中，由于水电解质紊乱、胃肠逆蠕动引起的食道反流。

4. 发汗后，脐下悸者，欲作奔豚，茯苓桂枝甘草大枣汤主之。

茯苓桂枝甘草大枣汤方：

茯苓半斤　甘草二两（炙）　大枣十五枚　桂枝四两

上四味，以甘澜水一斗，先煮茯苓，减二升，内诸药，煮取三升，去滓，温服一升，日三服。

甘澜水法：取水二斗，置大盆内，以杓扬之，水上有珠子五六千颗相逐，取用之。

【注解】

脐下悸：脐下筑筑而动。

【释译】

发汗伤阳，心脾气虚，不能下温肾水，致使下焦水饮有上逆之势，故证见脐下筑筑而动，此乃发奔豚之兆。治法温阳利水，培土制水。苓桂枣甘汤主之，重用大枣，补中气培土，茯苓利水为君，桂枝温心阳，平冲逆。

本条论述心脾阳虚水饮上逆之奔豚证治。上条是奔豚已发，本条是奔豚欲作。两者在病情上亦有微甚的不同。

本方常用于神经性心悸、假性痫症、神经衰弱、慢性胃炎、胃酸过多等疾病。

【解读】

《伤寒论》第65条与本条完全一样。据统计，《金匮要略》中有40余条原文与《伤寒论》相同，有近40首方剂在两书中相互引用。先读《伤寒论》，再学习《金匮要略》，在学习《金匮要略》的时候反复以《伤寒论》验证。

奔豚气，作为一个疾病单独提出来，说明这个疾病在张仲景时代及其以前，是非常常见的疾病，而且具有特异性的临床表现。把奔豚气放到胸痹心痛短气病之前，也包含有鉴别诊断的意思，说明这两个病之间具有一定的关联。

【西医链接】

反流性食管炎(RE)是由胃、十二指肠内容物反流入食管引起的食管炎症性病变，内镜下表现为食管黏膜的破损，即食管糜烂和(或)食管溃疡。

反流性食管炎通常是反流的胆汁和胃酸共同作用于食管黏膜的结果，而在胆汁引起食管损伤前，必先存在幽门和食管下端括约肌(LES)功能失调；反流性食管炎者多伴有胃炎。滑动型食管裂孔疝因常致食管下端括约肌(LES)和幽门功能失调而易并发本病；十二指肠溃疡多伴以高胃酸分泌而易致胃窦痉挛与幽门功能障碍，故并发本病也较多。肥胖、大量腹腔积液、妊娠后期、胃内压增高以及烟酒药物等因素均可诱发该病。

1. 临床表现

(1)食管炎的严重程度与反流症状无相关性。反流性食管炎患者表现有胃食管反流的典型症状，但也可无任何反流症状，仅表现为上腹疼痛、不适等消化不良的表现。严重的食管炎患者临床表现并不一定很严重。

(2)典型症状表现为胸骨后烧灼感(烧心)、反流和胸痛。烧心是指胸骨后向颈部放射的烧灼感，反流指胃内容物反流到咽部或口腔。反流症状多发生于饱餐后，夜间反流严重时影响病人睡眠。

(3)疾病后期食管瘢痕形成狭窄，烧灼感和烧灼痛逐渐减轻，但出现永久性咽下困难，进食固体食物时可引起堵塞感或疼痛。

(4)严重食管炎者可出现食管黏膜糜烂而致出血，多为慢性少量出血。长期或大量出血均可导致缺铁性贫血。

2. 鉴别诊断

反流性食管炎常与下述疾病相混淆：

(1)食管癌 食管镜检及X线吞钡检查可作鉴别。

(2)消化性溃疡(肝胃不和) 常呈慢性、节律性、季节性与周期性发作，X线钡餐及胃镜检查在胃或十二指肠球部可见溃疡病变。

(3)心绞痛(胸痹) 食管炎的胸骨后疼痛与心绞痛可单独存在，有时同时存在，均可用硝酸甘油等缓解，鉴别很困难。

(4)癔症球(肝气郁结)是指病人主诉喉部有异物感，不能起始吞咽，有堵塞感，临床检查未见器质性病变。认为是胃部高位反流造成食管上部刺激所致。有时为少数病人的仅有的症状而导致误诊。

奔豚气的鉴别诊断：肝胃不和、胸痹心痛、肝气郁结与反流性食道炎的鉴别诊断是一致的。

3. 并发症

本病除可致食管狭窄、出血、溃疡等并发症外，反流的胃液尚可侵袭咽部、声带和气管而引起慢性咽炎、慢性声带炎和气管炎，临床上称之 Delahunty 综合征。胃液反流和吸入呼吸道尚可致吸入性肺炎。近年来的研究已表明胃食管反流与部分反复发作的哮喘、咳嗽、夜间呼吸暂停、心绞痛样胸痛有关。

【结语】

本篇从病因、临床表现、鉴别诊断、并发症等可以看出奔豚气与反流性食道炎是一个证态。

奔豚气的鉴别诊断：肝胃不和、胸痹心痛、肝气郁结等。欲做奔豚是指水电解质紊乱特别是低血钾引起的胃肠逆蠕动，往往不伴有呕吐。

奔豚气，并非由于惊恐而得，而是在奔豚气的临床表现中有恐怖的感觉，恐伤肾，推论肾气虚。恐怖感是七情之一，伤及肝主疏泄致肝气郁结，所以，在奔豚气的治疗中以肝肾为主。

【拓展】

冲气、气上冲胸、奔豚、欲做奔豚，是指胃肠逆蠕动；奔豚气是指胃食道反流。

一、《伤寒论》条文

15 条　太阳病，下之后，其气上冲者，可与桂枝汤。方用前法。若不上冲者，不得与之。

65 条　发汗后，其人脐下悸者，欲作奔豚，茯苓桂枝甘草大枣汤主之。

67 条　伤寒，若吐、若下后，心下逆满，气上冲胸，起则头眩，脉沉紧，发汗则动经，身为振振摇者，茯苓桂枝白术甘草汤主之。

117 条　烧针令其汗，针处被寒，核起而赤者，必发奔豚，气从少腹上冲心者，灸其核上各一壮，与桂枝加桂汤。更加桂二两也。

二、《金匮要略》条文

第八篇　奔豚气　奔豚汤

第十篇 8 条夫瘦人绕脐痛，必有风冷，谷气不行，而反下之，其气必冲，不冲者，心下则痞也。

第十二篇

36 条　青龙汤下已，多唾口燥，寸脉沉，尺脉微，手足厥逆，气从小腹上冲胸咽，手足痹，其面翕热如醉状，因复下流阴股，小便难，时复冒者，与茯苓桂枝五味子甘草汤，治其气冲。

37 条　冲气即低，而反更咳，胸满者，用桂苓五味甘草汤，去桂加干姜、细辛，以治其咳满。

38 条　咳满即止，而更复渴，冲气复发者，以细辛、干姜为热药也。服之当遂渴，而渴反止者，为支饮也。支饮者法当冒，冒者必呕，呕者复内半夏，以去其水。

第十四篇 21 条　问曰：病者苦水，面目身体四肢皆肿，小便不利，脉之不言水，反言胸中痛，气上冲咽，状如炙肉，当微咳喘。审如师言，其脉何类？

师曰：寸口沉而紧，沉为水，紧为寒，沉紧相搏，结在关元，始时当微，年盛不觉。阳衰之后，营卫相干，阳损阴盛，结寒微动，肾气上冲，喉咽塞噎，胁下急痛，医以为留饮而大下之，气击不去，其病不除。后重吐之，胃家虚烦，咽燥欲饮水，小便不利，水谷不化，面目手足浮肿。又以葶苈丸下水，当时如小差，食饮过度，肿复如前，胸胁苦痛，象若奔豚，其水扬溢，则浮咳喘逆。当先攻击冲气令止，乃治咳，咳止，其喘自差。先治新病，病当在后。

第二十二篇 8 条　妇人之病，因虚、积冷、结气，为诸经水断绝，至有历年，血寒积结，胞门寒伤，经络凝坚。在上呕吐涎唾，久成肺痈，形体损分。在中盘结，绕脐寒疝；或两胁疼痛，与脏相连；或结热中，痛在关元，脉数无疮，肌若鱼鳞，时着男子，非止女身。在下未多，经候不匀，令阴掣痛，少腹恶寒；或引腰脊，下根气街，气冲急痛，膝胫疼烦。奄忽眩冒，状如厥癫；或有忧惨，悲伤多嗔，此皆带下，非有鬼神。

《金匮要略》中的枳实薤白桂枝证（第九篇 5 条）、桂枝生姜枳实汤证（第九篇 8 条）等条文中亦有与"气上冲"类似的文字。

以上各条，在相应的的条文解读中，已经详细论述，请互参。

胸痹心痛短气病脉证治第九

胸痹、心痛、短气是 3 个症状，可以各自独立，也可以同时发生形成一个疾病。本篇作为一个疾病讨论：第 1、2 条讨论病因病机；第 3、4、5、7、9 条讨论本病不同临床类型的辨证论治；第 6、8 条讨论不同疾病的鉴别诊断及其治疗方剂。

张仲景写书编排顺序，不是掷骰子，其中必有内在的联系。胸痹心痛与奔豚气需要鉴别，与心下痛(腹满寒疝宿食)需要鉴别，所以奔豚气、胸痹心痛、腹满寒疝宿食，按照先后顺序排列在一起，表述三者的联系。

1. 师曰：夫脉当取太过不及，阳微阴弦，即胸痹而痛，所以然者，责其极虚也。今阳虚知在上焦，所以胸痹、心痛者，以其阴弦故也。

【注解】

太过不及：指脉象改变，盛过于正常的为太过，不足于正常的为不及。太过主邪盛，不及主正虚。

阳微阴弦：关前为阳，关后为阴。阳微，指寸脉微；阴弦，指尺脉弦。

【释译】

太过、不及为脉之阴阳大概，能反映疾病邪盛与正虚 2 种基本性质。阳微，指寸脉微；阴弦，指尺脉弦，代表了胸痹心痛的病因病机，而并非真的摸到了"寸脉微，尺脉弦"的脉象。从脉象上揭示了胸痹心痛的主要病机：本虚标实、虚实夹杂是其特点。"阳微"是上焦阳气不足，胸阳不振之象；"阴弦"是阴寒太猛，水饮内停之征。由于上焦阳虚，水气痰饮等阴邪便乘虚而居阳位，故导致胸中闭塞，阳气不通，不通则痛，故原文说"所以然者，责其极虚也"。上焦阳气不足，下部阴寒内盛，阴乘阳位，痹阻胸阳，此本虚标病也。

本条以脉象论述胸痹、心痛的病因病机。

【解读】

本条说的胸痹(胸痛)的病机是"上焦阳气不足"，而不是心阳不足或者心气不足。说明张仲景把胸痹的病机没有定位在中医的"心"，而是定位在：上焦，包括心肺，因为胸痹心痛必然包含有短气(肺虚)的症状。短气，不是一个伴见症状，而是上焦的代表。心痛只是一个症状，有胸痹心痛与胃脘心下痛之分，这一点在第 5、6、8 条鉴别诊断中明确地表述出来。张仲景把病位定在上焦是经过深思熟虑的，定位在上焦就要和中焦胃脘部心下痛相鉴别，同时还要与非冠状动脉心脏病引起的胸痛相鉴别，张仲景都考虑到了，不要低估古代先哲们的睿智。不要把胸痹心痛完全与冠状动脉心脏病画等号，重叠非常大，但是不全等，要给具体问题具体分析留有余地。不要企及用现代的西医完美解释中医，张仲景把胸痹心痛短气放在一起作为一章的思维方式，可能超越了现代科学与西医的范式。

【西医链接】

西医胸痛

一、引起胸痛的原因常包括下述疾病

1. 胸壁疾病　急性皮炎、皮下蜂窝织炎、带状疱疹、流行性胸痛、肌炎、非化脓性肋软骨炎、肋间神经炎、肋骨骨折、急性白血病、多发性骨髓瘤等。

2. 心血管疾病　心绞痛、急性心肌梗死、心肌炎、急性心包炎、二尖瓣或主动脉瓣病变、主动脉瘤、主动脉窦瘤破裂、夹层动脉瘤、肺梗死、肺动脉高压和心脏神经官能症等。

3. 呼吸系统疾病　胸膜炎、胸膜肿瘤、自发性气胸、肺炎、急性气管支气管炎、肺癌等。

4. 纵隔疾病　纵隔炎、纵隔脓肿、纵隔肿瘤，及食管炎、食管裂孔疝、食管癌等。

5. 其他　膈下脓肿、肝脓肿、脾梗死以及胃肠道疾病。

二、鉴别诊断

胸痛需要鉴别的疾病很多，其伴随症状多有提示意义。需要重点鉴别的疾病为急性冠脉综合征（ACS）、主动脉夹层、肺栓塞（PE）、张力性气胸等高危疾病。

1. 急性冠脉综合征

ACS包括ST段抬高型心肌梗死、非ST段抬高型心肌梗死和不稳定性心绞痛。其中，典型的心绞痛位于胸骨后，呈压榨性、紧缩感、憋闷或烧灼感等，可放射至颈部、下颌、上腹部、肩部或左前臂，一般持续2～10min，休息或含服硝酸甘油后3～5min内可缓解。诱发因素包括劳累、运动、饱餐、寒冷、情绪激动等。不稳定性心绞痛（UA）诱因与性质同前述，但是患者活动耐量下降，或在静息下发作，胸痛持续时间延长，程度加重，发作频率增加。心肌梗死的胸痛持续时间常＞30min，硝酸甘油无法有效缓解，可伴有恶心、呕吐、大汗、呼吸困难等表现。但是，老年、糖尿病等患者症状可不典型，临床中需仔细鉴别。

2. 主动脉夹层

主动脉夹层是由于主动脉内膜撕裂，血液进入血管壁内，造成主动脉剥离或破裂。约有半数的主动脉夹层由高血压引起，尤其是急进型及恶性高血压，或者长期未予控制及难以控制的顽固性高血压。患者常以骤然发生的剧烈胸痛为主诉，其性质多为刀割样、撕裂样或针刺样的持续性疼痛，程度难以忍受，可伴有烦躁、面色苍白、大汗、四肢厥冷等休克表现。胸痛的部位与夹层的起源部位密切相关，随着夹层血肿的扩展，疼痛可随之向近心端或远心端蔓延。患者其他伴随症状及体征也与夹层累及的部位相关。需要外科迅速干预，中医有治愈的个案报道。

3. 肺栓塞

肺栓塞包括肺血栓栓塞症、脂肪栓塞综合征、羊水栓塞症等。其中，肺血栓栓塞症为最常见类型，通常肺栓塞所指的即为肺血栓栓塞症。呼吸困难及气促是肺栓塞患者最常见的症状，见于80%的肺栓塞患者。严重者可出现烦躁不安、惊恐甚至濒死感，可能与患者低氧血症有关；晕厥或意识丧失可以是肺栓塞的首发或唯一症状。患者呼吸频率增快是最常见的体征，可伴有口唇发绀。

4. 张力性气胸

张力性气胸是指较大的肺气泡破裂或较大较深的肺裂伤或支气管破裂，裂口与胸膜腔相通，且形成单向活瓣，又称高压性气胸。胸膜腔内的高压空气若被挤入纵隔，扩散至皮下组织，形成颈部、面部、胸部等处皮下气肿。临床上，患者极度呼吸困难，端坐呼吸。缺氧严重者，发绀、烦躁不安、昏迷，甚至窒息。体格检查，可见伤侧胸部饱胀，肋间隙增宽，呼吸幅度减低，可有皮下气肿。叩诊呈高度鼓音，听诊呼吸音消失，胸部X线检查显示胸膜腔大量积气，肺可完全萎陷，气管和心影偏移至健侧。

2. 平人无寒热，短气不足以息者，实也。

【注解】

无寒热：无恶寒发热。

【释译】

与上条对照，云"实也"，补出阳气未虚，饮阻气机，出入受阻之纯实无虚的短气证。无寒热，言无外感之邪也。

《心典》：平人，素无疾之人也，无寒热，无新邪也，而乃短气不足以息，当是里气暴实，或痰或食或饮碍其升降之气而然。盖短气有从素虚宿疾而来者，有从新邪暴遏而得者，两端并否，其为里实无疑。此审因察病之法也。

本条论述短气的辨证。

【解读】

一息，是指一呼一吸所用的时间。正常成人呼吸频率为每分钟 12~20 次。不足以息者，是指一呼一吸的时间比平时短，每一分钟的呼吸次数比平时多。呼吸减慢常见于代谢率降低、麻醉过量、休克以及明显颅内压增高等。呼吸增快主要见于发热、疼痛、贫血、甲状腺功能亢进症、心力衰竭、肺炎肺栓塞、胸膜炎、胸腔积液、腹水、支气管哮喘及神经、精神障碍等。

中医认为：所谓短气者呼吸虽数而不能相续，似喘而不摇肩，似呻吟而无痛也。要识其短气之真者，气急而短促，俗谓之气短者是也。陶华曰：短气者，呼吸短促不能相续也。

短气：呼吸次数增加，幅度减小。即西医的呼吸急促。

喘者：张口抬肩，摇身滚肚，谓之喘也。即西医哮喘。

气上冲者：腹内气时时上冲也。即西医：呼吸性酸中毒、呼吸性碱中毒、反流性食管炎等，引起胃肠平滑肌蠕动异常、逆蠕动。与喘、短气不同。

上气：即西医的呼吸困难。

短气即呼吸增快，西医主要见于发热、疼痛、贫血、甲状腺功能亢进症、心力衰竭、肺炎、肺栓塞、胸膜炎、支气管哮喘及神经、精神障碍等。这些疾病按照中医的思路分为：外邪与内伤。内伤分为：虚证与实证。肺炎、肺栓塞、胸膜炎等属于新邪外感；贫血、甲状腺功能亢进症、心肺神经官能症、支气管哮喘等属于虚证；心力衰竭、胸腔积液、腹水等属于实证；胸痹心痛属于本虚标实。

以上 2 条说明胸痹心痛既有胸阳不振正虚的一面，又有阴邪阻滞、邪实的一面，证属本虚标实，阳虚阴盛。"阳微阴弦"是胸痹、心痛病机的高度概括。此病未发作时，一般重在从缓治本，以扶阳气之虚；发作之后，则重在从急治标，以祛阴邪之盛。

3. 胸痹之病，喘息咳唾，胸背痛；短气，寸口脉沉而迟，关上小紧数，栝楼薤白白酒汤主之。

栝蒌薤白白酒汤方

栝蒌实一枚　捣薤白半升　白酒七升　上三味，同煮，取二升，分温再服。

【注解】

关上：寸关尺三部中的关部。

【释译】

"喘息、咳唾，胸背痛，短气"，是胸痹的症状特点。由于胸阳不振，饮邪上乘，闭阻胸中气机，故有胸背疼痛、短气，是胸痹之辨证要点；气闭于胸中，肺失宣降，则喘息、咳唾，又是胸痹病中所常有也。

寸口脉沉而迟，为上焦阳虚，胸阳不振之象；关上小紧数，主中焦停饮，阴寒内盛。正是"阳微阴弦"之谓。治用通阳散结，豁痰下气之法。用薤白、白酒温行阳气，栝楼实下痰宽胸。白酒，用米酒。

本条论述了栝蒌薤白白酒汤主治之胸痹。

【解读】

所谓短气者，呼吸虽数，而不能相续，即西医的呼吸急促。呼吸系统疾病、心绞痛发作时都会出现短气（呼吸急促）这个症状，二者病理机制不同，心绞痛发作时，血液循环系统功能障碍，机体缺氧，出现呼吸加快的表现，呼吸系统结构功能是正常的。

"喘息咳唾，胸背痛，短气"是胸痹病的主症。产生这些症状的病机皆由"阳微阴弦"，胸阳不振，痰瘀内阻而成。胸痹病的主治方剂是栝楼薤白白酒汤，本方具有通阳散结、豁痰下气的功用。方中栝蒌开胸涤痰；薤白疏滞散结；白酒通阳宜痹，轻扬善行以助药势，三者同用，相辅相成，使痹阻通，胸阳宣，则胸背痛诸症可解。经现代药理研究，本方能扩张血管，改善微循环，降血脂、降低血液黏稠度，抑制血小板凝集，防止血栓形成，增强心脏耐缺氧能力等作用，确为治疗冠心病的良方。本方的适应症是：冠状动脉痉挛（轻型）与稳定性心绞痛。是胸痹－心绞痛证态的轻型或者标准型。

稳定型心绞痛是在冠状动脉狭窄的基础上，由于心肌负荷增加引起心肌急剧的、暂时的缺血与缺氧的临床综合征。稳定型心绞痛的特点为阵发性的前胸压榨性疼痛，主要位于胸骨后部，可放射至心前区和左上肢尺侧，常发生于劳力负荷增加时，持续数分钟，休息或用硝酸酯制剂后消失。而且，其发作的频度、诱因以及疼痛的部位、性质、持续时间基本一样，在 1~3 个月内无改变。

本条是胸痹胸背痛的典型表现。胸痹心痛从轻到重可以分为许多类型，可以与冠心病的不同类型逐一对应，并且论证胸痹－冠心病证态不单单是这一条，本篇的每一条均与冠心病相关，才能够证明胸痹与冠心病是一个证态。

所以胸痹心痛－冠心病心绞痛证态与动脉粥样硬化相关，动脉粥样硬化是胸痹心痛的病理形态学改变，其病理生理学机制是冠状动脉狭窄、心肌供血不足或者心肌缺氧。胸痹心痛－冠心病心绞痛证态的中医病理机制是：痰饮与血瘀。所以，痰饮、血瘀与冠状动脉硬化、冠状动脉狭窄、心肌供血不足或者心肌缺氧是一致的。

栝蒌薤白白酒汤为胸痹－胸痛证态的基础方，西医的各种胸痛，都可以在这个基础方上加减进行治疗，而不仅仅局限于心绞痛，这一点在古代很重要，当时对于轻型心绞痛很难做出正确诊断，只要是轻度的胸痛，瓜蒌薤白白酒汤加减都可以治疗。

临床上可根据病情随证加减应用。若胃气胀满嗳气或呕者，合橘枳姜汤；动则气短、心悸、胸闷气塞者，合茯苓杏仁甘草汤；心悸脉数者，合生脉散，加炒枣仁、龙骨、牡蛎、当归等；胸胀胁下逆满，肢凉者，合枳实薤白桂枝汤；体弱便溏，心下痞满者，合人参汤；阳虚痛甚者，合乌头赤石脂丸；脉结代，心动悸者，合炙甘草汤；肋间神经痛、心绞痛，酌加当归、赤芍、川芎、桃仁、蒲黄、五灵脂、元胡、红花、丹参。有用本方加柴胡、桃仁、红花、香附、郁金、枳壳、桂枝等药治疗胸部损伤后，证见胸前痞闷、疼痛、痛连肩背，甚则咳喘气急而获效者。此外，本方尚可用于渗出性胸膜炎，见本方证者。

关于方中的白酒，"米酒初熟的，称为白酒。"但临证可不必拘于米酒，高粱酒、绍兴酒、米醋皆有温通上焦阳气的作用，可因人、因证酌情用之。如能饮酒者，用白酒兑药服或同煎，不饮酒者，用浓度低之白酒或米醋与水各半同煎，煎后酒性挥发，取其药力以调气通脉。

4. 胸痹、不得卧，心痛彻背者，栝蒌薤白半夏汤主之。

栝蒌薤白半夏汤方：

栝蒌实一枚　捣薤白三两　半夏半升　白酒一斗

上四味，同煮，取四升，温服一升，日三服。

【注解】

心痛彻背：心痛剧烈放射至背。

【释译】

此证阴寒痰浊，阻痹胸中阳气，闭郁心下，以其痰涎盛，故其证除胸痹不得卧外，还有心痛彻背，较上条症状、病情都有所增加。所以在治疗上仍用原法，通阳散结，豁痰下气，加半夏一味，温化痰饮，辛散开结。

本条论述痰浊壅盛之胸痹、心痛证治。

【解读】

栝蒌薤白半夏汤是治疗痰饮壅盛，痹阻胸阳的有效方剂，西医的冠心病心绞痛、气管炎、肋间神经痛、乳房胀痛、慢性胆囊炎、慢性胃炎、心包炎等，凡符合本方证病机者，用之皆效；临证将本方与苓桂术甘汤合用，再加入干姜、陈皮、白蔻等温中通阳，豁痰理气之品，则取效更捷。又痰饮阻滞气机往往可引起气滞血瘀，故于本方中加入香附、郁金、三七、川芎、丹参、赤芍、红花等活血化瘀理气之品，疗效更好。实验研究证明瓜蒌、薤白、半夏加红花、赤芍、牛膝、川芎等活血化瘀药，有较明显抗家兔实验性主动脉粥样硬化作用。

这个方剂适用于西医4个方面的疾病：①本方加丹参、三七、檀香等治疗冠心病；②加浙贝母、芥子、乳香、没药治疗乳腺增生；③加紫菀、款冬花等治疗老年咳喘；加杏仁、石菖蒲、射干、紫菀等治疗慢性支气管炎；④加枳壳、大腹皮、葛根、丹参等治疗慢性胆囊炎等。均取得了良好的效果。

痰－慢性炎症证态。动脉硬化、乳房结节、慢性气管炎、慢性胆囊炎等，也属于慢性炎症状态即中医的痰证。

这个方剂并不是为冠心病专设的。

以上2条，中医认为属于痰饮，痰饮瘀阻血脉，不通则痛。其西医病理变化是冠状动脉粥样硬化，管腔狭窄，心肌供血不足所致。所以，痰饮与冠状动脉粥样硬化(慢性炎症性病变)关系密切。

5. 胸痹，心中痞，留气结在胸，胸满，胁下逆抢心，枳实薤白桂枝汤主之，人参汤亦主之。

枳实薤白桂枝汤方：

枳实四枚　薤白半斤　桂枝一两　厚朴四两　栝蒌实一枚(捣)

上五味，以水五升，先煮枳实、厚朴，取二升，去滓，内诸药，煮数沸，分温三服。

人参汤方：

人参　甘草　干姜　白术各三两

上四味，以水八升，煮取三升，温服一升，日三服。

【注解】

心中痞：是指胃脘部位有痞塞不通之感。

肋下逆抢心：指肋下气逆上冲心胸。

留气结在胸：即气结在胸，气机壅滞在胸中，引起胸满的病机。

【释译】

本条胸痹主证，是以心中痞，胸满，肋下逆抢心为特点，病变范围已由胸膺部扩至肋下及腹，其病机虽然是"阳微阴弦"，但有虚实之异，必须辨别。

其属实者，乃由胸阳不振，肋下阴寒之气乘虚上逆所致。病势急，临证尚可见：腹胀、大便不通、脉象弦紧；治宜通阳开结，泄满降逆。用枳实薤白桂枝汤，枳实、厚朴，下气除满；桂枝，温降寒逆之气；合栝蒌、薤白宽胸宣痹，除痰降逆。

其属虚者，系中焦阳虚，虚寒之气上逆，使胸中大气不转所致，其病势较缓，临证还可见到：倦怠少气、便溏、舌淡、脉弱。治宜温中益气培本，温散寒气。方用人参汤，以人参、白术、炙甘草补益中气，干姜温中散寒。

本条为同病异治之例。同为胸痹，因其有偏实偏虚之不同，故立通补两法，前者多由停痰蓄饮为患，故当用枳实薤白桂枝汤以荡涤之，是为"实者泻之"之法，属"急者治其标"；后者多由无形之气痞为患，故用人参汤以温补之，是为"塞因塞用"之法，属"缓者治其本"。

【解读】

本条论述胸痹寒气逆满虚、实证的辨治，是指2种不同的临床类型。

西医认为：冠心病因为诱因的不同具有不同的临床类型，例如：大便秘结可以诱发心绞痛，极度营养不良也可以引起冠心病。

大便秘结时，患者用力排便，使腹内压和心内压急增，导致患者心率加快，心脏负荷急剧增加，极易引起心绞痛发作。长期大便干结，会使患者在排便前产生恐惧、焦虑、烦躁，使心率加快，从而诱发心绞痛，甚至心肌梗死，枳实薤白桂枝汤治疗。

严重贫血、营养不良的病人，在心肌供血量虽未减少的情况下，可因红细胞减少血液携氧量不足而诱发心绞痛。当劳累、情绪激动、饱食、受寒等诱因直接或间接地使本来已经硬化、狭窄的冠状动脉发生痉挛，诱发心绞痛，这是人参汤的适应症。

中医认为：人参汤用于治疗胸痹病人心中痞气，闷而不通之虚证，所以本条的适应症是：贫血、营养不良以及体质弱老年人引起的冠状动脉供血不足导致的心绞痛。人参汤实际上治疗的是营养不良。

本条所述两种情况多见于老年人。心梗多见于男性，多数病人在40岁以上。劳累、情绪激动、饱食、受寒及便秘等都是常见诱因。这些原因都能直接或间接地使冠状动脉发生痉挛，使本来已经硬化、狭窄的冠状动脉完全闭塞，或者粥样硬化斑块形成的血栓堵塞了冠状动脉，造成心肌长时间缺血缺氧，引起心肌局部坏死而发生心梗。根据不同的诱因以及不同的病理机制、不同的严重程度、伴随的不同症状使用不同的方剂，中西医的理论是一致的。

6. 胸痹，胸中气塞，短气，茯苓杏仁甘草汤主之；橘枳姜汤亦主之。

茯苓杏仁甘草汤方：

茯苓三两　杏仁五十个　甘草一两

上三味，以水一斗，煮取五升，温服一升，日三服。不差，更服。

橘枳姜汤方：

橘皮一斤　枳实三两　生姜半斤

上三味，以水五升，煮取二升，分温再服。

【注解】

气塞：气滞如塞。

【释译】

本条但言"胸中气塞，短气"，说明为胸痹轻证，气塞、短气为饮阻气滞所致。但在病情上有偏于饮盛与气滞之别，病位有在肺在胃之异。若饮邪偏盛，上乘于肺，除胸中气塞、短气外，尚可见咳嗽，吐痰、小便不利等症。治用茯苓杏仁甘草汤，宣肺利水。若气滞饮停，胃失和降者，除见胸中气塞、短气外，还可见心下痞满，呕吐不食之证。治以橘枳姜汤，温胃散饮。应根据发病部位进行治疗，如为饮停于胃，在症状上偏重心下痞塞且有腹满之感的，可用橘枳姜汤和胃化饮，如为饮停胸膈，在症状上偏承于呼吸迫促的，可用茯苓杏仁甘草汤宣肺化饮。

本条论述胸痹短气轻证辨治。从病机方面而言，一属水饮，一属气滞，但水饮与气滞互为因果，很难截然分开，故临证这两首方剂可分可合，合时可根据证情在药量上有所偏重，亦可与栝楼、薤白配伍运用。

【解读】

第6、8条为非冠心病胸痛与心痛的不同临床类型。第6条胸痹是指单纯的胸痛，属于胸腔、肺疾病引起的胸痛，表现为"胸中气塞，短气"，与胸痹心痛（冠心病疼痛）不同。

西医认为：胸痛也可以由肺部疾病、腹腔器官疾病引起。第6条是指胸腔器官疾病引起的胸痛，第8条是指腹腔器官疾病引起的"心中痞"。胃脘部中医也称为"心下"。

7. 胸痹缓急者，薏苡附子散主之。

薏苡附子散方：

薏苡仁十五两　大附子十枚炮

上二味，杵为散，服方寸匕，日三服。

【注解】

缓急：指病势急迫之意。缓急，历代医家见解不一：

（1）认为是胸痹急症，如周扬俊、丹波元坚。

（2）认为是指胸痹时缓时急，时发时止，如吴谦。

（3）认为此指四肢筋脉拘急，如尤怡。

（4）认为邪气上冲胸膈，偏着一处，着于左侧则左急右缓，着于右侧则右急左缓，左右之疼痛缓急交作，如邹澍。

（5）认为"缓急"是缓解急痛之意，系指治法而言。

诸说可供参考。

【释译】

本条既云胸痹，又言"缓急"者，知其病情急重，胸痛剧烈。究其病机，乃由寒湿上乘，胸阳痹阻，上焦气血凝滞。故其疼痛重，病势急。治疗以温通止痛，散寒除湿，缓急之法，方用薏苡附子散。以炮附子辛温气雄，温通力强，以散寒邪，通阳气而止痹痛。薏苡仁除湿宣痹，缓解拘急。药以散用，备急义也。

【解读】

缓急，历代医家们见解不一，从病情的发展过程来看，第2种说法比较恰当，本条是痰证向瘀血转变的中间阶段，病情变化比较大，不稳定，时缓时急，时发时止，可以转好，也可以转坏。本病具有发作性，不发作时如无病为缓，发作时剧烈疼痛为急。所以，胸痹缓急是形容疼痛的发作与休止。

薏苡附子散用于治疗胸痹病突见左侧胸部、心前区剧烈绞痛如刺，并骤发口眼、四肢抽搐，可伴有面色苍白、唇舌青紫、身冷肢厥、脉沉伏，或涩，或微细而迟者（心源性休克）。与第9条不同的是：本条病情较轻为可以伴有心源性休克；而第9条则是心源性休克。所以治疗上也有区别。本条从临床表现来看，心绞痛发作剧烈，可以引起心源性休克，属于严重的不稳定型心绞痛。其病理改变与血栓形成有关，中医认为其病机为：上焦气血凝滞，即确定的血瘀表现。

本方用于治疗胸痹缓急者，亦可用于治疗寒湿痹证，腰膝疼痛、筋脉拘急，屈伸不利，得热则减，遇寒则剧者。

【西医链接】

变异性心绞痛病理生理：据资料报道，有10%～15%的变异性心绞痛患者其冠状动脉正常，这些病例中，右冠状动脉痉挛更常见。大多数冠状动脉痉挛伴有不同程度的动脉硬化，呈高度狭窄的占70%～80%，呈临界狭窄的占10%～15%，如血管痉挛发生在有动脉硬化的血管上，则总是局限于狭窄的部位。变异性心绞痛（VA）也称血管痉挛性心绞痛，其本质是冠脉痉挛，它可使冠脉直径发生突然的一过性显著减小，结果引起心肌缺血。冠状动脉痉挛是变异性心绞痛的发病机制，已为大量的冠脉造影所证实，但确切的发病机制尚不清楚，冠脉痉挛发生的原因是多因素相互作用的结果。自主神经张力的异常改变和冠脉内皮细胞功能失调是发病机制的2个重要方面。

不稳定型的心绞痛（UA）是介于稳定型心绞痛与心肌梗死（AMI）之间的短暂危险阶段。其发生发展的病理生理学机理是：在冠状动脉粥样硬化斑块的基础上，斑块上纤维帽发生裂隙或破裂出血，导致血小板聚集与激活、冠状动脉内血栓形成和冠状动脉痉挛，引起急性冠心病事件。冠状动脉内血栓形成和冠状动脉痉挛，是不稳定性心绞痛的两大病理机制。

附子具有强心、扩张冠状动脉及股动脉、镇痛的作用，这与不稳定心绞痛、变异性心绞痛的病理机制以及治疗原则是完全一致的；附子也是治疗心源性休克的主要药物，薏苡仁具有镇静、镇痛作用。薏仁与附子配合，应当具有强心、扩张冠状动脉、镇痛、预防纠正心源性休克等作用，所以能够治疗不稳定性心绞痛与变异性心绞痛。

由于薏苡附子散具有强心、扩张冠状动脉及股动脉、镇痛的作用，所以可以治疗风湿性关节疾病。

8. 心中痞，诸逆心悬痛，桂枝生姜枳实汤主之。

桂枝生姜枳实汤方：

桂枝　生姜各三两　枳实五枚

上三味，以水六升，煮取三升，分温三服。

【注解】

诸逆：谓停留于心下的水饮或寒邪向上冲逆。

心悬痛：指心窝部向上牵引疼痛。

【释译】

痰饮、寒浊停聚心下，以致痞闷不舒而痛。寒阻中焦，胃失和降，寒饮随之上逆，故其证见胸口至胸中牵引作痛，谓之心悬痛。治以桂枝生姜枳实汤，温散寒饮，下气降逆而止痛。

本证以心痛为主，病位在于中焦而及于上，其治以桂枝、生姜温化水饮，枳实降气消满，治胃邪也。

【解读】

与第6条相联系。

痰饮、寒浊停聚心下，以致痞闷不舒而痛。寒阻中焦，胃失和降，寒饮随之上逆，故其证见胸口至胸中牵引作痛，谓之心悬痛。治以桂枝生姜枳实汤，温散寒饮，下气降逆而止痛。

本证以心下痛为主，病位在于中焦而及于上，系西医的胃肠道疾病。

本条属于非冠心病心绞痛性胸痹（胸痛）。

胸痹呼吸短促、咳唾涎沫量多、痰液稀淡者，用茯苓杏仁甘草汤。水饮重者可与葶苈大枣泻肺汤合用。心中痞，诸逆心悬痛，桂枝生姜枳实汤主之。轻证偏于水饮的用茯苓杏仁甘草汤主之；偏于气滞的，用橘枳姜汤主之；属于寒饮停于心下而上逆的，桂枝生姜枳实汤主之。以上诸方为非冠心病胸痛、心痛而设。因为此处心痛具有西医的两个概念：①心前区疼痛；②上腹部正中疼痛。

中医的胸痹心痛的原因除了痰饮血瘀之外，还有其他原因，在进行中西医融合研究时需要认真、仔细研究。第6条、8条应当与水气病、水饮、痰饮结合起来考量。此处列出3方具有鉴别诊断之意，西医在诊断胸痛的时候也需要与循环系统、呼吸系统、胸廓疾病、消化系统疾病等西医非冠心病胸痛进行鉴别。茯苓杏仁甘草汤证应当属于呼吸系统疾病阻塞性肺病引起的胸痛；橘枳姜汤和胃化饮，其适应症应当是胃十二指肠的慢性炎症引起的胃痛之类；桂枝生姜枳实汤与橘枳姜汤仅一味之差，大致属于一类，治疗消化系统疾病。此3方经过加减，其治疗范围非常广泛，不在此处讨论。

9. 心痛彻背，背痛彻心，乌头赤石脂丸主之。

乌头赤石脂丸方

蜀椒一两　乌头一分　炮附子半两　炮干姜　赤石脂各一两，

上五味，末之，蜜丸如桐子大，先食服一丸，日三服。不知，稍加服。

【注解】

不知：（若）效果不明显。

【释译】

"心痛彻背，背痛彻心"，系指心窝与背部相互牵引作痛，痛势剧烈而无休止，并伴有四肢厥冷、脉象沉紧等。其病乃因胃气虚冷，阴寒痼结，至感寒或饮冷而发。乌头赤石脂丸，集大辛大热之品于一方，用乌头、附子、蜀椒、干姜，温通胃阳，逐寒止痛力强。赤石脂温摄守中，固涩阳气，并防止诸药辛散太过。峻药缓治，用蜜作丸，既可缓药之峻，又使之药力持久。

【解读】

本证与第四条"胸痹不得卧，心痛彻背"之栝楼薤白半夏汤比较，证候更重，两者发病部位相似，但病因病势不同，前条是痰饮壅盛，胸阳痹阻，故宜宣痹通阳，降逆逐饮法：而本证是阴寒极盛，寒气攻冲所致，故治用温阳散寒，峻逐阴邪。

本方附子与乌头同用，两者虽属同类，但其功用略有不同。乌头长于起沉寒痼冷，并可使在经的风寒得以疏散，附子长于治在脏的寒湿，能使之得以温化。由于本证阴寒邪气病及心背内外脏腑经络，故仲景将乌附同用，以达振奋阳气、驱散寒邪的目的。

乌头赤石脂丸的适应症为：剧烈的心胸后背相互牵引疼痛。或胃脘疼痛，痛无休止，兼见四肢厥冷，冷汗出，气促面白唇青，舌质淡，苔白滑，脉沉伏而紧或微细欲绝等证。

本条论述阴寒痼结之心痛证治，系典型的心肌梗死引起休克状态，属于心源性疼痛性休克，止痛，扩张血管是其治疗目的，急则治标。

【西医链接】

冠心病多数是因动脉器质性狭窄或阻塞引起的，又称冠状动脉粥样硬化性心脏病。动脉硬化发

展到一定程度，冠状动脉狭窄逐渐加重，冠状动脉管腔狭窄超过 50%～70% 时，会致使心肌供血不足，心脏得不到足够的氧气供给，就会发生胸部不适，即心绞痛。当劳累、情绪激动、饱食、受寒及便秘等诱因直接或间接地使本来已经硬化、狭窄的冠状动脉发生痉挛，导致冠状动脉完全闭塞，或者当粥样硬化斑块形成的血栓堵塞了冠状动脉，造成心肌长时间缺血缺氧，就会引起心肌局部坏死而发生心梗。除上述心绞痛、心肌梗塞 2 种类型外，冠心病还有无临床症状的隐匿型，猝死型、心力衰竭和心律失常型等其他类型。

心绞痛：是冠心病最常见的临床表现，不同人的心绞痛发作表现不一。心绞痛一般历时 1～5min，很少超过 15min，多数人形容其为"胸部压迫感""闷胀感""憋闷感"，部分病人感觉向双侧肩部、背部、颈部、咽喉部放散。心绞痛一般分为两大类：

(1) 劳力型心绞痛：指患者在安静休息时不会感到身体不适，然而在走路、爬楼、上坡或做其他运动时，心脏负担加重，所以出现胸闷、憋气等不适感，属于慢性的稳定型的心绞痛。如果出现症状，有经验的患者含服硝酸甘油一两分钟就可缓解。稳定型心绞痛是在冠状动脉狭窄的基础上，由于心肌负荷增加引起心肌急剧的、暂时的缺血与缺氧的临床综合征。本篇第 3 条胸痹之病，喘息咳唾，胸背痛，短气，寸口脉沉而迟，关上小紧数，栝楼薤白白酒汤主之。第 4 条胸痹不得卧，心痛彻背者，栝楼薤白半夏汤主之。符合稳定性心绞痛的临床表现。

(2) 不稳定型的心绞痛(UA)：是介于稳定型心绞痛与心肌梗死(AMI)之间的短暂危险阶段，之所以称为"不稳定"，就是它既可以好转为稳定性心绞痛，也可以发展为心肌梗死或猝死。其发生发展的病理生理学机理是：在冠状动脉粥样硬化斑块的基础上，斑块上纤维帽发生裂隙或破裂出血，导致血小板聚集与激活、冠状动脉内血栓形成和冠状动脉痉挛，引起急性冠心病事件。UA 预后恶劣，院内死亡率和心肌梗死发生率达 5%～10%，UA 发作后尽管接受抗缺血、抗血小板和抗凝治疗，第一个月内死亡率亦达 5%～10%。不稳定性心绞痛的发病原因是血液凝块部分或者全部阻塞了冠状动脉。如果动脉中的斑块破裂，就可能会形成医学血液凝块。这些凝块会造成很严重的循环阻塞。有时候一些较大的血液凝块甚至完全可能阻塞冠状动脉，从而引起心脏病发作。血液凝块可能会重新形成、部分溶解，再形成……一直循环下去。每一次血液凝块阻塞冠状动脉时，都会导致胸部疼痛发作。所以，不稳定性心绞痛的特点是：心绞痛反复发作。与第 7 条"胸痹缓急者，薏苡附子散主之"完全一致。

(3) 心肌梗死：由于冠状动脉急性闭塞，血流中断，引起严重而持久的缺血性心肌坏死。临床表现呈突发性，剧烈而持久的胸骨后疼痛，特征性心电图动态衍变及血清酶的增高，可发生心律失常、心力衰竭、休克等并发症，常可危及生命。约半数以上的急性心肌梗死病人，在起病前 1～2 天或 1～2 周有前驱症状，最常见的是原有的稳定型心绞痛变为不稳定型，或继往无心绞痛，突然出现长时间心绞痛。疼痛典型的心肌梗死症状包括突然发作剧烈持久的胸骨后压榨性疼痛、休息和含硝酸甘油不能缓解，常伴烦躁不安、出汗、恐惧或濒死感；少数病人无疼痛，一开始即表现为休克或急性心力衰竭；部分病人疼痛位于上腹部，被误认为胃穿孔、急性胰腺炎等急腹症，脑卒中样发作可见于年龄大的患者。全身症状：发热、白细胞增高，血沉增快；胃肠道症状：多见于下壁梗死病人；心律失常见于 75%～95% 的病人，发生在起病的 1～2 周内，而以 24h 内多见，前壁心肌梗死易发生室性心律失常，下壁心肌梗死易发生房室传导阻滞；心力衰竭：主要是急性左心衰竭，在起病的最初几小时内发生，发生率为 32%～48%，表现为呼吸困难、咳嗽、发绀、烦躁等症状。第 9 条"心痛彻背，背痛彻心，乌头赤石脂丸主之"系典型的心肌梗死。

产生疼痛的直接因素，可能是在缺血缺氧的情况下，心肌内积聚过多的代谢产物，如乳酸、丙酮酸、磷酸等酸性物质；或类似激肽的多肽类物质，刺激心脏内自主神经的传入纤维末梢，经 1～5 胸交感神经节和相应的脊髓段，传至大脑，产生疼痛感觉。这种痛觉反映在与自主神经进入水平相同脊髓段的脊神经所分布的皮肤区域，即胸骨后及两臂的前两侧与小指，尤其是在左侧，而多不在心脏解剖位置处。有人认为，在缺血区内富有神经供应的冠状血管的异常牵拉或收缩，可以直接产生疼痛冲动。这可能就是经络手少心经、手厥阴心包经的部分西医解释。

【结语】

本篇第3、4条为痰证，第9条为瘀血，第7条虽然也属于瘀血，但是具有痰证向瘀血转变的中间状态。西医认为：冠心病从轻到重可以3种类型：慢性稳定型心绞痛、不稳定型心绞痛、心肌梗死。从临床表现来看，第3、4条痰证与慢性稳定性心绞痛是一个证态；第7条与不稳定性心绞痛是一个证态；第9条瘀血与心肌梗死是一个证态。西医认为：慢性稳定型心绞痛的病理学机制是单纯的动脉粥样硬化；不稳定型心绞痛的病理学机制是血栓形成，但是具有可逆性；心肌梗死则是血栓形成并且长时间的、完全阻塞冠状动脉，引起广泛的心肌坏死。所以可以证明：痰证与动脉粥样硬化是一个证态；瘀血与血栓形成是一个证态；二者的过渡型就是不稳定型心绞痛。

腹满寒疝宿食病脉证治第十

腹满、寒疝、宿食三病合篇，理由有3：一是病位均在胃肠，病变范围以腹部为主，但可涉及胸胁与心下。二是症状上都有腹部胀满和疼痛的表现，腹满病以胀满为主症，可兼有腹痛；寒疝病以腹痛为主症，可兼有胀满；宿食病则满痛并见。三是某些方剂可以互用，如治疗实热性腹满病的大承气汤可用于治疗宿食在下证，故合为一篇讨论，以利于掌握其辨证施治的规律。

第1~8条为概论，论述脾胃虚寒的共同特点，病机，临床表现治法以温药服之等。

第9~16条为腹满的辨证论治：①实热，12条大柴胡汤、13条大承气汤；②虚寒，10条附子粳米汤与14条大建中汤，9条厚朴七物汤与11条厚朴三物汤。注意比较9条厚朴七物汤、11条厚朴三物汤、12条大柴胡汤、13条大承气汤四方证的异同；10条附子粳米汤与14条大建中汤的证治异同。

第17~19条为寒疝的辨证论治：17条大乌头煎（阴寒内盛），19条乌头桂枝汤（内外皆寒），18条当归生姜羊肉汤（血虚内寒）。寒疝的病机是寒实内结，阳气不行。

第20条　论述寒实当下的治法，多数学者认为可用大黄附子汤。

第21~26条为宿食　宿食在上者，泛泛欲吐，可用吐法；宿食在下者，腹满胀痛，大便不通者，可用下法；后世提出的消导法，是对其补充和发展。仲景根据机体的抗病趋势，遵循因势利导的原则而提出的治法。正如《素问·阴阳应象大论》所言：其高者，因而越之；其下者，引而竭之。

以西医而论，是内科消化道疾病的诊断与治疗。临床表现是腹胀、腹痛、消化不良。

1. 趺阳脉微弦，法当腹满；不满者必便难，两胠疼痛，此虚寒从下上也，以温药服之。

【注解】

胠：（qū音区），《说文》："亦（古腋字）下也。"《广雅》："胁也。"《素问》王冰注："胠，谓胁上也。"即胸胁两旁当臂之处。即西医的两腋下区域或者两侧季肋区。

腹满：即西医的腹胀。

【释译】

趺阳候中焦脾胃病变，脉微弦，是指脉微而弦。"微"是中阳不足；弦脉属肝，主寒主痛。脾胃虚寒，夹厥阴肝寒之气上逆，可以发生腹满。

假使腹部不胀满，而见大便难和两胁疼痛的，同样是脾胃虚寒，肝气上逆所致。因脾胃主运化，脾胃虚寒，则运化失职；肝主疏泄，肝气上逆，则疏泄失职，故或为腹满，或为大便难而两胁疼痛。"此虚寒从下上也，当以温药服之"，是总结本条所述证候的成因和治法，即皆为中阳不足、肝气上逆所致；病情既属虚寒，故均当用温药治疗。

与第5条互参，本篇腹满包含着：肝寒与脾胃阳虚两种状态。

【解读】

本条是腹满的提纲：趺阳表示病位在中焦脾胃；脉微弦表示病性为虚寒；治疗原则是服用

温药。

腹满－腹胀证态，病机是：脾胃主运化，脾胃虚寒，则运化失职；肝主疏泄，肝气上逆，则疏泄失职。临床表现是：腹满或者大便难、胸胁痛。

2. 病者腹满，按之不痛为虚，痛者为实，可下之。舌黄未下者，下之黄自去。

【注解】

下之：是指攻下法。

未下：是指舌黄未消。

【释译】

腹满有虚实寒热之不同，而虚实之辨常借助于切诊；属于实证者，多由宿食停滞于胃，或燥屎积于肠道所引起，故按之多痛，且胀满无已时。腹满之属于虚证者，多为脾胃虚寒，气滞不运所致，故按之不痛，且有时减轻，有时胀满。

实证腹满，除胀满拒按的见症外，还须结合舌诊。舌苔黄是实热积滞肠道，若未经攻下，可径用下法，下之则黄苔自去。但须细辨病情，不可妄用攻下。

本条论述腹满虚实的辨证和实证腹满的治法。

【解读】

西医认为：

（1）压痛，指触诊时，以右手食指、中指指端放于腹壁逐渐深压而发生疼痛称为压痛，多来自腹壁或腹腔内的病变。常见症状及病因：①腹部局部压痛：腹部炎症，如较轻的阑尾炎，胰腺炎。②腹部弥漫性压痛：腹膜炎等广泛性炎症。③肠道内疾病。④泌尿生殖系统疾病。

（2）腹胀是一种常见的消化系统症状，而非一种疾病。可以是主观上感觉腹部的一部分或全腹部胀满，通常伴有相关的症状，如呕吐、腹泻、嗳气等；也可以是一种客观上的检查所见，如发现腹部一部分或全腹部膨隆。引起腹胀的原因主要见于胃肠道胀气、各种原因所致的腹水、腹腔肿瘤等。

（3）本条腹胀与腹部压痛并见，为实证；没有压痛，仅仅腹胀，为虚证。

这是一种原则性、大致的分类，临床上还要具体问题具体分析。

3. 腹满时减，复如故，此为寒，当与温药。

【注解】

寒：虚寒。

【释译】

应与前条互相对照理解。本条的腹满，是脾胃虚寒，运化功能减退所致。《素问·异法方宜论》说"脏寒生满病"，就是指的这种情况。由于寒气或散或聚，故腹满时而减轻，时复如故，当用温药治疗，如理中汤或附子理中汤等。

本条论述虚寒腹满的证治。

【解读】

腹满、腹胀、胃肠道胀气，是一个症状，在实际临床中不可能单独出现，必定与其他症状体征复合出现，因此，也不会有其相对应的方剂。本条只有治疗原则，"当与温药"。

【西医链接】

胃肠道胀气是对消化不良引起的一系列症状的总称，消化不良多表现为饭后腹部疼痛或不适，常伴有恶心、嗳气、打嗝、肚子胀等。其中，嗳气、腹胀、腹痛、排气过多、打嗝等多被认为是胃肠道胀气。胃肠道的气体经口排出为嗳气，经肛门排出为矢气，还有一部分可被肠壁吸收。正常成人胃肠道潴留气体量增多时，就会有胀气感。长期的消化不良还会导致营养不良、免疫功能下降等。消化不良只是临床上的表现，需与早期胃癌、胰、胆、肝脏疾病相鉴别。

1. 病因病理

（1）大量吞入空气：吞气症可吞入大量气体；精神因素或某些胃肠道疾病使唾液增加时，也可随唾液吞入较多气体；大量饮水或饮进饮料时，也易吞入空气。

（2）肠道排空障碍：肠梗阻或肠壁张力减弱时，肠道内可积聚过量气体和液体。

（3）消化不良：含纤维素较多的粗糙食物可增加肠腔容量并影响正常蠕动而产生腹胀；长期应用广谱抗生素，可抑制肠道正常菌群而致食物发酵产生气体。

（4）器质性病变：例如胃肠疾病：急性胃炎、慢性胃炎、胃下垂、急性胃扩张、幽门梗阻、胃溃疡、胃癌等。肠道疾病：细菌性痢疾、阿米巴痢疾、肠结核、急性出血性坏死性肠炎等；完全性或不完全性肠梗阻；肠系膜上动脉综合征等。肝、胆、胰腺疾病：急性或慢性肝炎、肝硬化、原发性肝癌等；胆道疾病有：慢性胆囊炎，胆结石等；胰腺疾病，包括急性或慢性胰腺炎。

2. 鉴别诊断

正常成人每天胃肠道潴留 100~150mL 少量的气体，当气体量增多时，就形成胃肠道胀气。一是随吞咽或饮水等把空气吞入胃肠道，二是食物在肠道内被细菌酵解产生气体，三是气体从血管内弥散至肠腔。

胃肠道胀气常常是消化不良引起的，消化不良多表现为饭后腹部疼痛或不适等多种症状，如嗳气、打嗝、肚子胀等，但往往需要与早期胃癌、胃溃疡、十二指肠溃疡、胰、胆、肝脏等疾病相鉴别，所以即使消化不良患者也应及早就医，做相关检查，如钡餐透视、胃镜、肝功能等项目进行明确诊断。

4. 病者痿黄，躁而不渴，胸中寒实，而利不止者，死。

【注解】

痿黄："痿"与"萎"同，指肤色枯黄，黯淡无神。

【释译】

"病者痿黄，寒湿之象也。燥而不渴，寒湿隔于中脘，胃中无热而津不上输也。胸中寒实而利下不止，是为上下俱寒，阴阳俱绝，故仲师以为必死。"脾气衰败，精不上荣，故面色萎黄。口不渴为里无热，无热而见烦躁，非阳明之热，是胸中寒实内结，阴盛阳微所致，属于阴燥。如再兼下利不止，则阳衰阴竭，脏气下脱，正虚邪实，攻补难施故属死证。

本条论述寒实内结，里阳衰竭的危候。即脏腑辨证中的脾阳虚、肾阳虚引起全身性的虚寒证，如果再加下利不止，最终引起死亡。

【解读】

西医认为：长期消化不良可以引起营养不良，皮肤萎黄、干燥无华，腹泻，精神失常等，是严重营养不良的表现。严重的营养不良腹泻不止，见于长期不进饮食而泻下青绿色稀便，是肠黏膜功能衰竭坏死脱落的表现，可导致死亡。

5. 寸口脉弦者即胁下拘急而痛，其人啬啬恶寒也。

【注解】

啬啬：形容畏寒的状态，意思是肌体畏寒收缩貌。

【释译】

寸口主表，弦脉主寒主痛。寸口脉弦，是寒在表，故啬啬恶寒。弦脉又属肝，肝脉布两胁，肝寒而复感外邪，故胁下拘急而痛。本条论述表里皆寒的腹痛脉证。

本条是对第1条的一种解释。第1条：趺阳候中焦脾胃病变，脉微弦，是指脉微而弦。"微"是中阳不足；弦脉属肝，主寒主痛，包含着：肝寒与脾胃阳虚2种状态，或者还有第3种解释，复感外寒。

本条的意思是：季肋区紧张不适而伴有恶寒腹胀满腹痛，有3种可能：①脾胃阳虚；②肝寒；③复感外寒，可单独发生，也可以同时发生在一个病人身上。

【解读】

西医认为：腹痛腹胀最常见的原因是消化不良。消化不良的最常见原因是慢性胃肠道疾病，慢性肝胆疾病，受凉（中医称为外感风寒）。消化不良往往引起营养不良，由于能量供给不足，常常出现畏寒的感觉，中医称为表里皆寒。

6. 夫中寒家喜欠，其人清涕出，发热色和者，善嚏。

【注解】

中寒家，谓中焦素（脾胃）有虚寒。

喜欠：常打呵欠。

【释译】

本条言感受寒邪之人，在表之阳虽受阻遏，但里阳不虚，仍有伸展之机，故常呵欠。鼻流清涕，发热而面色如常人，这是新感外邪，正邪相争的现象。由于里阳不虚，正气有驱邪外出之势，故常嚏。

第7条是言另一种情况，当感受寒邪后，很快发生下利。这是中阳素虚，卫外乏力，感寒后，寒邪直犯中焦，故腹痛下利。又因下利更损阳气，不能驱邪外出，故欲嚏不能。

两条论述同因异证的感寒证，说明同一病因，由于体质不同，感受外邪后，病变各异。

【解读】

年老之人清涕出者，是阳虚也；遇寒之人清涕出者，是寒盛也。今中寒而清涕出者，是阳气虚寒也。若发热色和者，非为中寒也，乃为外寒所搏，虽有清涕出，亦因善嚏而出也。《内经》还有："肾主欠"之说。脾肾阳虚常常并见。

西医认为：

消化不良、营养不良，表现为发困无力，常常阿欠，也是老年人常常出现的情况。这是一种慢性、长期消化功能障碍营养不良引起的脑缺血、缺 O_2 表现。

中寒家，谓中焦（脾胃）素有虚寒，自觉困乏，常常伸腰呼气（阿欠）。脾胃虚寒与消化不良、营养不良一致，表现为发困无力，常常阿欠。这是一种慢性、长期消化功能障碍的表现。脾胃虚寒与消化不良、营养不良是一个证态。

7. 中寒，其人下利。以里虚也，欲嚏不能，此人肚中寒。一云痛。

【注解】

中寒：感受寒邪。受到寒冷刺激。

【解读】

把第6、7条放到一起讨论，并且联系第8条一起讨论。

当感受寒邪后，很快发生下利，这是中阳素虚，卫外乏力，感寒后，寒邪直犯中焦，故腹痛下利。又因下利更损阳气，不能驱邪外出，故欲嚏不能。

此处中寒，是指感受寒邪。

老年人感受寒邪容易腹痛、腹泻，甚至于感受寒冷之后立即引起腹泻；感受寒邪，也容易引起打喷嚏，流清鼻涕。老年人过敏性鼻炎，寒冷刺激诱发，连续打喷嚏之后流清涕，中医认为是肾阳虚。

把腹痛、腹泻、流清涕、打喷嚏、阿欠等联系在一起，这是老年人常见的症状，以里虚中寒作为统一的病机，中国古代医者观察之细致，可见一斑。

8. 夫瘦人绕脐痛，必有风冷，谷气不行，而反下之，其气必冲；不冲者，心下则痞也。

【注解】

谷气不行：指大便不通。

心下痞：胃脘满闷，按之柔软不痛的症候。（参考《伤寒论》痞证，用泻心汤类）

【释译】

体质瘦弱而又阳气不足的人，发生"绕脐痛"和"谷气不行"，多由感受风冷，外寒引动内寒，寒凝气结，运化失职，导致大便不通，腹痛绕脐，此属寒结，治宜温化或温通。如误用苦寒药攻下，不仅风冷不去，更伤中焦之阳。如误下后，其气上冲者，可知正气较强，犹能抗拒下药之力，不致成为坏病；如无上冲现象，说明正气已虚，邪气势必陷于心下，聚而成痞。

本条是指瘦弱的病人，受到寒冷刺激，阳明初结，病变重点在肠，中气还未受伤，病情较轻浅的里寒证，治宜温化或温通。如果误用下法引起变证：①气冲；②心下痞。

【语释】

形体瘦弱的人，出现腹满、脐周疼痛、大便不通，一定是因为感受风寒或者饮食生冷，寒实内结所致，应该采用温散或者温下法。如果误用苦寒攻下，可能出现气逆上冲的症状或者出现心下痞闷的变证。参考本篇第15条。

【解读】

"谷气不行"的病证表现，或是大便不通，或是饮食积滞。一是治当温阳散寒，而不能用泻下方药；二是即使能用泻下方药，也要以温补为主，兼以泻下。

形体瘦弱说明病人营养不良，胃肠功能障碍，受到寒冷刺激或者饮食生冷，容易引起胃肠痉挛，大便不通。这时候应该使用解除胃肠痉挛的温化或者温通治法。误用苦寒攻下引起2种情况：一是"其气必冲"，病证表现以气上冲为主，是因下后而正气仍能积极抗邪；二是"不冲者，心下即痞"，病机是因下后而伤正气，邪气乘机相结心下，气机壅滞，阻塞不通。

"其气必冲"气上冲是指西医的胃肠道逆蠕动（反流），上冲可以是气体、呕吐物，也可以没有任何的物质，而仅仅气体反流，不伴有反射动作如：干呕、恶心、哕等动作。（参考奔豚气）

【西医链接】

肠痉挛：经常吃太冷食物或者是暴饮暴食，接触了冷空气以后这种情况极容易发生，接触过敏的物质以后容易出现肠痉挛（过敏性腹痛）等，严重者发生痉挛性肠梗阻。

肠壁肌肉因痉挛性收缩而致肠内容物运行不畅称为痉挛性肠梗阻，多见于小肠。临床上少见。病人均有明显的腹绞痛，以脐周最明显，小肠梗阻者有恶心、呕吐，结肠梗阻者有便秘，甚至停止排便、排气；阻塞较久者在腹部常可见到肠型或能扣及坚硬的索条状物。本病亦可见于神经质的女性，以中年人居多。

1. 病因

（1）肠腔内因素如肠腔内的异物、寄生虫、炎症、刺激性食物、肠壁溃疡及血运障碍、肿瘤等，有时可引起肠壁痉挛。（肠道寄生虫、肿瘤等引起营养不良，即：夫瘦人绕脐痛）

（2）反射性因素如腹部的外伤或手术，肠管或腹内其他脏器的病变如肠套叠等，通过腹腔神经丛及肠系膜下神经丛的反射作用，可引起肠管痉挛梗阻。

（3）中枢神经所致的因素如脑肿瘤、脓肿、癔病、精神过度紧张、尿毒症和各种腹绞痛等，可通过中枢神经的作用，偶尔也可致肠痉挛。

（4）其他饮食生冷、食物中毒及其他不明原因。

2. 临床表现

本病的临床表现极似机械性肠梗阻。病人均有明显的腹绞痛，以脐周最明显，小肠梗阻者有恶心、呕吐，结肠梗阻者有便秘，甚至停止排便、排气；阻塞较久者在腹部常可见到肠型或能扪及坚硬的索条状物；常有肠鸣音亢进，甚至气过水音，还可出现渐进性的腹胀。

3. 治疗

痉挛性肠梗阻如能确立，一般宜先采用非手术疗法。治疗原则为解除肠道痉挛、减轻肠道内压：①使用解痉剂，如阿托品、645-2、颠茄合剂等；②腹部热敷；③镇静剂，如地西泮（安定）、苯巴比妥（鲁米那）等；④胃肠减压。经上述措施，大都可以解除梗阻，尤其外伤或感染所引起的肠痉挛等疗果更好。若非手术治疗无效者，在手术前还可试用脊髓麻醉，有时某些痉挛性肠梗阻在脊髓麻醉后可自动排气、排便，其梗阻解除。

【结语】

从临床表现、病因、治疗原则等，可以看出本条寒结与肠痉挛、痉挛性肠梗阻是一致的。应该使用大建中汤之类治疗，参考14条、15条。

泻下法例如：大承气汤具有显著的增强胃肠运动功能，对于胃肠道痉挛是不适宜的，反而加重胃肠痉挛状态引起胃肠逆蠕动，内容物反流，中医称为：冲气，气上冲。如果没有发生冲气（反流）证明不是肠痉挛而是心下痞（胃肠道感染性疾病）。

9. 病腹满，发热十日，脉浮而数，饮食如故，厚朴七物汤主之。

厚朴七物汤方：

厚朴半斤　甘草三两　大黄三两　大枣十枚　枳实五枚　桂枝二两　生姜五两

上七味，以水一斗，煮取四升，温服八合，日三服。呕者加半夏五合，下利去大黄，寒多者加生姜至半斤。

【注解】

饮食如故：饮食正常。

【释译】

病发热、脉浮为风寒在表，10d不解，邪入阳明，故脉不浮紧而浮数，腹部又见胀满，可知病情不全在表，已趋于里，且里证重于表证。饮食如故，表明病变重点在肠，与胃无碍，故饮食如故。证系太阳表邪未解兼见阳明腑实，所以用表里两解的厚朴七物汤治疗。

厚朴七物汤即桂枝汤去芍药合厚朴三物汤而成。方中用桂枝汤解表而和营卫；因其腹但满而不痛，故去芍药而加厚朴三物汤行气除满以治里实。

本条论述腹满兼表证的证治。在一般情况下，表里同病的，实证应先解表、后攻里；虚证应先温里、后解表。今发热10d，脉不浮紧而浮数，腹部又见胀满，可知病的重心在里，所以采取表里两解法治疗。不然，仍当按照先表后里的原则，临证时应当注意。

【解读】

腹满－腹胀证态，不仅出现在内伤杂病中，也出现于外感病中，也可能是内伤杂病兼加外感，无论外感病中出现腹满－腹胀，还是腹满腹胀复加外感，都使用厚朴七物汤。

厚朴七物汤即桂枝汤去芍药合厚朴三物汤而成。厚朴三物汤，见11条，胃肠道蠕动无力，轻度肠梗阻。

芍药具有舒张胃肠道平滑肌收缩、止痛的作用，与泻下作用相反，故去除不用。

本条以腹满为主，饮食如故，没有胃肠梗阻的表现，具有发热等外感征象，应该属于胃肠道感染引起的发热与腹满。与11条不同，11条是指：轻度的肠梗阻，不完全肠梗阻，或者仅仅有肠梗阻的征象。所以，本方可以治疗老年人习惯性便秘、痔疮、慢性结肠炎、慢性肠胃炎或溃疡、肠痉挛、胃痉挛、幽门水肿以及肠胃型感冒等病证而见上述证机者。与第11条相连续。

10. 腹中寒气，雷鸣切痛，胸胁逆痛，呕吐，附子粳米汤主之。

附子粳米汤方：

附子一枚(炮)　半夏半升　甘草一两　大枣十枚　粳米半升

上五味，以水八升，煮米熟，汤成，去滓，温服一升，日三服。

【注解】

雷鸣切痛：雷鸣，形容肠鸣的声音；切痛，腹痛严重。

胸胁逆痛，呕吐：其病机是腹中寒气上逆。

【释译】

本条论述腹胃虚寒，水湿内停的腹满痛证治。腹中寒气，没有畏寒、怕冷、身体蜷缩等表寒的表现，为什么称为：腹中寒气？实际上是因为这种疾病使用附子能够治疗，附子性热，治疗寒证，反推出：腹中寒气。所以，寒热除了病人到感觉寒冷之外，还由使用热性中药反推出寒证。这是中医的一个显著特点，反推法。

本病的部位在于腹中，主要症状是腹痛、肠鸣、呕吐。由于中阳不足，虚寒内生，水湿不得运化，所以雷鸣切痛，寒气上逆，则胸胁逆满，呕吐。治以附子粳米汤散寒降逆，温中止痛。附子温中散寒以止腹痛，半夏化湿降逆以止呕吐，粳米、甘草、大枣扶益脾胃以缓急迫。如脾胃寒甚者，可加蜀椒、干姜逐寒降逆。

附子半夏相伍，参考本篇16条。

本条"腹中寒气"与上条太阳表邪未解兼见阳明腑实不同，本条病机是腹胃虚寒，上条用表里双解，本条用温中止痛。

【解读】

本方与理中汤、小建中汤均治中焦虚寒证，但理中汤偏治下利，小建中汤偏治腹痛，本方偏治肠鸣、呕吐。

附子粳米汤的适应症：①剧烈腹痛，时愈时发，愈时无特殊体征。②疼痛部位以上、中脘为主，一般不延及脐周脐下，但多波及两侧胸胁。③疼痛时脘腹部有明显水波冲击声。④呕吐清涎，甚者顷刻间地下成滩溢流。

概言之，腹痛、雷鸣、吐清涎为应用本方的辨证要点。诸症不必悉俱，也不苛求典型，有时虽只有一二条主证显见，只要确审属阴寒饮逆病机，也可用本方治疗。

【西医链接】

以剧烈腹痛、明显的胃肠蠕动肠鸣音、呕吐出稀薄胃内容物的临床表现，其病理状态应该是：胃储留、胃扩张。

一、胃储留又称胃排空延迟

是指胃内容物积贮滞存而未及时排空。凡呕吐出 4～6h 以前摄入的食物，或空腹 8h 以上，测得胃残留量 >200mL 者，均提示有胃储留存在。胃储留分为器质性与功能性 2 种。目前多数学者认为，胃储留和急性胃扩张具有相似的病因，部分胃储留可能是急性胃扩张早期过程的一种表现。

胃储留主要是由于胃蠕动变慢或幽门狭窄导致的食物在胃里存留时间过长导致的胃部不适，一般可以导致呕吐。胃扩张是由于胃的分泌物、食物或气体聚积使胃发生扩张而引起的疾病，其特征为胃变位、胃内压增加和休克等。

本病由于胃壁弛缓，失去收缩能力所致。暴饮暴食，慢性胃炎，腹膜炎愈后之转变，幽门狭窄，胃溃疡，或邻近脏器之压迫等，为本病之起因。本病之主症为胃部发生胀重，食欲不振，或易感饥饿。空腹时发生胃痛、吞酸嘈杂、嗳腐，或有呕吐，大便常秘，尿量亦少。触诊：胃之下缘降至脐下，仰卧时可看出心窝部稍低陷，脐上部膨隆胀大；若振动之，则发生振水音。营养益少，肌肉益瘦，成为顽固难愈之病。

二、急性胃扩张

主要症状有腹胀、上腹或脐周隐痛，恶心和持续性呕吐。呕吐物为混浊的棕绿色或咖啡色液体，呕吐后症状并不减轻。随着病情的加重，全身情况进行性恶化，严重者可出现脱水、碱中毒，并表现为烦躁不安、呼吸急促、手足抽搐、血压下降和休克。突出的体征为上腹膨胀，可见毫无蠕动的胃轮廓，局部有压痛，叩诊过度回响，有振水声。脐右偏上出现局限性包块，外观隆起，触之光滑而有弹性、轻压痛，其右下边界较清，此为极度扩张的胃窦，称"巨胃窦症"，乃是急性胃扩张特有的重要体征，可作为临床诊断的有力佐证。

器质性疾病和功能性因素均可引起胃平滑肌弛缓，进而并发急性胃扩张。情绪紧张、精神抑郁、营养不良均可引起自主神经功能紊乱，使胃的张力减低和排空延迟；糖尿病神经病变、抗胆碱能药物的应用；水、电解质代谢失调、严重感染（如败血症）均可影响胃的张力和胃的排空，导致急性胃扩张。胃扭转、嵌顿性食管裂孔疝以及各种原因所致的十二指肠雍积症、十二指肠肿瘤、异物等均可引起胃潴留和急性胃扩张；幽门附近的病变，短时间内进食过多也是偶见原因。

本条（胃储留、胃扩张）与急性胃炎、急性胃肠炎鉴别，即《伤寒论》中的痞证五泻心汤主之。既有联系又有区别，仔细鉴别。本条与胃反－幽门梗阻相鉴别。

一旦疑有胃扩张，应立即行胃减压，注意水电解质、酸碱平衡。

三、胃动力不足

胃动力指的是胃部肌肉的收缩蠕动力，包括胃部肌肉收缩的力量和频率。胃动力不足，也属于"消化不良"，胃动力障碍是造成非溃疡性消化不良的主要原因。造成胃动力障碍因素包括精神情绪变化、胃分泌功能紊乱、功能性消化不良等。当人的胃动力出现障碍时，会发生上腹胀满、易饱、饭后腹胀、恶心、呕吐等消化不良症状。

1. 影响因素

（1）胃分泌功能紊乱：人的胃壁中有 2 种具有分泌功能的细胞，一种分泌消化酶，另一种分泌胃酸。当这些细胞的功能下降时，消化酶和胃酸分泌亦减少，这样会反射性地抑制胃部肌肉的收缩和蠕动，从而产生胃动力障碍。

（2）精神情绪变化：精神紧张和情绪悲伤可使胃电活动紊乱，影响到交感神经从而造成胃肌收缩频率缓慢，胃中食物不能及时排到肠道中，形成胃内食物和气体滞留，产生腹胀、嗳气、恶心等诸多症状。

（3）功能性消化不良：胃排空速度减慢，引起了一系列消化不良的症状，称为"功能性消化不良"。因为人的近端胃容纳及贮存食物的功能下降，不能在进食后正常舒张，患者就会出现饱胀感，通常还会伴有嗳气、腹胀，甚至恶心、呕吐等症状。

（4）进食不当：进食过多的萝卜、土豆、红薯、板栗等食物。暴饮暴食，饮食过量，使胃的负荷超过常态，胃部肌肉蠕动力量不足，胃不能按时排空，胃内积存食物过久，会导致胃动力不足。

（5）不良生活习惯：如吸烟过度会使幽门括约肌松弛，造成胆汁反流，饮酒使胃黏膜受损，也会引起胃动力障碍。

2. 鉴别诊断

胃肠神经官能症：是因胃肠系统功能失调引起的一系列的症状。中医认为本病主要因情志内伤，肝失调达，胃肠气机受阻，升降失调所致。

11. 痛而闭者，厚朴三物汤主之。

厚朴三物汤方：

厚朴八两　大黄四两　枳实五枚

上三味，以水一斗二升，先煮二味，取五升，内大黄，煮取三升，温服一升。以利为度。

【注解】

闭：大便闭结不通。

【释译】

痛而闭，即腹部胀满疼痛而大便不通。其病机是实热内积，气滞不行，且气滞重于积滞，故不用承气而用厚朴三物汤行气通下。本方以厚朴为主药，行气泄满；大黄、枳实去积通便，故适用于内实气滞之证。厚朴三物与小承气同，但承气意在荡实，故君大黄，三物意在行气，故君厚朴。本条论述里实气滞的腹满证治。注意与厚朴大黄汤的区别（222页）。

第10条，雷鸣切痛腹满呕吐，说明梗阻在上、在胃，即胃储留、幽门梗阻等。本条病位在下、肠道。

【解读】

肠动力不足是指肠蠕动的频率变少，在近几年频频发生，其多数是由于饮食不节、生活习惯不良、慢性心衰、精神因素方面等引起的，长期的肠动力不足可伤害人体的健康。

临床表现：

（1）出现不良的消化道症状，如恶心、呕吐、口腔灼烧感等，这些症状的出现主要是由于慢性胃炎、胃食管反流、食道炎等病症引起的。

（2）表现为腹泻、腹痛、便秘等，其腹痛的类型为发作性腹痛，并且疼痛感常常在进食或是喝冷饮后加重。腹泻者的粪便多表现为糊状，常在早餐、晚餐的前后发生腹泻。

（3）进食了生冷和过硬的食物，就会引起腹痛，常见疾病就是肠胃炎。

【结语】

肠动力不足的症状主要表现与本条痛而闭者是一致的，是厚朴三物汤的适应症。

12. 按之心下满痛者，此为实也，当下之，宜大柴胡汤。

大柴胡汤方：

柴胡半斤　黄芩三两　芍药三两　半夏半升(洗)　枳实四枚(炙)　大黄二两　大枣十二枚　生姜五两

上八味，以水一斗二升，煮取六升，去滓，再煎，温服一升，日三服。

【注解】

满痛：痞满疼痛。

实：实邪。

【释译】

"按之心下满痛"，是辨证的关键。所谓心下，即胸腹部位，痛的范围遍及于胸腹，并多旁及两胁。心下痞满，且又按之作痛，可知内有实邪，实者当下，但由于邪在少阳、阳明，病虽在里，而连及少阳，故不宜大承气而宜大柴胡汤两解表里。

大柴胡汤是由小柴胡汤去参、草，增生姜之量，加芍药、大黄、枳实而成。方中以柴胡为主，配黄芩、半夏、生姜以和解少阳之邪，配芍药、大黄、枳实以泻阳明热结之实，用大枣以安中，如此内外兼顾，则少阳阳明之实邪可解，"按之心下满痛"之证可除。

本条论述少阳、阳明合病的腹满痛证治。

【解读】

本条心下，相当于西医的肝胆、胰腺、十二指肠。疼痛拒按，即西医的压痛与局部腹肌紧张，说明肝、胆、胰腺急性炎症而没有穿破包膜，没有引起急性腹膜炎(热实结胸证)的病理状态。

腹痛、腹胀满，中医有寒热虚实之分，西医也有急性炎症、慢性炎症、非感染性原因等的区别，在中西医比对的时候，要具体问题具体分析。在《伤寒论现代解读》中，已经论证过了少阳病与肝、胆、胰、十二指肠的急慢性炎症是一个证态。在《金匮要略》中再次出现"大柴胡汤证"属于西医内科肝、胆、胰腺疾病的范畴，可以是感染性疾病，也可以是非感染性疾病。所以，近代用本方或其加减方治疗胆石症、急慢性胆道疾患及急性水肿型胰腺炎有良好效果；慢性肝炎中属少阳实证或脾胃实热壅盛者，用之亦有效。(参考《伤寒论》103条)

13. 腹满不减，减不足言，当须下之，宜大承气汤。

大承气汤方：见前痉病中

【释译】

腹满不减，是形容腹部胀满没有减轻的时候，这是腹满的里实证，由气滞与燥屎内结引起；如果有减轻的时候，那就是虚证，因为虚证里无实邪，故其满时减时增，与实证截然不同。属实证者，则当用大承气汤攻下里实。

减不足言，一句是插笔，目的在于加强辨证，是说腹满有减轻的即非实证。但"减不足言"即很轻微的减轻。与本篇第3条"腹满时减，复如故"的虚证形成鲜明对比。

本条论述积和胀俱重的里实证治。

鉴别：

厚朴七物汤：腹满兼有表证。

大柴胡汤：满痛侧重在心下两胁，可延及下腹，或兼有少阳寒热往来诸证。

厚朴三物汤：满痛偏于中脘，胀甚于积。

大承气汤：腹满多在绕脐部，胀与积俱重。

吴谦《医宗金鉴》："腹满时减时满、虚满也，腹满常常而满，实满也。腹满不减，减不足言，谓腹满不减，虽减不过稍减，不足言减也。虚满当温，实满当下，故宜大承气汤下之，此治实满之法也。"

【解读】

《伤寒论》第 255 条腹满不减，减不足言，当下之，宜大承气汤。与本条相同。

大承气汤的适应症：①肠梗阻；②痉病；③内伤杂病中的腹满不减。

里热实证之热厥、痉病或发狂等，即多器官功能障碍中中枢神经功能障碍与胃肠道功能障碍同时存在的情况下，用大承气汤治疗。本方临床常用于治疗急性单纯性肠梗阻、急性胆囊炎、呼吸窘迫综合征、挤压综合征等。

"腹满不减，减不足言"在《伤寒论》里与第 253 条、254 条相连续，可以理解为：使用大承气汤之后，仍然出现"腹满不减，减不足言"，继续使用大承气汤。在本篇中与"厚朴三物汤证""大柴胡汤证"相连续，可以理解为：使用厚朴三物汤、大柴胡汤之后，仍然出现"腹满不减，减不足言"，继续使用大承气汤。还可以理解为初诊病人出现：腹部持续胀满，减不足言的临床表现，与虚证腹满不同，这也是大承气汤的适应症。在临床上要把握有形的（燥屎）里实证，才能够使用大承气汤。

14. 心胸中大寒痛，呕不能饮食，腹中寒，上冲皮起，出见有头足，上下痛而不可触近，大建中汤主之。

大建中汤方：

蜀椒二合（去汗） 干姜四两 人参二两

上三味，以水四升，煮取二升，去滓；内胶饴一升，微火煎取一升半，分温再服，如一炊顷，可饮粥二升，后更服。当一日，食糜，温覆之。

【注解】

"上冲皮起，出见有头足"是形容腹中寒气攻冲，腹皮突起如头足样的块状物。即西医的肠型、胃型。

如一炊顷：约当烧一餐饭的时间。

食糜：指吃粥。

【释译】

心胸中大寒痛，是言其痛势十分剧烈，痛的部位相当广泛。从上下来说，由腹部到心胸；从内外来说，由脏腑到经络，均为寒气所充斥，而发生剧烈的疼痛。当寒气冲逆时，则腹部下冲皮起，似有头足样块状物，上下攻冲作痛，且不可以手触近；又因寒气上冲，故呕吐不能饮食。病由脾胃阳衰，中焦寒甚所引起，故用大建中汤主之。方中蜀椒、干姜温中散寒，与人参、饴糖之温补脾胃合用，大建中气，使中阳得运，则阴寒自散，诸症悉愈。

本条"痛而不可触近"，似乎实证，其实是严重的虚寒证；虽有"痛而不可触近"，但其痛上下攻冲走动，而无定处，非若实证之满痛，着而不移，可以此为辨，则虚实自明。

附子粳米汤证与大建中汤证同属脾胃虚寒，但前者偏于水湿内停，故重用半夏以化水湿；后者偏于寒甚，故重用干姜以温中散寒。由此可见，两者虽同有腹痛，但前者主证在于腹中雷鸣；后者则攻冲之势较甚。同时，大建中汤用人参、饴糖，可知其虚的程度，又较附子粳米汤证为重。

本条论述脾胃虚寒的腹满痛证治。

【解读】

大建中汤的适应症：功能性的幽门梗阻、肠梗阻（痉挛性）或者慢性假性肠梗阻。

西医认为：

有压痛，而没有腹膜刺激征即没有腹肌紧张之石硬、板样腹，证明没有腹膜炎，没有燥屎。肠型出现，剧烈腹痛，呕吐等临床表现，可以证明胃肠梗阻存在，但是没有肠鸣音。本条与13条不同，痞满燥实坚同时存在，是大承气汤的适应症。本条应该是功能性的梗阻即动力型肠梗阻或者慢性假性肠梗阻。

【西医链接】

一、胃肠型

胃肠型是指腹壁可见到胃和肠的轮廓，当胃肠道内容物无法顺利通过，致梗阻近端的胃或肠段饱满而隆起，在腹壁显现出各自轮廓。除特殊情况外，胃肠型往往提示存在梗阻，常伴有蠕动波，需要明确病因，针对病因采取治疗。

1. 病因及常见疾病

(1) 正常情况下，成人腹壁一般看不到胃肠型，在部分小儿、腹壁薄或松弛的老年人、经产妇或极度消瘦者进食后可能会见到。

(2) 肠梗阻严重时，胀大的肠祥呈管状隆起，横行排列在腹中部，形成多层阶梯状肠型。结肠远端梗阻时，肠型较宽大，多位于腹部周边，盲肠多扩张，呈球形且随蠕动波的到来更加明显。

(3) 出现胃型，说明存在幽门梗阻等疾病。

2. 伴随症状

(1) 蠕动波（上冲皮起，出见有头足。）

为了克服幽门梗阻或肠梗阻，胃肠型常有阵发性蠕动增强，在腹壁上看到胃肠型的变化，即蠕动波，在观察蠕动波时，常需采取适当的角度。幽门梗阻时，上腹部可以看到由左向右的蠕动波；回盲部梗阻时，脐周可见方向不定的蠕动波和肠型；降结肠梗阻时，可见从右至左的蠕动波。

(2) 其他

如腹痛、腹胀、恶心、呕吐等梗阻症状。

二、肠梗阻分类

1. 按病因分类

(1) 机械性肠梗阻临床上最常见，是由肠内、肠壁和肠外各种不同机械性因素引起的肠内容通过障碍。

(2) 动力性肠梗阻是由于肠壁肌肉运动功能失调所致，并无肠腔狭窄，又可分为麻痹性和痉挛性2种。前者是因交感神经反射性兴奋或毒素刺激肠管而失去蠕动能力，以致肠内容物不能运行；后者系肠管副交感神经过度兴奋，肠壁肌肉过度收缩所致。有时麻痹性和痉挛性可在同一患者不同肠段中并存，称为混合型动力性肠梗阻。

(3) 血运性肠梗阻是由于肠系膜血管内血栓形成，血管栓塞，引起肠管血液循环障碍，导致肠蠕动功能丧失，使肠内容物停止运行。

2. 按肠壁血循环分类

(1) 单纯性肠梗阻：有肠梗阻存在而无肠管血循环障碍。

(2) 绞窄性肠梗阻：有肠梗阻存在同时发生肠壁血循环障碍，甚至肠管缺血坏死。

3. 按肠梗阻程度分类

可分为完全性和不完全性或部分性肠梗阻。

4. 按梗阻部位分类

可分为高位小肠梗阻、低位小肠梗阻和结肠梗阻。

5. 按发病轻重缓急分类

可分为急性肠梗阻和慢性肠梗阻。

6. 闭襻型肠梗阻是指一段肠襻两端均受压且不通畅者，此种类型的肠梗阻最容易发生肠壁坏死和穿孔。

肠梗阻的分类是从不同角度来考虑的，但并不是绝对孤立的。如肠扭转可既是机械性、完全性，也可是绞窄性、闭襻性。不同类型的肠梗阻在一定条件下可以转化，如单纯性肠梗阻治疗不及时，可发展为绞窄性肠梗阻。机械性肠梗阻近端肠管扩张，最后也可发展为麻痹性肠梗阻。不完全性肠梗阻时，由于炎症、水肿或治疗不及时，也可发展成完全性肠梗阻。

三、慢性假性肠梗阻

假性肠梗阻是一种有肠梗阻的症状和体征，但无机械性梗阻证据的综合征。按发病的急缓分为急性和慢性(复发性)2类。

(一)病因：慢性假性肠梗阻分原发性和继发性。

1. 原发性假性肠梗阻主要是肠壁平滑肌或肠肌神经丛病变所引起，可表现为家族性或散发性发病，遗传方式主要为常染色体显性遗传。

2. 继发性假性肠梗阻可继发多种基础疾病：

(1)结缔组织病：硬皮病、皮肌炎、系统性红斑狼疮等。

(2)神经系统疾病：帕金森病、家族性自主神经功能障碍等。

(3)内分泌病黏液性水肿、糖尿病、嗜铬细胞瘤等。

(4)其他药物因素如吩噻嗪类，手术因素如空回肠旁路术以及电解质紊乱等。

(二)临床表现

主要表现为慢性或反复发作的恶心、呕吐、腹痛、腹胀。腹痛常位于上腹部或脐周，呈持续性或阵发性，常伴有不同程度的腹泻或便秘，有的腹泻和便秘交替出现。或有吞咽困难，尿潴留，膀胱排空不完全和反复尿道感染，体温调节功能障碍，瞳孔散大等。体格检查有腹胀，压痛，但无肌紧张，可闻及振水音，肠鸣音减弱或消失。体重下降，营养不良常见。本病诊断较困难，常常是在反复剖腹探查后，未发现机械性肠梗阻病因时才考虑本病。

【结语】

本条是指功能性幽门梗阻、肠梗阻。反复发作，没有大便干结或不大便的症状，属于不完全梗阻与11条"闭而痛"不同。

15. 胁下偏痛，发热，其脉紧弦，此寒也，以温药下之，宜大黄附子汤。

大黄附子汤方：

大黄三两　附子三枚(炮)　细辛二两

上三味，以水五升，煮取二升，分温三服；若强人煮取二升半，分温三服。服后如人行四、五里，进一服。

【注解】

偏痛：偏侧疼痛。

【释译】

这里所谓"胁下"，包括两胁及腹部而言。胁下偏痛，谓或左或右，偏于一侧。紧弦脉主寒主痛，是寒实内结之征。"发热"，并非表证，也不是阳明腑实证。表证发热，其脉当浮，阳明腑实发热，脉当滑数。本证发热而脉象紧弦，乃由寒实内结，阳气郁滞，营卫失调所致。但这种发热，在寒实内结的情况下，不一定出现体温升高。参考本篇第8条。

胁腹疼痛，大便不通，脉象紧弦，正是寒实内结。故宜用大黄附子汤温下。方中用大黄泻下通便，附子、细辛温经散寒，并能止痛。

本条论述寒实内结的证治。本方又为温下方剂之祖，可谓开温下之先河。后世温脾汤亦是由此化裁而来。

大黄附子汤，温里散寒，通便止痛。用于寒积里实证：腹痛便秘，胁下偏痛，发热，手足厥冷，舌苔白腻，脉弦紧。本方常用于慢性阑尾炎、肠梗阻、腹股沟疝、睾丸肿痛、胆绞痛、胆囊术后综合征、慢性痢疾、尿毒症等属寒积里实者。

【解读】

温下：用于老年人肠动力不足、功能性慢性梗阻、痉挛性肠梗阻。运用具有温散寒凝、通便止痛作用的药物为主组方，以治疗胃肠寒积里实证的下法。常用具有泻下作用的大黄、巴豆等药物与温热药干姜、附子、细辛等配伍成方，代表方剂有大黄附子汤、温脾汤、三物备急丸等。临床上具体运用温下法时，应注意以下几方面：①里实热证忌用本法。②巴豆毒性剧烈，对于年老体弱正气不足者慎用。③对于卒然心腹胀痛之急证，在病情不急时，一般不用三物备急丸。

本条寒实内结，与急性肠间脓肿或者慢性肠间脓肿急性发作相关，参考20条。

16. 寒气厥逆，赤丸主之。

赤丸方：

茯苓四两　乌头二两（炮）　半夏四两（洗）（一方用桂）　细辛一两（《千金》作人参）

上四味，末之，内真朱为色，炼蜜丸如麻子大，先食，酒饮下三丸，日再夜一服；不知，稍增之，以知为度。

【注解】

厥逆：有2种含义，既指病机，又言症状。说明疼痛剧烈，疼痛性休克典型期。

真朱：即朱砂。

【释译】

本条叙证简略，当以方测证。如从药物推测，可知病为脾肾虚寒，水饮上逆所致。由于脾肾阳虚，水饮内盛，寒气挟水饮上逆，所以腹痛，阳气不振，不能外达于四肢，故手足逆冷，或呕吐、心下动悸、眩晕。治以赤丸散寒止痛，化饮降逆。方中乌头与细辛相伍，可以治沉寒痼冷所引起的腹痛；茯苓与半夏相伍，可以化饮止呕；朱砂重镇以降逆气，《金匮悬解》谓"真朱保护心君而止疼痛也"。十八反中乌头反半夏，因方中有乌头和半夏，故不易作煎剂。

本条论述寒饮腹痛证治。

【解读】

据姬艳苏等报道：附子与半夏是中药配伍禁忌，但临床上二者配伍应用古来有之。临床运用中发现，只要抓住适当病机，煎煮方法得当，附子与半夏配伍能大大提高疗效，且安全度较高。实验研究表明，炮制与久煎能降低二者的毒性，原因是主要毒性物质双酯型二萜生物碱经炮制与久煎后水解，而两药生品配伍会促使双酯型二萜生物碱浓度增加。生半夏经不同的方法炮制后对双酯型生物碱水解的抑制作用不同，法半夏减毒作用最强。因此，附子半夏配伍使用时，除强调适应症外，应注意确认两药的炮制情况，并先煎附子以减毒。

乌头与半夏是中药配伍禁忌"十八反"的内容之一。附子为乌头子根的加工品，成分与乌头大致相同，因乌头反半夏，故许多医书记载附子不宜配半夏，并在中国沿袭已久。2010 年版《中华人民共和国药典一部》在附子条下明确指出：附子与半夏不宜同用。但古今医家对此多有异议，用此"对药"配伍治病者也屡见不鲜。

附子、半夏相伍，最早见于《金匮要略》，其所列附子粳米汤乃张仲景为治疗寒邪内阻、阴寒湿浊上犯证而设。在临床实践中，附子、半夏配伍使用后并未发生明显毒副反应，反而有相辅相成的作用。例如附子配伍半夏治疗顽痹证属阳虚寒湿、痰浊瘀阻型患者，效果显著。临床上应用赤丸（方中含半夏与乌头）治疗血管闭塞性脉管炎和冠心病、心肌缺血，附子粳米汤治疗胃及十二指肠溃疡，小青龙汤加附子治疗支气管哮喘均获得了较好的疗效。另有文献报道二者配伍对腹泻、慢性乙肝等疾病亦有显著疗效。综合历代临床经验，附子与半夏配伍应用广泛，疗效显著，且安全度较高。只要抓住患者阴盛阳虚、寒痰湿阻的病机，煎煮方法得当，两者配伍能大大提高疗效，配伍"相反"不是绝对禁忌。

截至目前，关于附子与半夏配伍后的明显不良反应报告仅有 3 例，因此，在临床应用中根据附子的毒效关系，适当炮制，可获得较高的安全性。

【结语】

本条是指疼痛性休克，例如急性胰腺炎、胆绞痛、胃穿孔等。赤丸为止痛剂，休克纠正后还需要病因治疗。

17. 腹痛，脉弦而紧，弦则卫气不行，即恶寒；紧则不欲食，邪正相搏，即为寒疝。寒疝绕脐痛，若发则白汗出，手足厥冷，其脉沉弦者，大乌头煎主之。

乌头煎方：

乌头大者五枚（熬，去皮，不㕮咀）

上以水三升，煮取一升，去滓，内蜜二升，煎令水气尽，取二升，强人服七合，弱人服五合。不差，明日更服，不可一日再服。

【注解】

白汗：指因剧痛而出的冷汗，同时伴有皮肤苍白、手足厥冷。是因为剧烈疼痛刺激之感，神经异常紧张时，皮肤血管收缩、汗腺分泌引起的。

【释译】

本条可分 2 段分析，上段论寒疝的病机，弦与紧脉，皆为阴脉，主寒盛。寒盛由于阳虚，阳气不能行于外，则恶寒，阳气衰于内，运化失常，则不欲食；寒气内结而阳气不温，则绕脐剧痛，成为寒疝。

下段是叙述寒疝发作时的情况。当本病发作时，主要是绕脐疼痛，按其腹部高突不平。由于寒气攻冲，阳气不达，疼痛逐渐加重，因而汗出肢冷，此时脉象也由弦紧而转为沉紧，说明疼痛已至相当剧烈的程度，故用大乌头煎破积散寒止痛。乌头性大热，临床常用以治沉寒痼冷，对于腹痛肢冷、脉象沉紧的发作性寒疝证能祛寒助阳，缓和疼痛。用蜜煎者，既能制乌头毒性，且可延长药效。方后云"强人服七合，弱人服五合，不差，明日更服，不可一日再服"，可知药性峻烈，用时宜慎。

程林《金匮要略直解》："乌头大热大毒，破积聚寒热，治脐间痛，不可俯仰，故用之以治绕脐寒疝痛苦。治下焦之药味不宜多，多则气不专，此沉寒痼冷，故以一味单行，则其力大而厚，甘能解毒药，故纳蜜煎以制乌头之大热大毒。"

【解读】

剧烈腹痛，全身冷汗、手足发凉……疼痛性休克，符合恶性肿瘤腹痛以及胆绞痛等。

恶性肿瘤疼痛时间长，患者存活多长时间就疼痛多长时间。疼痛剧烈，疼痛多与肿瘤的局部侵犯及肿瘤增大压迫周围组织器官有关。疼痛多发生在肿瘤的中晚期，由于侵犯的脏器不同，疼痛表现也不同。肝癌表现为上腹部胀痛，剧痛伴有消化功能失调症状。

疼痛性休克，是指人体在剧烈疼痛这种强烈的神经刺激作用下而引起的休克。属于神经源性休克，是因为剧烈疼痛抑制腹腔内脏血管的收缩功能，导致血管扩张，血管扩张后血管的容积扩大，而全身血管内流动的血液量就会显得相对不足，出现血压下降引起休克。这种休克常常不需要治疗而自行痊愈，或者应用止痛药就能治疗，所以预后比较好；也有人把这种情况称之为低血压状态，而非休克。乌头具有兴奋副交感神经、止痛作用。

乌头能散经络之寒而止痛，适用于风湿、类风湿性关节炎等，如乌头汤治历节病，散脏腑之寒而止痛，适用于寒邪所致心腹疼痛，乌头赤石脂丸治心痛，赤丸治腹满痛，大乌头煎、乌头桂枝汤治寒疝腹痛。

乌头除单独为方外，多与他药配伍使用。有相辅相成配伍者，如乌头赤石脂丸，方中大辛大热之乌头为主药，逐寒止痛，与大辛大热之附子、蜀椒、干姜合用，相辅相成，以加强其温阳逐寒止痛之力；也有相反相成配伍者，如治寒饮上逆腹痛的赤丸方中，乌头与相反药半夏同用，相反相成，以增强散寒化饮降逆之功。

毒副反应：

乌头中毒多与超量、生用、配伍不当或与酒同用有关。表现症状为口舌、四肢及全身发麻、头晕、耳鸣、言语不清及心悸气短、面色苍白、四肢厥冷、腹痛腹泻等症。可用中药蜂蜜冲服解毒或饮绿豆汤。

中毒症状：

(1)神经系统：四肢麻木，特异性刺痛及蚁行感，麻木从上肢远端(指尖)开始向近端蔓延，继后为口、舌及全身麻木，痛觉减弱或消失，有紧束感。伴有眩晕、眼花、视物模糊。重者躁动不安、肢体发硬、肌肉强直、抽搐、意识不清甚至昏迷。

(2)循环系统：由于迷走神经兴奋及心肌应激性增加，可有心悸、胸闷、心动过缓、多源性和频发室性早搏、心房或心室颤动或阿—斯综合征等多种心律失常和休克。

(3)呼吸系统：呼吸急促、咳嗽、血痰、呼吸困难、发绀、急性肺水肿，可因呼吸肌痉挛而窒息，甚至发生呼吸衰竭。

(4)消化系统：恶心、呕吐、流涎、腹痛、腹泻、肠鸣音亢进，少数有里急后重、血样便，酷似痢疾。

乌头轻度中毒，表现出呕吐、眩晕如醉状等亦称瞑眩反应，是达到治疗效果的表现。

在《金匮要略》与《伤寒论》中，可见到乌附药大量出现在不同方剂中，无论是外感寒邪，或是内伤、杂病的治疗起了很重要的作用。在《伤寒论》的第112方中，原文里使用附子的地方，约35处，这比例约3.2:1，也就是说不到4张的处方中就有一张方要用附子。如此多地使用附子应该引起我们的思考，说明附子在祛寒温阳、救逆方面的重要性。其中使用的生附子与炮附子与我们今天的炮制方法都有所不同，当时的炮法有可能是用火炭灰来煨发炮的，用量常是1~3枚，去皮、破(切)8片。

在《金匮》中，"瞑眩反应"有4处，其余3处是：第2篇第23条，第5篇第10条，本篇第19条。

18. 寒疝腹中痛，及胁痛里急者，当归生姜羊肉汤主之。

当归生姜羊肉汤方：

当归三两　生姜五两　羊肉一斤

上三味，以水八升，煮取三升，温服七合，日三服。若寒多者，加生姜成一斤；痛多而呕者，加橘皮二两、白术一两。加生姜者，亦加水五升，煮取三升二合，服之。

【注解】

里急：筋脉拘急。

【释译】

寒疝多由寒盛而起，本条寒疝则因于血虚引起胁腹疼痛。两胁属肝，肝主藏血，血不足则气亦虚，气虚则寒自内生。胁腹部分失去气的温煦和血的濡养，因而筋脉拘急，发生"腹中痛及胁痛里急"。这种疼痛，多为痛轻势缓，得按得熨则减，脉弦带涩，或微紧无力。故用当归生姜羊肉汤养血散寒，羊肉补虚生血。《素问·阴阳应象大论》谓："形不足者，温之以气；精不足者，补之以味。"本方就是依据这一理论制订的形、精兼顾的方剂。

本条论述寒疝属于血虚的证治。

大乌头煎与当归生姜羊肉汤同治寒疝。前者阴寒痼结（实证），为疝之偏于寒；后者气血虚有寒（虚证），为疝之偏于虚。故一以散寒为主，用乌头煎；一以补虚为要，用当归生姜羊肉汤。

【解读】

中医认为：本方证是以血虚内寒为主要病机的病症。症见腹中绵绵作痛，喜温喜按，或有胁痛里急，面白无华，唇舌淡白，脉虚缓或沉细等，可用于各种寒疝的善后调理。

19. 寒疝腹中痛，逆冷，手足不仁，若身疼痛，灸刺诸药不能治，抵当乌头桂枝汤主之。

乌头桂枝汤方：

乌头

上一味，以蜜二斤，煎减半，去滓，以桂枝汤五合解之，得一升后，初服二合，不知，即服三合；又不知，复加至五合。其知者，如醉状；得吐者，为中病。

桂枝汤方：

桂枝三两（去皮）　芍药三两　甘草二两（炙）　生姜三两　大枣十二枚

上五味，㕮咀，以水七升，微火煮取三升，去滓。

【注解】

解：这里是指混合溶解。即乌头汤与桂枝汤混合。

【释译】

前条大乌头煎证是里寒，本条是表里同病，内外皆寒；里寒为主因，外寒为诱因。

腹痛是寒疝的主要症状，由于寒气内结，阳气大衰，不能达于四肢，故手足逆冷。寒冷之极则手足麻痹而不仁。身体疼痛是寒邪痹阻肌表，营卫不和之故。病属内外皆寒，表里兼病，就不是单纯的解表或温里以及针刺等法所能奏效，故以乌头桂枝汤两解表里寒邪。方中乌头祛寒止痛，桂枝汤调和营卫以散表寒。药后如醉状或呕吐，是药已中病"瞑眩"反应，但反应因人而异。如有上述现象，而无其他不良反应者，可不必处理。如反应过重，有中毒现象，急当救治，以免延误病机。

本条论述寒疝兼有表证的证治。

【临床应用】

本方治疗寒疝腹痛，痛引少腹睾丸者，加橘核、荔枝核、小茴香等；寒邪内阻腹痛甚者，加良姜、木香、延胡等；若腹中疼痛不解，加吴茱萸、川椒、乌药等；风寒湿痹疼痛以上肢关节为主者，选加羌活、白芷、威灵仙、姜黄、川芎等。痛以下肢关节为主者，加独活、牛膝、防己、草薢等；痛以腰背为主者，加杜仲、桑寄生、狗脊、川断、淫羊藿、巴戟天等。有用本方合人参养荣汤治疗寒凝血滞，经脉壅塞所致的血栓闭塞性脉管炎，以大热通阳之乌头桂枝汤散寒通阳，同时根据寒者多虚的经验，用人参养荣汤益气补血而获效。另，用本方治疗类风湿性关节炎，辨证系风寒湿邪外侵，而以寒邪偏盛者。

【解读】

药后出现头昏目眩，如醉状或呕吐，是药已中病"瞑眩"反应，也是轻度中毒的征兆，但反应因人而异。如有上述现象，而无其他不良反应者，可不必处理，停止服药。如反应过重，出现：心悸、呼吸困难、痉挛、昏迷等，则是重度中毒现象，急当救治，以免延误病机。

"其知者，如醉状，得吐者，为中病"是药已中病"瞑眩"反应，也是轻度中毒的征兆。参考17条乌头的副作用。

本方适用于两大类疾病：①痹症－风湿性疾病证态；②西医的嵌顿型腹股沟斜疝。

这是一种剧烈疼痛，兼有外感。也适用于恶性肿瘤晚期疼痛兼外感。

17条　寒邪重，腹部剧痛而现肢冷汗出的，用大乌头煎；

18条　寒疝腹痛，寒而兼虚，用当归生姜羊肉汤；

19条　大乌头煎证而兼手足不仁，身疼等表证，用乌头桂枝汤。

20. 其脉数而紧乃弦，状如弓弦，按之不移。脉数弦者，当下其寒。脉紧大而迟者，必心下坚；脉大而紧者，阳中有阴，可下之。

【注解】

下：攻下。

心下坚：心下痞硬。

【释译】

大黄附子汤，此寒热并用攻下之方，以胁下疼痛，脉象紧弦，腹诊拒按为临床使用目标。

胁下偏痛，或左或右，腹诊拒按者，积滞也。可伴有遇冷而发，得温痛减，四末不温，大便不调，小便清白，舌淡红，苔白腻，脉沉弦有力等症者，为寒实内结，气机阻遏也。临床所见，多历时较久，或累月，或经年，或数日一发，或数月一作，非持续之痛也。属顽固缠绵之疾，其治疗非温寒不开，非下积不消。方中附子、细辛温散其寒，大黄苦寒攻下其积，药后旦暮即效，然攻下务求邪尽，以腹诊无拒按为准，否则，斩草留根，逢春又生。

胁下偏痛，临床既不可拘泥于胁下，亦不可执着于偏。本证腹证甚为重要，其痛位固定，或脐右，或脐左，或左右皆拒按，或可触及癥块物，或指下不温。有疼痛腹诊无拒按者，有不痛而腹诊拒按者，种种不一，故须结合诸症，全面分析，宜刚宜柔，相机而定。

【解读】

与15条大黄附子汤相连续，较之为严重。第15条胁下偏痛，发热，其脉紧弦，此寒也，以温药下之，宜大黄附子汤。综合15条与20条，临床表现特点：①腹痛，病位不定，说明病变部位不固定，不是一个独立疾病；②拒按，说明局部腹膜刺激征，局部腹肌紧张，其痛位固定；③慢性病程，反复发作；④遇冷而发，得温痛减；⑤可以有发热。发热、腹痛、局部腹膜刺激征，慢性病程，符合腹腔慢性脓肿的诊断，病变的具体部位不固定，符合不同部位的肠间脓肿的诊断。

【西医链接】

肠间脓肿

脓液在腹腔内积聚，由肠袢、内脏、肠壁、网膜或肠系膜等粘连包围，与游离腹腔隔离，形成腹腔脓肿。腹腔脓肿可分为膈下脓肿（结胸证）、盆腔脓肿（太阳蓄血证）、肠间隙脓肿（寒实内结）。一般均继发于急性腹膜炎或腹腔内手术，原发性感染少见。

脓液被包围在肠管、肠系膜与网膜之间，可形成单个或多个大小不等之脓肿，由于脓肿周围有较广泛之粘连，常伴发不同程度的粘连性肠梗阻，如脓肿穿入肠管或膀胱，则形成内瘘，脓液即随大小便排出。（太阳蓄血证，下血者愈）

临床上可表现有弛张热、腹胀或不完全性肠梗阻，有时可扪及压痛之包块（心下坚）。

（1）腹痛，持续性隐痛，或有阵发性加重。

（2）消瘦，病程多较久，日渐消瘦、衰弱，伴高热或低热。

（3）体检腹部有压痛，但无固定某一点，压痛部位多为脓肿所在部位，肠鸣音亢进或减弱。

肠间脓肿的病理改变和临床特点可分 2 种类型：

（1）轻症型主要为感染症状，有不同程度的腹胀和不完全性肠梗阻表现，腹部可触及有压痛的包块，X 线可见小肠积气和肠壁间距增宽。B 超检查或穿刺对诊断具有决定意义。

（2）重症型主要表现为恶寒、战栗，皮肤苍白，谵妄，呼吸急促，脉速，体温高达 39℃ 以上，全腹胀满，局限性压痛明显，多伴有麻痹性肠梗阻体征。

【结语】

本条寒实内结即不同部位的肠间脓肿。"可下之"没有具体方剂，须辨证论治。

21. 问曰：人病有宿食，何以别之？

师曰：寸口脉浮而大，按之反涩，尺中亦微而涩，故知有宿食，大承气汤主之。

【注解】

反涩：反而滞涩不畅。

"宿食病，即今之伤食病也，谓食隔宿不化也"指未能消化的食物，留存过夜的食物。

【释译】

宿食多由饮食不节，停滞不化所致。由于宿食内结，气壅于上，所以寸口见浮大有力的脉象。积滞较久，胃肠气滞，影响下焦气机，不仅在寸口重按可见涩脉，而且尺脉重按亦沉滞有力。宿食当下，所以用大承气汤通腑泻滞。

本条从脉象的变化论述宿食方治。

【解读】

暴饮暴食引起的急性胃肠炎以肠炎为主，运用泻下法把积存于肠道内不消化的腐败食物排出体外。病理机制与《伤寒论》阳明腑实–肠梗阻证态不同。

22. 脉数而滑者，实也，此有宿食，下之愈，宜大承气汤。

【注解】

实：里有实热。

【释译】

滑主宿食，数脉主热，滑而兼数，是胃肠有实热，由于宿食新停，胃肠气机壅滞不甚，故脉象数而滑利；但皆为实脉，故可攻下。

本条继续论述宿食的脉象。

第21、22两条，一云"脉数而滑"，一云涩，何以均主宿食？因宿食新停，壅滞未甚，病情较浅，故脉象滑利；食积较久，胃肠气滞不通，血脉不利，故脉象涩滞。可见同一疾病，在不同时期，脉象不尽相同，万不可一概而论。

【解读】

第21、22、23三条是指急性胃肠炎，以肠炎为主者，用下法大承气汤；第24条急性胃肠炎以胃炎为主，用吐法瓜蒂散。

23. 下利不欲食者，有宿食也，当下之，宜大承气汤。

大承气汤方：见前痉病中

【注解】

下之：攻下。

【释译】

宿食病见到下利，积滞下达，理应胃纳恢复；现虽下利，而仍不欲进食，可知肠中积滞未能尽去，所以"当下之"，可用大承气汤因势利导下其宿食，此即《素问·至真要大论》所谓"通因通用"之意。

本条论述宿食下利的治法。

【解读】

本条论述宿食下利的治法，此即《素问·至真要大论》所谓"通因通用"之意。与《伤寒论》中的阳明腑实证病机不同，阳明腑实证与肠梗阻是一个证态，宿食下利显然不是肠梗阻，而是暴饮暴食引起的肠胃炎之类。

24. 宿食在上脘，当吐之，宜瓜蒂散。

瓜蒂散方：

瓜蒂一分（熬黄）　赤小豆一分（煮）

上二味，杵为散，以香豉七合煮取汁，和散一钱匕，温服之，不吐者，少加之，以快吐为度而止。亡血及虚者不可与之。

【注解】

吐之：催吐法。

【释译】

宿食停滞上脘，壅塞气机，胃失和降见胸闷、泛恶、欲吐的症状，这是正邪相争，正有驱邪外出之机，可用瓜蒂散因其势而吐之，此即《素问·阴阳应象大论》所谓"其高者因而越之"的治疗方法。瓜蒂味苦，赤小豆味酸，能涌吐胸中实邪，佐香豉汁以开郁结、和胃气。本方常用于胃中宿食不化，或痰涎壅塞引起的胸膈胀满等症。

本条论述宿食停于上脘的治法。

赤小豆有2种，瓜蒂散所用，俗称"蟹眼豆"，性酸温，有涌吐作用，所谓"酸苦涌泻为阴"，即指此类药而言。

【解读】

食物中毒早期，暴饮暴食，急性胃炎、胃扩张、幽门梗阻等，当时没有洗胃的技术，使用催吐法瓜蒂散，现代可以洗胃、胃肠减压、催吐剂等。

25. 脉紧如转索无常者，有宿食也。

【注解】

无常：不规则。

【释译】

"转索无常"是紧脉的形容词，是说紧的脉象犹如绳索转动之状，脉体紧张，由于宿食不化，停积于中，正邪相搏，气机失调所引起，故云"有宿食也"。

【解读】

第与26条同义。

26. 脉紧，头痛风寒，腹中有宿食不化也。一云寸口脉紧。

【注解】

风寒：外感风寒。

【释译】

紧脉主外感风寒，亦主宿食不化。结合症状加以区别，则不难分辨。外感风寒，多有头痛发热的症状，而宿食多肠胃症状，如厌食、脘痞、腹痛等症状，与外感风寒纯为表证者不同。此外，外感风寒之脉，多浮而紧；宿食之脉紧如转索，故临证当须四诊合参。

本条论述紧脉有外感风寒与宿食的不同。

【解读】

现代社会生活水平提高，食物加工精细，非常容易消化吸收，饮食卫生比较好，除了暴饮暴食之外，"宿食"病人比古代少。儿童消化功能比较差，宿食比较多见，而且与受寒关联。

宿食与外感的异同。宿食（急性胃肠炎）也可以发热，外感（感冒等）也可以引起食欲降低、腹胀、下利腹泻。也可以内有宿食，同时外感风寒。临床上要具体问题具体分析，辨证论治。

宿食：①幽门梗阻；②急性胃肠炎；③儿童吃得太多，受寒。现代无论中医还是西医有了更多的治疗方法，可供选择，大承气汤与瓜蒂散由于副作用比较大，很少用了。治疗原则不变，急性胃炎用催吐法、洗胃、胃肠减压等；急性肠炎用下法，现代还可以使用抗生素等。

【结语】

第21~26条为宿食，相当于暴饮暴食、受凉引起的急性胃肠炎；由于不洁饮食、感染引起的急性胃肠炎，属于《伤寒论》中的痞证；由于肠道传染病引起的急性胃肠炎，属于温病学中的湿温卫分证、气分证。

五脏风寒聚积病脉证并治第十一

本篇论述了五脏为病的证治，用以体现五脏为核心的辨证方法，是中医理论中脏腑辨证的雏形。系统完整的中医理论包括脏腑辨证，是在新中国成立之后20世纪50年代后期完成的。篇中论述三焦竭部的思想，既有上、中、下三焦一部有病，可影响到其他二部，又有调理有病的一部，可解除其他二部病证的思想方法，为温病学三焦辨证打下了基础。

1. 肺中风者，口燥而喘，身运而重，冒而肿胀。

【注解】

中：受到，遭受。风属阳邪，性燥，以下逐条均同。陶葆荪《金匮释按》认为原文"中"字应读平声，因杂病以内因为主，与伤寒外邪中人的"中"字不同。

身运：指身体运转头摇。身运而重，是指身体运转、摇动感觉到沉重。

冒：指头目眩冒。

【释译】

风属阳邪，性燥，风燥伤肺，津液被灼，津亏不行，肺气壅滞，气道不利，津不上承，气不下降，故口燥而喘；肺主清肃治节，清肃之令不行，浊阴不降，清阳不升，故时作昏冒。肺失治节，宗气被伤，气机不利而卫阳不得外达，故身运而重；肺气不能通调水道，下输膀胱，水气外溢，浸渍肌肤，故身体肿胀。

本条论述肺中风的表现。

【解读】

按照这一组临床表现，是指慢性肺功能障碍，诸如：缺氧、水电解质紊乱、呼吸困难、水肿等，以及引起的其他系统的各种疾病，诸如：心衰、肾性水肿等。水肿导致身运而重、肿胀；缺氧导致喘、冒；水电解质紊乱导致口燥等。

这只是一个大致的阐述，如同西医学中的呼吸系统疾病概述一样举几个疾病例子，没有具体地论述诊断治疗方案。具体疾病辨证论治参见：肺痿肺痈咳嗽上气病脉证病治第七及痰饮咳嗽病脉证病治第十二。

2. 肺中寒，吐浊涕。

【释译】

肺居上焦为华盖，又为娇脏，肺中寒则胸阳不布，津液不行，凝聚而变生浊涕，肺开窍于鼻，肺气不宣则鼻窍不利，故浊涕难从鼻出而转道于口，故可见口吐浊涕。

本条论述肺中寒的辨证。

肺受到寒邪侵犯，出现吐痰、流涕的临床表现。陈言《三因方》云："肺中寒之状，喜吐浊涎，气短，不能极息，洒洒而寒，吸吸而咳。"此论可补之不足，宜合参。

【解读】

对于"浊涕"的理解，有人认为与肺痿之吐浊唾涎沫相似，二者一为肺中寒，一为肺中冷，皆阳气不足、肺中虚寒所致。可见"涕"不能单纯理解为"鼻涕"。

慢性鼻炎、鼻窦炎、气管炎、支气管炎、肺炎之类，皆为呼吸道受到寒冷刺激引起的，临床表现为流鼻涕、咳嗽、咳痰等，肺中寒说得通。

本条举一个例子，吐浊涕，是说肺中寒这个疾病的特点。

3. 肺死脏，浮之虚，按之弱如葱叶，下无根者，死。

【释译】

肺之平脉，如《素问·平人气象论》所云："平肺脉来，厌厌聂聂，如落榆荚，曰脉平。"

中医认为：本条是指肺病极重，肺脏将死，肺阴已绝，肺脏真气涣散，虚阳浮于上，故浮取脉虚，沉取弱如葱叶，中空而又无根。此为肺之气阴两败，故主死。

脉之无根有2种解释。一以尺部脉为根，人之有尺，犹树之有根，尺脉候肾，内舍真阴真阳，既先天之命根；二以沉候为根，诸死脏见浮虚无根之脉，是因阴阳离决，阳浮越于外无阴以济所致。此条从"浮""按""下"来看，可理解为沉取，沉以候肾气之根。肺主气，而气又根于肾，今在上之肺气绝，在下之肾气亦绝，故有此虚极无力的死脉。

临床尚需结合症状来诊断。如《伤寒论·辨脉法》载"若汗出发润，喘不休者，此为肺先绝也"，《脉经》亦有"口张但气出而不还"之论。四诊合参，方能不误。

【解读】

举一个脉象的例子，说明肺死脏的判断。

本条没有描述临床表现，根据脉象以及导致死亡来判断，由死亡反推西医的病理状态，应该是呼吸衰竭。

【结语】

肺中风、肺中寒、肺死脏，参考本书肺痿肺痈咳嗽上气脉证并治、痰饮咳嗽病脉证病治。

中医的肺与西医的呼吸系统基本一致。

4. 肝中风者，头目眴，两胁痛，行常伛，令人嗜甘。

【注解】

伛：驼背。伛者谓行走时常曲背垂肩，腰不能挺直之状（帕金森病特征性身体弯曲：因平衡与姿势调节障碍患者头前屈、前倾，躯干前曲、屈膝、屈肘，双手置于躯干前，手指弯曲，构成本病特有的姿态）。

眴：肌肉跳动、蠕动的意思。头目眴是指：头部和眼睑不自主地颤动。

【释译】

肝为风木之脏，其经布胁肋，连目系，上出额至巅顶。肝中风热，风胜则动，风易从火化，风火扰动于肝，故头目眴动。肝主筋，经脉下膈通脊，风火之邪消灼精血，脊背筋脉失其濡养而挛急不利，肝之经脉郁结不舒，故两胁痛，行常伛。甘入脾，土气冲和，则木气条达。嗜甘者，正如《素问·脏气法时论》云："肝苦急，急食甘以缓之。"

本条论述肝中风的症状。

【解读】

肝中风的临床表现：头部和眼睑不自主地颤动（肌肉震颤），肝主筋，脊背筋脉失其濡养而挛急不利所以行常伛，筋急挛痹不伸(肌肉张力增加)。肝之经脉郁结不舒，故两胁痛，即肝气郁结情绪障碍的表现。

【西医链接】

帕金森病起病隐袭，进展缓慢。首发症状通常是一侧肢体的震颤或活动笨拙，进而累及对侧肢体。临床上主要表现为静止性震颤、运动迟缓、肌强直和姿势步态障碍。近年来人们越来越多地注意到抑郁、便秘和睡眠障碍等非运动症状也是帕金森病患者常见的主诉，它们对患者生活质量的影响甚至超过运动症状。

临床表现：

约70%的患者以震颤为首发症状，多始于一侧上肢远端，静止时出现或明显，随意运动时减轻或停止，精神紧张时加剧，入睡后消失。(本条：头目瞤)

患者典型的主诉为"我的肢体发僵发硬"。在疾病的早期，有时肌强直不易察觉到，此时可让患者主动活动一侧肢体，被动活动的患侧肢体肌张力会增加。(中医筋急挛痹不伸)

运动迟缓指动作变慢，始动困难，主动运动丧失。帕金森病特征性身体弯曲：因平衡与姿势调节障碍患者头前屈、前倾，躯干前曲、屈膝、屈肘，双手置于躯干前，手指弯曲，构成本病特有的姿态。(行常伛)

帕金森病患者除了震颤和行动迟缓等运动症状外，还可出现情绪低落、焦虑、睡眠障碍、认知障碍等非运动症状(中医肝气郁结)。疲劳感也是帕金森病常见的非运动症状。患者典型的主诉为："我感觉身体很疲乏，无力；睡眠差，经常睡不着；大便费劲，好几天一次；情绪不好，总是高兴不起来；记性差，脑子反应慢。"

帕金森病的临床表现：头部和眼睑不自主地颤动，特征性身体弯曲，情绪障碍等，与肝中风的头目瞤，两胁痛，行常伛，完全一致。

【结语】

中医的两胁痛是肝气郁结的典型症状，代表肝气郁结证，肝气郁结与情绪障碍心身疾病是一个证态，帕金森病出现的：情绪低落、焦虑、睡眠障碍、认知障碍等非运动症状以及疲劳感都属于肝气郁结-情绪障碍证态。

本条肝中风与帕金森病具有比较多的重叠。

5. 肝中寒者，两臂不举，舌本燥，喜太息，胸中痛，不得转侧，食则吐而汗出也。

【注解】

舌本：一指舌根，一指舌体；此处应指舌体而言。

太息：指叹长气的意思，代表肝气郁结。

【释译】

肝主筋而司运动，肝中阴寒，留滞经脉，阳气不得温煦筋脉，则厥阴筋脉收引而为两臂不举。肝脉循喉咙之后，络于舌本，肝寒火弱，不能蒸血生津上润于舌，故见舌本干燥。肝有寒则肝气郁结，失其条达疏泄之性，故善太息以舒畅郁滞；肝脉上贯胸膈，寒气闭郁肝，胸阳不宣，脉络凝塞，则胸中痛，不得转侧。肝病传胃，胃气不降而上逆，故胃不受食，食则吐；气逆而开，津随之而泄，故吐而汗出。

【解读】

肝中寒可以引起一系列相关临床表现，诸如：两臂不举，舌本燥，喜太息，胸中痛，不得转侧，食则吐而汗出也，时盗汗，咳，食已吐其汁。这一组症状，不是发生在同一个病人身上，可能是不同的几种疾病，都是肝中寒的临床表现。

肝中寒致两臂不举（现代医学中所说的肩周炎）等，这里例举主症，以概括表阳证中的诸疼痛之症，这是经典一贯的省略笔法，或为后文打下的伏笔。

胸中痛，不得转侧，是指胸膜炎、胸腔积液等。中医认为：胸胁属于肝经通过的地方，属肝。《三因极一病证方论·五脏中寒证》"肝中寒之状，其人洒洒恶寒，翕翕发热，熏然面赤，紧紧如有汗出，胸中烦热，胁下挛急，足不得伸"。治宜疏肝散寒，可选用二柴胡饮、正柴胡饮、不换金正气散等方。其中恶寒、发热、出汗等，佐证了胸膜炎、胸腔积液的可能性。

肝病传胃，胃气不降而上逆，故胃不受食，食则吐；气逆而开，津随之而泄，故吐而汗出。

【结语】

本条是由肝中寒引起的不同疾病或者不同的临床类型。

6. 肝死脏，浮之弱，按之如索不来，或曲如蛇行者，死。

【注解】

如索不来：沉取脉象如绳索，郁阻坚劲，伏而不起，劲而不柔。

曲如蛇行：脉象如蛇行，弯曲之状，虽左右奔引，却无上下条达象，即亦伏且劲无柔和感之脉。

【释译】

肝之平脉，如《素问·平人气象论》所说："平肝脉来，耎弱招招，如揭长竿末梢，曰肝平。"这是有胃气之肝脉。肝病极重，阴血大伤，真气将散。阴血少而不能充盈血脉，故浮取弱。阳气少而不能通畅血脉，瘀而不行，故脉如绳索，郁阻坚劲，或委屈不前，弯如蛇行。此为肝之气血两败，故曰肝死脏脉。

本条论述肝死脏的脉象。注家对此条有不同的解释。

【解读】

综合各家意见，肝死脏的本质是：胃气绝。

"胃气者，谷气也，荣气也，运气也，生气也，清气也，卫气也，阳气也。"（《脾胃论·脾胃虚则九窍不通论》）脾胃为后天之本，胃气绝、胃气衰败，是一切重大疾病的最后结局，也就是濒死状态。

7. 肝着，其人常欲蹈其胸上，先未苦时，但欲饮热，旋覆花汤主之。臣亿等校诸本旋覆花汤方，皆同。

旋覆花汤方：

旋覆花三两　葱十四茎　新绛少许

上三味，以水三升，煮取一升，顿服之。

【注解】

蹈其胸上：蹈，有几种解释。一是用足践踏之意，即从足，舀声。二是认为蹈系"叩"之误，《说文》"叩也"，"蹈其胸上"即叩击胸部之意。亦有将"蹈"解为"动"。此外可理解为用手推揉按压，甚则捶打胸部。

【释译】

肝着，是肝经受邪而疏泄失常，其经脉气血郁滞，着而不行的病证。因肝主藏血，性喜条达疏泄，若肝气不足，风寒湿等邪气便易痹阻于肝经，导致肝气郁滞，血行不畅。肝脉又布胁络胸，肝气不畅，则胸中气机不利，故其症可见胸胁痞闷不舒，甚至胀痛、刺痛，若以手按揉或捶打其胸部，可使气机舒展，气血运行暂时通畅，则稍舒，故其人常欲蹈其胸上。本病在初起时，因为病在气分，热饮可助阳散寒，能使气机通利，故但欲饮热；肝着既成，则经脉瘀滞，虽热饮亦不能暂减其瘀结，除蹈胸一时为快外，需投以旋覆花汤。旋覆花微咸性温，能理气舒郁，宽胸开结，尤善通肝络而行气；助以葱管之辛温，既能芳香宣浊以开痹，又能温通阳气而散结；新绛活血化瘀，为治肝经血滞之要药，三味共煮顿服，气行血行，阳通瘀化则肝着可愈。

病机是：肝气郁结，气血瘀滞。临床表现：胸胁痞闷不舒，甚至胀痛、刺痛，若以手按揉或捶打其胸部，或者热饮可以缓解症状。

方中新绛，《神农本草经》未载，历代注家认识不同。有的医家认为是绯帛，即将已染成大红色丝织品作新绛使用。而对染料则有不同的说法，唐宗海以茜草所染红缨帽上的"红樱"作新绛；邹澍、黄树曾等认为系藏红花所染；秦伯未则认为系用猩猩血染成的帽纬，据报道，当今云南地区又以缨哥花所染者为新绛。唯陶弘景称绛为茜草，新绛则为新刈之茜草，其性味苦寒，入肝经以行血祛瘀，用治肝着及妇人半产漏下属瘀血者，确有实效，可见以茜草作新绛在临床实践方面是有参考价值的。

旋覆花汤为治络瘀要方。《圣济总录》载有"治风寒客于肝经，膈脘痞塞，胁下拘痛，常欲蹈其胸上，名肝着，蹈胸汤方(枳实、薤白、橘皮、生姜、桔梗、甘草)"，可用于肝着初起偏于气滞者。又有王清任用血府逐瘀汤治"胸任重物"、陶葆荪用通窍活血汤曾治愈常欲人足蹈其胸的验案，都是在本方用法基础上的进一步发展。

【解读】

本条论述肝着病的证治。

【西医链接】

肝脏是一个巨大的贮血器官(中医谓：肝藏血)，肝静脉阻力的升降往往伴随着肝内血容量的急剧变化。这种贮血功能也受交感神经的调节，例如，术中大出血时，肝脏可以"挤出"500mL额外的血液进入体循环。

在肝十二指肠韧带内，有丰富的自主神经纤维，形成神经丛，可分为肝前丛与肝后丛。肝前丛的交感神经来自左腹腔神经节，其节前纤维来源于左侧交感神经干第7~10胸神经节；副交感神经直接由左迷走神经发出。肝后丛的交感神经来自右腹腔神经节，节前纤维来源于右侧交感神经干第7~10胸神经节；副交感神经由右迷走神经发出，穿过右腹腔神经节内，分布到肝后丛。肝前、后丛均发出分支到肝外胆道系统，大部分神经纤维随肝动脉进入肝内。肝动脉和门静脉由交感神经支配，而胆管系统则同时受交感和副交感神经调节。

右膈神经的感觉纤维分布于冠状韧带、镰状韧带及附近的肝包膜内，尚有部分纤维与肝前后丛结合，随肝丛的纤维分布到肝内外的胆道系统；同时也发现有部分神经纤维是经肝静脉途径进入肝实质的。因此，肝胆疾患引起的肝区痛和胆绞痛，可放射至右肩部。

在某些动物，右膈神经也可能是肝脏副交感神经的来源。大鼠肝的迷走神经支配则主要是通过迷走神经在贲门上几毫米处发出的肝支直接支配，而不是通过腹腔神经丛。

膈神经和肋间神经都参与了膈肌的神经支配；一侧的膈神经和肋间神经不但支配同侧膈肌，还可有分支支配对侧膈肌。并可推断：移位一侧膈神经不会导致同侧膈肌失神经支配；刺激一侧膈神经可使双侧膈肌收缩。膈神经的运动纤维支配膈的运动，感觉纤维分布于纵隔胸膜、膈胸膜、心包以及膈下面中央部的腹膜。一般认为，右膈神经的感觉纤维尚分布到肝、胆囊和肝外胆道等。锁骨上神经(C3、4)有2~4支行向前外下方，分布于颈外侧部下份、胸前壁上部和肩部的皮肤。膈神与锁骨上神经具有共同的脊神经(C3、4)节段，所以中医"胁下"(肝、胆、胰)的病变可以引起锁骨上神经支配区域的锁骨上窝的反射痛。这是"肝脉布胁络胸"的道理。

肝脏内具有丰富的神经纤维分布，其中汇管区的神经纤维分布相对密集，神经纤维与肝动脉、门静脉分支血管紧密伴行。在血管及肝小叶间形成神经丛，进而分布到肝小叶内，形成分支状神经末梢附于肝细胞及肝窦状隙内皮的表面。肝小叶内神经纤维相对于汇管区减少，但仍可见神经纤维与肝细胞相联系、末梢与细胞靠近。肝脏拥有广泛的神经支配，不仅肝脏血管受自主神经支配，而且肝实质细胞和非实质细胞如 Kupffers 细胞、肝窦内皮细胞和 Ito 细胞(又名肝贮脂细胞，星形细胞等，是肝的非实质细胞之一。在维生素 A 代谢和肝纤维化形成起重要作用)等均受交感神经和副交感神经的支配。肝自主神经通过其末梢释放的神经递质来调节肝脏的生长、免疫效应、血液循环及物质代谢等功能。大量实验显示，肝脏的生长可能是交感与副交感神经的一种协同作用，涉及神经和体液等多种因素。交感和副交感神经相辅相成，虽然在再生早期或全过程中两种神经调控作用的重要性大小尚难定论，但在这一组成中去除其中一种都将不利于肝脏的生长而造成不良的影响。研究表明，在体内交感神经的活动主要起抑制免疫效应的作用。研究显示，肝内多种免疫细胞受神经支配，自主神经系统调节着肝脏的免疫功能，肽能初级传入纤维能加重免疫性肝损伤，而肾上腺素能交感神经则能减轻这种损伤。

自主神经对肝脏血液循环的影响：刺激肝脏交感神经会引起肝血流量明显下降，而去交感神经后肝脏总血流量却无明显变化。但后者肝动脉和门静脉间的血流平衡发生了明显变化，肝动脉血流量显著增加，门静脉血流量显著减少。

自主神经对肝脏物质代谢的影响：门静脉及肝内的感受器能够感受血中的氨基酸、葡萄糖、胰岛素、胰高血糖素、离子浓度及渗透压的变化，并通过肝迷走神经将肝代谢信号传递给下丘脑和大脑皮层网络结构，从而反馈调节肝脏的物质代谢。

寒冷刺激、精神打击、情绪激动等均可以引起交感神经兴奋，周围皮肤血管收缩，内脏血液聚集，肝脏是一个血液储存、调节器官，此时，肝脏淤血、膨胀，刺激肝包膜，引起中医所谓的"肝气郁结"。"肝着"是指肝脏相关的疾病引起自主神经功能紊乱引起的肝淤血，由于肝脏充血、肿大，刺激肝包膜，引起肝区及其周围相邻区域的胀痛、不适。由于肝脏的神经支配属于第 7～10 胸神经节段以及脊神经(C3、4)节段，所以，这种胀痛、不适感觉波及的范围比较广泛，达到胸部与上腹部(中医谓肝脉布胁络胸)。使用温热的方法，叩击、按揉胸腹部，旋覆花汤均有促进肝区血液循环，减轻肝脏淤血的作用。

所以，除了精神因素引起的肝气郁结之外，肺心病、右心衰等引起的肝脏淤血状态，也是肝着的病因之一。慢性肺心病患者，右胁胀痛，不能呼吸转侧，喜热饮，常以拳自捶，用旋覆花汤加味治疗，其效亦佳。

【结语】

肝着即西医的肝脏充血、淤血状态。

8. 心中风者，翕翕发热，不能起，心中饥，食即呕吐。

【注解】

翕翕发热 鸡瘟发热，翅膀耷拉下来的样子。参考本篇 13 条。

心：包含心与胃脘部，本条是指胃脘部。

【释译】

心中于风邪，全身翕翕地发热，一身劳困不能起床，心(胃)中饥饿，但一吃东西却又呕吐。

【解读】

中医的心包含心与胃脘部，本条是指胃脘部。胃脘部是指西医的胃、十二指肠、胆囊等。太阳中风证是指轻型感冒。胃肠型感冒与本条相重叠。

【西医链接】

胃肠型感冒主要是由一种叫"柯萨奇病毒"引起的，同时伴有细菌性混合感染。胃肠型感冒在医学上又称"呕吐型上感"，它的发病症状主要是：胃胀、腹痛、呕吐、腹泻，一天排便多次，身体感觉乏力，严重时会导致肌体脱水，体内电解质紊乱，免疫系统遭到破坏。早期呕吐较为明显。

胃肠型感冒和胃肠炎不一样，主要区别在于，急性胃肠炎病人以前常有不洁饮食史，恶心、呕吐较为剧烈，呕吐物常有刺激性气味，但一般没有发热症状。而许多人在胃肠型感冒发病的起初，往往把它误当作急性胃肠炎来治疗。

【结语】

本条是胃肠型感冒，早期呕吐较为明显，又称"呕吐型上感"。

9. 心中寒者，其人苦病，心如啖蒜状，剧者心痛彻背，背痛彻心，譬如蛊注。其脉浮者，自吐乃愈。

【注解】

心如啖蒜状：啖，吃的意思。即心里难受好像吃蒜后心中嘈杂而辣之感。

蛊注：病证名。

【释译】

寒为阴凝之邪，心中阴寒，寒凝脉络，阳气闭结，心火被郁，欲越而不得越，故心中有灼辣而如啖蒜之感。如病情进一步加剧，阴寒上盛，心阳闭阻，无力鼓动气血运行，胸背气机闭塞不通，故心痛彻背，背痛彻心，如同虫咬一样痛苦难忍。如其人脉浮者，主阳气能伸，阴寒有外出之机，病者自己作吐，乃阳气伸展而邪从上越，故当愈。

本条论述心中寒的辨证及预后。

【解读】

对本条的看法，周扬俊认为犹胸痹痛；陆渊雷认为属"胃中寒"。临床上确有些心病而表现出胃胀胃痛等胃部不适，但从心从胃仍当四诊合参方能定论。

本条心中寒，按照上下文的意思，病变还在胃十二指肠、肝胆胰的器质性病变。心如啖蒜状，明显的是指胃肠道症状；其脉浮者，自吐乃愈，也是胃肠道症状。剧者心痛彻背，背痛彻心，譬如蛊注，这种剧烈的疼痛，肝胆胃肠道病变可以发生，心绞痛也可以发生，是内科急腹症应该鉴别的危重疾病。胸痹心痛也属于寒证，二者需要鉴别。

胆心病、胆囊结石与心脏病，两病同时存在时，胆绞痛发作会引起冠心病症状的出现，这就是临床上所谓的胆心综合征。引起胆心综合征的机理是由支配胆道和心脏的神经，在脊髓部位有部分交叉，当胆囊病发作时，可通过神经反射引起有病的冠状动脉收缩，血流量减少，从而导致心绞痛、心律失常和心电图异常。这时若单纯采用扩张冠状动脉的药物来治疗，疗效常不理想。特别是胆心综合征发生的心律失常，应用一般抗心律失常药物效果不好，而采用那些减轻胆绞痛的药物如阿托品、杜冷丁等反而有效。"自吐乃愈"符合胆囊炎具有呕吐的症状。

冠心病属于心脏的器质性病变，和冠状动脉狭窄有关，胆心综合征则属于胆囊的疾病，影响到心脏，心脏本身没有问题，心脏属于功能性病变。应该注意血压血脂血糖，肝胆B超和冠状动脉造影等检查来判断，如果是冠心病所致，要考虑做支架植入或者是起搏器植入治疗。

冠心病、胆结石，可以单独存在，也可以同时存在，临床症状可以完全一样，但是需要鉴别，在古代很难鉴别清楚，在现代二者的鉴别容易多了。

胃十二指肠溃疡、胰腺炎等也属于本条鉴别之列。

【结语】

本条是泛指胆心病。

10. 心伤者，其人劳倦即头面赤而下重，心中痛而自烦，发热，当脐跳，其脉弦，此为心脏伤所致也。

【释译】

主心血，血生于气，心血不足，气无所附，则导致气血内伤，症见劳倦疲乏；稍有劳倦，心阳即浮于上，故症见头面赤；上盛则下虚，中气不足则腰及下肢沉重无力；血虚不养于心，热动于中，故心中痛而发热烦躁；心阳浮动于上，不能镇摄下焦之阴与水寒之气，水气蠢蠢欲试，故当脐跳动，有如奔豚欲作之症。脉弦，是心之气阴两伤，不能濡养经脉，且弦脉主阴、主水，故此为心脏伤所致也。

本条论述心伤的脉证。

【解读】

本条的心，是指心主神明、心主血脉的心。从西医的角度看与第8条、第9条(胃脘－胃十二指肠、肝胆)所指不同。心伤者，可以表现为其人劳倦，即头面赤而下重；也可以表现为心中痛而自烦；也可以表现为发热，当脐跳；也可以表现为其脉弦，这些都是"心伤"所致也。

例如：气血虚伤及心，所以出现疲劳、疲倦的感觉。阴虚阳亢，上盛下虚见于肝阳上亢、胸痹心痛，表现为心伤。欲做奔豚是指外感病中的心阳虚苓桂甘枣汤证，还有烦躁、发热等。所以心伤者具有很多不同的证型，本条只是随意举出几个例子而已。

《融合观》书中：心气虚、心血虚与心脏神经官能症是一个证态，疲乏无力、烦躁不安、自觉发热等，是心脏神经官能症最常见的临床表现。肝阳上亢－高血压证态、胸痹心痛－冠心病证态，其病机都是"上盛下虚，阳亢阴虚"，临床表现：头面赤而下重，心中痛而自烦。

发热，当脐跳是《伤寒论》中的欲做奔豚，西医是指水电解质紊乱引起的腹直肌痉挛，胃肠逆蠕动等，中医认为是：心阳虚。(参考《伤寒论现代解读》温阳化水法)

【结语】

本条心伤，是脏腑辨证中的心气虚、心阳虚、阴虚等。

11. 心死脏，浮之实如麻豆，按之益躁疾者，死。

【释译】

由于心血枯竭，心阳浮动，血脉失去温润和调之象，所以脉浮取坚硬躁急，如手丸麻豆，而按之益躁急不宁。此为阴气已绝，心气涣散，故主死。本条当与心死证合参方为全面。如《伤寒论·辨脉法》"阳反独留，形体如烟熏，直视摇头者，此为心绝也"。临床尚可见到肩息、昏瞀、舌短、口开、面黑如鬐等。

本条是论述心死脏的脉象。

【解读】

临床见到直视摇头、肩息、昏瞀、舌短、口开、形体如烟熏、面黑如鬐等。脉象与临床表现相结合，可以看出是指：神经系统、呼吸系统、心血管系统等各器官系统衰竭，是心死脏的证据。

12. 邪哭使魂魄不安者，血气少也，血气少者属于心。心气虚者，其人则畏，合目欲眠，梦远行而精神离散，魂魄妄行。阴气衰者为癫，阳气衰者为狂。

【注解】

邪哭：属精神失常，无故悲伤哭泣，有如邪鬼作祟，故称邪哭。

【释译】

《灵枢·本神》篇说："随神往来者谓之魂，并精而出入者谓之魄。"又肝藏魂，肺藏魄，血虚则肝无所藏，不能随神往来而魂不安，气虚则肺不敛，不能并精而出入，故魄不藏，所以出现神气不宁的精神病变。血虽属肝藏，气虽属肺主，而血气之主宰，皆归于心，因心为君主之官，神明出焉，主明则下安，主不明则十二官危。因血气少而心神失于主宰，胆气亦不足，故其人心虚神怯，畏惧恐怖。心气不足，肝血虚少，精气不能上注于目，故合目欲眠；心神不敛，精气涣散则魂魄失统，魂不守舍，魄不安宅，故精神魂魄浮荡无依，症见梦远行等精神失常的病变。如果病情进一步发展，阴气虚者可以转变为癫证，阳气虚者可以转变为狂证。

邪哭有轻重之分："心气虚者，其人则畏，合目欲眠，梦远行而精神离散，魂魄妄行"为轻型、早期；"阴气衰者为癫，阳气衰者为狂"，癫狂为重型、晚期（精神衰退和精神残疾）。本条提出3个临床类型：心气虚、癫、狂。

本条论述精神错乱的病证。

气血少属于心，心气虚的临床表现是：其人则畏，合目欲眠，梦远行而精神离散，魂魄妄行。中医基础理论教材把心气虚解释为：心肌推动无力，引起心力衰竭、循环功能障碍、衰竭，是完全错误的，违背了经典《金匮要略》的原意。

癫、狂为临床常见的精神失常疾病。癫病以精神抑郁，表情淡漠，沉默痴呆，语无伦次，静而多喜为特征。狂病以精神亢奋，狂躁不安，喧扰不宁，骂詈毁物，动而多怒为特征。均以青壮年罹患者为多，因二者在临床症状上不能截然分开，又能相互转化，故以癫狂并称。

【解读】

本条的心，是指西医的中枢神经系统。癫狂－精神分裂症证态：癫，抑郁型精神分裂症；狂，狂躁型精神分裂症。

邪哭早期、轻型、心气虚，与西医的神经官能症、神经衰弱是一个证态，而且与肝气郁结早期关系密切。邪哭的晚期癫狂与精神分裂症是一个证态，在脏腑辨证中，与心火扰神的重型、痰火扰心证是一个证态。参考：《融合观》226页及230页。

【西医链接】

精神分裂症

精神分裂症是一组病因未明的重型精神病，多在青壮年缓慢或亚急性起病，临床上往往表现为症状各异的综合征，涉及感知觉、思维、情感和行为等多方面的障碍以及精神活动的不协调。患者一般意识清楚，智能基本正常，但部分患者在疾病过程中会出现认知功能的损害。病程一般迁延，呈反复发作、加重或恶化，部分患者最终出现精神衰退和精神残疾，但有的患者经过治疗后可保持痊愈或基本痊愈状态。

早期表现：①类神经衰弱状态：头痛、失眠、多梦易醒、注意力不集中、倦怠乏力等；②性格改变，疑心重重等；③情绪反常：无缘无故的紧张、焦虑、害怕；④意志减退；⑤行为动作异常：动作迟疑，面无表情，或呆立、呆坐等。

晚期表现：表现为妄想，幻觉，行为怪异，思维奔逸，孤僻懒散，伤人毁物，兴奋多话等症状。

精神分裂症的分型比较混乱，以前分为：抑郁型与亢奋型 2 个类型。现代分为 6 个类型。

一、抑郁型精神分裂症：（癫）

1. 妄想

被害妄想即患者坚信自己被人以某种方法侮辱或伤害；嫉妒妄想，即患者坚信自己的配偶不忠贞；控制妄想，即患者感到自己的思想、行动和感情都受到外力影响，甚至举动都被他人控制。

2. 情感淡漠、情感不协调等症状

情感淡漠，即对与其切身利益密切相关的事物无动于衷，对欢乐、愤怒、恐惧等情境均无明显反应；情感不协调，即情感反应与内容不一致，尤其是内在思维与表露出的情感表现不相应。

3. 大脑功能紊乱

突出表现为精神活动的异常。抑郁型精神分裂症患者的思维障碍具体表现为联想散漫，即语言结构松弛，并且逻辑混乱，使人不知所云。

二、狂躁型精神分裂症：（狂）

1. 类神经衰弱状态

头痛、失眠、多梦易醒、做事丢三落四、注意力不集中、遗精、月经紊乱、倦怠乏力虽有诸多不适但无痛苦体验且又不主动就医。

2. 情绪反常无故发笑

对亲人疏远，冷淡，甚至敌对。对一切事物表现冷淡，漠不关心，整天闷坐，胡思乱想。不理发，不刮脸，衣服已穿得很脏而病人自己还认为很干净。病人的情感反常，一件无关紧要的小事，可以使他突然暴怒，他对于一件很大的事，却无动于衷。

3. 意志减退

工作马虎不负责任，甚至旷工；学习成绩下降，逃学；或生活变得懒散，没有进取心、得过且过，常日高三竿而拥被不起。

4. 性格改变

向来温和沉静，突然变得蛮不讲理，为一点微不足道小事就发脾气或疑心重重，认为周围都跟自己过不去；见到别人讲话就怀疑是议论自己，甚至别人咳嗽也怀疑是针对自己。

5. 思维破裂

思维破裂是指病人思考问题时没有中心，第一个念头和第二个念头之间缺乏任何联系，讲话时前言不搭后语，颠三倒四，有头无尾，没有条理，有时突然言语中断。有的病人讲话没有中心，别人听不懂他要说明什么问题(写文章也同样没有中心，别人看不懂)。有的病人整日叫喊不停，有的独自对空气说话……

6. 幻觉妄想

幻觉中心以幻听为多，病人听到空中或房上有人对他讲话，或听到一些人议论他。病人的行为常常受到幻觉的影响，甚至服从幻觉的命令做出一些危险的行动来，例如当他听见"声音"在命令他"打碎玻璃窗，逃出去"，他就可以不加思索，不顾危险地去执行。

中医的心，相对西医而言有 3 种解释：①消化系统的胃十二指肠、肝胆胰；②心血管系统；③中枢神经系统。中西医沟通的时候一定要具体问题具体分析，不能一刀切，争论心主神明还是脑主神明是没有意义的。在不同的场合、不同的语境中概念是不同的。

13. 脾中风者，翕翕发热，形如醉人，腹中烦重，皮目瞤瞤而短气。

【注解】

烦重：心烦而腹重，一解为腹重为甚。

形如醉人：指面红而四肢倦怠，犹如酒醉一般伴有精神症状。

皮目𥊲𥊲：《脉经》《千金》作"皮肉"为是，"目"为"肉"之误。皮肉颤动或者蠕动，是指单块肌肉或者小肌群蠕动收缩、颤动。西医见于：电解质紊乱，与肌肉强直、阵挛、角弓反张不同。另解：肌肉疼，压痛，剧烈疼痛时，反射性挤眼、闭眼谓之皮目𥊲𥊲。

"翕翕发热"，"翕翕"就是羽毛合起来，鸡翅膀耷拉下来，是鸡瘟发热的表现。鸡瘟发热鸡翅膀为什么耷拉下来？鸟类到了秋天，重新生出来非常纤细的羽毛。这些非常纤细的羽毛，可以储存大量的空气，形成不流动的空气层，起到保暖作用。到了秋冬季节，天鹅、丹顶鹤等鸟类伸展翅膀，把羽毛拉开，增加羽毛间的空气含量，形成不流动的空气层，起保暖作用。所以，当鸡瘟发热时，翅膀耷拉下来，把不流动的空气挤压出去，增加空气流通，降低体温。

翕，发音 xī，本义是羽毛闭合，收拢，可表示合、聚、和顺的意思，在《伤寒论》中表示体温不高，本条中，可表示恶寒发热。

【释译】

风为阳邪，脾主四肢肌肉与胃相合，营卫之气又源于脾胃，故脾中风热，见翕翕发热，四肢不收。脾为湿土，为阴中之至阴，脾主大腹，今风热干及于脾，脾气郁遏，水湿不化，阳气不能宣达，清阳不能上升，故头目眩晕，且身体困重如同醉人一般，湿停阳郁不伸，故腹中烦满重胀。上下眼胞属脾，风胜于脾，风胜则动，故眼胞皮肤跳动，甚至眼皮浮肿或肢体肌肉而动。脾不运湿，湿阻气机，呼吸不利故短气。

本条论述脾中风热的辨证。

【解读】

《伤寒论现代解读》第 332 条，"无论在欧洲古代或者中国古代，伤寒、副伤寒、非伤寒杆菌沙门氏菌病、斑疹伤寒、钩端螺旋体病、回归热、恙虫病等传染病，由于具有相类似的临床表现，很难把它们区分开来"这一大类疾病，在温病学中属于湿温，以脾胃为中心的疾病，具有胃肠道症状。以斑疹伤寒而论，表现有起病急，寒战、高热、剧烈头痛、肌肉疼痛及压痛，尤以腓肠肌明显，颜面潮红、眼球结膜充血，精神神经症状如失眠、耳鸣、谵妄、狂躁，甚至昏迷。寒战高热即翕翕发热，颜面潮红、眼球结膜充血即形如醉人，肌肉压痛、酸痛即皮目𥊲𥊲，高热呼吸加快即短气，大多数消化道传染病即腹中烦重。这些临床表现与肠原型内毒素相关。

【西医链接】

斑疹伤寒，是由斑疹伤寒立克次体引起的一种急性传染病。鼠类是主要的传染源，以恙螨幼虫为媒介将斑疹伤寒传播给人。其临床特点为急性起病、发热、皮疹、淋巴结肿大、肝脾肿大和被恙螨幼虫叮咬处出现焦痂等。表现有起病急，寒战、高热、剧烈头痛、肌肉疼痛及压痛，尤以腓肠肌明显（皮目𥊲𥊲），颜面潮红、眼球结膜充血，精神神经症状如失眠、耳鸣、谵妄、狂躁，甚至昏迷（形如醉人）。

钩端螺旋体病（简称钩体病）是由各种不同型别的致病性钩端螺旋体所引起的一种急性全身性感染性疾病，属自然疫源性疾病。临床特点为起病急骤，早期有高热、全身酸痛、软弱无力、结膜充血、腓肠肌压痛、表浅淋巴结肿大等钩体毒血症状；中期可伴有肺出血、肺弥漫性出血、心肌炎、溶血性贫血、黄疸，……

回归热由螺旋体引起。起病大多急骤，始以畏寒、寒战和剧烈头痛，继之高热，体温 1~2d 内达 40℃ 以上，多呈稽留热，少数为弛张热或间歇热。头痛剧烈，四肢关节和全身肌肉酸痛。部分患者有恶心、呕吐、腹痛、腹泻等症状，也可有眼痛、畏光、咳嗽、鼻衄等症状。面部及眼结膜充血，四肢及躯干可见点状出血性皮疹，腓肠肌压痛明显。呼吸、脉搏增速……

【结语】

本条脾中风是指湿温之邪侵入人体引起的疾病。以西医而言包含着伤寒、副伤寒、非伤寒杆菌沙门氏菌病、斑疹伤寒、钩端螺旋体病、回归热、恙虫病等传染病，因为具有相类似的临床表现，古代不能把它们鉴别开来，当作一个疾病了。

14. 脾死脏，浮之大坚，按之如覆杯，洁洁状如摇者，死。

【注解】

按之如覆杯：形容脉象中空，如复空杯，其中绝无涓滴之水。

【释译】

《素问·平人气象论》说"平脾脉来，和柔相离，如鸡践地，曰脾平"，指出脾脏平脉应从容和缓而有神。若脾脏之气绝，不运化水谷，饮食停聚，化源则败，气血无以充养，脉气自然失和。浮取大坚乃脾阴虚，虚阳外浮，又与饮食停聚，化热外蒸相合。按之中空乃脾阳将绝，脾气微弱，时有而化食（亏损、缺失之意），时无而中止，故脉来摇荡不定，乍疏乍数，或左或右（洁洁状如摇者）。此为脾之阴阳败散之象，故曰死脏脉。

【解读】

此条继承了《素问·平人气象论》"死脾脉来，锐坚如鸟之喙，如鸟之距，如屋之漏，如水之流，曰脾死"，即后世所论"七绝脉"中的"雀啄脉"。

《脉经·卷四》指出"病人脾绝，十二日死，何以知之？口冷足肿，腹热胪胀，泄利不觉，出无时度"，仲景《伤寒论·辨脉法》亦有脾绝证之论，均当互参。

雀啄脉，十怪脉之一。脉在筋肉间，连连急数，三五不调，止而复作，如雀啄食之状。主脾气已绝。与西医的阵发性室上性心动过速相合，常是解索脉（房颤脉）的先兆。心动过速频率超过200次/min，可引起心、脑器官供血不足，血压下降、晕厥、抽搐发作（阿—斯综合征），以及心绞痛、心力衰竭，甚至猝死。病因：阵发性室上性心动过速常见于冠心病、心肌梗死、缺氧血症、低血钾症、预激综合征、心力衰竭、慢性阻塞性肺疾患、其他各种器质性心脏病或伴有心房扩大者、洋地黄或其他药物毒性反应、甲状腺功能亢进等，亦可见于无任何病因，或由于情绪激动、过度疲劳、吸烟、饮酒诱发。

【结语】

脾死脏雀啄脉－阵发性室上性心动过速证态，其西医的病因、后果、猝死，都与心脏、心血管系统相关联。中医脾主运化，其中的"运"与西医的循环系统的运输功能相一致，运化水湿、运化精微，在疾病的时候水湿停滞、痰饮血瘀均与脾相关，与中医的"心"关系不大，证明了西医的血液循环与脾关系密切，具有比较多的重合。

15. 趺阳脉浮而涩，浮则胃气强，涩则小便数，浮涩相搏，大便则坚，其脾为约，麻子仁丸主之。

麻子仁丸方

麻子仁二升　芍药半斤　枳实一斤　大黄一斤（去皮）　厚朴一尺（去皮）　杏仁一升（去皮尖，熬，别作脂）

上六味，末之，炼蜜和丸梧子大，饮服十丸，日三服，渐加，以知为度。

【释译】

趺阳脉候脾胃之气，其脉浮而涩，浮是举之有余，为阳脉，主胃气强盛；涩是按之滞涩而不流利，为阴脉，主脾脏津液不足；胃气强，伤于脾，脾阴弱，能食而不能运化，津液不能敷布，故肠道失润而大便干结，膀胱为其所迫则小便频数；胃强而脾弱，这是脾约证的特点。治以麻子仁丸泄热润燥，利气通便。方中大黄泄热通便，治胃气之强；芍药、麻子仁滋阴润燥，治脾阴之弱；枳实、厚朴理脾肺之气，以行津液；杏仁润燥而利肺气，以通幽导便；以蜜为丸，意在甘缓润下，阳明燥热得泄，太阴津液得滋，脾约可愈。

本条从趺阳脉象论述脾约的病机、症状及治法。

【解读】

《伤寒论》第247条与本条文相同。

老年人便秘的患病率较青壮年明显增高，主要是由于随着年龄增加，老年人的食量和体力活动明显减少，胃肠道分泌消化液减少，肠管的张力和蠕动减弱，腹腔及盆底肌肉乏力，肛门内外括约肌减弱，胃结肠反射减弱，直肠敏感性下降，使食物在肠内停留过久，水分过度吸收引起便秘。此外，高年老人常因老年性痴呆或精神抑郁症而失去排便反射，引起便秘。不良生活习惯、精神心理因素、肠道病变、全身性病变诸如全身性疾病有糖尿病、尿毒症、脑血管意外、帕金森病等，也可以引起便秘。

【结语】

外感热病由于发热、出汗、小便多等，失水过多引起大便干燥、便秘。外感热病与内伤杂病引起的便秘，道理是一样的（脱水），通用麻仁丸治疗。

【拓展】

《伤寒杂病论》3处脾约，三者的病因、病机不同：①《伤寒论》阳明病第179条：太阳阳明者，脾约是也，是指外感病太阳阳明脾约证，其病机是太阳病误治或者迁延而致便秘；②《伤寒论》阳明病 第247条："趺阳脉浮而涩，浮则胃气强，涩则小便数，浮涩相搏，大便则硬，其脾为约，麻子仁丸主之。"是指外感病正阳阳明脾约证，其病机是外邪直中阳明引起便秘；③《金匮要略》本条，与《伤寒论》247条相同，是指脏腑辨证，脾本藏脾约证，其病机与外邪风寒无关，是由于脾失健运引起便秘。

16. 肾著之病，其人身体重，腰中冷，如坐水中，形如水状，反不渴，小便自利。饮食如故。病属下焦。身劳汗出，衣里冷湿，久久得之。腰以下冷痛，腹重如带五千钱，甘姜苓术汤主之。

甘草干姜茯苓白术汤方：

甘草　白术各二两　干姜　茯苓各四两

上四味，以水五升，煮取三升，分温三服，腰中即温。

【注解】

著：此处音义同"着（zhuó）"，留滞附着之意。

【释译】

肾着，即寒湿痹着于腰部所致，因腰为肾之外府，故名肾着。其形成的原因是"身劳汗出，衣里冷湿，久久得之"。身劳汗出，阳气易虚，衣里冷湿，则寒湿之邪易留着于腰部，久久得之，说明病程较长。寒主收引凝滞，湿性重浊而黏滞，寒湿所伤，阳气被郁，故腰以下冷痛，如坐水中，形如水状，腰部沉重如带五千钱重物，转动不灵，四肢困重。寒湿伤于腰之外府，未及肾之本脏，故气化如常，津液自布，所以口不渴，小便自利，饮食亦未受影响；因湿伤于下，病在下焦。论其治，不需温肾之本脏，而以祛除腰部经络寒湿为主。以肾着汤温行阳气，散寒除湿，即所谓燠土利水。方中干姜辛温散寒而振奋阳气；茯苓、白术健脾祛湿；甘草健中益气以祛湿邪。四味相伍，温脾肾之阳，散阴寒湿邪，正气旺而寒湿去，则肾着可愈。

甘草干姜茯苓白术汤是苓桂术甘汤的变方，干姜易桂枝与水电解质紊乱有关。这是一个治疗脾肾的基础方，既可以调节水电解质（肾主水，与茯苓相关）、性功能，又可以治疗胃肠道的疾病（白术、干姜）。运用时治泄泻可加：泽泻、桂枝、附子，治带下加党参、炒山药、柴胡、炒芡实，治遗尿加益智仁、桑螵蛸、乌药、附子，下肢浮肿可合用防己茯苓汤。

本条论述肾着病的成因和证治。

【解读】

历代医家对肾着病机有不同看法：尤怡等认为病在肾之外府，不在肾之中脏，故用燠土胜水法。而周扬俊则认为肾气本衰，而后湿气得以著之，病在下焦而用中焦药者，认为人之阳气，源于下而盛于中。近代也有认为肾阳不振，水湿泛溢为病，以及脾阳不运，寒湿停留为病者。然而从整体观之，脏腑之间均有着不同的联系，各种药物又并非只归于一经，故肾着虽以肾之外府为主，亦不能割舍其他脏腑，综合诸说，贯通一线，就能全面理解了。故其治法，不在温肾以散寒，而在燠土以胜水。甘、姜、苓、术，辛温甘淡，本非肾药，名肾着者，原其病也。

本方又名肾着汤。临床常用于治疗浅表性胃炎、十二指肠溃疡、寒性关节痛、阳痿等病。本方尚可治疗腰间水气、阴唇水肿、胞痹、小便不利、鼻出清涕等。后世医家常用本方治疗泄泻（包括慢性胃肠炎、肠功能紊乱）、妊娠下肢浮肿、遗尿、小便失禁、妇女年久腰冷带下及坐骨神经痛等病证，属脾阳不足而有寒湿者。治泄泻可加茯苓、泽泻、桂枝、附子，治带下加党参、炒山药、柴胡、炒芡实，治遗尿加益智仁、桑螵蛸、乌药、附子，下肢浮肿可合用防己茯苓汤。

本条脾肾阳虚，即心衰引起的胃肠的黏膜下水肿、下肢水肿等病理状态，即苓桂术甘汤的变方。参考：苓桂术甘汤证。

【西医链接】

隐性水肿：是指组织液在皮下聚集，但没有超过胶体网状物的吸附能力，按压时不出现凹陷，全身隐性水肿患者体重增加。隐性水肿在组织间隙中具有高度的运动性，当液体积聚到一定量时，用手指按压该部位皮肤，游离的液体从按压点向周围散开，形成凹陷，一段时间后凹陷自然平复，这是显性水肿。隐性水肿是水肿的早期阶段，往往不被人们发现。

心源性水肿，是由于心脏功能障碍引发的机体水肿，各种原因所致的心脏病，当心力衰竭时即出现水肿。心源性水肿可呈现全身性或局限性水肿，特点为：水肿逐渐形成，首先表现为尿量减少，肢体沉重，体重增加，然后逐渐出现下肢及全身水肿。水肿先从身体的下垂部位足踝开始，逐渐向上发展到下肢、腰部，最终发展到全身性水肿。心衰是一个慢性发展过程，中医谓：久久得之。出汗可以减轻皮下水肿的，皮下水肿可以通过出汗减轻，"身劳汗出"是减轻水肿的一种自身调节、代偿功能，出汗之后"衣里湿冷"也就顺理成章了。心衰、皮下水肿时，皮下微循环减慢，在水肿局部如腰以下，就会感到寒冷。

所以心源性隐性水肿先从下肢开始，逐渐向上发展，局限于腰以下的时候，病人就会感觉到身体沉重，腹重如带五千钱；腰以下感觉发凉疼痛，如坐水中；因为心衰早期，身体的强大代偿功能，病变处于代偿期，所以不渴，小便自利，饮食如故。

【结语】

本条肾着为心源性水肿早期隐性水肿，心源性水肿显性水肿的早期使用苓桂术甘汤，晚期使用真武汤，本条苓术甘姜汤是苓桂术甘汤的变方，所以能够治疗隐性水肿。参考水气病。

17. 肾死脏，浮之坚，按之乱如转丸，益下入尺中者，死。

【注解】

乱如转丸：形容脉象躁动，如弹丸之乱转。

【释译】

肾脉本当沉实有力，今见浮之坚，脉不沉而外浮，轻取坚而不柔和，重按之乱如转丸，躁动不宁，尺部尤为明显，此乃真气不固而外越，元阴元阳将脱，故主死。

本条论述肾死脏的脉象。本条源出《素问·平人气象论》"死肾脉来，发如夺索，辟辟如弹石曰肾死。"

【解读】

按之乱如转丸：脉律严重紊乱，严重的心律不齐。心律不齐可导致猝死，以室性心动过速、室颤及传导阻滞引起猝死的发生率最高。

18. 问曰：三焦竭部。上焦竭善噫，何谓也？师曰：上焦受中焦气，未和，不能消谷，故能噫耳。下焦竭，即遗溺失便。其气不和，不能自禁制，不须治，久则愈。

【注解】

三焦竭部：三焦各部所属脏腑的机能衰退，阴血衰竭。

噫：嗳气。

【释译】

三焦竭部者，谓三焦因虚竭而不各归其部，不相为用也。三焦之一部所属的脏腑机能衰退，则会影响其他部，出现受影响部的病症。如上焦心肺的机能衰退，而反出现嗳出食气的中焦症状，其原因是上焦心肺功能衰退，气化治节失常，中焦脾胃精微之气不能上达，陈腐之气聚于中焦，故经常嗳出食气。下焦肾、膀胱以及大小肠机能衰退，不能制约二便，故见遗尿或大便失禁。是由于上焦心肺功能衰退，荣不能守，卫不能固，其气不和于下而致下焦失其制约，二便失禁。本证不须治疗下焦，须待上焦心肺正气恢复，荣卫之气调和，上焦得治，则下焦自安。

上焦受气于中焦，下焦受气于上焦，三焦是相互作用，相互维系的。三焦发病，是相互影响，相互传变的。如上焦心肺的气血不和，可以引起中焦发病。上焦心肺血气不和，也可引起下焦发病。在治疗过程中，调和上焦心肺之血气，使五脏元真通畅，既能治疗中焦善噫，又能治疗下焦遗尿失便。在辨证过程中，要看其整体，考虑到疾病的传变，认清疾病的局部和整体的关系，才能制订出全面的正确原则。

本条论述三焦之气不和的辨证。历代注家对"不须治，久则愈"有不同的看法。注家虽看法各异，但从事于临床，亦不必拘泥，当灵活对待，以不离辨证论治为原则。

【解读】

竭：尽，用尽。西医（器官）功能衰弱。

上焦：胸腔，胸腔内的脏器（中西医一致，心、肺）。注意中西医对于"心"的功能方面的认识差异。

中焦：腹腔，腹腔内的脏器。（中医，脾胃；西医，胃十二指肠、肝胆、脾等）

下焦：盆腔，盆腔内的脏器。（中医，肝肾包括肾主精；西医，生殖泌尿系统、直肠等）

胸腔、腹腔、盆腔西医称为第三间隙，正常生理情况下，其中有少量组织液，保持滑润，在病理情况下，形成积液、积脓，造成水电解质紊乱。使用利尿的方法可以治疗第三间隙积液，中医谓：三焦通调水道。三焦各部是相互连系的，例如慢阻肺既可以影响消化功能，也可以引起大便失禁。

脏腑之间的关系，除了阴阳五行生克制化之外，还有三焦功能相互关联的关系。

参考三焦、营卫、膜原的解读。

【结语】

三焦竭部是指其中一部机能衰退时，可影响其他各部，出现受影响它部的病证，与西医也可以互通。

19. 师曰：热在上焦者，因咳为肺痿；热在中焦者，则为坚；热在下焦者，则尿血，亦令淋秘不通，大肠有寒者，多鹜溏；有热者，便肠垢。小肠有寒者，其人下重便血，有热者，必痔。

【注解】

坚：指大便坚硬。

淋秘：淋指小便淋沥涩痛；秘指小便癃闭不通。

鹜溏：鹜即鸭。鹜溏，即鸭溏，形容大便如鸭之大便，水粪杂下。

肠垢：指黏液垢腻的粪便。

【释译】

肺为华盖而居上焦，热在上焦，肺失清肃则气逆而咳，久咳津气俱伤，燥火内盛，肺叶失润，肺叶痿弱而成肺痿。脾胃同居中焦，热伤于中州，消灼脾胃之阴津，升降失司，肠道失润，大便燥结坚硬。热在下焦，肾与膀胱受累，热灼络脉，迫血妄行，故尿血；热结气分，气化不行，煎熬尿液，故尿少而赤疼，或热炼成砂淋、石淋与尿闭等证。

大肠为传导之官，其病则为传导功能失职，临证应分辨其寒热，大肠有寒，水谷不分，则水粪杂下而为鹜溏。大肠有热，燥伤肠液，涩滞不行，则为肠垢，故大便黏滞而秽，或便脓血。小肠为受盛之官，病则受盛化物功能失常，故小肠有寒，阳不化阴，浊阴停滞，阳虚气陷而不能统摄阴血，则见下重便血；小肠有热，热移广肠，蓄于肛门，则为痔疮。

本条论述三焦的热证和大小肠的寒、热证。

本条论述的三焦和大小肠病证，只是举例而言，当举一反三，不必泥于条文。如肺痿、大便坚及尿血、癃闭等证临床也有属寒者，下重便血也有属热者，痔疮亦有寒热之分，故临床实践当以辨证为主。

【解读】

三焦病症的分类，以寒热为例，上焦的肺，热邪可以引起咳嗽，进而可以形成肺痿。热邪侵及中焦脾胃，可以引起大便干燥。热在下焦肾与膀胱，引起血尿、尿淋、尿闭。下焦还包括后阴，大便鸭溏是因为大肠有寒，大便黏腻为湿热；小肠有寒者，其人下重便血，有热者，必痔。

此处的三焦是以脏腑所在的位置为标准的：上焦心肺，中焦脾胃，下焦肝肾，肾主二阴。此处三焦不是指胸腹腔第三间隙，而是指胸、腹、盆腔内包含的不同脏器器官。

【结语】

三焦竭部、三焦病症也仅仅是举例而已，与五脏风寒相对应，都是概论，为三焦辨证论治打下基础。

20. 问曰：病有积、有聚、有䅽气，何谓也？师曰：积者，脏病也，终不移；聚者，腑病也，发作有时，展转痛移，为可治；䅽气者，胁下痛，按之则愈，复发为䅽气。

诸积大法，脉来细而附骨者，乃积也。寸口积在胸中；微出寸口，积在喉中；关上积在脐旁；上关上，积在心下；微下关，积在少腹；尺中，积在气冲。脉出左，积在左；脉出右，积在右；脉两出，积在中央。各以其部处之。

【注解】

榖气：指水谷之气停积留滞之病。榖、谷、谷，在这里同音、同意义。在其他篇章，谷气一般是指正常的水谷之气，没有停积留滞之病的意思。

诸积：包括《难经·五十六难》所称五脏之积，即心积曰伏梁；肝积曰肥气；脾积曰痞气；肺积曰息贲；肾积曰奔豚。其病皆由气、血、食、痰、虫等的积滞所引起。

上关上：关上即关部，上关上，指关脉的上部。

下关：指关脉的下部。

气冲：即气街，穴名，在脐腹下横骨两端，鼠蹊穴上3寸，此处代表下腹部位。

【释译】

本条论述积、聚、榖气的区别和积病的脉诊。积和聚有区别：积病在脏，由于气滞血瘀，阴凝积结所致，所形成的痞块，推之不移，痛有定处。聚病在腑，由于气郁而滞，感寒而聚，偏聚于腑，故痛无定处，发作有时，推之能移，时聚时散。从病情重轻而言，积在脏属阴，累伤血分，气血渐积，积块可由小到大，按之硬，病根较深难治；聚病在腑属阳，损在气分，聚块大小不定，按之柔，病根较浅易治。榖（谷）气即食积之病，由于谷气壅塞脾胃，肝郁不舒，故胁下痛，腹满嗳气或呕恶，若按摩之则气机得以舒通，胁痛可得以缓解，但不久气又因滞而复结，再作胁痛，故须消食导滞，谷气得消，胁痛方能根治。

本条有关积、聚病的鉴别诊断与《难经·五十五难》的精神是一致的。二者在病机和治疗上有一定的联系。聚病日久，气病及血，可转化为积，而积病早期，治疗及时得当，病可由血转气，由脏出腑，病即由重转轻。由于气为血帅，血为气母，气行则血畅，气滞则血瘀，故治血当理气，行气当养血，所以临床上往往积聚并提。至于具体治疗，本书有下瘀血汤、桂枝茯苓丸、大黄虫丸等方剂可与此互参。榖气之病虽有疼痛，但与积聚之疼痛迥异，不可混淆。榖气之治，后世常用越鞠丸、六郁汤，每有良效。

对于脉诊以辨积病部位之文，朱震亨等认为与《素问·脉要精微论》尺肤诊以判断病位的精神是一致的。此说有理论依据，值得深入研究。

【解读】

积、聚、榖气相当于西医对于腹部包块的诊断与鉴别诊断。

中医归纳如下：

（1）积病在脏属阴：由气滞血瘀，阴凝积结所致，所形成的痞块，推之不移，痛有定处。积块可由小到大，按之硬，病根较深难治。

（2）聚病在腑属阳：由于气郁而滞，感寒而聚，偏聚于腑，故痛无定处，发作有时，推之能移，时聚时散。损在气分，聚块大小不定，按之柔，病根较浅易治。

（3）（谷）气即食积之病：由于谷气壅塞脾胃，肝郁不舒，故胁下痛，腹满嗳气或呕恶，若按摩之则气机得以舒通，胁痛可得以缓解，但不久气又因滞而复结，再作胁痛，故须消食导滞，谷气得消，胁痛方能根治。

【西医链接】

一、西医包块的诊断与鉴别诊断：

病史：包块出现的时间，生长快慢，伴随症状等。

触诊：压痛，阳性表示有炎症；阴性表示肿瘤，有良性与恶性之分。

柔软度：囊性感，有液态与气态之分。有波动感为囊肿，实质性为肿瘤，有良性与恶性之分。

移动度：实质性包块移动度大者为良性，固定不移者，多为恶性。

范围、大小、边界清晰度：

包块诊断要鉴别清楚：①良性还是恶性；②良性包块鉴别出：炎症、囊肿、良性肿瘤；③属于哪个脏器。

二、中医积聚谷气的诊断与鉴别诊断

（1）积病在脏，痞块，推之不移，痛有定处。按之硬，病根较深难治。西医译释为：①有形之包块；②固定不移动；③按之硬；④疼痛部位固定（肿瘤性包块及晚期脓肿固定）。治疗使用活血化瘀、消积等方法。脏为实质性器官。

（2）聚病在腑，偏聚于腑，故痛无定处，发作有时，推之能移，按之柔，病根较浅易治。西医译释为：①痛无定处，发作有时。②推之能移，时聚时散。③聚块大小不定，按之柔（炎症性包块、脓肿流动、扩散、局限化）。治疗使用行气消聚等方法。腑是指空腹器官。

（3）（谷）气即食积之病，由于谷气壅塞脾胃，肝郁不舒，故胁下痛，西医译释为：肝胆胃肠疾病等，引起的腹满、胀气、胃肠型等。治疗使用消食理气的方法。

中西医的分类参照物不同，西医按照病理学分类，中医按照脏腑、临床表现特点分类。

中西医这两种分类方法，都是根据当时的治疗手段、方法划分的。按照治疗原则、治疗方法、治疗手段进行临床分类，是一种经常使用的分类方法。诸如：西医的临床分类：内、外科分类，以治疗手段是否以手术与药物治疗分类；化疗与放疗的分科也是按照治疗手段分类；神经内科与神经外科……西医把包块分为：炎性、良性肿瘤、恶性肿瘤，是因为三者的治疗原则不同；中医把包块分为：积、聚、谷气也是因为治疗原则不同。

【拓展】五脏积解读

一、肝之积

五十四难曰：五脏之积，各有名乎？以何月何日得之？然：肝之积，名曰肥气，在左胁下，如覆杯，有头足，久不愈，令人发咳逆，痎疟，连岁不已，以季夏戊己日得之。何以言之？肺病传肝，肝当传脾，脾季夏适王，王者不受邪，肝复欲还肺，肺不肯受，故留结为积，故知肥气以季夏戊己日得之。

【解读】

《医宗金鉴·杂病心法要诀·痎疟疟母》："痎疟经年久不愈，疟母成块结癖症。"注："痎疟，经年不愈之老疟也。"

肥气以季夏戊己日得之。季夏即长夏，属脾土，戊己属土。季夏为阴历六月，相当于公历7~8月。疟疾主要是夏季和秋季感染、流行，即长夏六月，相当于阳历的7~8月。

戊己属土，土分阴阳。戊为阳土，内应足阳明胃经，故胃经旺于戊日；己为阴土，内属足太阴脾经，故脾经旺于己日。《素问·脏气法时论》："脾主长夏，足太阴、阳明主治，其日戊己。"季夏，是夏季的最末一个月，即农历六月，与中医术语之长夏同。《春秋繁露·五行对》："天有五行，木火土金水是也。木生火，火生土，土生金，金生水。水为冬，金为秋，土为季夏，火为夏，木为春。"

咳逆：巨大的脾脏使得膈肌上抬压迫肺，引起呼吸困难、咳嗽等症状。

从五十四难这一段话来看，肥气即疟母、疟疾引起的脾肿大，后世对于肥气做了拓展。

肥气（《难经·五十六难》）。以其似覆杯突出，如肉肥盛之状，故名肥气。《灵枢·邪气藏府病形》："肝脉……微急为肥气，在胁下，若复杯。"

肥气是因疟疾、蛊虫病等，使瘀血内积，新血不生。

症状：

（1）有蛊虫病、曾长期患疟疾等原发疾病的病史或临床表现。

（2）于左胁下可触及肿大的包块，其肿块可达脐或脐下，并可超过腹中线，质坚硬，表面光滑（脾肿大）。

（3）常伴腹胀、疲乏等症，或有齿衄、鼻衄、紫斑等出血现象（脾功能亢进）。或见腹壁青筋显露（肝硬化腹壁静脉曲张）。

鳖甲丸治肥气体瘦，饮食少思。

【结语】

肥气–脾大证态：肝硬化脾肿大，疟疾脾肿大，慢性充血性右心衰竭，血吸虫病等引起的脾肿大。

【西医链接】

脾肿大病因：

1. 感染性

（1）急性感染见于病毒感染、立克次体感染、细菌感染。螺旋体感染、寄生虫感染。

（2）慢性感染见于慢性病毒性肝炎、慢性血吸虫病、慢性疟疾、黑热病、梅毒等。

2. 非感染性

（1）淤血见于肝硬化、慢性充血性右心衰竭、慢性缩窄性心包炎或大量心包积液 Judd – Chiari 综合征，特发性非硬化性门脉高压症。

（2）血液病见于各种类型的急慢性白血病、红白血病。红血病、恶性淋巴瘤、恶性组织细胞病、特发性血小板减少性紫病、溶血性贫血、真性红细胞增多症、骨髓纤维化、多发性骨髓瘤、系统性组织肥大细胞病、脾功能亢进症。

（3）结缔组织病如系统性红斑狼疮、皮肌炎、结节性多动脉炎、幼年类风湿性关节炎（Sill 病）、Felty 病等。

二、心之积

心之积，名曰伏梁，起脐上，大如臂，上至心下，久不愈，令人病烦心，以秋庚辛日得之。何以言之？肾病传心，心当传肺，肺秋适王，王者不受邪，心复欲还肾，肾不肯受，故留结为积，故知伏梁以秋庚辛日得之。

【解读】

李经纬、邓铁涛等主编《中医大辞典》云："伏梁：古病名。①指心积症。《灵枢·邪气藏腑病形》：'心脉，……微缓为伏梁，在心下，上下行，时唾血。'《难经·五十四难》：'心之积名曰伏梁，起脐上，大如臂，上至心下。久不愈，令人病烦心。'治宜伏梁丸等方。②指髀股胻皆肿，环脐而痛的疾患。《内经》《三因极一病证方论·卷八》以本证为心积伏梁之日久不愈者可见之，亦宜用伏梁园治之。③指少腹内之痈肿。《素问·腹中论》：'病有少腹盛，上下左右皆有根，……病名伏梁，……裹大脓血，居肠胃之外。'《儒门事亲·卷三》：'其一伏梁，上下左右皆有根，有大脓血，此伏梁义同肚痛。'1972 年甘肃威武汉滩坡出土《威武汉代医简》有'治伏梁裹脓在肠胃之外方'，用大黄、黄芩、芍药、消石、桑卑肖、蟅虫，祛瘀破坚，清热解毒。"

腹中论：帝曰：病有少腹盛，上下左右皆有根，此为何病？可治不？岐伯曰：病名曰伏梁。帝曰：伏梁何因而得之？岐伯曰：裹大脓血，居肠胃之外，不可治，治之每切按之致死。帝曰：何以然？岐伯曰：此下则因阴，必下脓血，上则迫胃脘，生（为出之误）鬲，侠（《太素》作使）胃脘内痈。此久病也，难治。居脐上为逆，居脐下为从，勿动亟夺。论在《刺法》中。帝曰：人有身体髀股胻皆肿，环脐而痛，是为何病？岐伯曰：病名伏梁，此风根也。其气溢于大肠而着于肓，肓之原在脐下，故环脐而痛也。不可动之，动之为水溺涩之病。

把伏梁作为一个疾病来看，其临床表现归纳如下：

（1）病位：脐之上，心之下，即西医的上腹部，肠胃之外，连于膜（肓）原。

（2）久不愈，令人病烦心，以秋庚辛日得之。秋庚辛日应肺，立秋后多会出现降温降雨，引起呼吸道慢性疾病复发。慢性疾病，久不愈。

"肺秋适王，王者不受邪，……故留结为积，故知伏梁以秋庚辛日得之"意思是：秋季得肺病，肺不受邪，积于心下，成为伏梁。说明慢性肺病长久不愈，结于心下，胃肠之外，这就是伏梁。

时唾血：经常咳血，也说明与慢性肺病有关。暗示肺结核。

（3）髀股胻皆肿，环脐而痛的疾患……其气溢于大肠，而著于肓，肓之原在脐下。胻：是指小腿胫骨。髀股：大腿和臀部。

"髀股胻皆肿"指脓肿沿腰大肌间隙、腹膜后间隙向股部、小腿间隙流动、扩散。例如：腰椎寒性脓肿。腰椎结核脓肿常至盆腔，形成腰肌脓肿，沿髂腰肌向下蔓延到腹股沟或股内侧，从股骨后达大粗隆，沿阔筋膜张肌和髂胫束至股外侧下部，或向后蔓延到腰三角区，形成所谓寒性脓肿。参考：血痹虚劳病脉证病治第六第 10 条：痹挟背行……马刀加瘰。

（4）胃肠之外的大脓血，一是结核性腹膜炎；二是结核性腹膜后脓肿。我们把《内经》腹中论关于伏梁的描述综合起来看，伏梁除了可以触摸到上腹部包块之外，还包括腹膜后脓肿以及脓肿沿腰大肌间隙向大腿、小腿蔓延等病变。结核性冷脓疡不能排除。

"其气溢于大肠，而著于肓，肓之原在脐下"，"起脐上，大如臂，上至心下"。狭义膜原是指：肠系膜。温病邪伏膜原是指：胃肠道传染病引起的肠系膜淋巴结炎。所以伏梁应该是指：肠系膜淋巴结核。多个肿大的淋巴结粘连在一起，包裹在肠系膜里，形成一个长条形的包块，形容为：大如臂。

（5）广义伏梁

肠系膜淋巴结结核：结核菌由淋巴、血行播散而来，多为肠道原发综合征的一部分。常与胸腔内淋巴结结核或全身粟粒结核并存。肿大的淋巴结大小不等，呈干酪样变，可互相融合成团，并与邻近肠管、腹膜、大网膜粘连，形成巨大肿块。干酪样物质坏死、液化，向腹腔、肠腔、甚至腹壁破溃而形成结核性瘘管。

肠道的淋巴结炎：有可能是原发性的肠系膜淋巴结炎，也可能继发于肠道感染所导致的淋巴结炎，比如细菌性痢疾、阿米巴痢疾、肠伤寒尤其是小肠炎症引起，如急性胃肠炎，肠道过敏，急性阑尾炎等等所导致的。轻者腹部摸不到包块为：邪伏膜原；重者摸到腹部包块为：伏梁。

少部分是由于腹腔内的脏器肿瘤如胃癌，结直肠癌等转移引起，极少部分是由于淋巴肿瘤。

【结语】

伏梁：肠系膜淋巴结核、腰椎结核寒性脓肿或者其他细菌性脓肿，沿筋膜间隙扩散。广义的伏梁，是指肠系膜淋巴结肿大，包括：炎症、恶性肿瘤等。

三、脾之积

脾之积，名曰痞气，在胃脘，覆大如盘，久不愈，令人四肢不收，发黄疸，饮食不为肌肤，以冬壬癸日得之。何以言之？肝病传脾，脾当传肾，肾以冬适王，王者不受邪，脾复欲还肝，肝不肯受，故留结为积，故知痞气以冬壬癸日得之。

【解读】

脾积《脉经·平五脏积聚脉证》："诊得脾积，脉浮大而长，饥则减，饮则见，膜起与谷争减，心下累累如桃李起，见于外，腹满呕泄，肠鸣，四肢重，足胫肿厥，不能卧，是主肌肉损，其色黄。"用七气汤下红丸子，兼吞痞气丸、乌头丸等治疗。

大七气汤，中医方剂名。出自《寿世保元》卷三。具有行气消积，和血通络之功效。主治气郁血阻之积聚证。症见积块软而不坚，固着不移，胀痛有定处，舌苔薄，或见舌质青，脉弦。红丸子是一种治疗久疟、胁下结为症瘕癖块等疾病的药丸，由蓬莪术、京三棱、胡椒、青皮、阿魏等中药制成，用二陈汤或四兽汤送服。乌头：治心痛彻背，背痛彻心方。以方测证，脾积应该有剧烈的疼痛。

留于胃脘，大如复杯，痞塞不通，是为脾积。诊其脉微大而长，其色黄，其病饥则减，饱则见，腹满呕泄，足肿肉削。久不愈，令人四肢不收。

"诊得脾积，脉浮大而长，饥则减，饮则见，膜起与谷争减，心下累累如桃李起，见于外，腹满呕泄，肠鸣，四肢重，足胫肿厥，不能卧，是主肌肉损，其色黄。"

临床表现归纳如下：

（1）留于胃脘，大如复杯（盘），心下累累如桃李起。西医：在上腹部触诊可以摸到边沿光滑的包块，或者边界清楚的结节状、凹凸不平的包块。

（2）饥则减，饮则见，膜起与谷争减，饥则减，饱则见，腹满呕泄，肠鸣。西医：消化道常见的症状。

（3）四肢重，足胫肿厥，不能卧，是主肌肉损，足肿肉削。久不愈，令人四肢不收。西医：慢性病程引起的营养不良、肌肉萎缩，即恶病质。

（4）发黄疸。肝胆疾病的典型表现，说明与肝胆有必然联系。

【西医链接】

上腹部包块可分为炎性包块、肿瘤性包块、梗阻性包块、先天性异常包块。主要症状：炎性肿块常伴有发热、疼痛；恶性肿瘤有时可伴有腹痛、发热、消瘦、纳差、进行性黄疸、黑便、呕血，生长较快、恶病质等。其包块表面规则且光滑的肿块良性肿瘤居多，表面凹凸不平，活动度差的肿块，多考虑为炎性或者恶性肿瘤。

上腹部包块：

脏器炎症：多由于脏器炎症引起，多伴有发热、局部疼痛、白细胞计数升高等炎症征象。包括肠结核、腹腔淋巴结结核、结核性腹膜炎，此外还有胰腺周围脓肿、胰腺假性囊肿等。

肿瘤性疾病：腹腔内脏器众多，可发生各种各样的肿瘤，常见于胃癌、肝癌、胰腺癌等。多为实质性包块。恶性肿瘤占多数，特点为发展快，晚期伴有贫血、消瘦和恶病质；良性肿瘤则病史长，肿瘤较大、光滑，活动度较好。（脾积）

梗阻性疾病：主要是胃肠等空腔脏器的梗阻引起的包块，如肠扭转、肠套叠、肠梗阻、尿潴留等均可出现上腹部包块。阳明腑实证。

【结语】

脾积：上腹部肿瘤，包括恶性肿瘤等，常见于胃癌、肝癌、胰腺癌等。多为实质性包块。恶性肿瘤占多数，特点为发展快，晚期伴有贫血、消瘦和恶病质。

四、肺之积

肺之积，名曰息贲，在右胁下，覆大如杯，久不已，令人洒淅寒热，喘咳，发肺壅，以春甲乙日得之。何以言之？心病传肺，肺当传肝，肝以春适王，王者不受邪，肺复欲还心，心不肯受，故留结为积，故知息贲以春甲乙日得之。

【解读】

肺积。《灵枢·邪气藏府病形》："肺脉，……滑甚为息贲，上气。"《难经·五十四难》："肺之积，名曰息贲。在右胁下，覆大如杯。久不已，令人洒淅寒热，喘咳，发肺壅。"杨玄操曰："息，长也。贲，鬲也。言肺在膈也，其气不行，渐长而通于膈，故曰息贲。一曰：贲，聚也，言其渐长而聚蓄。"（见《难经集注》）《济生方》卷四："息贲之状，在右胁下，大如覆杯，喘息奔溢，是为肺积。诊其脉浮而毛，其色白，其病气逆，背痛少气，喜忘，目瞑，肤寒，皮中时痛；或如虫缘，或如针刺。"治用息贲丸、调息丸、息贲汤等方。

肺积（肺癌），这是中西医结合学派公认的看法，研究甚多。

临床表现归纳如下：

（1）在右胁下，覆大如杯。疾病的原发部位很明确，在右胁下（西医的季肋区），可以触摸到"大如杯"的包块。（肿大的肝脏、肝脓肿、膈下脓肿等）

（2）久不已，是指疾病具有慢性发展过程。"久"指长期生长，"不已"不停止的意思。

（3）人洒淅寒热，喘咳，发肺壅。病人恶寒发热，是指在胁下炎性包块引发肺痈肺脓肿。

（4）言肺在膈也，其气不行，渐长而通于膈，故曰息贲。是指：右胁下包块"久不已"长期发展，"渐长而通于膈，故曰息贲"，比较明确地指出右胁下包块侵及膈，到达胸腔的过程。

（5）在右胁下（季肋区），大如覆杯，喘息奔溢，是为肺积。是指临床表现呼吸困难喘息，这是脓胸的临床表现。

（6）其病气逆，背痛少气。是指脓胸，胸膜炎的表现。

（7）喜忘，目瞑。是指长期慢性脓肿引起的营养不良记忆力减退、昏昏欲睡。

（8）肤寒，皮中时痛；或如虫缘，或如针刺。是指脓胸毒素刺激到胸膜壁层、肋间肌，甚至于脓液到达皮下时出现的症状。

（9）以春甲乙日得之，春季呼吸道疾病感染病容易复发，与肺癌关系不大。

【西医链接】

急性腹膜炎（热实结胸证）、肝脓肿破裂等，均可以引起膈下脓肿，通过膈肌疏松结缔组织间隙与胸腔相通，引起脓胸，脓胸可以穿破胸壁形成腋下漏。在古代并非少见，现代由于抗菌素与外科手术治疗，该类疾病几乎没有了。（参考35页（五）膈肌3个疏松结缔组织间隙）

膈下脓肿穿破膈肌进入胸腔，引起脓胸，符合：在右胁下，覆大如杯。久不已，令人洒淅寒热，喘咳，发肺壅。贲，鬲也。言肺在膈也，其气不行，渐长而通于膈，故曰息贲，是指膈下脓肿穿破膈肌的三个疏松结缔组织间隙，进入胸腔，引起肺的病变，称为：息贲。

"其病气逆，背痛少气，喜忘，目瞑，肤寒，皮中时痛；或如虫缘，或如针刺。"长期脓胸、胸膜炎，可以引起营养不良出现：喜忘，目瞑，肤寒，皮中时痛等皮肤感觉异常的临床表现。

【结语】

肺积息贲是指膈下脓肿穿过膈肌引起的脓胸、肺脓肿。

五、肾之积

肾之积，名曰贲豚，发于少腹，上至心下，若豚状，或上或下无时，久不已，令人喘逆，骨痿少气，以夏丙丁日得之。何以言之？脾病传肾，肾当传心，心以夏适王，王者不受邪，肾复欲还脾，脾不肯受，故留结为积，故知贲豚以夏丙丁日得之。此五积之要法也。

【解读】

肾积奔豚气，参见奔豚气病脉证并治第八。

痰饮咳嗽病脉证并治第十二

五脏风寒之后，论及四饮、五脏水，仍然是五脏辨证论治的雏形。本篇应该与肺胀、水气病联系起来讨论。

1. 问曰：夫饮有四，何谓也？师曰：有痰饮，有悬饮，有溢饮，有支饮。

2. 问曰：四饮何以为异？师曰：其人素盛今瘦，水走肠间，沥沥有声，谓之痰饮；饮后水流在胁下，咳唾引痛，谓之悬饮；饮水流行，归于四肢，当汗出而不汗出，身体疼重，谓之溢饮；咳逆倚息，短气不得卧，其形如肿，谓之支饮

【注解】

素盛今瘦：痰饮病人在未病前身体很丰满，得病之后，形体消瘦。

沥沥有声：水饮在肠间流动时所发出的声音。《诸病源候论》作"漉漉有声"。

咳逆倚息：谓咳嗽气逆，不能平卧，须倚床呼吸。

【释译】

痰饮病共分4种类型。由痰饮停留的部位不同和主证不同，分痰饮、悬饮、溢饮、支饮，而这4种饮邪，总称为痰饮。所以痰饮是有广义和狭义之分。

痰饮病是由于脾胃虚弱，不能运化精微，肺气不能敷布津液，而使饮食精微变成痰饮，若下流肠间，则沥沥有声可闻。饮食精微化为痰饮，不得充养肢体，故身体虚弱，日见消瘦。

悬饮病是由于水饮形成以后，停留而聚积在胁下，以致气机升降不利，所以心下硬满，咳唾时牵引胁肋疼痛。

溢饮是由于水饮形成以后，停积于内，泛溢于四肢体表，故身体或四肢疼痛而重，水邪瘀滞，表闭不开，故不出汗。溢饮病重时可见四肢微肿（皮下水肿），支饮其形如肿（形同皮下水肿），两者与水气病之必肿（必有皮下水肿）有主次之分，应予鉴别。

支饮初起，可出现咳嗽气逆、恶寒、痰多、苔白、脉弦等邪实之证；病久肺脾肾阳气俱虚，则出现咳嗽喘逆，甚至不能平卧，或头面四肢浮肿、脉细弦等本虚标实之证。所以，支饮是由于水饮形成之后，停留心下的胸膈，水气凌肺，气失宣降，而咳逆倚息，气喘不能平卧。肺气逆于上而不能通调水道，饮停不化，故面部体表形如水肿。

广义痰饮病的形成与人身水液代谢失常密切相关。《素问·经脉别论》云："饮入于胃，游溢精气，上输于脾，脾气散精，上归于肺，通调水道，下输膀胱，水精四布，五经并行。"这是人身水液的正常流行情况，故广义痰饮是由肺脾肾气化失常，三焦水道通调失职，影响体内水液的运化、敷布和排泄，水饮停留于所虚的不同部位而形成，尤以脾气虚不能为胃游溢精气为其主要病机。仲景对痰饮病的分类，是以病位和症状为基础，并涉及病因与病机。临床当结合脏腑经络学说及八纲的内容，进行辨证施治。

【解读】

这2条是痰饮的总纲。水与饮同出而异名，饮之未聚为水，水之既聚为饮。而饮之成，总的来

说，是阳气衰弱、水饮潴留所致。而水饮之所以潴留，则因脾胃虚弱，不能健运，食物不得化为精微，输布全身，故水液停积而变生饮。此处的"水"是指 14 篇中的"水气病"，"饮"是指本篇中的"痰饮"。

根据水液流走停蓄的部位不同，可分为：痰饮（水饮走胃肠）、悬饮（水饮流胁下）、溢饮（水饮归四肢）、支饮（水饮聚胸膈）四证。前一个"痰饮"是指病名，概括了四饮；后一个"痰饮"是证名，专指水饮走于胃肠的病变。

运用取象比类的方法，水湿、水气、水饮、痰饮也可以表述如下：

湿或者水湿是指：散漫于地表、呈现出局部聚集之水，不能够弥漫、充斥全身，而只能够沉积于局部杂草丛生之地。西医是指局部小血管的渗出性病变与增生、变质性病变。

水气是指：无形之水，气化之水，不可流动、弥漫充斥全身之水，弥漫于皮下及黏膜下之水。西医是指充血、淤血病变，形成的漏出液与浆液性渗出液，包括过敏性渗出病变形成的浆液性渗出液，其部位在全身组织间、细胞间。即隐性水肿与皮下水肿、黏膜下水肿之类。

水饮：是指有形可流动之水主要是指漏出液与浆液性渗出液聚集于第三间隙。

水湿是指蒸腾变为水气，水气冷凝变为水饮，水饮蒸发后形成的黏稠之物变为痰饮或者痰。

"水走肠间，沥沥有声，谓之痰饮"，局方云："悬饮亦谓流饮，在胁间动摇漉漉有声。"中医对于"漉漉有声"的解释是指：摇动之后可以感觉到水的震动之声以及振动的感觉，说明"饮"为有形之水而且可以流动。肠间"漉漉有声"，即是摇动腹部感觉到的声音以及振动的感觉。与西医的"震水音""波动感""震荡感"同义。这有可能是张仲景定名为"水饮"的主要根据，他具有充分的根据说明胸腔与腹腔中确实存在水。他运用发汗、泻下与利尿的方法可以使这些水减少或者消失。基于这两方面的原因，确定了水饮病的名称。反过来，能够使用这些方剂或者这些药物治疗的疾病均称为水饮。这就是古代中医运用治疗方剂反推病理机制与病因的思路方法。以方测证。

胸腔中存在"可以流动的水"，西医的解释只有一种，必然是浆液性渗出液与漏出液。所以"水走肠间，沥沥有声，谓之痰饮；饮后水流在胁下，咳唾引痛，谓之悬饮"；分别是西医的腹水与胸腔积液。可见，肠间水饮与腹水是一个证态；悬饮与胸腔积液是一个证态。其他水饮病的西医病理状态也是浆液性渗出液或者漏出液，只是部位不同而已。

支饮相关条文最多，计有 10 条之多。支饮与肺心病、心力衰竭是一个证态。支饮，是分支的意思，如同树干，可以分成许多支干。支饮是一个主干，这个主干就是心性水肿，支饮 - 肺心病证态是一个支干；膈间支饮 - 晚期右心衰（淤血性肝硬化）证态又是一个支干；心下支饮泽泻汤、心下痰饮苓桂术甘汤、心下支饮小半夏汤为另外一个支干；支饮胸满证；支饮不得息证又是二个支干。支饮还可以发展为悬饮十枣汤证、水走肠间等不同临床类型。支饮与水气病之间既有明显的区别，还有相互交叉重叠。心衰引起的水肿，在不同的阶段、不同的部位引起不同的临床表现，就形成了不同的支饮。

溢饮是指在腹水（水走肠间）、胸腔积液（悬饮）、支饮（心衰）的基础上，出现了皮下水肿，即水饮溢于皮肤。与水气病 - 水肿证态相重合。

3. 水在心，心下坚筑，短气，恶水不欲饮。

4. 水在肺，吐涎沫，欲饮水。

5. 水在脾，少气身重。

6. 水在肝，胁下支满，嚏而痛。

7. 水在肾，心下悸。

【释译】

四饮与五脏水的关系。这是 2 种分类方法，水在不同的脏腑，引起不同的临床表现（症状与体征）。这两种分类方法有重叠、重复。

四饮之水，或留膈间，或留肠间，或留胁下，或留肢体，或留胸中，然不能尽水之为病也。故又发明水之在心者，……；水之在肺者，……；水之在脾者，……；水之在肝者，……；水之在肾者，……。医者以此触类而通之，则水之病，自无遁情矣。

五脏水，这种分类临床意义不大，只能说明水饮能够引起各脏腑的功能障碍，出现不同的症状（仅仅是举例而已，没有罗列出具体的症状组合），在临诊时具体问题具体分析。水在心，可以是水气凌心，也可以是指水停心下等。水在肝，胁下支满，嚏而痛，可以是悬饮 – 胸腔积液证态，也可以是支饮 – 肝脏淤血证态等。余类推，具有非常广阔的联系空间。

《金匮要略》于论四饮之后，随即论到水在五脏之病谓："水在心，心下坚筑短气……"即四饮之病，仍系水流各处之病，痰饮系水下流于肠，悬饮系水旁流于胁，溢饮系水外出于四肢，支饮系水上入于胸膈。惟诸饮之成，亦非一朝一夕之故。喻嘉言谓："始先不觉，日积月累，水之精华转为浑浊，于是遂成痰饮。"陈修园谓："痰饮证，乃水气上泛，得阳煎熬则稠而为痰，得阴凝聚则稀而为饮。此证以脾肾为主，以水归于肾，而受制于脾。"可见水停积即成为饮，饮蒸凝即成为痰。饮既由水之停积，为水液之属，故清稀，俱为寒湿之证，非若痰由饮之蒸凝而成，故稠浊，而有寒湿与燥热之分。故治饮之道，宜燥湿利水，健脾行气，切忌清润滋阴，并以《金匮要略》治饮诸方为本，斯为得之。如由于外感六淫之邪而诱发痰饮，咳嗽痰多，或素有痰饮，而复兼感六淫之邪，致咳痰甚剧，均宜各按前述外感六淫咳嗽治法，酌加祛痰药味治之。

【解读】

五脏水中的"水"是指水气，与"水气病脉证并治"中的水气是一致的。"水气"是指弥漫于疏松结缔组织中的细胞间液、组织液异常增加，即皮下水肿、黏膜下水肿；"饮"是指第三间隙积液（包括浆液性渗出液与漏出液）。

中医认为：饮，水与饮同出而异名，饮之未聚为水，水之既聚为饮。形象地说明了细胞间液与第 3 间隙积液的相互转化关系。

【西医链接】

水肿：包括皮下水肿与第 3 间隙积液。一般情况下，水肿这一术语，不包括内脏器官局部的水肿，如脑水肿、肺水肿、胃肠道黏膜下水肿等。

组织间隙过量的体液潴留称为水肿，通常指皮肤及皮下组织液体潴留；体腔内体液增多则称积液。根据分布范围，水肿可表现为局部性或全身性，全身性水肿时往往同时有浆膜腔积液，如腹水、胸腔积液和心包腔积液。全身性水肿主要有心源性水肿、肾源性水肿、肝源性水肿、营养不良性水肿、黏液性水肿、特发性水肿、药源性水肿、老年性水肿等。根据水肿的程度可分为轻、中、重度水肿，轻度水肿仅见于眼睑、眶下软组织，胫骨前、踝部的皮下组织，指压后可见组织轻度凹陷，体重可增加 5% 左右。中度：全身疏松组织均有可见性水肿，指压后可出现明显的或较深的组织凹陷，平复缓慢。重度：全身组织严重水肿，身体低垂部皮肤张紧发亮，甚至可有液体渗出，有时可伴有胸腔、腹腔、鞘膜腔积液。

肾素 – 血管紧张素 – 醛固酮系统对心力衰竭、肝硬化、肾病综合征的水肿形成起辅助作用。心力衰竭时心搏出量减少，肾灌注血量不足，刺激肾近球感受器，使肾素分泌增多，肾素使血管紧张素原变为有活性的血管紧张素Ⅰ，再经转换酶的作用将血管紧张素Ⅰ变为血管紧张素Ⅱ，后者作用于肾上腺皮质球状带细胞，使之分泌醛固酮，从而促进肾远曲小管的钠重吸收，招致钠潴留，引起血液晶体渗透压增高，后者刺激血管壁渗透压感受器，使垂体后叶分泌抗利尿激素，从而加强肾远曲小管的水重吸收。水的潴留助长了心源性水肿的形成。肝硬化时的水肿和腹水，也有醛固酮的作用参与，这是由于肝细胞对醛固酮的灭活作用减退，同时，在腹水形成之后，由于循环血量减少，又引起醛固酮分泌增多。肾病综合征因白蛋白大量流失，血浆蛋白量低落，发生水肿，体液自血管内向血管外逸出，循环血量下降，又激发肾素-血管紧张素-醛固酮系统的活性。

临床分类表现：

一、全身性水肿及成因

（1）心脏疾病：风湿病、高血压病、梅毒等各种病因及瓣膜、心肌等各种病变引起的充血性心力衰竭、缩窄性心包炎等。

（2）肾脏疾病：急性肾小球肾炎、慢性肾小球肾炎、肾病综合征、肾盂肾炎肾衰竭期、肾动脉硬化症、肾小管病变等。

（3）肝脏性疾病：肝硬化、肝坏死、肝癌、急性肝炎等。

（4）营养性因素：①原发性食物摄入不足，见于战争或其他原因（如严重灾荒）所致的饥饿；②继发性营养不良性水肿见于多种病理情况，如继发性摄食不足（神经性厌食、严重疾病时的食欲缺乏、胃肠疾患、妊娠呕吐、口腔疾患等）；消化吸收障碍（消化液不足，肠道蠕动亢进等）；排泄或丢失过多（大面积烧伤和渗出、急性或慢性失血等）以及蛋白质合成功能受损、严重弥漫性肝疾患等。

（5）妊娠因素：妊娠后半期，妊娠期高血压疾病等。

（6）内分泌疾病：抗利尿激素分泌异常综合征，肾上腺皮质功能亢进（库欣综合征、醛固酮分泌增多症），甲状腺功能低下（垂体前叶功能减退症、下丘脑促甲状腺素释放激素分泌不足），甲状腺功能亢进等。

（7）特发性因素该型水肿为一种原因未明或原因尚未确定的综合征，多见于妇女，往往与月经的周期性有关。

（8）结缔组织病所致水肿常见于红斑狼疮、硬皮病及皮肌炎等。

二、胸腔积液

是以胸膜腔内病理性液体积聚为特征的一种常见临床症候。胸膜腔为脏层和壁层胸膜之间的1个潜在间隙，正常人胸膜腔内有5~15mL液体，在呼吸运动时起润滑作用，胸膜腔内每天有500~1000mL的液体形成与吸收，任何原因导致胸膜腔内液体产生增多或吸收减少，即可产生胸腔积液。按其发生机制可分为漏出性胸腔积液和渗出性胸腔积液2类。

（一）病因

胸膜毛细血管内静水压增高（如充血性心力衰竭）、胸膜通透性增加（如胸膜炎症、肿瘤）、胸膜毛细血管内胶体渗透压降低（如低蛋白血症、肝硬化）、壁层胸膜淋巴回流障碍（如癌性淋巴管阻塞）以及胸部损伤等，均可引起胸腔积液，临床常见病因如下：

1. 漏出性胸腔积液

充血性心力衰竭、缩窄性心包炎、肝硬化、上腔静脉综合征、肾病综合征、肾小球肾炎、透析、黏液性水肿等引起的胸腔积液常为漏出液。

2. 渗出性胸腔积液

（1）胸膜恶性肿瘤包括原发性间皮瘤和转移性胸膜瘤。

（2）胸腔和肺的感染如：结核病和其他细菌、真菌、病毒、寄生虫感染。

（3）结缔组织疾病如：系统性红斑狼疮、多发性肌炎、硬皮病、干燥综合征。

（4）淋巴细胞异常如：多发性骨髓瘤、淋巴瘤。

（5）药物性胸膜疾病如：米诺地尔、溴隐亭、二甲麦角新碱、甲氨喋呤、左旋多巴等。

(6)消化系统疾病如：病毒性肝炎、肝脓肿、胰腺炎、食管破裂、膈疝。

(7)其他：血胸、乳糜胸、尿毒症、子宫内膜异位症、放射性损伤、心肌梗死后综合征等。

(二)临床表现

1. 症状

(1)胸闷和呼吸困难积液较少(少于300mL)时症状多不明显，但急性胸膜炎早期积液量少时，可有明显的胸痛，于吸气时加重，当积液增多时胸膜脏层和壁层分开，胸痛可减轻或消失。中、大量胸腔积液(大于500mL)时，可出现气短、胸闷、心悸、呼吸困难，甚至端坐呼吸并伴有发绀。

(2)原发病症状如结核病所致胸腔积液者可有低热、乏力、消耗等结核中毒症状；心力衰竭患者有心功能不全的症状；肺炎相关性胸腔积液和脓血常有发热和咳嗽咳痰；肝脓肿者有肝区疼痛。

2. 体征

纤维素性胸膜炎的患者可听到胸膜摩擦音或触及胸膜摩擦感。中、大量积液时，可见患侧呼吸运动受限，呼吸浅快，肋间隙丰满，气管向健侧移位，患侧语音震颤减弱或消失，积液区上方呼吸音增强，有时可听到支气管呼吸音。

3. 分类

(1)结核性胸腔积液。

(2)肺炎相关胸腔积液和脓胸慢性脓胸患者有胸膜增厚、胸廓塌陷、慢性消耗、杵状指(趾)等症状。

(3)恶性胸腔积液。

(4)漏出性胸腔积液。

复习西医是为了与中医痰饮病、水气病相对照，以悬饮－胸水证态为例举一反三，腹水、关节积液、胃肠道黏膜下水肿、胃肠道积液等，都没有引用，将在不同的章节里详细论述。

8. 夫心下有留饮，其人背寒冷如手大。

【注解】

留饮：水饮内停。留而不去，很难根治之意。

【释译】

水饮形成之后，若饮邪留于心下，困阻心阳，则使阳气不布，不能温暖背部的心俞，故病人背寒冷如手大。

本条论述留饮的辨证。

【解读】

注家对"心下"部位，有心、胸、膈、胃之异，当视临床兼症而定。"背寒冷"病因、病机颇多，宜审因论治。西医是指：胃十二指肠、肝胆胰及其周围组织，这些器官、组织的神经支配与背部的神经属于相同的节段，其慢性炎症时疼痛反射到背部。参考：肝着(186页)肝脏的神经支配。

留饮是指饮邪长期留而不行，伏饮是指饮邪潜伏难出。二者皆喻饮邪病位较深，病程较长，病情顽固难治。按其留伏的部位和症状，仍然包括在四饮之内，并非四饮之外，另有所分。例如：悬饮－胸腔积液证态，如果胸膜增厚，包裹性积液，就可能形成留饮。

这是一组涉及面很广的症状组合，临床上要具体问题具体分析。临床上还是以胃脘部慢性病变为多见。以顽固、难治的慢性炎症，特别是具有增生性、渗出性病变者，甚至于急性炎症之后遗留的包裹性积液、积脓等。

9. 留饮者，胁下痛引缺盆，咳嗽则辄已。一作转甚。

【注解】

缺盆：指锁骨上窝处。

【释译】

饮成之后，若留于胁下，肝络闭阻，壅塞不通，阻碍阴阳升降之机，故胁下痛引缺盆。咳嗽之时，气满更甚，故咳嗽则胁痛加重。

本条进一步论述留饮的辨证。

【解读】

摘录《中西医融合观续》122 页

缺盆位于肺尖部。胁下为胸廓的两侧部，剧烈的咳嗽，或者肺以及胸腔的病变均可能引起胁下与锁骨上窝处疼痛。

第 1 篇第 3 条，色鲜明者，为留饮。面色鲜明为体内停积水饮，上泛于面，形成面目浮肿，所以反见明亮光润之色。面部"色鲜明者有留饮"，是指隐性水肿时期皮肤饱满紧张，表现出鲜亮的色泽。如果这种情况发生在比较长期的慢性病人中，就是留饮。

本篇第 8 条夫心下有留饮，其人背寒冷如手大。第 9 条留饮者，胁下痛引缺盆，咳嗽则辄已。一作转甚。第 10 条胸中有留饮，其人短气而渴；四肢历节痛，脉沉者，有留饮。

《伤寒论》中的热实结胸证与上腹部急性腹膜炎是一个证态，急性腹膜炎被大网膜包裹之后可以形成膈下脓肿；急性胰腺炎的后遗症可以是膈下脓肿与假囊肿，这些被包裹的囊肿或者脓肿，符合"留饮"的表述。"第 8 条夫心下有留饮，其人背寒冷如手大"，心下是指：胃十二指肠、肝胆胰所在的部位，当这些器官患有慢性疾病时，因为其病理反射区在背部，所以感觉到背部寒冷。

膈神经和肋间神经都参与了膈肌的神经支配；一侧的膈神经和肋间神经不但支配同侧膈肌，还可有分支支配对侧膈肌。第 9 条"留饮者，胁下痛引缺盆，咳嗽则辄已"，缺盆穴位于锁骨上窝，属于锁骨上神经支配。膈神经的运动纤维支配膈的运动，感觉纤维分布于纵隔胸膜、膈胸膜、心包以及膈下面中央部的腹膜。一般认为，右膈神经的感觉纤维尚分布到肝、胆囊和肝外胆道等。锁骨上神经（C3、4）有 2~4 支行向前外下方，分布于颈外侧部下份、胸前壁上部和肩部的皮肤。膈神经与锁骨上神经具有共同的脊神经（C3、4）节段，所以中医"胁下"（肝、胆、胰）的病变可以引起锁骨上神经支配区域的锁骨上窝（缺盆）的反射痛。这也是经络的实质，也是第 9 条"留饮者，胁下痛引缺盆，咳嗽则辄已"的病理学基础。

包裹性胸腔积液是胸膜炎慢性过程中形成的积液，很难吸收，属于留饮，其胸痛可以牵引到盆缺。悬饮中的胸膜炎、胸腔积液也可牵引胸肩疼痛，悬饮－胸膜炎胸腔积液证态使用十枣汤治疗，"第 10 条胸中有留饮，其人短气而渴"。此处"胸中有留饮其人短气而渴"，与悬饮－胸腔积液证态相连续，十枣汤未必能够解决包裹性胸腔积液的问题。

四肢历节痛，为四肢关节的"留饮"（关节积液）很难吸收，不在此处讨论。中医对于"胸中有留饮"与"四肢历节痛"之间的关系有争论，一种认为二者是一个疾病，另一种认为二者是 2 个疾病，不在此讨论。

本篇第 18 条：病者脉伏，其人欲自利，利反快，虽利，心下续坚满，此为留饮欲去故也，甘遂半夏汤方主之。

留饮不是一个部位名称，而是指不同部位的不容易根除的水饮，诸如：心下留饮、胸腔积液留饮、关节留饮、留饮胃痛（慢性顽固性胃炎）等，"心下续坚满"也是留饮的一种临床类型。留饮还有易复发、容易感染等特点，着重于腹腔疾病，特别是心衰与感染引起的上腹部器官疾病，其病理变化仍然是浆液性渗出性炎症与心衰引起的水肿。上腹部器官诸如胃十二指肠、胆囊、胰腺等，这些空腔器官具有2个界面。一个是管腔内的黏膜面；一个是腹腔的浆膜面，当这些器官感染或者发生水肿、淤血的时候，往往会同时涉及外管腔（消化道）、腹膜腔以及肌层、黏膜下层、浆膜下层。还有膈肌与大网膜、小网膜，如果渗出物被大网膜、小网膜包裹之后，很难被吸收。所以留饮－上腹部器官渗出、水肿证态，其临床表现复杂、多变，而且治疗比较困难。正因为治疗上的困难，不容易消退，"留而不去"，所以称为"留饮"。

10. 胸中有留饮，其人短气而渴；四肢历节痛。脉沉者，有留饮。

【注解】

历节：关节。

【释译】

水饮停留在胸中，胸中被遏，肺气不利，故其人短气。胸阳不得温煦，气不布津，故有口渴。

若饮邪不留于胸中，而流于四肢，而使关节气血痹滞不通，则四肢历节疼痛。饮邪留于胸中，阴寒凝聚，故脉沉。沉脉生气郁，又主结，故可一脉两断。

本条论述胸中留饮的2种变化。

本条留饮、"四肢历节痛"与历节病"不可屈伸疼痛"、痹证有别。历节病肝肾先虚，病在筋骨，脉沉而弱；痹证乃风寒湿三气杂至，见浮紧濡缓之脉，与气候变化有关；留饮"四肢历节痛"乃属"经络痰饮"，肢体局部顽麻疼痛，痛点固定，与气候变化关系不大。

以上留饮3条，均可存在于四饮之中，具体问题具体分析。

【解读】

有痰饮，有悬饮，有溢饮，有支饮，是部位；留饮是属性，指长期滞留不行的水饮。流而不去是留饮，伏而待动为伏饮。留饮存在于四饮之中，例如：胸中有留饮，其人短气而渴；四肢历节痛，有留饮，脉沉。

留饮的特点是：留滞不去，即病程长，不容易消退，例如：胸腔积液胸膜增厚，关节积液等慢性过程，治疗效果不理想，即留滞不去。

历节－类风湿性关节炎证态。

痹症－风湿性关节病证态。

四肢历节留饮－关节积液证态。

三者应该鉴别，但是也有比较多的重叠。临床上应该具体问题具体分析，不可一概而论。

11. 膈上病痰，满喘咳吐，发则寒热，背痛腰疼，目泣自出，其人振振身瞤剧，必有伏饮。

【注解】

振振身瞤剧：瞤，肌肉掣动，此谓全身震颤动摇。

目泣自出：指痰喘剧咳，气逆而甚，则眼泪自出。

伏饮：水饮潜伏于内而有巢囊，不易治愈，有复发的特性。

【释译】

膈上有伏饮，平时即有满喘咳吐的症状，又外感风寒，引动膈间伏饮，使饮邪加重，病情骤然加剧，故胸肺胀满，喘息咳嗽，呕吐痰涎。咳喘胀满，不胜其扰，则目泣自出。风寒束于外，水饮动于中，阳气欲下行，不得宣通，故发热恶寒，背痛腰疼，其人振振身瞤动而剧。

本条论述膈上伏饮的辨证。

【解读】

水饮潜伏于内而有巢囊,不易治愈。阻塞性肺病,支气管高度扩张(巢囊)不易治愈,反复发作。本条伏饮,俗称"哮(吼)喘病",即阻塞性肺病中的哮喘,感冒时急性发作。

急症发作时,可用小青龙汤解表散寒、温肺化饮,即感冒(风寒)引起阻塞性肺病急性发作的时候,使用小青龙汤治疗。阻塞性肺病合并细菌性感染的时候,木防己去石膏加茯苓芒硝汤通阳利水,软坚补虚,酌加清热药如:黄芩、银翘、千金苇茎汤等。外证解后,可用苓桂术甘汤温阳制水;脾肾俱虚者,可用真武汤温肾健脾行水,以善其后。

振振身瞤剧,是真武汤证的表现,西医是指:呼吸性碱中毒陶瑟征。

过敏性哮喘的病人,接触变应原就会引起打喷嚏、流鼻涕、眼痒、流泪等症状。呼吸困难的时候往往伴随着流泪。慢性阻塞性肺病反复感染,引起鼻泪管逆行性感染、阻塞,引起溢泪症。这是对于"目泣自出"的解释。

【西医链接】

支气管扩张的黏膜表面常有慢性溃疡,纤毛柱状上皮细胞鳞状化生或萎缩,管壁弹力组织、肌层以及软骨受损伤,由纤维组织替代,管腔变形扩张。扩张形态可分为柱状和囊状2种,亦常混合存在。柱状扩张的管壁损害较轻,随着病变的发展,破坏严重,变为囊状扩张。亦可经过治疗使病变稳定或好转。常伴毛细血管扩张,或支气管动脉和肺动脉的终末支扩张与吻合,形成血管瘤,可出现反复大量咯血。支气管扩张发生反复感染,其炎症蔓延到邻近肺实质,引起不同程度的肺炎、小脓肿或且小叶不张,以及伴有慢性支气管炎的病理改变,久之可形成肺纤维化和阻塞性肺气肿,还会加重支气管扩张。肺炎反复发作,刺激肺组织通过神经反射,引起腰背疼痛及胸痛胸闷等。

以上病理形态学变化,与中医的巢囊一致,由于气管周围肺纤维化,形成蜂窝肺,炎症分泌物不易排出,容易反复感染,不易治愈,故称:伏饮。有伏病、伏邪即潜伏的意思。另外,肺纤维化晚期的蜂窝肺,也属于巢囊伏邪之类。

支气管扩张时,肺功能测定可表现为以阻塞性为主的混合性通气功能障碍,如肺活量减少、残气/肺总量比值相对增加、用力肺活量和第一秒用力肺活量占用力肺活量比值减低、最大通气量减退。吸入气体分布不匀,支气管扩张区引流肺组织肺泡通气减少,而血流很少受到限制,使通气/血流比值小于正常,形成肺内的动静脉样分流,以及弥散功能障碍导致低氧血症。低氧血症引起肺通气过度导致 CO_2 排出过多,引起以血浆 H_2CO_3 浓度原发性降低,pH 值升高为特征的酸碱平衡紊乱,称为呼吸性碱中毒。根据发病情况分为急性及慢性 2 大类:急性者 $PaCO_2$ 每下降 10mmHg (1.3kPa),HCO_3^- 下降约 2mmol/L;慢性者 HCO_3^- 下降为 4~5mmol/L。常见症状:呼吸不规则、手足面部麻木、肌肉颤动、强直、抽搐、Trousseau 征阳性、昏厥、头昏、眩晕、意识障碍等。Trousseau 征即陶瑟征,即用止血带或血压计缚于前臂充气至收缩压以上 20mmHg 持续 3min,也可用手用力压迫上臂静脉,使手血供减少促发腕痉挛。阳性可能是碱中毒、低镁血症、低钾血症或者高钾血症。即本条:振振身瞤剧。

【结语】

伏饮是指:阻塞性肺病、哮喘、支气管扩张等疾病。"满喘咳吐,发则寒热,背痛腰疼,目泣自出",这是阻塞性肺病的临床表现;"其人振振身瞤剧",是疾病过程中,过度换气引起的碱中毒。

12. 夫病人饮水多,必暴喘满。凡食少饮多,水停心下。甚者则悸,微者短气。脉双弦者寒也,皆大下后善虚。脉偏弦者,饮也。

【注解】

脉双弦：是指两手寸口脉均弦。

偏弦：是指一手寸口脉弦。

饮水多：即水饮多。

水停心下：水饮停于胃脘部。即西医的胃肠道黏膜下静脉淤血、水肿。

【释译】

脾失健运是痰饮病的内因，水饮过多是其诱因。由于脾胃虚弱，食少饮多，水饮上逆于肺，故轻微者，仅见短气；重者暴发喘满。水饮重者，饮停于心下，上凌于心，故心悸。痰饮之邪，多停留一处，故常见一侧脉弦。由于大下之后，脾胃虚寒；故常见两手双弦。

广义痰饮病的成因，除脾失健运而外，如肺脏功能失调，不能通调水道；肾阳虚弱，不能化气行水等，都可引起痰饮的发生。

本条论述痰饮的病因和辨证方法。

【解读】

食少，是指胃口不好，吃得少。食少饮多，是指患有水饮的病人，食欲不振吃得少。这种病人的病机是水停心下，轻微的气喘，重病人则心下悸。这种病人如果一次大量饮水，能够引起急性喘气、胸满，实际上是急性肺水肿。脉象：脉偏弦者饮也。

"饮水多，必暴喘满"，现代西医过量输液可以引起肺水肿，在临床上并非少见，这时候偶尔使用激素，大汗淋漓，一汗而愈。本条"饮水多，必暴喘满"是指：左心衰肺水肿。水饮严重的时候，心力衰竭急性发作表现为肺水肿（必暴喘满）。典型期高血压的脉象一般是弦脉，高血压可引起左心衰、急性肺水肿。

中医谓"由于脾胃虚弱，食少饮多，水饮上逆于肺，故轻微者，仅见短气；重者暴发喘满"，是指水寒射肺，轻者短气，重者暴发喘满，水寒射肺–肺水肿证态，肺水肿轻者即慢性肺水肿仅见短气，重者心性哮喘。微者短气，即慢性心力衰竭，不运动的时候也感到气短。

"水饮重者，饮停于心下，上凌于心，故心悸。"水气凌心–心衰心律紊乱证态，心悸是指心律紊乱。

"凡食少饮多，水停心下"。即阳虚水泛，水停心下–胃肠道黏膜下水肿证态。

本条，阳虚水泛–心力衰竭证态。参考：脏腑辨证：阳虚水泛–心力衰竭证态。

本条"夫病人饮水多，必暴喘满。凡食少饮多，水停心下。甚者则悸，微者短气。"还涉及以下证态：

水寒射肺–急性肺水肿证态。

水停心下–胃肠道黏膜下水肿证态。

水气凌心–心衰心律紊乱证态。

微者短气，即慢性心力衰竭稳定期。

（参考《融合观》第307～314页阳虚水泛–心力衰竭证态）

从本条看出：西医的心力衰竭（痰饮）"脾失健运是痰饮病的内因"，即脾失健运是心力衰竭的内因。脾主运化，其中的"运"即运输功能，西医就是心血管的功能。循环系统的主要功能就是运输。形成痰饮病过程中，脾、肺、肾相互促进是其病机，与中医的"心"关系不大。所以中西医结合学派说：心气虚就是心肌收缩无力，是心力衰竭的病理机制，是错误的，不符合中医经典理论。

左心衰的常见、重要原因是高血压，高血压心脏病、典型期高血压的脉象一般是弦脉，即本条"脉偏弦者饮也"。

【结语】

本条（脉弦）左心衰急性肺水肿是：必暴喘满；13、14条支饮-肺源性心脏病心衰是右心衰，表现为：肺饮不弦，但苦喘短气，其脉平。张仲景已经把左心衰与右心衰区别开来了。

13. 肺饮不弦，但苦喘短气。

【注解】

肺饮：指水饮犯肺，属支饮之类。

【释译】

由于肺气不能宣化，通调水道失常，水饮之邪上停于肺，肺气受阻而不利，故但苦喘短气。本证仅属肺中微饮，而与肝脾无关，故脉来不弦。

本条论述肺饮的脉证。亦不拘于"脉偏弦者饮也"的定论，仍当四诊合参。

【解读】

上条"脉偏弦者饮也"，是指：左心衰的常见、重要原因是高血压，高血压心脏病、典型期高血压的脉象一般是弦脉，高血压引起左心衰、急性肺水肿。本条肺饮属于支饮，支饮与肺心病、右心衰是一个证态，肺心病、右心衰是由阻塞性肺病引起的，阻塞性肺病的临床特点是：气喘、呼吸困难，病因不是高血压，所以脉不弦，如14条：支饮亦喘而不能卧，加短气，其脉平也。

14. 支饮亦喘而不能卧，加短气，其脉平也。

【注解】

脉平：此乃与"脉偏弦者饮也"相对而言，指其脉不弦，并不是指没有病。

【释译】

支饮，其病不甚重，未伤脉络，故脉反平。饮邪支撑，上附于肺，肺气不能宣降，故短气，喘而不能卧。

本条论述支饮轻证的辨证。

【解读】

12条脉双弦者寒也。脉偏弦者饮也。水寒射肺-肺水肿证态，是指左心衰，左心衰的主要临床表现是肺水肿。左心衰的主要原因是高血压，高血压与肝阳上亢是一个证态（参考脏腑辨证肝阳上亢-高血压证态）肝阳上亢则脉弦。

13条肺脉不弦，14条其脉平也，同样出现喘而不能卧，中医认为属于支饮。支饮-肺源性心脏病证态，是右心衰。（参考中西医融合观续110页）

西医心力衰竭有左心衰与右心衰之分，左心衰以肝阳上亢-高血压证态多见，所以脉弦。12条水寒射肺-心衰肺水肿是左心衰的首见临床表现，虽然同样水在肺，而与支饮-肺源性心脏病（右心衰）的脉象不同，所以支饮-右心衰，同为水在肺，不出现弦脉。支饮喘、短气是由于阻塞性肺病引起右心衰的表现。

脉搏的形成主要与左心室相关，通常指的血压是动脉血压（左心室的输出量）。当高血压左心衰发展为全心衰竭（包括左心衰与右心衰）的时候，左心搏出量下降，血压降低，血压下降则脉不弦或者脉平如13条。

以脉象脉弦与脉不弦，作为鉴别左心衰（高血压心脏病）与右心衰（肺源性心脏病）的鉴别要点，可谓玄妙绝伦。

15. 病痰饮者，当以温药和之。

【注解】

温药：温性药物。

痰饮：此处的痰饮是指后世所说的"水饮"。

【释译】

痰饮的形成，是由于胃虚，不能游溢精气，上输于脾，脾虚不能散精，上归于肺；肺虚不能通调水道，下输膀胱。肾阳虚弱，不能化气制水，水精不能四布，水湿停留，积为水饮。水饮多在肺、脾、肾所虚之处，停留为患。总之，人体内水液代谢因虚而停，因寒而凝，聚成痰饮，病变多端。治宜温药和之，温药可以通阳消阴下气，可使水气流行，津液布达，代谢正常，水饮之邪消散。用温药温暖脾胃，可以助运化；温暖肺气，可助通调水道；温暖肾阳，可以助化气，水液代谢正常，不停不聚，则不生痰饮。

痰饮：此处的痰饮是指后世所说的"水饮"，即西医的浆液性渗出液与漏出液。中医认为：人体内水液代谢因虚而停，因寒而凝，聚成痰饮（水饮），病变多端。病机是：因虚而停，因寒而凝，所以，治宜温药和之。

本条是论述治疗痰饮病的大法。温药和之治本主方，脾虚者用苓桂术甘汤，肾虚者用肾气丸。后世根据本条精神，按照广义痰饮病兼杂病因的不同，在祛痰涤饮的基础上，其治法用药，有所发展。

【解读】

温阳化水法，（参考《伤寒论现代解读》概论）

16. 心下有痰饮，胸胁支满，目眩，苓桂术甘汤主之。

苓桂术甘汤方：

茯苓四两　桂枝三两　白术三两　甘草二两

以上四味，以水六升，煮取三升，分温三服，小便则利。

【注解】

支满：胀满。

【释译】

由于心胸之阳不振，不能温化水饮，而脾胃虚弱，又不能运化水湿，胃中停饮，可使痰饮之邪留于心下不去。饮邪郁阻，肺气不畅，所以胸胁支满；饮阻于中，饮邪上犯，清阳不升，故头目眩晕。

治以苓桂术甘汤，温阳化气，健脾利水。方中桂枝温阳，化气行水；白术健脾化湿，淡渗利水，通畅三焦。本方温心脾之阳，以化水饮之邪，是温药治水饮的代表方。

本条论述痰饮的证治。

【解读】

本方见于《伤寒论》第67条，可参考之。

本方除原文所述，尚可见心下逆满、气上冲胸、咽喉不利、起则头眩、身振振摇、小便不利，以及呕恶咳喘，甚至咳而遗尿、舌质淡嫩、舌苔白润甚至水滑、脉弦等诸症。现代医学的慢性支气管炎、心源性水肿、阵发性心房颤动、脑积水、内耳眩晕症、神经衰弱，属脾虚水饮内停者，用之均有一定疗效。

苓桂术甘汤为治痰饮病的主方，亦是"温药和之"的具体运用。临床当随证加减：头目眩晕甚者，加泽泻；咳嗽呕吐稀涎者，加半夏、陈皮；干呕、巅顶头痛，因肝胃阴寒水饮上逆者，加吴茱萸；心悸脉结，加人参、五味子；身瞤动而水气上泛者，加附片。

17. 夫短气有微饮，当从小便去之，苓桂术甘汤主之；方见上。肾气丸亦主之。方见脚气中。

【注解】

微饮：指轻微的痰饮。

短气：指呼吸短促而不相接续之意。

【释译】

由于阳虚不能化气行水者，有肺脾气弱，不通运化水湿，而使微饮内留，妨碍升降，所以常有短气证。若临床还兼见头目眩晕，食少消瘦，心下逆满者，可用苓桂术甘汤温化中焦，使水邪从小便排出。若肾阳虚弱，不能温阳化气，使水停于下，引起少腹拘急不仁，腰痛或小便不利，或见畏寒肢冷，可用肾气丸温养肾气，利水消饮。

苓桂术甘汤侧重于脾，而肾气丸则侧重于肾。

【解读】

津液的排泄障碍，主要是指津液转化为汗液和尿液的功能减退，而致水液潴留，溢于肌肤、腠理而为水肿，聚于脏腑而为水饮，本篇称为痰饮。"夫短气有微饮"是指轻度的肺源性心脏病引起的轻度皮下水肿、隐性水肿等病理状态。

津液与细胞间液是一个象态，津液排泄降低就是细胞间液蓄积，即西医的水肿。

【结语】

本条轻微的水饮(轻微的水肿以及隐性水肿期)，可以用苓桂术甘汤治疗，也可以用肾气丸治疗。这是一个大的原则。

18. 病者脉伏，其人欲自利，利反快，虽利，心下续坚满，此为留饮欲去故也，甘遂半夏汤方主之。

甘遂半夏汤方：

甘遂大者三枚　半夏十二枚(以水一升，煮取半升，去滓)　芍药五枚　甘草如指大一枚(炙)(一本作无)。

上四味，以水二升，煮取半升，去滓，以蜜半升，和药汁煎取八合，顿服之。

【注解】

欲自利：病人未经攻下而要下利。

利反快：下利之后，留饮减轻，病人感到轻快。

【释译】

本条所述留饮，可归属狭义痰饮兼支饮。留饮是指饮邪留于心下不解，饮留则气滞，而脉道即不利，故脉见伏。若正气拒饮欲从下去，则其人欲自利，因利则心下坚满而反快，可知饮有不解之势。但由于留饮已有巢穴可据，不可能泻下即去，故又心下续坚满。治当因势利导，采取通因通用之法，方用甘遂半夏泻下而除留饮。方中甘遂攻逐水饮，通利二便；半夏散结除痰；芍药敛阴液，去水气；白蜜、甘草甘缓解毒，调和诸药；甘草与甘遂相反，合而用之，具有攻逐留饮、安中下气之效。

蜜合煮，顿饮，较为安全。不可过服，中病即止。甘遂可用散剂 1 ~ 3g，面煨冲服，或胶囊装甘遂末服。若用煎剂，宜少于 6g，可直攻水饮而不致毒人。

本条论述留饮的证治。

【解读】

病人未经治疗而有下利腹泻的表现，腹泻后症状减轻，病人感到轻快，但是，上腹部仍然有胀满的感觉。此处"心下"是指：胃十二指肠、肝胆胰腺，病变部位与十枣汤不同。

留饮－上腹部慢性渗出性炎症证态：甘遂半夏汤。

悬饮－胸腔积液证态：十枣汤。

中医认为：由于留饮已有巢穴可据，不可能泻下即去，故又心下续坚满。"留"的意思是：不容易排出去，或者排出去了，又容易再生成，不容易除根。例如：胸膜增厚、包裹性胸腔积液（有巢穴可据），十枣汤效果不佳的时候，是甘遂半夏汤的适应症。余类推。

上腹腔脓肿被包裹，液化后形成假囊肿等即中医谓有巢穴可据。

甘遂半夏汤通过泻下作用，可以把第三间隙积液排出体外，但不是病因治疗，是对症治疗，仅仅可以消除症状，因此，难以完全治愈。

【拓展】

甘遂半夏汤目前多用于胸腔积液、心包积液，痰饮咳喘见呼气困难、胸部痞满者，对留饮胃痛、"腹壁脂肪增多症"亦有效。服药后可见大便水泻、黏腻如鱼冻样物。衣宸寰通过多年临床实践，确认留饮可致泄泻，且多属顽固难愈之久泻，寻常健脾、升举、分利、固涩、温阳诸法颇难取效，乃根据"有故无殒""有是证用是药"的原则，采用甘遂半夏汤治之，获效甚良。一般药后泻下水液脓痰之便，常使多年夙疾，一剂顿除；或即见转机，稍事调理而愈。经治者凡百余例，疗效稳妥可靠。衣老指出，用此方须注意两点：①不用甘草则不效；②用蜜甚属重要。（参考《金匮诠释》）。

注：衣宸寰临床经验选（一）（复印件）鸡西市卫生局出版时间：1979

【结语】

所以，留饮是指：久治难愈的体腔积液、（慢性炎症的）组织内渗出液等病理状态。

19. 脉浮而细滑，伤饮。

【注解】

伤饮：指被饮所伤。

【释译】

本条饮伤于心下，停滞于胃，则心下必悸；停滞在下，则小便不利，必苦里急；寒水射肺，肺气上逆。分别使用苓桂术甘汤，肾气丸，葶苈大枣泻肺汤治疗。本条的精神是说素体不足，若饮邪停留于浅表，可见浮而细滑之脉，易治。

【解读】

水停心下－胃肠道黏膜下水肿证态，苓桂术甘汤；轻型肾阳虚、小便不利－轻度水肿证态，肾气丸；水寒射肺－肺水肿证态，葶苈大枣泻肺汤。

20. 脉弦数，有寒饮，冬夏难治。

【释译】

寒饮内停的临床表现：眩晕，神疲肢寒，脘腹胀满，得温则舒，口不渴；或渴不欲饮，舌苔白腻水滑，舌质青紫，面色皓白或晦暗，呕恶清涎，小便少，脉沉迟。本条寒饮之脉象是弦数应该出现热象，与寒饮内停的临床表现不符合，痰饮病，脉证不符者，预后不佳。因为脉弦数，有寒饮，说明病情复杂，寒热交错，因此冬(寒)夏(热)难治。

【解读】

冬夏季节，患有寒饮的病人，例如心衰，如果出现弦数的脉象，病人发热，说明心衰复发加重了，比起一般的心衰难以治疗。冬季心衰病人感冒后病情加重，好理解，很多人认为冬季是心力衰竭的高峰，并非完全如此。夏季闷热的天气也容易引发心力衰竭加重，天气炎热，皮下血管以及身体各个血管都在扩张，增加流量，加重心脏负担，导致心衰发生。夏季会引起糖尿病、冠心病、甲亢等的突发，这些疾病恰恰正是影响心力衰竭的导火线。

21. 脉沉而弦者，悬饮内痛。

【注解】

内痛：胸胁牵引疼痛。

【释译】

本条论述悬饮的脉证。

悬饮是饮邪结于胁下，病在里，故脉沉；肝络不舒，胁内作痛。弦脉主饮主痛。

"饮后水流在胁下，咳唾引痛，谓之悬饮。"证见胁下胀满，咳嗽或唾涎时两胁引痛，甚则转身及呼吸均牵引作痛，心下痞硬胀满，或兼干呕、短气，头痛目眩，或胸背掣痛不得息，舌苔滑，脉沉弦。巢氏病源说："饮水过多，留注胁下，令胁间悬，咳唾引胁痛，故云悬饮。"又局方云："悬饮。"亦谓流饮，在胁间动摇漉漉有声。"漉漉有声"是指摇动之后可以感觉到水的震动之声以及振动的感觉，说明"饮"为有形之水可以流动。

悬饮的临床表现归纳如下：

胁下胀满，咳嗽或唾涎时两胁引痛，甚则转身及呼吸均牵引作痛，或胸背掣痛不得息。

心下痞硬胀满，或兼干呕、短气，头痛目眩。

在胁间动摇漉漉有声。

悬饮：悬于胸腔；肋骨上举为之悬。

【解读】

悬饮 – 胸腔积液证态

第2条：饮后水流在胁下，咳唾引痛，谓之悬饮。

第21条：脉沉而弦者悬饮内痛。

第22条：病悬饮者十枣汤主之。

【西医链接】

胸腔积液的临床表现：炎性积液多为渗出性，常伴有胸痛及发热。由心力衰竭所致胸腔积液为漏出液。肝脓肿所伴右侧胸腔积液可为反应性胸膜炎，亦可为脓胸。积液量少于0.3L时症状多不明显；若超过0.5L，患者渐感胸闷。局部叩诊浊音，呼吸音减低。积液量增多后，两层胸膜隔开，不再随呼吸摩擦，胸痛亦渐缓解，但呼吸困难亦渐加剧；大量积液时纵隔脏器受压，心悸及呼吸困难更加明显。本篇悬饮是指心衰等引起的漏出液。

胸膜炎最常见的症状为胸痛。胸痛常突然出现，程度差异较大，可为不明确的不适或严重的刺痛，可仅在患者深呼吸或咳嗽时出现，亦可持续存在并因深呼吸或咳嗽而加剧。胸痛为壁层胸膜的炎症所致，通常出现于正对炎症部位的胸壁。亦可表现为腹部、颈部或肩部的牵涉痛。中医谓："胁下胀满，咳嗽或唾涎时两胁引痛，甚则转身及呼吸均牵引作痛，或胸背掣痛不得息。"

膈下炎症(膈下脓肿、肝脓肿、急性胰腺炎、急性腹膜炎等)产生反应性胸膜炎,所伴胸腔积液可为浆液性积液,亦可为脓胸(比较少见)。膈下炎症就是《伤寒论》中的热实结胸证。(参考《伤寒论现代解读》)

【拓展】

《伤寒论》第152条"太阳中风,下利,呕逆,……此表解里未和也,十枣汤主之。此处悬饮是指感染性浆液性渗出液。"

【结语】

《伤寒论》悬饮证是指胸膜炎引起的浆液性渗出液;《金匮要略》悬饮证是指心衰引起的漏出液。

22. 病悬饮者,十枣汤主之。

十枣汤方:

芫花熬　甘遂　大戟各等分

上三味,捣筛,以水一升五合,先煮肥大枣十枚,取九合,去滓,内药末,强人服一钱匕,羸人服半钱,平旦温服之。不下者,明日更加半钱。得快下后,糜粥自养。

【注解】

悬饮:饮停胁下,称悬饮。

【解读】

见上条。

本方用法,以诸药为末,每服 3～5g,1 次/d,清晨空腹枣汤调下;或药末装胶囊服亦可。药后胸闷烦躁,泻下稀水者,为药已中病的反应。十枣汤对渗出性胸膜炎、心衰胸腔积液、肝硬化腹水有较好疗效。

23. 病溢饮者,当发其汗,大青龙汤主之;小青龙汤亦主之。

大青龙汤方:

麻黄六两去节　桂枝二两去皮　甘草二两炙　杏仁四十个去皮尖　生姜三两切大枣六枚　石膏如鸡子大碎

上七味,以水九升,先煮麻黄,减二升,去上沫,内诸药,煮取三升,去滓,温服一升,取微似汗。汗多者,温粉粉之。

小青龙汤方:

麻黄三两去节　芍药三两　五味子半升　干姜三两　甘草三两炙　细辛三两　桂枝三两去皮　半夏半升汤洗

上八味,以水一斗,先煮麻黄,减二升,去上沫,内诸药,煮取三升,去滓,温服一升。

【注解】

微似汗:微微汗出。

【释译】

水饮之邪不散,外溢于体表四肢,郁遏荣卫之气,故身体疼痛而无汗。饮邪停留肌表,当发其汗,使水邪从汗而解。虽然饮邪停留肌表,但具体的证情,都是有差异的。所以,在发汗的基础上,各有所偏重。

如大青龙汤证，由于寒饮内停，肺气不宣，故咳嗽而喘。饮邪溢于肌表，复感风寒，故身体疼痛，恶寒无汗。风寒湿闭塞肌表，郁而发热，故发热烦躁。由此可见，大青龙汤证是溢饮兼郁热烦躁之证。大青龙汤能发散水气，清除郁热。方用麻黄汤的麻黄、杏仁、桂枝、甘草宣肺以散水气；甘草、生姜、大枣调和脾胃而利荣卫；石膏清解阳郁之热。

小青龙汤，忧郁风寒外束于肌表，卫气闭塞，故有恶寒、无汗、口不渴。寒饮内伏，阻碍胸中升降之气机，故胸痞，干呕。饮邪流于肌表，则身体浮肿而重疼。饮邪上迫于肺，故咳嗽，痰多白沫，气逆倚息不得卧。由此可见，小青龙汤证是溢饮兼见寒郁咳喘之证。治以小青龙汤发散水气，温中化饮。方用麻黄、桂枝发汗散饮，宣肺行津；干姜、细辛、半夏温中化饮，散寒降逆；五味子收敛肺气；芍药敛阴护正；甘草和药守中。

【解读】

溢饮泛指各种原因引起的皮下水肿，与水气病有重叠。大青龙汤的适应症是伴有发热、烦躁者，病情急而重；小青龙汤往往是合并有慢性炎症，一般没有发热、烦躁等热象反而具有寒象，如恶寒、痰白有泡沫等。

大青龙汤为解表剂，具有辛温解表之功效。主治外感风寒，兼有里热，恶寒发热，身疼痛，无汗烦躁，脉浮紧。亦治溢饮，见上述症状而兼喘咳面浮者。临床常用于治疗流感、暑热、急性肾炎、瘾疹、小儿夏季外感高热。本方发汗作用强烈，体质较好者，用之无妨；体质较弱者，应当慎用；若脉搏微弱，出汗容易受凉者，应当禁用。临床应用中，患者一出汗即停药，不可过量服用，否则，会因出汗过多而伤身。现代医家认为，麻黄的有效成分麻黄碱，有兴奋中枢神经和心脏的作用。用药过量时易引起精神兴奋、失眠、不安、神经过敏、震颤等症状；有严重器质性心脏病或接受洋地黄治疗的患者，可引起心律紊乱。麻黄是大青龙汤的主要药物，过量服用会出现多种不良反应，特此提醒患者必须在医师指导下应用。

大青龙汤是一个强发汗剂，其中含有生石膏，具有退热（中医谓清热）作用，在《伤寒论》中用于重感冒高热不退，一汗而愈。在《金匮要略》中，肾性水肿（风水）使用汗法治疗，所以大青龙汤可以通过强大的发汗作用，减轻皮下水肿，特别适用于外感引起发热，皮下水肿加重的病理状态。例如：急性肾炎。

小青龙汤为解表剂，具有辛温解表、解表散寒、温肺化饮之功效，主治外寒里饮证。临床用于治疗慢性阻塞性肺气肿、支气管哮喘、急性支气管炎、肺炎、百日咳、过敏性鼻炎、卡他性眼炎、卡他性中耳炎等属于外寒里饮证者。

外寒是指轻型的感冒；里饮是指呼吸道、消化道的具有浆液性渗出物的慢性炎症以及各种原因引起的漏出液。中医的"饮"具有2种含义：一是浆液性渗出液，二是漏出液。例如：悬饮-胸腔积液证态，胸腔积液就是指的漏出液与浆液性渗出液。所以，小青龙汤的适应症非常广泛，涵盖了消化道、呼吸道慢性炎症的浆液性渗出物以及各种原因引起的黏膜下水肿、漏出液等病理状态。临床用于治疗慢性阻塞性肺气肿、支气管哮喘、急性支气管炎、肺炎、百日咳、过敏性鼻炎、卡他性眼炎、卡他性中耳炎等属于外寒里饮证者，也就顺理成章了。溢饮-皮下水肿证态，是漏出液，用小青龙汤通过发汗作用，减轻皮下水肿，是有道理的。其作用比大青龙汤微弱，而且偏重于肺心病水肿，兼治阻塞性肺病的慢性期。

【结语】

溢饮是指：

（1）肺源性心脏病右心衰，肝脏、消化道黏膜下等存在静脉淤血、水肿，外感风寒感冒之后，右心衰加重，出现皮下水肿，即水饮溢出四肢，大青龙汤发汗减轻皮下水肿，同时治疗阻塞性肺病合并感冒。

（2）右心衰存在着隐性水肿。用小青龙汤。

（3）肾炎肾性水肿，使用汗法。急性肾炎水肿，用大青龙汤，退热、发汗减轻水肿；慢性肾炎水肿，用小青龙汤。

24. 膈间支饮，其人喘满，心下痞坚，面色黧黑，其脉沉紧，得之数十日，医吐下之不愈，木防己汤主之。虚者即愈，实者三日复发，复与不愈者，宜木防己汤去石膏加茯苓芒硝汤主之。

木防己汤方：

木防己三两　石膏十二枚（如鸡子大）　桂枝二两　人参四两

上四味，以水六升，煮取二升，分温再服。

木防己加茯苓芒硝汤方：

木防己　桂枝各二两　人参　茯苓各四两　芒硝三合

上五味，以水六升，煮取二升，去滓，内芒硝，再微煎，分温再服，微利则愈。

【注解】

膈间支饮：指饮邪支撑在胸膈之间。指胸胁部位，西医是指肝脾的位置。

黧黑：面色黑而晦暗。

虚者：指心下痞坚，病根已去，变得柔软。

实者：指心下仍然痞坚，病根未去。

心下痞坚：上腹部感觉痞塞不通，可以触摸到较硬的包块。

【解读】

参考《中西医融合观续》114页膈间支饮 - 右心衰肝硬化证态。

本条运用现代语言表述为：膈间支饮，其临床表现是呼吸困难，胸满气喘，上腹部正中（心下）可以触摸到比较硬的包块，痞塞感，面色黑而晦暗，其脉沉紧，患病已经数十日，医生使用了吐、下之法，不愈，这是木防己汤的适应症。服用木防己汤之后如果心下痞坚变得柔软，说明病根已去（虚者即愈）；如果心下仍然痞坚，说明病根未去，3日之后病情复发。无论复发或者病情没有治愈，宜用木防己汤去石膏加茯苓芒硝汤治疗。

西医解读：本条"膈间支饮"与第一条"咳逆倚息，短气不得卧，其形如肿，谓之支饮"支饮 - 肺心病证态联系起来看，"膈间支饮，其人喘满"说明已经具备了肺心病的病理状态。当出现了"心下痞坚，面色黧黑，其脉沉紧"的临床表现，说明右心衰的代偿期已经过去。

第十四章第31条气分若属阳虚阴凝，寒水互结者，症见心下坚，大如盘，边如旋杯，喘，肿，手足逆冷，骨疼，痹不仁，腹满肠鸣，当温阳散寒，祛除水饮，方用桂枝去芍药加麻辛附子汤。第十四章第32条若属气滞脾虚，水气互结者，症见心下坚，大如盘，边如旋盘者，当理气健脾，化饮除湿，方用枳术汤。

"心下坚，大如盘，边如旋盘"是指在上腹部中央可以触摸到边沿圆滑的包块，应该是充血胀大的肝脏、脾脏的边沿；硬度比较大者，或者纤维化、硬化的肝脏、脾脏，应当是本条"心下痞坚"。

"面色黧黑"，这是因为心衰晚期，肝脏由瘀血变为硬化，内分泌代谢失调所致。慢性心肺功能不全，肝硬化、慢性肾功能不全等可以引起肾上腺功能减退，导致面色黧黑。参考黑疸。

"得之数十日"，可知非急性心衰，"实者三日复发"，心衰每遇诱因极易复发。脉沉紧也是用方重要参考：脉不浮，可知非越婢汤证；沉而非弦，不是十枣汤证，所以本条脉沉紧既不是越婢汤证，也不是十枣汤证。

木防己汤证是指：全身重度水液潴留。本方证侧重于心脏衰竭，其理由总结如下："得之数十日"，可知非急性心衰；"其人喘满"即是阻塞性肺病；"心下痞坚"是回心血流减少造成的肝瘀血、肝硬化；"面色黧黑"，系肾上腺功能减退所致。"实者三日复发"，是指心衰每遇诱因极易复发。脉不浮，可知非越婢汤证（阻塞性肺病的早期）；沉而非弦，不是十枣汤证（悬饮－胸腔积液证态）。

汉防己与木防己均有祛风湿、利水之功。但汉防己偏于利水消肿，木防己偏于祛风湿止痛；若症偏于下部，湿重于风者，多用汉防己；症偏于上部，风重于湿者，多用木防己。

现代医学治疗心衰的方法是强心、利尿、扩张血管。以此为参考，我们还可以将本方作如下理解：即以石膏、人参强心；石膏含钙，对心脏有兴奋作用；人参强心，生脉饮可证；桂枝与木防己扩张血管，桂枝通利血脉，关于木防己，李克光主编的《金匮要略译释》说"能疏通全身体液的郁滞和郁血，善通全身十二经和膈膜间水饮"。可知二者有扩血管之功。若病情轻时，此方即能解决问题，若病情重时，则去石膏加茯苓、芒硝以通利大、小便，减轻心脏前后负荷。传统中药木防己汤由人参、桂枝、木防己和石膏组成，据传在中国用于治疗心衰已有1800余年的历史。

【结语】

膈间支饮－晚期右心衰（淤血性肝硬化）证态：木防己汤。

营卫运行不利，故面色黧黑，是因为肺源性心脏病，皮下水肿引起皮肤中的微血管流动变慢，阻塞性肺病血氧含量低等慢性缺氧面容，也就是皮肤营养功能下降，皮肤黑色素细胞功能紊乱，中医称为营卫不利。另外一种解释：肝淤血，瘀血性肝硬化引起的激素代谢紊乱，皮肤黑色素细胞功能亢进，引起"面色黧黑"。

25. 心下有支饮，其人苦冒眩，泽泻汤主之。

泽泻汤方：

泽泻五两　白术二两

上二味，以水二升，煮取一升，分温再服。

【注解】

冒眩：神志昏冒，眼前生黑光。即头昏目眩。

【释译】

本条论述支饮发生眩冒的证治。

由于脾胃虚弱，不能运化水湿，饮邪停于心下，上乘清阳之位，所以头目晕冒比较严重。治以泽泻汤，健脾行饮，消阴通阳。方中白术健脾益气，升清降浊，运化水湿；重用泽泻利水消饮，降浊泻阴。

"苦冒眩"症，病发时头目沉重，眩晕，双目紧闭，不欲视物，动则呕吐清水。若浊阴上干清窍，尚可见头痛、鼻塞、耳鸣、面色黧黑；脾阳失运或湿浊困脾者，可见大便素溏和多痰、舌体胖大宽厚、苔白滑腻，脉象沉滑。泽泻汤广泛应用于梅尼埃病，突发性耳聋等属水饮所致者效佳。有报道用泽泻汤加减治疗中耳积液者，因"泽泻能使清气上升，除头目诸疾"，配茯苓以减轻迷路水肿，石菖蒲通九窍，对耳部闷胀不适、耳鸣、听力下降者，效佳。

临床表现："心下有支饮，其人苦冒眩，泽泻汤主之。"此处"心下"是指主"神明之心"之下，不是腹腔中的心之下（胃脘、上腹部脏器）。冒眩：冒，覆盖之义，引申为有物蒙之；眩，晕眩，目见黑。"苦冒眩"不单单是眩晕，而且还具有嗜睡、意识不清甚至意识丧失的表现，与"16条心下有痰饮，胸胁支满，目眩，苓桂术甘汤主之"不同。

【解读】

通过以上支饮－心性哮喘证态与膈间支饮－重度心衰证态的论述，可见支饮与心衰密切相关，所以"心下有支饮，其人苦冒眩"的"苦冒眩"症，是由于心衰引起的。右心衰可有疲乏无力、失眠、心悸等表现；如果严重脑缺氧时，可出现陈－斯氏呼吸，嗜睡、眩晕，意识丧失，抽搐等。所以，心下支饮是指心衰、严重脑缺氧引起的心悸、眩晕等。急则治标，泽泻汤通过利尿作用减轻水肿，达到治疗症状的目的。（右心衰严重者可发生精神错乱，此可能由于脑淤血，缺氧或电解质紊乱等原因引起。参考右心衰相关内容）

泽泻汤广泛应用于梅尼埃病，突发性耳聋等属水饮所致者效佳。当时，使用这个方剂治疗梅尼埃病，突发性耳聋，并把这类临床表现归类于"饮"，相当于"水电解质紊乱"，而且使用利尿的方法，调节水电解质平衡的方法治疗，也为现代治疗这类疾病提供了新的思路。梅尼埃病，突发性耳聋的病因很多，根据不同的病因以及临床表现，可以采用不同的方剂治疗。

【结语】

心下有支饮，其人苦冒眩，指的是2种病理状态：①内耳淋巴水肿；②脑缺氧。急则治标，泽泻汤的利尿作用，减轻脑组织的淤血状态，在当时可能是治疗脑缺氧、内耳迷路水肿最直接有效的方法。

26. 支饮胸满者，厚朴大黄汤主之。

厚朴大黄汤方：

厚朴一尺　大黄六两　枳实四枚

上三味，以水五升，煮取二升，分温再服。

【注解】

胸满：胸间胀满。

【释译】

由于痰饮聚结，郁而化热，饮热郁蒸，散漫胸间，所以胸满；若饮热郁于胃肠，胃肠气滞不通，故腹满疼痛，和大便闭结，或者黏滞而臭。

本证为支饮，挟有湿热蕴结于胸腹，故治以厚朴大黄汤，理气散满，疏导胃肠。方中厚朴温散降气，散湿满；枳实理气，开滞消痞；大黄之剂量最重，泻胃肠之滞热，以及水饮有形之邪气。本方以枳实、厚朴利气行饮，推荡于下，又用大黄疏导胃肠泻下而去，可收痰饮湿满并治之功。

【解读】

充血性心力衰竭是一种严重临床综合征，为大多数器质性心脏病进展的结局。便秘是充血性心力衰竭病人长期卧床休息期常见的症状之一，若不及时处理，会增加病人的痛苦，诱发心律失常、心力衰竭，甚至发生猝死等严重并发症。支饮与心衰一致，是一个证态，心衰病人如果长期卧床，胃肠蠕动减少，肠动力不足。就可能出现便秘。这是支饮腹满、胸满的病理学基础，也是厚朴大黄汤的适应症。

【结语】

支饮胸满（腹满）－心衰便秘证态。

27. 支饮不得息，葶苈大枣泻肺汤主之。方见肺痈中。

【注解】

不得息：呼吸困难。

【释译】

支饮阻于胸膈，而使肺气不利，痰涎壅塞，胸满咳喘，呼吸困难等。

治以葶苈大枣泻肺汤，专泻肺气，而逐痰饮。方中葶苈子泻肺下气，破水逐饮，令肺气通降，则气行水降；大枣安中，补气血，益津液，以防泻下之虚。本方泻肺治水，虽竣而不伤正。

本条论述支饮不得息的证治。

支饮与肺痈均可用葶苈大枣泻肺汤，虽然一属肺痈病，一属痰饮病，但都由痰涎壅盛，邪实气闭所致喘咳不得卧者，故可异病同治。

【解读】

肺脓肿的初期阶段是渗出期，当肺部出现以浆液性渗出为临床主要表现时，才是葶苈大枣泻肺汤的适应症。《千金》苇茎汤的适应症是痈脓已经形成的时期。西医的心衰根据病因不同，病理阶段的不同，病理机制的不同，使用不同的方剂。本方以"痰涎壅塞，胸满咳喘"为特点，属于左心衰的急性肺水肿阶段，肺泡内与肺间质内存在大量漏出液。即右心衰（支饮）长期不愈导致右心衰急性肺水肿。葶苈大枣泻肺汤的适应症是：肺内的浆液性渗出液与漏出液，与悬饮－胸腔积液证态其液体聚集于肺外胸腔内不同。

葶苈大枣泻肺汤现代用于治疗心衰急性肺水肿，中毒性肺水肿，慢性支气管肺炎并发肺气肿，发生在肺内的、具有浆液性渗出病变与漏出液病变者。侧重点与悬饮、留饮不同。

【结语】

支饮不得息－急性肺水肿证态。本条即脏腑辨证中的阳虚水泛、水寒射肺证。

临床运用：本方可用于治疗肺脓疡早期渗出期、慢性支气管炎、心源性喘息、大叶性肺炎渗出期、肺不张、肺心病、心力衰竭急性肺水肿、渗出性胸腔积液、水肿及小儿百日咳痉咳期等属急性肺水肿者。

28. 呕家本渴，渴者为欲解；今反不渴，心下有支饮故也，小半夏汤主之。《千金》云小半夏加茯苓汤。

小半夏汤方：

半夏一升　生姜半斤

上二味，以水七升，煮取一升半，分温再服。

【注解】

欲解：病将痊愈。

【释译】

本条论述支饮呕吐的证治。

胃有饮邪，气不和降，则饮邪上逆作呕。若饮邪吐尽，胃阳恢复，津液亦伤，故口渴。口渴反映饮邪已去，胃气已复，故曰"渴者为欲解"。若呕吐清水痰涎，吐之不尽，饮邪仍在胃中，而胃阳不复，故口不渴。此为心下有支饮所致。治宜小半夏汤，方中生姜辛散走窜，温化寒凝，消散水饮，饮去则胃和呕吐；半夏涤痰行水，降逆止呕，消散痰涎。

小半夏汤为止呕之祖方，以频吐清水涎沫而不渴为其特征，并可兼见头眩、眉棱骨疼痛、苔白滑、舌质淡、脉缓滑等。

【解读】

摘录自《中西医融合观续》第118页。

呕吐引起失盐失水，导致低血容量高渗性脱水，所以呕家本来应该口渴，只要适当补充液体就

223

能够痊愈，或者通过代偿功能而自愈，所以渴者为欲解。但是现在的病人虽然恶心、呕吐，反而没有口渴，也不想喝水，这是心下支饮（右心衰）的一种表现，因为，心衰时胃肠道处于淤血、水肿状态，血液循环系统内血容量没有减少，渗透压也没有升高，所以，虽然发生呕吐的症状，但是不口渴。用小半夏汤治疗是为了止呕吐。

胃肠道充血与淤血、水肿不仅发生在心衰，而且发生在各种原因引起的胃肠道炎症的渗出期，特别是急性炎症的浆液性渗出。小半夏汤不仅用于右心衰时的消化道淤血水肿期，而且广泛地用于胃肠炎症早期浆液性渗出阶段引起的呕吐。这是一个对症治疗的方剂。

《伤寒论》40条："伤寒，表不解，心下有水气"，是由于"伤寒，表不解"，引起的"心下有水气"；41条："伤寒，心下有水气，咳有微喘，发热不渴"是病人本来就有"心下水气"，复加外感伤寒。这都是与外感相关的"心下水气"。心下支饮运用小半夏汤治疗；心下有支饮复加外感而引起发热、咳嗽、口不渴时则用小青龙汤治疗，即演变为心下水气证。

心下痰饮苓桂术甘汤证与心下支饮证的相同点是：胃肠道淤血状态，不同的是：心下支饮有呕吐，心下痰饮没有呕吐。小半夏汤是一个针对呕吐的对症治疗方剂，苓桂术甘汤是针对水电解质紊乱、心衰低血钠病理状态的方剂。

【结语】

心下水气痰饮有好几种临床类型，具体问题具体分析，辨证论治。

29. 腹满，口舌干燥，此肠间有水气，己椒苈黄丸主之。

防己椒目葶苈大黄丸方：

防己　椒目　葶苈熬　大黄各一两

上四味，末之，蜜丸如梧子大，先食饮服一丸，日三服，稍增，口中有津液。渴者加芒硝半两。

【释译】

由于脾胃不能运化水湿，肺气不能通调水道，则使水饮停滞，水走肠间。肠间有水气，故腹中胀满，而沥沥有声可闻。水走肠间，津液不能上乘，所以口舌反见干燥。

治以己椒苈黄丸，分消水饮，导邪下出。方中防己宣通肺气，通调水道，下利水湿；葶苈子泻肺下气，使水气下行；椒目利水逐饮；大黄通利大便，攻逐实邪从大便而出。本方能通利水道，攻坚决雍，前后分消，水去阳通，待脾能运化，肺能通调，则诸证可愈。方后自注云：口中有津液，渴者，加芒硝。说明运化通调之职，稍有恢复，故口中有津液，但水饮结聚未去，加芒硝以破水饮结聚。

本方与甘遂半夏汤、五苓散三方皆为痰饮而设，病位均在于肠。其所异者，本方证属饮结于肠，症见腹满口燥，二便不利，治在通利二便，分消水饮；甘遂半夏汤证属饮结胃肠，水饮欲去，病势向下，证见心下续坚满，下利，治当因势利导，通因通用而攻逐水饮；五苓散证属肠间停水，但饮邪上逆，病势向上，症见脐下动悸，头眩吐涎，小便不利，据此，三方的药物构成、病机病势、主症等均有显著不同，是指腹水的3个不同的临床类型。

本方尚可兼见大便秘结、小便短黄、浮肿、舌苔黄腻、脉沉弦有力、体实气盛诸症。患者服药后可泻出痰涎，并有舒适感。本方对肺心病、心包炎、胸膜炎、哮喘、肝硬化腹水、急性肾功能衰竭、幽门梗阻等属饮邪内结、痰热壅滞的实证，均有一定疗效。但脾虚饮停者不宜。

【解读】

肠间有水气，沥沥有声，水走肠间，是指腹水。西医认为：大量的水电解质进入第3间隙，例如：腹水，血液循环系统内处于低血容量、高渗状态，所以可以出现腹满、口燥、二便不利的临床表现。腹水伴有口渴、大小便不利的病理状态，这是己椒苈黄丸的适应症。"本方证属饮结于肠，症见腹满口燥，二便不利，治在通利二便，分消水饮"。腹水合并二便不利的情况下，治疗效果才能显著。

【结语】

己椒苈黄丸适用于：兼有二便不通的腹水、水肿。

甘遂半夏汤的适应症是：难以吸收的积液。见第8，9条。

五苓散是一个应用非常广泛的治疗各种水肿的方剂，其特征是：症见脐下动悸，头眩吐涎，小便不利，即腹水兼有电解质紊乱，例如：低血钠、低血钾等。

"支饮腹满厚朴大黄汤主之"。支饮与心衰是一个证态，心衰病人如果长期卧床，胃肠蠕动减少，就可能出现便秘。这是厚朴大黄汤的适应症。

30. 卒呕吐，心下痞，膈间有水，眩悸者，小半夏加茯苓汤主之。

小半夏加茯苓汤方：

半夏一升　生姜半斤　茯苓三两（一法四两）

上三味，以水七升，煮取一升五合，分温再服。

【注解】

卒呕吐：有突然呕吐的意思。

眩悸：指头晕目眩，心悸而不安。

【释译】

本条论述痰饮呕吐眩悸的证治。

饮邪停于胃中，故心下作痞。胃中水饮之气上逆，故卒然呕吐。清阳不升，浊阴不降，故头目晕眩；水饮上逆，浊饮凌心，故心悸不安。

治宜小半夏加茯苓汤，行水散痞，饮水下行。方中生姜、半夏温寒散饮，降逆止呕；茯苓淡渗利水，导水下行，而有升清降浊之功。以上三味，健脾和胃，运化水湿，通调肺气，升清降浊，消散水饮，使痞消呕止，眩悸可除。

【解读】

卒呕吐，心下痞，膈间有水，眩悸者。即突然而且剧烈的恶心呕吐，引起眩晕、心悸，这一组症状，是以膈间水饮为病理基础，与上一条联系起来看，有2种可能：①急性胃炎中的一种；②心力衰竭中的一类。"膈间"是指膈肌的上、下，即胸腔下部、腹腔上部。

急性胃炎、大量浆液性分泌物、剧烈的恶心呕吐可以引起迷走神经兴奋，出现头晕目眩的症状。

心力衰竭，可以引起心悸、头晕，胃肠道黏膜下淤血、水肿等。

半夏、生姜缓解胃肠道平滑肌紧张，止呕；茯苓是醛固酮拮抗剂，利尿，调节电解质平衡，所以可以治疗胃肠道黏膜下淤血、水肿等病理状态中的眩悸。

恶心为上腹部不适和紧迫欲吐的感觉。可伴有迷走神经兴奋的症状，如皮肤苍白、出汗、流涎、血压降低及心动过缓等，常为呕吐的前奏。

各种心脑血管疾病患者，很容易就会出现心悸、呕吐、头晕的症状，特别是心脏病、心肌炎、高血压、心律失常等，小半夏汤治疗呕吐，茯苓利尿减轻水肿与心脏负担。

与28条互参，较之病情更严重。

31. 假令瘦人脐下有悸，吐涎沫而癫眩，此水也，五苓散主之。

五苓散方：

泽泻一两一分　猪苓三分去皮　茯苓三分　白术三分　桂枝二分去皮

上五味，为末，白饮服方寸匕，日三服，多饮暖水，汗出愈。

【注解】

假令瘦人：指其人素盛今瘦而言。

脐下有悸：水气相搏于下，脐下跳动。

癫眩：癫同颠，指病人眩晕。可令人扑地不识人，所以叫"癫眩"，是指严重的眩晕。

【释译】

由于脾胃升降失常，肺失通调之职，膀胱气化不行，水饮积于下焦，其人小便不利，则水无去路，反逆而上行，水气相搏，始于脐下，故脐下悸动；水气上冲于胃，胃中失和，胃气上逆则呕吐涎沫；水气上蒙清阳故头目眩晕。

治宜五苓散化气利水。方中白术健脾，运化水湿；茯苓健脾，渗利水湿；桂枝温通阳气，以布津液；猪苓、泽泻利膀胱之气，引水向下。本方可使气化正常，水从小便排出于外。

本条论述痰饮上逆的证治。

原文"瘦人"，多数注家认为是病水饮致瘦；《医门法律》认为素体是瘦人；吴谦谓"瘦"字当是"病"字。又，原文"癫"，《金鉴》云："当是巅字。"《金匮释按》云："癫字解为错乱之意，形容其状眩晕颠倒也通。"上述见解，均可供参考。

【解读】

本条是指在水饮状况下，出现消瘦、脐下有悸、吐涎沫而癫眩的临床表现，以西医而言是指水肿、腹水的情况下出现营养不良、水电解质紊乱、腹直肌跳动、吐清水、眩晕、晕厥等。

西医：慢性水中毒起病比较隐蔽，进展缓慢；表现为乏力、头痛、嗜睡等一般症状；伴有食欲缺乏、恶心呕吐等消化道症状；少数患者还会出现肌痉挛、唾液或者泪液分泌过多、腹泻等症状；由于水的潴留，会引起体重增加；细胞外液的容量增加可以引起皮肤的水肿。

"水中毒"只是脱水低钠症的俗称，不同浓度的钠离子会出现不同的水中毒表现。钠离子的正常值是 130～150mmol/L。钠离子低于 130mmol/L：人会开始出现轻度的疲劳感；低于 120mmol/L：开始出现头痛、呕吐或其他的精神症状；低于 110mmol/L：人的性格会发生变化，还会伴有痉挛、昏睡的感觉；低于 100mmol/L：会导致呼吸困难，还可能引起死亡。

五苓散证与苓桂甘枣汤证，同有下焦水饮而见脐下悸，故均用苓桂通阳利水。但后者欲作奔豚，有气从少腹上冲之势，其平冲降逆、补土制水之力较强；前者则有癫眩、吐涎沫、小便不利，其通利三焦、利水之力甚强。西医的解释：五苓散对于水电解质紊乱具有双向调节作用，既可以治疗失盐失水，也可以治疗各种水肿，特别是可以治疗水中毒（脑细胞水中毒肿胀）。苓桂甘枣汤主治水电解质紊乱低血钾，引起的胃肠道逆蠕动（冲气），即欲做奔豚。（参考：《伤寒论现代解读》65条）

本条是指慢性水中毒。五苓散，（参考《伤寒论现代解读》71条）

32. 咳家，其脉弦，为有水，十枣汤主之。方见上。

【注解】

水：水饮之邪。

【释译】

本条论述痰饮所致咳嗽的证治。

咳嗽的成因很多，临床见证和预后各有异。如若由于水饮射肺发为咳嗽的，首先必见弦脉，因为弦为水饮的脉象。治疗当去水饮，咳嗽才能痊愈，用十枣汤峻下其水。

【解读】

见下条。

33. 夫有支饮家，咳烦，胸中痛者，不卒死，至一百日或一岁，宜十枣汤。方见上。

【注解】

不卒死：不能在短期死亡的意思。

【释译】

本条论述支饮久咳的证治。

由于支饮久留膈上，饮邪结实，胸阳被郁，故胸中疼痛，心烦。支饮渍入肺中，故咳嗽不已。

久病支饮，阳气痹于胸，饮邪塞于肺，心肺俱病，有突然死亡之危。若不卒死，可过至百日或一年。正气虽虚，此证要用十枣汤以拔饮邪之根，如不用十枣汤，则病不能去，终无愈期，而愈预后不良。

【解读】

32条、33条放在一起讨论。

本篇第21、22条悬饮是指漏出液胸水，已经论证清楚了。此处第32条、33条十枣汤证不称其为"悬饮"显然另有所指，不属于胸腔积液范围。"支饮家""咳家""为有水""咳烦""胸中痛"等，是指长期患有心衰的病人，具有咳嗽、烦躁、胸痛等临床表现。"不卒死，至一百日或一岁"，是指形成慢性心包积液的过程。

【西医链接】

心包积液是指心包炎及其他非炎症性心包出现病变，当出现心包积液后患者会出现心跳快、胸闷气短、胸痛，合并下肢浮肿、胸腹水等症状表现。有的还会出现严重的喘憋之类等心包填塞的症状。

少量的心包积液可以没有任何临床症状，病人常能参加日常工作而无自觉不适。出现症状时多表现为气短、胸痛、胸闷。有些病人在病程早期出现心包堵塞的症状，又随着病程的进展逐渐减轻乃至消失。本病有不少是在例行体检时被发现，易被误诊为心脏扩大。由于心包积液是逐渐增加，心包容量对积液的增长已有一定的适应，这使得大量心包积液的聚积只引起轻度的心包内压增加，表现为非限制性心包积液，因此心包堵塞很少或几乎不发生。只有当心包积液突然急剧增长时，表现为限制性的心包积液，才有可能出现心包堵塞。曾有过心包积液自行消失的报告。严重时会出现心脏压塞、严重的喘憋之类、休克、意识丧失、晕厥等症状。心包积液可见于渗出性心包炎及其他非炎症性心包病变，通常可经体格检查与X线检查确定。当心包积液持续数月以上时（至100d或1岁），便构成慢性心包积液。

心衰不仅可以引起胸腔积液（悬饮），而且可以引起心包积液，其原因是：①心衰导致静脉瘀血，静脉压升高，引起组织水肿，导致漏出性心包积液；②心衰合并感染，感染引起炎性渗出，导致渗出性心包积液。心衰合并有心包积液的治疗建议首先予以常规利尿、强心、扩张血管等常规抗心衰治疗。

【结语】

第32条、33条是指心衰引起的心包积液。

【拓展】

《伤寒论》悬饮证是指胸膜炎引起的浆液性渗出液胸腔积液;《金匮要略》悬饮证是指心衰引起的漏出液胸腔积液。32条、33条是指心衰引起的心包积液。

34. 久咳数岁,其脉弱者,可治;实大数者,死。其脉虚者必苦冒。其人本有支饮在胸中故也,治属饮家。

【注解】

实大数:指脉象实、大、数。

【释译】

本条论述支饮久咳嗽不愈的预后。

由于肺虚弱,津液化为痰饮,支饮停于胸中,肺气不利,日久不愈,故久咳数岁,缠绵不愈。病久正衰,气血来源不足,故脉来虚弱。清阳不升,浊阴不降,故致昏冒眩晕。本证治法应去其饮,饮去则咳嗽昏冒自愈,可用苓桂术甘汤之类治之。

【解读】

久病理应脉虚,脉实大者,多预后不良。实大数,新得的病不怕这个脉,久病人虚,脉反而实大数说明人虚病甚,正不胜病,预后不佳。正气已亏,邪气太盛,故属难治,或者回光返照,必死无疑。

无论中西医,临床经验丰富的医生,都懂得这个道理。

35. 咳逆,倚息不得卧,小青龙汤主之。方见上。

【注解】

倚息不得卧:斜靠着喘息不能平卧。

【释译】

本条论述支饮咳嗽的证治。

寒饮形成之后,饮邪内伏于胸膈,又因风寒外束,卫气闭塞,内饮外寒,壅闭肺气,故咳嗽,痰多白沫,气逆倚息,而不得卧。治以小青龙汤发散风寒,温中化饮,化痰降逆。

小青龙汤既治溢饮,又治支饮,因均有外寒内饮的病机,故取其解表发汗治溢饮,温肺化饮治支饮,异病可以同治。

【解读】

小青龙汤条文:

(1)伤寒表不解,心下有水气,干呕,发热而咳,或渴,或利,或噎,或小便不利,少腹满,或喘者,小青龙汤主之。(参考《伤寒论》40条)

(2)伤寒,心下有水气,咳而微喘,发热不渴,服汤已,渴者,此寒去欲解也。小青龙汤主之。(参考《伤寒论》41条)

(3)病溢饮者,当发其汗,大青龙汤主之;小青龙汤亦主之。(《金匮要略》第十二篇23条)

(4)咳逆,倚息不得卧,小青龙汤主之。(《金匮要略》第十二篇35条)

(5)妇人吐涎沫,医反下之,心下即痞,当先治其吐涎沫,小青龙汤主之;涎沫止,乃治痞,泻心汤主之。(《金匮要略》第二十二篇)(与心下水气同,怀孕期间胃肠道黏膜下淤血、水肿)

小青龙汤的西医适应症:

(1)慢性阻塞性肺病稳定期或者合并轻度外感,是小青龙汤的基本适应症。

（2）阻塞性肺病合并感冒，病毒感染（寒）。此辛温解表，温化水饮之方。临床使用以咳嗽、喘息，遇寒而剧，痰涎清稀为目标。如果细菌感染，脓痰（黄而稠）高热，需要加清热药，千金苇茎汤等。

（3）皮下水肿，特别是肾性水肿，作为发汗剂，使皮下水肿从汗而解，减轻肾脏的负担。（溢饮）

（4）胃肠道慢性炎症：方中芍药、炙甘草、干姜、桂枝、半夏，对于胃肠道功能具有协助作用。（心下水饮－胃肠道慢性炎症渗出）

临床所见，服本方收效多捷，然停药后复发者，多有舌质淡嫩、脉细弱无力等脾肾虚损之症。此水饮仅得抑减而未根除也，故症状缓减后，须据证选用苓桂术甘汤、金匮肾气丸，或正邪兼顾以治。

姜、细、味三药辛散酸敛，开阖有度，既可助麻桂温散寒饮，复可防肺气耗散，为仲圣寒饮咳喘必用品，三者不可缺一。陈修园云："《金匮》治痰饮咳嗽，不外小青龙汤加减，方中诸味皆可去取，唯细辛、干姜、五味子不肯轻去，即面热如醉，加大黄以清胃热，及加石膏杏仁之类，总不去此三味。"曹颖甫先生视三药为一药，可谓深得仲景之真谛也。（即使出现了细辛的不良反应例如：面热如醉等，可以加大黄、石膏、杏仁等，也不轻易去掉细辛、干姜、五味子3味药）

【结语】

本条是指支饮－肺心病证态，服用小青龙汤治疗。

小青龙汤的适应症：消化道、呼吸道内炎症浆液性渗出液（心下水饮）；皮下水肿，特别是肾性水肿，减轻肾脏负担。苓桂术甘汤以黏膜下漏出液为主（心下水气）。

36. 青龙汤下已，多唾口燥，寸脉沉，尺脉微，手足厥逆，气从小腹上冲胸咽，手足痹，其面翕热如醉状，因复下流阴股，小便难，时复冒者，与茯苓桂枝五味子甘草汤，治其气冲。

桂苓五味甘草汤方：

茯苓四两　桂枝四两去皮　甘草炙三两　五味子半升

上四味，以水八升，煮取三升，去滓，分三温服。

【注解】

下已：指已服下小青龙汤。

多唾：吐出很多黏稠痰浊。

面翕热如醉状：面色红而且热，如醉酒之状。

下流阴股：虚火冲气向下流到两腿内侧。

【释译】

本条论述治疗支饮（肺心病）服小青龙汤后引动冲气的辨证论治。病人膈上有支饮，而肾气又素虚，故寸脉沉，尺脉微。服小青龙汤后，饮气稍平，但辛温发散之品伤阴液，扰动阳气，虚阳上越，虚火随冲任之脉上冲胸咽，故气从少腹上冲胸咽，而口中干燥。虚火冲动痰浊，故多唾稠痰。虚阳上浮，故其面翕热如醉状。冲气因复下流阴股，热伤膀胱水液，故小便难。阳气虚弱，不能温暖四肢，故手足厥逆，麻木如痹。冲气往返，扰动痰饮，痰饮阻碍机体升清降浊的功能，故时复眩冒。

治以桂苓五味甘草汤，急于扶阳敛气平冲。方中桂枝扶心肾之阳，平冲除逆；茯苓化湿利水；甘草补脾，配桂枝以补心阳之虚；五味子收敛冲气，潜阳于下。诸药共奏降逆平冲，扶正而收敛耗散真气之功。

冲气上冲证，为近代名医张锡纯先生首先提出，其溯源《内经》他认为：冲气上冲证"固由于肾脏之虚，亦多由肝气恣横"，"其肝气之暴发，更助冲胃之气上逆"。可见冲气上冲证主要是肾虚失藏、肝气恣横、冲胃气逆所致。

桂枝是《伤寒论》和《金匮要略》中的常用药物，其被包含于多个经方之中。桂枝治疗"气上冲"是其诸多功用之一，在《伤寒论》和《金匮要略》中多有揭示，具有十分重要的意义。

张仲景论及奔豚病的条文主要是奔豚气病脉证治第八中的第4条，其中后2条在《伤寒论》中亦有，文字略有差异。另外，《金匮要略》中的枳实薤白桂枝证、桂枝生姜枳实汤证、桂苓味甘汤证等条文中亦有与"气上冲"类似的文字。

关于奔豚的病因，《黄帝内经》和《难经》中指出内因当责之于肾虚而气上逆；张仲景提出情志因素如惊恐和感受外邪；《诸病源候论》认为除惊恐所致外，尚有因忧思而发者。

本条冲气与奔豚气、欲做奔豚相关，但是，病机不一样。本条的病机是支饮或者伏饮，服用小青龙汤之后出现的不良反应，与细辛用量有关。

【解读】

冲气、气上冲是指胃肠道逆蠕动，见于低血钾引起麻痹性肠梗阻，肠道内的食糜、气体不能正常下行，反逆向上，甚至于从口腔中吐出，病人有"气从小腹上冲胸咽"的感觉，即咽喉部有酸性食物的刺激感，严重者烦躁欲死。除了外感病中的低血钾员外，肝气郁结－心身疾病以及精神、情绪因素、自主神经功能紊乱等都可以引起胃肠道逆蠕动。这是奔豚气与欲做奔豚的病机。

【拓展】

小青龙汤方：细辛三两与麻黄三两（去节）、干姜三两、甘草三两（炙）、桂枝三两（去皮）同为三两，换算为克应该是10~15g。现在细辛常用量为3~6g，在这个方剂里，细辛的用量显然是超量，引起毒性反应是理所当然的。张仲景果真按照此量用细辛，本条所述临床表现是细辛超量中毒的临床表现，本条的描述也是真实可靠的。

细辛的不良反应与副作用：

1. 神经系统

临床上有报道在80min内共服细辛约15g左右，服药后40min，自觉头胀痛，随即出现呕吐、汗出、烦躁不安、口渴、面色红赤、呼吸急促、脉洪数、颈项强、瞳孔微散大、体温40.5℃，并出现意识不清、牙关紧闭、角弓反张、四肢瘛疭、小便闭塞、少腹膨隆等。

2. 心血管系统

中毒量的细辛可引起心律失常、血压升高、心跳加快，并伴见口干烦躁、汗出等。

3. 呼吸系统

对呼吸的抑制属中枢性，最突出的表现为呼吸急促、有窒闷感。

4. 消化系统

治疗剂量有时可引起恶心、呕吐等副作用。若大剂量或长期服用，对肝脏有一定的毒性，其机理是细辛所含黄樟醚对肝微粒体酶有抑制作用，可导致肝脏肿大及脂肪变性。当持续用药可致肝细胞癌瘤。

5. 泌尿系统

对肾脏有一定毒性，慢性肾脏病者服用较大剂量的细辛，可导致急性肾功能衰竭。表现为少尿、无尿。

本条与细辛不良反应：大剂量细辛挥发油可使中枢神经系统先兴奋后抑制，使随意运动和呼吸减慢，反射消失，最后因呼吸麻痹而死亡。另外，细辛对于心肌有直接抑制作用，过量使用可引起心律失常。中毒时主要表现为头痛、呕吐烦躁（冲气）、出汗、颈项强直、口渴（多唾口燥）、体温及血压升高、瞳孔轻度散大、面色潮红等（面翕热如醉状），"手足痹"是指感觉神经抑制的缘故，痹厥是指神经系病如肢体疼痛麻木等。如不及时治疗，可迅速转入痉挛状态，牙关紧闭，角弓反张，意识不清（时复冒者），四肢抽搐，尿闭（因复下流阴股，小便难），最后死于呼吸麻痹。

细辛不良反应与本条支饮（伏饮）服用青龙汤下已的临床表现完全一致。多唾口燥，寸脉沉，尺脉微，手足厥逆，气从小腹上冲胸咽，手足痹，其面翕热如醉状，因复下流阴股，小便难，时复冒者，与细辛的毒副作用一致。

这是现代小青龙汤组成：麻黄（去节）10～15g，芍药10～15g，细辛3～6g，干姜10～15g，甘草（炙）10～15g，桂枝（去皮）10～15g，五味子3～6g，半夏（洗）10～15g。在这个方剂中细辛用了3～6g，不会出现本条的临床表现。至于效果如何，可想而知。在治疗膈间伏饮的时候，细辛用3两出现毒副作用，而在《伤寒论》中，用3两没有见到毒副作用的描述，说明基础病不同，同一味药可以引起不同的药理作用。那么，同样用量在膈间伏饮中为什么会出现毒副作用？

伏饮，小青龙汤为什么副作用大？伏饮是指顽固、长期发作的阻塞性肺病，即肺源性心脏病（支饮）的早期代偿期，这时候右心室代偿性肥大，心肌功能已经出现异常，细辛对于心肌有直接抑制作用，过量使用可引起心律失常。二者叠加，增加了细辛的副作用。余类推。

中医认为：因本方多温燥之品（细辛），故阴虚干咳无痰或痰热证者，不宜使用。过服本方，容易伤阴，因此，一般只宜在风寒引起的哮喘急性发作时使用。待症状缓解之后，即改用其他方剂善后。小青龙汤，支饮体虚者不宜使用，如果体虚者，细辛用量过大，容易引起毒副作用，如本条所述。

冲气，是小青龙汤的副作用或者毒性作用，与细辛的毒副作用一致。与奔豚气、欲做奔豚在病机上不等同。

所以，本条是指细辛过量引起的毒副作用。支饮与肺源性心脏病是一个证态，细辛毒副作用与心力衰竭心脏功能异常相叠加，毒副作用加剧，表现出细辛的中毒症状。

本条是在服用小青龙汤出现了毒副作用之后，使用"茯苓桂枝五味子甘草汤，治其气冲"。本方与苓桂术甘汤（奔豚气）、苓桂甘枣汤（欲做奔豚）都是治疗冲气的方剂，但是病机不同。三方只有一味药不同，即五味子、白术、大枣；三方都有茯苓、桂枝、甘草。

【结语】

本条茯苓桂枝五味子甘草汤的适应症是：小青龙汤治疗肺源性心脏病（支饮）引起的副作用，与细辛的不良反应相关，用五味子敛气；苓桂术甘汤的适应症是：轻度的奔豚气（食道反流）；苓桂甘枣汤的适应症是：欲做奔豚，即电解质紊乱、低血钾引起的胃肠逆蠕动。

37. 冲气即低，而反更咳，胸满者，用桂苓五味甘草汤，去桂加干姜、细辛，以治其咳满。

苓甘五味姜辛汤方：

茯苓四两　甘草　干姜　细辛各三两　五味子半升

上五味，以水八升，煮取三升，去滓，温服半升，日三服。

【注解】

即低：治愈后。

【释译】

本条论述冲气平后，而咳嗽又发作的治法。服桂苓五味甘草汤后，冲气已止，但膈上支饮又聚，壅闭肺气，故胸满，咳嗽又发作。

治以桂苓五味甘草汤，温脾利肺化饮，敛气止咳。方中干姜上温肺寒，下温脾胃，运化津液水湿，断其生痰之源；细辛温散寒饮之结；五味子收敛肺气；甘草补中制水；又有茯苓利水消饮，渗利痰湿。诸药以温阳化饮，降逆平冲，止咳散满之功。

苓甘五味姜辛汤的配伍极具特色，化饮而无麻黄、桂枝之燥，祛邪确无伤正之弊，较小青龙汤缓和得宜，乃治体虚支饮的基础方剂。关于冲气即低去桂之理，《辑义》引成无己"桂枝泄奔豚"之说，认为"冲气即低，乃桂之功著矣"，可谓知其要者，此乃仲景"知犯何逆，随证治之"又一范例。

【解读】

第35条小青龙汤方：

干姜、麻黄、桂枝、芍药(酒炒)、炙草、细辛各二两，半夏、五味子各半升。

第36条桂苓五味甘草汤方：没有细辛。

茯苓(四两)，桂枝(四两，去皮)，甘草(炙，三两)，五味子(半升)。

第37条苓甘五味姜辛汤方：加细辛(上方去桂加细辛、干姜)。

茯苓(四两)，甘草、干姜、细辛(各三两)，五味子(半升)。

通过三方的比较与临床表现相结合，35条小青龙汤使用不当：①体虚之人；②细辛过量。36条小青龙汤的毒副作用(冲气等)，使用桂苓五味甘草汤方：没有细辛。37条冲气即低，而反更咳，胸满者，用桂苓五味甘草汤，去桂加干姜、细辛，以治其咳满。即"冲气"治愈之后，咳嗽胸满复发，又使用细辛。

【结语】

本条是指冲气治愈了，桂枝具有治疗"冲气"的作用，所以把桂枝去掉了。这时候病人仍然咳嗽、胸满(阻塞性肺病而没有支饮肺心病，或者肺心病治好了)，就要用苓甘五味姜辛汤方治疗，细辛、干姜就可以使用了。充分体现了辨证论治的原则，有是证则用是药(方)。

38. 咳满即止，而更复渴，冲气复发者，以细辛、干姜为热药也。服之当遂渴，而渴反止者，为支饮也。支饮者法当冒，冒者必呕，呕者复内半夏，以去其水。

桂苓五味甘草去桂加干姜细辛半夏汤方：

茯苓四两　甘草　细辛　干姜各二两　五味子　半夏各半升

上六味，以水八升，煮取三升，去滓，温服半升，日三服。

【注解】

冒：冒眩。

【释译】

本条论述冲气与支饮的鉴别，以及服用苓甘五味姜辛汤后变呕、冒的证治。

本条在上条的基础上，又补充了细辛、干姜为热药，以及支饮呕吐眩冒的治法。服用苓甘五味姜辛汤后，可能有2种病情：一为支饮减轻，咳嗽、胸满已止。但细辛、干姜温散之品，而能下扰虚阳，虚火随冲任上冲至胸咽，上损津液，故口燥而渴。治以桂苓五味甘草汤，摄纳虚阳，平冲降逆。另一种病情为支饮上逆反而不渴。由于脾肺气虚，形成水饮，支饮留于胸膈，饮邪上乘清阳之位，故冒眩；饮邪犯胃，故呕吐清水痰涎。支饮不得降泄，逆冲于上，故冒者必呕。治以苓甘五味姜辛汤加半夏，温化寒饮，消散水气，行气降逆，饮逆之证可愈。

本条指出支饮饮气上逆的冲气，与心肾阳虚的气冲应予区别。前者口不渴而必呕，后者常渴而不呕；前者用苓甘五味姜辛半夏汤，后者用桂苓五味甘草汤。从二方用药比较可知，桂枝是平定心肾阳虚气冲的主药。

【解读】

第35～40条原文，可以看作是一份支饮病人完整的就诊病历，详细记录了支饮咳嗽气喘患者服用小青龙汤后的病情变化、病机分析以及随证处理。

第35条，阻塞性肺病患者肺源性心脏病合并感染，是小青龙汤的适应症。第36条，服用小青龙汤之后，病人症状减轻而愈；另外一种情况是出现了毒副作用，（如第36条所述冲气）使用茯苓桂枝五味甘草汤。第37条，冲气消失之后，出现咳满者，使用苓甘五味姜辛汤。第38条，冲气复发，苓甘五味姜辛汤加半夏。第39条，水去呕止其人形肿者，上方加杏仁。第40条，如果出现面热如醉，上方加大黄。

39. 水去呕止，其人形肿者，加杏仁主之。其证应内麻黄，以其入遂痹，故不内之。若逆而内之者，必厥，所以然者，以其人血虚，麻黄发其阳故也。

苓甘五味加姜辛半夏杏仁汤方：

茯苓四两　甘草三两　五味子半升　干姜三两　细辛三两　半夏半升　杏仁半升，去皮尖

上七味，以水一斗，煮取三升，去滓，温服半升，日三服。

【注解】

遂痹：本有痹证。

【释译】

服苓甘五味姜辛汤加半夏以后，胃中饮邪得以降泄，故呕吐清水痰涎，眩冒等证已除。由于膈上支饮未除，肺失通调之常，经络血脉涩滞不畅，气滞水停，水饮溢于肌表，故其人形肿。治以苓甘五味姜辛汤半夏、杏仁。当前方中加杏仁一味，开降肺气，饮散水下，肺气疏通，气行水行，则肿可去。本方为散寒化饮、温中利肺之剂。

肺失通调之常，饮邪溢于体表，用麻黄宣肺利气，发汗行水，符合理论，但不符合病情。因其人血虚，又用麻黄发越阳气，可以引起四肢厥冷、冲气上逆等证，故以不用为好。

本条提示"血虚忌汗"，源自《内经》"夺血者无汗"的理论。仲景认为衄家、亡血家、尺中迟者，均不可发汗。血虚患者慎用辛温发汗，违之则厥，而后世养血解表法则是其发展。

本篇治痰饮方中用杏仁行气顺气，厚朴大黄汤用厚朴、枳实治支饮，对饮病的治疗有相得益彰的作用，盖气行则饮动也；叶天士擅用小青龙汤，往往去麻黄而改用杏仁，亦深得仲景本意。慢性气管炎、肺气肿、肺心病等见有本方证者，用之有效。

【解读】

"因其人血虚，又用麻黄发越阳气，可以引起四肢厥冷，冲气上逆等证。故以不用为好。"

血虚在这里是指血容量下降或者贫血，所以不能发汗，引发休克前驱期（四肢厥逆），电解质紊乱（冲气）。

麻黄性味辛温发散可以解表散寒发汗，其中含有麻黄碱，可以起到兴奋中枢神经的作用，如果过量应用会出现心慌、出大汗、烦躁、失眠等不良反应，严重者还会出现头晕，血压降低，甚至是直立性低血压休克的表现，所以，我们在应用麻黄的时候一定要注意小心谨慎。目前市场上有生麻黄和炙麻黄2种成品，如果用生麻黄这种副作用会更大、更明显，所以在熬制含有生麻黄的中药汤剂时，需要去上沫，就是生麻黄在煎煮的时候会产生一层白色的泡沫，这里边含有的麻黄碱成分比较多，所以在煎煮生麻黄制剂的时候要将白色的泡沫去掉，这样会减轻麻黄的副作用；如果是炙麻

黄，这种白色的泡沫会明显减少，所以炮制过的麻黄这种副作用相对比较小。

麻黄素是 α 及 β 受体兴奋剂，对心脏和中枢神经系统副作用较多，因此高血压、冠心病、甲状腺功能亢进、青光眼、前列腺肥大的患者应慎用。其次，对心脏有兴奋作用，长期使用产生抑制，也可影响心率，引起心律失常。用杏仁代替麻黄可减轻方剂的副作用。

为什么小青龙汤在治疗支饮的时候出现毒副作用，在溢饮、《伤寒论》中没有这些副作用？肺胀－阻塞性肺病，外感风寒复发，是小青龙汤的适应症，支饮－肺源性心脏病与肺胀－阻塞性肺病关系密切，也可以使用小青龙汤，但是容易发生副作用，这是因为细辛、麻黄可以加重心脏负担，对于神经系统有兴奋作用，对于心力衰竭有毒副作用。所以在治疗阻塞性肺病的时候，如果已经有心力衰竭的情况，使用小青龙汤时要小心，注意副作用。肺源性心脏病出现皮下水肿（其人形肿）时，本应该使用麻黄发汗，但是现用方剂中有细辛，为了减少副作用，以杏仁取代麻黄。麻黄可以用杏仁代替，细辛不可超过3g，《金匮要略》中已经说明白了。

【结语】

本方主治为：①外感风寒表实证，病机同麻黄汤，兼证为内有停饮（伤寒论）。②患者素有水饮内停，脾肺多虚，一旦感受寒邪，每致引动内饮，水寒伤肺，肺失宣降，故喘咳，水饮溢于肌肤，故浮肿身重（溢饮）。③若水停心下，阻滞气机，可见胸痞；若水留胃中，胃气上逆，可见干呕。

40. 若面热如醉，此为胃热上冲，熏其面，加大黄以利之。

苓甘五味加姜辛半杏大黄汤方：

茯苓四两　甘草三两　五味子半升　干姜三两　细辛三两　半夏半升　杏仁半升
大黄三两

上八味，以水一斗，煮取三升，去滓，温服半升，日三服。

【注解】

面热如醉：面部感觉如酒醉后发热。

胃热：①吃太多肥甘厚味、辛辣刺激。②肥胖者痰湿、气滞久久得不到缓解，淤积在中焦，形成胃热。③抑郁、生闷气、肝火上炎而犯胃，形成胃热。

【释译】

本条论述痰饮挟胃热上冲于面的证治。

本条承上条论述痰饮挟胃热上冲于面的证治。服苓甘五味姜辛汤加半夏、杏仁等方，温化水饮，通调水道，水饮能去。若温化水饮，水气不行，湿郁生热，积于胃肠，故有胃热亢盛，热气熏蒸，面红而热，如醉酒状。

治以苓甘五味姜辛汤加半夏、杏仁、大黄。在前方中又加一味大黄，泻胃肠实热，引热下行，涤荡胃肠中的湿热饮邪，从大便而下。故曰"加大黄以利之"。

【解读】

在用小青龙汤类方剂治疗阻塞性肺病的时候，使用了大量辛辣味的药物，刺激胃黏膜，引起胃热上冲的临床表现例如面色发红，可以加大黄治疗，不一定是"苓甘五味加姜辛半杏"一个方剂的副作用。

【结语】

第35～40条，可以看作为一份支饮（肺心病）病人的完整诊疗病历，详细记录了支饮咳嗽气喘患者服小青龙汤后的病情变化，病机分析即随证处理。通过动态分析，可以看出痰饮病多为久病痼疾，并见脏腑亏虚，易兼热夹实等，病情相当复杂，辨证论治的时候要全面考虑。

41. 先渴后呕，为水停心下，此属饮家，小半夏茯苓汤主之。方见上。

【注解】

先渴：因素有水饮，脾不散津所致渴。

【释译】

本条论述痰饮呕吐的证治。

由于脾虚不能运化，肺虚不能通调水道，水饮停于中，津液不能敷布于上，所以口渴饮水。喝水后水停于胃，水气上逆，则呕吐清水痰涎。

治宜小半夏加茯苓汤温化水饮，降逆止呕，使旧饮能去，新饮不生，痰饮可愈。

"水逆"证也是渴欲饮水，水入则吐，并兼有表证，但用五苓散通阳化气，解表行水，两者宜加鉴别。

【解读】

饮家本不应渴，温病条辨寒湿中说：饮家反渴，必重用辛，上焦加干姜、桂枝，中焦加枳实、橘皮，下焦加附子、生姜。《金匮》谓干姜、桂枝为热药也，服之当遂渴，今反不渴者，饮也。是以不渴定其为饮。这是一般规律，有常有变，饮家也有渴者为变，为饮家的另外一种临床类型，本条是一个例子。先有呕吐，呕后口渴的，是病要好的征象。先有口渴，口渴饮水后应该解渴才对，饮水后反而呕吐的，是水饮之邪停留在胃中，这属于素有饮邪内停的病，属于支饮。先渴饮水多而后作呕者，方属饮家呕病也，主小半夏汤者，以止呕也；加茯苓者，以饮水多而病呕，故兼利水也。

心衰（支饮）病人可能是会有一些合并症状，如口渴。而心衰口渴的病因是由于心衰时心脏功能受损了，导致全身血供应量的减少，所以有口渴症状。还有些口渴是因为心衰利尿、血液浓缩导致的。

支饮－肺心病证态，肺心病时胃肠的黏膜水肿，漏出液向胃肠道内分泌，胃肠道积水，这时候大量饮水，增加胃肠道的含水量，引起呕吐。

【拓展】

《温病条辨》下焦篇寒湿五十：饮家反渴，必重用辛，上焦加干姜、桂枝，中焦加枳实、橘皮，下焦加附子、生姜。

《金匮》谓干姜、桂枝为热药也，服之当遂渴，今反不渴者，饮也。是以不渴定其为饮，人所易知也。又云"水在肺，其人渴"，是饮家亦有渴症，人所不知。今人见渴投凉，轻则用花粉、冬、地，重则用石膏、知母，全然不识病情。盖火咳无痰，劳咳胶痰，饮咳稀痰，兼风寒则难出，不兼风寒则易出，深则难出，浅则易出。其在上焦也，郁遏肺气，不能清肃下降，反挟心火上升烁咽，渴欲饮水，愈饮愈渴，饮后水不得行，则愈饮愈咳，愈咳愈渴，明知其为饮而渴也，用辛何妨，《内经》所谓辛能润是也。以干姜峻散肺中寒水之气，而补肺金之体，使肺气得宣，而渴止咳定矣。其在中焦也，水停心下，郁遏心气不得下降，反来上烁咽喉，又格拒肾中真液，不得上潮于喉，故嗌干而渴也。重用枳实急通幽门，使水得下行而脏气各安其位，各司其事，不渴不咳矣。其在下焦也，水郁膀胱，格拒真水不得外滋上潮，且邪水旺一分，真水反亏一分，藏真水者，肾也，肾恶燥，又肾脉入心，由心入肺，从肺系上循喉咙，平人之不渴者；全赖此脉之通调，开窍于舌下玉英、廉泉，今下焦水积而肾脉不得通调，故亦渴也。附子合生姜为真武法，补北方司水之神，使邪水畅流，而真水滋生矣。大抵饮家当恶水，不渴者其病犹轻，渴者其病必重。如温热应渴，渴者犹轻，不渴者甚重，反象也。所谓加者，于应用方中，重加之也。

先呕却渴者，此为欲解。先渴却呕者，为水停心下，此属饮家。呕家本渴，今反不渴者，以心下有支饮故也，此属支饮。

消渴小便不利淋病脉证并治第十三

现在，糖尿病已经成了消渴病的代名词。

1. 厥阴之为病，消渴，气上冲心，心中疼热，饥而不欲食，食即吐，下之不肯止。

【注解】

消渴：饮水不解谓之消渴。

气上冲心，心中疼热：这里的心，是指胃脘心口部位，没有气上"撞心"严重，由于足厥阴肝经逆气上冲所致。"心"泛指胃脘心胸部，气上冲心与冲气、奔豚气相关联。气上"撞心"是指蛔虫引起的胆绞痛、肠梗阻之类。

食即吐：没有吐蛔，吐的是一般食物。

下之不肯止：是指使用利小便或者泻下法之后，消渴不止。与"下之利不止"不同。

【释译】

伤寒邪自太阳传至太阴，则腹满而嗌干，未成渴也；至少阴则口燥舌干而渴，未成消也；至厥阴则成消渴者，以势甚能消水故也。尝见厥阴消渴数证，舌尽红赤，厥冷脉微，渴甚，服白虎、黄连等汤，皆不能救，盖厥阴消渴，皆寒热错杂之邪，非纯阳亢热之证可比也。首标"消渴"二字，凡热必渴，而寒湿隔阻正气，亦有渴者，然其渴虽欲饮水，必不能多，未有渴而饮，饮而仍渴，随饮随消随渴。若是者消渴为传经之热邪，传入厥阴无疑也。

这一段话的意思是：热病的晚期出现的消渴病（糖尿病）。本条是消渴病中的厥阴病，具有消渴的症状，还有气上冲心，心中疼热，饥而不欲食，食即吐，下之不肯止等症状。

【解读】

开篇第一条，点明了与《伤寒论》厥阴病的鉴别诊断要点。

《伤寒论》第326条：厥阴之为病，消渴，气上撞心，心中疼热，饥而不欲食，食则吐蛔。下之，利不止。

"冲心"《伤寒论》为"撞心"；"下之不肯止"《伤寒论》为"下之利不止"；"食即吐"《伤寒论》为"食即吐蛔"。

张仲景字字珠玑，改动3个字，含义大不同。同样的例子如：《痉湿暍病脉证并治》："太阳病，发热无汗，反恶寒者，名曰刚痉"；"太阳病，发热汗出，而不恶寒者，名曰柔痉"。《金匮要略》中的太阳病与《伤寒论》中的太阳病有同有异，切勿等同。

在《金匮要略》中，常常引用《伤寒论》中的条文或者病证名称，说明2本书是1本书，相互补充，而且是相互区别的。

《伤寒论》中的消渴只是厥阴病诸多病证中的1种临床表现或者说是1个疾病。厥阴病篇只是提了一次消渴，以后再也没有出现过。消渴在全书只出现过这2次，在71条五苓散与326条中出现过。

在《伤寒论》中厥阴病是外感热病的末期，包含着许多疾病，消渴只是一个症状或者是一个疾病；厥阴病还包含了吐蛔、蛔厥气上撞心、利不止、心中疼热、饥而不欲食等，是并列关系，没有因果关系。

内伤杂病中的消渴病是一个独立的疾病，其晚期也可发展为厥阴病，表现出下利、心中痛热、饥不欲食等消化道症状，表示疾病的晚期寒热错杂的病理状态。这些临床表现是消渴病中的并发症或者继发症，与消渴不是并列关系，是因果关系。是消渴－糖尿病证态的不同临床类型，或者不同的临床阶段。没有吐蛔等临床表现，就排除了胆道蛔虫症、胆绞痛、肠道蛔虫症及其肠梗阻、晚期营养不良等许多疾病，彰显了《伤寒论》中的厥阴病与杂病消渴中的厥阴病的本质区别。

厥阴病：《伤寒论》厥阴病，足厥阴也；温病厥阴病，手厥阴也；杂病厥阴病，"千古疑案"。我们在学习中医的时候，要有一点历史唯物论的知识，同一个术语在不同的历史阶段，不同的语境下，不同的著作中，其概念、含义不尽相同，例如同一个"太阳病""伤寒""中风""厥阴""少阴"……其概念、含义不尽相同。有了历史唯物观，就不会觉得中医概念混乱不清了。

下面运用西医临床知识仔细对比2条，不难发现二者的不同：《金匮要略》消渴篇：厥阴之为病，消渴，气上冲心（胃瘫、低血钾、低血钠引起的食道反流），心中疼热，饥而不欲食，食即吐，下之不肯止（糖尿病自主神经病变，多影响胃肠道心血管，泌尿生殖系统，临床可表现为胃轻瘫，胃排空延迟，腹泻，便秘或腹泻便秘交替）。《伤寒论》第326条厥阴之为病，"心中痛热、饥而不欲食"是消化道疾病，"吐蛔"是指肠道蛔虫症，"气上撞心"是指胆道蛔虫症引起的心窝部剧烈的钻心疼（胆绞痛）；"下之，利不止"是指腹泻这一大类疾病，包括腹泻与痢疾，是《伤寒论》厥阴病的主症，消渴病未必有腹泻，反而有大便坚。

【西医链接】

糖尿病已经成为消渴病的代名词。

一、病因

病毒感染可能是1型糖尿病诱因，许多科学家怀疑病毒也能引起1型糖尿病。这是因为1型糖尿病患者发病之前的一段时间内常常有病毒感染史，而且1型糖尿病的发生，往往出现在病毒感染流行之后。如那些引起流行性腮腺炎和风疹的病毒，以及能引起脊髓灰质炎的柯萨奇病毒家族，都可以在1型糖尿病中起作用。所以，由于感染引发的消渴病的中晚期也是厥阴病中的一种疾病。即《伤寒论》中的厥阴病。

2型糖尿病常有家族史与不良饮食习惯有关。可发生于任何年龄，成人多见；多数起病隐匿，症状相对较轻，仅有轻度乏力、口渴，半数以上无任何症状；有些病人因慢性并发症、伴发病或体检时发现。

二、临床表现

长时间糖尿病控制不佳会引起胃肠道症状，可表现为多食，易饥饿，腹胀便秘或者腹泻等症状，单独出现或者交替出现。

2型糖尿病的临床表现：（实用内科学13版）1028页。

1. 无症状期

2. 症状期

（1）多尿、烦渴、多饮：由于糖尿、尿渗透压升高，肾小管回吸收水减少，尿量异常最多。

（2）善饥多食：由于失糖，糖分未能充分利用，伴以高血糖刺激胰岛素分泌，食欲亢进，易有饥饿感。

（3）疲乏、体重减轻、虚弱。

（4）皮肤瘙痒。

（5）其他：自主神经功能紊乱，阳痿、腹泻……

与中医的上消、中消、下消是一致的，三消是不同的临床类型。

三、糖尿病的并发症：

1. 糖尿病酮症酸中毒（DKA）为急性并发症。

2. 其他为慢性并发症。

（1）糖尿病酮症酸中毒（DKA 急性并发症）：诱发 DKA 的主要原因为感染、饮食或治疗不当及各种应激因素。未经治疗、病情进展急剧的 1 型糖尿病病人，尤其是儿童或青少年，DKA 可作为首发症就诊。

1）脱水和（或）休克：中、重度 DKA 患者常有脱水症状和体征。高血糖导致大量渗透性利尿，酸中毒时大量排出细胞外液中的 Na，使脱水呈进行性加重。如脱水量超过体重的 15% 时，则可有循环衰竭，症状包括心率加快、脉搏细弱、血压及体温下降等，严重者可危及生命。

2）电解质紊乱：糖尿病病人出现多尿即由渗透性利尿所致，结果使水的重吸收减少，尿量和 NaCl 排出量增多。所以引起电解质紊乱。①血钠：大于 150mmol/L 应怀疑伴有高渗昏迷。②血钾：DKA 时，由于渗透性利尿和酮体经肾以盐的形式排出，导致 K^+ 大量经肾排出，加上纳食少，恶心和呕吐，进一步加重机体缺钾。由于种种原因可导致血清钾浓度往往正常，甚而偏高，从而掩盖了体内严重缺 K^+ 的真实情况。此外，DKA 时常同时伴有缺磷和缺镁。③血渗透压：可轻度升高，有时可达 330mOsm/L 以上，少数可达 350mOsm/L，可能伴有高渗性失水或高渗性昏迷。糖尿病病人出现多尿即由渗透性利尿所致。"渗透性利尿"是指因肾小管和集合管内小管液中溶质浓度升高使水重吸收减少而发生的利尿现象。小管液中溶质含量增多，使渗透压升高。水的重吸收减少而使尿量增多的现象。（第 6 条渴欲饮水不止者，文蛤散主之）

（2）糖尿病患者的常见消化系统并发症：其发病机制主要与糖尿病自主神经性病变、胃肠激素异常、胃肠道组织形态学改变、肠道微生态改变等因素相关。①口腔疾病包括真菌感染和牙周炎。真菌感染的前驱症状包括口腔干燥、喉咙红肿、舌萎缩等，最常见的口腔感染为念珠菌感染，占口腔感染的 40% ～60%。②食管蠕动障碍在糖尿病患者的患病率高达 63%，引起临床症状的主要原因是食管蠕动功能受损导致反流入食管的酸性物质不能被有效地清除。患者的症状包括吞咽困难及食道烧灼痛（心中痛热、气上冲胸）。③胃轻瘫。通常糖尿病史 10 年以上才会发生胃轻瘫；5% ～ 12% 的糖尿病患者伴有胃轻瘫。恶心和呕吐是糖尿病胃轻瘫的主要症状，分别发生在 92% 和 84% 的病人中，并伴有腹胀（75%）和早期饱腹感（60%），严重者可每天频繁呕吐（饥不欲食，食即吐）。④糖尿病病人肠道病变主要症状是腹泻和便秘，有时腹泻便秘交替出现。糖尿病性便秘排便次数少且排便困难。（第 2 条，大便坚）（第 8 条趺阳脉数，……大便必坚，小便即数）。乳糜泻，1 型糖尿病患者，6% ～15% 的糖尿病患者中存在乳糜泻，大多数患者在糖尿病诊断后 5 年内发现。79% 的患者乳糜泻在 5 年内诊断发现，55% 的患者乳糜泻在 2 年内诊断发现，40% 的患者在糖尿病诊断后 1 年内发现。⑤消化性溃疡。糖尿病患者出现消化溃疡常缺乏溃疡典型的节律性腹痛特点，部分糖尿病患者溃疡发生时甚至无明显的自觉症状。在合并有消化性溃疡的糖尿病患者中，胃溃疡的发生率较十二指肠溃疡高，治愈效果较单纯消化性溃疡差。（心中痛热）

（3）糖尿病肾病：糖尿病肾病患者早期可以出现周身浮肿，四肢发麻，肿胀的症状，糖尿病肾病的早期往往症状不典型，可以通过查尿微量白蛋白来诊断，如果尿微量白蛋白24h超过 0.3g，那么说明有早期肾病，建议严格控制血糖、血脂、血压的进一步进展，否则将来发展成临床肾病。糖尿病患者出现肾脏损害时，由于尿蛋白大量漏出、小球滤过率下降、小便减少以及严重低蛋白血症而引起双下肢、眼睑及颜面浮肿，严重者可出现全身性浮肿。

糖尿病的患者全身浮肿，首先考虑的原因是肾脏的原因，如果糖尿病、肾病到了肾脏的终末期也就是肾功能衰竭期，排尿减少就会引起全身的浮肿、尿量减少、血钾增高等，这样的患者需要检测离子及肌酐，必要时进行透析治疗，第二要考虑心脏的因素，如果糖尿病合并有严重的冠心病心衰，也会出现全身的浮肿，心功能减退，射血分数明显地下降就会引起全身的浮肿，这样的患者需要强心利尿扩血管等综合治疗，再一个重要的因素就是低蛋白血症，长期的营养不良或者消耗过大都会引起严重的低蛋白血症，白蛋白降低后，血浆胶体渗透压降低而引起水肿。五苓散治疗糖尿病肾病可改善患者临床症状利小便，减轻水肿等，提高患者生存质量。应用五苓散治疗糖尿病肾病有一定疗效，目前证据仍十分有限，尚需高质量，严格控制条件的研究和系统评价以增加证据强度。（第4条脉浮，小便不利，微热消渴者，宜利小便发汗，五苓散主之。水气病7条）

（4）糖尿病脑水肿的原因：①反常性脑部酸中毒可引起脑水肿。②糖尿病酮症酸中毒时，可致脑组织缺氧。经治疗后pH值逐渐恢复，但心排血量不能相应增高，而且动脉血pH值升高后，通过自主调节使血流量减少，更进一步加重脑缺氧。视神经乳头水肿及脑脊液压力增高支持脑水肿的诊断。③当用胰岛素纠正高血糖的速度太快时，或山梨醇代谢很慢，脑渗透压下降较慢及不平衡，形成明显渗透压梯度，乃产生脑水肿。糖尿病脑水肿与外感热病中的低渗透压脑水肿的病理机制不同，而且临床表现是不完全一样的。（第5条渴欲饮水，水入则吐者，名曰水逆，五苓散主之）与五苓散治疗糖尿病肾病，相互参照，都是五苓散的适应症。

五苓散能够治疗糖尿病肾病引起的水肿，而不能说五苓散能够治疗糖尿病、糖尿病肾病，只是能够减轻糖尿病肾病、糖尿病脑水肿的症状。这才是科学的正确解释。

（5）糖尿病神经系统并发症，包括中枢神经病变，周围神经病变和自主神经病变。中枢神经病变，包括严重的糖尿病急性并发症，如高渗性昏迷，酮症酸中毒所引起的神志改变，脑梗以及老年性痴呆。周围神经病变主要指的是远端对称性，手脚麻木，感觉减退。自主神经病变，多影响胃肠道、心血管，泌尿生殖系统，临床可表现为胃轻瘫，胃排空延迟，腹泻，便秘或腹泻便秘交替，休息时出现心动过速，直立性低血压，心肌缺血，Q—T间期延长等，严重患者可发生心脏性猝死，泌尿系统表现为残尿量增加，尿失禁，尿潴留，其他还有阳痿，瞳孔改变，排汗异常，表现为无汗，少汗或多汗等。（2条，虚则卫气不足，所以无汗或少汗，若营血虚，卫阳浮动，则多汗。）

（6）肺纤维化（肺痿）：不容忽视的糖尿病并发症，早在20年前就有人提出，肺脏应被视为糖尿病的"靶器官"之一。多项研究显示，成人1型糖尿病患者存在明显的限制性肺功能障碍，而成人2型糖尿病患者多表现为肺弥散功能损伤。最新一项入选7万余例糖尿病患者和5万余名非糖尿病对照者的回顾性纵向队列研究证实，在确诊糖尿病的人群中，哮喘、阻塞性肺疾病、肺纤维化和肺炎发生率显著高于对照组。

新近一项涉及40项研究的荟萃分析也显示，糖尿病常伴随适度却有显著差异的限制性肺功能障碍。糖尿病诱发的肺纤维化与吸烟相似，且多数研究者认为，糖尿病患者肺弥散功能减退和换气功能受限可能归因于肺泡和毛细血管壁增厚以及间质增宽，以上表现均为肺间质损伤和纤维化的标志。消渴可以引起肺痿，肺痿肺痈咳嗽上气病脉证治第七第1条问曰：热在上焦者，因咳为肺痿。肺痿之病，从何得之？师曰：或从汗出，或从呕吐，或从消渴，小便利数，……

（7）糖尿病合并肾病见十四篇第6、7条。

2. 寸口脉浮而迟，浮即为虚，迟即为劳；虚则卫气不足，劳则营气竭。

趺阳脉浮而数，浮即为气，数即消谷而大坚—作紧；气盛则溲数，溲数即坚，坚数相搏，即为消渴。

【注解】

大坚：大便坚硬。

【释译】

寸口脉候心肺的病变。心主血属营，肺主气属卫。营血虚衰，血少亦不能滋灌周身，阴血虚，则阳热盛，燥热内生，更耗伤气阴，故卫气不足，阳虚气浮，脉来浮而少力，血脉不充，营气虚少脉来迟而细弱。这种劳伤营血，阴血虚少，阳气浮动，燥热内生，势必导致消渴病变。也说明消渴病也属于虚劳中的一种。

趺阳脉候胃气盛衰，胃热有余，热盛于内，气蒸于外，则消谷善饥，脉浮而数。热盛阴伤，津液被灼则渴欲饮水，肠道失濡，燥屎内结，则大便坚硬。胃热气盛，降浊失常，脾受其制，脾亦不能为胃行其津液，水津偏渗于膀胱，故小便频数；小便过多，更耗劫津液，膀胱又为其所迫，津液不布，加重肠燥，故曰溲数即坚，这种胃热便坚，气盛溲数，数坚相互影响的恶性循环，必然导致消渴病的形成。

【解读】

糖尿病病人肠道病变主要症状是腹泻和便秘，以便秘为主，有时腹泻便秘交替出现。糖尿病性便秘排便次数少且排便困难。

本条所论的消渴，应属后世所说的中消证，即以消谷善饥，渴欲饮水，小便数，大便坚为主证。与现代糖尿病基本一致。

3. 男子消渴，小便反多，以饮一斗，小便一斗，肾气丸主之。方见上。

【解读】

本条论述下消的证治。

消渴病与糖尿病基本一致，尿崩症也属于中医的消渴。肾气丸治疗。

4. 脉浮，小便不利，微热消渴者，宜利小便发汗，五苓散主之。方见上。

【注解】

微热：微微发热。

【释译】

由于外感风寒，表邪不解，故脉浮，身有微热而有恶寒；部分表邪循经入腑，与水互结，膀胱气化受阻，故小便不利。水停于下，气化失常，津液不能蒸腾上承故口渴。这种口渴，乃由下焦蓄水所致，故渴而饮水不多。证属太阳经府同病，治宜利小便发汗，方用五苓散表里分消。这是《伤寒论》中的五苓散证，本条与之不同是指消渴病的病人外感风寒。

【解读】

糖尿病的临床表现极其复杂，涉及各个系统，由于免疫力下降，糖尿病病人容易感冒，感冒加重糖尿病的进程，而且临床表现比较严重，这次新冠病毒感染的危重型大多都有糖尿病等基础病。在这次新冠肺炎的治疗方剂里麻杏石甘汤与五苓散合用，其理论根据与本条相关。糖尿病病人感染新冠病毒感染符合"脉浮，小便不利，微热消渴者，宜利小便发汗，五苓散主之"的临床表现与病机。

《伤寒论》第71条："太阳病，发汗后，大汗出，胃中干，烦躁不得眠，欲得饮水者，少少与饮之，令胃气和则愈。若脉浮，小便不利，微热消渴者，五苓散主之。"其后半段与本条相同，但是含义不一样。《伤寒论》中太阳蓄水证是指发热、汗出引起的高渗性脱水。本条是指糖尿病肾病，肾小球滤过率下降引起的小便少甚至尿闭、全身水肿。五苓散治疗糖尿病肾病可改善患者临床症状利小便，减轻水肿等，提高患者生存质量。应用五苓散治疗糖尿病肾病有一定疗效。（参考糖尿病肾病）

5. 渴欲饮水，水入则吐者，名曰水逆，五苓散主之。方见上，痰饮病。

【注解】

水入：饮入水。

【释译】

本条论述水逆证治。

外感邪气，循经入府，与膀胱之水互结，水蓄于下，气因水阻，津不上布故口渴。蓄水过多，上干于胃，胃失和降，故渴饮之水，拒而不纳，水入则吐。魏念庭认为"此名之曰水逆，其人小便亦必不利"。此与上条病机基本一致，故亦用五苓散化气行水利小便，蓄水得去，则诸症自解。

魏荔彤《金匮要略方论本义》："水气上逆，饮入即吐者，此非消渴之证，与消渴正相反；一水入即渴，一水入即吐也。此名之曰水逆，其人小便亦必不利，亦宜五苓散主之。"

【解读】

《伤寒论》第74条"中风发热，六七日不解而烦，有表里证，渴欲饮水，水入则吐者，名曰水逆，五苓散主之"。

本条与《伤寒论》第74条原文后半段相同，本质不同。《伤寒论》中指的是低渗性脱水引起的脑水肿，本条指的是：糖尿病脑水肿。

中医也有人认为本条与《伤寒论》第74条的病机不同，魏荔彤《金匮要略方论本义》："水气上逆，饮入即吐者，此非消渴之证，与消渴正相反；一水入即渴，一水入即吐也。此名之曰水逆，其人小便亦必不利，亦宜五苓散主之。"中医认为：脾虚湿盛的糖尿病，用五苓散治疗。水逆，即西医的水中毒。轻者，渴欲饮水，水入则吐；重者，脑水肿颅内压升高。水入即渴是指没有并发脑水肿和糖尿病，水入即吐是指糖尿病合并脑水肿。

与第4条五苓散治疗糖尿病肾病，相互参照，都是五苓散的适应症。

五苓散能够治疗糖尿病肾病引起的水肿，而不能说五苓散能够治疗糖尿病、糖尿病肾病，只是能够减轻糖尿病肾病、糖尿病脑水肿的症状。这才是科学的正确解释。

五苓散对于水电解质紊乱具有双向调节作用，既可以治疗失盐失水低血容量状态，又可以治疗各种水肿，包括脑水肿、胸腹腔积水、腹水等。

呕吐哕下利病脉证第十七中也有类似于"水逆"的表现，注意鉴别。

6. 渴欲饮水不止者，文蛤散主之。

文蛤散方：

文蛤五两

右一味，杵为散，以沸汤五合，合服方寸匕。

【释译】

文蛤散具有清热润燥、生津止渴之效。与《伤寒论》中："文蛤散清热利湿"不同。以方测证，文蛤散的适应症，具有2种不同的机制。

【解读】

本条文蛤散证紧跟第5条五苓散证，5条"渴欲饮水，水入则吐者，名曰水逆"（是指糖尿病脑水肿），本条"渴欲饮水不止者"也应该是指糖尿病中的一个临床类型。

本条口渴，虽然饮水不能解其渴，说明仍然处于高渗状态，这是糖尿病的消渴症，与《伤寒论》第141条"意欲饮水，反不渴者"（低渗状态）完全相反。

本条见于《伤寒论》第141：病在阳，应以汗解之，反以冷水噀之，若灌之，其热被劫不得去，弥更益烦，肉上粟起，意欲饮水，反不渴者，服文蛤散；若不差者，与五苓散。寒实结胸，无热证者，与三物小陷胸汤，白散亦可服。"意欲饮水，反不渴者，服文蛤散"是指水中毒的早期；"若不差者，与五苓散"是指水中毒，水入则吐。所以《伤寒论》中的文蛤散的适应症是水中毒的早期，即低血钠、低渗状态，这时候补充电解质治疗是正确的。

《金匮要略》本条"渴欲饮水不止者"是指糖尿病高渗状态是由于高血糖与高血酮引起的，不是高血钠引起的，相反这时候处于低血钠状态以及整体缺钾。所以补充钠、钾、钙、镁等粒子。参考：糖尿病水电解质紊乱。

糖尿病病人出现多尿即由渗透性利尿所致，结果使水的重吸收减少，尿量和 NaCl 排出量增多。所以引起电解质紊乱。此外，DKA 时常同时伴有缺磷和缺镁。西医治疗：补充生理盐水，小剂量静脉滴注胰岛素，补钾等。给患者多饮水，包括饮淡盐水（1000mL 水加 9g 食盐），每 2～3h 深部肌内注射短效胰岛素 10～20 单位等。除了胰岛素之外，文蛤散是最好的内服剂。

《类证普济本事方》卷第六——诸嗽虚汗消渴篇，"治渴疾饮水不止。白浮石、蛤粉、蝉壳去头、足，各等分，上细末，用鲫鱼胆七个，调三钱服，不拘时候，神效"。

鲫鱼胆：《本草纲目》载：味苦，性寒，有毒。现代研究，因其有毒，不可直接吞服，肝肾功能不全者禁用，故已不用于临床处方。临床上运用神效散主要用的是前三味药，用以治疗肝肾阴虚，虚火灼肺之消渴（糖尿病）神效。含有钾、钠、镁、铁、锰等，尚有微量氯化物及铵盐。

文蛤含有丰富的钾、钠、钙、镁等元素。所以，在糖尿病高血酮引起的渗透性利尿状态时，是文蛤散的适应症。与《伤寒论》中的低渗低血钠状态是不同的。我们不得不佩服张仲景的睿智与丰富的临床实际经验，这需要多少年的实践才能够得出这样的结论。他以"渴欲饮水不止"与"意欲饮水反不渴"把这 2 种病理状态鉴别开来，即便是现代的有经验的医生，具有现代化的检测手段，也未必能够把二者轻轻松松鉴别开来。

7. 淋之为病，小便如粟状，小腹弦急，痛引脐中。

【注解】

小便如粟状：指小便排出粟状之物。

弦急：即拘急。

【释译】

本条论述淋病的症状。

淋，出自《素问·六元正纪大论》。一般以小便急迫、短、数、涩、痛为特点。根据发病机理不同，后世分为石淋、气淋、血淋、膏淋、劳淋。从本条辨证来看，是论述石淋病证。

淋病的形成，《诸病源候论》指出："诸淋者，由肾虚而膀胱热故也。"《丹溪心法》亦强调"淋虽有五，皆属于热"。故湿热下注，蕴于膀胱，煎熬膀胱津液，炼结成固体物质，形如粟米，阻塞尿道，以致热郁气滞，小便涩而难出，尿迫于内，热郁于中，故小腹拘急，痛引脐中。这种石淋尿痛较之其他淋病尤甚。

【解读】

尿有砂石，小便则茎里痛，尿不能卒出，痛引少腹，膀胱里急，石淋即为泌尿道结石。砂石从小便道出而止痛，石淋并发热时，则应以先治热淋后治石淋。

尿有砂石，这是中西医的共同参考物，有了这个共同参照物，石淋与泌尿道结石就是一个证态。

【西医链接】

1. 泌尿道感染（UTI）

指病原体直接侵入尿路，在尿液中生长繁殖，并侵犯尿路黏膜或组织而引起损伤，按病原体侵袭的部位不同，分为肾盂肾炎、膀胱炎、尿道炎。肾盂肾炎又称上尿路感染，膀胱炎和尿道炎合称下尿路感染。

任何致病菌均可引起UTI，但绝大多数为革兰阴性杆菌，如大肠杆菌、副大肠杆菌、变形杆菌、克雷白杆菌、绿脓杆菌，少数为肠球菌和葡萄球菌。大肠杆菌是最常见的致病菌，占60%～80%。

临床表现：

（1）排尿异常：尿路感染常见的排尿异常是尿频、尿急、尿痛，也可见到尿失禁和尿潴留。慢性肾盂肾炎引起的慢性肾功能衰竭的早期可有多尿，后期可出现少尿或无尿。

（2）尿液异常：尿路感染可引起尿液的异常改变，常见的有细菌尿、脓尿、血尿和气尿等。（十四篇7条）

（3）腰痛：腰痛是临床常见症状，肾脏及肾周围疾病是腰痛的常见原因之一。肾脏包膜、肾盂、输尿管受刺激或张力增高时，均可使腰部产生疼痛感觉，下尿路感染一般不会引起腰痛。肾及肾周围炎症，如肾脓肿、肾周围炎、肾周围脓肿、急性肾盂肾炎，常引起腰部持续剧烈胀痛，慢性肾盂肾炎引起的腰痛常为酸痛。

西医的泌尿道感染早期，尿中没有可见的浑浊物，中医称为：心火下移小肠。如果尿中看到浑浊物则为：淋证。

2. 泌尿系统结石

泌尿系统结石可见于肾、膀胱、输尿管和尿道的任何部位。但以肾与输尿管结石为常见。

泌尿系统结石临床表现因结石所在部位不同而有异。肾与输尿管结石的典型表现为肾绞痛与血尿，在结石引起绞痛发作以前，病人没有任何感觉，由于某种诱因，如剧烈运动、劳动、长途乘车等，突然出现一侧腰部剧烈的绞痛，并向下腹及会阴部放射，伴有腹胀、恶心、呕吐、程度不同的血尿；膀胱结石主要表现是排尿困难和排尿疼痛。

【拓展】

结石若能通过化石而使结石消除，即可达到治疗目的，古方常用金钱草、海金沙、鸡内金、鱼脑石、琥珀、火硝、蓬砂、胡桃肉等具有化石作用的药物配入通淋方中，即是此意。但是化石不如排石，促使结石排出体外，才是有效的治疗方法。为了达到排石目的，应从以下几个方面予以考虑：①使其变小，易于下行；②使输尿管道暂时松弛，为结石下行开辟道路；③配伍滑利窍道之品，减少结石下行阻力；④增加尿量，将结石推向前进；⑤使用降气活血之品，增强输尿管道蠕动，促使结石下行。因此，这类方剂应在通淋化石的基础上，配伍长于缓解痉挛之白芍、地龙、甘草等松弛输尿管道；体滑之滑石，多液之车前仁、冬葵子、榆白皮滑利窍道；降气之枳实、沉香，行血之牛膝、大黄以助气血下行（实际是促进输尿管蠕动）。这种方剂结构既考虑了结石本身，也考虑了输尿管道和气血津液各个方面，值得注意。体现这一治法的有石韦散、凿石丸等。

淋证，是指以小便频数、淋沥涩痛、小腹拘急引痛为主症的疾病。根据病因和症状特点可分为热淋、血淋、石淋、气淋、膏淋、劳淋六证。基本病机为湿热蕴结下焦，肾与膀胱气化不利。病理因素为湿热。病位在肾与膀胱。多见于已婚女性。辨证时首辨淋证类别，再审证候虚实，三别标本缓急。本病相当于西医学的急、慢性尿路感染，泌尿道结核，尿路结石，急、慢性前列腺炎，化学性膀胱炎，乳糜尿以及尿道综合征等。

8. 趺阳脉数，胃中有热，即消谷引食，大便必坚，小便即数。

【注解】

引食：引饮善食。

【释译】

本条再论消渴的病机与脉证。

趺阳脉候胃气的盛衰，脉数乃胃中热盛；消万物者莫甚于火，故胃中有热，消谷善饥，胃热伤津，上见烦渴引饮，下则肠道不润而便坚。饮水虽多，不解其热，胃热强盛，脾受其制，健运转输失常，津液不能正常施布，水液偏渗膀胱，故小便频数，而大便更坚，胃热则愈盛，消谷引饮之症益剧，从而形成这种胃热中消的病证。

本条小便频数，尿道不痛，与淋病小便频数而尿道涩痛者不同。文列淋病之后，示人以资鉴别。

【解读】

本条为糖尿病兼有大便干燥，与第2条互参。

9. 淋家不可发汗，发汗则必便血。

【注解】

便血：这里是指尿血。

【释译】

本条论述淋家禁用汗法治疗。

淋家，一般指患淋病日久不愈者；淋病之因，多由肾虚膀胱热盛或膀胱湿热所致。病延日久，阴分耗伤，肾虚更甚，虚热则益剧。此时虽有外邪，亦不可辛温发汗，因辛温之品，既助邪热，又劫夺津液，如此伤阴助热，热伤血络，动其营血，迫血妄行，则导致尿血变证。

【解读】

见《伤寒论》第84条：淋家不可发汗，发汗则必便血。

10. 小便不利者，有水气，其人若渴，栝楼瞿麦丸主之。

栝楼瞿麦丸方：

栝楼根二两　茯苓三两　薯蓣三两　附子一枚炮　瞿麦一两

上五味，末之，炼蜜丸梧子大，饮服三丸，日三服；不知，增至七八丸，以小便利，腹中温为知。

【注解】

水气：水饮之邪。

【释译】

肾为水脏主司气化，膀胱为州都之官，藏津液；液藏于膀胱而主司在肾，今肾阳不足，气化无权，水气不行，故小便不利；小便不利则水无出路，故水气内停；下焦阳虚，气不化水，不能蒸腾津液上潮于口，以致上焦燥热，其人苦渴。证属下寒上燥，单纯温阳，则上焦燥热更甚，单纯滋阴润燥，则又碍于肾阳之虚；然上浮之，非滋不熄，下积寒水，非温不消，故治宜下温肾化气以消水，上滋其燥以生津，方用栝楼瞿麦丸。方中附子补下焦之火，振奋肾气，化气有权，既可通利水道，又可蒸津上奉，茯苓、山药补中土以制水，栝楼根清上焦之燥以生津止渴，瞿麦一味专通水道，清其源并治其流。诸药相伍，攻补兼施，阴阳同调，寒热杂投，并行不悖。服以蜜丸，量由小渐大，可见治疗此种寒热虚实错杂之证，不能急于求成，法治之巧，足资后人研究。

【解读】

本条水气内停，肢体浮肿口干渴，这是肾阴虚水气内停证(糖尿病肾病)，而口干渴属于上燥，下寒上燥，用栝楼瞿麦丸治疗。

瞿麦苦寒，能清心热，利小肠、膀胱湿热。主要用于热淋、血淋、砂淋、尿血、小便不利等。常与泽泻、滑石、木通、扁蓄、猪苓、茯苓等同用。

以方测证，本条应该有淋证的临床表现，而不单单是下寒上燥。

临床应用以小便不利、腹中寒冷、口干舌燥、舌淡苔薄白、脉沉细无力为辨证要点。现代多运用于慢性肾小球肾炎、肾功能不全、糖尿病肾病、心源性水肿、前列腺肥大、前列腺炎、尿路感染、慢性膀胱炎等证属肾阳不足、津不上承之淋证。

本条与消渴－糖尿病肾病证态有关，但主要用于泌尿道感染、结石。一方2证。

11. 小便不利，蒲灰散主之；滑石白鱼散、茯苓戎盐汤并主之。

蒲灰散方：

蒲灰七分　滑石三分

上二味，杵为散，饮服方寸匕，日三服。

滑石白鱼散方：

滑石二分　乱发二分烧　白鱼二分

上三味，杵为散，饮服米钱匕，日三服。

茯苓戎盐汤方：

茯苓半斤　白术二两　戎盐弹丸大一枚

上三味，先将茯苓、白术煎成，入戎盐再煎，分温三服。

【注解】

并：合用。

【释译】

本条论述小便不利的3种治法。

小便不利是一个症状，可见于多种疾病，故其发病原因亦很多。这里一症而列三方，说明小便不利，证情复杂，治疗不能单一，须在辨证论治的基础上，适当选方治疗，断不可一遇小便不利症，任选其中一方。至于如何运用，当以方测证，灵活掌握。

蒲灰散，由蒲灰7分，滑石3分组成。蒲灰凉血消瘀，通利小便，滑石清热利湿，利窍止疼，二药合用，能凉血化瘀、清热利湿，故此方所治小便不利，是由湿热下注、气阻血瘀膀胱、气化失司之证，临床除小便不利，可有尿短赤，或有血尿，或尿道疼痛，少腹拘急等症。

滑石白鱼散，由滑石、乱发、白鱼3味组成。滑石清泄湿热，乱发止血消瘀利小便，白鱼行血消瘀利小便，三味相伍，散瘀止血，清热利湿，故本方适用于少腹瘀血、湿热郁滞的小便不利，症见尿黄赤，或血尿，少腹胀痛，尿时水道涩痛等，后世称之为血淋。

茯苓戎盐汤，方中戎盐即青盐，性味咸寒，疗溺血、吐血、助水脏、益精气；茯苓、白术健脾利湿，三味合用益肾清热，健脾利湿。适用于脾肾两虚，气化不利，湿热下注的小便不利，症见尿后余沥不尽，或尿道轻微涩痛，或少量血尿与白浊等。曹颖甫认为"此方为膏淋、血淋、阻塞水道通治之方"，其说可供参考。

以上3方，均治小便不利，但轻重虚实各又不同。蒲灰散、滑石白鱼散均有凉血消瘀、清热利湿之功，但蒲灰散重在清利湿热，滑石白鱼散偏于止血消瘀，二者均属实证范围。茯苓戎盐汤则属脾肾两虚，湿热下注的虚实夹杂证。临床实践当随证审用。

蒲灰散中之蒲灰，历来注家看法不同。一是《发微》认为是菖蒲灰；二是《心典》认为是香蒲灰；三是《论注》认为是蒲席灰，究属何物？从《千金要方》载蒲黄、滑石二味组方治小便不利，茎中疼痛，小便急痛等证看，蒲灰应是蒲黄。《神农本草经》指出蒲黄"利小便，止血消瘀血"，故《本经疏旨》说："蒲黄之质固有似于灰也。"

滑石白鱼散中白鱼，并非鱼之白者，即衣鱼，又名蠹鱼，乃衣帛、书纸中的蠹虫，《神农本草经》载"主妇人疝瘕，小便不利"，《名医别录》谓"能开胃下气，利水气，疗淋堕胎"。

本条3方均列于小便不利一症后，而3方之中又有主于淋病者，可见小便不利与淋病在病因病机上有着密切关系，辨证论治当考虑二者的内在联系，不能割裂地、孤立地看待。

吴谦《医宗金鉴》："无表里他证，小便不利而渴者，消渴水邪病也；小便不利不渴者，小便癃闭病也。主蒲灰散、滑石白鱼散者，蒲灰、乱发血分药也，滑石、白鱼利水药也；然必是水郁于血分，故并主是方也。观东垣以通关丸治热郁血分之小便不利，则可知在血分多不渴也。主茯苓戎盐汤者，茯苓淡渗，白术燥湿，戎盐润下，亦必是水湿郁于下也。盐为渴者之大戒，观用戎盐则不渴可知也。"

蒲灰散中之蒲灰，临床有香蒲烧灰、败蒲席灰、箬（篛）灰、蒲黄粉等不同用法，都有清利下焦湿热作用。但从《千金要方》民载蒲黄、滑石组方治"小便不利，茎中疼痛，小腹急痛"来看，蒲灰当以生蒲黄为是。

【解读】

小便不爽利，或者小便少，即可发生在各种泌尿道感染中（淋证、癃闭），也可以发生在糖尿病肾病中（消渴），鉴别要点是渴与不渴。吴谦《医宗金鉴》："无表里他证，小便不利而渴者，消渴水邪病也；小便不利不渴者，小便癃闭病也。"

蒲灰散中之蒲灰，历来注家看法不同。蒲席烧灰，即草木灰。另外，夏季出汗纳凉，蒲席上沉积大量汗液，水分蒸发之后，盐分积淀子蒲席上，烧灰之后，无机盐更多。蒲灰散除了利尿作用之外，主要是补充无机盐，特别是钾、钠。

草木灰为植物燃烧后的灰烬，凡植物所含的矿质元素，草木灰中几乎都含有。其中含量最多的是钾元素，一般含钾6%～12%，其中90%以上是水溶性，以碳酸盐形式存在；其次是磷，一般含1.5%～3%；还含有钙、镁、硅、硫和铁、锰、铜、锌、硼、钼等微量元素。

低血钾可因丢失过多引起，体内的钾可自消化道和肾脏丢失。经肾丢失：醛固酮分泌增加（慢性心力衰竭、肝硬化、腹水等），长期应用糖皮质激素、利尿剂、渗透性利尿剂（高渗葡萄糖溶液）、碱中毒和某些肾脏疾病（糖尿病肾病）等都是钾丢失的因素。所以，在慢性心力衰竭、肝硬化、腹水时，由于醛固酮分泌增加，可以引起低血钾症，这时候是蒲灰散的适应症。

戎盐晶体通常为立方体，集合体成疏松或致密的晶粒状和块状，晶面特具漏斗状之阶梯凹。纯净的石盐为无色透明或白色，但常染成各种颜色，如灰色（染色质常为泥质油点）、黄色（氢氧化铁）、红色（无水氧化铁）、褐色或黑色（有机质）等，有时有蓝色斑点不均匀地分布在其中。化学成分：氯化钠，可能含杂质 $Ca^{2+} 0.084\%$，$Mg^{2+} 0.16\%$，$SO_4^{2-} 0.25\%$，$As < 4ppm$，$Fe^{3+} 0.0002\%$ 等。

滑石粉成分主要是是 SiO_2 和 MgO。含镁量一般在15%～30%左右。氧化镁含量越低，质量越好，白度越高。SiO_2 含量越高，质量越好。滑石粉的含钙量不高，一般在2%～4%。

镁是人体细胞内的主要阳离子，浓集于线粒体中，仅次于钾和磷，在细胞外液仅次于钠和钙，居第3位，是体内多种细胞基本生化反应的必需物质。正常成人身体总镁含量约25g，其中60%～65%的镁存在于骨、齿，27%的镁分布于软组织。镁主要分布于细胞内，细胞外液的镁不超过1%。在钙、维生素C、磷、钠、钾等的代谢上，镁是必要的物质，在神经肌肉的机能正常运作、血糖转化等过程中扮演着重要角色。

镁影响细胞的多种生物功能：影响钾离子和钙离子的转运，调控信号的传递，参与能量代谢、蛋白质和核酸的合成；可以通过络合负电荷基团，尤其核苷酸中的磷酸基团来发挥维持物质的结构和功能；催化酶的激活和抑制及对细胞周期、细胞增殖及细胞分化的调控。

镁在体内神经冲动的传递和神经肌肉应激性的维持方面均具有重要作用，也是体内多种酶的机能活动中所不可缺少的一种离子。近年来，硫酸镁临床应用日益广泛。尤其在心血管系统方面，除用于重度心衰、心肌梗死等外，在治疗心律失常方面更取得了突破性进展，在心衰的时候能够保护心脏。

【结语】

蒲灰散：补充钾、镁、钙；滑石白鱼散：补充镁、钙；茯苓戎盐汤：补充氯化钠。这是从水电解质紊乱的角度解读，也可以用于糖尿病酮体酸中毒的电解质紊乱。此三方在糖尿病电解质紊乱的治疗中具有一定的意义，小便不利发生在糖尿病肾病。

这3个方剂既可以治疗糖尿病中的电解质紊乱，因其有利尿作用也可以用于淋证的不同临床类型。

12. 渴欲饮水，口干舌燥者，白虎加人参汤主之。方见中暍中。

【释译】

本条论述热盛伤及气津的消渴证治。

消渴患者，多渴欲饮水，是因肺胃热盛，热能伤津伤津亦耗其气，气虚不能化津，津亏无以上润，故口干舌燥，饮水自救。饮水虽多，不能除热，气虚不复，津液不化，施布不能，饮入之水，或被热消，或下趋膀胱而小便频数。治以白虎加人参汤，石膏甘寒清肺胃邪热；知母苦寒质润，可助石膏清泄阳明经热，滋阴润燥；人参大补元气，气旺则津生；粳米甘草固护胃气，既可益胃生津，又防寒凉之品损伤脾胃。相互配伍清热益气生津止渴，故用于肺胃热盛，气津两伤之消渴。

本条亦见于《伤寒论·阳明篇》，是指外感病中的消渴症。不论时病、杂病，有是证即可用是方。如属消渴症，则烦渴引饮，但小便不多；如属消渴病，渴饮不解，消渴善饥，小便频数，二者区别在于小便变化。

白虎加人参汤既可治烦渴引饮而小便不多的消渴症，又可治渴饮不解、消谷善饥、小便频数而甜的消渴病，异病可以同治；用于肺胃热盛伤津的"糖尿病"时，可加沙参、麦冬、花粉、石斛、生地、黄精等养阴润燥、益气生津之品，提高疗效。糖尿病血糖不降，在辨证方药中重用石膏、知母甚效。本方亦可治小儿尿崩症。

【解读】

白虎加人参汤在《伤寒论》中的适应症是SIRS合并水电解质紊乱，SIRS的病理学本质是炎症介质过度释放。在消渴–糖尿病证态中使用白虎加人参汤说明：消渴–糖尿病证态中必然包含炎症介质过度释放与水电解质紊乱2种病理状态。

白虎加人参汤既可治烦渴引饮而小便不多的消渴症，又可治渴饮不解、消谷善饥、小便频数而甜的消渴病。并不是说人参白虎汤治疗糖尿病，而是说治疗糖尿病的早期的某一个临床类型。

《金匮要略》中人参白虎汤治疗消渴，现代中医运用人参白虎汤治疗糖尿病中的某一个临床类型，都是有效的，临床实践证明消渴病与糖尿病具有可融合性，古今中外可以沟通。

人参白虎汤、大柴胡汤、肾气丸、六味地黄丸、左归丸、一贯煎、小檗碱……都能够治疗消渴–糖尿病中的某一个阶段、某一个临床类型，需要结合临床实践仔细地论证，制订出完整的中西医融合的顶层设计。这是可行的。

糖尿病的发展演变是一个动态过程，大致分为郁、热、虚、损 4 个阶段。不同阶段病机及症候表现不同，如热的阶段主要表现为肝胃郁热证、胃肠实热证、痰热互结证等，虚的阶段主要表现为阴虚火旺证、气阴两虚证等，损的阶段主要表现为阴阳两虚证等。不同阶段治疗原则亦有差别，如热的阶段以清热为主，虚的阶段补虚兼清热，损的阶段以补益为主。因此，对糖尿病的论治应把握其全貌，明确其发展阶段，根据疾病的自身发展规律分阶段辨证论治。

消渴 - 糖尿病证态，在郁热期（早期、隐性期）出现热象（烦躁不安、五心烦热、揭衣扬被……）是人参白虎汤的适应症。这与胰岛素抵抗的本质属于炎症状态、炎症介质过度释放相关。（参考《中西医融合观续》193～199 页：胰岛素抵抗是一种致炎症反应的状态……胰岛素是一种抗炎症反应的激素）

13. 脉浮发热，渴欲饮水，小便不利者，猪苓汤主之。

猪苓汤方：

猪苓去皮　茯苓　阿胶　滑石　泽泻各一两

上五味，以水四升，先煮四味，取二升，去滓，内胶烊消，温服七合，日三服。

【释译】

本条论述水热互结，郁热伤阴的小便不利证治。

脉浮发热，并非病邪在表，而是燥热在肺，郁蒸于皮毛，肺热上浮外达所致，故发热不兼恶寒。上源不清，则不能通调水道下输膀胱，导致水气内停，与热互结，故小便不利；水与热结，热耗阴液，气化蒸腾失司，津液无以上承，故渴欲饮水。病为水热互结，故用猪苓汤清热利水以开下结，兼滋其燥。茯苓健脾渗湿；猪苓、泽泻淡渗利水，和甘寒滑石相伍利水清热；阿胶甘平，滋阴补血以育阴。《汤液本草》认为"仲景猪苓汤用阿胶，滑以利水道"。从遣药配伍可见仲景立法之妙。

本条亦见于《伤寒论》。①第 223 条："若脉浮，发热，渴欲饮水，小便不利者，猪苓汤主之。"②第 319 条："少阴病，下利六七日，咳而呕渴，心烦不得眠者，猪苓汤主之。"

本条与前五苓散证俱有小便不利、渴欲饮水、脉浮发热的症状，但其病机则不相同，五苓散是下焦蓄水证，而本条是水与热结之证，故前者以化气利水为主，本条则以清热利水开结育阴为主。五苓散用泽泻，二苓配桂枝以通阳化气，伍白术以崇土制水，合成化气利水之剂，主治膀胱气化不利之蓄水证。猪苓汤以二苓、泽泻配滑石以清热通淋，加阿胶以滋阴润燥，合成清热滋阴利水之剂，主治水热互结之小便不利。

临床当细审病因病机，方致论治不误。

【解读】

凡属水热互结伤阴的肾炎、肾结核、肾盂肾炎、泌尿系感染、肾结石、尿路结石、乳糜尿有尿频尿急尿血者，猪苓汤疗效甚佳。猪苓汤，主治水热互结证，又治血淋。临床常用于治疗泌尿系感染、肾炎、膀胱炎、产后尿潴留等属水热互结兼阴虚者。

五苓散与猪苓汤都具有利尿作用，是其共同点。不同点是猪苓汤用于低渗状态的利尿作用，具有改善肾功能的作用，阿胶是胶体蛋白质具有升高血浆渗透压的作用。五苓散是一个全身性的水电解质平衡调节剂。

【西医链接】

(1) 猪苓汤的利尿作用：通过对猪苓汤、五苓散、柴苓汤利尿作用的研究，发现中药也具有与西药同样或更强的利尿作用，特别是猪苓汤的利尿作用显著，而且猪苓汤的利尿作用以不破坏水盐平衡为特点。对于人体在利尿的同时有保钾作用，并能改善代谢性酸中毒。猪苓汤在水滞状态（低渗状态）时服用有利尿作用。

（2）猪苓汤具有排除泌尿道结石的作用。

（3）猪苓汤对于慢性肾功能不全引起的蓄积于体内的无机盐离子，具有增加其从尿中排泄的作用。猪苓汤中的阿胶含非必需氨基酸，故尿毒症慎用。适宜于慢性肾炎早期、低蛋白血症、水肿的患者。

水气病脉证并治第十四

1～12条为水气病总论。13～17条为五脏水，18～21条为治法，22～32条为具体辨证论治及方剂。

1. 师曰：病有风水、有皮水、有正水、有石水、有黄汗。风水其脉自浮，外证骨节疼痛，恶风。皮水，其脉亦浮，外证胕肿，按之没指，不恶风，其腹如鼓，不渴，当发其汗。正水，其脉沉迟，外证自喘；石水，其脉自沉，外证腹满不喘。黄汗，其脉沉迟，身发热，胸满，四肢头面肿，久不愈，必致痈脓。

【注解】

肿：指皮肤浮肿。

【释译】

本条总述水气病5种类型的脉证，并提出风水与皮水的治疗原则，同时还有黄汗的脉证和转归。各类水气的发病机理如下：

风水：与肺关系较密切，因肺主皮毛，风邪侵袭肌表，正邪相争，卫外不固，故脉浮恶风；皮毛不宣，通调失职，水湿潴留故头面浮肿；湿邪流注关节，故骨节疼痛。

皮水：与脾、肺关系较密切，因脾居中州，主四肢、肌肉，脾失健运，则水湿阻滞中焦，故腹满如鼓状，口不渴；水湿溢于皮肤，故皮肤肿，按之没指；水行皮中，因皮与肺相合，故脉浮；不兼风邪，故不恶风。由于病变在表，治疗时当因势利导，可发其汗，使水从皮肤排出。

正水：脾肾阳虚，不能气化，水停于里，故腹满，脉沉；水气上射于肺，肺失宣降而有喘。

石水：肾阳虚衰，水气结于少腹，故少腹硬满如石且脉沉。因水聚于下，未及于肺，故不作喘。

黄汗：与脾有关，脾阳虚不能运化水湿，水湿内停，故脉沉迟；湿邪郁而化热，湿热流于肌肤，故身热，四肢头面肿；湿热内郁，肺气不畅，故胸满；湿热入营，邪热郁蒸，汗出色黄，故称黄汗。此病若日久不愈，湿热郁滞营血，气血腐败而化脓，可导致痈脓。

【解读】

石水－肿瘤性腹水证态，"石水"在《金匮要略》中只有一条叙述：石水，其脉自沉，外证腹满不喘。以下是后世医家的认识。

"石水"，出自《素问·阴阳别论》等篇。①水肿病之一。因下焦阳虚，不能司其开阖，聚水不化而致水肿。《症因脉治》卷三："肝肾虚肿之症，腹冷足冷，小水不利，或小腹肿，腰间痛，渐至肿及遍身，面色黑黄，此肝肾经真阳虚，即《内经》石水症也。"②单腹胀。《医门法律·胀病论》："凡有癥瘕积块痞块，即是胀病之根，日积月累，腹大如箕，腹大如瓮，是名单腹胀，不似水气散于皮肤面目四肢也。仲景所谓石水者，正指此也。"③疝瘕类病证。《医门法律·水肿论》："石水，其脉自沉，外证腹满不喘，以其水积胞中，坚满如石，不上大腹，适在厥阴所部，即少腹疝瘕之类也。"

可见，在腹腔内或者盆腔内可以触摸到石块样的包块，同时又有腹水者，就是石水，所以腹满不喘。

以上所述癥瘕、积块、痞块、少腹疝瘕之类，皆为西医的恶性肿瘤与良性肿瘤或者机化的包快。由这些包快引起的水肿称为石水，最常见的就是腹腔与盆腔肿瘤性腹水，特别是恶性肿瘤合并腹水。

所以，石水是由于盆腔或者腹部的包块、肿瘤引起的腹水。

在《伤寒论》中，藏结指的是肿瘤，特别是恶性肿瘤。《金匮要略》中的癥瘕、痞块泛指包块，包括恶性肿瘤、良性肿瘤、炎性机化包块。本条是肿瘤合并腹水者。

此处黄汗是指痈肿的前期，即毛囊、汗腺、皮脂腺的感染引起的毛囊炎、疖肿、痈脓等。感染早期浆液性渗出液呈黄色，当时不知道皮脂腺的存在，只知道出汗，故名黄汗。这些感染可以引起局部淋巴结炎、蜂窝织炎（故身热、四肢头面肿、胸满等），继而引起菌血症、毒血症、败血症等全身性感染。

其他水气病内容见后。

2. 脉浮而洪，浮则为风，洪则为气，风气相搏，风强则为隐疹，身体为痒，痒为泄风，久为痂癞；气强则为水，难以俯仰。风气相击，身体洪肿，汗出乃愈。恶风则虚，此为风水。不恶风者，小便通利，上焦有寒，其口多涎，此为黄汗。

【注解】

风强：指风邪盛。

泄风：因瘾疹身痒，是风邪外泄的现象。

痂癞：一种顽固性的皮肤病，化脓结痂，有如癞疾。

气强：即水气盛。

瘾疹：是以异常瘙痒、皮肤出现成块、成片状风团为主症的疾病，因其时隐时起，遇风易发，故名"瘾疹"，又称为"风疹块""荨麻疹"。本病急性者短期发作后多可痊愈，慢性者常反复发作，缠绵难愈。本病相当于西医学的急、慢性荨麻疹，认为发病的主要因素是机体敏感性增强，皮肤真皮表面毛细血管炎性变，出现渗出、出血和水肿所致，所以，"久为痂癞"。过敏性皮肤病还包括各种皮炎、湿疹等。

【释译】

本条论述：隐疹与风水的关系密切，一个病机 2 种表现：气强为隐疹，水盛为风水；风水与黄汗的鉴别。

外感风邪，其脉浮；脉洪为气实，指病人水气盛。风邪与水气相互搏击，风强则为瘾疹，身体瘙痒不止，称为"泄风"；因痒而搔抓，搔破结痂，遍及全身，日久即成"痂癞"之病。风与水气相搏，肺失宣降，不能行水，水气盛故见喘息难以俯仰；若表闭气郁，水气溢于肌表，全身浮肿。治疗当散风去水，应用汗法，使风与水邪从表皮排出。黄汗，脾虚不能运化水湿，湿郁化热，侵入营分，邪热郁蒸，汗出色黄，故谓"黄汗"。脾虚不能化湿散寒，湿留津聚，故口多涎；膀胱气化尚未受到影响，故小便通利；由于此证与风邪无关，亦无表证，故不恶风。

【解读】

"气强则为水，难于仰俯"：水气盛则为水气病，身体浮肿，有时弯腰抬头、仰俯屈伸感觉到不方便。此处的"气强"是指：水气强，即西医的以水肿为主要病理表现；"风强则为隐疹"，是指病变以风为主，水气则次之，是指荨麻疹，荨麻疹也有局部水肿。

本条与第1条联系起来，隐疹、风水、黄汗是指相关联的3种不同的皮肤病理状态：①过敏性皮肤病（隐疹）；②肾性水肿（风水，皮下水肿）；③皮肤附属器官感染（黄汗）。

1. 隐疹（荨麻疹、过敏性皮肤病）与风水（肾性水肿）的关系

隐疹与风水的关系密切，一个病机2种表现：气强为隐疹，水盛为风水。荨麻疹与肾炎同属过敏性反应，荨麻疹为Ⅰ型，肾炎为Ⅲ型。

肾性水肿，主要见于急性肾小球肾炎患者。本病多由循环血中的免疫复合物所引起。

荨麻疹是一种过敏性的皮肤病，发病会引起肾病的免疫系统紊乱，而加重肾炎，特别是因为免疫因素所引起的慢性肾小球肾炎。

隐疹与风水的联系与鉴别同荨麻疹与肾性水肿的联系与鉴别是统一的，证明了瘾疹与荨麻疹是一个证态，肾性水肿与风水是一个证态。

（1）Ⅰ型超敏反应：又称过敏性反应或速发型超敏反应。该型超敏反应的特点是反应迅速，消退也快，有明显的个体差异和遗传倾向，一般仅造成生理功能紊乱而无严重的组织损伤。可发生呼吸道过敏反应、消化道过敏反应、皮肤过敏反应。常见的Ⅰ型超敏反应有过敏性休克，药物引起的药疹，食物引起的过敏性胃肠炎，花粉或尘埃引起的过敏性鼻炎、支气管哮喘等。

荨麻疹俗称风疹块。是由于皮肤、黏膜小血管扩张及渗透性增加而出现的一种局限性水肿反应，通常在2~24h内消退，但反复发生新的皮疹，病程迁延数日至数月，临床上较为常见，是皮肤过敏症的主要临床类型。

由于该型超敏反应的特点是反应迅速，消退也快，与中医"风善行数变，风邪致病有病位游移不定，发病迅速，变幻无常的特点"相同。

（2）Ⅲ型超敏反应：又称免疫复合物型超敏反应或血管炎型超敏反应。属于Ⅲ型的疾病有链球菌感染后的部分肾小球肾炎，外源性哮喘等。

肾性水肿主要由肾脏疾病引起，也可见于其他系统疾病继发的肾脏病变，例如：急性肾小球肾炎、感染后肾小球肾炎、慢性肾炎等。

2. 黄汗参考9条

本条与第1条："黄汗，其脉沉迟，身发热，胸满，四肢头面肿，久不愈，必致痈脓。"联系起来看，是指局部皮肤附属物皮脂腺、汗腺、毛囊感染等；或者皮肤的异常渗出物，呈现出黄色。黄汗久不愈，必致痈脓，痈脓的临床表现是：身发热，胸满，四肢头面肿。

黄汗与过敏性疾病不同。过敏性皮肤病、肾炎与链球菌感染相关，感受风寒为诱因，所以恶寒。同样的皮肤病，黄汗不恶寒，而隐疹、风水恶寒。

"上焦有寒，其口多涎"此为黄汗。上焦黄汗与风水的鉴别，第3条风水面目肿大，上焦黄汗是指痈脓疖肿、蜂窝织炎等，容易发生在头颈部、面部，应该与风水的面目肿大相鉴别。鉴别要点是："不恶风者，小便通利，上焦有寒，其口多涎，此为黄汗。"风水－肾炎证态，急性肾炎的临床特点是：恶风、小便少、全身水肿等。

"上焦有寒，其口多涎"：口腔及咽部的感染容易引起颈面部的淋巴结炎，继发局部蜂窝织炎，表面为头面肿、发绀等。口腔咽部感染，唾液腺分泌增加，口水多，所以"其口多涎"。上焦是指胸部以上，包括面颈部；下焦是指腰以下，包括下肢；中焦是指胸腰之间。具体问题具体分析，给予一个相对合理的解释。

【结语】

上焦黄汗是指：头面颈部的汗腺、毛囊、皮脂腺的感染包括淋巴结炎及蜂窝织炎等。

风水，联系前后文看，是指肾性水肿。

隐疹是指荨麻疹，过敏性皮肤病。

把这3种疾病放在一起讨论具有相互鉴别的意思。

3. 寸口脉沉滑者，中有水气，面目肿大，有热，名曰风水。视人之目窠上微拥，如蚕新卧起状，其颈脉动，时时咳，按其手足上陷而不起者，风水。

【注解】

目窠上微拥：指两眼泡微肿。是西医肾性水肿的特异性症状。

颈脉：指足阳明人迎脉，在结喉两旁。"颈脉动"即颈动脉搏动增强。

【释译】

本条论述风水病产生的机理。

风水之脉应浮，若脉见沉滑，为水气病已有加剧、入里的趋势。邪气闭郁肺气，郁而化热，水热上壅，聚于头面，故面目肿大，发热；目下为胃脉所过，颈部人迎为肺胃所主，风水上凑，故目窠如蚕新卧起状，颈脉动；水渍于肺，肺气上逆，故咳嗽；水湿溢于肌表，故手足肿，按之凹陷不起。

【解读】

肾源性水肿：晨起眼睑或颜面部水肿，全身水肿呈凹陷性水肿（按其手足上，陷而不起者），常伴有尿常规的改变（小便不利）。肾性高血压表现为：颈动脉搏动增强（颈脉动），高血压引起左心衰时，肺淤血，表现为：不停地咳嗽。

心力衰竭、全身性水肿引起颈静脉怒张。

4. 太阳病，脉浮而紧，法当骨节疼痛，反不疼，身体反重而酸，其人不渴，汗出即愈，此为风水。恶寒者，此为极虚，发汗得之。

渴而不恶寒者，此为皮水。

身肿而冷，状如周痹，胸中窒，不能食，反聚痛，暮躁不得眠，此为黄汗。痛在骨节。

咳而喘，不渴者，此为脾（肺）胀，其状如肿，发汗即愈。

然诸病此者，渴而下利，小便数者，皆不可发汗。

【注解】

太阳病：指太阳表证。

周痹：痹证的一种，病在血脉之中，其症疼痛，偏于一侧，能够上下游走，而左右则不移动为其特点。

【释译】

风水，因肺气不能通调水道，内有水湿，又外感风寒，风寒闭塞，寒湿郁表，故脉浮而紧，头面体表浮肿；寒湿在肌表，未入关节，故骨节不疼，而身体酸重；寒湿在肺与肌表，未及脾脏，脾气尚可输布津液，故病人不渴。风水病在表，当汗法治之，以去在表之风寒湿邪，此乃风水表实证的正治法。水肿病本为阳气不足，使用汗法应正气强盛，否则发汗易伤阳气，阳气因汗而损，其表更虚，卫阳更虚，恶寒加重，故曰：恶寒者，此为极虚，发汗得之。

皮水，因脾阳虚不能运化水湿，水湿阻滞于中，里水外溢，肺气失宣降，水湿流于皮中。脾虚湿停，津液不能上乘，故口渴。此类皮水，病在肺脾，而无表证，故不恶寒。

黄汗，因脾虚不运，水湿郁久化热，湿热上蒸，气机不畅，故胸中滞塞，失眠；湿热郁于营分，故汗出色黄；汗出腠理开，卫阳失固，故身冷；湿停肌表故身肿；湿留关节，气机郁滞，故痛在骨节；脾气虚弱，运化失职，故不能食。

肺胀因外感寒湿，闭郁肺气，寒水内动，故咳而喘息，口不渴；寒湿郁闭肌表，其形肿。此证当发汗解表，散风寒湿邪，宣通肺气。

以上诸证症状虽有不同，病机却相同，均可用解表法治之。但须注意体内津液情况，若见渴而下利，小便频数等兼症，此为体内津液已伤，此时再发汗，有导致津枯液竭的危险，故曰：皆不可发汗。

本条再论述水肿病的辨证及治疗原则，风水、皮水、黄汗、肺胀原则上可以使用汗法，但是，"渴而下利，小便数者，皆不可发汗"。

【解读】

本条概括指出风水、皮水、黄汗、肺胀都可能出现水肿，需要鉴别，并且指出鉴别要点。太阳病（不典型的感冒）既可以是风水、皮水、黄汗、肺胀的前驱期，也可以是其诱发因素，或者兼有的临床表现。

太阳病：指太阳表证。太阳表证、卫分证与感冒、感染病、传染病的前驱期是一个证态。西医谓：感冒为万病之源。感冒可以诱发许多慢性疾病复发、加重，许多感染病、传染病的前驱期与感冒的临床表现相同，很难鉴别。在张仲景时代，温病学还没有出现，卫分证大多归类于太阳表证之中。《伤寒论》中的太阳表证，一般是指西医的病毒性上呼吸道感染，即普通感冒与流行性感冒；《金匮要略》中的太阳表证是指不典型的感冒：（1）各种感染病的前驱期，诸如：风湿性疾病的前驱期、风湿热的前驱期、支气管肺炎的前驱期等。（2）感冒可以诱发阻塞性肺病、心力衰竭、肾炎等基础病复发、加重。（3）内科感染病（非传染性疾病）兼有的感染性发热。

《伤寒论》中的太阳表证是指典型的病毒性上呼吸道感染，病原体是流感病毒、鼻病毒、冠状病毒等，即普通感冒的病原体。《金匮要略》中的太阳病是指不典型的感冒以及不典型的传染病的前驱期等，诸如：风湿性疾病（溶血性链球菌）前驱期，非典型脑炎脑膜炎（病毒）的前驱期，某些内科感染（如肺炎双球菌）性疾病的前驱期等。

风水－肾性水肿证态，表现为皮下水肿，以头面部水肿、两眼泡微肿为特点。

皮水－皮下水肿证态，以下肢水肿为特点。如心衰水肿。

黄汗－疖肿感染扩散证态。局部蜂窝织炎（多为葡萄球菌感染），表现为局部皮下水肿。

肺胀－阻塞性肺病证态、支饮－肺源性心脏病证态，以咳喘伴有水肿为特点。

其共同点是：皮下水肿，包括局部的、全身的皮下水肿。

重点讨论黄汗，其他诸水各有专题讨论。本条中"身肿而冷，状如周痹，胸中窒，不能食，反聚痛，暮躁不得眠，此为黄汗。痛在骨节"解释如下：

身肿：即本篇第1条，头面四肢肿。

"痛在骨节"：痈脓、蜂窝织炎局部红肿热痛，功能障碍是炎症的特征。功能障碍在四肢就是因为炎症疼痛波及关节使之不能运动，所以说"痛在骨节"。这是一种解释，另外一种解释是败血症引起的反应性关节疼痛肿胀。

周痹是痹证之及于全身者，为风寒湿邪乘虚侵入血脉、肌肉所致。《灵枢·周痹》："周痹者，在于血脉之中，随脉以上，随脉以下，不能左右，各当其所。""此内不在脏，而外未发于皮，独居分肉之间，真气不能周，故命曰周痹。"此处的"血脉"不是西医的循环系统的血管，是指经脉、经络，经脉在四肢只能上下运行，不能左右交通。疖痈等皮肤感染发展为淋巴结炎、蜂窝织炎的时候，炎症可以沿着筋膜间隙上下扩散，但是不能扩散到对侧，谓之"周痹者，……不能左右，各当其所"。当感染扩散到血液循环中的时候，可以引起：菌血症、毒血症、败血症、脓毒血症等，引起"胸中窒，不能食，反聚痛，暮燥不得眠"，加之太阳病、身冷（恶寒发热），下午5～6h加重，而且出现烦躁等临床表现，败血症能够成立。败血症可以引起黄疸，即"疗疮走黄"，其中以颜面部（危险三角）疗疮及烂疗合并走黄者多见，西医称为海绵窦血栓性静脉炎。

败血症是指各种致病菌侵入血液循环，并在血中生长繁殖，产生毒素而发生的急性全身性感染。若侵入血流的细菌被人体防御机能所抑制，无明显毒血症症状时则称为菌血症。败血症伴有多发性脓肿而病程较长者称为脓毒血症。致病菌通常指细菌，也可为真菌、分枝杆菌等。临床表现一般为急性起病、寒战、高热、呼吸急促、心动过速，以及皮疹、关节肿痛、肝脾肿大和精神、神志改变等。与本条所述"黄汗"完全一致，"痛在骨节"是败血症的一个症状，与历节（类风湿关节炎）完全不同。

本篇第1条：黄汗，其脉沉迟，身发热，胸满，四肢头面肿，久不愈，必致痈脓。是指皮肤疖肿扩散至皮下蜂窝组织、淋巴结，被机体的防御功能（中医称为营卫）把炎症局限化，形成脓肿，细菌没有进入血液循环的病理状态。

局部蜂窝织炎（多为葡萄球菌感染），表现为局部皮下水肿。"身肿而冷，状如周痹，胸中窒，不能食，反聚痛，暮躁不得眠，此为黄汗。痛在骨节"，这一组临床表现与太阳病发热、恶寒联系起来，只有全身败血症能够解释。黄汗与痈脓及其感染扩散是一个证态。

5. 里水者，一身面目黄肿，其脉沉，小便不利，故令病水，假如小便自利，此亡津液，故令渴也。越婢加术汤主之。方见下即越婢汤内加白术四两

【注解】

黄肿：水在皮内，色黄肿胀，此与皮水不同。

【释译】

本条论述里水的证治。

脾胃虚弱，不能运化水湿，水停于里，故脉沉；肺气不宣，不能通调水道，下输膀胱，故小便不利；水湿郁滞日久而化热，泛于肌表，故一身面目黄肿。治疗越婢加术汤，宣肺健脾，利水清热。方中麻黄、石膏发越水气，通利小便，清泄郁热；白术健脾利水，与麻黄相伍，以行皮中水湿；甘草、生姜、大枣健脾化湿，调和营卫。诸药相得，以发汗利水，清泄郁热之效。

条文中"越婢加术汤主之"一句当在"故令病水"之后，此乃倒装文法。假如小便自利，为肺气尚能通调水道，下输膀胱，汗多则伤津液，此亡津液，故口渴。治疗应健脾运化水湿，输布津液为主，而不能用越婢加术汤发汗，恐亡津液。

本方对慢性肾炎急性发作性水肿，头面上半身浮肿明显，恶寒发热，咳嗽喘促胸闷，咽痛口渴，或微汗，纳呆腹胀便溏，尿少色黄，苔薄白或白黄而润，脉浮数或弦滑者，有较好疗效。

【解读】

慢性肾小球肾炎，面色发黄浮肿，全身疲惫，是因为肾病可以造成代谢异常，红细胞代谢异常，功能降低，以上情况也与整体体质降低、氮质血症、血肌酐和尿素氮升高有关，尿毒症时造血器官因红细胞生成障碍，出现肾性贫血，并有出血和溶血现象，所以出现溶血性黄疸，因为量少，而且是长期蓄积，色泽晦暗发黄，与水肿并见，因此表现为黄肿。此时疾病已经到了晚期。所以，里水与慢性肾病尿毒症是一个证态。里水与风水，一表一里，是肾性水肿的慢性与急性的2个临床类型。

越婢加术汤见中风历节病脉证并治。

【结语】

里水 - 慢性肾炎证态（包括尿毒症早期）。风水 - 急性肾炎证态。

【西医链接】

一、肾炎

肾脏的生理功能主要是排泄代谢产物及调节水、电解质和酸碱平衡，分泌多种活性物质，维持机体内环境稳定，以保证机体的正常生理功能。肾炎是由免疫介导的、炎症介质（如补体、细胞因子、活性氧等）参与的，最后导致肾固有组织发生炎性改变，引起不同程度肾功能减退的一组肾脏疾病，可由多种病因引起。在慢性过程中也有非免疫、非炎症机制参与。

（一）急性肾小球肾炎（风水）

急性肾炎是肾小球肾炎的简称，是一种全身性感染免疫引起的肾小球损害病变。以全身浮肿、血尿、少尿和高血压为表现特征。属中医学"水肿"等范畴。

急性肾小球肾炎是以急性肾炎综合征为主要临床表现的一组原发性肾小球肾炎。其特点为急性起病，血尿、蛋白尿、水肿和高血压，可伴一过性氮质血症，具有自愈倾向。常见于链球菌感染后，而其他细菌、病毒及寄生虫感染亦可引起。下面主要介绍链球菌感染后急性肾小球肾炎。本病为自限性疾病，不宜应用糖皮质激素及细胞毒药物。

1. 病因

本病常因溶血性链球菌"致肾炎菌株"（常见为 A 组 12 型等）感染所致，常见于上呼吸道感染、猩红热、皮肤感染等链球菌感染后。感染的严重程度与急性肾炎的发生和病变轻重并不完全一致。本病主要是由感染所诱发的免疫反应引起。

2. 临床表现

急性肾炎多见于儿童，男性。通常于前驱感染后 1～3 周起病（4 条太阳病……此为风水），潜伏期相当于致病抗原初次免疫后诱导机体产生免疫复合物所需的时间，呼吸道感染者的潜伏期较皮肤感染者短。本病起病较急，病情轻重不一，轻者呈亚临床型（仅有尿常规异常）；典型者呈急性肾炎综合征表现，重症者可发生急性肾衰竭。本病大多预后良好，常可在数月内临床自愈。

本病典型者具有以下表现：

（1）血尿、蛋白尿：几乎全部患者均有肾小球源性血尿，约 30% 的患者可有肉眼血尿，常为起病首发症状和患者就诊原因。可伴有轻、中度蛋白尿，约 20% 的患者呈肾病综合征范围的蛋白尿。尿沉渣除红细胞外，早期尚可见白细胞和上皮细胞增多，并可有颗粒管型和红细胞管型等。

（2）水肿：水肿常为起病的初发表现，典型表现为晨起眼睑水肿或伴有下肢轻度凹陷性水肿，少数严重者可波及全身（3 条）水肿。

（3）高血压：多数患者出现一过性轻、中度高血压，常与其水钠潴留有关，利尿治疗后血压可逐渐恢复正常。少数患者可出现严重高血压，甚至高血压脑病（3 条，颈脉动）。

（4）肾功能异常：患者起病早期可因肾小球滤过率下降、水钠潴留而尿量减少，少数患者甚至少尿（<400mL/d）。肾功能可一过性受损，表现为轻度氮质血症。多于 1～2 周后尿量渐增，肾功能于利尿后数日可逐渐恢复正常。仅有极少数患者可表现为急性肾衰竭，需要与急进性肾炎相鉴别。

（5）充血性心力衰竭：常发生在急性期，水钠严重潴留和高血压为重要的诱因，需紧急处理（3 条其颈脉动，时时咳）。

（6）免疫学检查异常：一过性血清补体 C3 下降：多于起病 2 周后下降，8 周内渐恢复正常，对诊断本病意义很大。患者血清抗链球菌溶血素"O"滴度可升高。

（二）慢性肾小球肾炎（里水）

慢性肾炎综合征（里水）是指以蛋白尿、血尿、高血压为基本临床表现，可有不同程度的肾功能减退，起病方式各有不同，病情迁延，病变缓慢进展，最终将发展为慢性肾衰竭的一组肾小球疾病。由于本组疾病的病理类型及病期不同，主要临床表现可呈多样化，IgA 肾病、膜性增生性肾炎、膜性肾炎、巢状肾小球硬化症等肾小球疾病都属于慢性肾炎。其诊断不完全依赖于病史的长短。

1. 临床表现

慢性肾炎可发生于任何年龄，但以青、中年男性为主。起病方式和临床表现多样。多数起病隐袭、缓慢，以血尿、蛋白尿、高血压、水肿为其基本临床表现，可有不同程度肾功能减退，病情迁延、反复，渐进性发展为慢性肾衰竭。

2. 起病特点

(1)隐匿起病：有的患者可无明显临床症状。偶有轻度浮肿，血压可正常或轻度升高。

(2)慢性起病：患者可有乏力、疲倦、腰痛、纳差；眼睑和(或)下肢水肿，伴有不同程度的血尿或蛋白尿，部分患者可表现为肾病性大量蛋白尿。也有病人以高血压为突出表现，伴有肾功能正常或不同程度受损(内生肌酐清除率下降或轻度氮质血症)。

(3)急性起病：部分患者因劳累、感染、血压增高、水与电解质紊乱使病情呈急性发作，或用肾毒性药物后病情急骤恶化，经及时去除诱因和适当治疗后病情可有一定程度缓解。

一部分病例可能有肾衰竭，引起恶心、呕吐、呼吸困难、瘙痒和疲劳等症状，发生水肿并常见高血压存在。

二、肾衰竭

肾衰竭是各种慢性肾脏疾病发展到后期引起的肾功能部分或者全部丧失的一种病理状态。肾衰竭可分为急性肾衰竭及慢性肾衰竭，急性肾衰竭的病情进展快速，通常是因肾脏血流供应不足(如外伤或烧伤)、肾脏因某种因素阻塞造成功能受损或是受到毒物的伤害，引起急性肾衰竭。而慢性肾衰竭主要原因为长期的肾脏病变，随着时间及疾病的进展，肾脏的功能逐渐下降，造成肾衰竭的发生。

(1)急性肾衰竭：导致急性肾衰竭的原因有很多，各种急慢性肾小球、继发性肾病如狼疮性肾炎、紫癜性肾炎等，肾病综合征、药物毒物损害肾小管，肿瘤、尿道梗阻等都有可能导致急性肾衰竭。出现无尿是急性肾衰竭的典型症状，应该立即住院治疗，部分患者经过积极抢救治疗有可能恢复肾功能，部分患者可能因为救治不及时或病情危重抢救无效完全丧失肾功能，从而依赖透析治疗。

急性肾功能衰竭的症状包括水肿，血压升高，恶心呕吐，食欲不振，有的还会伴有胸闷，憋气，心慌甚至昏迷。患者会出现少尿的症状，或者出现无尿的情况。肌酐等都有明显的升高，严重时会出现代谢性酸中毒。患者会出现电解质紊乱，严重的会出现心衰，肺水肿，脑水肿等。

(2)慢性肾衰竭：主要病因有原发性肾小球肾炎、慢性肾盂肾炎、高血压肾小动脉硬化、糖尿病肾病、继发性肾小球肾炎、肾小管间质病变、遗传性肾脏疾病以及长期服用解热镇痛剂及接触重金属等。

三、糖尿病肾病

糖尿病肾病是由于长时间患糖尿病而导致的蛋白尿以及肾小球滤过率（GFR）进行性降低。糖尿病肾病是糖尿病病人最重要的并发症之一。我国的发病率亦呈上升趋势，已成为终末期肾脏病的第 2 位原因，仅次于各种肾小球肾炎。由于其存在复杂的代谢紊乱，一旦发展到终末期，往往比其他肾脏疾病的治疗更加棘手，因此及时防治对于延缓糖尿病肾病的意义重大。

四、糖尿病泌尿道感染

泌尿道感染在糖尿病所合并的感染性疾病中发病率高居第 2，仅次于肺部感染，其发病率在糖尿病患者中高达 16% ~35%。糖尿病患者由于合并神经源膀胱及抵抗力下降，常并发泌尿道感染，若不及时治疗最终可导致肾功能损害。

（一）原因

（1）血糖处于较高水平，控制不良。由于血和尿中葡萄糖含量较高，而葡萄糖是细菌的主要营养物质，为细菌的繁衍提供了绝好的环境。糖尿病患者的白细胞功能降低，白细胞吞噬功能、趋化功能、游走功能及杀菌功能均低于正常人，较正常人更容易受细菌的感染。

（2）糖尿病病程相对较长且高龄患者。老年女性雌、孕激素水平下降，使女性泌尿生殖道 pH 值降低，泌尿道黏膜变薄，易发生尿路感染；老年男性前列腺病包括前列腺增生、细菌性前列腺炎明显增多，致尿液引流不畅，残余尿增多，细菌易逆行进入膀胱而致病。病程较长的患者由于出现自主神经病变，形成糖尿病性神经性膀胱，患者排尿困难时，往往需要反复导尿，这些操作会进一步加重感染。

（3）女性患者。尿道的生理及解剖特点特殊（尿道短而宽），较男性更易发生尿路感染。

（4）合并糖尿病肾病者。糖尿病肾病患者较合并其他并发症者更易发生尿路感染，可能是由于蛋白从尿中排出，使血清蛋白水平降低，抵抗力下降，部分患者肾功能受损。

（二）临床表现

糖尿病合并泌尿系感染者，多为膀胱炎和肾盂肾炎，女性多于男性。最常见的致病菌是革兰阴性菌，其次为真菌。10%～20%的患者表现为无症状的菌尿，无明显尿频、尿急、尿痛等膀胱刺激症状。

（1）无症状的糖尿病患者是容易被忽视的人群，致使炎症长时间存在，导致慢性肾脏损害，同时可能使糖尿病病情进一步加重，甚至引起酮症酸中毒、高渗性昏迷和感染性休克等。

（2）普通患者一般表现为尿频、尿急、尿痛。进行尿液分析检查时会发现尿液中有大量白细胞，患者还会表现为发热、寒战、畏寒等症状。（淋病）

（3）糖尿病并发坏死性肾乳头炎是一种较少见的急性严重感染，肾乳头缺血坏死引起的病变，临床有发热、血尿、脓尿、乳糜尿，尿中有坏死后肾乳头碎片、肾绞痛等症状，出现急性肾衰竭者常伴少尿或无尿（第6条、疝瘕）。

本篇第6条、第7条与糖尿病并发肾病、泌尿道感染相关。是里水－慢性肾病水肿的原因，可以发展为里水－肾性水肿。

6. 趺阳脉当伏，今反紧，本自有寒，疝瘕，腹中痛，医反下之，下之即胸满短气。

【注解】

疝瘕：多是由寒邪与脏气相搏，结聚少腹，冤热而痛，溲出血液者。疝瘕一词，见于中医经典《内经》，全书共见3次，义指由于寒凝气积形成的（腹中包块），气积而痛和（或）伴有小便出白或者出血的病证。即：少腹疼痛、包块可推移或者消失，小便带血或有白色分泌物。

【解读】

本条与第5条相连续，说明是里水（慢性肾炎）中的一个临床类型；与第7条相连续，说明与消渴（糖尿病）相关，一寒一热。

本条趺阳脉当伏，如果出现紧脉，说明病人本来就有寒证，例如：疝瘕，腹中痛，这时候使用下法（本当用温法），这是误治，就会出现胸满短气的临床表现。趺阳脉主脾胃，胃寒，下之更寒，土生金，母病及子肺病，所以胸满短气。

本条"本自有寒，疝瘕，腹中痛"与腹满寒疝宿食第十中的17条、18条、19条"寒疝"相关，具有"寒疝"中的一些临床表现。

本条"疝瘕"少腹疼痛、包块可推移或者消失、小便带血或有白色分泌物（尿色白：①乳糜尿；②脓尿；③结晶尿。）等临床表现，与糖尿病并发泌尿道感染、肾病、膀胱炎相关联。

【结语】

本条指里水中的泌尿系感染。见下条［解读］。

7. 趺阳脉当伏，今反数，本自有热，消谷，小便数，今反不利，此欲作水。

【注解】

消谷：善饥多食。

【解读】

第6条 趺阳脉当伏，如果出现紧脉，说明病人本来就有寒证，例如：疝瘕，腹中痛，这时候使用下法（本当用温法），这是误治，就会出现胸满短气的临床表现。趺阳脉主脾胃，胃寒，下之更寒，土生金，母病及子肺病，所以胸满短气。

本条 趺阳脉当伏，如果出现数脉，说明病人本来就有热证，例如：消谷，小便数，而病人反而出现了小便少的临床表现，这将预示出现水饮病。本条消谷善饥小便数是消渴糖尿病，如果消谷善饥小便少，水无去处，必然成水气病。

联系消渴小便不利淋病脉证病治第十三篇第2条趺阳脉浮而数，浮即为气，数即消谷而大坚一作紧；气盛则溲数，溲数即坚，坚数相搏，即为消渴。第8条趺阳脉数，胃中有热，即消谷引食，大便必坚，小便即数。

所以本条是指：消渴－糖尿病患者，如果出现小便少的表现，就是将要形成水气病（糖尿病肾病水肿）。糖尿病（消渴）本应小便数，"今反不利"小便少了，证明肾炎形成了。

【拓展】

趺阳脉从容和缓，是脾胃无病的表现，所谓"趺阳脉迟而缓，胃气如经也"。

趺阳脉浮为胃气虚弱，多见胃虚气逆之气噎症；趺阳脉浮而涩，或见于脾气虚弱之朝食暮吐、暮食朝吐、食谷不化的胃反病；或见于胃强脾弱之大便秘结、小便反数的脾约病。趺阳脉浮而数，为胃火炽盛，而成消谷善饥、尿多便干之消渴病（第十三篇第3条）。趺阳脉浮而芤，为中气虚衰，营卫化源不足之象，常表现形体消瘦、肌肤甲错等症。

趺阳脉浮而滑，为胃中实热。趺阳脉浮而紧，为脾胃气虚、寒邪凝滞所致，多见腹满、肠鸣、腹绞痛等症。趺阳脉浮大，为气实血虚。趺阳脉数，为胃中有热。趺阳脉紧而数，为"热流膀胱、身体尽黄"之谷疸。趺阳脉沉而数，为脾胃实热；沉而紧为寒邪甚。

趺阳脉微而紧，为胃气虚寒，若趺阳脉微弦，为脾胃虚寒、厥阴气逆之证，常见腹满、大便难等表现。趺阳脉大而紧，为中虚寒盛之下利，是正虚邪实之象。趺阳脉滑而紧，滑为饮食在胃而谷气实，紧为寒气在脾而邪气盛。趺阳脉伏，为脾胃虚弱，常见水肿、便溏等症状；脉伏而涩，为胃气不降，脾气不行，水谷不化之吐逆、饮食不入之症。趺阳脉不见，为脾胃升降失常，营卫生化无源之象。若阴寒内盛之下利、手足厥冷、无脉（无寸口脉）等症，诊其趺阳脉大于少阴脉者为顺症，说明胃气尚存。现代的中医已经不重视趺阳脉了，淡出中医临床。

8. 寸口脉浮而迟，浮脉则热，迟脉则潜，热潜相搏，名曰沉；趺阳脉浮而数，浮脉即热，数脉即止，热止相搏，名曰伏；沉伏相搏，名曰水；沉则络脉虚，伏则小便难，虚难相搏，水走皮肤，即为水矣。

【注解】

相搏：应该为相抟，是相互促进的意思。

【释译】

如果寸口出现浮迟的脉象，浮脉表示为邪热，迟脉表示为潜藏，热与潜相合，称为沉。代表肺的气化功能失常。如果趺阳脉出现浮数的脉象，浮脉表示为邪热，数脉表示为水谷精微停滞而不能运化，热与壅滞之水谷相合，称为伏，代表脾的运化功能失常。沉与伏相合（相搏不是相搏），即脾与肺功能失调，就能够形成水气病。脉络虚与小便难相合（相搏），水不能从小便出以致水邪泛溢于肌肤，就会形成水气病。进一步说明皮下水肿的成因。寸口脉主上焦肺，出现异常脉象称为"沉"；趺阳脉主脾，出现异常脉象称为"伏"。沉伏相搏，名曰水；脾与肺相互影响，形成恶性循环，就会形成水气病。

【解读】

本条的意思是说水气病的形成是由于肺主气、脾主运化的功能失调，相互促进形成恶性循环造成的，并且进一步说明水不能从小便出，以致水邪泛溢于肌肤的机理。

9. 寸口脉弦而紧，弦则卫气不行，即恶寒，水不沾流，走于肠间。少阴脉紧而沉，紧则为痛，沉则为水，小便即难。

【注解】

水不沾流：水不随气运行。

【释译】

本条从脉证论述水气病的机理。

寸口主肺，卫气通于肺，寸口脉弦而紧，紧为寒，弦则卫气为寒邪所结而不行。卫气不行，则阳气无以充腠理，司开关，藩篱不固，故恶寒；卫阳不行，肺气不利，肺不能通调水道，下输膀胱，人体内的水液和来自水谷的津液，不能正常行于水道，反走肠间，遂横流于肌肤则水肿。此言水气病之形成，责在卫阳虚，影响到肺所致。

少阴主肾又主里，少阴脉沉而紧，紧则为里寒内盛，沉则阴寒内结。阴盛阳虚，少阴之阳气不足，不能蒸腾气化，温煦全身，则周身、骨节、和腰部寒冷作痛；肾阳虚不能蒸化水气，三焦气化不利，故小便难；小便难，则水无出路，聚集体内，形成水肿病。此言水气病之形成，责在少阴之肾阳，以少阴主水，肾阳虚则水聚而成水气病。

综观本条，是从合诊寸口、少阴脉阐明水气病形成的机理与肺肾脾阳气不足密切相关。因"阳气竭者，水与寒积而不行"（《心典》），且卫气通于肺，肺气根于肾，故本条"恶寒"与"小便难"的症状，与肺肾阳虚有关；水气"走于肠间"多系脾阳不足所致。

【解读】

第8条寸口脉浮而迟，浮脉则热，迟脉则潜，热潜相搏，名目沉。是指肺气虚与小便难相抟引起水溢皮肤。

第9条寸口脉弦而紧，弦则卫气不行，即恶寒，水不沾流，走于肠间。是指肺卫阳虚，产生恶寒与水走肠间。与8条相互验证、相对应。卫气不利还有不出汗的意思。

第9条少阴脉紧而沉，紧则为痛，沉则为水，小便即难。少阴脉是指：肾。这一段话的意思是：小便难是由于肾虚引起的。

第8、9条合起来就是说明：水气病无论是溢于皮肤还是水走肠间，都是脾肺肾失调所致。可以看出水气病与脾肺肾关系密切，与中医的"心"没有关系。中西医结合派认为心主血液循环，心力衰竭水肿是心气虚即心肌细胞收缩无力引起的，这是曲解中医经典理论。

第2条"师曰：其人素盛今瘦，水走肠间，沥沥有声，谓之痰饮"。"水走肠间，沥沥有声"是指西医的震水音，表明为腹水。"谓之痰饮"，这就是痰饮，此处的痰饮就是腹水。

第29条腹满，口舌干燥，此肠间有水气，己椒苈黄丸主之。是水走肠间的治疗方剂。

【结语】

西医水肿与消化系统、呼吸系统、泌尿系统、皮肤汗腺密切相关，与中医的脾、肺、肾、卫气相统一。本条卫气虚不出汗、肾阳虚小便难，所以形成水走肠间。

10. 脉得诸沉，当责有水，身体肿重。水病脉出者，死。

【注解】

脉出：指脉爆出而无根，上有而下绝无。这是死脉。

【释译】

本条论述水气病的脉症和预后。

水充溢肌肤，脉络被遏，气血运行受阻，故脉沉。沉脉有多指，所以当见身体肿重之症，才能断为水气病。若水气病由脉沉而变为脉出，是脉象浮散于外，盛大无根，此乃阴盛于内，阳越于外，真气欲散，阴阳离决之象，脉症不符，邪盛正衰，表示预后不良。

【解读】

只要出现沉脉，都要想到水气病（水肿）。

"身体肿重"，肿是指浮肿，按之凹陷；重是指身体沉重，体重增加，不超过5%的患者为隐性水肿。所以，当出现凹陷性水肿的时候可以诊断为：水气病；没有出现凹陷性水肿的时候，病人自己感觉到身体沉重，现代可以量体重，体重不明原因增加，也是水气病－水肿证态的诊断指标。

水气－水肿证态，出现脉爆出而无根者，预后不佳。

11. 夫水病人，目下有卧蚕，面目鲜泽，脉伏，其人消渴。病水腹大，小便不利，其脉沉绝者，有水，可下之。

【注解】

鲜泽：肤色光亮。

【释译】

本条论述水气病可下之证。"可下之"，是指利小便的方剂。

凡水肿病人，脾胃为水湿所侵害，目下为胃脉所过，为脾所主，水湿潴留，出现眼泡浮肿，如卧蚕状；皮下水盛肤色光亮，故面目鲜泽；沉为水脉，若水盛而气血受阻，潜伏于下，则为伏脉；阳气不能化生津液，故消渴能饮；多饮则水积愈多，聚于腹内，故腹大；阳虚不能化水，故小便不利，阴水极盛，脉沉伏不起，故脉沉绝。水肿病人，腹大，小便不利，脉沉欲绝，但正气尚未衰败者，可以用逐水攻下法急治之。所以，陈修园说："诊其脉则为无阳，审其势则为有水，不可逐水，水势减轻，再议他法。"

本条从因、症、脉、色四方面提出了诊断水气病的方法。如消渴引饮、小便不利，是水病之因；目下状如卧蚕，是水病之症；沉伏欲绝，是水病之脉；面目鲜艳光泽，是水病之色。

后世补充，水气病"可下之"的具体方药：如素体不虚，起病急骤，小便不利，见证如上者，可选用己椒苈黄丸、十枣汤攻逐其水；脉伏者，用甘遂半夏汤攻破利导，甚者用刘河间神佑丸（十枣汤加黑丑牛、大黄、轻粉、枣肉为丸）；舟车丸（神佑丸加青皮、橘红、木香、槟榔）；或用何报之《医碥》浚川散（甘遂、丑牛、大黄、芒硝、木香、郁李仁）。上方均用于阳水实证。若属阴水邪实正虚，不任攻下者，则宜温阳利水，《浅注》主张用真武汤温阳化水，加木通、防己、椒目等增强利水之功。

如果体虚，可用五苓散之类。

【解读】

"夫水病人，目下有卧蚕，面目鲜泽，脉伏，其人消渴"。消渴是指口渴，需要大量饮水，"夫水病人，目下有卧蚕，面目鲜泽"是指肾性水肿，合起来就是肾功能不全，可以使用利尿的方剂诸如五苓散之类治疗。

"病水腹大，小便不利"是指腹水即水走肠间。可以使用利尿的方剂治疗。

本条是指肾性水肿如果出现口渴，大量饮水的情况可以用利尿的方法治疗；如果腹水，小便不利，也可利尿。

【西医链接】

渗透性渴是细胞间质的渗透压（相对于细胞内液）升高而形成细胞脱水，从而产生的口渴类型。

机理：吃入较多的盐或高蛋白性食物，经吸收至血液中引起细胞外液的渗透压增高，造成细胞内液脱水引起渴感。下丘脑视前区外侧部和下丘脑的第三脑室周围区内的许多神经元，对渗透压的改变十分敏感。这些渗透压感受细胞的兴奋引起下丘脑视上核合成较多的抗利尿激素（ADH），经垂体门脉系统达垂体后叶，在这里将抗利尿激素释放至血液中，影响肾功能，减少尿液生成，将水滞留体内，以缓解细胞外液渗透压变化。与此同时，下丘脑的渗透压感受器兴奋，影响下丘脑前部的渴中枢，使机体产生渴感引起饮水行为。用微电极刺激下丘脑前部的渴中枢，引起动物（山羊）饮水量急剧增加。除下丘脑渗透压感受细胞兴奋外，口腔、小肠、肝脏也有些渗透压感受细胞。它们的兴奋通过内脏传入神经，最终也达下丘脑的渴中枢，引起渴感。外周器官内的渗透压感受器或下丘脑渗透压感受细胞都是比较灵敏的检测器。它们的兴奋既通过体液环节产生抗利尿作用，导致水潴留，也通过渴中枢兴奋，引起饮水行为，导致水的摄入。

大多数研究者认为，负责渗透性渴的渗透压感受器位于下丘脑的前部，与第三脑室的前腹侧顶端（AV3V）接壤。Buggy等人（1979）发现将高渗盐水直接注射到AV3V将导致饮水行为。

渗透压、口渴与细胞形态的关系，归纳如下：

渗透压升高，口渴。细胞皱缩。

渗透压正常，不渴。细胞正常。

渗透压降低，不渴，水入即吐，水中毒。细胞肿胀，甚至于破裂，如红细胞在高渗溶液破裂，发生溶血。

在正常情况下，口渴，饮水，小便利，保持水电解质平衡。如果口渴，大量饮水，小便少，渗透压调节失常，引起水电解质紊乱，就能够形成水肿。

12. 问曰：病下利后，渴饮水，小便不利，腹满因肿者，何也？答曰：此法当病水，若小便自利及汗出者，自当愈。

【注解】

腹满因肿：腹满、水肿。

【释译】

本条论述下利后形成水肿的病理。

下利之后，出现口渴欲饮水，是下利津亏所致，饮水后，阴阳自和，病必自愈。若下利后，脾肾被伤，脾不制水，肾不气化，津液不能敷布，故口渴饮水，小便不利；又因此，水有入而无出，以致水积腹中则腹满；水气横流，形成水肿。假如小便通利，体表也有汗，说明阳气未衰，或阳气已恢复，三焦表里通达，水有出路，水肿自易消退，故曰：自当愈。

本条说明，一旦肺脾肾和三焦气化功能紊乱，渴饮而水无出路则病水种，即或暴饮而暂时水肿，也可不药而自愈。若小便不利、汗不出者，宜利小便、发汗，用五苓散治之亦可。又，下利后病水，是产生水气病的一种途径，针对下利后脏腑气化功能紊乱的具体情况予以调治，即能预防病水。

【解读】

本条紧接上条，小便不利导致水肿，可用下法与汗法治疗。

真实情况发生在现代，可见于大量输液，超出了肾脏的排泄能力，可以发生肺水肿、皮下水肿等情况。一般情况下肾功能正常，只要停止输液，通过小便排出，就能够不治自愈。如果肾功能不正常，或者不能自愈，也可以通过发汗的方法治疗。有病例证明，因快速大量输液导致急性肺水肿者，偶用激素，大汗淋漓，一汗而愈。

13. 心水者，其身重而少气。不得卧，烦而躁，其人阴肿。

【注解】

阴肿：前阴水肿。

【释译】

本条论述心水的辨证。

寒水内停，上凌于心，心阳被郁，故烦躁（心烦、悸动不安）；心火耗伤心气，心气不足，寒湿有余，故身重少气；卧时水邪逆于心，心气阻遏更甚，故不得卧；寒湿停于下，心火不能下交于肾；肾不主水，水溢于前阴，故阴肿。符合肾阳虚、水气凌心证。

【解读】

西医认为：心力衰竭引起水肿、体重增加，故身体沉重；心衰肺水肿故呼吸困难、不得卧；心衰心律紊乱，中医谓：心烦、悸动不安；前阴水肿即阴囊水肿，是心力衰竭的临床表现之一。

【结语】

本条心水者是指西医的心力衰竭。心水－心力衰竭证态。

14. 肝水者，其腹大，不能自传侧，胁下腹痛，时时津液微生，小便续通。

【注解】

小便续通：时通时不通。

【释译】

肝水的特点是：腹大即大量腹水为主要特点，因为大量腹水身体扭转运动不便利，其次是肝区疼痛（胁下腹痛），口中常常有少许津液，小便时通时不通。

【解读】

肝源性水肿是指由各种原因引起的肝硬化、重症肝炎及肝脏肿瘤等严重肝脏病变造成低蛋白血症和门脉高压，导致胶体渗透压降低及循环障碍，以腹水为特征的可凹性水肿状态。

肝硬化、重症肝炎及肝脏肿瘤等严重肝脏病变，引起肝区疼痛，即胁下腹痛。

严重肝脏病变肝功能不全，导致醛固酮代谢减慢，血中浓度增多，从而促进肾脏集合管对钠的重吸收增多，因此小便续通：时通时不通。

肝源性水肿的临床特点：①腹水为主要表现；②肝功能不全醛固酮血中浓度增多，引起小便减少（小便续通）；③肝区疼痛。

【结语】

肝水与肝源性水肿是一致的，所以肝水－肝源性水肿证态是能够成立的。

15. 肺水者，其身肿，小便难，时时鸭溏。

【解读】

肺源性心脏病，或者右心衰，胃肠道黏膜下瘀血、水肿，漏出液向肠道内排泄，所以时不时引起大便溏泄，如鸭粪，或者与大便干燥交替出现。与水停心下证相同。

【结语】

肺水－肺心病、心衰证态。

16. 脾水者，其腹大，四肢若重，津液不生，但苦少气，小便难。

【释译】

本条论述脾水的辨证。

寒水内停，湿困于脾。脾气虚，脾失转输之常，不能升清降浊，水湿聚于中，而流走四肢，故腹大，四肢苦重；津液为水谷的精微，皆由脾胃所生，脾气虚，津液不生，故少气，口渴；脾虚不散精于肺，肺不通调水道以行决渎，故小便难。

脾虚水肿是指因脾气虚或脾阳虚而使水湿运化失常、水湿停蓄溢于肌肤而作肿，故为脾虚水肿。多表现为四肢浮肿以及脾胃阳虚或气虚症状。

【解读】

脾主运化，脾虚的人体内代谢失调，脾虚会导致胃弱，出现营养不良，因此很容易出现营养不良性水肿，以下肢水肿更常见，同时还有胃部闷胀、手足冰冷、面色差、疲倦等症状。

脾气虚与营养不良是一个证态，脾阳虚与营养不良性水肿是一个证态。

脾水与肝水同有腹大（腹水），但是，肝水有肝区疼痛，口中有少许津液，而脾水没有肝区疼痛，而有津液不生、口渴。

以西医而言，肝性水肿与营养不良性水肿很好鉴别。

【结语】

脾水－营养不良水肿证态。

17. 肾水者，其腹大，脐肿腰痛，不得溺，阴下湿如牛鼻上汗，其足逆冷，面反瘦。

【注解】

不得溺：小便少、困难。有时候没有尿。

阴下湿如牛鼻上汗。西医重度水肿：全身组织严重水肿，身体低垂部皮肤张紧发亮，甚至可有液体渗出。

【解读】

肾性水肿原因一般分为2类：一是肾小球滤过下降，而肾小管对水钠重吸收尚好，从而导致水钠滞留，此时常伴全身毛细血管通透性增加，因此组织间隙中水分滞留，此种情况多见于肾炎。另一种原因是，由于大量蛋白尿导致血浆蛋白过低所致。

肾水与脾水有一定的重叠，即大量蛋白尿导致血浆蛋白过低所致的肾性水肿与营养不良性水肿之间有一定的重叠。鉴别要点：脾水具有明确的消化道症状，全身疲乏无力（气虚）明显；肾性水肿以腰疼、不得溺、肾功能检查具有明显的异常为特点。

【结语】

肾水与肾小球肾炎是一个证态。

【拓展】

五脏水，每一脏水气病包括西医的许多内容，解读时，都是举例说明，只是举例而已。

1. 水气–水肿证态的病机中西医异同

中医的水肿包括水饮与水气，西医的水肿包括漏出液与浆液性渗出液。水饮主要是第三间隙积液（浆液性渗出液与漏出液）；水气主要是细胞外组织间隙中的浆液性渗出液与漏出液。

中医的水气是指弥漫于人体内的、无形的、不可见的水气；水饮是指：有形的、可见的、能够流动的液体。二者关系密切，有时候不能完全区分，都是来之于饮食精微，"化得其正"即为脏腑利用，"化失其正"则变为痰饮水湿。

中医把"水气"亦称为"水肿"，中医水肿还包括水饮，这样中、西医水肿的概念就统一了。西医水肿系指血管外的组织间隙中有过多的体液积聚，与肥胖不同，水肿表现为手指按压皮下组织少的部位（如小腿前侧）时，有明显的凹陷。水肿是一个常见的病理过程，其积聚的体液来自血浆（营），其钠与水的比例与血浆大致相同。习惯上，将过多的体液在体腔中积聚称为积水或积液，如胸腔积水、腹腔积水、心包积水等。水肿的原因与形成机制十分庞杂，但是最终归结于血管的渗出与吸收失衡。

湿，是介于水气与水饮之间的状态。既不是弥漫、无形的气态，又不是可见的、有形的、可流动的状态，水湿无形、可移动、黏腻不去。取象比类：水气如同地表、水面、大气中的雾露水气缭绕；水饮如同湖泊流动的水面；水湿如同沼泽地污泥浊水、杂草丛生。他们以不同的方式与江河、大气、大地相联系。水湿、水气、水饮都是精微、气血津液"化失其正"的病理产物，这些病理产物是形成痰、瘀的基础。

2. 中医分类

水气病–水肿证态，中西医分类的异同。

《金匮要略第十四》五水：风水、皮水、正水、石水、黄汗。是指水肿的不同特点与位置。反映了病因。

《金匮要略第十四》五脏水：心肝脾肺肾。五脏功能异常引起的水气病。

《金匮要略第十二》水在五脏：心肝脾肺肾。水饮引起的五脏功能异常、临床表现。

《金匮要略第十二》四饮：痰饮、悬饮、溢饮、支饮。

3. 西医分类

根据分布范围，水肿可表现为局部性或全身性，全身性水肿时往往同时有浆膜腔积液，如腹水、胸腔积液和心包腔积液。

根据病因，全身性水肿主要有心源性水肿、肾源性水肿、肝源性水肿、营养不良性水肿、黏液性水肿、特发性水肿、药源性水肿、老年性水肿等。

根据水肿的程度可分为轻、中、重度水肿，轻度水肿仅见于眼睑、眶下软组织，胫骨前、踝部的皮下组织，指压后可见组织轻度凹陷，体重可增加5%以上。中度：全身疏松组织均有可见性水肿，指压后可出现明显的或较深的组织凹陷，平复缓慢。重度：全身组织严重水肿，身体低垂部皮肤张紧发亮，甚至可有液体渗出，有时可伴有胸腔、腹腔、鞘膜腔积液。

可以看出中西医各自从不同的角度的分类，相互交叉，但是没有形成统一的分类。都是从理论的分类，与临床实际有一定的距离。

18. 师曰：诸有水者，腰以下肿，当利小便；腰以上肿，当发汗乃愈。

【释译】

诸有水者，指一切水肿病而言。凡治水气病，腰以下肿者，其病在下在里，多因阳气衰弱，不能化气行水，水湿潴留于下而成，故治宜化气利水，渗利水湿，使腰以下之水从小便排出；腰以上肿者，其病在上在表，多因外邪侵袭肌表，闭郁阳气，水湿停留于上在表所致，故治应宜通肺气，发汗散邪，使水邪从汗液排出。

本条论述水气病的治疗原则。水之去路有二：在表者发汗；在里者渗利。此因势利导，使水气迅速而去。但临床所见，也有腰以上肿，而渗于里；腰以下肿，而溢于表。此多与肺气不开，脾气不运，肾气不降，三焦不利，大气不转，水湿不去有关。所以，在治疗上：腰以上肿，发汗去表邪，又要兼用渗利，使在里之水尽去；腰以下肿，既要渗利，又要兼开肺气，健运中州，使上窍通而下窍利，则水气尽去。

【解读】

西医对于水肿的治疗原则是利尿与病因治疗，没有发汗、泻下等治疗方法。中医的温阳化气，健脾化湿，调和营卫，益气固表，行水散结，温经通阳等法，分别与西医的病因治疗相关联，需要具体问题具体分析，不能机械对应。

19. 师曰：寸口脉沉而迟，沉则为水，迟则为寒，寒水相搏。趺阳脉伏，水谷不化，脾气衰则鹜溏，胃气衰则身肿。少阳脉卑，少阴脉细，男子则小便不利，妇人则经水不通，经为血，血不利则为水，名曰血分。

【注解】

妇人则经水不通：闭经不行。

少阳脉：即手少阳三焦经、足少阳胆经。

血分定义：少阳脉卑，少阴脉细，男子则小便不利，妇人则经水不通，经为血，血不利则为水，名曰血分。

【释译】

师曰：寸口脉沉而迟，沉则为水，迟则为寒，寒水相搏。是指上焦肺气虚寒，水气内停。寒水犯肺（上焦），肺气不利，通调功能下降，津液凝聚而成水。

趺阳脉伏，脾气衰，水谷不化，则鹜溏，胃气衰则身肿。是指中焦脾胃阳虚，鹜溏、身肿。

少阳脉卑，少阴脉细，男子则小便不利，妇人则经水不通，经为血，血不利则为水，名曰血分。少阳（三焦、肝）脉卑，少阴（肾）脉细（肾精亏虚），是指肝肾为病，引起的经水不通，经血不通化为水，出现水肿。少阳（肝胆）脉卑，即少阳脉沉而弱，说明肝虚，肝肾同源，阴虚精亏，共同引起经水不通，经血化为水，肾虚（下焦）血瘀可以引起水肿。

【解读】

上焦、中焦、下焦水道不利，都可以引起水肿。下焦引起的水肿可分为血分与水分。血分难治，水分好治。水肿的男子表现出小便不利，妇女则月经不调。参见下条。

20. 问曰：病有血分水分，何也？师曰：经水前断，后病水，名曰血分，此病难治；先病水，后经水断，名曰水分，此病易治。何以故？去水，其经自下。

【注解】

后病水：先出现闭经，然后出现水肿。

先病水：首先出现水肿，而后出现月经紊乱、闭经。

【释译】

本条与上条紧密相连。

所谓血分，是因经水前断，经水渗出脉外而为水，经水先断的原因：一为血脉壅塞不通，经水渗于脉外而为水，水湿外溢，身体四肢皆肿；二为脾胃亏损，不能运化水谷精微，血少而致经闭，经闭血滞，渗于脉外，亦成水肿。因血而病为水气病，属瘀血者难化，属血虚者难补，血分深而难通，血不通则水不行，故曰：此病难治。

所谓水分，是因先病水肿，水湿壅闭，经脉不畅，后经水断为患。水分浅而易行，治当行水散湿，水去则经水自通，其病可愈，故曰：此病易治。

【解读】

对于复杂病情，或者2个以上系统同时患病，治疗原则是要求分清先后，厘清因果关系，分清难易，找出最佳治疗方案。西医也是这样。

先有气滞血瘀或者血虚，引起闭经，而后才有了水气病，这是血分，难治。

先有水气病而后引起闭经，属于水分，易治。水气病是因，闭经是果，水气病治愈了，闭经自然痊愈。例如：心力衰竭、单纯性营养不良等，先有水肿，后有月经不调，好治，只要心力衰竭、营养不良治疗好了，月经不调自然痊愈。

血分水气病，气滞血瘀或者血虚是因，闭经与水气病都是果，如果气滞血瘀与血虚治疗不好，闭经与水气病都治不好；单治水气病，闭经的问题仍然不能解决；在水气病存在的情况下，治疗血瘀、血虚非常困难，综合考虑，所以难治。

水气病血分，可以解释为各种器质性疾病（血瘀者）能够引起月经失调甚至于闭经，而后引起水肿或者兼见水肿。例如肝硬化腹水，肝硬化引起激素代谢紊乱，先有月经失调，后有或者兼见腹水；白血病等先引起月经失调，而后引起水肿等。即血虚、血瘀可以引起水肿（血分），这种水肿难治。因为在水气病的时候补虚、化瘀都比较困难，后世有许多发挥。

21. 问曰：病者苦水，面目身体四肢皆肿，小便不利，脉之不言水，反言胸中痛，气上冲咽，状如炙肉，当微咳喘。审如师言，其脉何类？

师曰：寸口沉而紧，沉为水，紧为寒，沉紧相搏，结在关元，始时当微，年盛不觉。阳衰之后，营卫相干，阳损阴盛，结寒微动，肾气上冲，喉咽塞噎，胁下急痛，医以为留饮而大下之，气击不去，其病不除。后重吐之，胃家虚烦，咽燥欲饮水，小便不利，水谷不化，面目手足浮肿。又以葶苈丸下水，当时如小差，食饮过度，肿复如前，胸胁苦痛，象若奔豚，其水扬溢，则浮咳喘逆。当先攻击冲气令止，乃治咳，咳止，其喘自差。先治新病，病当在后。

【释译】

学生问道：长期患水气病的病人，颜面、眼睑、四肢都浮肿，小便少（不通利），在脉诊之后没有说水气病，病人反而说胸中痛、气上冲咽喉，咽中窒息好像烤肉块堵塞一样，还有轻度的咳嗽气喘。病人的情况确实如此，请问：病机是什么？脉象应该是什么？

"审如师言，其脉何类"意思是：机制是什么？脉象怎么反映出来的？这里的"其脉何类"是病机的代名词，即脉象代表了病机，而并不是临床实践中真实出现的脉象。

老师回答说：寸口沉而紧，沉为水，紧为寒，从脉象可知本病的病机是：沉紧相搏，寒水相搏，结在关元（下焦），疾病开始的时候病情轻微，年轻体盛不觉得有病。年长阳衰之后，营卫不相和谐，阳损阴盛，原来结于下焦的寒水就会妄动，挟持肾气循冲脉上逆，于是出现喉咽塞噎，胁下急痛等临床表现。

医以为留饮而大下之，气击不去，其病不除。后重吐之，胃家虚烦，咽燥欲饮水，小便不利，水谷不化，面目手足浮肿。又以葶苈丸下水，当时如小差，食饮过度，肿复如前，由于反复误治，导致胸胁苦痛，象若奔豚，气逆上冲，其水扬溢浸肺，则浮咳喘逆。

正确的治疗方法，应当先攻击冲气令止，乃治咳，咳止，其喘自差。先治新病，旧病当在后。

许多中医大家认为这一条不是张仲景的原文，是其他人加进去的！因为他们不理解这一条，也没有经历过这样的病人，由此认为是错误。

【解读】

本条是指原来患有水气病（水肿、腹水、胸腔积液等）的病人，同时具有"胸中痛、气上冲咽喉、咽中窒息好像烤肉块堵塞一样"的临床表现，其病机是寒水相结合形成恶性循环，久病阳虚，引动寒水上逆。经过反复误治，病情发生变化，临床表现和奔豚气相类似，甚至于"气逆上冲，其水扬溢浸肺，则浮咳喘逆"。这时候应当先治"冲气"，不能先治咳喘。

从后向前看，由最后出现的症状体征反推疾病的过程。

已经证明：奔豚气与反流性食管炎是一个证态，反流性食管炎的反流物误吸入肺可以引起吸入性肺炎，所以咳嗽气喘。

水肿病能不能引起反流性食管炎？讨论如下：

1. 食管胃反流屏障

是指食管和胃连接处一个复杂的解剖区域，包括食管下括约肌（LES）、膈肌脚、膈食管韧带、食管与胃底间的锐角（His 角）等，上述各部分的结构和功能上的缺陷均可造成胃食管反流，其中最主要的是 LES 的功能状态。

LES 和 LES 压：LES 是指食管末端 3～4cm 长的环形肌束。正常人休息时 LES 压为 10～30mmHg，为一高压带，防止胃内容物反流食管。LES 部位的结构首先破坏时可使 LES 压下降，如贲门失弛缓症手术后易并发反流性食管炎。一些因素可影响 LES 压降低，如某些激素（如胆囊收缩素、胰生糖素、血管活性肠肽等）、食物（如高脂肪、巧克力等）、药物（如钙通道阻滞剂、地西泮）等。腹内压增高（如妊娠、腹水、呕吐、负重劳动等）及内压增高（如胃扩张、胃排空延迟等）均可影响 LES 压相应降低和导致胃食管反流。

所以，严重的腹水长期存在，长期腹内压增高可影响 LES 压相应降低和导致胃食管反流。

2. 肾性水肿的后期可以出现尿毒症

尿毒症患者出现恶心、呕吐症状比较常见。主要是由于：①是体内毒素水平过高，累及胃肠道黏膜损伤，会引起恶心、呕吐症状；②由于尿毒症患者常常合并有代谢性酸中毒，酸中毒也会引起食欲降低、消化能力降低，出现恶心、呕吐症状。另外尿毒症患者，发生消化道出血的风险较大，可能会出现消化道糜烂、溃疡，甚至导致消化道出血，这些也会引起恶心、呕吐症状。（参考糖尿病肾病）

3. 已故中医名家朱进忠在解释这段条文时说：余读此文数十次不解其意，及至有的讲义将其放于附录之后，更少问津。

曾治 1 例，患者郑××，男，55 岁。慢性支气管炎，咳喘时作 20 多年，近 2 年多来咳喘日渐加重，全身浮肿，发绀，腹胀腹痛，气短。医诊为肺源性心脏病，前后住院 3 次，均因不见好转而出院，改用中西药治疗，亦常因服后心悸心烦，气短加剧而数更医求治。不得已，转来太原，视其证：咳喘气短，全身浮肿，面、唇、手指，甚至整个皮肤均显紫暗之色，舌质紫暗，舌苔白黄而腻，脉沉紧而数，手足冰冷，询前医之所用方剂，多为小青龙、射干麻黄、苏子降气、葶苈大枣泻肺汤加减。综其脉证，诊为心肾阳虚，水饮上泛，急予真武汤加减2剂，药后效果罔然，再察前医之药及其效果，大都使病情加重，不得已，重读《金匮》痰饮咳嗽篇，反复琢磨上述原文，始而有悟。再问患者，云：腹满逆气上冲，冲至胸咽其病则剧，食后亦剧，下肢浮肿，而根本不谈咳喘气短之证，余虽采用诱导暗示之语，诱其谈咳喘气短之苦，患者亦不谈及。综合脉证乃断曰：水饮结于中焦之故耳，宜宗先治新病，病当在后之意，以木防己汤：木防己10g，生石膏15g，桂枝6g，党参12g，茯苓6g。服药4剂浮肿、腹满、气短等证均大减，患者云：数年服药无一剂有效者，此方虽药廉而效宏，真良剂也。继服10剂，浮肿消失，精神倍增，发绀亦明显改善，前后服药26剂，症状消失80%左右后，暂停服药。

[评]因为《伤寒杂病论》每一条大论都来源于临床实际，是对临床最典型症状的高度概括，不像后世的医论脱离临床，以华丽辞藻取胜，无临床实用价值，《伤寒杂病论》条文从来没有空谈，是认识论和方法论在临床实践中的高度结合与统一，这也是《伤寒杂病论》能流行数千年的原因之一。

本条以病案形式论述水肿与冲气的关系。朱进忠病案是肺源性心脏病心衰引起的"腹满逆气上冲"即腹压增大引起胃食道反流，吸入性肺炎，病机是支饮–肺心病，所以用木防己汤而效。见十二篇24条。

长期肺源性心脏病可以引起食道反流，长期食道反流也能够引起吸入性肺炎等慢性肺疾病。本条应用防己汤治疗支饮–右心衰，使食道反流（象若奔豚）"令冲气止"诸症消失而愈。

中医的奔豚气、冲气、气上冲咽（胸）等描述，在西医常常表述为：恶心、呕吐、反胃等。

【结论】

本条是指水肿病人可以引起胃食道反流，反流物吸入引起吸入性气管炎、肺炎。这种病人应该先治"冲气"（胃食道反流）。应活者，根据具体情况而定。

22. 风水，脉浮身重，汗出，恶风者，防己黄芪汤主之。腹痛加芍药。

防己黄芪汤方：方见湿病中。

【释译】

本条论述风水表虚的证治。

风邪侵袭肌表，故脉浮；卫气虚不能固表，故汗出恶风；营卫涩滞，水道不利，水留分肉，故身重。治宜防己黄芪汤，疏风益卫，利湿健脾。腹痛者，为肝脾不和，故加芍药调和肝脾。

风水与风湿，均可用防己黄芪汤。但风水在表，以面目肿，按手足上陷而不起为特征；风湿在表，是以关节疼痛为主症。因同属表虚，病机一致，故同用一方，谓之异病同治。

本方长期服用治疗慢性肾炎，或用作急性肾炎的调理方，效佳。利水退肿者用汉防己，祛风止痛者用木防己。

【解读】

肾性水肿的一种临床类型，例如：慢性肾炎。病情比较轻，身重是指隐性水肿，没有出现皮下凹陷性水肿，所以不用汗法。

防己黄芪汤为祛湿剂，具有益气祛风、健脾利水之功效。主治表虚不固之风水或风湿证。汗出恶风，身重微肿，或肢节疼痛，小便不利，舌淡苔白，脉浮。临床常用于治疗慢性肾小球肾炎、心源性水肿、风湿性关节炎等属风水、风湿而兼表虚证者。

若水湿壅盛肿甚者，非本方所宜。

【结语】

本条是指隐性水肿期适用防己黄芪汤治疗。

23. 风水恶风，一身悉肿，脉浮不渴，续自汗出，无大热，越婢汤主之。

越婢汤方：

麻黄六两　石膏半斤　生姜三两　大枣十五枚　甘草二两

上五味，以水六升，先煮麻黄，去上沫，纳诸药，煮取三升，分温三服。恶风者，加附子一枚炮。风水加术四两。

【注解】

一身悉肿：全身浮肿。

【释译】

本条论述风水挟热的证治。

风邪侵袭肌表，故恶风；肺的治节不利，决渎失司，水溢皮肤，故一身都肿；风客于表，正邪相争，气血向外，故脉浮；病在表，故不渴；风性疏泄，汗出则阳郁不甚，故无大热。治以越婢汤，发散风湿，清解郁热。方中麻黄、生姜发越阳气，宣散水湿；石膏清解郁热；甘草、大枣调和荣卫。恶风者加附子，因为汗多伤阳，而附子有温经化气、复阳止汗之力；水湿过盛，再加白术健脾除湿，表里同治，以增强消退水肿的作用。

方后所注"恶风者加附子"，当与第2条"恶风则虚"互参。服用越婢汤后，若恶风加剧，为肾阳不足之征，故宜加附子，否则将出现"恶寒者，此为极虚发汗得之"的后果。此亦反证风水"本之于肾"的病机。

本方与防己黄芪汤均治脉浮、汗出、恶风的风水病，但本方治风水表实而挟郁热，后方治风水表虚兼水湿滞于肌肤。故本方重在发汗散水，兼清郁热，后方重在补卫固表，利水散湿，两者不难鉴别。

越婢汤加减以宣肺利水，对急性肾炎有较好疗效。

【解读】

肾性水肿，有轻、中、重，早、中、晚的不同，临床表现不同，治疗方剂也不同。后世医家创造了许多方剂，发展了中国医学，在临床实践中灵活运用。

里水与慢性肾病是一个证态，越婢汤加白术主之。

【结语】

急性肾炎期，恶风、低热、水肿等，用越婢汤。（风水）

慢性肾炎期，尿毒症之前，小便通利，用越婢加术汤。（里水）

急慢性肾炎以轻度水肿为主要表现者，用防己黄芪汤。（风水）

24. 皮水为病，四肢肿，水气在皮肤中，四肢聂聂动者，防己茯苓汤主之。

防己茯苓汤方：

防己三两　黄芪三两　桂枝三两　茯苓六两　甘草二两

上五味，以水六升，煮取二升，分温三服。

【注解】

聂聂动：是形容其动而轻微。

【释译】

本条论述皮水的证治。

脾阳虚弱，水湿内停，里水外溢；肺气不足，通调无力，水湿停滞皮中，故四肢浮肿，按之没指；水湿壅遏卫气，气行逐水，水气欲行不行，故四肢聂聂动。治宜防己茯苓汤，健脾益肺，行水利湿；方中防己、茯苓通行皮表，渗湿利水，导水下行；黄芪、桂枝益气温阳，以助行水化水之力；甘草与黄芪、茯苓一起共同健脾益肺，恢复运化通调之职。

防己黄芪汤与防己茯苓汤均治水气在表，同用防己、黄芪、甘草以走表行水、制水。但后者即防己黄芪汤去白术加茯苓、桂枝而成。且前者所用防己一两，黄芪一两一分，后者防己、黄芪各三两，茯苓六两，显然肌表之水特重，其祛除皮水的作用甚强。

凡肾炎、尿毒症、关节炎、营养不良性浮肿、心性浮肿等属阳气不宣、水气泛于皮肤者，均可以防己茯苓汤加减获效。

【解读】

皮水、溢饮、阳虚水泛水停证，具有比较多的重叠。皮水泛指各种原因引起的皮下水肿，与里水多指肾性水肿不同，但是皮水中包含着肾性水肿引起的皮下水肿。许多中医认为皮水即里水。

本条皮水为病，四肢肿，水气在皮肤中，四肢聂聂动者，防己茯苓汤主之。27条 厥而皮水者，蒲灰散主之。是皮水－皮下水肿证态的2个临床类型，以西医而言是皮下水肿的时候低血钠、低血钙、低血钾、低血镁等电解质紊乱引起的肌肉兴奋性升高，出现不同程度的四肢肌肉痉挛。大量水肿液聚集于皮下，皮肤温度降低，所以四肢发凉（厥而皮水）；大量水肿液聚集于皮下，血浆中的钾、钠、钙、镁浓度相对较低，引起四肢肌肉不同程度的痉挛，所以"四肢聂聂"。通过"防己茯苓汤"强心利尿作用，把水分排出体外，相对地升高了血浆中的无机盐离子浓度诸如：钾、钠、钙、镁等，消除肌肉痉挛。蒲灰散则直接补充钾、钠、钙、镁等，同时具有利尿作用。

25. 里水，越婢加术汤主之；甘草麻黄汤亦主之。

越婢加术汤方：见上。于内加白术四两，又见脚气中。

甘草麻黄汤方：

甘草二两　麻黄四两

上二味，以水五升，先煮麻黄，去上沫，内甘草，煮取三升，温服一升，重覆汗出，不汗，再服。慎风寒。

【释译】

本条论述里水的治法。

里水是由脾阳虚不能运化水湿，肺气不能通调水道，水湿停留，泛于肌表而成。里水湿郁化热，一身面目黄肿者，可用越婢加术汤，宣肺健脾，清解郁热，而行水湿；若水湿停于肌表，无热而身肿者，可用甘草麻黄汤内助脾气，外散水湿，使腰以上肌表寒水从汗而去。

【解读】

里水－慢性肾炎证态。

本条里水，越婢加术汤主之；甘草麻黄汤亦主之。越婢加术汤也是23条风水的治疗方剂。可见里水、皮水、风水之间并没有绝对的界限。越婢加术汤是风水与里水的共同治疗方剂，按照中医方证对应的原则，风水与里水必然有着共同的病理机制，或者在疾病过程中二者有着比较多的重叠。已知风水与急性肾炎是一个证态，那么，里水应当与急性肾炎有着密切的关系。里水的临床表现仍然以面目肿胀为主，依然是肾性水肿的特点，里水与慢性肾炎是一个证态（见5条）。

西医认为：慢性肾炎起病缓慢，病情迁延，时轻时重，肾功能逐步减退，后期可出现贫血，电解质紊乱，血尿素氮、血肌酐升高等情况。在整个疾病的过程中，大多数患者会出现不同程度的水肿。水肿程度可轻可重，轻者仅早晨起床后发现眼眶周围、面部肿胀或午后双下肢踝部出现水肿。严重的患者，可出现全身水肿。然而也有极少数患者，在整个病程中始终不出现水肿，往往容易被忽视。有水肿的患者会出现尿量减少，且水肿程度越重，尿量减少越明显，无水肿患者尿量多数正常。里水以"一身面目黄肿、小便不利"为特点，"脉沉"一般是慢性病的脉象。所以，里水符合慢性肾炎的临床表现。

慢性肾炎病人抵抗力较低，容易发生呼吸道、泌尿道及皮肤等感染，病程中可因呼吸道感染等原因诱发急性发作，出现类似急性肾炎的表现，也有部分病例可有自动缓解期。参考本篇第5条。

肾炎急性期水肿与"风水"是一个证态；肾炎慢性期与"里水"是一个证态。慢性肾炎反复急性发作时，"里水"溢出四肢，即为"皮水"。可以看出风水演变为"里水"，"里水"演变为"皮水"，这是一个演变过程。

临床实践证明：越婢加术汤对慢性肾炎急性发作性水肿，头面上半身浮肿明显，恶寒发热，咳嗽喘促胸闷，咽痛口渴，或微汗，纳呆腹胀便溏，尿少色黄，苔薄白或白黄而润，脉浮数或弦滑者，有较好疗效。

而甘草麻黄汤证属皮水表实无汗，慢性肾炎急性发作出现：皮下水肿，无汗者，是甘草麻黄汤的适应症。

26. 水之为病，其脉沉小，属少阴；浮者为风，无水虚胀者，为气。水，发其汗即已。脉沉者宜麻黄附子汤；浮者宜杏子汤。

麻黄附子汤方

麻黄三两　甘草二两　附子一枚（炮）

上三味，以水七升，先煮麻黄，去上沫，内诸药，煮取二升半，温服八分，日三服。

杏子汤方：未见，恐是麻黄杏仁甘草石膏汤。

【注解】

水之为病：概指水肿病，包括风水、正水等。

脉沉小：脉沉并且细小。

【释译】

本条论述正水与风水的不同治法，以及水气病与虚胀的鉴别。

正水病，是因少阴肾阳不足，不能温化水气，水湿停留于中，上逆于肺，故见腹满，喘息，脉沉小。治以麻黄附子汤，温阳宣肺，去水平喘。方中麻黄宣肺发汗，去水平喘；甘草健脾制水；附子温阳化湿。

风水病，是因风邪侵袭肌表，肺失通调水道，水湿留于体表四肢关节，故头面浮肿，骨节疼，脉浮恶风。治以杏子汤，开肺祛湿。未见该方，后世多认为是麻杏石甘汤或甘草麻黄汤加杏仁。前者适用于风水兼肺有郁热；后者适用于风水而肺无郁热，可供参考。

虚胀病，是因气郁不行，气郁而胀。虚胀无水而有气，故治当扶正行气。

历代注家对本条原文"浮者为风……发其汗即已"的句读甚有歧义。此处本《心典》之说，"其无水而虚胀者，则为气病而非水病矣。气病不可发汗，水病发汗则已"。

【解读】

本条张仲景并没有命名为"正水"，许多学者认为本条就是正水。

"水之为病，其脉沉小，属少阴；浮者为风，无水虚胀者，为气。水，发其汗即已"是指：虚胀与少阴水、风水三者的鉴别。"无水虚胀者，为气"为插入语。"无水虚胀"是指皮肤肿胀而没有水，实际上是指"非凹陷性水肿"，手指压下去出现皮肤凹陷，放开手指凹陷立即恢复，说明皮下没有水，是气，所以称为：无水虚胀者，为气。

非凹陷性水肿常见于甲状腺功能低下黏液性水肿。若以手压也不会凹陷，仍然浮肿，可能是甲状腺机能低下或药的副作用所引起的。

当皮下组织间隙中有过多体液积聚时，皮肤苍白、肿胀、皱纹变浅，局部温度较低，弹性差，用手指按压局部（如内踝、胫前区或额、颧部位）皮肤，如果出现凹陷，称为凹陷性水肿或显性水肿与肥胖不同。

凹陷性水肿在手指松开后，这种凹陷须数秒至 1min 方能平复。这是由于凹陷性水肿时，皮下组织间隙中有较多的游离水，因按压局部压力增高，使游离水移向压力较低处，故出现凹陷，手指松开后，游离水回复到原处的时间即为凹陷平复的时间。

麻黄附子汤方是麻黄附子细辛汤的变方，去细辛易甘草组成，皮水水肿，脉见沉小，是少阴阳虚，纵有表证，里气不充，虽当发汗，又恐发汗伤阳，故取附子与麻黄相配，温肾助阳之中小发其汗，蒸化水液以利水气，甘草补中而调和之。此方阳虚里寒证较麻黄附子细辛汤为轻，故去细辛易甘草，扶正之中以利水邪，仍不失其在表者，汗而发之之义。

《伤寒论》少阴病 302 条与《金匮要略》水气病 26 条放在一起讨论，两个方剂是一样的。

本条　麻黄附子汤方……发其汗即已。麻黄三两，甘草二两，附子一枚（炮）。

《伤寒论》302 条……微发汗，麻黄二两，去节甘草二两，炙附子一枚，炮，去皮，破八片。

本条　麻黄附子汤方……发其汗即已，麻黄三两。《伤寒论》302 条……微发汗，麻黄二两。

2 个方剂是一样的，2 个方剂的差别：本条麻黄三两，发其汗；《伤寒论》麻黄二两，微发汗。说明内伤杂病正水，麻黄三两，发汗力度大，是为了减轻水肿。

本条为少阴病中的水肿，（参考《伤寒论》281 条）

西医认为：营养不良性水肿的原因主要是蛋白质吸收障碍，长期腹泻，慢性痢疾以及肠结核等在起病原因中占重要地位。《症因脉治》卷三："肺虚身肿之症，泻利喘咳，面色惨白，或肿或退，小便清利，或气化不及，小便时闭，大便时溏，即《金匮》脉沉自喘之正水，此肺虚肿症也。"可以看出，营养不良性水肿的原因与《症因脉治》卷三中"肺虚身肿之症，……"所描述的"正水"形成的机制是完全一致的，也佐证了营养不良性水肿与"正水"是一个证态。

《伤寒论》太阴病即脾气虚，发展为少阴病即肾气虚；脾气虚与消化功能障碍是一个证态；少阴病与营养不良是一个证态，其中肾阳虚水肿与营养不良性水肿是一个证态。本条少阴水病是指营养不良性水肿。多数中医认为本条为正水，少阴正水与营养不良性水肿是一个证态。麻黄附子汤、麻黄附子甘草汤二者一样，也是一个佐证。

【结语】

本条少阴水气病（正水）是指营养不良性水肿，虚胀为气是指甲状腺机能低下引起的黏淤性水肿，风水是指肾性水肿。

27. 厥而皮水者，蒲灰散主之。方见消渴中。

【注解】

厥：手足厥冷。

【释译】

皮水，因湿热内郁，脾肺气虚，不行水湿，水气停于皮中，则不恶寒，身肿而冷，状如周痹；水在皮中，痹阻阳气，阳气不达于四肢，故手足厥冷是肾阳虚的表现之一。治以蒲灰散利水通阳，使水去肿消，阳气得以伸展，则厥冷自可痊愈。

本条论述皮水见有手足厥冷的证治。

皮水的正治法是汗法，如越婢加术汤、甘草麻黄汤；也可用利尿法，如蒲灰散；或汗利同用法，如防己茯苓汤。此乃同病异治。根据临床表现，皮水的不同临床类型，采用不同的方剂，辨证论治准确，才能取得好的疗效。

【解读】

本条应与1条、24条联系起来，蒲灰散并非为"厥而皮水"专设。蒲灰散由蒲灰、滑石组成。滑石粉成分主要是 SiO_2 和 MgO。含镁量一般在 15% ~ 30%。滑石为硅酸盐类矿物滑石族滑石，主要含水硅酸镁。蒸馍用的旧笼布，睡觉用的旧蒲席烧灰，可能都是补充钾与钠的。

所以蒲灰散实际上是钾、镁等合剂。

低镁引起低钙和低钾的原因：①低镁血症可以引起低钙血症，身体缺镁元素时骨骼会释放镁元素，导致低钙血症。②低镁血症会影响肾部功能，促进肾小管排钾量增加，故而就会出现低钾血症。

肾脏是排钾和调节钾平衡的主要器官，肾小球滤液中的钾先在近曲肾小管内被完全吸收，以后远曲肾小管细胞和集合管细胞再将过剩的钾分泌出来从尿排出，使钾在体内维持平衡。血清钾降低，并不一定表示体内缺钾，只能表示细胞外液中钾的浓度，而全身缺钾时，血清钾不一定降低。

镁缺乏时，会引起 Na-K-ATP 酶活性减低，而 Na-K-ATP 酶活性减低会引起钠钾泵的功能异常，从而使得肾保钾功能减退，肾脏保钾功能减退，钾从尿液中丢失过多，从而引起低钾血症。因此临床上若遇到顽固性低钾血症的患者注意要考虑合并低镁血症，必要时注意补充一定量的镁剂，如硫酸镁等。

【结语】

蒲灰散含有丰富的钾、钠、镁、钙等离子具有利尿及补充离子的作用，对于醛固酮升高引起的水肿（低血钾等）有治疗作用。

28. 问曰：黄汗之为病，身体肿，一作重。发热汗出而渴，状如风水，汗沾衣，色正黄如药汁，脉自沉，何从得之？师曰：以汗出入水中浴，水从汗孔入得之，宜芪芍桂酒汤主之。

　　黄芪芍药桂枝苦酒汤方

　　黄芪五两　芍药三两　桂枝三两

　　上三味，以苦酒一升，水七升，相和，煮取三升，温服一升，当心烦，服至六七日乃解，若心烦不止者，以苦酒阻故也。

【注解】

风水：即西医的肾性水肿。

苦酒：古人称醋为苦酒。

【释译】

本条论述黄汗的病机与证治。

汗出时入水中，寒水从汗孔侵入，郁闭汗液的排出，水湿留于肌肉经脉，阻碍营卫运行，卫郁不能行水，故全身水肿；营郁而热，积热成黄，湿热交蒸于外，故发热汗出，汗沾衣，色黄如柏汁；气不化津，故口渴；卫阳不利，故脉沉。治以芪芍桂酒汤，调和营卫，畅达气血。方中桂枝温化通行肌表水湿；生黄芪温行卫阳，补益脾肺之气；芍药清营血之热，行营血之郁；苦酒泄营中郁热。

【解读】

见下条。

29. 黄汗之病，两胫自冷；假令发热，此属历节。食已汗出，又身常暮盗汗出者，此劳气也。若汗出已反发热者，久久其身必甲错；发热不止者，必生恶疮。

若身重，汗出已辄轻者，久久必身𥇥，𥇥即胸中痛，又从腰以上必汗出，下无汗，腰髋弛痛，如有物在皮中状，剧者不能食，身疼重，烦躁，小便不利，此为黄汗，桂枝加黄芪汤主之。

桂枝加黄芪汤方：

桂枝 芍药各三两　甘草二两　生姜三两　大枣十二枚　黄芪二两

上六味，以水八升，煮取三升，温服一升，须臾饮热稀粥一升余，以助药力，温服取微汗；若不汗，更服。

【注解】

劳气：即虚劳病。

辄轻：辄：总是，就。辄轻，即感觉轻快。

腰髋弛痛：腰髋部筋肉松弛无力而痛。

【释译】

治以桂枝加黄芪汤，调和营卫，宣阳祛湿。方中桂枝温阳行水；芍药泄心火，敛阴气；桂枝、芍药调和阴阳，升下焦阳气以散寒湿，寒湿一去，心火下交于肾，上下交通，内外畅达；黄芪伸展阳气，固表敛阴；生姜、大枣、甘草调和营卫；饮热稀粥以助药力，取微微汗出，湿邪渐渐散去。

本条论述黄汗病的临床表现。证治及其与历节、劳气的鉴别。

【解读】

黄汗病应身热胫冷，"假令发热，此属历节"说明历节病是由风寒湿邪侵入机体，遍及关节，湿邪化热，湿热郁于关节，故历节病者，身热，两足也热。此与历节病篇的第4条"历节黄汗出"同义，黄汗出于肿痛关节的周围。"黄汗之病，两胫自冷"，历节病两足热，这是二者的鉴别要点，但是，不必拘泥。历节与黄汗的病位均为：卫表，治法也有相似之处，即病位在皮下结缔组织内。

假如"食已汗出，又身常暮盗汗出"是因气虚表不能固，食后微热则汗出，或阴虚内热而外蒸，由此常暮盗汗出，故曰：此劳气也。其汗不是黄色，其发热之症也不因汗出而减，这是劳气汗出的特点（黄汗与虚劳出汗的鉴别）。虚劳盗汗出是指结核病。

"若汗出已反发热者，久久其身必甲错；发热不止者，必生恶疮。"应该改为"若汗出已反发热不止者，必生恶疮，久久其身必甲错。"是指：发热出汗之后，体温下降；如果出汗之后体温不降，反而发热不止，这是黄汗病，必生恶疮（严重的痈脓），时间长了，必然耗损营血，不能濡养肌肤，故身必甲错。此处"恶疮"与第1条"痈脓"同义。"身必甲错"可以是全身的皮肤粗糙、失去光泽、脱屑等，也可以是恶疮病位周围的皮肤病变。

"若身重，汗出已辄轻者，久久必身𥇥"是指：恶疮长期发热，出汗引起的病症：身体沉重的感觉，汗出之后病情减轻，由于长期恶疮存在与长期出汗，往往出现全身肌肉抽动（《伤寒论》85条疮家虽身疼痛，不可发汗。汗出则痉）。

"𥇥即胸中痛，又从腰以上必汗出，下无汗，腰髋弛痛，如有物在皮中状，剧者不能食，身疼重，烦躁，小便不利，此为黄汗，桂枝加黄芪汤主之。"这是一系列或有症状，可能出现，也可能不出现。这些临床表现都是由于恶疮长期发热，出汗引起的病症。与《伤寒论》85条不同的是，痈脓黄汗是一个长期慢性丢失营养物质、维生素缺乏、电解质紊乱的过程，因此引起的病症与消耗性营养不良、电解质紊乱密切相关。

"又从腰以上必汗出，下无汗"，可以理解为自主神经功能紊乱。

"腰髋弛痛"，可以理解为营养不良，肌肉萎缩，骨质疏松症，骨关节、骨骼肌疼痛。

"如有物在皮中状"，可以理解为营养不良，自主神经功能紊乱，感觉异常，蚁行感。

"剧者不能食，身疼重，烦躁，小便不利"。可以理解为：营养不良性、维生素缺乏引起的各系统功能障碍。

"此为黄汗"。即由于皮肤附件感染，引起疮疡脓肿，长期不愈导致的各系统功能障碍与营养不良、维生素缺乏、电解质紊乱等慢性疾病过程。

古代，温水浴是普通老百姓的奢求，皮肤卫生不佳以及冷水浴引起的皮肤感染及其恶化，及其引发的全身营养不良是一种常见病，不仅引起皮肤感染，也是关节疾病的重要原因。

黄汗病并不是现代人所能够理解的那样，仅仅是出黄汗，而是皮肤附件感染性疾病。

经常出汗者，衣服常常出现黄色，这是正常现象。这样的人洗浴之后，特别是用冷水洗浴，汗孔容易闭塞，如果个人卫生不佳，容易引起毛囊炎，甚至痈脓。在古代，使用温水洗浴是一种奢侈，一般民众基本是冷水浴，相对而言头面部与四肢经常洗浴，毛囊炎、皮脂腺感染与脓肿容易发生，在没有抗菌素的时代，容易引起蜂窝织炎甚至败血症（营血分证）。有些关节炎，其周围皮肤的汗腺分泌过盛，也可以引起局部黄汗发生，这就是黄汗历节病。有一些水肿病人也可能出现黄汗，因为发汗是治疗水肿的一种办法，一些水肿病人大量出汗之后，也会出现衣服被染成黄色的现象，这是水气病黄汗。

头面部蜂窝织炎可以表现为："身体（头面部）肿，发热，汗出而渴，状如风水"，"口渴发热，胸部满闷、四肢头面肿、小便不利、脉沉迟等"。蜂窝织炎局限化之后，形成脓肿即中医的"湿热伤及血分时，又可并发疮疡"，这是痈脓黄汗。肝胆疾病、溶血性疾病、某些感染性疾病，胆红素在血液中浓度升高引起的黄汗，就是黄疸黄汗。

【结语】

本条黄汗是指长明慢性皮肤感染引起的全身营养不良。

【西医链接】

皮肤及软组织感染（SSTI）又称皮肤及皮肤结构感染（SSSI），是化脓性致病菌侵犯表皮、真皮和皮下组织引起的炎症性疾病。

皮肤及软组织感染包括毛囊炎、疖、痈、淋巴管炎、急性蜂窝织炎、烧伤创面感染、褥疮感染等，由于分泌物为黄色，故称黄汗。毛囊炎、疖、痈及创面感染的最常见病原菌为金葡菌；淋巴管炎及急性蜂窝织炎主要由化脓性链球菌引起；褥疮感染常为需氧菌与厌氧菌的混合感染。皮肤、软组织感染病灶广泛并伴发热等全身症状，或有并发症者，属复杂性皮肤、软组织感染；不伴以上情况者为单纯性皮肤、软组织感染。

蜂窝织炎是指由金黄色葡萄球菌、溶血性链球菌或腐生性细菌引起的皮肤和皮下组织广泛性、弥漫性、化脓性炎症。真皮及皮下组织有广泛性、急性、化脓性炎症改变时，毛囊、皮脂腺、汗腺皆被破坏，后期有肉芽肿形成。

一、急性蜂窝织炎

是皮下、筋膜下、肌间隙或深部疏松结缔组织的急性、弥漫性、化脓性感染。常见致病菌为金黄葡萄球菌，有时为溶血性链球菌，少数由厌氧菌和大肠杆菌引起。

1. 局部症状

病变局部红、肿、热、痛，并向周围迅速扩大。可有显著的凹陷性水肿（与风水鉴别），红肿的皮肤与周围正常组织无明显的界限，中央部颜色较深，周围颜色较浅。感染部位较浅、组织较松弛者，肿胀明显且呈弥漫性，疼痛较轻。眼眶周围蜂窝织炎是一种严重的蜂窝织炎（状如风水）。开始出现局部灼热感及压痛现象，局部会有水肿、红斑的情形；感染位置较深或组织较致密时，则肿胀不明显，但疼痛剧烈。在感染期间皮肤表面有淡黄色渗出物，古人称之为：黄汗。

2. 全身症状

患者多伴有程度不同的全身症状，如畏寒、发热、头痛、乏力和白细胞计数增高等。一般深部蜂窝织炎、厌氧菌和产气菌引起的捻发性蜂窝织炎，全身症状多较明显，可有畏寒、高热、惊厥、谵妄等严重症状。口底、颌下和颈部的急性蜂窝织炎，可发生喉头水肿和压迫气管，引起呼吸困难，甚至窒息。有时炎症还可以蔓延到纵隔，引起纵隔炎及纵隔脓肿。

3. 体征

病变局部红肿，有明显的压痛。病灶较深者局部红肿多不明显，常只有局部水肿和深部压痛。捻发性蜂窝织炎多发生在会阴部、腹部伤口处，查体时可检捻发音；疏松结缔组织和筋膜坏死，水肿严重并伴有进行性皮肤坏死，脓液有恶臭。

4. 并发症

①中毒性休克可出现全身炎症反应综合征，表现为高热或体温不升，心率 >90 次/min，呼吸急促或过度通气，$PaCO_2$ $12 \times 10^9/L$ 或 $<4 \times 10^9/L$，或未成熟的白细胞 $>0.1\%$ 等；②脓毒血症：骤起寒战，继以高热可达 $40 \sim 41℃$，或低温。神志异常，脉细速，肝脾可肿大，严重者出现黄疸或皮下出血（中医称为疔疮走黄）。

4条 ……身肿而冷，状如周痹，胸中窒，不能食，反聚痛，暮躁不得眠，此为黄汗。痛在骨节。29条 黄汗之为病，身体肿，一作重。发热汗出而渴，状如风水，汗沾衣，色正黄如柏汁。是指急性蜂窝织炎的全身性临床表现。

二、慢性蜂窝织炎

基本病理变化包括局部组织的变质、渗出和增生。在炎症过程中此病理变化按照一定的先后顺序发生，一般早期以变质和渗出变化为主。后期以增生为主，但三者是相互密切联系的。一般地说，变质属于损伤过程，而渗出和增生则属于抗损伤过程。变质炎症局部组织发生的变性和坏死称为变质。变质既可发生于实质细胞，也可见于间质细胞。实质细胞常出现的变质包括细胞水肿、脂肪变性、凝固性或液化性坏死等。间质结缔组织的变质可表现为黏液变性，纤维素样变性或坏死等。

慢性炎症还可伴有肉芽组织的形成，这类炎症常见于有较大的组织缺损，此时肉芽组织在慢性脓肿、瘘管和慢性黏膜溃疡的吸收和分解上起着重要作用。形成慢性脓肿之后，由于长期反复发热，渗出物、脓液、肉芽组织等，损耗了大量蛋白质、酶、水电解质等，引起局部组织变性，皮肤粗糙成鱼鳞状的皮肤病变；同时引起全身营养不良等各种表现。如第29条：若汗出已反发热者，久久其身必甲错。

三、易引起蜂窝组织炎或高危险人群

外伤：外伤的开放性伤口是造成细菌入侵的主要原因，必须谨慎处理，持续地复发或是出现以上的种种症状时，就必须要特别小心，有异状一定要就医，千万不要以为只要在皮肤上涂些软膏即可，有时表面的愈合并不能代表内部细菌被彻底瓦解。

香港脚：香港脚严重者常会出现水泡、伤口脓肿，若是处理不慎，或是持续地发作，即使脚上的伤口已经好了，可是内部的细菌感染却会出现在远端的小腿上，引起下肢的蜂窝组织炎。或者淋巴管炎。

牙颌感染、咽部感染，又因为口腔经常接触食物，或是残渣的积存，感染的控制不当也易引起

蜂窝组织炎。（口腔、咽部感染，即上焦有寒，其口多涎）

糖尿病患者：糖尿病患者的下肢较易出现伤口愈合不全的问题，若不谨慎处理更易引发蜂窝组织炎甚至局部坏死性筋膜炎而须截肢，甚至死亡。

痛风患者：痛风患者本来脚的大拇指关节就易受尿酸结晶的侵蚀，如果遭细菌感染，容易使感染的情况加剧，所以要特别小心。（与历节相鉴别）

肝功能受损者：有肝硬化或肝功能不全的患者，伤口的愈合力较差，对于细菌感染的抵抗力也比较差，所以容易产生水疱及坏疽。

免疫力较差者：本身免疫系统较差都会影响免疫系统的正常运作，罹患蜂窝性组织炎的可能性都会因此而提高。

【结语】

痈脓黄汗，是指皮肤感染性疾病以及蜂窝织炎引起的局部与全身性表现，不单单是出黄汗那么简单。

【拓展】

黄汗小结

一、水气病脉证并治第十四

1 条　……黄汗，其脉沉迟，身发热，胸满，四肢头面肿，久不愈，必致痈脓。此处黄汗是指痈肿的前期，即毛囊炎、疖肿等毛囊、汗腺、皮脂腺的感染。这些感染可以引起局部蜂窝织炎（故身热，四肢头面肿、胸满等）继而形成痈脓。

2 条　……恶风则虚，此为风水；不恶风者，小便通利，上焦有寒，其口多涎，此为黄汗。黄汗与风水的鉴别。

4 条　……身肿而冷，状如周痹，胸中窒，不能食，反聚痛，暮躁不得眠，此为黄汗。痛在骨节。与29条互参。

28 条　问曰：黄汗之为病，身体肿，一作重。发热汗出而渴，状如风水，汗沾衣，色正黄如柏汁，脉自沉，何从得之？师曰：以汗出入水中浴，水从汗孔入得之，宜芪芍桂酒汤主之。

29 条　黄汗之病，两胫自冷；假令发热，此属历节。食已汗出，又身常暮盗汗出者，此劳气也。若汗出已反发热者，久久其身必甲错；发热不止者，必生恶疮。黄汗与阴虚的鉴别。

若身重，汗出已辄轻者，久久必身𥆧，𥆧即胸中痛，又从腰以上必汗出，下无汗，腰髋弛痛，如有物在皮中状，剧者不能食，身疼重，烦躁，小便不利，此为黄汗，桂枝加黄芪汤主之。

二、中风历节病脉证并治第五

4 条　寸口脉沉而弱，沉即主骨，弱即主筋，沉即为肾，弱即为肝。汗出入水中，如水伤心，历节黄汗出，故曰历节。历节黄汗。此处黄汗出，可能有2种情况：①关节剧烈的疼痛，引起关节局部出汗；②关节腔内渗出液以及关节周围皮下水肿，渗出到关节处的皮肤，形成黄汗。

9 条　味酸则伤筋，筋伤则缓，名曰泄；咸则伤骨，骨伤则痿，名曰枯。枯泄相搏，名曰断泄。荣气不通，卫不独行，荣卫慎微，三焦无所御，四属断绝，身体羸瘦，独足肿大，黄汗出，胫冷。假令发热，便为历节也。

三、黄汗鉴别

黄汗是一个症状，皮肤表面分泌出或者渗出黄色的液体。根据其病因、病机的不同，临床表现复杂多样，因此关于"黄汗"曾有多种解释。诸如：历节病黄汗；水气病黄汗；痈脓黄汗；黄疸黄汗；常人黄汗等。不同原因之黄汗各自的临床表现、病机不同，相互应该鉴别清楚。

（1）黄汗与风水：第28条言："黄汗之为病，身体肿，发热汗出而渴，状如风水，汗沾衣，色正黄如柏汁，脉自沉……以汗出入水中浴，水从汗孔入得之，宜芪芍桂酒汤主之。"可见黄汗的症状与风水有相似之处，那么该从何鉴别？第1条言"风水，其脉自浮，外证骨节疼痛，恶风"以及第2条言"不恶风者，小便通利，上焦有寒，其口多涎，此为黄汗"。由以上3条可见风水与黄汗有明显不同之处，风水脉浮而黄汗脉沉，风水恶风而黄汗不恶风，风水汗出色正，而黄汗汗出色黄如柏汁，汗沾衣。然病机亦有不同之处，黄汗主要为表卫不固，水湿留滞于肌腠，湿郁化热，湿热交争，治疗当固表驱湿，调和营卫，张弛郁热。而风水病机为外邪犯表，肺失通调，治疗当发汗，宣肺，散水。

黄汗与风水的鉴别：黄汗不恶风，汗黄色，小便通利，上焦有寒，其口多涎，此为黄汗；风水恶风，汗出不黄，小便不利。以西医而言，黄汗是皮肤及其附属器官感染，风水是肾性水肿。

（2）黄汗与虚劳：第29条 黄汗之病，两胫自冷；假令发热，此属历节。食已汗出，又身常暮盗汗出者，此劳气也。若汗出已反发热者，久久其身必甲错；发热不止者，必生恶疮。黄汗与虚劳出汗应该鉴别，鉴别要点是：虚劳为盗汗，具有阴虚潮热的特点，实际上是指结核病与皮肤感染性疾病的鉴别。

（3）黄汗与历节：第29条 黄汗之病，两胫自冷；假令发热，此属历节……。中风历节病脉证并治第五4条 寸口脉沉而弱，沉即主骨，弱即主筋，沉即为肾，弱即为肝。汗出入水中，如水伤心，历节黄汗出，故曰历节。是指皮肤痈脓黄汗与历节黄汗的区别。西医很容易鉴别，即皮肤感染性疾病的渗出物与类风湿关节炎的皮肤渗出物的鉴别，二者的基础病、原因不同。

四、黄汗解读

（1）皮肤感染、过敏性皮炎的炎症分泌物：（痈脓黄汗）相对而言头面部皮脂腺丰富，毛囊炎与脓肿容易发生，在没有抗菌素的时代，容易引起蜂窝织炎甚至败血症（营血分证）。头面部蜂窝织炎可以表现为："身体（头面部）肿，发热，汗出而渴，状如风水"，"口渴发热，胸部满闷，四肢头面肿、小便不利、脉沉迟等"。蜂窝织炎局限化之后，形成脓肿即中医的"湿热伤及血分时，又可并发疮痈"，这是痈脓黄汗。痈脓黄汗又可以分为急性与慢性2个临床类型。

头面部皮脂腺、毛囊等感染的早期恶寒发热，头面肿与风水的头面肿相似。头面部、四肢、躯干部的皮肤及其附属器官感染的分泌物都是黄色的，故称黄汗。

汗沾衣，色正黄如柏汁，炎症分泌物古代也称为黄汗。

（2）黄疸：（黄疸黄汗）肝胆疾病，急慢性肝炎、急慢性胆囊炎、肝胆结石、肝硬化以及肝癌、胰腺癌等，引起肝功能减退或胆汁瘀积堵塞，胆红素在血液中浓度增高，随汗液排出体外，而出现黄汗。某些溶血性、感染性疾病、自身免疫性溶血性贫血，误输异型血液，以及蚕豆病的患者，因红细胞大量被破坏，间接胆红素在血中滞留而致黄汗。疟疾、伤寒、钩端螺旋体病、败血症的病人，由于红细胞破坏加快，肝脏功能受到损害，而出现黄汗。

（3）类风湿关节炎，关节腔积液、剧烈疼痛，关节炎渗出。（历节黄汗）有些关节炎，其周围皮肤的汗腺分泌过盛，也可以引起局部黄汗发生，这就是黄汗历节病。

（4）水气病黄汗：有一些水肿病人也可能出现黄汗，因为发汗是治疗水肿的一种办法，一些水肿病人大量出汗之后，也会出现衣服被染成黄色的现象，这是水气病黄汗。机理与正常人多汗相同。

（5）正常人黄汗：青年人汗腺分泌旺盛，若在高温环境下劳动，出汗过多，未能及时换洗衣裤，汗液中的脂肪酸等有机物与空气、肥皂发生反应，致使白色衣裤出现黄色，接触腋下、胸前、腰腹以及会阴等部位的衣裤尤为明显。经常出汗者，衣服常常出现黄色，这是正常现象。这样的人洗浴之后，特别是用冷水洗浴，汗孔、皮脂腺孔容易闭塞，如果个人卫生不佳，容易引起毛囊炎，甚至痈脓。在古代，使用温水洗浴是一种奢侈，一般民众基本是冷水浴，毛囊炎与脓肿容易发生，在没有抗生素的时代，容易引起蜂窝织炎甚至败血症（营血分证）。

（6）食物、药物黄汗：进食胡萝卜、橘子、柑橙等食物，以及过量食用含色素的食品或饮料，也会出现黄汗。药物的反应以利福平多见，其他如核黄素、呋喃妥因、呋喃唑酮、伯氨奎宁等药物，服用常规剂量即可能出现黄汗、黄尿。

因为这些渗出物首先渗出到皮下组织，所以与津液关系密切，津液与营气关系密切。皮下组织的渗出液再通过毛囊、汗腺、皮脂腺排出体外，形成黄汗。

30. 师曰：寸口脉迟而涩，迟则为寒，涩为血不足。趺阳脉微而迟，微则为气，迟则为寒。寒气不足，则手足逆冷；手足逆冷则营卫不利；营卫不利，则腹满胁鸣相逐，气转膀胱，营卫俱劳；阳气不通即身冷，阴气不通即骨疼，阳前通则恶寒，阴前通则痹不仁，阴阳相得，其气乃行，大气一转，其气乃散；实则失气，虚则遗尿，名曰气分。

【注解】

阳前通：前，《说文解字》云："前，齐断也。古假借作剪。"前通，即断绝流通之意。

大气：指宗气。

寒气不足：谓有寒而阳气不足。

腹满胁鸣相逐：胁鸣应该是指肺部可以听到喘鸣音，即肺胀、支饮的表现。西医解释：阻塞性肺病、肺源性心脏病的表现。全句译为：腹满与喘鸣连绵不断，这是肺胀－阻塞性肺病证态与支饮－肺源性心脏病证态的表现。与"大气一转"相契合，"大气"即胸中之气、宗气，所以，胸中之气一转，肺胀、支饮才能把邪气驱出（其气乃散）。

【释译】

本条论述水气病气分的病机和脉证。其病机是：脾胃虚寒。

趺阳脉微而迟，代表脾胃虚寒；脾阳虚不主四肢，故手足逆冷；脾胃虚寒，营卫无源，血寒而少，故寸口脉迟而涩；脾阳虚而血少，荣卫不利，寒积于中焦不散，故腹满、胁鸣，若肠实便燥则有矢气；今荣卫劳损俱甚，寒气传于下焦膀胱，又虚不能收涩，故遗尿（小便频多）；阴寒积于下焦，阳气断绝不通，故身冷；阴血失于流通，故骨节疼痛，肌肤麻木不仁。

本条所论气寒则凝而不通，而脾胃虚寒则荣卫不利；中焦寒气转甚，可传于下焦，传于肌肉、骨节。治疗原则是以温通阳气，补益阴血为宜，使阴阳相得，其气乃行，水谷精微之气充实于胸中，名曰大气，大气一转，流于全身，其阴寒之气可以消散，故气分病可愈。

本条指出气分病是由阳气衰弱，大气不转所致，与水肿的形成，同出一源，唯在证候上有胀与肿、无形与有形之别。

水气病分为气分、水分、血分。水气病不是一个独立的疾病，而是许多疾病过程中的一个中间病理产物（病水）。相对而言，水气病中的"气分"是指无形的水气，能够感觉到腹满胁鸣相逐、矢气、遗尿等，看不到皮下水肿之形（隐性水肿）；其"水分"是指可见的、有形水液，例如：皮下水肿，压之凹陷，有形可见；其"血分"是指由于血瘀引起脏腑疾病而后引发的水气病，即先有血瘀，后有水气病。

本条所述气分病调营卫、转大气的治法，不仅适用于水肿病，其他如血痹、虚劳、胸痹等病，亦常采取这种治法。"五脏元真通畅，人即安和"为其理论依据。

参考：三焦、营卫、腠理、膜原解读。

【解读】

水气病中的"气分"是指：肺胀、支饮引起的水气病，即阻塞性肺病右心衰，皮下水肿的前期（隐性水肿）。

多数急性右心衰竭源于左心衰竭，个别急性右心衰竭系急性肺源性心脏病所致。右心衰竭主要表现为体循环淤血为主的综合征。主要是右心室搏出功能障碍，见于肺心病、三尖瓣或肺动脉瓣的疾病，并常继发于左心衰竭。此时心输出量减少，体循环淤血，静脉压增高，常伴有下肢水肿，严重时可发生全身性水肿。

右心衰临床表现：

（1）胃肠道症状：长期胃肠道淤血，可引起食欲不振、腹胀、恶心、呕吐、便秘及上腹疼痛症状。（营卫不利，则腹满胁鸣相逐。脾阳虚而血少，荣卫不利，寒积于中焦不散，故腹满、肠鸣，若肠实便燥则有矢气）

（2）肾脏症状：肾脏淤血引起肾功能减退，白天尿少，夜尿增多。可有少量蛋白尿、少数透明或颗粒管型和红细胞，血尿素氮可升高。（今荣卫劳损俱甚，寒气传于下焦膀胱，又气虚不能收涩，故遗尿即小便频多）

（3）肝区疼痛：肝淤血肿大，肝包膜被扩张，右上腹饱胀不适，肝区疼痛，重者可发生剧痛而误诊为急腹症等疾病。长期肝淤血的慢性心衰，可发生心源性肝硬化。（心下坚，大如盘）

（4）呼吸困难：单纯右心衰竭时通常不存在肺淤血，气喘没有左心衰竭明显。在左心衰竭基础上或二尖瓣狭窄发生右心衰竭时，因肺淤血减轻，故呼吸困难较左心衰竭时减轻。（腹满胁鸣相逐）

（5）右心衰常继发于左心衰竭：此时心输出量减少，体循环淤血，静脉压增高，常伴有下肢水肿，严重时可发生全身性水肿，恶寒，四肢发凉。（阳气不通即身冷）（阴寒积于下焦，阳气断绝不通，故身冷）

（6）并发呼吸性碱中毒时，主要表现通气过度及呼吸加快（腹满胁鸣相逐）。碱中毒急性轻者可有口唇、四肢发麻、刺痛，肌肉颤动（阳气不通即身冷，阴气不通即骨疼，阳前通则恶寒，阴前通则痹不仁）；重者有眩晕、晕厥、视力模糊、抽搐。

这一条脾肾阳虚，大气不转，引起腹胀、矢气、小便溺，这是脏腑病的表现；水气病的形成也是由于大气不转，脾肾阳虚水停心下，大气一转，有形的水气、水肿也可以消除。"名曰气分"与31条相接，本条病机"营卫不利"与31条桂枝汤调和营卫紧密相关。

31. 气分，心下坚，大如盘，边如旋杯，水饮所作，桂枝去芍药加麻辛附子汤主之。

桂枝去芍药加麻黄细辛附子汤方：

桂枝三两　生姜三两　甘草二两　大枣十二枚　麻黄、细辛各二两　附子一枚（炮）

上七味，以水七升，煮麻黄，去上沫，内诸药，煮取二升，分温三服，当汗出，如虫行皮中，即愈。

【注解】

旋杯：圆杯。与32条相比较，盘比杯大，所以此处旋杯应该是呈现出结节状。

【释译】

本条论述水气病的气分证治。

肾阳微弱，阳虚不能温化水液上升，阴寒水饮凝聚，积留胃中，故胃脘痞结甚硬，以手触之则大如盘，边如旋杯之状。由于阴寒聚于中，常可见腹满肠鸣；阳虚不能温暖，又可见手足逆冷，身冷，骨节疼痛。治以桂枝去芍药加麻黄细辛附子汤，温阳散寒，通利气机。方中桂枝温通心阳，温化水湿；附子温暖肾阳，蒸化水气；细辛温经散寒，消散水饮；麻黄宣通肺气，通畅水道；生姜、甘草、大枣温脾和胃，调和营卫。服温药取汗，气机调畅，寒水消散，诸证可愈。

本方是"阴阳相得，其气乃行，大气一转，其气乃散"的具体运用。因其病本是寒饮乘阳虚而积结气分，故不直接用破气药，而用辛甘发散、温阳化气之药根治，实乃治疗胀病的关键，可谓"审因论治"之范例。本方是桂枝汤与麻黄细辛附子汤的合方。

《金匮方歌括》在本方基础上加一味知母，名曰："消水圣愈汤"，为"治水肿第一方"，《医门法律》以附子作为治疗阳衰阴盛胀病的首选药。临证之际，本方常用于感冒、慢性气管炎，适当加味，治疗阳虚阴凝的肝硬化腹水、肝肾综合征、风湿性或肺源性或充血性水肿而见本方证者，如证见脾虚呕恶者可加半夏、陈皮。

【解读】

见下条。

32. 心下坚，大如盘，边如旋盘，水饮所作，枳术汤主之。

枳术汤方：

枳实七枚　白术二两

上二味，以水五升，煮取三升，分温三服，腹中软即当散也。

【注解】

旋盘：圆盘。可以摸到如同盘子那样的圆滑的边缘，与旋杯摸起来像一个结节状不同。

【解读】

紧接31条，"心下"，这里是指胃脘部。"心下坚，大如盘，边如旋杯，水饮所作"是指水饮引起的胃脘部可以触摸到坚硬的包块，如同盘子一样，其边缘如同杯子那样的突起（结节状）。与32条"边如旋盘"相比较，"旋盘"的边沿光滑、平整而且比较薄，没有圆形的突起（结节）。实际上是指肿大的肝脏或者脾脏，"水饮所作"是指水气病，心力衰竭、肝源性水肿的可能性比较大。

心下坚，大如盘，水饮所作。肝硬化造成脾肿大时，心下也可以出现心下痞坚如盘。

右心衰，肝脏淤血，肝脏肿大，季肋区下沿可以触及肿大的肝脏下沿，柔软、边沿薄（如旋盘）。如出现乏力、气促、双下肢水肿等心衰表现时，也可于上腹部触及肿大的肝、脾。符合水饮所作。

心下坚，大如盘，上腹部摸到包块，肝脾良性肿大、肝胆胰胃恶性肿瘤等都有可能。

气分，分为脏腑气分与水气病中的气分。心下坚，大如盘，水饮所作，是指水气病中的气分，即心衰肝脾肿大以及肝硬化肝脾肿大、腹水、消化功能障碍。

脏腑气分是指脾胃气机停滞，是指右心衰胃肠道黏膜下水肿引起的消化功能障碍。"大气一转，其气乃散"是指胃肠道黏膜下水肿消散，胃肠道通畅、功能恢复。实际上是指右心衰得到了纠正。

枳术汤对于以上2种病理状态都能够治疗。

枳术汤在《金匮要略》中主治水饮停于心下所致的"心下坚，大如盘，边如旋盘"。现代医学中的胃扩张、胃潴留、胃石症、胃下垂等可见此方证。方中枳实下气消痞，前人谓其有"推墙倒壁"之功。张仲景用枳实，腹胀痞满多配伍厚朴大黄；胸闷痛多配伍薤白栝楼实；腹痛多配伍白芍。"心下坚"乃痞之甚极，故重用枳实达7枚之多。而作为阳明腑实证的大承气汤，枳实也不过用了5枚。此处非痛非胀非闷，既非血病，也非气病，而是水饮所作，故配伍白术。白术是经方中治水要药，观仲景用白术多有水停之征。或为心下满，如苓桂术甘汤、桂枝去桂加茯苓白术汤；或为下利，如理中汤；或为肿，如越婢加术汤、桂枝芍药知母汤；或为眩，如泽泻汤、术附汤；或为身重，如防己黄芪汤、甘姜苓术汤；或为身体疼痛，如麻黄加术汤、甘草附子汤、去桂加白术汤（白术附子汤）。

枳术汤除了主治上述胃的病变外，日本医家汤本求真还认为本方主治肝腹水。肝硬化造成脾肿大时，心下也可以出现心下痞坚如盘。据此而论，这种可能性也是存在的，而且临床上大剂量白术治疗肝腹水的治疗经验也屡有报道。总之，不管是胃的病变还是肝的病变，都离不开"水饮所作"的病机。结合现代医学来看，枳实行气，即是促进胃肠蠕动，加强胃排空，减缓胃潴留，是中药的胃肠动力剂。白术则可以将潴留在组织间液和腹腔、胃肠腔等体腔内的多余水分"拉入"血管内，然后再通过肾脏排出。消化道既有动力障碍，又有水液停留在管腔，此时枳术汤是第一张考虑的方子。

仲景于气分心下坚大如盘者，出其两方。一方治阴气凝结于心下，用桂枝去芍药加麻黄附子细辛汤，一方治水饮痞结于心下，用枳术汤。前者为表里同病，后者则病在中焦。

第30条、31条、32条与痰饮咳嗽病脉证并治第十二第24条要连贯起来看，24条膈间支饮，其人喘满，心下痞坚，面色黧黑，……木防己汤主之。

心下痞坚，应该包括心下痞与心下坚2个方面。心下痞是感觉、症状；心下坚可以摸到，是体征。水气病31、32条是：心下坚，可以摸得到。水气病与水饮是密切相关的，膈间支饮是肺源性心脏病，宜木防己汤去石膏加茯苓芒硝汤主之；肺源性心脏病引起肝脾肿大、胃肠道黏膜下瘀血，就属于水气病气分，用桂枝去芍药加麻辛附子汤主之或者枳术汤。

脾主运化，其中的"运"是指运输、转运、移动的意思，即水液精微的位置发生变化，只有量变。"化"是质变，水液精微变化为气血津液，再变化为脏腑功能，以及废物排出体外。其中的"运"实际上是指西医的血液循环功能。中医的脾气虚、脾阳虚引起各种水肿，人参、党参、黄芪等能够治疗水肿，是因为这些补气药归属于脾经与肺经。各种水肿的病机都归咎于脾肺肾，而不提心。所以，"心主血脉就是心主血液循环"是错误的解读。

【西医链接】

皮下组织的细胞及组织间隙内液体积聚过多称为水肿。凹陷性水肿指局部受压后可出现凹陷；非凹陷性水肿指局部组织虽然有明显肿胀，但受压后并无明显凹陷。

一、水肿的概念和分类

水肿是过多等渗性体液在组织细胞间隙或体腔中积聚的一种常见的病理过程。

1. 局部和全身性水肿。

2. 按发生原因命名：如肾性水肿，心性水肿，肝性水肿，营养不良性水肿，内分泌性水肿，淋巴性水肿，特发性水肿（原因不明）等。

3. 按水肿发生部位及以组织、器官命名：如皮下水肿，肺或脑水肿，视神经乳头水肿。

4. 积水：指液体在体腔内积聚过多，如腹腔积水和胸腔积水，分别称为腹水和胸腔积液。另外有脑室积水（脑积水），心包积水（水心包），阴囊积水，关节（腔）积水等。

二、水肿的表现特征和水肿对机体的影响

1. 水肿液的特点

水肿液可分为2类：渗出液和漏出液，前者蛋白含量高而比重大；后者蛋白量少，比重小。

2. 皮下水肿的皮肤特点

皮下水肿是全身性水肿和体表局部水肿常见的症状和体征，也叫作浮肿。有明显皮下水肿时，外观皮肤苍白，饱满感，皱纹变得浅平；触之皮肤温度较低，组织弹性差。在骨突出部（如额、颧和踝部）前皮肤或近骨性组织处皮下组织较少的部位（如胫骨前），以手指按压皮肤，片刻移开后可见凹陷，且经久不易复原，这是明显存在皮下水肿的一种证明，故显性水肿又叫作凹陷性水肿。但是，在出现显性水肿之前，当细胞间液生成开始增多，使组织间流体静压由正常的 -0.86 kPa 上升至 0 kPa 这一过程内，细胞间液量虽然增加，由于组织间高分子物质（胶原和透明质酸等）的亲水性使增加的水分被吸附，可流动性液体并不明显增加，故体检无凹陷性水肿的体征，这种水肿称为隐性水肿。隐性水肿是水肿的早期，由于机体存在钠、水潴留的病理变化，体液总量增加，但此时体重增加不超过正常时的10%，若超过10%，常可见显性水肿。

3. 全身性水肿的分布特点

不同原因引起的全身性水肿，在水肿分布部位、不同部位水肿发生的早晚方面，有不同的特点。影响水肿分布特点的因素为：① 重力和体位；② 皮下组织结构的致密性和皮肤厚度与伸展性；③ 病因的作用对局部静脉及毛细血管血流动力学（即流体静压）影响的程度。

(1)右心或全心衰竭发生水肿的早期，直立位时在胫前和踝部，仰卧位时在骶部先有凹陷性水肿。因为重力使远心部位的静脉和毛细血管血液流体静压增高，细胞间隙的可流动液体也易流向下垂部。水肿严重时可波及全身。轻度及早期肾性水肿仅表现为晨起眼睑浮肿，或可延及颜面部。因为该部位组织疏松，皮肤薄而伸展度大，易于容纳水肿液。尽管水肿较严重，一般也不易在手指、足趾和足掌等部位显现。

(2)肝性水肿的发生与肝硬化使肝脏结构改变有关。由于肝静脉受压，肝淋巴液剧增，通过肝脏表面扩张的淋巴管漏出；也由于门静脉高压，引起上游毛细血管内压增高，肠淋巴液生成增多并通过肠系膜渗入腹腔。肝性水肿主要发生腹水，但也有不同程度的下肢水肿。

(3)营养不良性水肿又称低蛋白血症，是一种营养缺乏的特殊表现，由于长时间的负氮平衡，以致血浆蛋白减少，胶体渗透压降低，出现全身性水肿为其特征。其原因：蛋白质吸收障碍、蛋白质消耗过多、蛋白质合成障碍、喂养不当等。水肿是本病主征，两侧对称，先见于下肢，尤以足背为显著。病程较久者股部、腰骶部、外生殖器，甚至手背及臂，均见显著的凹陷性水肿。严重病例可于腹壁、颜面、眼睑以及结膜等处发生水肿。面部水肿大都为浮肿而不见凹陷现象。下肢的水肿显著，与胸背及上肢的瘦削相比，适成对照。腹水及胸腔积液仅见于极重病例。其他症状常表现一般虚弱和精神抑郁，并缺乏抗感染的能力。皮肤干燥发凉，有鳞屑，或呈鸡皮状，失去弹性，易生褥疮，伤口愈合也缓慢。毛发干燥变黄，并易脱落。指甲生长迟缓。尿量减少。脉搏与血压减低，心电图各波的电压都低下。

(4)肾性水肿：首先发生在组织疏松部位，如眼睑或颜面部、足踝部，以晨起为明显，严重时可涉及下肢及全身。

黄疸病脉证并治第十五

本篇专论黄疸病的脉因证治，同时对黄疸病的兼挟证也作了简要论述，内容相当广泛。篇中所说的黄疸，是黄疸病的总称，黄疸病从病因上可分为谷疸、酒疸、女劳疸3类。黄疸病经久不愈可转化为黑疸，黑疸是黄疸兼瘀血的一种证候。

该篇既论身黄、目黄、溲黄之黄疸（狭义之黄疸），亦论无目黄、溲黄，仅肌肤黄之萎黄即肾虚而致的女劳疸等亦属黄疸。总之五疸其范围更广，可概称之为广义黄疸。这样与本章命名就一致了。

杂病黄疸与《伤寒论》、温病中的肝胆湿热黄疸不同，需鉴别。本篇黄疸病是指肝硬化引起的黄疸。

西医把具有传染性的细菌性、病毒性引起的各类肝炎，归属于传染病学，把黄疸、肝硬化作为内科学、消化内科学的内容。同样，中医把肝胆湿热、胆汁外溢归属于外感热病（伤寒、温病），把黄疸作为一个独立的疾病，归属于内伤杂病，道理是一样的。西医的传染病与内科疾病相互关联，同样，中医外感热病与内伤杂病也是相互关联的，没有绝对的界限，有很多的重叠。

1. 寸口脉浮而缓，浮则为风，缓则为痹。痹非中风。四肢苦烦，脾色必黄，瘀热以行。

【注解】

脾色必黄：脾病其肤色必呈黄色。

【释译】

"痹非中风"一句是插笔，说明发黄的原因，是由于湿热郁滞于脾胃所致，虽然脉浮而缓有似太阳中风，但实非太阳中风证。脾主四肢、肌肉，湿热郁闭于脾，四肢肌肉失于荣养，故四肢苦烦不安。脾主运化，为四运之轴，如脾将瘀滞湿热转输于肌表，势必发生黄疸，所以说"脾色必黄，瘀热以行"。

"脾色必黄，瘀热以行"一句，为黄疸病机之关键。一是强调黄疸的病位主要在脾胃，一是认为其发病与血分有关。《说文》云："瘀，积血也。"《补正》认为："瘀热以行一个瘀字，便见黄疸皆发于血分。"近代医家治疗黄疸病，酌情加入凉血活血之品，常可提高疗效，可见仲景有关理论之重要。此与后世黄疸缘于肝胆湿热、胆汁外溢之说不尽相同。

本条主要是从脉象上说明黄疸病的发病机理。脉浮而缓，在伤寒是外感表虚的脉象；在杂病里，浮则为风，风可作外邪理解，而缓为湿之征。风湿之邪可以引起痹症，虽然出现四肢苦烦的临床表现，但是在杂病里，脉浮而缓既不是《伤寒论》中的太阳中风，也不是风湿痹症，而是瘀热于脾，因此出现黄疸。

【解读】

肝硬化与血瘀相关，瘀热以行中的"瘀"即瘀血。外感黄疸是指西医的感染病引起的黄疸，即

"肝胆湿热、胆汁外溢"；杂病黄疸"瘀热以行"是指非感染性疾病引起的黄疸，诸如：各种肝硬化、胆道梗阻胆汁淤积……引起的黄疸，与肝胆的慢性血瘀有关，肝硬化、纤维化属于中医的瘀血。这类疾病是"瘀热以行"。

"寸口脉浮而缓，浮则为风，缓则为痹。痹非中风"这一段话是指外感黄疸，黄疸前驱期的临床表现与病机，以及与太阳中风、痹症中风之间的关系，说明如下：

西医认为：病毒性肝炎早期临床表现缺乏特异性，如同感冒一样，与太阳表证、卫分证需要鉴别，但是鉴别很困难，现在的西医也往往按照感冒处理，在古代鉴别更困难。"寸口脉浮而缓，浮则为风，缓则为痹。痹非中风。四肢苦烦"这一段话就是在黄疸出现之前的病理状态，例如：消化不良型，流感型，风湿型等。第13条"久久发黄为谷疸"也是这个意思，即从感冒开始，经过一段时间，黄疸才出现，这时候诊断就明确了。（参考：太阳中风－轻型感冒证态，痹症－风湿性疾病证态）

张仲景已经认识到黄疸前期可能出现：消化不良型，流感型，风湿型等不同的临床类型，同时也提出了病机的差异：太阳中风，为风寒袭表；痹症为风湿邪气侵入经络，留于关节；黄疸为瘀热在里。

把张仲景的这段话翻译成西医语言，即张仲景说：一般情况下脉象浮而缓，浮为太阳中风，缓（湿的脉象）为风湿痹症。在诊断杂病的时候，脉浮而缓，尽管可以出现太阳中风、风湿痹症的临床表现，但是，杂病的"脉浮而缓"尽管出现了"四肢苦烦"，既不是太阳中风，也不是风湿痹症，而是瘀热在里（脾），脾病其肤色必呈黄色（黄疸）。"四肢苦烦"可以同时存在于太阳中风、风湿痹症、黄疸前期。

急性黄疸型肝炎黄疸前期的临床表现：多数起病较急，有畏寒、发热、全身乏力，食欲不振、恶心、呕吐、厌油腻尤为突出，有些病例有发热、头痛等上呼吸道感染症状，类似感冒，常误诊为上呼吸道感染。黄疸前期可发生肝外病变和血清病样综合征：关节痛、胰腺炎、关节炎、荨麻疹和血管神经性水肿、血管炎性病变、肾脏病变、紫癜、浆液膜炎、心肌炎等。根据临床表现不同，可以分为：消化不良型，流感型，胆道疾病型，风湿型，败血症型，疟疾、脑炎型等。本期体征多不明显，少数病例有浅表淋巴结肿大。

其中的流感型、风湿型就是本条所说的：太阳中风、风湿痹症。

"瘀热以行，脾色必黄"与上述外感黄疸不同，紧接以下诸条。

2. 跌阳脉紧而数，数则为热，热则消谷，紧则为寒，食即为满。尺脉浮为伤肾，跌阳脉紧为伤脾。风寒相搏，食谷即眩，谷气不消，胃中苦浊，浊气下流，小便不通；阴被其寒，热流膀胱，身体尽黄，名曰谷疸。

额上黑，微汗出，手足中热，薄暮即发，膀胱急，小便自利，名曰女劳疸，腹如水状不治。

心中懊憹而热，不能食，时欲吐，名曰酒疸。

【注解】

苦浊："苦"可作"病"字解。"浊"即指湿热。下"浊气"亦为湿热。

心中懊憹：简称懊憹，又名心中懊恼。心中烦热，闷乱不宁之状。

【释译】

跌阳脉以候脾胃，脉数知胃中有热，热盛则消谷善饥，故"热则消谷"；脉紧主寒湿，湿胜则伤脾，脾伤则不能运化水谷，故"食即为满"。

"尺脉浮为伤肾，趺阳脉紧为伤脾"是插笔，指出谷疸与女劳疸不同的脉象。浮脉主虚，尺以候肾，女劳疸为肾虚有热，故尺脉浮；紧脉主寒湿，谷疸为湿阻于脾，故趺阳脉紧。

"风寒相搏"，犹言湿热相搏。脾胃虚弱，内蕴湿热，运化失职，消化功能减退，故"谷气不消"，即使勉强进食，则反能助湿增热，湿热上冲则头眩，湿热流于下焦，肾不能化气行水，故小便不利。"阴被其寒，热流膀胱"，"阴"指太阴脾，谓脾寒生湿，湿郁化热，湿热伤胃，湿热下流于膀胱，气化受阻，则小便不利；小便不利，湿热无从排泄，于是郁蒸而成黄疸。因为发病的原因与饮食（消化道症状）有关，所以称之为谷疸。

女劳疸是因房劳伤肾所引起，肾虚则生热，故见手足中热、微汗出、薄暮即发等症。女劳疸的特征是"额上黑"，色黑属于肾，主虚劳不足，所以有"色黑为劳"之说。病因非膀胱湿热，故"小便自利"。此病属于肾虚，如病至后期，出现腹如水状，是脾肾两败的症状，故曰"不治"。

酒疸因于嗜酒伤中，湿热内蕴所致。如湿热上熏于心，故心中郁闷不舒，烦热不安；湿热盛于内，清浊升降之机受阻，浊气不能下行，胃气不降而上逆，故不能食，时常泛恶欲吐。病由嗜酒伤中引起，所以称之为酒疸。

【解读】

紧接第1条之后，本条进一步论述杂病黄疸病机，列出谷疸、女劳疸、酒疸的分类及主症。

该篇所论黄疸成因，概而言之有外感、饮食不节、误治、虚损、日久不愈者夹有瘀血等，据此仲景将其分为黄疸、谷疸、酒疸、女劳疸、黑疸，后人称之为五疸。结合下面的条文，逐一解读。

西医黄疸病因、病理：当血液中的红细胞死亡，红细胞中血红蛋白的血红素会被肝脏的库弗氏细胞及脾脏转化为胆红素。胆红素经肝脏处理后，随胆汁分泌至十二指肠，最后通过肠道，与粪便一同排出体外。各种原因引起的血液中胆红素增加，当血清胆红素浓度为 $17.1 \sim 34.2 \mu mol/L$（$1 \sim 2mg/dL$）时，而肉眼看不出黄疸者称隐性黄疸，如血清胆红素浓度高于 $34.2 \mu mol/L$（$2mg/dL$）时则为显性黄疸。

黄疸症可根据上述的血红素代谢过程分为3类：①肝前性黄疸、溶血性黄疸：当大量红细胞被分解时由于红细胞破坏增加，胆红素生成过多而引起的溶血性黄疸。②肝源性黄疸：肝细胞病变以致胆红素代谢失常而引起的肝细胞性黄疸。③肝后性黄疸：肝内或肝外胆管系统发生机械性梗阻，影响胆红素的排泄，导致梗阻性（阻塞性）黄疸。

此外，还有肝细胞有某些先天性缺陷，不能完成胆红素的正常代谢而发生的先天性非溶血性黄疸。

关于谷疸、酒疸、女劳疸的西医解释，在下面的条文中，详细论述。

3. 阳明病，脉迟者，食难用饱，饱则发烦头眩，小便必难，此欲作谷疸。虽下之，腹满如故，所以然者，脉迟故也。

【注解】

食难用饱：饮食不宜过饱。

头眩：即眩晕。是目眩和头晕的总称，以眼花、视物不清和昏暗发黑为眩；以视物旋转，或如天旋地转不能站立为晕，因两者常同时并见，故称眩晕。见于慢性、轻型肝性脑病。

【释译】

本条欲作谷疸，是指谷疸的前期表现。欲作谷疸之证，其证原从太阴寒湿郁滞而生，若误以为阳明湿热发黄下之，虽腹满暂减，顷复如故，所以然者，脉迟故也，此阳明欲作谷疸，属脾阴寒化，而不可下者也。本条的辨证要点在于"脉迟"，其证尚可见面色萎黄，精神困倦，舌淡苔白等，治疗当用温法，可用理中、四逆汤等方加减治疗。

"腹满"属太阴寒湿证，由脾虚不能运化水谷所致，治当温运，不应攻下；若误用攻下，更伤脾阳，必致腹满不愈，故云"虽下之，腹满如故"。

张仲景说：在黄疸病中，会出现：食难用饱，饱则发烦头眩，小便必难，腹满，脉迟等临床表现，这是谷疸的前驱期。其中微烦头眩是什么意思？

【解读】

西医认为：无论是病毒性肝炎，还是肝硬化早期，都能出现消化道症状，在没有出现黄疸之前（隐性黄疸），都属于："欲作谷疸"。出现了黄疸，就是谷疸了。谷疸，就是与消化道症状同时存在的黄疸。

微烦头眩、发烦头眩（烦躁、眩晕），即肝晕，也就是常说的肝性脑病。由于肝脏的功能受到了显著的影响，导致很多毒性物质不能得到有效的处理，患者常伴有较为明显的血氨升高、电解质和酸碱平衡紊乱（低钾性碱中毒）等，这是引起肝性脑病的原因。

"饱则发烦头眩"，即饱食或者暴食容易诱发肝性脑病。食入大量蛋白质、脂肪，在肠道内经过肠道细菌的分解，形成氨与脂肪酸（特别是短链脂肪酸），由于肝功下降，解毒功能下降，不能把氨全部合成尿素，血氨升高。脑细胞对氨极为敏感，氨可以干扰脑的能量代谢，在肝性脑病中起到主要作用。有学者提出氨、硫醇、短链脂肪酸对中枢神经系统的协同毒性作用，可能在肝性脑病的发病机理中有重要地位。"食难用饱，饱则发烦、头眩"，是肝性脑病的早期，也是黄疸前期，中医谓"欲作黄疸"。

"脾色必黄，瘀热以行"一句，为黄疸病机之关键。一是强调黄疸的病位主要在脾胃，二是认为其发病与血分有关。《说文》云："瘀，积血也。"《补正》认为："瘀热以行一个瘀字，便见黄疸皆发于血分。"就是说，黄疸的病机是脾主运化功能失常。以西医而言，黄疸是指血液中的胆红素升高，其根源是肝脏转化胆红素的功能相对或者绝对不足，即中医的不能"化"，所以中医的脾主运化，其中的"运"属于西医的心血管系统，而"化"实际上在西医的肝脏、消化道内的各种生物化学变化。当然也涉及各器官系统的物质能量代谢，但是主要在肝脏。在肝性脑病（饱则发烦头眩）中，更能够看出肝脏"化"的机理（生物化学反应）。

本条为欲作谷疸。《伤寒论》195 阳明病，脉迟，食难用饱。饱则微烦头眩，必小便难，此欲作谷瘅，虽下之，腹满如故，所以然者，脉迟故也。这两条原文一样，都是谷疸的前驱期。

《伤寒论》中的"欲作谷疸"是指肝胆湿热，指湿热之邪蕴结肝胆（谷疸）的前驱期；《金匮要略》中"脾色必黄，瘀热以行"一是强调黄疸的病位主要在脾胃，二是认为其发病与血分有关。同一条文含义有别，病性与病位不一样。

《伤寒论》中的"欲作谷疸"是指各种传染病中肝细胞性黄疸的前驱期，例如：急性肝炎、钩端螺旋体病等；《金匮要略》中的"欲作谷疸"是指肝硬化黄疸的前驱期，即没有出现黄疸的肝硬化。肝硬化与中医的血瘀关系密切。

【西医链接】

肝性脑病：如果肝病严重的话可能会造成眩晕，也就是肝性脑病，原因主要是肝脏的解毒能力下降了。

引起肝性脑病的原发病有重症病毒性肝炎、重症中毒性肝炎、药物性肝病、妊娠期急性脂肪肝、各型肝硬化等，而以肝硬化患者发生肝性脑病最多见，约占 70%。诱发肝性脑病的因素很多，如上消化道出血、高蛋白饮食、大量排钾利尿、放腹水……。这些因素大体都是通过：①使神经毒质产生增多或提高神经毒质的毒性效应。②提高脑组织对各种毒性物质的敏感性。③增加血－脑脊液屏障的通透性而诱发脑病。下法包括利尿，大量排钾利尿可以诱发肝性脑病。

发病可急可缓。急性肝性脑病起病急骤，前驱期极为短暂，可迅速进入昏迷，多在黄疸出现后发生昏迷，也有在黄疸出现前出现意识障碍而被误诊为精神病者即《伤寒论》中的"欲作谷疸"。肝硬化慢性肝性脑病起病隐匿或渐起，起初常不易发现，易误诊和漏诊。这是《金匮要略》中的"欲作谷疸"。

常表现为睡眠倒错，也有人称为紧迫性昏迷，此现象有人发现与患者血清褪黑激素分泌时相紊乱有关，提示病人中枢神经系统的兴奋与抑制处于紊乱状态，常预示肝性脑病即将来临。

肝性脑病发生时病人以视力障碍、失明为主要临床表现，这种视力障碍是短暂的，功能性的，可随着肝性脑病的加深而加重，也可随肝性脑病的恢复而复明。其发病机制不明，多数认为与肝性脑病一样复杂，为多种因素综合作用的结果。

随着病情的进展，病人的智能发生改变，表现为对时间、空间概念不清，人物概念模糊，吐字不清，颠三倒四。中医谓"发烦头眩"。

高蛋白饮食可诱发肝性脑病，因此对有肝性脑病患者应该限制蛋白质摄入，并保证热能供给。Ⅲ～Ⅳ期患者应禁止从胃肠道补充蛋白质，可鼻饲或静脉注射25%的葡萄糖溶液。Ⅰ～Ⅱ期患者日应限制蛋白质在20g/d之内，如病情好转，每3～5d可增加10g蛋白质，以逐渐增加患者对蛋白质的耐受性。待患者完全恢复后每天每千克体重可摄入0.8～1.0g蛋白质，以维持基本的氮平衡。由于植物蛋白质（如豆制品）富含支链氨基酸和非吸收纤维，后者可促进肠蠕动，被细菌分解后还可降低结肠的pH值，可以加速毒物排出和减少氨吸收。因此，肝性脑病患者应首选植物蛋白。乳制品营养丰富，如病情稳定可适量摄入。

4. 夫病酒黄疸，必小便不利，其候心中热，足下热，是其证也。

5. 酒黄疸者，或无热，靖言了了，小腹满欲吐，鼻燥；其脉浮者先吐之，沉弦者先下之。

6. 酒疸，心中热，欲呕者，吐之愈。

【注解】

靖言了了：指神情安静，语言不乱。

【释译】

此3条进一步论述酒疸的证治。

酒疸的形成，由于湿热内蕴，升降失常，清浊不分所致。湿热中阻而上蒸，则心中烦热；湿热下阻，气化不行则小便不利、足下热。"小便不利"当是形成酒疸的关键，因人体气化正常，则小便自利，湿热自有出路，不致发生黄疸，所以《伤寒论》说："若小便自利者，不能发黄。"

酒疸虽由湿热内蕴所致，但其病机趋势，却有在上、在中、在下的不同。如湿热偏于上部，则欲吐、口鼻干燥；偏于下部，则腹部胀满，湿热不甚；邪在于中，故心中无热，神情安静，语言清晰。从治疗上来说，当因势利导，如鼻燥脉浮而欲吐者，是病势趋向于上，当用吐法；如腹满脉沉弦者，是病势趋向于下，当用下法。所谓先吐、先下，说明吐、下均属治标之法，邪衰大半，当祛湿清热，调治其本。

酒疸是湿热内蕴于胃所致，欲呕是病势趋向于上。欲呕者吐之，是顺应病势的一种疗法，即所谓"因势利导"。通过呕吐，使病邪从上排出，故曰"吐之愈"。

酒疸吐法现已少用，而下法相对用之较多。酒疸无论湿从热化，胃肠燥结，或酒食内积，腑气壅滞，均可用下法治疗。但不可过剂，以免损伤正气，引邪深入，第七条"酒疸下之，久久为黑疸"便是下不得法所致。

【解读】

第2条与4、5、6条合起来，可以看出：酒疸病因是饮酒过度；病机是湿热郁蒸，胆热液泄所致；临床表现是证见身目俱黄，面发赤斑，心中懊憹热痛，鼻燥，腹满不欲食，时时欲吐等。其治法：宜清利湿热，解酒毒；方用栀子大黄汤、葛花解酲汤等；若脉浮滑，欲吐甚者，当先探吐；脉沉滑而腹满大便秘者，当先下之。本病见于西医酒精性肝炎、酒精性肝硬化、胆汁郁积性肝炎等。

【西医链接】

酒精性脂肪肝，一般饮酒10~20年，患者肝脏明显增大，表面光滑，质地中等如鼻尖，大多数有触痛；少数有黄疸、腹水、双下肢浮肿以及维生素缺乏的表现，如口腔炎（口鼻干燥、鼻燥）、周围神经炎等。实验室检查可有肝功能异常，主要表现为血清转氨酶升高，球蛋白增多且絮状反应阳性，酚四溴呋钠试验阳性，血清胆固醇和甘油三酯水平升高。但上述症状、体征和化验结果并非酒精性脂肪肝所特有，故应根据长期饮酒史，并排除其他肝脏疾病而确诊。大多数患者戒酒10d后症状体征可有好转；如不见好转，则为酒精性脂肪肝，且3~5年内有70%~90%的患者出现肝硬化。应彻底戒酒，改善营养，适当补充优质蛋白质（如鱼类、瘦肉类、蛋类、奶类等）、多种维生素（如维生素A、B_1、B_2、B_6、B_{12}、C和E等）和微量元素（锌、硒和钙等）等。

酒精性肝炎，因为长期、大量饮酒者，可因酒精长期作用于肝细胞，导致肝细胞脂肪变性，并逐渐出现肝细胞无菌性炎症、溶解和坏死。患者肝脏明显增大，有触压痛、发热、黄疸、贫血以及消化道症状：如消化不良、腹胀、恶心、呕吐、腹泻以及反酸、嗳气等。

酒精性肝病是由于长期大量饮酒导致的肝脏疾病，初期表现为脂肪肝，进而可以发展成酒精性的肝炎、肝纤维化和肝硬化。严重酗酒时可以诱发广泛的肝细胞坏死，甚至肝功能的衰竭。酒精性肝病临床上分型包括轻症的酒精性肝病、酒精性脂肪肝、酒精性肝炎、酒精性肝硬化。

酒精性肝炎、酒精性肝硬化与酒疸是一个证态。以上诊断标准也是酒疸的诊断标准，治疗酒疸的中医方剂也就是治疗酒精性肝炎、酒精性肝硬化的方剂，中西医实现了理论层面的沟通与融合。

7. 酒疸下之，久久为黑疸，目青面黑，心中如噉蒜齑状，大便正黑，皮肤爪之不仁，其脉浮弱，虽黑微黄，故知之。

【注解】

黑疸：是酒疸误下后的变证。目青面黑，大便亦变黑色。

心中如噉蒜齑状："噉"是吃的意思。"齑"，指捣碎的姜、蒜、韭菜等。此言胃中有灼热不舒感。是指晚期肝硬化引起的消化道症状。

爪之不仁：谓肌肤麻痹，搔之无痛痒感。

【释译】

酒疸本来就有可下的证候，但由于下之不当，导致湿热内陷，邪入血分，久久熏蒸，血为瘀滞，就可以变为黑疸。其症目青面黑，皮肤搔之不仁，则为血瘀于内，不荣于外所致。"大便正黑"则为瘀热内积，流滞于肠腑。"心中如噉蒜齑状"，是瘀热内蕴，上蒸于心的现象。"其脉浮弱"，说明湿热有上攻之势，但血分已经受伤，故脉又见"弱"。面目虽黑而犹带黄色，可知是由酒疸误下转变而来。但是黑疸的发生，不仅酒疸误治如此，凡黄疸经久，皆有转变为黑疸的可能。

【解读】

"久下为黑疸"凡黄疸（肝硬化）经久不愈，皆可变为黑疸，所以黑疸是指肝硬化晚期。"目青面黑"是指肝硬化晚期，内分泌紊乱，肾上腺皮质功能减退，黑色素代谢紊乱，引起皮肤变黑。"大便正黑"是指肝硬化门脉高压，脾功亢进引起的消化道出血。

因为具有长期大量饮酒这个共同参照物，酒疸与酒精中毒性肝病是一个证态，中西医没有悬念。（参考本篇14条［西医链接］）

8. 师曰：病黄疸，发热烦喘，胸满口燥者，以病发时火劫其汗，两热所得。然黄家所得，从湿得之。一身尽发热而黄，肚热，热在里，当下之。

【注解】

火劫其汗：谓用艾灸、温针或熏法，强迫出汗。

两热所得：谓火与热相互搏结。

肚热：谓腹中热。

【释译】

本条论述误用火劫而发黄的证治。

黄疸病初期多有发热，但与一般外感发热不同，而是由于湿热熏蒸所致；治疗应以清解。如误用火劫强迫发汗，在里之热不得外解，反与外热相合，使黄疸增剧，所以说："两热所得。"因而出现发热烦喘，胸满口燥的症状。

"然黄家所得，从湿得之"是插笔。说明本证病情严重，内热较盛，但毕竟与湿有关，如无湿就不会发黄，所以说"黄家所得，从湿得之"。"一身尽发热"，是说发热很高，毫无恶寒现象；特别是腹部发热更重，这是"热在里"的反应。因为"热在里"，所以当用攻下法通腑泄热。

本条叙证颇详，但未出方药，根据后世医家经验，其里热盛而未成实者，可用栀子大黄汤治疗；已成实者，可用大黄硝石汤，亦有言可用凉膈散者，可资临床参考。

【解读】

慢性肝炎、不典型肝炎，在出现黄疸之前的前驱期，也会像感冒一样引起低热，这时候要用清热的治法，不能像太阳病一样使用汗法，更不能使用"火劫其汗"，误治可以引起黄疸。

黄疸病"病发时火劫其汗，两热所得"。为什么黄疸加重？火劫一般是指：用火熏烤。皮肤受热可以引起血管内红细胞变性、破裂，加重黄疸。

体外实验显示，红细胞加热至51℃以上时，可出现球形细胞和破碎细胞，渗透脆性和机械脆性均增高。用这种血液注入实验动物体内，能很快发生高血红蛋白血症和血红蛋白尿。受损伤的红细胞很快从循环中被清除。主要是在脾脏，其次在肝脏被破坏。

热对红细胞有损坏作用。大面积的二度或三度烧伤后，24～48h内可发生急性溶血性贫血，溶血程度与烧伤面积有关。（参考：《伤寒论》111～116条、200条火劫发黄证）

【西医链接】

烧伤后肝功能不全

其中黄疸型肝功能不全 主要临床表现为黄疸。根据血清胆红质的不同，又可分为两类：

（1）溶血性黄疸：发生于烧伤早期，血清胆红素超过1.5mg/100mL，主要游离胆红素增高，部分病例结合胆红素也可轻度增高，伤后5～6d恢复。也可伴轻度血清转氨酶升高。多为烧伤早期红细胞破坏或输血过多所致，预后较好。

（2）肝细胞性黄疸：发生较晚，多于伤后1～2周发生感染时出现。

火劫，是指用火烤，或者挖一个大坑，先用木材烧烤，达到一定的温度之后，把病人放进去加温。温度相当高，可以引起轻度、中度烧伤。

9. 脉沉，渴欲饮水，小便不利者，皆发黄。

10. 腹满，舌痿黄，燥不得睡，属黄家。舌痿疑作身痿。

【注解】

痿黄：即萎黄，谓身黄而不润泽。与《伤寒论》中的黄疸，鲜亮如橘子色不同。

【释译】

以上2条，从病机而论，前条是湿热熏蒸，后条是寒湿伤阳，虽皆属发黄的范畴，但有虚实寒热的不同，如根据后世黄疸的分类，似可以分属于阳黄和阴黄。

脉沉主里，湿热郁滞于里，津液耗伤，故口渴欲饮水；湿阻于内，气化受阻，饮水更阻湿邪，故小便不利，而湿无由排泄，郁滞而为黄疸。腹满是太阴寒湿的症状，证由脾虚不能运化所致。但其腹满应按之柔软，它与实热拒按者不同。躁不得睡，是湿郁于中焦，胃不和则卧不安。如腹满而软，身体萎黄而晦暗，则病属于阴黄，所以说："属黄家。"

以上两条指出湿热发黄与寒湿发黄的不同证候。

【解读】

身体萎黄而晦暗，则病属于阴黄，是指长期胆红素升高，沉积于皮下组织中，由于长期肝胆疾病，消耗性营养不良，病人表现出虚寒的特征，加之胆红素沉积于皮下，表现出全身萎黄的症状。

阳黄是指急性黄疸，短期内胆红素急剧升高，运用利尿的方法可以及时排除。萎黄（阴黄），利尿的方法也难排除。

11. 黄疸之病，当以十八日为期，治之十日以上瘥，反剧为难治。

【注解】

期：期限。

【释译】

本条论述黄疸病的预后。

黄疸病向愈或增剧，是以18d为期。黄疸之因在于湿，脾为湿土，寄旺于四季之末各18d，脾气旺盛时湿病易于治愈。假如经过治疗，能在10d左右减轻，那就容易治愈；如果10d以后病情反而加重，是邪盛正虚，治疗就比较困难。其主要精神，在于争取及早治疗。

【解读】

急性黄疸型肝炎黄疸期持续2～6周。黄疸加深在1～2周内达高峰，加上黄疸前期，与18d大致相符。18d之后进入恢复期，黄疸消退、症状减轻，这是其自然病程。

最初发现常是尿黄，反映血清直接胆红素浓度升高；继而巩膜和皮肤黄染，粪便颜色变浅。黄疸1～2周达高峰，此时大多热退、胃肠道症状明显好转。肝脏可轻度肿大、质软，有触痛和叩击痛，小部分患者肋下可触及脾脏，血清胆红素和谷丙转氨酶（ALT）明显升高。

黄疸的病因很多，治疗10d，如果病情好转，易治，如果病情加重，为难治。

【西医链接】

急性黄疸型肝炎：按病程可分为3期，总病程2～4个月。

1. 黄疸前期

有非特异的前驱症状，如低热，关节酸痛，常误诊为上呼吸道感染。同时有不适、疲乏，突出症状是食欲不振、恶心呕吐。黄疸前期可发生肝外病变和血清病样综合征：关节痛、胰腺炎、关节炎、荨麻疹和血管神经性水肿、血管炎性病变、肾脏病变、紫癜、浆液膜炎、心肌炎等。文献中有详尽描述，但我国患者少见。黄疸前期症状的轻重和时间长短有很大不同，可数日至2周。也可无明显黄疸前期，而以黄疸为最早的症状。

2. 黄疸期

最初发现常是尿黄，反映血清直接胆红素浓度升高；继而巩膜和皮肤黄染，粪便颜色变浅。黄疸1~2周达高峰，此时大多热退、胃肠道症状明显好转。肝脏可轻度肿大、质软，有触痛和叩击痛。小部分患者肋下可触及脾脏。血清胆红素和谷丙转氨酶（ALT）明显升高。黄疸期1~6周。

3. 恢复期

随着黄疸的消退，症状逐渐好转。血清谷丙转氨酶（ALT）逐渐降低，急性乙型肝炎的胆红素下降常早于谷丙转氨酶（ALT）复常。绝大多数患者在3~4个月内恢复。小儿急性乙型肝炎恢复比成人要快。在恢复期中患者仍可有疲乏和不适。临床和血清学恢复后，肝组织病变减轻，但完全恢复须在半年以后。

12. 疸而渴者，其疸难治；疸而不渴者，其疸可治。发于阴部，其人必呕；阳部，其人振寒而发热也。

【注解】

阴部、阳部：阴指在里，阳指在表。

【释译】

本条再论黄疸的预后。

口渴，是湿热化燥的现象，也意味着邪深热重，病势在发展，故"其疸难治"；如口不渴，是病邪尚浅，里热不盛的现象，正气尚能胜邪，故"其疸可治"。

呕吐，多病发于里，相关脾胃，所以说"发于阴部"；恶寒发热，病多在表，营卫不和，所以说"发于阳部"。

【解读】

以上2条，从临床表现判断疾病的预后，难治或者易治，病邪的部位表里、病势的深浅，病情的轻重，供临床参考。

13. 谷疸之为病，寒热不食，食即头眩，心胸不安，久久发黄为谷疸，茵陈蒿汤主之。

茵陈蒿汤方：

茵陈蒿六两　栀子十四枚　大黄二两

上三味，以水一斗，先煮茵陈，减六升，内二味，煮取三升，去滓，分温三服。小便当利，尿如皂角汁状，色正赤；一宿腹减，黄从小便去也。

【注解】

不安：烦躁不安。

食即头眩：见第3条注解，头眩。

【释译】

本条是论述湿热谷疸的证治。

谷疸的形成，多由饮食内伤，脾胃运化失常，湿热内蕴，酿成黄疸。"寒热不食"，这里的寒热，与一般表证的寒热不同，它是由于湿热交蒸，营卫不和所致。湿热内蕴，脾胃清浊升降失常，所以食欲减退，假如勉强进食，食入不化，反能助湿生热，湿热中阻，清阳不升，所以食即头眩，心胸不安。这种病情，往往有一个郁蒸过程，所以说"久久发黄为谷疸"。

由于谷疸的发病，为湿热蕴结引起，故治以茵陈蒿汤清泄湿热为主。茵陈蒿、栀子清热利湿，大黄泄热退黄，使阳明（肠胃）之瘀热，从大小便排泄，故方后云"尿如皂角汁状，黄从小便去也"。

《金匮要略·心典》："谷疸为阳明湿热瘀郁之证。阳明既郁，营卫之源壅而不利，则作寒热；健运之机窒而不用，则为不食；食入则适以助湿热而增逆满，为头眩、心胸不安而已。茵陈、栀子、大黄，苦寒通泄，使湿热从小便出也。"

茵陈蒿汤是治疗湿热黄疸的主方，现代研究，组成本方的三药均有保肝退黄作用，三药合用，不仅可促进胆汁分泌，扩张胆管，收缩胆囊促进胆汁排泄，同时，还有抗毒消炎，治疗肝胆炎症，防止肝细胞坏死并促进肝细胞再生等作用。因此，用于急性黄疸型肝炎，亚急性黄色肝萎缩及重症肝炎，证属湿热者，常可取得较好疗效。用本方治疗急性黄疸型肝炎，可随证选加龙胆草、泽泻、茯苓、大青叶、板蓝根、虎杖等，或合用五苓散、栀子柏皮汤、小陷胸汤亦可；用治亚急性黄色肝萎缩，多合用黄连解毒汤。

本方虽然退黄效果迅速可靠，但终属苦寒之品，易于伤胃，故运用本方要适可而止，不可过剂，否则反使病情迁延难愈。

【解读】

《伤寒论》与《金匮要略》的关系，如同西医的传染病学与内科学的关系，有许多重叠，同一个病理状态例如：黄疸，在《伤寒论》与温病学中都出现，相当于西医的传染病中的"黄疸"；在《金匮要略》中的黄疸，相当于西医内科学中的黄疸。关系密切，临床表现相同，但是病因不一样，一个是病原体感染，另外一个着重于非感染因素引起的黄疸。但是急性黄疸型肝炎一般属于内科学，黄疸的总论包含在内科学中，所以，《金匮要略》中，黄疸作为一个专篇，一个疾病，尽管《伤寒论》、温病学中的黄疸有多篇幅、大量疾病涉及黄疸，都没有作为一个疾病单元论述，这一点中西医完全一致。

《伤寒论》中的湿热黄疸：236条、260条、261条、262条等。

中医认为阳明病发黄的病机是里有湿和热2种病邪，这2种病邪交织在一起形成湿热郁蒸，不能排出体外，其主要原因是无汗与小便不利，无汗则热不得越，小便不利则湿不得泄，湿热交蒸，郁而不得出，因而酿成黄疸。所以在治疗方法上就要利小便、发汗、清里热三法同用，因此就衍化出以发汗为主的麻黄连轺赤小豆汤、以清里热为主的栀子蘖皮汤、以利小便为主的茵陈蒿汤。三方各有侧重。

由病原体引起的黄疸，除了肝炎病毒之外还有钩端螺旋体、回归热、斑疹伤寒、伤寒、大叶性肺炎等急性全身性感染病。急性传染病并发黄疸，常提示病情较重，且黄疸程度与病情轻重相平行，它们的临床表现也非常相似，好发于夏秋季节，与水污染、媒介昆虫大量繁殖有关，以至于在古代的欧洲和中国古代医学家都很难把它们区别开来，只有到了近代和现代，有了显微镜和免疫学技术，能够准确地鉴别各种病原体，这些疾病的鉴别才成为可能。

《伤寒论》第195条中的欲作谷疸，是指肝硬化的前驱期或者代偿期。各种传染病中的肝细胞损伤、肝细胞黄疸，也属于欲作谷疸（消化功能障碍为主要表现的肝硬化）。

《伤寒论》与温病中的黄疸，主要是指各种病原体引起的肝细胞性黄疸，也涉及溶血性黄疸。

《金匮要略》中的黄疸，与内科疾病相关，即非感染性肝炎、肝硬化。也包含肝炎后形成的肝硬化，在古代并不能完全鉴别开来，并不影响治疗。

杂病黄疸包括：谷疸、酒疸、黑疸、女劳疸，是肝硬化的不同临床类型。谷疸是指肝硬化的早期，或者泛指肝硬化引起的黄疸；酒疸是指酒精中毒性肝硬化；黑疸是指肝硬化晚期色素代谢紊乱与消化道出血；女劳疸是指肝硬化晚期激素代谢特别是性激素紊乱。

《金匮要略》中的谷疸：寒热不食，食即头眩，心胸不安，与《伤寒论》195条中的欲作谷疸，是指肝硬化的前驱期或者代偿期。各种传染病中的肝脏肝细胞损伤、肝细胞黄疸久久不愈也可以转变为肝硬化，也属于欲作谷疸（肝硬化）。

14. 黄家日晡所发热，而反恶寒，此为女劳得之；膀胱急，少腹满，身尽黄，额上黑，足下热，因作黑疸，其腹胀如水状，大便必黑，时溏，此女劳之病，非水也。腹满者难治。硝石矾石散主之。

硝石矾石散方：

硝石　矾石烧等分

上二味，为散，以大麦粥汁和服方寸匕，日三服。病随大小便去，小便正黄，大便正黑，是候也。

【注解】

溏：便溏泄。

【释译】

本条是论述女劳疸变为黑疸兼瘀血湿热的证治。

黄疸多由于湿热蕴蒸，郁于阳明为病，故日晡发热而不恶寒，假如日晡所发热而反恶寒，则非阳明证，而为女劳疸肾虚内热证。膀胱急，少腹满，大便必黑，时溏，为瘀热内阻所致；身尽黄，额上黑，足下热，是虚热熏蒸引起。如女劳疸日久不愈，则变为黑疸，所以说"因作黑疸"。其腹胀如水肿症状，实非水饮病。如病发展至后期，出现腹满的症状，是脾肾两败的现象，其预后不良。

"硝石矾石散主之"一句是倒装文法，针对肾虚挟有瘀血湿热而言，不适于脾肾两败腹满之证。硝石矾石散有消瘀化湿的功能，硝石即火硝，能入血分消瘀活血，矾石入气分化湿利水，因为两石有伤胃耗血之副作用。故用大麦粥汁调服，以保养胃气。

须注意的是，此方是治女劳疸兼瘀血的证治，若不兼瘀血，纯属肾虚，前人多用补肾治疗。如偏于肾阴虚的，用六味丸、左归丸为主，偏于肾阳虚的，用肾气丸、右归丸为主。

近代医家认为方中矾石可用皂矾，它不但能化湿，并有补血的作用。所以不仅能治女劳疸，而且可治其他内伤诸黄。此说可供临床参考。临证凡黄疸久羁不愈，诸如迁延性肝炎、慢性肝炎、肝硬化腹水等，症见黄疸反复不退，腹胀满，大便时溏或呈灰黯色，面色灰滞，巩膜黄染，舌质有紫斑、牙龈出血、苔血腻等，或面色灰暗，肝脾肿大属瘀血挟湿热者，皆可用本方为主加减治疗；《医学衷中参西录》用本方改丸，治疗胆石致黄疸者；本方加榧子、槟榔、使君子、茵陈、党参、当归等，可治疗钩虫病。

【解读】

自身免疫性肝炎与女劳疸相关，所以，黑疸是指各种原因引起的肝硬化晚期证态，例如：胆汁淤积型肝硬化、酒精中毒肝硬化、自身免疫性肝硬化等。

黑疸，出现腹水、消化道出血、色素代谢紊乱等，属于肝硬化肝肾综合征。是肝硬化的晚期，终末期，所以难治，预后不良。

肝肾综合征（HRS）是指在严重肝病时发生的功能性急性肾功能衰竭（FARF），临床上病情呈进行性发展。HRS 是一种严重肝病伴有的特异性的急性肾功能衰竭，其最大的特点是这种急性肾功能衰竭为功能性，一般认为此种 FARF 在病理学方面无急性肾小管坏死或其他明显的形态学异常。

失代偿期肝硬化或重症肝炎出现大量腹腔积液时，由于有效循环血容量不足及肾内血流分布，内毒素血症，前列腺素减少等因素，可发生肝肾综合征，又称功能性肾功能衰竭。其特征为自发性少尿或无尿、氮质血症、稀释性低钠血症和低尿钠，但肾却无重要病理改变，是重症肝病的严重并发症，其发生率占失代偿期肝硬化的 50%～70%，一旦发生，治疗困难，存活率很低(小于5%)。

硝石矾石散：有消瘀化湿的功能，硝石即火硝，能入血分消瘀活血，矾石入气分化湿利水。矾石是明矾、绿矾、胆矾等数种矾药的总称，在消化系疾病中应用较多的是明矾和绿矾。

1. 临床应用

治疗病毒性肝炎、脂肪肝、上消化道出血、胆道结石、肝硬化、慢性结肠炎等。

2. 副作用

明矾、绿矾、胆矾对胃都有一定的刺激性，其中胆矾($CuSO_4 \cdot 5H_2O$)尚被用作催吐剂。《中药大辞典》认为"大剂量明矾刺激性大，可引起口腔、喉头烧伤，呕吐腹泻虚脱甚至死亡，中毒后可用牛奶洗胃，并用镁盐作抗凝剂"。

【西医链接】

一、肝硬化常见症状

可表现为疲倦乏力、食欲不振、腹部胀痛、蜘蛛痣、出血倾向等。此外，当肝硬化引起肝功能减退时，肝不能及时地将多余的雌激素、醛固酮以及抗利尿激素灭活，致使其在体内蓄积过多。雌激素增加后将抑制垂体的分泌功能，致使雄激素减少，肾上腺皮质激素分泌也减少。

这些激素的变化常导致肝硬化患者出现以下一些内分泌失调表现：

(1)男性肝硬化患者可表现为乳房肿大、阴毛稀少、睾丸萎缩，且血清睾酮降低、雌三醇以及雌二醇增加等女性化表现。(女劳疸)

(2)女性肝硬化患者可表现为月经过少、闭经、不孕。(女劳疸)

(3)肝硬化患者内分泌失调的症状表现在皮肤时，可呈现出毛细血管扩张、充血而形成皮肤赤缕血丝、蜘蛛痣和肝掌。

(4)男女肝硬化患者均可发生性欲减退、生殖功能下降等症状。这是由于内分泌失调时，男性睾丸萎缩、精子数量和质量下降，女性则无排卵周期发生率增高或不孕症等所导致。(女劳疸)

(5)当肝硬化患者出现内分泌失调时，可导致色素沉着发生在面部，尤其是眼周围。此外，患者的手掌纹理和皮肤皱褶处也可有色素沉着。这是由于肝脏出现硬化肝功能受损，激素代谢紊乱，肝脏对雌激素的灭活功能出现下降，血液中雌激素增多。雌激素可降低对酪氨酸酶的抑制作用，使酪氨酸转变为黑色素的量增多，从而使皮肤颜色加深。由于肝硬化患者肾上腺功能减退，肝脏不能正常代谢垂体前叶所分泌的黑色素细胞刺激素，就会促使黑色素分泌增加。早期肝硬化患者面部皮肤表现为，脸部渐渐失去光泽和弹性，皮肤变得干燥、粗糙，出现黝黑肤色，眼圈周围灰暗尤其明显，像熊猫眼。还有的患者颜面部或鼻尖部出现细小的毛细血管扩张，像纤维状的网络。(黑疸)

(6)肝硬化腹水 10%～20%的早期肝硬化患者并没有症状也没有腹水，或仅仅感到乏力、食欲减退、腹泻等消化系统症状。当肝硬化逐渐加重，到了失代偿期才会有腹水，并且会伴随很多别的症状。比如说腹胀、腹痛、乏力、出血倾向、内分泌系统失调、蜘蛛痣、肝掌、黄疸、脾大、肝性脑病等。

腹水的形成机制为钠、水过量潴留，门静脉高压及血浆胶体渗透压降低是主要原因。肝不能及时地将多余的雌激素、醛固酮以及抗利尿激素灭活，致使其在体内蓄积过多，其他如前列腺素、心房激肽释放酶－激肽系统活性降低、雌激素灭活减少等因素亦可导致肾血流量减少、排钠和尿量减少，促使腹水形成。

1)症状：腹水可突然或逐渐发生，腹胀是主要症状。许多患者由于腹围增大才发现腹水，可伴有足背水肿。其他常见症状有乏力、食欲缺乏以及营养状况差。当腹部膨隆明显、横膈抬高、胸廓活动受限时，可出现呼吸困难，也可能与肝性胸腔积液、肝肺综合征、本身肺部或心脏疾病有关。极少部分肝硬化患者，其腹水的发生可能合并肝硬化以外的原因，如结核、肿瘤等。

2）体征：体检可发现肝硬化、门静脉高压的体征，如蜘蛛痣、肝掌、脾大、腹壁静脉曲张等。肝硬化腹水患者常伴有下肢水肿，有时也有腹壁水肿。腹水征检查时望诊腹部膨隆，但需要与肠胀气、肥胖或巨大的卵巢囊肿等相鉴别。

（7）肝硬化病情严重时，肝脏功能会受损，凝血功能降低，肝硬化患者往往会有不明原因的出血性倾向，可出现反复鼻出血，刷牙时牙龈出血，皮肤出现出血点或瘀斑，严重者为血肿。这是肝硬化时肝脏合成各种凝血因子及凝血酶的功能减低，脾功能亢进引起血小板减少等多种原因导致的结果。上消化道出血、柏油便是肝硬化的一个重要并发症，所以，大便黑。（黑疸）

中医认为："女劳疸"的产生与房劳失节有关系，房事过度常损耗肝肾之阴，日久则可导致气滞血瘀，即性功能障碍是由于性生活过度引起的，房事过度就是性生活过于频繁，或者不正当的性生活，其结果往往引起性功能障碍，所以当病人出现性功能障碍时，反推其病因往往归咎于房事过度。现代医学认为肝硬化患者有性激素紊乱的病理变化，导致性功能障碍或者出现异性征。性功能障碍的原因很多，内分泌失调，自主神经功能紊乱，营养不良，肝硬化等均可以引起，而不单单是房事过度。所以，女劳疸与肝硬化激素代谢紊乱相关。

二、自身免疫性肝炎

自身免疫性肝炎是由自身免疫反应介导的慢性进行性肝脏炎症性疾病，其临床特征为不同程度的血清转氨酶升高、高γ-球蛋白血症、自身抗体阳性，组织学特征为以淋巴细胞、浆细胞浸润为主的界面性肝炎，严重病例可快速进展为肝硬化和肝衰竭。病因尚未完全明确，遗传易感性被认为是主要因素，而其他因素可能是在遗传易感性基础上引起机体免疫耐受机制破坏，产生针对肝脏自身抗原的免疫反应，从而破坏肝细胞导致肝脏炎症坏死，并可进展为肝纤维化、肝硬化。

临床表现本病多发于女性，男女之比为1:4，有10~30岁及40岁以上2个发病年龄高峰。大多数病人表现为慢性肝炎，约34%的患者无任何症状，仅因体检发现肝功异常而就诊；30%的患者就诊时即出现肝硬化；8%的患者因呕血和（或）黑便等失代偿期肝硬化的表现而就诊；部分患者以急性甚至暴发性起病（约占26%），其转氨酶和胆红素水平较高，临床过程凶险。17%~48%的AIH患者合并其他自身免疫性疾病，常见的有类风湿性关节炎、甲状腺炎、溃疡性结肠炎、1型糖尿病等，甚至是部分患者首次就诊的原因。

所以本病与女劳疸关系密切。水气病第29条与黄疸病第14条应该联系起来进行解读。

自身免疫性肝炎多呈缓慢发病，本病临床特征为女性多见，呈慢性活动性肝炎表现。病人常表现为乏力、黄疸、肝脾肿大、皮肤瘙痒和体重下降不明显等症状。病情发展至肝硬化后，可出现腹水、肝性脑病、食管静脉曲张出血。自身免疫性肝炎病人还常伴有肝外系统免疫性疾病，最常见为甲状腺炎、溃疡性结肠炎等。

以上这些特点与女劳疸的特征相同。发展为肝硬化之后，出现黑疸的一些特征与女劳疸也接近。

持续慢性右心衰可导致心源性肝硬化，晚期可发生黄疸、肝功能受损和大量腹水。慢性心衰可引发黄疸，主要原因是慢性心衰患者沉疴已久，可导致肝瘀血并逐渐加重，肝脏内瘀血、扩张的血管一方面会挤压肝细胞引起肝细胞坏死，致使病理变化进一步加重，被破坏的肝细胞不断增加，肝细胞内的胆红素流入血液当中。另一方面又可挤压肝内胆管造成胆管狭窄、阻塞，使得胆汁排出不畅，以致形成胆红素反流入血。最终结果就是血液中胆红素浓度不断增高，引发黄疸并发症。这可能是水气病黄汗的一种解释。

15. 酒黄疸，心中懊憹或热痛，栀子大黄汤主之。

栀子大黄汤方：

栀子十四枚 大黄一两 枳实五枚 豉一升

上四味，以水六升，煮取二升，分温三服。

【注解】

懊憹：烦闷。

【释译】

本条论述酒疸的证治。

酒疸的病机，为湿热蕴于中焦，上蒸于心，故心中懊憹；湿热阻滞，气机不利，不通则痛，故心中热痛。治用栀子大黄汤清心除烦。方中栀子、豆豉清热除烦，大黄、枳实除积泻热。但本病除有心中懊憹热痛外，当有身热，烦躁不眠，大便难，小便不利，身黄如橘色等症。

本方与茵陈蒿汤同治湿热黄疸，且两方均用大黄、栀子。栀子大黄汤的病位在心中、心下，主症为心中懊憹或热痛，其作用重在泄热除烦，故以栀子、大黄配豆豉、枳实，大黄用量仅茵陈蒿汤的一半；茵陈蒿汤的病位在腹中，主症为心胸不安、腹满，其功效重在通利湿热，故以茵陈为主，配栀子、大黄。

【解读】

酒疸－酒精中毒性肝病证态，见本篇第4、5、6条。

《中医证候鉴别诊断学第二版》："若里实重者，症见腹满且胀，大便不通等，治宜清热利湿退黄，兼以攻下里实，方宜栀子大黄汤。"

无论什么原因引起的肝硬化只要出现：心中懊憹热痛，身热，烦躁不眠，症见腹满且胀，大便难，小便不利，身黄如橘色等临床表现者，都是栀子大黄汤的适应症，是肝硬化的一个临床类型。

16. 诸病黄家，但利其小便，假令脉浮，当以汗解之，宜桂枝加黄芪汤主之。方见水气病中。

【注解】

假令：如果。

【释译】

本条论述治疗黄疸的大法与表虚的证治。

黄疸多由于湿热内蕴，气化失职，小便不利，湿热无从排泄，日久熏蒸而成。因此，治疗黄疸的大法，当以清热化湿，通利小便，使湿热下泻，则黄疸可退，所以说"诸病黄家，但利其小便"。但是诸病黄家，发热恶寒，脉浮自汗，病邪尚在表者，仍当发汗解表，不可拘泥于"利其小便"，所以治疗用桂枝加黄芪汤，调和营卫以解表邪。方中用桂枝汤调和营卫，以散邪于外，加黄芪益气托邪以祛湿，合用为黄疸病的解表之剂。

黄疸病初期，常见有表证，本方可用于寒湿发黄或湿重于热兼表虚发黄证，若表实无汗者，可用麻黄连翘赤小豆汤治疗。

桂枝加黄芪汤，在水气病篇用治黄汗（29条），本条用治黄疸表虚，属异病同治。证明：黄汗包含黄疸出汗症，即黄疸病，出汗是黄色的，即黄疸黄汗。黄疸黄汗是黄汗病中的一种。黄疸，可以从汗而解；黄疸出汗可以表现为黄汗。桂枝加黄芪汤，二者均是适应症。

水气病29条 若身重，汗出已辄轻者，久久必身瞤，瞤即胸中痛，又从腰以上必汗出，下无汗，腰髋弛痛，如有物在皮中状，剧者不能食，身疼重，烦躁，小便不利，此为黄汗，桂枝加黄芪汤主之。本条黄疸黄汗，用肝硬化腹水、黄疸也可以解释通。

【解读】

急性黄疸型肝炎：按病程可分为 3 期，黄疸前期有非特异的前驱症状，如低热，关节酸痛，常误诊为上呼吸道感染（太阳病）。黄疸病初期，常见有表证，本方可用于寒湿发黄或湿重于热兼表虚发黄证，若表实无汗者，可用麻黄连翘赤小豆汤治疗。各种肝硬化合并感冒时也是适应症。

17. 诸黄，猪膏发煎主之。

猪膏发煎方：

猪膏半斤　乱发如鸡子大三枚

右二味，和膏中煎之，发消药成，分再服，病从小便出。

【拓展】

猪膏发煎方的各家论述：

（1）《金匮玉函经二注》：阳明不能升发谷气上升，变为浊邪，反泄下利，子宫受抑，气不上通，故从阴户作声而吹出。猪脂补下焦、生血、润腠理；乱发通关格。腠理开，关格通，则中焦各得升降，而气归故道也。

（2）《金匮要略心典》：湿热经久，变为坚燥譬如盦曲，热久则湿去而干也。《本草》：猪脂利血脉，解风热；乱发消瘀，开关格，利水道；故曰病从小便出。

（3）《金匮要略浅注》引沈目南：此黄疸血分通治之方也。寒湿入于血分，久而生热，郁蒸气血不利，证显津枯血燥，皮肤黄而暗晦，即为阴黄。当以猪脂润燥，发灰入血和阴，俾脾胃之阴得其和，则气血不滞，而湿热自小便去矣。盖疸皆因湿热郁蒸、相延日久，阴血必耗，不论气血二分，皆宜兼滋其阴，故云诸黄主之。

（4）《金匮悬解》：前阴气吹而正喧鸣，此谷气之实，后窍结塞而不通也。猪膏发煎，猪膏、乱发利水而滑大肠，泄湿而通膀胱也。

阴吹，是指妇女阴道内出气有声，簌簌作响，如矢气状的一种病证。此病证首载于《金匮要略·妇人杂病脉并治》，并出猪膏发煎为治疗方药。

猪膏发煎功效主治：

湿热化燥，腑气不通，致患黄疸、阴吹。诸黄。谷气实，胃气下泄，阴吹而正喧。由大劳大热交接，交接后入水所致女劳疸，身目皆黄，发热恶寒，小腹满急，小便难。积聚癥瘕。

【解读】

猪膏发煎具有通利大便作用，服后，"病从小便出"，疑点甚多。历代注家多存疑。如果有利小便的作用，退黄有一定道理。

18. 黄疸病，茵陈五苓散主之。一本云茵陈汤及五苓散并主之。

茵陈五苓散方：

茵陈蒿末十分　五苓散五分方见痰饮中。

上二物和，先食饮方寸匕，日三服。

【释译】

本条论述湿重于热的黄疸证治。

其证可见身黄如熏，食少脘闷，身重倦怠，小便不利，故以茵陈五苓散清热利湿。方中茵陈苦寒清热，利湿退黄，五苓散淡渗化气利水。此方亦是黄疸病中常用之方，临床中可以此加减运用。

黄疸病脉沉，腹满在里者，以大黄硝石汤下之；脉浮无汗（当为有汗）在表者，以桂枝加黄芪汤汗之；小便不利者，不在表里，故以茵陈五苓散主之。

【解读】

无论是外感病黄疸，还是内伤杂病黄疸，在急性黄疸期都可以使用茵陈五苓散治疗。

19. 黄疸腹满，小便不利而赤，自汗出，此为表和里实，当下之，宜大黄硝石汤。

大黄硝石汤方：

大黄　黄柏　硝石各四两　栀子十五枚

上四味，以水六升，煮取二升，去滓，内硝，更煮取一升，顿服。

【释译】

本条论述黄疸病热盛里实的证治。

黄疸腹满，为热邪传里，里热成实；小便不利而赤，是湿热互郁，膀胱气化失职；自汗出，是表邪已解，里热熏蒸所致，所以说"此为表和里实"。故治疗当攻下里实，通腑泄热，用大黄硝石汤。方中以栀子、黄柏清里泄热，大黄、硝石攻下瘀热。合用清热通便，利湿退黄。但本方药力清泻较猛，须是腹部和胁下胀满或疼痛拒按，大便秘结，小便不利，脉象滑数有力者，使用本方。

茵陈蒿汤、栀子大黄汤、大黄硝石汤均治湿热黄疸：其病位偏上，热重于湿者，宜用栀子大黄汤；湿热俱盛，病在中焦者，宜用茵陈蒿汤；病情急重，里热成实病位偏于中下者，宜用大黄硝石汤。三方的临床应用，主要在辨证，不必拘泥于谷疸、酒疸、黄疸。

大黄硝石汤所治病证，为里热成实之黄疸重证，患者除身黄、溲赤之外，尚可见腹部满胀疼痛、大便干结、苔黄脉实等症。如症见胁痛胀满者，加郁金、川楝子、青皮等；恶心呕吐重者，加陈皮、竹茹以降逆止呕；小便短赤而少者，宜加滑石、冬葵子等。

【解读】

本方药力清泻较猛，须是腹部和胁下胀满或疼痛拒按（肝区疼痛、压痛），大便秘结，小便不利，脉象滑数有力者，使用本方。即肝硬化出现以上症状时才是大黄硝石汤的适应症。

本方在临床上主要用于治疗热盛里实的黄疸重症。

芒硝，矿物芒硝提取物，软坚泻下，清热消肿；硝石，矿物硝石，炼制的结晶，利尿泻下，破坚散结，一个偏利尿，一个增水通便。

芒硝的主要成分是硫酸钠；硝石的主要成分为硝酸钾。

硝石散剂口服，有明显利尿作用。外用可调节局部渗透压，也可通过疮面吸收补入体内一定的钾。主要成分：硝酸钾。功效是攻坚破积、利水泻实、解毒消肿。在临床上，硝石主要治疗难治性疾病，因为具有小毒，所以无论是煎汤口服，还是外用，都应该少量。

【西医链接】

低钾血症是肝硬化的常见现象。醛固酮的增加容易导致钾的排泄；利尿剂的应用经常导致电解质紊乱和低钾血症；如果呕吐和腹泻发生，大量的钾会流失；肾小管对钾的吸收很差，但对钠的吸收很强。碱中毒发生时，处于严重缺钾状态，肾小管仍能清除大量钾，增加细胞内外的酸碱度梯度。细胞内钾和细胞外氢的交换降低了细胞内的酸碱度，容易引起氨吸收和肝性脑病。

肝硬化腹水往往是肝功能失代偿期的表现，出现低钾的原因，首先是进食差，钾的摄入不足，第二是使用利尿剂，钾从尿液里面排出。第三是大量腹水，血清钾进入腹腔里面。对于低钾的治疗可以选用静脉或者是口服钾，静脉补充钾的浓度，静脉输液补钾浓度不超过3/1000。口服的氯化钾片要注意，对于急性胃黏膜病变，要防止消化道出血的发生。低血钾可引起腹胀。

本方适用于：肝硬化兼有黄疸、腹水、低血钾、大便干燥、小便少等临床表现者。使黄疸、腹水从大、小便排出体外。

20. 黄疸病，小便色不变，欲自利，腹满而喘，不可除热，热除必哕。哕者，小半夏汤主之。方见痰饮中。

【注解】

除热：清热。

【释译】

本条论述黄疸误治变证的证治。

上条"小便不利而赤"为里热偏盛，今小便色不变，说明里无热邪；无热而腹满欲自利，为太阴虚寒；虽有腹满，必然时减喜按，加之气喘，则为中焦虚寒，少气不足以息。病因寒湿内蕴，脾虚失运所致。治疗应用理中、四逆辈，温运脾阳，除湿散寒，若误为湿热内结，而用茵陈、栀子大黄等汤清热湿，则中阳被寒药抑遏，胃气欲伸而不能遽伸，所以发生呃逆的症状。治以小半夏汤，温胃和中，以止呃逆。若呃逆的平，再治黄疸。

【解读】

本条论述黄疸误诊为热邪伤里，用苦寒药除热，误治引起的变证：哕。苦寒中药刺激胃黏膜，引起恶心（哕），这时候可以用小半夏汤治疗。苦寒中药伤脾胃，是常识，无须赘述。

哕的拼音：有 huì，yuě 2 个注音。（要吐而吐不出东西来）呕吐时嘴里发出的声音。如：哕的一声，吐了。哕与恶心同义。在伤寒杂病论中，恶心没有出现。

呕吐，有声无物，称为：哕；有声有物称为：吐。恶心是一种反射动作，无声无物。

冲气，是指胃肠道的气体反流向上，有时带有呕吐食物、胆汁等。这些细微的区别，有一定的意义，有时候混称。

心中懊憹，是指胃中有一种嘈杂、温温欲吐的感觉。西医描述为：反酸、烧心。

打嗝，是一种正常现象，吃饱饭之后，把胃里的气体排出来。在消化系统慢性疾病中，消化不良，产生过多的气体，会有嗳气的症状。

【西医链接】

恶心和呕吐是临床上最常见的症状之一。恶心是一种特殊的主观感觉，表现为胃部不适和胀满感，常为呕吐的前奏，多伴有流涎与反复的吞咽动作；呕吐是一种胃的反射性强力收缩，通过胃、食管、口腔、膈肌和腹肌等部位的协同作用，能迫使胃内容物由胃、食管经口腔急速排出体外。恶心、呕吐可由多种迥然不同的疾病和病理生理机制引起。两者可独立发生，也可以相互伴随。

呕吐是一种具有保护意义的防御反射，它可把胃内有害的物质排出。但长期剧烈的呕吐会影响进食和正常消化活动，并且使大量的消化液丢失，造成体内水电解质和酸碱平衡的紊乱。

呕吐是一种复杂的反射性活动，机械和化学的刺激都有可能引起呕吐，引起呕吐的刺激主要来自消化系统，对舌根、咽部、胃、肠、胆总管的刺激都是造成呕吐的原因。除了消化系统的感受器之外，其他系统感受器受到的刺激也有可能引发呕吐反射，这些刺激有可能来自泌尿生殖系统器官、视觉、味觉、嗅觉、内耳前庭位置感受器等。

上述感受器所受到的刺激会经由迷走神经、交感神经、舌咽神经等的传入通路将神经冲动传导至位于延髓部位的呕吐中枢。呕吐中枢是中枢神经系统控制呕吐反射的区域，它位于延髓外侧网状结构的背外侧缘，呕吐中枢与其他植物性神经机能中枢有着比较密切的联系，呕吐中枢的兴奋会连带引起其他植物性神经中枢的兴奋，这也是呕吐之前发生多涎、多汗、呼吸加深加快等反应的原因。对呕吐中枢的直接刺激，如由于脑积水或脑瘤引起的颅内压升高，会直接引起呕吐中枢的兴奋，造成呕吐反射。此外呕吐中枢附近有一个连带的化学感受区，对这一化学感受区的刺激也会引起呕吐中枢的兴奋，造成呕吐反射，这也是中枢性催吐药的作用原理。

在呕吐的过程中腹肌急剧收缩、贲门括约肌舒张、胃体肌肉舒张，这些生理反应造成腹腔压强升高，胃内容物可以较为顺畅地通过贲门进入食道；进而膈肌收缩，食道肌肉舒张，声门关闭，上食道括约肌松弛，这些生理反应会造成胸腔压强升高挤压食道内容物通过咽喉经口腔吐出体外，声门关闭可以保证在呕吐的过程中胃肠道内容物不会经由咽喉进入气管而造成窒息。

【拓展】

恶心，为上腹部不适和紧迫欲吐的感觉。可伴有迷走神经兴奋的症状，如皮肤苍白、出汗、流涎、血压降低及心动过缓等，常为呕吐的前奏（一般恶心后随之呕吐，但也可仅有恶心而无呕吐，或仅有呕吐而无恶心）。

恶心是一种对食物的反感，或是想立即将食物经口吐出的主管感觉，恶心严重者，可有神经功能紊乱的表现，如皮肤苍白，心动过缓或过速，血压下降等，可以与呕吐同时并见。

恶心是咽后部和（或）胃部的一种不适感觉，并可引起呕吐。

"恶心"在中医里的解释：胃气上逆，泛恶欲吐之证。《诸病源候论》卷二十一："恶心者，由心下有停水积饮所为也。""水饮之气不散，上乘于心，复遇冷气所加之，故令火气不宣，则心里澹澹然，欲吐，名为恶心也。"

在《伤寒杂病论》中没有恶心这个术语，其同义词是：哕。河南省方言中哕即恶心。

21. 诸黄，腹痛而呕者，宜柴胡汤。（必小柴胡汤，方见呕吐中）

【解读】

《伤寒论》第96条，论述了柴胡汤证与肝胆胰疾病相关，是一个证态，大柴胡汤与急性疾病相关，小柴胡汤与慢性、亚急性疾病相关，此处黄疸属于慢性肝病或者亚急性肝病，所以用小柴胡汤。在西医学里，黄疸的主要原因是肝胆疾病，即"诸黄，腹痛而呕者，宜柴胡汤。（必小柴胡汤）"，即小柴胡汤加减。

22. 男子黄，小便自利，当与虚劳小建中汤。方见虚劳中。

【释译】

本条论述虚劳萎黄的证治。

黄疸由湿热引起者，多见小便不利。今小便自利而黄不去，知非湿热黄疸，而属脾胃虚弱，气血亏虚，营卫失调，肌肤失于濡养而致的萎黄证。此证不仅男子有，凡妇女经病或产后，或大失血之后，气血虚损，血不能外荣，亦可致此。因为病由脾胃气血不足导致，故用小建中汤，从脾胃着手，建立中气，开生化之源，使气血充盈，外荣肌肤，则萎黄自退。

小建中汤除治中虚萎黄外，若黄疸病恢复期，见中焦虚寒者，可用此方加减调理；有报道以本方加茵陈、当归、黄芪等，治疗溶血性黄疸有效。

萎黄，症状表现为皮肤色黄枯槁不泽。多属脾胃虚弱，气血不足的虚证。常兼神疲倦怠，语言低微，畏冷便溏，脉形无力等证。治宜培补脾胃，补养气血。因虫积引起者，则当驱虫消积，再予补益。多因脾胃虚弱，气血不能上荣所致。常见于慢性消耗性疾患、失血、久痢、胃脘痛、贫血等。

【解读】

慢性黄疸，肝硬化黄疸是在肝硬化的基础上发生的。肝硬化晚期营养不良，可以引起皮肤松弛萎缩与皮肤黄疸同时出现，表现为：萎黄。

【结语】

本篇五疸的解读如下：

黄疸：与西医黄疸相同，是指所有目黄、皮黄、尿黄的疾病，包括外感热病与内伤疾病引起的黄疸。

谷疸：各种原因引起的早期肝硬化，以消化道症状为主。

酒疸：酒精中毒性肝病，包括：酒精中毒性肝炎、肝硬化。

女劳疸：肝硬化性激素代谢紊乱。

黑疸：晚期肝硬化黑色素代谢紊乱、腹水、上消化道出血等，是黄疸病的最终结局。

惊悸吐衄下血
胸满瘀血病脉证治第十六

1. 寸口脉动而弱，动即为惊，弱则为悸。

【注解】

悸：因害怕而心跳得厉害。西医：心跳加快或者心律不齐。

【释译】

本条从脉象论述惊和悸的病因病机。

人之心气素虚，则心神内怯，猝遇非常之变，而使心无所倚，神无所归，血气逆乱，因而寸口脉动乱失序，并见恐惧惊骇之状，故曰：动则为惊。如果心之气血两亏，心失充养，以致神虚怵惕，则寸口脉弱无力，故曰：弱则为悸。

惊与悸虽是两证，又有因外而发，自内而生之分，但从实质上讲，惊与悸都是由于气血虚衰所致，心气虚则惊恐，心阴（血）虚则脉结代（心悸）。不过有轻重不同而已。所以，受惊之后可发生心悸，心悸之时易发惊恐。由此，在临床上两者常可并见。

【解读】

惊恐，是一种精神刺激引起的情感感受，惊恐引起交感神经兴奋性升高，交感神经过度兴奋引起心跳加快，心脏收缩力量加强，以及心神不宁的临床表现（悸）。

西医认为：凡各种原因引起心脏搏动频率、节律发生异常，均可导致心悸。交感神经兴奋、贫血、营养不良、发热等均可以引起心悸。

此处杂病中的惊恐，除了心气虚之外，还应该包含瘀血引起的惊恐症。纵观全篇，吐、衄、下血和瘀血等病都可以引起心悸。而胸满则是瘀血的一个症状，所以惊恐症、心悸都应该考虑到瘀血的因素。

【提示】

2～5 条衄与《伤寒论》第 86、87 条互参。

2. 师曰：夫脉浮，目睛晕黄，衄未止。晕黄去，目睛慧了，知衄今止。

【注解】

目睛晕黄：有 2 种情况，一为病人目睛之色晕黄不亮；二为目睛视物晕黄不明。

目睛慧了：谓目睛清明，视物亦清晰。

衄（nǜ）：一般指鼻出血。

【释译】

夫脉浮为尺脉浮之误《医统正脉》本作"尺脉浮"。尺脉以候肝肾，肝肾阴虚（例如：肝阳上亢），虚火浮动，故见尺脉浮；肝热血浊上充于目睛，故目睛晕黄；肝热上蒸，迫血妄行；或有热浊之气从督脉经风府贯顶下鼻中而出，故见衄血；衄血更伤阴血，血少肝热更盛，晕黄就不去，此仍有迫

304

血妄行之势，故知衄血不止；反之，晕黄消除者，知其肝肾虚火已降，火靖血宁，故知衄血今止。即：鼻出血与视物晕黄不明呈现出正相关关系。

第5条：脉沉弦者，衄，也是肾虚不能涵养肝木，肝旺气升，血从上逆，则为衄血。也是指肝阳上亢的意思。

【解读】

已经证明：肝阳上亢与高血压是一个证态。

"尺脉浮，目睛晕黄，衄未止"是指高血压视网膜病变诸如：高血压引起眼底动脉硬化造成局部供血不足，从而逐渐引起视物模糊、视力下降的症状；高血压导致局部微血管床的闭合，引起微梗死，出现脱脂棉样斑点及浅层出血；中央静脉或视网膜分支静脉阻塞，为高血压病的常见表现。急性发生，要考虑血压升高造成眼底动脉破裂出血引起的视力模糊。

因为鼻腔动脉来源于颈外动脉与颈内动脉（眼动脉），眼动脉的分支：筛前动脉、筛后动脉是鼻腔出血的重要原因，血压升高不仅仅引起视力模糊，昏花，而且引起鼻出血，大量鼻出血导致血压下降，或者经过治疗血压下降，视网膜病变改善的同时，鼻出血也会停止。

在古代鼻出血比较难处理，大量鼻出血可以引起血压下降甚至休克。当血压下降时，视网膜血液循环改善，视物就清楚了。

【西医链接】

1. 鼻腔主要动脉

（1）眼动脉的分枝一般分为眼组、眶组及眶外组。眼组分为：视网膜中央动脉睫前动脉及眼球的脉络丛；眶组分为：泪腺动脉和肌动脉；眶外组分为：筛后动脉、筛前动脉、眶上动脉、睑内侧动脉、鼻背动脉（终末枝）。筛后动脉、筛前动脉分布到鼻中隔，属于颈内动脉。

（2）蝶腭动脉位于鼻腔后部，中鼻道后囟附近的蝶腭孔。颈外动脉的分支上颌动脉，在上颌窦后方的翼腭窝分为蝶腭动脉、腭降动脉和腭大动脉。其中蝶腭动脉出蝶腭孔又分为鼻后中隔动脉和鼻后外侧动脉，主要供应鼻腔中后部鼻甲、鼻道以及鼻中隔。蝶腭动脉如果破裂，会引起明显剧烈的鼻出血，通常治疗起来比较顽固，需要在鼻内镜下寻找出血部位、解剖血管并电凝和填塞止血。属于颈外动脉。

（3）面动脉鼻中隔支。属于颈外动脉。

鼻腔的血液供应来自于颈外动脉与颈内动脉，血液供应丰富；鼻腔出血都是动脉性出血，不容易自己止住，只有大量出血引起血压下降，小动脉血管瘪陷才能够自己止住。鼻中隔 Little 区的解剖学位置与黏膜体征容易引起出血。所以，在古代是不容易止血的，常常引起大出血或者长期出血，导致休克或者失血性贫血。

2. 鼻中隔 Little 区

由鼻腭动脉、筛前动脉、筛后动脉、上唇动脉和腭大动脉，在鼻中隔前下部的黏膜下交互吻合，形成动脉丛，称为利特尔动脉丛，是临床上鼻出血最常见的部位。该区黏膜较薄，黏膜与软骨直接贴附，没有疏松结缔组织缓冲，加上常有鼻中隔骨棘突起，使局部血管弯曲膨胀，愈显变粗、外露，空气出入经过鼻腔，而"黎氏区"恰好裸露于前鼻孔附近，空气流通，该处黏膜容易干燥、糜烂，而且极易受到损伤，在急剧撞击、摩擦、不恰当挖鼻、用力擤鼻涕时，常使该区血管受损破裂、出血；又因该血管为动脉，故出血常不易自止。临床上约有85%以上的患者鼻出血好发部位正是在鼻中隔黎氏区。

高血压患者出现视力模糊，要看视力模糊是急性发生，还是慢性逐渐进展。如果是急性发生，要考虑是不是血压升高造成眼底动脉破裂出血引起的视力模糊。如果是逐渐发展的视力模糊，要考虑是高血压引起眼底动脉硬化造成局部供血不足，从而逐渐引起视物模糊、视力下降的症状。

3. 又曰：从春至夏衄者太阳，从秋至冬衄者阳明。

【释译】

血从阴经并冲任而出者则为吐，从阳经并督脉而出者则为衄。故衄病皆在阳经，但春夏阳气浮，则属太阳。秋冬阳气伏，则属阳明为异耳。所以然者，就阴阳言，则阳主外，阴主内。就三阳言，则太阳为开，阳明为阖，少阳之脉不入鼻额，故不主衄也。

离经之血为瘀血，鼻出血也属于瘀血范畴。

【解读】

春夏季节，气温升高，血管扩张，鼻中隔的小动脉周围缺乏疏松结缔组织缓冲，小血管扩张容易破裂引起出血。秋冬季节气候干燥、寒冷，鼻中隔黏膜容易皲裂，引起小动脉破裂而出血；另外冬季寒冷，外周皮肤血管收缩，容易血压升高，成为鼻出血的一个因素，即所谓的阳气浮越，迫血妄行而致鼻出血。

一年四季都会发生鼻出血，与气候相关，但是病理机制不一样，需要辨证论治，具体问题具体分析。

4. 衄家不可汗，汗出必额上陷，脉紧急，直视不能眴，不得眠。

【释译】

血与汗皆阴也，衄家复汗，则阴重伤矣。脉者血之府，额上陷者，额上两旁之动脉，因血脱于上而陷下不起也。脉紧急者，寸口之脉，血不荣而失其柔，如木无液而枝乃劲也。直视不眠者，阴气亡则阳独胜也，经云：夺血者无汗，此之谓也。

反复长期出鼻血的病人，不要发汗，否则会出现：额上两旁之动脉（颞浅动脉），因血脱于上而陷下不起，脉搏紧急、快速，两眼直视，眼球不能转动，睡不着觉即眼睑不能闭合等临床表现。

《黄帝内经·素问·刺禁论篇》第五十二刺客主人，内陷，中脉，为内漏，为聋。客主人之穴，在耳前开口陷中。刺客主人，若刺之过深，则内陷中脉。中脉，中伤手足少阳所过之脉也。中脉伤脑，则为内漏。

【解读】

长期反复出鼻血的病人（衄家），引起失血性贫血或者血容量下降，这时候发汗，引起失液失盐低血容量状态，二者相叠加引起严重休克，出现颞浅动脉瘪陷，脉搏急促；当休克发生深昏迷的时候，就会出现眼球固定，眼睑不闭合的临床表现。

鼻腔的血液供应来自颈外动脉与颈内动脉，血液供应丰富；鼻腔出血都是动脉性出血，不能自己止住，只有大量出血引起血压下降，小动脉血管瘪陷才能够自己止住。鼻中隔 Little 区的解剖学位置与黏膜特征容易引起出血。所以，在古代是不容易止血的，常常引起大出血或者长期出血，导致休克或者失血性贫血。现代运用鼻腔填塞、止血药物、降血压等措施，能够有效止血。

另外一种解释：动眼、滑车、外展神经具有支配眼球眼外肌运动的功能，称为眼球运动神经。当上述神经或神经核单独或合并受损时，可出现眼球不能运动或复视，完全损害时出现眼外肌全部瘫痪，眼球固定不动。眼外肌损伤、感染或肌病导致的眼外肌麻痹，也可出现眼球不能运动，临床统称为眼球运动障碍。

患有脑动脉硬化与高血压的患者，常突然出现眼肌麻痹，可能由于脑干出血、蛛网膜下隙出血或供应神经干或者神经核的血管发生阻塞，还可以因为硬化的血管如大脑后动脉、小脑上动脉压迫作用使动眼、滑车神经麻痹，内听动脉与小脑前下动脉硬化引起外展神经麻痹等。

如果采用这个解释，那么原文应该改为：衄家不可汗，汗出必额上陷脉紧急，直视不能眴，不得眠。现代汉语语释：经常鼻出血的病人，不可发汗，否则就会出现颞浅动脉跳动紧急、眼球固定、失眠等临床表现。这是因为患有脑动脉硬化与高血压的患者，常突然出现眼肌麻痹，眼球固定的临床表现，同时失眠。

"额上陷脉"，解释为颞浅动脉；"额上陷"解释为额的两侧凹陷处（颞区、颞窝）。

与第9条相比较，鼻出血直接与颈外动脉、颈内动脉包括眼动脉相关联，发汗之后对于大脑、视觉功能、颞浅动脉的影响更加直接；从上下文来看其病因与高血压关系密切，而且鼻出血容易突然大量出血，引起严重休克的概率比较大。亡血是泛指全身各部的出血，其病因十分复杂，多为慢性失血，发汗后引起休克前驱期的概率比较多，所以出现恶寒、战栗的临床表现。

本条与《伤寒论》第86条：衄家，不可发汗，汗出必额上陷脉紧急，直视不能眴，不得眠。相同，互参。

5. 病人面无色，无寒热。脉沉弦者，衄；浮弱，手按之绝者，下血；烦咳者，必吐血。

【注解】

寒热：恶寒，发热。

【释译】

"面无血色，无寒热"是本条总纲，概括衄血、下血、吐血等证候而言的。"面无血色"是失血之后，血虚不能上荣，以致面色白；"无寒热"是指没有发热恶寒表证，说明失血并非由于外感，而是属于内伤。衄血、下血、吐血3种失血证，病机不同，脉象亦有所不同。病人脉见沉弦，沉以候肾，弦为肝脉，由于肾虚不能涵养肝木，肝旺气升，血从上逆，则为衄血；若脉见浮弱而按之绝者，夫浮为阳浮，弱为血虚，按之绝而不起，则主虚阳浮动，不能固摄下焦阴血，故见下血；如不见下血，而烦咳为甚者，是为虚阳上扰熏灼心肺，故必吐血。长期流鼻血、吐血、下血可以引起失血证，临床特点是："面无血色，无寒热。"相当于西医的慢性失血性贫血。

内伤失血有虚实之分，联系《血痹虚劳病篇》："男子面色薄者，主渴及亡血，卒喘悸，脉浮者，里虚也。""男子脉虚沉弦，无寒热，短气里急，小便不利，面色白，时目瞑，兼衄，少腹满，此为劳使之然。"两条所论，与本条之失血相似，故本条失血亦属虚劳。

【解读】

本条论述内伤出血的几种脉证。

长期流鼻血、吐血、下血可以引起失血证，临床特点是："面无血色，无寒热。"相当于西医的慢性失血性贫血。

烦咳者，必吐血。是指呼吸道病变引起的出血，现代称为：咯血。咯血是指喉部以下的呼吸器官（即气管、支气管或肺组织）出血，并经咳嗽动作从口腔排出的过程。咯血不仅可由呼吸系统疾病引起，也可由循环系统疾病、外伤以及其他系统疾病或全身性因素引起。应与口腔、咽、鼻出血以及呕血相鉴别。

脉沉弦者，衄。与第3条联系起来，都是指肝肾阴虚、肝阳上亢的意思。即在杂病范畴内鼻出血与肝阳上亢关系密切。此处衄（鼻出血）是指各种原因引起的鼻出血，不单单是指肝阳上亢－高血压证态。

6. 夫吐血，咳逆上气，其脉数而有热，不得卧者，死。

【释译】

本条论述吐血的预后。

阴虚火旺，热迫血妄行，故可吐血。吐血之后，阴血耗损，虚阳独盛，故脉数而有热；假如虚热熏灼肺金，肺津枯竭，故咳逆上气；阳盛于上，不入于阴，热扰心神，故心烦，不得卧；如此，吐血之后，阴血更虚，虚火更旺，形成阴越虚而阳越亢的恶性循环，预后险恶，故曰：死。

接上条，由于咯血而致面色苍白，如果咳嗽、呼吸困难加重咯血，形成恶性循环，导致脉象频数，发热，不能平卧，预后不良。

对于此证治疗，据陈修园所说，可用二加龙骨牡蛎汤加阿胶，愈者颇多。

【解读】

本条吐血，按上、下文的意思，是指西医的咯血。

咯血是指气管、支气管及肺实质出血，血液经咳嗽由口腔咯出的一种症状。是喉部以下呼吸道或肺血管破裂，血液随咳嗽从口腔咯出。咯血可分痰中带血、少量咯血（每日咯血量少于 100mL）、中等量咯血（每日咯血量 100~500mL）和大咯血（每日咯血量达 500mL 以上）。痰中带血丝或小血块，多由于黏膜或病灶毛细血管渗透性增高，血液渗出所致；大咯血，可由于呼吸道内小动脉瘤破裂或因肺静脉高压时支气管内静脉曲张破裂所致。大咯血可以引起窒息而死亡。

凡痰中带有血丝，或痰血相兼，或纯血鲜红，均称为咯血。咯血既是一个独立的症候，又可是多种疾病中的一个症状，主要涉及西医学的支气管疾病，如支气管扩张症、支气管炎、支气管内膜结核、支气管肺癌等；肺部疾病，如肺结核、肺炎、肺部肿瘤、肺血吸虫病、肺栓塞等；心血管疾病，如左心衰竭、二尖瓣狭窄等；其他如血液病、钩端螺旋体病、结节性动脉炎等。大量咯血死亡率高，而痰中偶带血丝由于症状轻，容易被患者及医师忽视，因而必须引起重视。各种咯血病因的发病率因报道的资料来源不同而有很大的差异，大致如下：肺结核，占 30% 左右，支气管肺癌占 20% 左右，支气管扩张占 20% 左右。

咯血与呕血的鉴别：咯血属呼吸道出血随咳嗽排出，血的颜色鲜红，血内含有气体，混有痰液，很少有黑便。呕血属上消化道出血，血的颜色暗红或呈咖啡色，如为胃内出血，血内可混有食物残渣，可有柏油样便。呕血伴有恶心呕吐；咯血伴有咳嗽咳痰。

7. 夫酒客咳者，必致吐血，此因极饮过度所致也。

【注解】

吐血：3 种解释，吐血，咯血，吐血与咯血。

【释译】

本条论述酒客吐血的病机。

嗜酒日久过度，酒性湿热，积于胃中，蒸灼于肺，肺被热伤，气不得宣降，故咳；热伤肺络，肺络损伤而咳血，故曰：必致吐血。

【解读】

"此因极饮过度所致也"，是指极饮过度引起酒精中毒肝硬化的晚期，门脉高压已经很严重。此时咳嗽使得腹压加大，增加了门脉高压出血的概率。

喝酒容易引起胃糜烂或者消化性溃疡，很容易引起出血，饮酒过多可以刺激食道胃黏膜出血；有些人可能是喝酒呕吐频繁导致贲门、食管黏膜撕裂，也可以引起出血还可以引起胃食道反流，吸入性肺炎等致咳。如果以前有消化道炎症、溃疡，主要考虑是胃出血；如果以前有肝病，则考虑食管静脉丛出血等。

此处吐血是指：呕血，即胃出血、呕吐。

8. 寸口脉弦而大，弦则为减，大则为芤，减则为寒，芤则为虚，虚寒相搏，此名为革，妇人则半产漏下，男子则亡血。

【释译】

此条已见虚劳病中，仲景复举之者，盖谓亡血之证，有从虚寒得之者耳。

此条见于血痹虚劳、惊悸吐、妇人杂病三篇中。

【解读】

本条紧接咳血、下血、衄，是指急、慢性失血性贫血。男性引起失血性贫血，女性引起小产（流产）及非月经期出血淋漓不尽（漏下）。

与血痹虚劳篇相比，本条"男子则亡血"少了"失精"二字。稍微有些差别，贫血严重了，也会引起性功能降低。

9. 亡血不可发其表，汗出即寒栗而振。

【解读】

亡血者亡其阴也，更发其表，则阳亦伤矣，阳伤者外不固，故寒栗。阴亡者内不守，故振振动摇。

失血的病人，即使有表邪，也不能单纯使用汗法。

实际上，本条是指休克的代偿期或者轻型、早期的表现；本篇第 4 条是休克的严重期、深昏迷状态。

参考《伤寒论》第 87 条。

10. 病人胸满，唇痿舌青，口燥，但欲漱水不欲咽，无寒热，脉微大来迟，腹不满，其人言我满，为有瘀血。

【注解】

言我满：自觉腹满。医生观察没有腹胀体征，病人感觉腹胀满。

【释译】

本条论述瘀血的脉证。

瘀血留滞，血不外荣，故唇痿；血瘀而色应于舌，故舌青；血瘀阻碍气血化津，不能上润，故口燥，但欲漱水不欲咽；"脉微大来迟"，大者主热，迟者主寒，今无寒热之证，乃因瘀血壅滞于下，气机堵塞于上，故脉微大，胸满；瘀血内结于腹部深处，血行不畅，脉涩不利，故脉来见迟；瘀血结于腹部深处，所以外形不满，病人却感觉胀满，故腹不满，其人言我满，为有瘀血。

本条"脉微大来迟"，实质上是指脉象虽大，但脉来势不足，往来涩滞，即涩脉形象的具体化。

胸满，胸部胀满不适。出《素问·腹中论》。因风寒、热壅、停饮、气滞、血瘀等所致。《医宗金鉴·订正金匮要略注》："表实无汗，胸满而喘者，风寒之胸满也；里实便涩，胸满烦热者，热壅之胸满也；面目浮肿，胸满喘不得卧者，停饮之胸满也；呼吸不快，胸满太息而稍宽者，气滞之胸满也；今病人无寒热他病，唯胸满，唇痿，舌青，口燥，漱水不欲咽，乃瘀血之胸满也。"

胸满胸痹之症，多用栝楼等豁痰，或用瓜蒂散吐法。

伤寒胸满心烦发热者，柴胡陷胸汤。胸满连胁，加青皮、枳桔。若尚带太阳表征，加散表药。

寒热胸满而呕苦，通用小柴胡汤加枳、桔。未效，合小陷胸汤。

故胸满症，栝楼、枳、桔为必用之药。唯呕多者用半夏，不用栝楼。若夹食胸满，见嗳气饱闷，用保和平胃散消导法。有表邪者，兼散表；有里热者，兼清热；有痰饮，导痰汤等。另有不发热、口不渴、唇不焦、二便清利、六脉沉迟，此阴寒胸满，另用温散。

腹满，见第 10 篇。此处腹不满，说明不是寒疝、宿食之类疾病，而是瘀血。

【解读】

腹胀的原因非常多，如果把每个都当成消化不良来处理，很可能会忽视隐藏的其他器质性疾病，包括心脑血管疾病、肿瘤等。临床上就经常遇到这样的情况，特别是老年人。有些老年人经常腹胀，一直以为是消化不良，结果做心电图一检查，是右心衰。因为右心回流血液受阻，使体循环的静脉压升高，导致内脏（胃肠道、肝、胆等）淤血，由此会出现食欲不振、腹胀等症状。但是，却没有明显的心脏不适症状。因此，常常被老年人忽略，有时很容易被误诊为慢性胃肠炎等消化道疾病。

"病人胸满，唇痿舌青，口燥，但欲漱水不欲咽"是心脏病、缺氧、电解质紊乱的表现。心力衰竭可以引起消化功能障碍，导致腹胀，但是没有出现腹水，所以病人感觉腹满，而没有腹胀的客观可见的证据，因此"腹不满，其人言我满"这是胸部有"瘀血"的表现。实际上是指冠心病心力衰竭的一种临床类型，没有腹水，以腹胀为主要表现，这种情况在老年人比较多见。

胸满，唇痿舌青，口燥，但欲漱水不欲咽，也符合阻塞性肺病以及肺心病的表现，这是瘀血概论，指出瘀血的普遍特征。"唇痿舌青"是指紫绀。

11. 病者如热状，烦满，口干燥而渴，其脉反无热，此为阴伏，是瘀血也，当下之。

【注解】

阴伏：邪伏阴分或热伏于阴。

【释译】

本条论述瘀血化热当用下法的脉证。

瘀血不化，瘀郁化热，故病者如热状；热伏阴分，气机不畅，上扰心胸，故烦满；瘀血不行，郁热伤阴，津少不润，故口干燥而渴；瘀血化热，内伏阴分，故其脉反无热。此为阴伏，为瘀血所致，故曰：当下之。

本条虽言当下之，但未出治方，吴谦等认为，宜用桃仁承气或抵当汤、丸之类治之。

【解读】

本条论述胸腹部深处的瘀血，应当使用下法治疗，与太阳蓄血证有重叠。

第 2 条到第 11 条，是瘀血概论没有具体的证及其相应的方剂，以下为各论，具体的证及其相应的方剂。

12. 火邪者，桂枝去芍药加蜀漆牡蛎龙骨救逆汤主之。

桂枝救逆汤方：

桂枝三两（去皮） 甘草二两（炙） 生姜三两 牡蛎五两（熬） 龙骨四两 大枣十二枚 蜀漆三两（洗去腥）

上为末，以水一斗二升，先煮蜀漆，减二升，内诸药，煮取三升，去滓，温服一升。

【注解】

火邪：指热性病误用烧针、熏、熨、灸等火法导致疾病恶化。

【释译】

太阳伤寒，医以火法迫劫出汗，以致损伤心阳，阳气不化津液而成痰，迷于心宫，故见烦躁、惊悸、卧起不安，甚者发狂等证。治以桂枝去芍药加蜀漆牡蛎龙骨救逆汤，通阳镇惊，祛痰安神。方中桂枝、甘草扶助心阳；生姜、大枣调和营卫；蜀漆除痰化饮；牡蛎、龙骨收敛神气，安定神志，以治惊狂。诸药相合，使心阳奋起，痰浊消除，则惊止而神定。

本方所主证候紧急，且由火逆所致，故方名"救逆"。别名：桂枝救逆汤(《金匮要略》卷中)、桂枝蜀漆牡蛎龙骨救逆汤(《医学纲目》卷三十二)、救逆汤(《圣济总录》卷二十八)、桂枝去芍药加蜀漆龙骨牡蛎救逆汤(《证治准绳·伤寒》卷五)、桂枝去芍药加龙骨牡蛎救逆汤(《医灯续焰》卷十八)、桂枝去芍药加蜀漆龙骨牡蛎汤(《古方选注》)。

本方具有镇惊安神之功效。主治伤寒脉浮，医者以火追劫之，亡阳，必惊狂，卧起不安者。

现代常用于失眠、眩晕、癔症、遗精、心律失常、遗尿、带下病等病症。即心脏神经官能症，特别是与惊恐相关的神经官能症。

【解读】

本条应与《伤寒论》有关火劫病变的条文互参。临证时，用本方可不必拘泥于火邪致病，凡属心阳不足，痰扰心神而见上述症状者，均可应用。

参考《伤寒论》第112条：伤寒脉浮，医以火迫劫之，亡阳，必惊狂，卧起不安者，桂枝去芍药加蜀漆牡蛎龙骨救逆汤主之。124条："太阳病中风，以火劫发汗，邪风被火热，血气流溢，失其常度，两阳相熏灼，其身发黄。"

火劫，应该是一种温度比较高的烘烤治疗方法，本条是指火邪引起的瘀血(皮下出血)、中枢神经功能障碍等，这些临床表现不是一般的艾灸、温针等所能够引起的。

13. 心下悸者，半夏麻黄丸主之。

半夏麻黄丸方：

半夏　麻黄等分

上二味，末之，炼蜜和丸小豆大，饮服三丸，日三服。

【注解】

心悸：心主血脉，心律不齐；心主神，心神不宁，恐惧感。二者缺一不可。

心下悸：①自觉心下胃上膻中处悸动不适的症候。②指心悸。

【释译】

脾不健运，寒饮内停心下，水气上凌于心，故心下动悸。同时，寒饮上凌可影响到肺，或停于胃中影响到脾胃，故又可兼见喘息短气、头晕目眩、呕吐、心下痞等证。治以半夏麻黄丸，一宣一降，以蠲饮邪。方中用麻黄宣通肺气，以散水邪；半夏和胃降逆，以蠲寒饮。阳通饮除，动悸则愈。然而，阳气不能过分发散，停水不易速消，故以丸剂缓缓图之。

饮邪致悸一般多采用桂枝、茯苓通阳利水，例如：苓桂术甘汤。本病为寒饮内盛，阳气闭郁之证，且应有喘、呕等肺气闭郁，胃失和降的表现，故用半夏麻黄丸宣阳蠲饮。本条还说明，悸证不只是气血亏损引起，其中也有寒饮之为患。苓桂术甘汤用于水气急性发作，半夏麻黄丸用于慢性水气状态故以丸剂缓缓图之。

心下悸原因很多，此处是补充一个临床类型及方剂。

【解读】

本条心下悸，包含有许多内容，必然还有不同的症状相伴随，根据伴随的症状辨证论治，加减运用半夏麻黄丸。半夏麻黄丸是一个基础方，需要辨证论治加减使用。以西医而言，本条心下悸是指慢性心力衰竭，包括肺水肿、肺淤血以及胃肠道黏膜下水肿、淤血，引起的多种临床表现，缓则治其本，以麻黄半夏丸缓缓图之。与《伤寒论》中的苓桂术甘汤之类不同：苓桂类治疗的是急性水电解质紊乱或者心力衰竭的早期（水饮）急性发作的临床表现；麻黄半夏丸则是心力衰竭的晚期、慢性期，伴有血液淤滞的病理状态，中医谓之：寒饮，属于虚实夹杂证。

西医的心悸，具有明确的定义，即心律不齐。中医的心悸除了心律不齐，脉涩、散乱之外，还有恐怖、害怕的感觉。有时候心悸与心下悸同时存在，不能区分，需要具体问题具体分析，本条心下悸与心悸是同时存在的。麻黄半夏丸更适用于慢性肺源性心脏病的缓解期，临床使用时加减运用。

西医的疾病慢性期与中医的寒证、虚实夹杂相类似。

【提示】

以下 14～17 条胃肠道出血症，离经之血为瘀血。

14. 吐血不止者，柏叶汤主之。

柏叶汤方：

柏叶　干姜各三两　　艾三把

上三味，以水五升，取马通汁一升，合煮取一升，分温再服。

【释译】

本条论述吐血属虚寒的证治。

中气虚寒，气不摄血，血不归经而致上溢吐血。"吐血不止"乃指吐血时多时少，时吐时停，持久不止，顽固不愈之意。治以柏叶汤，温经止血。方中柏叶止血，其性清凉而降，折其上逆之势而止血；干姜、艾叶温阳守中，温经摄血，且散虚寒；马通汁微温，引血下行而止血。四药共奏温中摄血之效。临床上如无马通汁，可用童便代替。

柏叶汤治虚寒吐血，以方测证，当见面色萎黄，或苍白，血色淡红或暗红，神疲体倦，舌淡苔白，脉虚无力。为加强止血之功，可将柏叶、干姜、艾叶炒炭应用。目前临床多用童便取代马通汁，其效亦佳。

【解读】

侧柏叶止血有效部分是黄酮醇苷和鞣质的混合物，该黄酮醇苷紫外光谱特征与芦丁很相似，经鉴定为槲皮苷，鞣质为缩合型鞣质。据文献报道槲皮苷有良好的抗毛细血管脆性和止血作用，鞣质又有收缩微血管和促凝血的作用，自古以来用于止血。

久病、营养不良、贫血导致的吐血，脾不统血而吐血，柏叶汤或者炒碳，是临时止吐血的方法，后续治疗当用归脾丸之类。

止血海绵是利用其细密、多孔、带正电荷的止血材料，当其与人体血液接触时，可立即对血小板进行黏附、聚集，从而使血液形成血栓，堵塞创口，并释放与凝血有关的各种因子，在内源性及外源性凝血途径共同作用下，使血液形成稳定的纤维蛋白多聚体，从而形成血凝块，达到伤口止血的目的。

柏叶、干姜、艾叶炒炭用相当于活性炭。活性炭颗粒细小，分子间空隙多，表面积大，具有强大的吸附作用，有吸附多种物质的特性，与海绵相类似。当其与人体血液接触时，可立即对血小板进行黏附、聚集，从而使血液形成血栓，堵塞创口，起到局部止血的作用。适用于胃十二指肠毛细血管病变，或者血液病、凝血因子缺乏等微小出血。

侧柏叶炮制方法：①侧柏叶：除去硬梗及杂质。②侧柏炭：取净侧柏叶置锅内，用武火或中火加热，炒至表面黑褐色，内部焦黄色。

15. 下血，先便后血，此远血也，黄土汤主之。

黄土汤方：亦主吐血、衄血。

甘草　干地黄　白术　附子(炮)　阿胶　黄芩各三两　灶中黄土半斤

上七味，以水八升，煮取三升，分温二服。

【释译】

本条论述下血属虚寒的证治。

中气虚寒，脾阳不足，气不摄血，大便下行，气亦下泄，血随之而下，故为先便后血之远血证。中气虚寒，气血来源不足，故兼有面色白，恶寒体倦，腹痛喜按，舌淡脉弱等证。治以黄土汤，温脾摄血。方中灶中黄土，又名伏龙肝，配白术、附子、甘草温中祛寒，健脾通血；阿胶、生地养血止血；黄芩清热凉血坚阴，防止温药动血。诸药相合，振奋脾阳，统血循行脉中，则便血自止。

本条与前条均为中气虚寒的出血证，但有轻重不同。柏叶汤证，虚寒较轻，虽出血不止，但未伤正气，故仅用干姜温中阳，其他则温经止血；黄土汤证，虚寒较重，出血已伤正气，故用附子、白术、甘草温中补气，以生地、阿胶滋养阴血，加伏龙肝以达到护正而止血的目的。

若无伏龙肝，可用赤石脂代，临床效果亦佳。

【解读】

柏叶汤与黄土汤(包括草木灰)，都是治疗虚寒出血证，柏叶汤治疗吐血(胃出血)，黄土汤治疗便血(直肠以上肠出血)。柏叶、干姜、艾叶炒碳与灶心土都是多孔颗粒粉状物，具有吸附作用，加速凝血过程，纤维蛋白黏附多孔的粉状物，迅速形成凝血块堵住小血管破裂口，达到止血的目的，同时不影响其他药物的止血功能。吐血用柏叶汤，便血用黄土汤。

本方标本兼治，既有局部止血作用，也有纠正胃肠功能与补养气血的作用。出血部位在肠，适用于肠道的慢性出血性疾病。

16. 下血，先血后便，此近血也，赤小豆当归散主之。方见狐惑中。

【释译】

本条论述下血属湿热迫血下行的证治。

湿热蕴结大肠，迫血下行，故为先血后便之近血证。治以赤小豆当归散，清利湿热，排脓消肿，活血行瘀，使热除湿祛，下血之证可自止。

本证出血多兼带脓液，血色鲜红，舌苔黄腻，脉弦数等症状，后世亦称此病肠风、脏毒。

关于远血近血，本篇提出辨便血的远近以血便排出的先后为依据，但后世医家皆认为是出血部位距离肛门的远近。需注意，在临床上，即使血便排出的先后相同，出血的部位相同，辨证却可不尽相同。所以，不能局限于近血远血，必须从出血的性状，舌脉，全身症状加以考虑。

【拓展】

脏毒是指以肛门内疼痛、灼热、坠胀感，排便后向会阴、臀部放射，肛窦红肿，有脓样物等为主要表现的痈病类疾病。脏毒又名肛痈。

"脏毒"见《圣济总录》一百四十三卷。①指脏中积毒所致的痢疾。《三因极一病证方论》卷十五：

"肠风脏毒，自属滞下门。脏毒，即是脏中积毒。"②指内伤积久所致的粪后下血。《医学入门》卷五："自内伤得者曰脏毒，积久乃来，所以色黯，多在粪后，自小肠血分来也。"证见粪后下血，污浊色暗，兼见胃纳不振，身疲乏力，舌苔黄腻，脉濡数等。治宜清热解毒，选用槐花散、脏连丸、黄连解毒汤、清胃散、防风黄芩丸等方。③指肛门肿硬类似痔漏的病证。《血证论》卷四："脏毒者，肛门肿硬，疼痛流血，与痔漏相似。"

【解读】

便血的鉴别诊断。

本条：下血，先血后便，此近血也，西医是指：痔疮、瘘管、肛裂、肛周脓肿等。

赤小豆当归散，具有排脓血，除湿热之功效。主治伤寒狐惑；下血，先血后便；肠痈便脓。临床应用以腹痛便脓血，或大便下血，而伴有肌表热不甚、微烦欲卧、汗出、目四眦黑、能进食、脉数，为其辨证要点。常用于疮疡，痈肿，尤对痔疮和直肠肛门周围脓肿，脓成者为宜；也适用于白塞氏综合征之会阴损伤等属于湿热下注者。

17. 心气不足，吐血、衄血，泻心汤主之。

泻心汤方：亦治霍乱。

大黄二两　黄连　黄芩各一两

上三味，以水三升，煮取一升，顿服之。

【释译】

本条论述吐、衄血属热盛的证治。

心中阴气不足，心火亢盛，迫血妄行而上溢，故见吐血、衄血。治以泻心汤，清热泻火。方中黄连、黄芩清热降火，泻心经之热，心血自宁；大黄苦泻，引血下行，使气火下降，则血静而不妄行。此即前人所说"泻心即泻火，泻火即止血"之意。

【拓展】

本证多兼见心烦不安，面赤舌红，烦渴便秘，脉数等症状。本方与柏叶汤同治吐血，但柏叶汤主治中气虚寒之吐血；泻心汤则治热盛之吐血。

本方是治疗三焦热盛的常用方，临床多用于火热邪毒充斥上下表里所致之病证。如热毒上扰的面赤目赤、口舌生疮、齿龈肿痛、烦热胸闷；火热迫血妄行的吐血衄血；热毒外发，损伤肌肤的疮疡肿毒等。

《浅注》称泻心汤为"吐衄之神方"，本方对血热妄行的吐血、衄血、便血、尿血等多种出血，有较好的疗效。对上消化道出血其效尤佳。临床治疗溃疡病或炎症所致的上消化道出血的"血宁"冲剂，即本方之制剂；用本方为主随证加减，治疗急性肺出血，如肺结核、支气管扩张、肺癌和心血管疾病所致的出血，均有一定的疗效。支气管扩张咯血可加降香、花蕊石；此外，尚用于流行性出血热出血、流脑皮肤瘀斑、急性血小板减少出血等属血热妄行者。

本方尚可用于感染性疾病的治疗，对急性感染性疾病随证化裁，疗效较好。如急性扁桃体炎、急性胃肠炎、急性溃疡性口腔炎伴高热、头痛便秘者，以及湿热痢、化脓性阑尾炎术后感染，急性化脓性脑脊髓炎、膀胱炎、疮疡、口疮等。以本方制备的三黄液直肠给药，可治疗肛肠疾患，局部灌注引流可治疗慢性脊髓炎。

本方有一定降压作用，可用于高血压症，见颜面潮红、便秘、鼻衄、眼结膜出血实证表现者。

本方加味对免疫性疾病，进行期寻常性银屑病有一定疗效，不仅可使皮损消退，还有一定提升T淋巴细胞计数的作用，且T淋巴细胞计数升高与症状好转、皮损消退相一致。

此外，本方的泻火解毒、化湿通腑作用，可用于多种眼疾的治疗，凡证相合，皆可取效。

【解读】

泻心汤，治疗霍乱(急性肠炎)、痢疾，是因为含有抗菌成分；治疗邪火内炽、瘀热内积等证(肝火、心火亢盛迫血妄行，例如：门脉高压、高血压、胃十二指肠炎症出血等)，为泻火解毒的经典方。

治疗 DIC(弥漫性血管内凝血)使用犀角地黄汤。泻心汤的适应症是：心火亢盛迫血妄行与微小血管破裂出血是一个证态，肝火旺、肝气横逆迫血妄行证也是泻心汤的适应症。病理机制是：单个器官的微小动脉、小血管破裂出血。

柏叶汤、黄土汤，治疗脾虚寒、营养不良、血小板减少、凝血因子贫乏的血管内凝血机制障碍以及胃肠道黏膜表浅糜烂、溃疡引起的小量出血。后续治疗用归脾汤、补中益气汤等。

【拓展】

瘀血证

一、《金匮要略》中的瘀血证

(一)概述

在"惊悸吐衄下血胸满瘀血病脉证治第十六"中明确指出"瘀血"的名称，比较具体地论述了瘀血的脉证治法，其余皆散落在各篇章中。不同疾病中出现的瘀血证候又有不同的名称，如：干血、积、癥瘕、血痹、肝着、黑疸等。本篇明确提出血阻成瘀，治疗应用下瘀血的方法，其所用活血类方剂可分为：止血活血法、活血化瘀法、破血逐瘀法 3 类。

1. 干血

见于"血痹虚劳病脉证病治第六""内有干血"、《妇人产后病脉证治第二十一》"此为腹中有干血著于脐下"，由于正气内伤，气血伤残，阴液亏耗，"五劳虚极羸瘦，……经络营卫气伤"则"内有干血"；产妇，气血虚衰，血液干涸而"著"于脐下。可见"干血"都存在着阴营耗损或亏虚的前提，"干血"者，血干而成瘀。

2. 积

见于"五脏风寒积聚病脉证病治第十一""积者，脏病也，终不移"。"瘀，积血也。"(汉·许慎《说文解字》)瘀血只是"积"的一种类型，血瘀结聚于脏腑脉络，根蒂深固，称为血之"积"，"诸积大法，脉来细而附骨者，乃积也"。

3. 癥瘕

见于"疟病脉证并治第四""此结为癥瘕"及《妇人妊娠病脉证并治第二十》"妇人宿有癥病"，为腹腔内结聚成块的一类病(《中医大辞典》)，瘀血淤积成块则为血之"癥"。如疟邪深入血络，假血结于肋下，聚而成块，"此结为癥瘕，名为疟母"。

4. 血痹

风邪搏于血脉，血为之停滞("血痹虚劳病脉证并治第六")。(脑卒中前兆)

5. 肝着

"五脏风寒病脉证病治十一"第 7 条。肝气不疏，气滞血瘀，"肝脏气血郁滞，着而不行，故名肝着"(尤在泾《金匮要略心典》)。

6. 黑疸

黄疸病湿热之邪内陷，血为瘀滞，变为黑疸，"酒疸下之，久久为黑疸"("黄疸病脉证并治第十五")。

7.《千金》

苇茎汤治疗的肺痈，其瘀结部位在肺；大黄牡丹皮汤治疗的肠痈，其瘀结部位在肠。

8. 妇人病中的瘀血证

桂枝茯苓丸（19 篇 2 条），下瘀血汤（21 篇 6 条），温经汤（22 篇 9 条），土瓜根散（22 篇 10 条），旋覆花汤（22 篇 11 条），抵挡汤（22 篇 14 条）。

（二）几个重要的证态

1. 肠痈－阑尾脓肿证态

"疮痈肠痈浸淫病脉证并治第十八"第 3 条：肠痈之为病，其身甲错，腹皮急，按之濡，如肿状，腹无积聚，身无热，脉数，此为肠内有痈脓，薏苡附子败酱散主之。

2. 疟母－疟疾肝脾肿大证态

"疟病脉证并治第四"第 2 条：病疟以月一日发，当以十五日愈，设不差，当月尽解；如其不差，当云何？师曰：此结为癥瘕，名曰疟母，急治之，宜鳖甲煎丸。

"假血依痰，结成痞块"就是说肝脾肿大是由炎症、血球破坏、纤维化共同引起的。疟母即疟疾脾肿大，已经成为中西医的共识。这是一个共同参照物。

《伤寒论》中太阳蓄血证、热入血室证的结局，均可以形成癥瘕。大黄䗪虫丸、桃核承气汤、抵挡汤（丸）、鳖甲煎丸治疗不同类型的癥瘕痞块。癥瘕积聚包括：疟母－疟疾脾肿大证态（鳖甲煎丸）；干血痨－机化、纤维化证态（大黄䗪虫丸）等。

3. 干血痨－腹腔、盆腔良性包块、纤维化证态

"血痹虚劳病脉证并治第六"第 18 条：五劳虚极羸瘦，腹满不能饮食，食伤、忧伤、饮伤、房室伤、饥伤、劳伤、经络营卫气伤，内有干血，肌肤甲错，两目黯黑。缓中补虚，大黄䗪虫丸主之。

临床中多据此而用于久病肝脾肿大、子宫肌瘤，以及妇人子宫内膜结核所致经闭等有一定疗效。

"胁下或少腹有硬块，按之痛而不移"对于中西医来说，这是一组相对固定的参照物。中医认为是瘀血日久，血液干燥而形成的"干血"。西医认为：是季肋区与盆腔的肿块。腹腔与盆腔的肿块常见的是恶性肿瘤、良性肿瘤以及慢性炎症包块。恶性肿瘤的病程一般在半年至 3 年之间，很少超过 5 年。良性肿瘤以及慢性炎症包块可以长达数年以至于数十年。特别是炎症渗出物、长期淤血的脏器、内出血、宫外孕死胎的机化、钙化形成的包块长期存在才有可能引起羸瘦、两目黯黑、肌肤甲错的状态。恶性肿瘤一般没有如此长的病程，因此没有两目黯黑，肌肤甲错的表现。所以，干血是指低度恶性肿瘤、慢性炎症、良性肿瘤，特别是炎症及瘀血的机化包块，或者机化物，例如：各种原因引起的肝硬化，肠粘连，盆腔腹膜的机化纤维，以及组织间的纤维化（脑出血、心梗、血栓等的晚期病理改变）。纤维化是水饮、痰饮、水气病、瘀血的最终结局，也是内环境失衡的最终结局。肝淤血、各种肝炎其最终结果均可以形成肝硬化，肝功能障碍，激素代谢紊乱，引起肌肤甲错、两目黯黑。"按之痛而不移"，即西医的"包块没有移动性，有压痛"，有压痛的包块首先考虑炎症性包块。干血痨具有病程长、羸瘦等慢性病的特点，所以，干血痨应当是指慢性炎症性包块。

后世医家在大黄䗪虫丸、桃核承气汤、抵挡汤（丸）的基础上创造出大量活血化瘀的方剂，均和血瘀、痰饮及其纤维化相关。

鳖甲煎丸与大黄䗪虫丸适应症的区别：疟母的病理机制是"假血依痰，结成痞块"，就是说肝脾肿大是由炎症、血液破坏、纤维化共同引起的；干血痨的主要病理变化是纤维化，大黄䗪虫丸的适应症主要是纤维化病变，具有抗纤维化的作用。疟母、干血痨均属于癥瘕痞块，病理变化偏重不同，疟母偏重于炎症，干血痨偏重于纤维化。

4. 血痹－末梢神经血管病变证态

"血痹虚劳病脉证并治第六"第 1 条：问曰：血痹病从何得之？师曰：夫尊荣人骨弱肌肤盛，重

困疲劳汗出，卧不时动摇，加被微风，遂得之。但以脉自微涩，在寸口，关上小紧，宜针引阳气，令脉和紧去则愈。第2条：血痹阴阳俱微，寸口关上微，尺中小紧，外证身体不仁，如风痹状，黄芪桂枝五物汤主之。西医为末梢神经炎及末梢的动脉痉挛。

血痹和痹证严格来说是不同的疾病，有不同的症状，但从疾病的病因、病机来看二者又有密切的联系。单单机械地看重症状上的麻木或是疼痛，只是强调了疾病的不同，而没有看到中医"证"的一致，不能做到融会贯通。应该看到血痹和痹证二者都是因为体内阳气不足，感受外邪发病，温通阳气是其根本治疗大法，治疗上可以互相借鉴。痹证是指风湿性疾病包括类风湿疾病，此处血痹也可以是指脑中风前兆，其病理机制不同，但是，在临床上比较难以鉴别，现代诊断技术有助于二者的鉴别。

西医脑中风前兆或者中风后遗症的临床表现：面、舌、唇或肢体麻木，也有的表现眼前发蒙或一时看不清东西，耳鸣或听力改变。这是由于脑血管供血不足而影响到脑的感觉功能的缘故。

糖尿病性周围神经病变气血亏虚出现四肢麻木疼痛，抬举无力，可见肌肉瘦削，面色萎黄无华，唇甲淡白，多汗或少汗，神疲倦怠，少气懒言，心慌气短头晕，舌质淡苔白，脉细弱。黄芪桂枝五物汤加减：黄芪30g，桂枝10g，白芍15g，当归12g，秦艽10g，桑枝10g，牛膝15g。

所以，血痹也可以由于动脉硬化、糖尿病等原因引起血瘀而导致的中枢神经或者周围神经的功能障碍，是中风的前兆或者轻度的后遗症，因为与血瘀相关，所以称为血痹，与痹证－风湿性疾病证态相重叠。

5. 出血与瘀血

吐、衄、下血和瘀血，皆为血脉之病，发病的原因有寒热虚实之分，病变的部位又有上、中、下之别，故其治法也应随证而异

"惊悸吐衄下血胸满瘀血病脉证治第十六"第14条：吐血不止者，柏叶汤主之。17条：心气不足，吐血、衄血，泻心汤主之。

泻心汤为"吐衄之神方"，本方对血热妄行的吐血、衄血、便血、尿血等多种出血，有较好的疗效。对上消化道出血其效尤佳。临床治疗溃疡病或炎症所致的上消化道出血的"血宁"冲剂，即本方之制剂。

上消化道出血分别与中医的以下证相关：阳明蓄血证，以柏油便为主，最常见的原因是肝硬化、门脉高压；泻心汤以呕吐血液为主，最常见的原因是胃部局部的病理变化，常见的有胃十二指肠溃疡，急性胃炎，慢性胃炎，胃黏膜脱垂，胃癌，急性胃扩张，十二指肠炎，应激性溃疡等。温病血分证，犀角地黄汤以弥漫性血管内凝血为主，属于全身性出血、凝血机制障碍，所以，对于某些血液病出血有效。阳明蓄血证与胃十二指肠溃疡出血及肝硬化门脉高压症是一个证态；应激性溃疡与大黄黄连泻心汤证是一个证态；弥漫性血管内凝血与热入血分犀角地黄汤证是一个证态。

6. 外伤瘀血

"杂病方第二十二"治马坠及一切筋骨损方。

大黄（一两，切，汤浸，或半两）、绯帛、乱发（如鸡子大，烧灰）、败蒲席（三寸）、久用炊单布（一尺，烧灰）、桃仁（四十九个，去皮尖）、甘草（如中指节，炙，锉）。

上七味，以童子小便量多少煎汤，或纳酒一大盏，次下大黄，去渣，分温三服。先锉败蒲席半领，煎汤浴，以衣被盖覆。斯须通利数行，通后立瘥。利后浴水赤，勿怪，即瘀血也。

外伤出血是血瘀证的一个类型。《金匮要略》应用内服加败蒲汤浴之法，内治方功能：消淤血，通气滞；败蒲汤浴能活周身气血，内外治相合治疗顿挫伤，消除皮下淤血。本方实乃桃仁承气汤去桂枝、芒硝加败蒲、乱发、绵帛、炊单布而成，功在活血引瘀，消肿镇痛。

头发中含有多种微量元素，可检测的就有20种以上，如铁、铜、碘、氟、硒、锌、砷等。这

些元素的含量大大高于血、尿中的浓度。头发烧灰,这些微量元素不会减少,而且成为离子状态,容易被消化道吸收,其中铁、铜等有利于骨折愈合。

7. 肝着 – 肝充血证态

"五脏风寒积聚病脉证并治第十一"第7条:肝着,其人常欲蹈其胸上,先未苦时,但欲饮热,旋覆花汤主之。臣仪等校诸本旋覆花汤方,皆同。

肝着是指肝气不疏,气滞血瘀,尤在泾《金匮要略心典》谓"肝脏气血郁滞,着而不行,故名肝着"。西医是指肝脏充血状态。

8. 黄疸病

"身黄、目黄、溲黄"因为是一组可见的、客观存在的、具有内在联系的临床表现,所以是中西医的共同参考系。

(1)女劳疸 – 肝硬化激素代谢紊乱证态。

(2)黑疸 – 晚期肝硬化、肾上腺皮质机能减退证态。

传统黄疸理论是建立在脾胃为脏腑、湿热为因基础上的,而对血与黄疸关系的认识经过漫长时间逐步深入:从最初《伤寒论》将身黄与血联系起来,到宋金元代因注解《伤寒论》而使得瘀血(蓄血)发黄理论从湿热论中独立出来,到明清医家吴有性、喻昌、唐容川等对血分说进行了深入讨论。

二、《伤寒论》中的血瘀(太阳蓄血证、阳明蓄血证、热入血室证)

历来研究《伤寒论》者,蓄血证均为一个难点与争论的热点,关于蓄血证的本质,赵金铎认为:《伤寒论》中有"瘀血"与"蓄血"……在病理上含义相同。在《伤寒论》中蓄血包括:①太阳蓄血证(瘀热证、身黄证、积聚证);②阳明蓄血证;③热入血室证。在这些"证"之中还可以细分为不同的证型。在温病学中,热入血分,"时欲漱口,不欲咽,大便黑而易者,有瘀血也,犀角地黄汤主之",这是血热妄行,不仅出现黑便,而且还可以出现斑疹、吐血、衄血等出血见证。蓄血证在不同的中医文献中还有许多不同的名称诸如:膀胱蓄血证,太阳蓄血证,阳明蓄血证,下焦瘀热证,桃核承气汤证,抵挡汤证,抵挡丸证,阳明瘀血证,瘀热相搏证等。

(1)太阳蓄血瘀热证是蓄血证的重点,太阳蓄血瘀热证与急性盆腔腹膜感染、盆腔脓肿是一个证态。

(2)太阳蓄血身黄证 – 宫外孕盆腔积血证态。

(3)阳明蓄血 – 消化道出血证态。

(4)热入血室 – 急性盆腔炎(女)证态。

三、《温病学》中的营血分证(弥漫性血管内凝血)

热盛迫血 – DIC证态,其临床表现为:高热、烦躁,甚或发狂,斑疹显露,或吐血,衄血,便血等,舌绛紫而干,脉数。病因病机为病多由营分未解而传入,或气分邪热直入血分而致。西医为弥漫性血管内凝血(DIC)。

四、西医心脑血管病中的瘀血证

(一)心脑血管疾病是心脏血管和脑血管疾病的统称,泛指由于高脂血症、血液黏稠、动脉粥样硬化、高血压等所导致的心脏、大脑及全身组织发生的缺血性或出血性疾病。

其病因主要有4个方面:①动脉粥样硬化、高血压性小动脉硬化、动脉炎等血管性因素;②高血压等血流动力学因素,血液黏稠升高;③高脂血症、糖尿病等血液流变学异常;④白血病、贫血、血小板增多等血液成分因素。

心脑血管疾病有心血管疾病和脑血管疾病,具体如下:

1. 心血管疾病

包括有冠心病,冠心病又分为心绞痛、心肌梗死、猝死、隐匿性冠心病、缺血性心肌病。心绞痛又分为稳定性心绞痛和不稳定性心绞痛，心肌梗死有 ST 段抬高的心肌梗死和 ST 段不抬高的心肌梗死；

2. 脑血管疾病：

有脑梗死、短暂脑缺血发作、脑出血、椎基底动脉供血不足等。

心脑血管疾病指由于心脏或脑部的血管出现动脉硬化导致的疾病，所以心脑血管疾病的本质与动脉硬化有关，动脉硬化又与高血压、高血糖、高血脂等有关。

心血管疾病后遗症会使不同身体器官伴有不同程度损坏。心血管会有胸闷、气短（心力衰竭）不同组织的缺血、缺氧。脑血管疾病后遗症主要是半身不遂、半身麻木、言语不清、共济失调、脑梗后痴呆等。

（二）西医心脑血管病中的瘀血证

心血管疾病，相当于《金匮要略》第九篇胸痹心痛；脑血管疾病相当于《金匮要略》第五篇中风。心脑血管疾病（中风、胸痹心痛）的本质与动脉硬化有关，动脉硬化又与高血压、高血糖、高血脂等有关。在《中西医融合观续》中已经论证了痰证与炎症是一个证态，瘀血与血液凝固是一个证态；痰证引起气机瘀滞，"气滞则血瘀"，西医认为：炎症介质升高是高血压、动脉硬化、高血糖、高血脂、肥胖的代谢综合征的共同病机；炎症介质也是血液凝固过程中的主要因素，能够改变血管内皮细胞的生理状态，有利于血液凝固，造成动脉硬化与血管梗阻。中医认为：痰证与血瘀具有因果关系；西医认为：炎症与血液凝固具有因果关系。中西医具有了共同的认识。参考：《中西医融合观续》第六章 痰证－炎症状态与瘀血－血液凝固证态。

心血管疾病的过程分为 3 个阶段：痰证－炎症证态→血瘀－血液凝固、机化、梗阻证态→痰瘀交错、虚实夹杂－后遗症证态。瘀血证只是心血管疾病过程中的中间阶段，后期属于痰瘀交错、虚实夹杂。这是一个大致的划分，各阶段之间还有相互交错，在临床实践中还要仔细斟酌。

【结语】

血瘀的西医含义：①血流缓慢，包括：静脉淤血、血液黏稠度升高、炎症充血等；②血液凝固，包括：血管内血栓形成与血管外血液凝固、弥漫性血管内凝血等；③纤维化包括：肝硬化，肺纤维化，动脉硬化，肠粘连，炎症机化、瘢痕等。

呕吐哕下利病脉证第十七

本篇论述呕吐、哕、下利病的病因病机和证治。呕为有物有声；吐为有物无声；哕为无物有声，又称呃逆，是胃膈气逆之证。呕吐门中包括了"胃反"，即幽门不开，食入反出之病。下利包括泄泻和痢疾。这些疾病与西医内科的胃肠道疾病相重叠，均属胃肠疾患，且可相互影响，合并发生，故合为一篇论述。须注意与《伤寒论》中的急性热病呕吐、下利不同。

胃肠道是人体最大的免疫器官，也是人体最大的排毒器官。胃肠道指的是从胃幽门至肛门的消化管。肠是消化管中最长的一段，也是功能最重要的一段。常见的胃肠道疾病，有胃炎、胃溃疡、十二指肠溃疡、胃食管反流、幽门梗阻、胃息肉、胃恶性肿瘤、急性慢性肠炎、克罗恩病、溃疡性结肠炎、肠结核、肠伤寒、缺血性肠病、结肠或者是直肠息肉、结肠或者是直肠恶性肿瘤等。胃肠道疾病常见的临床表现为腹痛、腹胀、腹泻或者是便秘、还可以出现恶心、呕吐、反酸、嗳气等消化不良的表现。与"腹满寒疝宿食病脉证病治第十"相联系，相互参照。

1. 夫呕家有痈脓，不可治呕，脓尽自愈。

【释译】

吴谦《医宗金鉴》："呕家呕吐，或谷，或水，或痰涎，或冷沫。今呕而有脓，此内有痈；脓溃而呕，非呕病也，故曰：不可治呕，脓尽自愈。"

【解读】

"夫呕家有痈脓"开篇第一条，说明当时胃中有痈脓是一个常见病。为什么？这和热实结胸证有关。

热实结胸证与上腹部急性腹膜炎是一个证态，在古代没有外科手术，没有抗生素，医疗条件非常有限，胃十二指肠穿孔、肝胆胰感染以及胸腔感染均可引起上腹部急性腹膜炎，其结果一部分病人死亡，另一部分病人的渗出物被大网膜包裹形成膈下脓肿，膈下脓肿可以穿透胃壁与胃腔相通，引起呕脓。这样的病人现在非常少了，但是在古代是非常多见的。

呕吐本为胃气上逆所致，可见于多种疾病。所以呕吐既是一种病症，而在某种情况下也是人体排出进入胃内有害物质的保护反应。因此治病必求其本，不可见呕治呕。如痰饮、宿食、痈脓，以及肝、胆、脾、肾等脏腑功能失调均可导致呕吐。举呕家有痈脓为例，呕吐为病之标，痈脓乃病之本，若仅治呕吐之标，必然应用一些止呕降逆之品，阻碍脓液的排出，邪毒不去，壅留体内，必加重病变。故治疗应以除痈排脓为法则。痈消则脓尽，脓尽则呕止。原文"脓尽自愈"，并非不服药以待脓尽，而应采取积极治疗措施排脓去毒，消除痈脓，从而达到脓尽呕已的目的。

所以，本条精义在于审证求因，治病求本，反对那些只看现象，不求本质的片面治疗方法。后世医家王好古在《医垒元戎》里"见痰休治痰，见血休止血"等学说，实渊源于此。

西医治疗内脏脓肿，使用抗生素与外科手术切开引流，或者切除病变部分。

2. 先呕却渴者，此为欲解。先渴却呕者，为水停心下，此属饮家。呕家本渴，今反不渴者，以心下有支饮故也，此属支饮。

【释译】

本条论述停饮呕吐的辨证要点。

由于脾胃虚弱，健运失常，水湿停于胃中，影响气机升降，胃气上逆，内停之饮亦随之而出。若因吐而饮邪尽去，胃阳得复，则口中渴，这种先呕而后口渴者，为饮去阳复之征，故知此为欲解。若水饮停于胃中，中焦气化不利，津液不能上承，亦见口渴，然渴而饮入之水不化，更助水邪，蓄结心下而为饮，停饮内阻上逆而作呕，这种先渴而因饮水致呕的，属内停之饮所致，故云"此属饮家"。

呕吐患者，本就耗伤津液，应有口渴之象，今呕吐而口反不渴，此乃饮邪停于心下，属于饮邪致呕，故云"此属支饮"。

渴是临床一种常见的症状，它常反映人体津液的盛衰及其分布情况，对分辨寒热虚实证候有一定的参考意义。本条所论饮家口渴，多见渴而不多饮，并恶冷饮，或渴而不欲饮；或饮后则吐。故仲景从先呕后渴，先渴饮而后呕，呕而不渴来推断水饮之去留，对临床有一定参考价值，对后世诊法的发展有很大启迪作用。

本条未立治法，但可与本书《痰饮病篇》诸多方剂参照选用。

【解读】

渴感觉是机体对水需要的一种极为重要的保护性生理机制。当机体缺水时，血浆和细胞间液的渗透压升高，下丘脑视前区渗透压感受器受到刺激，兴奋传到大脑皮质，引起口渴反射而思饮水。有人认为可能有渴感中枢，位于下丘脑，在调节渗透压感受器的附近。有效刺激是血浆晶体渗透压，用高渗盐水灌注山羊的渴感中枢部位，即可引起极度烦渴，大量喝水，直至产生严重水中毒；若破坏这一部分，渴感消失，则出现高渗性脱水。同时，渴感刺激也可引起抗利尿激素的释放，促使肾脏保留水分；反之，抑制渴感随即抑制分泌，引起利尿。通常总体液缩减 1%～2% 即可引起渴感。严重的水丢失超过钠的丧失，如沙漠中水源断绝、炎症影响水的摄入、尿崩症失水过多等均可引起明显的细胞脱水和渴感。当血容量降低到 5%～10%，有效循环量明显减少，如出血、腹泻及休克前期也可引起口渴感。

主要的有效刺激是血浆晶体渗透压，晶体渗透压升高(血浆钠离子浓度升高)产生口渴感，呕吐主要为胃液，呕吐以后，胃液大量丢失，血浆浓缩，血容量降低，会导致口渴。

呕吐后口渴，这是正常现象，少量饮水，或者口服糖盐水，甚至于不做如何治疗，待其自愈，即"先呕却渴者，此为欲解。"《伤寒论》第71条"少少与之，令胃气和则愈"。

"先渴却呕者，为水停心下"，例如：幽门梗阻等，由于大量水电解质积聚于第3间隙，血液浓缩，渗透压升高，产生口渴，而且胃肠道内压力增大，引起呕吐，所以说"先渴却呕者，为水停心下"。另外一种情况是：汗下之后，血液浓缩，口渴，饮用了大量淡水，引起水中毒，颅内压升高产生呕吐，即五苓散证。参考《伤寒论》第74条"渴欲饮水，水入则吐，名曰水逆"五苓散证。

"呕家本渴，今反不渴者，以心下有支饮故也，此属支饮。"支饮－右心衰证态，此时胃肠道黏膜下淤血，漏出液进入胃肠道内，出现呕吐，是排除淤血漏出液的一种方式，即通过呕吐排除胃肠道黏膜下的漏出液(即病水)，而血管内血液的渗透压没有变化且血容量没减少，所以呕吐后不出现口渴。

本条"水停心下，此属饮家。"与"此属支饮"不同。参考第十二篇第1条，204页。

3. 问曰: 病人脉数, 数为热, 当消谷引食, 而反吐者, 何也?

师曰: 以发其汗, 令阳微, 膈气虚, 脉乃数; 数为客热, 不能消谷, 胃中虚冷故也。

脉弦者, 虚也, 胃气无余, 朝食暮吐, 变为胃反。寒在于上, 医反下之, 今脉反弦, 故名曰虚。

【注解】

客热: 即虚热或假热, 是相对于真热而言。

【释译】

本条论述虚寒胃反的病机, 先有胃中虚冷, 不能消谷, 此时为: 膈气虚。再演变为: 朝食暮吐, 变为胃反。

病人脉数, 数本主热, 若胃有邪热, 当消谷饮食为是, 今不但不消谷而反呕吐, 是因医生误用辛温发汗之品, 损伤胃阳, 以致胃中虚冷, 不能腐熟运化水谷和降浊, 其脉必数而无力。这种数脉并非胃有实热, 而是胃气虚寒, 虚阳浮越所产生的一种虚热, 因是暂时性的假热, 故曰: "客热。"所谓"令阳微, 膈气虚", 是因误汗损伤胃阳, 耗损胃气, 水谷之海功能失调, 六腑之源必然不足, 膈上胸中宗气禀受不足, 故令阳微, 膈气虚。

脉弦主寒, 而曰虚者, 是因胸膈阳虚在先, 而后寒生也。又误用苦寒之品, 损伤阳气, 以致胃气虚寒更重。阳气不足, 不能腐熟水谷, 随同寒气上逆, 故见朝食暮吐之症。名曰胃反。这种误下伤中, 土虚木贼, 虚寒上逆的弦脉, 是不任重按的虚弦, 与本书《痰饮篇》中"脉双弦者寒也, 皆大下后喜虚"其意相同。

本条论胃反病证, 虽云由误汗误下损伤中阳所致, 并非胃反病全由误治而成, 凡致胃中虚寒者, 均有形成胃反病的可能。所论脉象, 在于强调脉证合参, 审证求因, 掌握病机, 不可拘于脉数主热, 脉弦主寒之说。

【解读】

本条论述虚寒胃反的病机, 先有胃中虚冷, 不能消谷, 引起: 膈气虚; 再演变为: 朝食暮吐, 变为胃反。"先有胃中虚冷, 不能消谷, 引起: 膈气虚"是指在形成"胃反"之前的临床表现, 可以看作胃反－幽门梗阻证态的前驱期, 与胃十二指肠溃疡等疾病的临床表现相同, 诸如: 腹痛、消化不良、食欲减退(不能消谷, 胃中虚冷), 严重者出现呕吐等。

西医幽门梗阻的病因是: 位于幽门或幽门附近的溃疡可因为黏膜水肿, 或因溃疡引起反射性幽门环行肌收缩。更常见的原因是慢性溃疡所引起的黏膜下纤维化, 形成瘢痕性狭窄。幽门痉挛的发作或加重常是阵发性的, 可以自行解除梗阻。黏膜水肿可随炎症减轻而消退; 瘢痕挛缩所致幽门狭窄则无法缓解, 且不断地加重。幽门痉挛属功能性, 其余均属器质性病变。

西医: 呕吐大量酸性胃液多见于高酸性胃炎、活动期十二指肠溃疡或胃泌素瘤。

中医: 脾湿太甚, 不能运化精微, 致清痰留饮瘀滞于中上二焦, 时时恶心吐清水者。

痰饮呕吐与高酸性胃炎、活动期十二指肠溃疡是一个证态。所以痰饮与渗出性炎症有关。

夜间呕吐多见于幽门梗阻, 胃内大量分泌物也见于幽门梗阻, 与朝食暮吐, 变为胃反即心下痰饮一致。

【结语】

胃反与幽门梗阻一致, 心下痰饮与胃内大量分泌物一致。

4. 寸口脉微而数, 微则无气, 无气则荣虚, 荣虚则血不足, 血不足则胸中冷。

【释译】

微则无气, 是指胸中宗气虚, 卫气虚, 营(荣)虚, 血不足, 胸中冷。直接说宗气虚胸中冷, 也说得通。

胸中冷：是指气血营卫皆虚，全身衰竭的代表。

【解读】

营（荣）-血浆象态，大量呕吐导致血浆成分不足或丢失。

本条反胃发展的结果。胸中冷为什么与幽门梗阻相关？幽门梗阻（反胃），临床上因患者长期不能正常进食，并大量呕吐，导致严重的营养不良、低蛋白血症及贫血，并有严重脱水、低钾及碱中毒等水、电解质紊乱，即荣虚则血不足，血不足则胸中冷。幽门梗阻，胃内大量集聚水液，存在于膈下，距离胸腔比较近，所以引起胸中冷。

反胃又称"胃反"，是指饮食入胃，停滞不化，良久反出的病症，即幽门梗阻。见第5条。

5. 趺阳脉浮而涩，浮则为虚，涩则伤脾，脾伤则不磨，朝食暮吐，暮食朝吐，宿谷不化，名曰胃反。脉紧而涩，其病难治。

【注解】

不磨：不能腐熟消磨谷食。

【释译】

本条再论胃反而脾胃两虚的病机脉证及预后。

趺阳脉主侯脾胃之气，胃主纳以降为和，脾主运以升为健，胃降脾升，才能正常地腐熟消化，运化水谷精微到四肢百骸，五脏六腑，共同维护着后天之本的功能。故趺阳脉不应浮，浮则为胃阳虚浮，失其和降，趺阳脉不当涩而涩，为脾阴受损，健运失常，精微之气得不到敷布，如此脾胃两虚，升降失职，运化不能，故无法腐熟消磨谷食，纳入之物，势必上出而吐，形成以朝食暮吐，暮食朝吐，宿谷不化为特征的胃反病。

胃反病若出现脉紧而涩，紧脉主寒盛，涩脉为阴血亏损，既紧且涩，说明因虚而寒，因寒而燥。胃寒不能消谷，气逆则呕吐不纳，脾运不健，输化无常，津液不能敷布润泽，则粪干如羊屎。气血虚少，不润肌肤，则羸瘦。后天之本虚衰，温阳则损伤其阴，补阴则有碍阳复，服药则呕吐，故曰：其病难治。

"胃反"的定义：趺阳脉浮而涩，浮则为虚，涩则伤脾，脾伤则不磨，朝食暮吐，暮食朝吐，宿谷不化，名曰胃反。

"胃反"的病机：以发其汗，令阳微，膈气虚，脉乃数，数为客热，不能消谷，胃中虚冷故也。因为胃中虚冷，所以不能消谷，反复呕吐，之所以出现"脉数，数为热"表现出热象，那是虚热（虚阳躁动的假热），其本质是胃中虚冷。

"脉弦者，虚也，胃气无余，朝食暮吐，变为胃反。寒在于上，医反下之，今脉反弦，故名曰虚。是对胃中虚寒"的进一步解释。

"胃反"的发展：寸口脉微而数，微则无气，无气则荣虚，荣虚则血不足，血不足则胸中冷。"胸中冷"是全身虚弱、阴阳气血俱虚的代表。

"胃反"的临床表现：以脘腹痞满，朝食暮吐，暮食朝吐，吐出宿谷不化为主要表现。

论胃反病机，当前后互参，其意更明。

【解读】

幽门梗阻，幽门是消化道最狭窄的部位，正常直径约1.5cm，容易发生梗阻。由于幽门通过障碍，胃内容物不能顺利入肠，而在胃内大量潴留，导致胃壁肌层肥厚、胃腔扩大及胃黏膜层的炎症、水肿及糜烂。临床上因患者长期不能正常进食，并大量呕吐，导致严重的营养不良、低蛋

白血症及贫血，并有严重脱水、低钾及碱中毒等水、电解质紊乱。（荣虚则血不足，血不足则胸中冷）

位于幽门或幽门附近的溃疡可因为黏膜水肿，或因溃疡引起反射性幽门环行肌收缩。更常见的原因是慢性溃疡所引起的黏膜下纤维化，形成瘢痕性狭窄。幽门痉挛的发作或加重常是阵发性的，可以自行解除梗阻。黏膜水肿可随炎症减轻而消退。瘢痕挛缩所致幽门狭窄则无法缓解，且不断地加重。幽门痉挛属功能性，其余均属器质性病变。

一般患者都有较长溃疡病史，随病变的进展，胃痛渐加重，并有嗳气、反胃等症状。患者往往因胃胀而厌食，抗酸药亦渐无效。胃逐渐扩张，上腹部饱满，并有移动性包块。由于呕吐次数增加，脱水日渐严重，体重下降。患者头痛、乏力、口渴，但又畏食，重者可出现虚脱。由于胃液丢失过多，可发生手足搐搦，甚至惊厥。尿量日渐减少，最后可发生昏迷。

体征：消瘦、倦怠、皮肤干燥并丧失弹性，可出现维生素缺乏征象，口唇干，舌干有苔，眼球内陷。上腹膨胀显著，能看见胃型和自左向右移动之胃蠕动波。叩诊上腹鼓音、振水音明显。能听到气过水声，但很稀少。沃斯特克氏征（Chvostek 征）和陶瑟征（Trousseau 征）阳性。

临床表现：

（1）腹疼痛及饱胀感：幽门梗阻多在进食后发生，入晚尤甚，嗳气带有臭味（宿谷不化）。常于餐后上腹疼痛加重，随着胃储留的出现，变为上腹弥漫性胀痛或饱胀不适。

（2）呕吐：为幽门梗阻最突出的症状，呕吐多发生在下午和晚间，梗阻程度愈重，呕吐次数愈多。呕吐物含有宿食，又叫隔夜食，故有酸臭味。患者于呕吐后症状减轻或完全消失，故喜自行诱发呕吐。（朝食暮吐，暮食朝吐）

（3）上腹膨隆：与腹满相鉴别（第十篇 腹满），由于胃内排空障碍，胃内容物储留过多，致使胃处于扩张状态。所以相当一部分患者可看到呈半球形隆起，即扩大的胃型轮廓。

（4）蠕动波与震水音：与积聚、谷气相鉴别（第十一篇第 20 条）。胃内容物通过幽门困难，胃肌强烈收缩，有时可见胃蠕动波，蠕动波由左向右，走向幽门方向，止于该处。在空腹时，轻轻用手扶双侧腰部，然后左右摇动，可听见胃内水的振动声音。一般正常人在空腹时是没有振水音的，而大约 2/3 幽门梗阻患者可有明显的振水音，这提示胃内积聚液多，排空不畅。（心下痰饮）

（5）脱水征：由于呕吐过多可致患者营养不良及脱水，病人表现为皮肤干燥，弹性差，消瘦及衰弱面容。

（6）碱中毒：由于患者频繁呕吐，丢失大量的水、电解质和胃酸，而引起碱中毒。有时可出现四肢抽搐、嗜睡、肌肉软弱、腱反射消失，以致昏迷。

（7）尿少、便秘、脱水、消瘦，营养不良，严重时呈现恶病质。

【结语】

胃反与幽门梗阻是一个证态。

临床表现一致：脘腹痞满，朝食暮吐，暮食朝吐，吐出宿谷不化；呕吐多发生在下午和晚间，梗阻程度愈重，呕吐次数愈多。呕吐物含有宿食，又叫隔夜食，故有酸臭味。

心下痰饮，水停心下，不仅见于肺源性心脏病、心力衰竭，也见于幽门梗阻等，临床上一定要具体问题具体分析，不能机械地按照一个定义一刀切。

6. 病人欲吐者，不可下之。

【释译】

本条论述欲吐的治禁。

病人欲吐，是由于病邪在上，正气有驱邪外出之势。治宜因势利导，顺其病机，而驱除邪气，误用下法，则逆其病势，反使邪气内陷，正气受损，加重病情。所以说病人欲吐，不可用攻下之法。

此法源出《素问·阴阳应象大论》："其高者，因而越之。"故有欲吐禁下之忌。本书《黄疸病》篇中有"欲吐者，吐之愈"正体现了这一精神。但行吐法也要掌握其法则，一是病邪在胃上脘，有泛泛欲吐之症；二是在邪盛而正不虚的情况下方可应用吐法，以防因吐而损伤中气，中阳上越，更会加重病情。

【解读】

中医认为：病邪在上用吐法而不用泻下法。现在的西医使用洗胃、胃肠减压治疗胃部的积液、中毒等。不用泻下剂，中西医是一致的。

7. 哕而腹满，视其前后，知何部不利，利之即愈。

【注解】

前后：这里指大小便。

哕：呃逆或者恶心。

【释译】

本条论述哕的辨证论治。

哕而腹满者，是由于病阻于下而气逆于上，故腹满为本，呃逆为标。辨证当视大小便何部不利。如大便不通，糟粕内积，胃肠实热，故腹满不舒，浊气不降而上逆，则见呃逆。治法当通其大便，糟粕下泄，胃气得降，呃逆则愈，可用调胃承气之类。若小便不利，水湿停聚于内，水停气阻，亦致腹满；湿浊上逆，导致胃气不降，也可见呃逆之症。治法当利其小便，使浊气下降，胃气则和，呃逆自解，可用猪苓汤之类治之。以上二证均指实证而言。如病到后期，因脾胃衰败，胃气将绝的腹满呃逆，属危重证候，万不可以利下治之。

本条的辨证方法，同样适用于干呕或呕吐并见腹满的证候。条文的宗旨在于强调审证求因，治病求本。抓住病的症结所在，才能正确地立法用药，达到邪除病愈的目的。见哕治哕，既无疗效，又会延误病情。

【解读】

西医恶心与呕吐常常并见，"呕吐"中西医是同一的，中医辨证论治呕吐与哕常常并见，所以哕与恶心是同一的。在《伤寒杂病论》中没有"恶心"这个术语，而哕与呕吐常常并见，另外河南省地方方言"哕"与恶心等同，张仲景是河南南阳人，也是一个佐证。

哕与腹满、腹胀并见，说明病位在下，与第6条病邪在上略有不同。哕与欲吐在临床上很难区别，关键在于伴随症状，如果伴随腹满，病位在下可以基本确定。哕而腹满伴大便不通，是部分肠梗阻、用调胃承气汤；哕而腹满伴小便不利，见于慢性肾功能不全，用猪苓汤治疗。（13篇13条）

8. 呕而胸满者，茱萸汤主之。

茱萸汤方：

吴茱萸一升　　　人参三两　　　生姜六两　　　大枣十二枚

上四味，以水五升，煮取三升，温服七合，日三服。

【释译】

呕而胸满者原因较多，从原文所出方药来看，呕而胸满是因胃阳不足，寒饮凝聚，浊阴内阻，胃气失降，上逆作呕；阴寒上乘，胸阳被郁，故胸满不舒，治以吴茱萸汤散寒降逆，温中补虚。方中吴茱萸辛苦大热，禀东方之气色，入通于肝，肝温则木气遂生矣，苦温坚肾则水不寒，辛以散邪则土不忧，故取其上可温心胸，散胃寒，下可暖肝肾开郁化滞，且能降逆止呕；生姜温胃散寒，降逆止呕，实为呕家圣药，和大枣相伍，专行脾之津液而和营卫；人参大补元气，《本草经疏》云："胸胁逆满者，气不归元也，得补则气实而归元也；脾胃俱虚，则物停滞而邪客之，故霍乱吐逆也，补助脾胃之元气，则二证自除矣。"

本条论述胃虚寒凝呕吐证治。

吴茱萸汤在《伤寒论》中并治阳明病食谷欲呕，少阴吐利，手足逆冷、烦躁等，当与之互参。

【解读】

呕吐反射，即胃内容物和部分小肠内容物通过食管返流出口腔的一种复杂的反射动作。人在呕吐前常出现恶心、流涎、呼吸急迫和心跳快而不规则等症状。呕吐开始时，先深吸气，继之声门紧闭，膈肌和腹肌强烈收缩，使腹内压升高，同时幽门紧闭，贲门和食管舒张，胃内容物就通过食管从口腔强烈驱出。有时小肠还可发生逆蠕动，使肠内容物倒流入胃，故吐出物中可出现胆汁或蛔虫等。

呕吐的反射过程有恶心、干呕和呕吐3个阶段，恶心是指胃张力和蠕动减弱，十二指肠张力增加，可伴有或不伴有十二指肠液的反流。

干呕是在胃上部放松，而胃窦部短暂收缩时出现的一个行为。呕吐是胃窦部持续的收缩，贲门开放、腹肌收缩、腹压增加，使得胃内容物急速、猛力向上涌，经过食管、口腔排出体外。反流与呕吐是不同的，反流指的是没有恶心、呕吐的动作而有胃内容物排出体外，也是经过食管、口腔溢出体外。奔豚气、冲气即西医的胃肠反流。

干呕，胃内无物，干呕有呕吐的动作，但是吐不出东西。恶心，是一种感觉，想要呕吐的感觉，但是没有呕吐的动作。吐，是指口腔吐出胃内的食物、消化液、消化不了的食物等胃内容物。恶心呕吐可以是一个连续的神经反射，吐也可以不伴有恶心、呕，而直接吐出，例如：胃肠反流。哕，是指恶心，也没有呕的动作，没有吐出物。呃逆、嗳气也有人称为：哕。河南方言往往把恶心称为：哕。

呕，有反射动作。胸腔压力、压强反复增大，所以引起胸满。

哕而腹满，是消化道症状，即恶心、腹满，没有呕吐的反射动作，仅仅是呕吐反射的第一阶段，恶心的感觉，仅仅有膈肌的收缩而没有反射的腹肌收缩及胸腔压强增加等后续动作。腹满是与哕并行的症状，属于消化道病变产生的症状。哕而腹满，视其前后，知何部不利，利之即愈。治在下，通利大小便。

呕而胸满者，茱萸汤主之。与朝食暮吐的"胃中虚寒"不同，"呕而胸满"属于肝寒犯胃，表现在胃，本质在肝寒。方中吴茱萸辛苦大热，禀东方之气色，入通于肝，肝温则木气遂生矣，苦温坚肾则水不寒，辛以散邪则土不忧，故取其上可温心胸，散胃寒，下可暖肝肾开郁化滞，且能降逆止呕。

肝胃虚寒，浊阴上逆所致者的辨证要点：食谷欲吐、胸膈满闷；或胃脘作痛、嘈杂吞酸或巅顶冷痛，痛时干呕或呕吐清稀涎沫，畏寒肢冷，舌淡苔白，脉沉迟或缓弱等。这些临床表现出现在：急性胃肠炎、慢性胃炎、消化性溃疡、慢性胆囊炎、神经性头痛、神经性呕吐、眼疾、高血压、梅尼埃病等疾病中的时候，就是茱萸汤的适应症，基本上都是慢性疾病；急性胃肠炎也是冷饮、生冷瓜果的寒性食物引起的。

【拓展】

吴茱萸汤出自《伤寒论》，原治阳明寒呕、厥阴头痛、少阴吐利。虽一方三治，但其主要病机为肝寒犯胃、浊阴上逆，而不仅是胃中虚寒；因吴茱萸既可温肝又可暖胃，决定了本方功效为温肝暖胃、降逆止呕，而不仅是温中祛寒。

吴茱萸汤的相关条文，《伤寒论》第243条："食谷欲呕，属阳明也，吴茱萸汤主之。得汤反剧者，属上焦也。"（即呕而胸满）《伤寒论》第309条："少阴病，吐利，手足逆冷，烦躁欲死者，吴茱萸汤主之。"《伤寒论》第378条："干呕，吐涎沫，头痛者，吴茱萸汤主之。"呕吐哕下利病脉证第十七第8条，"呕而胸满者，茱萸汤主之。"第9条，"干呕，吐涎沫，头痛者，茱萸汤主之。"

吴茱萸汤的适应症，对于中医、西医而言都不是一个病，而是几个不同的疾病。中医一个方剂作用于机体的多靶点，因此，治疗多种疾病也是可能的，吴茱萸汤就是一个例子。

理中汤、小建中汤、吴茱萸汤都属于温里剂，均适用于里虚寒证。临床特点不同，属于不同的临床类型。鉴别如下：

（1）理中丸：具有祛寒，补气健脾之功。主治脾胃虚寒证或阳虚失血证。以脘腹绵绵作痛、呕吐便溏、畏寒肢冷、舌淡、苔白、脉沉细为辨证要点。其配伍特点是：温补并用，纳补气健脾于温中散寒之内，以温为主。

（2）小建中汤：具有温中补虚，和里缓急之功。主治中焦虚寒，肝脾不调，阴阳失和证。以腹中拘急疼痛、喜温喜按、舌淡、脉细弦为辨证要点。其配伍特点是：重在甘温，温补中焦，建立中气，兼用阴柔，温中补虚，柔肝理脾；且辛甘与酸甘并用，滋阴和阳，营卫并调。

（3）吴茱萸汤：具有温中补虚，降逆止呕之功。主治肝胃虚寒，浊阴上逆证（胃寒呕吐、肝寒上逆、肾寒上逆）。以食后欲呕，或颠顶头痛、干呕吐涎沫、畏寒肢凉、舌淡苔白滑、脉弦细而迟为辨证要点。其配伍特点是：肝、肾、胃三经同治，温、降、补三法并施，但以温降为主。

9. 干呕，吐涎沫，头痛者，茱萸汤主之。方见上。

【释译】

本条论述干呕头痛证治。

干呕，有声无物，由于脾胃虚寒，不能升清降浊，寒饮停滞，壅塞胸中，肝气失调，疏泄失职，湿浊之气上逆则见干呕、吐涎沫；胸中寒浊壅塞，清阳不升，浊阴随肝气之逆而上冒，故见头痛。此外亦可见胸胁满闷，心下痞，舌苔白腻，脉弦滑等症。治以吴茱萸汤温中散寒定痛，降逆止呕。

本条与前条同因异证，用吴茱萸汤一方统治，亦属异病同治之例，故在临床上凡因脾胃虚寒，浊阴随厥阴之气上逆者，均可用本方化裁治疗。

【解读】

头痛伴呕吐，但呕吐不剧烈且呕吐后头痛明显缓解是偏头痛的特点。据推断上述情况均与良性颅内压增高有关，但无实质性证据，可供参考。

吴茱萸汤是治疗虚寒性偏头痛的经典方剂，其治疗偏头痛的相关有效成分尚不明确。偏头痛是临床最常见的原发性头痛类型，临床以发作性中、重度、搏动样头痛为主要表现，头痛多为偏侧，一般持续4~72h，可伴有恶心、呕吐，光、声刺激或日常活动均可加重头痛，安静环境、休息可缓解头痛。偏头痛是一种常见的慢性神经血管性疾患，多起病于儿童和青春期，中青年期达发病高峰，女性多见，男女患者比例为1:2~3，人群中患病率为5%~10%，常有遗传背景。

10. 呕而肠鸣，心下痞者，半夏泻心汤主之。

半夏泻心汤方：

半夏半升洗　　黄芩三两　　干姜三两　　人参三两　　黄连一两　　大枣十二

枚　　甘草三两炙

上七味，以水一斗，煮取六升，去滓，再煮取三升，温服一升，日三服。

【注解】

心下：此处心下即是胃脘，属脾胃病变。胃脘，心下，西医是指：胃十二指肠，有时涉及肝、胆、胰的病变，表现为胃肠道症状。

【释译】

本条论述寒热错杂的呕吐证治。

症见上有呕吐、中有心下痞、下有肠鸣等。其病机由于脾胃气虚，升降失序，痰饮内停，塞于中焦，故心下痞；中气已伤，痞塞不运，痰浊上逆则作呕吐；水气下利则肠鸣漉漉有声。这种寒热错杂，中焦痞阻，胃失和降而上逆作呕，脾失升清而下陷肠鸣或泄泻，以治中为法，水升火降，而留者去，虚者实。方用半夏泻心汤，辛开苦降，扶正祛邪。方中半夏、干姜辛开温散、降浊除痞；黄芩、黄连苦寒降火，泄其结热；人参、甘草、大枣温补中气，脾健则能升，胃和则能降。此方寒热并用，清补兼施，故能交通阴阳，使诸症痊愈。

凡呕而肠鸣，或呕而下利，伴有心下痞闷者，本方用之多效。如心下痞按之痛，舌苔黄腻者，可与小陷胸汤合用；本方治疗多种胃肠道疾患，如浅表性胃炎、寒热夹杂但以热象为主的急慢性胃肠炎、胃及十二指肠溃疡等均有良好效果；本方加藕节、白及、花蕊石等可治疗上消化道出血；本方对心火与脾湿搏结所致的口腔黏膜溃疡亦有一定疗效。

【解读】

心下痞。

1. 病变部位：

《伤寒论》五泻心汤，是指感染性疾病中的胃肠道病变，诸如：急慢性胃肠道感染，胃肠道传染病的前驱期，其他传染病的胃肠道症状等。

《金匮要略》中的半夏泻心汤证，是指内伤杂病中的胃肠道临床表现，集中在胃十二指肠病变以及肝胆胰病变的胃肠道症状。

2. 病变性质：寒热交结、虚实夹杂。

（1）结胸与痞证虽同为误下所致，但结胸属实，为热与水、痰互结；痞为虚中夹实，其结为轻。如方有执所说："结胸乃其变之重者，以其重而结于胸，故从大陷胸汤，痞则其变之轻者，以其轻而痞于心，故用半夏泻心汤。"以溃疡病为例：长期、慢性溃疡病反复发作，属于痞证；溃疡病穿孔引起急性腹膜炎，即热实结胸证。所以如方有执所说："结胸乃其变之重者，以其重而结于胸，故从大陷胸汤，痞则其变之轻者，以其轻而痞于心，故用半夏泻心汤。"这是《伤寒论》中的五泻心汤证。另外各种传染病中的胃肠道病变，未必是五泻心汤证，特别是湿温蕴脾，属于邪伏膜原等证。

（2）《金匮要略》中的痞证，属于内伤杂病，即西医的非（外部）感染性疾病。胃炎十二指肠炎、幽门螺杆菌感染、心身疾病胃肠道病变、肝胆疾病的胃肠道症状等。

半夏泻心汤在《伤寒论》《金匮要略》中各出现1次。《伤寒论》第149条："伤寒五六日，呕而发热者，柴胡汤证具，而以他药下之，柴胡证仍在者，复与柴胡汤，此虽已下之，不为逆，必蒸蒸而振，却发热汗出而解；若心下满而硬痛者，此为结胸也，大陷胸汤主之；但满而不痛者，此为痞，柴胡不中与之，宜半夏泻心汤。"《金匮要略》中论述："呕而肠鸣，心下痞者，半夏泻心汤主之。"综合分析，半夏泻心汤的主要症状可以有在上之呕吐，于中之痞满，在下之肠鸣或泄泻。为什么会出现这种情况？本是"呕而发热"的小柴胡汤证，此时当以小柴胡汤和解之，医生却误用了下法，下后病机出现了2个方面的转归：一是伤及太阴脾土的阳气；二是使半表半里的热证传于在里的阳明胃腑。

从《伤寒论》看，半夏泻心汤证与柴胡汤证、大结胸证（大陷胸汤证）相鉴别。柴胡汤证与肝胆胰炎症是一个证态，大结胸证（大陷胸汤证）与急性腹膜炎是一个证态，半夏泻心汤证与胃肠道炎症是一个证态。这是外感热病的情况，在内伤杂病里，半夏泻心汤是指胃肠道功能紊乱。临床表现以呕吐、痞塞、肠鸣为主，是普通的胃肠道功能障碍。

《金匮要略》中的半夏泻心汤的适应症是：器质性病变引起的、比较严重的胃肠道功能障碍（寒热交结、虚实夹杂）。

半夏泻心汤治疗萎缩性胃炎疗效比较好，有比较多的临床报告。

11. 干呕而利者，黄芩加半夏生姜汤主之。

黄芩加半夏生姜汤方：

黄芩三两　甘草二两炙　芍药二两　半夏半升　　生姜三两　大枣十二枚

上六味，以水一斗，煮取三升，去滓，温服一升，日再夜一服。

【注解】

利：下利，即西医的腹泻。

【释译】

本条论述干呕与下利并见的证治。

由于饮食不洁，湿热内扰，肝胆不和，热犯胃肠，以致升降失调，胃气上逆，则干呕；邪热下迫，肠失传导下利。因是热利，当见大便稠黏或赤白；或伴有发热、腹痛等症。治宜黄芩加半夏生姜汤和胃降逆，清热止利。方中黄芩、芍药清肝胆之热，使其不灼伤肠液，则下利自止；半夏、生姜和胃降逆，而治干呕；甘草、大枣则调理中气而和诸药。

本条与上条同属胃肠失调之病，但本条是湿热互蕴，内扰于胃，下迫于肠，以利为主，故以黄芩加半夏生姜汤主治肠而兼和胃；上条是寒热互结中焦，气机升降失常，重点在胃，以心下痞为特点，故用半夏泻心汤主治胃而兼顾肠。

本条当与《伤寒论》第172条互参，伤寒以六经辨证为纲以外感为因；而本条以脏腑辨证为主以内伤为因，当予明确。

【解读】

干呕，说明胃内没有积存，干呕而利，说明是肠炎。

《伤寒论》第172条："太阳与少阳合病，自下利者，与黄芩汤；若呕者，黄芩加半夏生姜汤主之。"《伤寒论》以首发，急性痢疾为主，本篇以慢性及其急性发作为主。

本篇第8条、9条，呕而胸满，病位在上（胸、胃，以寒为主）；10条心下痞，病位在中（胃十二指肠、肝胆，寒热错杂）；11条干呕而利，重在利，病位在下（肠，以热为主）。顺序井然。

本条以下利为主，西医就是肠道功能失调为主的腹泻与痢疾。

12. 诸呕吐，谷不得下者，小半夏汤主之。方见痰饮中。

【解读】

呕吐一症有多种病因，但其病机总由胃失和降，胃气上逆所致。从本条所出方剂来看，这里的呕吐谷不得下，当是胃中有停饮，脾胃升降失调，寒饮上逆的呕吐，故用小半夏汤散寒化饮，和胃降逆以止呕吐。方中半夏开饮结而降逆气，生姜散寒和胃以止呕吐。故本条除呕吐，不能纳谷者外，多伴有口不渴，心下痞之症。

各种各样的呕吐,不能进食者,用小半夏汤治疗。小半夏汤仅有生姜半夏 2 味药。这是一个基础方,是一般呕吐的治法。根据不同的病因、病机、临床表现,随症加减,变化无穷。

"痰饮咳嗽病脉证病治第十二"28 条 呕家本渴,渴者为欲解,今反不渴,心下有支饮故也,小半夏汤主之。(《千金》云:小半夏加茯苓汤)

"黄疸病脉证并治第十五"18 条,黄疸病,小便色不变,欲自利,腹满而喘,不可除热,热除必哕,哕者,小半夏汤主之。(方见消渴中)

【结语】

小半夏汤是治疗恶心呕吐的专用方剂。半夏、生姜是一个药对,治疗恶心呕吐的专方。

13. 呕吐而病在膈上,后思水者解,急与之。思水者,猪苓散主之。

猪苓散方:

猪苓 茯苓 白术各等分

上三味,杵为散,饮服方寸匕,日三服。

【注解】

膈上:膈膜之上。

思水:想饮水。未必一定口渴。

【释译】

本条论述停饮呕吐的调治方法。

由于胃中停饮,溢于膈上,故呕吐清水痰涎;呕吐之后,饮去阳复,则口渴饮水,故先呕后渴,为饮邪欲解之征。但旧饮方去,胃阳尚未全复,虽渴,只宜少饮,令阳和阴生则愈。若恣意多饮,必伤胃阳,胃虚不能游溢精气,旧饮未尽,则新饮又停,而再致呕吐,此乃脾虚饮停之呕吐,故治以本方健脾化湿,利水行津。方中猪苓利水化饮,白术健脾化湿,茯苓淡渗利湿,脾肾得健,饮邪自消。配制散剂,取"散者散也"之意,使水饮得散,中阳复运,气化水行,则无水饮复留之虞也。

【解读】

原文语释如下:病在膈上,呕吐之后想喝水,这是疾病好转的表现,应该少少与之。如果饮水之后还想喝水,急用猪苓散治疗,不能再给大量的水。

西医认为:

呕吐后通常不建议患者立刻饮水。呕吐包括中枢性呕吐、外周性呕吐以及前庭功能紊乱导致的呕吐,如果患者出现呕吐症状,首先明确诊断,再决定是否可以饮水。

(1)中枢性呕吐:如果患者出现脑炎、脑膜炎甚至颅内出血,就会引起患者颅内压增高,导致患者出现呕吐,若此时立即饮水,会耽误诊治,出现诊治不清的情况。

(2)外周性呕吐:如因大量饮酒或幽门梗阻引起的急性胃扩张导致患者出现呕吐,若此时立即饮水,可能会导致胃扩张缓解后再次加重。

(3)前庭功能紊乱:如乘车时发生晕动症导致患者出现呕吐,立即饮水可能会造成再次呕吐。

剧烈的呕吐,引起血容量降低,引起口渴,这是正常的生理反应,即后思水者,欲解之征也。这个时候应该让病人适量喝水,但是不能立即给水,过半小时再给。

膈上:即心肺。病在膈上,即心肺病。最常见的是:肺胀-阻塞性肺病证态引起的支饮-肺心病证态。

心脏病心衰竭时,会出现明显呼吸困难、尿少、上腹胀痛以及食欲不振、恶心、呕吐等消化道症状；肺心病右心功能不全，胃肠道黏膜下淤血水肿，会导致病人出现腹胀恶心和呕吐的症状；肺心病引起肾功能障碍，在肾功能不全的早期累及胃肠道的临床表现，是尿毒症中最早和最常出现的症状：初期以厌食、腹部不适为主诉，以后出现恶心、呕吐、腹泻、舌炎、口有尿臭味和口腔黏膜干燥、溃烂等。常误诊为消化道疾病甚至导致死亡者。因为口腔黏膜干燥、舌炎、口腔异味等，患者想喝水，但是口不渴。

综合考虑：呕吐而病在膈上是指：支饮－肺心病证态，病人出现呕吐、口渴、少尿等临床表现，应该使用猪苓散利尿。猪苓散含猪苓、茯苓、白术3味药。五苓散：猪苓、茯苓、白术、泽泻、桂枝。猪苓散是五苓散的基础，应该具有确实的利尿作用。

病例：女性，60岁。长期患肺心病，1天前因剧烈呕吐而口渴、尿少，在当地医院给予迅速大量输液后，患者呼吸困难、发绀而死亡，其诱发死亡的主要原因是迅速输液。

肺源性心脏病并发肾功能障碍，不能因为想喝水、尿少就认为是失水而补液，应该利尿、调节电解质紊乱。这时候是猪苓散的适应症，应该利尿而不是输液增加血容量，加重心脏负担，加重心衰导致死亡。

这是一个典型病案，古今中外的共同参照物。尿毒症患者往往以消化道症状就诊，如果不慎误诊，按照脾胃病治疗，误治发生医疗事故，例子不少。

【结语】

本条是指肺源性心脏病、心衰，合并/或者肾功能不全尿毒症早期，出现呕吐、口渴，想喝水的时候，应该使用利尿的猪苓散治疗，不能大量补水。其他原因如糖尿病肾功能不全出现呕而泻者用猪苓汤。

14. 呕而脉弱，小便复利，身有微热，见厥者难治，四逆汤主之。

四逆汤方：

附子（生用）一枚　干姜一两半　甘草二两（炙）

上三味，以水三升，煮取一升二合，去滓，分温再服。强人可大附子一枚，干姜三两。

【注解】

复利：自利清长。

【释译】

病由脾肾阳衰，故脉来而弱；阳衰阴盛，胃中阴寒上逆故见呕吐清水；阴盛阳弱，肾气不固，故小便自利清长；阳衰不暖四末，故四肢厥冷；阴寒内盛，格阳于外，则身微热；此为阴盛阳微的危重证，大有阳气欲脱之势，故曰"难治"。治宜四逆汤回阳救逆，去寒消阴。方中附子温暖肾阳；干姜温脾胃散阴寒，以降寒逆；甘草健脾和胃，以缓其急。吴谦认为"甘草得姜、附，鼓肾阳温中寒，有水中暖土之功，姜、附得甘草，通关节走四肢，有逐阴回阳之力"，三味相伍，大有回阳救逆之功。

【解读】

本条论述虚寒呕吐而阴盛格阳的证治。（参考《伤寒论》四逆汤证）

呕而脉弱，脉弱一般是指低血压，因为呕吐引起的脉弱，或者说脉弱的病人发生了呕吐，失盐失水都可能是休克的前驱期，还可以出现小便自利，有微热的表现（烦躁、面色虚红、低热等暖休克前驱期表现），一旦发现四肢发凉，属于休克期，四逆汤主之。

呕吐引起的暖休克向休克转变，所以使用四逆汤类。难治是指预后不佳，四逆汤试验性治疗。

15. 呕而发热者，小柴胡汤主之。

小柴胡汤方：

柴胡半升　黄芩三两　人参三两　甘草三两　半夏半斤　生姜三两　大枣十二枚

上七味，以水一斗二升，煮取六升，去滓，再煎取三升，温服一升，日三服。

【释义】

本条论述少阳邪热迫胃致呕的治法。

呕而发热，是邪在少阳之证。邪热郁于肝胆，正邪相争，故见发热，或往来寒热；少阳邪热迫胃，则使胃气上逆而为呕吐。临床常伴有口苦咽干，胸胁苦满等症。欲止其呕，必解其少阳邪热，故用小柴胡汤和解少阳之枢机，和胃降逆。方中柴胡为君，臣以适量之黄芩，二味相伍，经腑皆治，可直达少阳，和解退热；生姜、半夏，又名小半夏汤，因其能和胃降逆，散饮祛痰，故称为止呕之圣药，这里因邪热犯胃而呕吐，故用小半夏汤降逆和胃止呕；更以人参、甘草、大枣益脾和胃，安中补虚，扶正以祛邪，因"见肝之病，知肝传脾，当先实脾"，三味正是实脾杜绝少阳之邪内传之路。诸药合用，相辅相成，枢机得利，则热除呕止。

【解读】

本条与上条对比，均有呕而发热之症，所不同者，一为发热，一为微热；本条是肝郁气滞，枢机不利，热在少阳，或见往来寒热；上条则是阳微阴盛，格阳于外，故属"微热"乃真寒假热，恐后人误将假热与本条少阳郁热相混，故二条并列，以资鉴别。

小柴胡汤的应用相当广泛，既用于外感热病，也多用于内伤杂病以及外科、儿科、妇科等疾病；但须病机相同，病证相符方可见效。本方临床常用于治疗轻型、早期肝、胆、胰腺疾患，如肝炎、胆囊炎以及胃炎、肾盂肾炎等证属热郁少阳者有效。亦可治疗多种发热病症，如流行性感冒、上呼吸道炎、扁桃腺炎，妇女经期发热。（参考《伤寒论现代解读》少阳证）

【拓展】

呕吐的鉴别诊断

注意呕吐发生的时间、呕吐胃内容物的性质和量，以往有无同样发作史，与进食、饮酒、药物、精神刺激的关系。有无恶心、腹痛、腹泻与便秘、头晕、眩晕等症状。

（1）妊娠呕吐常发生于清晨；妇人妊娠病脉证治第二十。

（2）胃源性呕吐常与进食、饮酒、服用药物等有关，常伴有恶心、呕吐后感轻松。

（3）呕吐物如为大量宿食，提示幽门梗阻、胃潴留或指肠淤滞。呕吐哕下利病脉证并治第十七。

（4）呕吐物含有大量胆汁者，说明有胆汁逆流入胃，常为较顽固性呕吐，可见于高位小肠梗阻、胆囊炎、胆石症。《伤寒论》阳明腑实证、少阳证等。

（5）呕吐物带有粪臭者，常见于小肠下段梗阻。《伤寒论》阳明腑实证。

（6）腹腔疾病（水走肠间）、心脏病心力衰竭（支饮）、慢性肾病尿毒症（里水）、糖尿病酮症酸中毒（消渴）、颅内疾病或外伤等所致呕吐（脑膜刺激征－春温），常有相应病史。

（7）与神经密切相关的呕吐，进食后可立即发生，呕吐常不费力，每口吐出量不多；神经性呕吐，嗅到不愉快的气味或看到讨厌的食物而引起也属神经官能症范畴。（心气虚－神经官能症证态）

（8）吐泻交替者，须注意食物中毒、霍乱或副霍乱、急性中毒等。

（9）呕吐伴发热者须注意急性感染。《金匮要略》呕而发热者，小柴胡汤主之。

（10）呕吐伴耳鸣、眩晕者，须注意迷路疾患、晕动病。《金匮要略》心下水气，泽泻汤主之。

呕吐，中西医能够找到一一相对应的关系。

16. 胃反呕吐者，大半夏汤主之。《千金》云："治胃反不受食，食入即吐。"《外臺》云："治呕，心下痞硬者。"

大半夏汤方：

半夏二升（洗完用） 人参三两 白蜜一升

上三味，以水一斗二升，和蜜扬之二百四十遍，煮取二升半，温服一升，余分再服。

【释译】

胃反呕吐的主要特征是朝食暮吐，暮食朝吐，宿谷不化（西医的幽门梗阻）；其病机为脾胃虚寒，胃虚不降，脾虚不升，食入不能腐熟消化，则反出于胃而为呕吐；由于健运失职，不能化气生津以滋润大肠，可见心下痞，大便燥结如羊屎。故治以大半夏汤和胃降逆，补虚润燥。方中半夏降逆止呕；人参益气补虚，白蜜甘润和中，且可缓解半夏之燥，三味相伍，应用于虚寒胃反。正如李东垣所云："辛药生姜之类治呕吐，但治上焦气壅表实之病，若胃虚谷气不行，胸中闭塞而呕者，惟宜益胃推荡谷气而已。"

【解读】

本条是为3、4、5条虚寒胃反（幽门梗阻）补述治法。

本方加减，可治脾胃虚寒，气阴亏虚之胃癌、幽门痉挛及幽门狭窄、神经性呕吐及贲门失弛缓症等（幽门梗阻的前驱期或者轻型）。降逆酌加旋覆花、代赭石、沉香等；补虚加黄芪、麦冬、当归等；润燥宜用火麻仁、郁李仁等；病久不愈兼见血瘀者，酌加赤芍、桃仁、红花、丹参等。

17. 食已即吐者，大黄甘草汤主之。《外臺》方又治吐水。

大黄甘草汤方：

大黄四两 甘草一两

上二味，以水三升，煮取一升，分温再服。

【释译】

本条论述胃肠实热呕吐的证治。

"食已即吐"是指在进食过程中或者食后片刻，或者1~2h呕吐，往往伴有大便干结。此乃实热壅滞于肠胃，腑气不畅，以致在下则肠失传导而便秘；在上则胃不能纳谷以降，且火性急迫上冲，随胃热上冲而食已即吐；津液不能布化则口渴；口臭、苔黄均为胃热上蒸之征。治用大黄甘草汤泻热去实，大便通，胃气和，则呕吐自止。方中大黄荡涤肠胃，推陈出新；甘草和胃安中，且缓和大黄直走下焦，攻下泻火而不伤胃。

本方证之吐用攻下法，与前第六条提出的"病人欲吐者，不可下之"有所不同。所谓吐者不可下，乃因邪在上而为之立法，因邪有外出上越之机，故当因势利导使用吐法；本条是胃热冲逆之证，因实热阻于胃肠，腑气不通，胃气上逆而呕吐，故当用攻下。

本条与前条大半夏汤证都有呕吐而食谷不下之症，但因病机及临床表现不同，治法则迥异。本方证为胃肠实热壅滞，故症见虽能食，但"食已即吐"；大半夏汤为脾胃虚寒，胃反不受食，食入即吐。

大黄甘草汤所治呕吐，除食已即吐外，常见口渴喜冷饮，胃脘热痛，大便干结，舌红苔黄、口臭等症。

胃肠实热呕吐与外感有关，例如：暴饮暴食致急性胰腺炎，或者发热大汗出引起的大便干燥之类的疾病相关。

本条与上条相鉴别，上条明确是胃反食入即吐，本条是泛指食已即吐，包含胃反。是幽门梗阻的两种临床类型。

【解读】

本条是指幽门梗阻中一个临床类型，即呕吐兼有大便干结者。十二指肠淤积症等更符合本条表现。

【西医链接】

十二指肠淤积症

十二指肠淤积症即十二指肠壅积症，是指各种原因引起的十二指肠阻塞，以致十二指肠阻塞部位的近端扩张、食糜壅积而产生的临床综合征。主要为上腹部疼痛和饱胀症状，多在进食过程中或进食后发生，恶心、呕吐胆汁样物，有时因上腹饱胀而自行设法呕吐以缓解症状。

1. 临床表现

（1）症状：主要为上腹部疼痛和饱胀感，多在进食过程中或进食后发生恶心、呕吐胆汁样物，有时因上腹饱胀而自行设法呕吐以缓解症状。此症呈周期性反复发作，逐渐加重。常出现便秘。（与5条胃反朝食暮吐、暮食朝吐、16条食入即吐不同）。

（2）体征：可见胃型及蠕动波，上腹振水音阳性，可闻及腹内拍水声和肠鸣音高亢。

2. 鉴别诊断

消化不良需与消化性溃疡鉴别，有时两者也可并存。十二指肠外的肿瘤如胰头癌或巨大胰腺囊肿压迫而引起十二指肠淤积，经内镜检查或逆行胰胆管造影术可予以区分。偶也可因腹主动脉瘤压迫十二指肠引起本症。本病也需与十二指肠内的结石、粪石、蛔虫团、异物所致十二指肠梗阻相区别。（在古代难以鉴别、往往看做是一个疾病）

18. 胃反，吐而渴欲饮水者，茯苓泽泻汤主之。

茯苓泽泻汤方：

《外台》云治消渴脉绝，胃反吐食之，有小麦一升。

茯苓半斤　泽泻四两　甘草二两　桂枝二两　白术三两　生姜四两

上六味，以水一斗，煮取三升，内泽泻，再煮取二升半，温服八合，日三服。

【释译】

本条论述饮阻气逆而呕渴并见的证治。

原文"胃反"，有反复呕吐之意，病因胃有停饮，失其和降，上逆而吐；饮停不化，脾不输津，液不上承，故口渴欲饮。由于水饮上泛，故呕吐频作，因渴复饮，脾虚失运，更助饮邪，饮动于内，升降失职，又会加重呕吐，如此，愈吐愈饮，愈饮愈渴，致成呕吐不止的胃反现象。故以茯苓泽泻汤治之。方中茯苓健脾利水；白术健脾化湿；桂枝温阳化饮；甘草和中安胃。此即苓桂术甘汤，宗"病痰饮者，当以温药和之"之意。再加生姜温胃散饮，降逆止呕；泽泻导水下行。诸药相伍，健脾利水，化气散饮；气化水行，呕渴自止。

本证"吐而渴欲饮水"与五苓散"渴欲饮水，水入即吐"症相似，但病机则异，本方为脾虚不运，胃有停饮，以呕渴并见为主证，故治以温胃化饮止呕为法；五苓散为膀胱气化失职，以小便不利为主证，故治以化气利水为法。

本方常用于急性胃炎、胃肠炎、胃神经官能症和其他消化道疾患而见本方证者，以方测证，本条多有头眩，心下悸，浮肿，口淡，大便溏等症。

【解读】

本条"胃反"，有反复呕吐之意，病因胃有停饮，失其和降，上逆而吐；不一定是幽门梗阻，具体问题具体分析。呕吐的原因非常多，例如：急性胃炎、胃肠炎、胃神经官能症、胃扩张、胃瘫等其他消化道疾患都能够引起反复呕吐。

茯苓泽泻汤方即苓桂术甘汤加泽泻利水、生姜暖胃。适宜于幽门痉挛、急性胃炎、胃瘫、糖尿病胃轻瘫等。"《外臺》云治消渴脉绝，胃反吐食之，有小麦一升"是指糖尿病胃轻瘫。参考：心下痰饮，苓桂术甘汤。

紧接下条。

【拓展】

比较以下诸方的组成与适应症。

1. 诸方的药物组成

猪苓散		猪苓	茯苓	白术		
茯苓泽泻汤方		茯苓	泽泻	甘草	桂枝	白术　生姜
猪苓汤		猪苓	茯苓	泽泻	阿胶	滑石
五苓散		猪苓	茯苓	白术	泽泻	桂枝

以上诸方都与呕吐引起的水电解质紊乱相关联，属于不同疾病的不同临床类型。

2. 诸方的适应症

猪苓散，即五苓散去除泽泻、桂枝，具有明确的利尿作用。适宜于肾衰竭尿毒症的早期。

茯苓泽泻汤方即苓桂术甘汤加泽泻利水、生姜暖胃。适宜于幽门痉挛、胃瘫、糖尿病胃轻瘫等。《外台秘要》云：治消渴脉绝，胃反吐食之，有小麦一升"是指糖尿病胃轻瘫。

猪苓汤适宜于慢性肾炎。因为有阿胶，不适宜于尿毒症。（参考13篇13条）

五苓散具有水电解质紊乱双向调节作用。

"运用猪苓散主治，若水气盛者，可与茯苓泽泻汤合方应用；若阴不足者，可与猪苓汤合方应用等。"即在尿毒症的早期，如果有水肿，可以使用猪苓散加茯苓泽泻汤合用；如果合并有慢性肾炎，可以使用猪苓散加猪苓汤合用。

19. 吐后，渴欲得水而贪饮者，文蛤汤主之。兼主微风，脉紧，头痛。

文蛤汤方

文蛤五两　麻黄三两　甘草三两　生姜三两　石膏五两　杏仁五十枚　大枣十二枚

右七味，以水六升，煮取二升，温服一升，汗出即愈。

【解读】

本条是指内伤杂病呕吐之后口渴，想要喝水，这是正常的生理要求，少少与之可愈，"贪饮者"是指喝了很多白水，严重者就可能发生水逆（水中毒）五苓散证，在没有发生水中毒之前，是文蛤散的适应症。相当于西医喝一些糖盐水，补充水电解质，而不能单补白开水。第18条是指反复呕吐，口渴，欲饮水而实际上没有喝水，使用茯苓泽泻汤。茯苓泽泻汤去除生姜、甘草（健脾胃）加猪苓（利尿）就是五苓散。茯苓泽泻汤与五苓散相比，健脾胃作用强而利尿作用弱，符合第18条的实际情况，可以把水饮吸收到血液循环之中，减少小便，维持正常的血容量。本条与第18条是同一类病理状态，不同的临床类型。

有人认为19条文蛤汤应该是《伤寒论》中141条的文蛤散之误。文蛤汤，即大青龙汤去桂枝加文蛤而成，或者麻杏石甘汤加文蛤、生姜、大枣，即麻杏石甘汤与文蛤散的合剂。或者介于猪苓散与茯苓泽泻汤之间。

"兼主微风，脉紧，头痛"是指兼有微恶风寒之表现。现代解读：轻微的感冒。

本方功能解表散邪，清胃止渴，适用于表邪未尽，胃有郁热而致的口渴不欲饮而烦热明显者。现代多用于治疗糖尿病、咳喘、过敏性荨麻疹、顽固性头痛等属本证者。

新冠病毒感染疫情中，糖尿病并新冠感肺炎应该用麻杏石甘汤加文蛤汤。即：渴欲得水而贪饮者，文蛤汤主之。兼主微风，脉紧，头痛。

文蛤散与文蛤汤的区别：十三篇第6条。渴欲饮水不止者，文蛤散主之。虽然饮水不能解其渴，仍然处于高渗状态，这是糖尿病的消渴症，与《伤寒论》第141条"意欲饮水，反不渴者"（低渗状态）完全相反。

有人认为：病在阳，也是病在表，依法当以汗解，反以冷水噀之，拿水喷脸为噀，或灌之，或者用水浇身，以凉水浇身，无论用冷水噀其面或以冷水浇身，都能使表热被冷水所却而不得出，不能因汗而解除，"弥更益烦，肉上粟起"由于热与水相激，起鸡皮疙瘩，就是小疹子（汗腺开口闭塞，汗液不得出，聚集于汗腺之内，致其隆起）。因为热不在胃肠内面，里面无热，所以反不渴，不像白虎汤证热结于里，故渴，此仍为表热不除，不汗出而烦燥，并不渴，所以应用文蛤汤，文蛤散是错的。应该把文蛤散与文蛤汤相互调换一下，就比较合理了，当然，这是一部分人的看法，可供临床参考。

呕吐的原因很多，在外感病中，吐后口渴，应该少少与之，可以不治而愈，如果口渴不止，大量饮水，血液稀释，可以引起低血钠，这时候用文蛤散补充电解质，维持电解质平衡，避免发生水中毒是合理的。如果发生水中毒，使用五苓散治疗，"服文蛤散，若不差者，与五苓散"。这样就合理了。

【拓展】

文蛤壳含碳酸钙、甲壳质等。

1. 文蛤汤治太阳病、太阳病变证外寒内热证

文蛤汤证，证见：口渴欲饮水，心烦，伴发热恶寒，头痛，脉浮紧者《伤寒论》第141条，病机为表有风寒，里有水热郁结。文蛤汤即大青龙汤去桂枝加文蛤而成。方中以大青龙汤解表并清郁热，去桂枝以减发汗之力；加大剂量咸寒文蛤以增清热之力，并生津润燥止渴之效。文蛤汤证，亦见于《金匮要略》中的呕吐病之贪饮兼感表邪证，病机相同，治方不殊。（糖尿病合并病毒性肺炎）

2. 文蛤散治消渴病、热病伤津证。

证见：患者口渴多饮，但不解其渴，而又无小便频数及消谷善饥者（第十三篇6条）。病机为热病之后，燥热内炽，津液被耗，治用文蛤散。方仅文蛤一味，药性咸微寒，具有清热润燥，生津止渴之功效。（糖尿病合并电解质紊乱）

文蛤化学成分如下：含蛤素、碳酸钙、甲壳素等。（文蛤性味性寒，味苦、咸。）

甲壳素：被欧美学术界称之为继蛋白质、脂肪、糖类、维生素、矿物质五大生命要素之后的"第六大生命要素"，作为糖尿病、高血脂病服用的良方，是21世纪医疗保健品发展方向。从甲壳素提取的氨基葡萄糖是一种能促进人体内黏多糖的合成，提高关节润滑液的黏性，从而改善关节软骨的代谢和促进软骨组织的生长。

甲壳素的作用：（仅供参考）

（1）降血糖：甲壳素的化学结构与植物纤维非常相似，都是六碳糖的聚合体，因而有动物纤维之称。甲壳素具有碱性，可把pH值调到弱碱性，使人体处于碱性体质，提高胰岛素利用率，降低

血糖，有利于糖尿病的预防。

（2）降血脂：甲壳素带正电荷与带负电荷的胆汁酸结合排出体外，影响脂肪的乳化。甲壳素与胆汁酸结合并排出体外，胆汁酸排出增加，减少了胆囊中胆汁酸量，致使肝脏从血液中吸收更多的胆固醇转化为胆汁酸，以补充其不足，使血液中胆固醇下降。

（3）降血压：甲壳素是带正电荷的阳离子基因，可与食盐中的氯离子结合，随粪便排出体外，减少氯离子的吸收。降低血糖中的氯离子浓度，使血管紧张素转化酶（ACE）活性降低，致使血管紧张素Ⅱ形成减少，使内缓激肽增加，血管扩张作用增强，血压下降。

（4）强化人体免疫、活化淋巴细胞：甲壳素具有强化人体免疫力，增强细胞免疫、活化淋巴细胞之功效，甲壳素可使体液 pH 值偏碱性，创造了淋巴细胞攻击癌细胞的最佳环境，提高杀伤癌细胞的功能。甲壳素能增强体液免疫功能，活化巨噬细胞，增强其吞噬能力。

（5）抑制非正常细胞生长、扩散和转移、甲壳素是带正电荷的聚阳离子，能吸附到癌变的细胞表面，并使电荷中和，从而抑制癌细胞的生长，起到抑制和防止肿瘤扩展和转移的作用。

（6）提高抗肿瘤药物的疗效：低分子量的甲壳素和 5 - 氟尿嘧啶抗肿瘤药物，可提高其治疗肿瘤的疗效。几丁聚糖的水解产物葡萄糖肽可以合成氯脲毒素，该药物作为抗肿瘤药物已在临床应用。

20. 干呕，吐逆，吐涎沫，半夏干姜散主之。

半夏干姜散方：

半夏　干姜等分

上二味，杵为散，取方寸匕，浆水一升半，煮取七合，顿服之。

【释译】

本条论述中阳不足，寒饮内盛的呕逆证治。

干呕吐逆、吐涎沫可以同时发生，也可单独出现，在病机上都属于中阳虚弱，运化无力，胃气不能正常顺降，虚寒之气上逆所致。如中阳不足，胃寒气逆，则干呕、吐逆；寒饮不化，聚而为痰，随胃气上逆而出，则口吐涎沫，即所谓"上焦有寒，其口多涎"。治其半夏干姜散，温中散寒，降逆止呕。半夏辛燥，能化饮开结，善降逆气；干姜辛热，温胃散寒，二味相伍，既可温胃化饮止呕，又可温肺化饮治咳喘。方中浆水煮服，取其甘酸能调中止呕，"顿服"者，意在集中药力，取效迅速。

半夏干姜散，即小半夏汤以干姜易生姜而成，因干姜与生姜功用不同，故其主治有别。半夏干姜散以干姜温阳散寒，取其守而不走，治疗中阳不足，寒饮呕逆之证；小半夏汤以生姜散寒，取其走而不守，主治饮盛抑阳之呕吐。

尤怡《金匮要略心典》："干呕、吐逆，胃中气逆也，吐涎沫者，上焦有寒，其口多涎也。与前条干呕吐涎沫，头痛不同，彼为厥阴阴气上逆，此是阳明寒涎逆气不下而已，故以半夏止逆消涎，干姜温中和胃，浆水甘酸，调中行气止呕逆也。"

【解读】

半夏干姜散，即小半夏汤以干姜易生姜而成。

半夏干姜散证与吴茱萸汤证，都有干呕、吐涎沫的症状，但二者病机不同，则治法亦异。吴茱萸汤证病机为胃寒停饮兼挟肝气上逆而见有头痛，故肝胃同治。半夏干姜散则是中阳不足，寒饮上逆，故专治于胃。

恶心、呕吐的3个不同临床类型：①外感病中恶心呕吐用：小半夏汤；②内伤杂病恶心呕吐用：干姜半夏；③内伤杂病恶心呕吐伴有头痛：吴茱萸汤。伴随症状不同，病机不同，方剂也不同。

21. 病人胸中似喘不喘，似呕不呕，似哕不哕，彻心中愦愦然无奈者，生姜半夏汤主之。

生姜半夏汤方：

半夏半升　生姜汁一升

上二味，以水三升，煮半夏，取二升，内生姜汁，煮取一升半，小冷，分四服，日三夜一服。止，停后服。

【注解】

彻心中愦愦然无奈：彻，通彻、通联之意。"心中"指胸胃之意，形容患者自觉胸胃烦乱不已，有无可奈何之状。

【释译】

胸为气海，是清气出入升降之道路，且内居心肺，下邻脾胃。寒饮搏结胸胃，胸阳阻滞，欲伸不能，气机不能正常升降和出入，邪正相搏，胃气亦因之失和。故见寒饮扰胸，有似喘不喘之症；饮扰于胃，则见似呕不呕，似哕不哕之症。病势有欲出而不能，欲降而不得，以致心胸中苦闷不堪，无可奈何之感，即所谓"彻心中愦愦然无奈"。治以生姜半夏汤，辛散寒饮，以舒胸阳，畅达气机，则诸症自解。

本方与小半夏汤，药味组成相似，但用药分量不同，其作用也就不同。小半夏汤内半夏用量重于生姜，主要治饮停心下，取其散饮降逆，和胃止呕；生姜半夏汤内生姜取汁而量重，主要治寒饮搏胸胃，故用姜汁且多，取其散饮去结，宣通阳气，正如尤怡注云："生姜用汁，则降逆之力少而散结之力多。""小冷"服为"治寒以热，凉而行之"的反佐之意。"分四服"以免药力过猛刺激而呕吐；更取频服之意，通过药物的持续作用，使寒饮尽散。

半夏干姜散、小半夏汤、生姜半夏汤、吴茱萸汤，四者应鉴别。

【解读】

生姜、半夏是治疗恶心、呕吐的基础方。现代单独使用较少，多出现在其他复方中。

22. 干呕、哕，若手足厥者，橘皮汤主之。

橘皮汤方：

橘皮四两　生姜半斤

上二味，以水七升，煮取三升，温服一升，下咽即愈。

【注解】

哕：呃逆，即恶心。

【释译】

本条论述胃寒气逆而干呕、哕的证治。

干呕与呃逆在病机上基本相同，均是胃气失和，其气上逆所致。辨证亦有寒热虚实之分。若因寒气滞于膈间，胸阳不能伸展，寒气上逆则作呕；寒气闭阻于胃，中阳被郁，阳气不能达于四末，故手足厥冷。这种厥非阴盛阳微的四逆汤证，乃胃阳抑郁不能伸展，故程度上有明显的差别，仅表现为轻度的寒冷感，为暂时性的，且无恶寒之象，呃声沉缓，得热则减，得寒则剧，故治以橘皮汤散寒降逆。方中橘皮理气和胃；生姜散寒降逆止呕，2味合用，寒邪解散，阳气得以宣通，胃气则能和降，则干呕、哕与厥冷自愈，故方后云"下咽即愈"。

本方用于治疗胃虚气逆所致呃逆、呕吐症者，其呕哕胸满，虚烦不安者，加人参、甘草（名大橘皮汤）；里寒甚，四肢厥冷明显者，加吴茱萸、肉桂；呃逆频作，胃脘满胀者，加旋覆花、代赭石、苏梗；兼痰饮者，加半夏、茯苓；哕逆久作不愈，挟瘀血者，酌加桃仁、红花、当归、川芎、丹参，多有良效。

【解读】

恶心与呕吐是临床常见症状。恶心为上腹部不适和紧迫欲吐的感觉。可伴有迷走神经兴奋的症状，如皮肤苍白、出汗、流涎、血压降低及心动过缓等，常为呕吐的前奏。一般恶心后随之呕吐，但也可仅有恶心而无呕吐，或仅有呕吐而无恶心。呕吐是通过胃的强烈收缩迫使胃或小肠的内容物经食管、口腔而排出体外的现象。二者均为复杂的反射动作。

恶心发生时，胃蠕动减弱或消失、排空延缓、十二指肠及近端空肠紧张性增加，出现逆蠕动，导致十二指肠内容物反流至胃内。恶心常是呕吐的前奏。

恶心是一种对食物的反感，或是想立即将食物经口吐出的主观感觉，恶心严重者，可有迷走神经功能紊乱的表现，如皮肤苍白、心动过缓或过速，血压下降等。即本条"干呕、哕，若手足厥者"。

陈皮、生姜能止恶心、干呕，抑制迷走神经，所以皮肤苍白、血压下降就能够恢复。

西医研究：陈皮能促进唾液、胃液等消化液分泌和消除肠内积气。从生姜中分离出来的姜油酮及姜烯酮的混合物亦有止吐效果，可供参考。

23. 哕逆者，橘皮竹茹汤主之。

橘皮竹茹汤方：

橘皮二升　竹茹二升　大枣三十枚　人参一两　生姜半斤　甘草五两

上六味，以水一升，煮取三升，温服一升，日三服。

【释译】

本条论述胃虚有热而呕逆的治法。

原文详于方而略于证。以药测之，可知本条所论之呃逆，乃是胃中虚热，气逆上冲所致，故可伴见虚烦不安，少气、口干，手足心热，脉虚数等症。此承上条胃寒气逆而进一步阐述胃虚有热气逆作哕，以强调临证之中确有虚实寒热之分。所用橘皮竹茹汤补虚清热，和胃降逆，方中橘皮理气健胃，和中止呕；竹茹清热和胃止呃逆，二味相伍，既降逆止呕，又清泄胃热；生姜降逆开胃；人参、大枣、甘草补虚和中；六味相合，可使虚热得除，胃气和降，则哕逆自愈。

哕有属胃寒者，有属胃热者，此哕逆因胃中虚热、气逆所致，故用人参、甘草、大枣补虚；橘皮、生姜散逆；竹茹甘寒疏逆气而清胃热，因以为君。

【解读】

哕逆：严重的恶心，可以引起自主神经功能紊乱，甚至于神经性休克前驱期。

20～23条干呕、哕、哕逆，其病位在胃，有虚实寒热之分，辨证论治举例。半夏干姜散、生姜半夏汤、橘皮汤、橘皮竹茹汤，辨证论治灵活运用，变化无穷。陈皮、半夏、姜三味最常见的、最普通的药，不同的组合变化出不同的方剂，各有所重，治疗不同（胃）的病症。以上为胃肠道疾病的常见症状及治疗，都是基础方，需要加减使用。总之，病在胃，在上。24条以下诸条为下利，病在下，在肠。

24. 夫六腑气绝于外者，手足寒，上气，脚缩；五脏气绝于内者，利不禁，下甚者，手足不仁。

【注解】

气绝：指脏腑之气虚衰的意思。

脚缩：指小腿肌肉不时挛急、收引。

【释译】

本条承上启下，从脏腑功能的虚衰，阐述呕吐、哕、下利的病机和预后。

人体以脏腑为本，五脏六腑各司其职，六腑属阳，阳主卫外，其气行于表；五脏属阴，阴主内守，气行于里。五脏六腑是统一的整体，所谓"六腑气绝于外""五脏气绝于内"是指脏腑气衰，外不足以行表，内不能固守封藏而言，不是分开的2种病证。六腑以胃为本，诸脏皆受气于胃，故胃阳一衰，则诸腑之气皆衰。胃虚不化水谷，受纳和降失职，胃气上逆故呕吐，或哕；上焦不能受气于中焦，宗气因之不足，肺失肃降故上气喘促；下寒不得温煦，寒凝筋脉不能舒张，故蹲卧脚缩。五脏以肾为先天之本，脾为后天之本，诸脏之气发源于肾，并受后天脾气的充养，故五脏之气不充，关键是脾肾气衰。初期以脾病为主，脾虚失运，水谷不得腐熟，寒湿下行而不能自主，故利下不禁。久必及肾，肾阳虚衰，固封失职，则下利尤甚；阴液随利而丢失，则血痹不行，四肢筋脉失其濡养，故手足麻痹不仁。

【解读】

呕吐、哕、下利，西医是指：呕吐、恶心、腹泻。

西医认为：恶心、呕吐、腹泻是消化道常见的、基本的症状。但是引起消化道症状的病因、病机涉及人体的各个系统器官，而呕吐、腹泻的后果也涉及全身的不同的系统器官甚至于全身衰竭。这与"夫六腑气绝于外者，……；五脏气绝于内者，……"，不是分开的2种病证在宏观上是一致的。严重呕吐，以失钾、失钠电解质为主；严重腹泻以失水为主，临床表现有差异，如本条所述，但并非绝对如此。

中医把呕吐、哕与下利分开来讨论：23条以前讨论呕吐、哕；24条以后讨论下利。西医也把胃肠炎分为胃炎与肠炎，这种分类不是绝对的，需要全面、客观、灵活地运用。

中医的下利与西医的腹泻是一致的。

下利病在《伤寒论》中包括后世的"泄泻"与"痢疾"2种疾病，从古至今有关下利病的文献资料，将下利的病因病机归纳为：与外感、内生之邪以及脏腑功能失调有关。外感之邪指六淫与疠气；内生之邪包括情志内伤、饮食不节或饮食不洁、痰饮停聚肠道、瘀血等。泄泻与情志因素有关；食积也可致泻，误食馊腐不洁之物，则损伤肠胃，亦可引起下利；痰饮留结于胃肠，对胃肠形成刺激也可致泻；瘀血可以导致和加重下利；脏腑功能失调亦可导致下利。其中下利与大肠的关系最为密切，大肠是下利的主要病位所在。病因的复杂多样性与西医的认识一致。

25. 下利脉沉弦者，下重；脉大者，为未止；脉微弱数者，为欲自止，虽发热不死。

【注解】

下重：里急后重，痢疾的特异症状。

欲自止：自然痊愈。

【释译】

下利的病人，脉象沉弦必定有腹痛里急后重的表现（即痢疾），脉大者，说明病势正盛，下利暂时还不能停止。如果脉象微弱而数，说明邪势已衰，正气渐复，下利将自行停止，虽然发热，也不会有危险。

【解读】

本条下利是指西医的痢疾，因为有：里急后重这个共同参照物。病程 10～14d，可自愈。

【西医链接】

细菌性痢疾简称菌痢，亦称为志贺菌病，是志贺菌属（痢疾杆菌）引起的肠道传染病。志贺菌经消化道感染人体后，引起结肠黏膜的炎症和溃疡，并释放毒素入血。临床表现主要有发热、腹痛、腹泻、里急后重、黏液脓血便，同时伴有全身毒血症症状，严重者可引发感染性休克和（或）中毒性脑病。菌痢常年散发，夏秋多见，是我国的常见病、多发病。儿童和青壮年是高发人群。本病有特效的抗菌药治疗，治愈率高。疗效欠佳或转为慢性者，可能是未经及时正规治疗、使用药物不当或耐药菌株感染。

发病后大约 1 周人体产生抗体，溃疡渐愈合。一般病程 10～14d，逐渐恢复或者转为慢性。

引起细菌性痢疾的病原菌为志贺菌，属于肠杆菌科志贺菌属，为兼性厌氧的革兰阴性杆菌，有菌毛、无鞭毛及荚膜及芽胞，不具动力，最适宜于需氧生长。按抗原结构和生化反应不同将志贺菌分为 4 群（痢疾志贺菌、福氏志贺菌、鲍氏志贺菌、宋氏志贺菌）和 51 个血清型。目前我国以福氏和宋内志贺菌占优势，某些地区仍有痢疾志贺菌流行。

志贺菌进入机体后是否发病与细菌数量、致病力和人体抵抗力有关。痢疾志贺菌的毒力最强，可引起严重症状；宋氏志贺菌感染多呈不典型发作；福氏志贺菌感染易转为慢性。致病力强的志贺菌只要 10～100 个细菌进入人体即可引起发病。某些慢性病、过度疲劳、暴饮暴食等因素可导致人体抵抗力下降，有利于志贺菌侵入。

志贺菌侵入肠黏膜上皮细胞和固有层后，引起炎症反应和小血管循环障碍，导致肠黏膜炎症、坏死及溃疡。病变主要累及直肠、乙状结肠，严重时可波及整个结肠和回肠末端。

所有志贺菌均能产生内毒素和外毒素。内毒素可引起全身反应如发热、毒血症、感染性休克及重要脏器功能衰竭。外毒素有肠毒素、神经毒素和细胞毒素，分别导致相应的临床症状。

痢疾的临床表现。

潜伏期一般为 1～3d（数小时至 7d），流行期为 6～11 月，发病高峰期在 8 月。分为急性菌痢、慢性菌痢。

1. 急性菌痢

主要有全身中毒症状与消化道症状，可分成 4 型：

（1）普通型（典型）：起病急，有中度毒血症表现，畏寒、发热达 39℃、乏力、食欲减退、恶心、呕吐、腹痛、腹泻、里急后重。先为稀水样便，1～2d 后稀便转成脓血便，每日排便数十次，量少，失水不显著。常伴肠鸣音亢进和左下腹压痛。一般病程 10～14d，逐渐恢复或者转为慢性。

（2）轻型（非典型）：全身中毒症状、腹痛、里急后重、左下腹压痛均不明显，可有低热、糊状或水样便，混有少量黏液，无脓血，一般腹泻次数每日 10 次以下。粪便镜检有红、白细胞，培养有痢疾杆菌生长，可以此与急性肠炎相鉴别。一般病程 3～6d。

（3）重型：多见于年老体弱或营养不良的患者。有严重全身中毒症状及肠道症状。起病急、高热、恶心、呕吐，剧烈腹痛及腹部（尤为左下腹）压痛，里急后重明显，脓血便，便次频繁，甚至失禁。病情进展快，明显失水，四肢发冷，极度衰竭，易发生休克。

（4）中毒型：此型多见于 2～7 岁体质好的儿童。起病急骤，全身中毒症状明显，高热达 40℃ 以上，患者精神萎靡、面色青灰、四肢厥冷、呼吸微弱、皮肤花纹、反复惊厥、嗜睡，甚至昏迷，而肠道炎症反应极轻。按临床表现可分为休克型（以感染性休克为主要表现）、脑型（以中枢神经系统症状为主要表现)和混合型(兼具以上2型的表现,最为凶险)。这是由于痢疾杆菌内毒素的作用,并且可能与某些儿童的特异性体质有关。

2. 慢性菌痢

菌痢患者可反复发作或迁延不愈达2个月以上,可能与急性期治疗不当或致病菌种类(福氏菌感染易转为慢性)有关,也可能与全身情况差或胃肠道局部有慢性疾患有关。主要病理变化为结肠溃疡性病变,溃疡边缘可有息肉形成,溃疡愈合后留有瘢痕,导致肠道狭窄。分型如下:

(1)慢性隐匿型:患者有菌痢史,但无临床症状,大便病原菌培养阳性,作乙状结肠镜检查可见黏膜炎症或溃疡等菌痢的表现。

(2)慢性迁延型:患者有急性菌痢史,长期迁延不愈,腹胀或长期腹泻,黏液脓血便,长期间歇排菌,为重要的传染源。

(3)慢性型急性发作:患者有急性菌痢史,急性期后症状已不明显,受凉、饮食不当等诱因致使症状再现,但较急性期轻。

【结语】

痢疾可以自愈,普通型病程10~14天。本条"欲自止"就是自然病程的表现。

26. 下利手足厥冷,无脉者,灸之,不温,若脉不还,反微喘者死。少阴负趺阳者,为顺也。

【释译】

与《伤寒论》第362条相同,可供参考。

下利手足厥冷,脉绝无者,有阴无阳之脉证也。虽用理中四逆辈,恐其缓不及事,急灸脐下,以通其阳。若脉还手足温者生,脉不还手足不温,反微喘者,阳气上脱也,孤阳无根故死。

【解读】

参考:《伤寒论现代解读》绪论:中医外感热病学中厥证实质的探讨。

厥证与休克是一个证态,而且出现微喘(呼吸衰竭),在古代死亡率很高。

重型痢疾与中毒性痢疾,可以引起中毒性休克,即使现代抢救不及时也可以导致死亡。也有经过正确治疗而痊愈者。

【结语】

本条是指中毒性痢疾。参考41条【西医链接】。

27. 下利有微热而渴,脉弱者,今自愈。

【解读】

与本篇25条同义,与《伤寒论》第360条相同。

28. 下利脉数,有微热,汗出,今自愈;设脉紧,为未解。

【释译】

下利,脉数,内热利也,微热汗出,其邪衰矣,故令自愈。设脉紧者,是表未衰,故为未解也。与25条"脉微弱数者,为欲自止",29条"下利脉数而渴者,今自愈",27条"下利有微热而渴,脉弱者,今自愈",30条"下利脉反弦,发热身汗者,自愈"的意思都是一致的,痢疾具有自愈倾向。

与《伤寒论》第361条相同。

29. 下利，脉数而渴者，今自愈。设不差，必清脓血，以有热故也。

【释译】

此承上条邪正俱衰，病当自愈而不愈之义也。设不瘥者，则必表和，热退而数渴，仍然是里热未除也，故圊脓血。参考 32 条。

与《伤寒论》第 367 条相同。

30. 下利，脉反弦，发热身汗者，自愈。

【解读】

见 25 条，痢疾具有自愈倾向。

31. 下利气者，当利其小便。

【注解】

下利气：指泄泻与矢气并下，亦称"气利"。

【释译】

本条论述下利气的证治。

由于湿热郁滞于胃肠，气机不畅，水谷不化，郁热腐败，故下利而兼矢气。由于湿热阻滞气机，故有小便不利、肠鸣胀满等症。治当利其小便，分利肠中湿热，气化恢复正常，则下利矢气可除。如果中气不足，脾虚不运，湿邪内盛，则宜补中利湿以升清阳。

后世医家受本条的启示，立有"治湿不利小便，非其治也"的法则，并在治疗泄泻时提出了"开支河"的方法，究其理论应源于此。

【解读】

即西医的急性肠炎，稀水样便兼有虚恭。中医使用利尿药治疗，西医不可理解。

与本篇 47 条相连续。

32. 下利，寸脉反浮数，尺中自涩者，必圊脓血。

【注解】

圊脓血：圊同清，即大便下脓血。

【释译】

此承上表里已和，病当自愈而不愈之义也。下利里病，而得浮数表脉，故曰：脉反浮数也，但尺中自涩，则知热陷血分，必圊脓血也。

下利，固以阳气有余为吉，又不可太盛，成热邪伤阴，致阳复有偏胜之患。下利属寒，脉应沉迟，反浮数，其阳胜可知。而尺中自涩，涩为阳邪入阴，此亦热多。故曰：必圊脓血。寸脉浮数，为热有余，尺脉自涩，为血不足，以热有余，则挟热而便脓血。

与《伤寒论》第 363 条相同。

【解读】

"病当自愈而不愈"是指急性痢疾未愈转变为慢性痢疾，临床表现反复脓血便。

33. 下利清谷，不可攻其表，汗出必胀满。

【注解】

下利清谷：含有不消化食物的稀水样便。

攻其表：发汗解表。

【释译】

本条论述虚寒下利的禁忌。

下利清谷，乃脾肾之阳虚衰，不能化腐水谷所致；由于阳虚于里，卫阳之气亦因之不足，故外见恶寒之症，即《内经》"阳虚生外寒"之旨。纵有表邪未解，亦应急当温里，不可轻用汗法攻表；若误用发汗之剂，汗出则阳更虚，阴寒更盛，以致阳虚不运，则腹部胀满，即《内经》"脏寒生满病"之义。故脾肾虚寒下利，即使外有表邪，也必须先救其里后攻其表。

本条"脏腑经络先后病脉证第一"篇14条原文中"下利清谷不止，身体疼痛者，急当救里"前后连贯，首尾相顾。既示医者须明标本缓急的论治原则，同时还体现以顾护人体阳气为要的精神。

【解读】

下利清谷是指稀水样便，容易引起水电解质紊乱，特别是低盐、失水，如果再发汗，加重了低盐与失水，低血钾、低血钠容易引起肠道平滑肌张力下降，故腹胀。

《伤寒论》第364条：下利清谷，不可攻表，汗出必胀满。《伤寒论》第91条：伤寒，医下之，续得下利清谷不止，身疼痛者，急当救里；后身疼痛，清便自调者，急当救表；救里宜四逆汤，救表宜桂枝汤。"下利清谷不止"急当救里，服用四逆汤以后，清便自调了，然后再急当救表，救里宜四逆汤，救表宜桂枝汤。两条联系起来看，这一条如果攻表、发汗，会出现汗出必胀满，这就补第91条之不足。

在《伤寒论》中，下利清谷之证，于阳明、少阴篇中两见，而皆为四逆汤证，即失盐失水，低血容量休克前驱期。汗吐下三法使用不当，引起水电解质紊乱，中医称为心、脾、肾阳虚，苓桂术甘汤、苓桂甘枣汤、真武汤灵活运用，再严重的病理状态就是休克代偿期－四逆汤证。所以，本条也是欲做奔豚的前驱期。

"呕吐哕下利病脉证治"第45条"下利清谷，里寒外热，汗出而厥者，通脉四逆汤主之"是本条的恶化，进一步发展。里寒外热即真寒假热（西医的暖休克），参考：《伤寒论》第370条。

《伤寒论》第66条发汗后，腹胀满者，厚朴生姜半夏甘草人参汤主之。可供参考。

34. 下利脉沉而迟，其人面少赤，身有微热，下利清谷者，必郁冒，汗出而解，病患必微厥，所以然者，其面戴阳，下虚故也。

【注解】

郁冒："冒"为昏蒙眩晕，郁冒，即心胸郁闷，头昏目眩。

戴阳：因阳气上浮而见两颧浮红，就好像阳气被格戴于头面，故名。

【解读】

《伤寒论》第366条：下利脉沉而迟，其人面少赤、身有微热、下利清谷者，必郁冒汗出而解，病人必微厥，所以然者，其面戴阳，下虚故也。

参考《伤寒论现代解读》第366条：戴阳证与格阳证不同，戴阳证是立克次氏体、螺旋体及沙门氏菌毒血症的表现，大多有自愈倾向，所以汗出而解。格阳证是里寒外热、真寒假热的暖休克。

35. 下利后，脉绝，手足逆冷，晬时脉还，手足温者生；脉不还者死。

【注解】

晬时，即一昼夜。

【解读】

同《伤寒论》第368条，下利后，出现"脉绝，手足逆冷"的表现，欲决生死，应当观察一昼夜。经过救治24h，脉还，手足温者生；脉不还者死。"脉绝，手足逆冷"，桡动脉摸不到搏动，手足冰凉是严重的休克状态，经过治疗后"脉还，手足温"，表明休克得到改善，所以有治愈的可能，反之，死亡的可能性大。

36. 下利腹胀满，身体疼痛者，先温其里，乃攻其表。温里宜四逆汤，攻表宜桂枝汤。

四逆汤方：方见上。

桂枝汤方：

桂枝三两（去皮）　芍药三两　甘草二两（炙）　生姜三两　大枣十二枚

上五味，㕮咀，以水七升，微火煮取三升，去滓，适寒温服一升，服已须臾，啜稀粥一升，以助药力，温覆令一时许，遍身热文，微似有汗者，益佳，不可令如水淋漓。若一服汗出病差，停后服。

【释译】

本条论述虚寒下利兼表证的证治。

由于脾肾阳虚，阴寒内盛，运化失司，故下利腹胀满；又因风寒外袭，邪滞于表，凝滞血脉，故身体疼痛。本证为表里皆病。根据表里同病的治则，一般先治表，后治里，或表里同治，但对虚寒证，则应先救里而后治表，即邪实犹可攻，正脱难复挽，故先用四逆汤温里，待里阳充实以后，则下利自止。然后，用桂枝汤解散表邪，调和营卫。

本条说明表里同病，应分清先后缓急，对阳证、实证，以祛邪以急；对虚证、寒证，以扶正为先。若临证不分标本，不顾缓急，则易犯虚虚实实之误。

【解读】

《伤寒论》第372条相同。如急性胃肠炎、剧烈呕吐腹泻引起失盐、失水、低血容量休克前期，西医先输液纠正水电解质紊乱，即中医的"先温其里"宜四逆汤。

37. 下利三部脉皆平，按之心下坚者，急下之，宜大承气汤。方见痉病中。

【注解】

三部脉皆平：指寸关尺三部脉犹如平人脉象。

心下坚：胃脘部、腹部胀满，按之硬满，可以触及有形之物。

【释译】

本条论述下利属实当下的脉证。

下利本有虚实之分，治法亦攻补各异，均依具体脉证而定。若下利而脘腹胀满，按之坚硬，结合脉诊，寸关尺三部脉既不虚浮而大，亦非沉微细弱，而是犹如平人脉实不虚之意，可知是有形之实滞内结，暴实下利而里气不虚，此正盛邪实，正可用下。如延之日久，必致邪实正虚而攻补两难，故仲景提出"急下之"，用大承气汤急下其里实，实去坚消，腑气顺畅，利亦自止。此正所谓"通因通用"之法。

【解读】

本条下利，是指脓血便痢疾，脉象与正常人一样，说明病人正气不虚。腹部胀满，按之硬满，可以触及有形之物，中医谓之：邪实。这是下法的适应症，急用大承气汤下之。本条是指长期慢性痢疾不完全肠梗阻的表现。

【西医链接】

慢性菌痢主要病理变化是结肠溃疡性病变，溃疡边缘可有息肉形成，溃疡愈合后留有瘢痕，导致肠狭窄，若瘢痕正在肠腺开口处，可阻塞肠腺，导致囊肿形成，其中贮存的病原菌可因囊肿破裂而间歇排出。

菌痢病程超过2个月以上者称为慢性菌痢。多由急性菌痢转变而来，以福氏菌感染者居多。有的病程可长达数月或数年，在此期间肠道病变此起彼伏，原有溃疡尚未愈合，新的溃疡又形成，因此新旧病灶同时存在。由于组织的损伤修复反复进行，慢性溃疡边缘不规则，黏膜常过度增生而形成息肉。肠壁各层有慢性炎症细胞浸润和纤维组织增生，乃至疤痕形成，从而使肠壁不规则增厚、变硬、严重的病例可致肠腔狭窄，引起不完全肠梗阻。

肠内容物不能正常运行或通过发生障碍时，称为肠梗阻。其中梗阻程度较轻者，称为不完全性肠梗阻，是腹部外科常见疾患。梗阻以上的肠腔有扩张，并由于长期肠蠕动增强，肠壁呈代偿性增厚。

不完全肠梗阻临床表现：

1. 症状

（1）腹痛：程度较轻，也可表现为腹部胀满不适、胀痛或阵发性绞痛，缓解期相对较短。

（2）恶心、呕吐：初始可无呕吐，随着梗阻时间延长，程度越来越重，可出现恶心、呕吐，呕吐物多为未消化的食物。

（3）全身症状：一般较轻，梗阻时间长可出现水电解质紊乱，营养不良等。

（4）停止排便排气：不完全性肠梗阻时也可以有少量的肛门排便排气，因此不能单纯因为肛门还有排便排气就将肠梗阻完全排除在外。

（5）腹胀：腹胀症状一般不明显。

2. 体征

（1）上腹或脐周轻度膨隆，可出现胃肠蠕动波或肠型。

（2）腹部触软，叩诊呈鼓音，听诊肠鸣音亢进，病情较重时可有高亢的肠鸣音或气过水声。

依据临床表现慢性菌痢的症状分为以下3型：

①急性发作型此型约占5%，其主要临床表现同急性典型菌痢，但程度轻，恢复不完全，一般是半年内有痢疾病史或复发史，而除外同群痢菌再感染，或异群痢菌或其他致腹泻细菌的感染。

②迁延型发生率约占10%，常有腹部不适或隐痛，腹胀、腹泻、粘脓血便等消化道症状时轻时重，迁延不愈，亦可腹泻与便秘交替出现，病程久之可有失眠、多梦、健忘等神经衰弱症状，以及乏力、消瘦、食欲下降、贫血等表现。左下腹压痛，可扪及乙状结肠，呈条索状。（37条按之心下坚者）

③隐匿型此型发生率约占2%～3%，一年内有菌痢史，临床症状消失2个月以上，但粪培养可检出痢菌，乙状结肠镜检查可见肠黏膜病变。此型在流行病学上具有重要意义。

X线钡剂检查：慢性期可见肠道痉挛，动力改变，袋形消失，肠腔狭窄，肠黏膜增厚，肠段收短，或呈节段状病变如香肠样。这些病理变化引起不完全肠梗阻。（37条按之心下坚者）

慢性痢疾病变可以累及整个结肠，当累及横结肠的时候，腹部就能触及条索状的有形之物，与37条按之心下坚者相符。X线钡剂检查，支持不完全肠梗阻的临床表现。

【拓展】

心下坚

1. 腹满寒疝宿食病脉证病治第十

20条　其脉数而紧乃弦，状如弓弦，按之不移。脉数弦者，当下其寒；脉紧大而迟者，必心下坚;脉大而紧者,阳中有阴,可下之。【解读】肠间脓肿可扪及压痛之包块(心下坚)。

2. 痰饮咳嗽病脉证并治第十二

3条 水在心,心下坚筑,短气,恶水不欲饮。【解读】心力衰竭引起的肝脾淤血,肿大。与水气病31条、32条相同。

18条 病者脉伏,其人欲自利,利反快,虽利,心下续坚满,此为留饮欲去故也,甘遂半夏汤主之。【解读】被大网膜等包裹的上腹部慢性炎症。

24条 膈间支饮,其人喘满,心下痞坚,面色黧黑,其脉沉紧,得之数十日,医吐下之不愈,木防己汤主之。虚者即愈,实者3日复发,复与不愈者,宜木防己汤去石膏加茯苓芒硝汤主之。【解读】心下痞坚,右心衰肝脏淤血、肿大、肝硬化,可以触摸到,而且具有消化不良的表现,所以称为"心下痞坚"。

3. 水气病脉证并治第十四

31条 气分,心下坚大如盘,边如旋杯,水饮所作,桂枝去芍药加麻辛附子汤主之。32条心下坚大如盘,边如旋盘,水饮所作,枳术汤主之。【解读】肺心病右心衰,肝脾淤血,肿大的肝脏、脾脏的边沿。

4. 呕吐哕下利病脉证病治第十七

16条 胃反呕吐者,大半夏汤主之。(《千金》云:治胃反不受食,食入即吐。《外台》云:治呕心下痞硬者)【解读】长期幽门梗阻,胃壁肌肉层代偿性肥大、增生,可以触摸到实质性的胃壁增厚。

37条 下利三部脉皆平,按之心下坚者,急下之,宜大承气汤。【解读】慢性痢疾,结肠黏膜瘢痕化形成的索条。

5. 妇人杂病病脉证病治第二十二

5条 妇人咽中如有炙脔,半夏厚朴汤主之。(《千金》作胸满,心下坚,咽中帖帖,如有炙肉,吐之不出,吞之不下)【解读】心下坚:可以触摸到的慢性输卵管炎纤维化形成的硬结、索条,合并妇女梅核气。

【结语】

心下坚是指腹部(腹腔、盆腔内)可以触摸到实质性的索条或者包块,或者肿大的内脏(肝脏、脾脏等)的边沿。

38. 下利脉迟而滑者,实也,利未欲止,急下之,宜大承气汤。

【释译】

本条续论下利当下的脉象。

上条言脉证急下之例,临证时若下利而脘腹症状不明显者,当以脉象来辨别虚实。如见脉迟而滑实有力的,亦属实证。这里脉迟是因食积伤胃,积滞中阻,气机不畅所致;滑为食滞内结,正气不虚之征。积滞不消,腑气难和,则下利不止,故以急下之法,用大承气通腑去实,荡涤腐垢,则下利自止。

本条进一步阐明了下利实证虽不典型,可从脉象中求得,强调了脉诊在诊断中的地位,并不意味着放弃其他诊法,临证仍应四诊合参,综合判断。

【解读】

肠道内有积滞,暴饮暴食,受到寒冷刺激,肠道内容物没有及时排出,肠道微生物大量繁殖,可以用大承气汤。急性肠炎治疗西医用抗生素;急性胃炎不用泻下法,而用呕吐法、洗胃、胃肠减压等。

本条也可以理解为对于上条的补充，进一步阐明了下利实证虽不典型，可从脉象中求得，与下条相连续。

39. 下利脉反滑者，当有所去，下乃愈，宜大承气汤。

【释译】

本条再论下利脉反滑的治法。

下利属里证，脉应沉，如属热，脉应数，如属寒，脉应迟，下利日久，必伤气阴，脉应细弱，今下利脉不沉、不数、不迟，亦不细弱，反见滑而有力之脉，是内有宿食之故。正如《脉经》所载："脉来滑者，为病食也。"

"当有所去"有2层含义：一是指宿食积滞，内郁实邪，热结而旁流之义；二是指不除宿食积滞，则下利不止，故云"当有所去"以消宿食。

【解读】

第37～40条，大承气汤的适应症。与40条联系起来看，都是慢性痢疾的不同临床类型。《伤寒论》以急性痢疾为主；《金匮要略》以慢性痢疾为主。在当时仅有大承气汤一法，后世发展出许多方剂。

40. 下利已差，至其年月日时复发者，以病不尽故也，当下之，宜大承气汤。

大承气汤方：见痉病中。

【释译】

本条论下利愈而复发的治法。

如下利愈后，但到一定时间又复发，仲景指出"以病不尽故也"。一般是由于误用涩药止利，或治不彻底，以致病邪未能根除，旧积残邪，隐僻肠间，每遇气候节令的变化，或为饮食失调，劳倦内伤等因素的影响，而再次发生下利，若治不彻底，又会反复发作。此证多见于痢疾，后世称之为"休息痢"。治疗当求其本，清除肠间残邪，仍宗"通因通用"之法，以大承气汤攻下不尽之邪，方能痊愈。

【解读】

此证多见于痢疾，后世称之为"休息痢"。休息痢是指痢疾时止时发，久久不愈者。是以长期或反复发作的腹部隐痛，里急后重，粪质稀烂或便中带血为特点的痢疾，西医慢性痢疾中的一种临床类型。

细菌性痢疾是由痢疾杆菌引起的急性肠道传染病，一般病程1～2周，若治疗不及时，或同时有营养不良、合并慢性胃肠道疾患等，可使病情迁延不愈，病程超过2个月以上者为慢性痢疾。本病多在夏秋季节发病，多为食用了被污染的食物和水，引起以结肠化脓性炎症为主的病变，慢性期则以结肠的溃疡、增生等病变为主。急性期以发热、腹痛、里急后重、脓血便为主要表现，慢性期多见长期腹泻，便中常有黏液或脓血，也有的患者便秘与腹泻交替出现，大便次数增多，多伴有腹胀，腹部有压痛，若久不愈，则引起营养不良性水肿。

41. 下利谵语者，有燥屎也，小承气汤主之。

小承气汤方：

大黄四两　厚朴二两（炙）　枳实大者三枚（炙）

上三味，以水四升，煮取一升二合，去滓，分温二服，得利则止。

【释译】

本条论下利有燥屎的证治。

由于胃肠实热积滞，燥屎内结不去，致使下利臭秽黏滞；燥热上蒸，故见谵语。由于阳明实热，故常见心腹坚满，舌苔黄厚干燥，脉滑数等症。故用小承气通腑泄热，目的使实热去而燥屎除，则谵语止，而下利自已。

"谵语者，胃实之征，为有燥屎也；与心下坚，脉滑者大同。然前用大承气者，以因实而致利，去之唯恐不速也；此用小承气者，以病成而适实，攻之恐伤及其正也。"

【解读】

本条是指中毒性菌痢的脑型。因为肠内没有严重感染，以毒素进入血液循环，引起毒血症为主要病机，所以不用大承气汤，而用小承气汤，清除肠道内轻度感染。

中毒性菌痢多见于 2～7 岁体质好的儿童。起病急骤，全身中毒症状明显，高热达 40℃ 以上，而肠道炎症反应极轻。这是由于痢疾杆菌内毒素的作用，并且可能与某些儿童的特异性体质有关。中毒型菌痢又可分为休克型、脑型和混合型。临床上起病急骤，表现为高热、意识障碍、抽搐。若不及时治疗，病情继续发展，可出现休克、昏迷。也可由于弥漫性血管内凝血而致全身皮肤和各脏器出血而死亡，预后较差。

【西医链接】

中毒性菌痢菌痢各群均可产生内毒素，志贺氏菌还可产生外毒素。

1. 临床表现

潜伏期多数为 1～2d，短者数小时，起病、发展快，高热可 >40℃（少数不高）迅速发生呼吸衰竭、休克或昏迷，肠道症状多不明显甚至无腹痛与腹泻，也有在发热、脓血便后 2～3d 始发展为中毒型。根据其主要表现又可分为以下 3 种类型。

(1)休克型：主要表现为感染性休克，早期为微循环障碍，可见精神萎靡，面色灰白之四肢厥冷，脉细速、呼吸急促，血压正常或偏低，脉压小，后期微循环瘀血、缺氧、口唇及甲床发绀、皮肤花斑、血压下降或测不出，可伴心、肺、血液、肾脏等多系统功能障碍。

(2)脑型：因脑缺氧、水肿而发生反复惊厥、昏迷和呼吸衰竭。早期有嗜睡、呕吐、头痛、血压偏高、心率相对缓慢。随病情进展很快进入昏迷、频繁或持续惊厥。瞳孔大小不等，对光反射消失，呼吸深深浅不匀、节律不整，甚至呼吸停止。此型较严重，病死率高。

(3)肺型：又称呼吸窘迫综合征，以肺微循环障碍为主，常在中毒性痢疾脑型或休克型基础上发展而来，病情危重、病死率高。（本篇 26 条，……反微喘息者死）

(4)混合型：上述 2 型或 3 型同时或先后出现，是最为凶险的一型，病死率很高。

中毒型菌痢早期多无大便，以后可出现水样便，粪便中多夹有黏液和血丝，随着病情进展，也可出现典型的脓血便。病情一般于发病后 1～2d 内恶化，很少持续 3d 以上，或是经过抢救而转危为安，或是死亡。

2. 鉴别诊断

本病应注意与高热惊厥、流行性乙型脑炎等疾病相鉴别。

3. 病理机制

内毒素作用于肾上腺髓质及兴奋交感神经系统释放肾上腺素、去甲肾上腺素等，使小动脉和小静脉发生痉挛性收缩，内毒素直接作用或通过刺激网状内皮系统，使组氨酸脱羧酶活性增加，或通过溶酶体释放，导致大量血管扩张血、加重微循环障碍。中毒性菌痢的上述病变在脑组织中最为显著。可发生脑水肿甚至脑疝，出现昏迷、抽搐及呼吸衰竭，是中毒性菌痢死亡的主要原因。

中毒性菌疾肠道病变轻微，多见充血水肿，个别病例结肠有浅表溃疡，但全身病变重要多脏器的微血管痉挛及通透性增加，突出的病理改变为大脑及脑干水肿，神经细胞变形及点状出血，肾小管上皮细胞变性坏死，部分病例肾上腺充血、皮质出血和萎缩。

因为中毒性菌疾肠道病变轻微，中毒型菌痢早期多无大便，以后可出现水样便，粪便中多夹有黏液和血丝，与大承气汤的痞满燥实坚俱备不同，大承气汤硝、黄并用，大黄后下，且加枳、朴，故攻下之力颇峻，为"峻下剂"，主治痞、满、燥、实四症俱全之阳明热结重证；小承气汤不用芒硝，且三味同煎，枳、朴用量亦减，故攻下之力较轻，称为"轻下剂"，主治痞、满、实而燥不明显之阳明热结轻证。

所以本条是指中毒性菌痢的脑型。

参考《伤寒论》第374条：下利谵语者，有燥屎也，宜小承气汤。

42. 下利便脓血者，桃花汤主之。

桃花汤方

赤石脂一斤，一半剉，一半筛末　干姜一两　粳米一升

右三味，以水七升，煮米令熟，去滓，温服七合，内赤石脂末方寸匕，日3服。若一服愈，余勿服。

【解读】

《伤寒论》第306条：少阴病，下利便脓血者，桃花汤主之。第307条：少阴病，二三日至四五日，腹痛，小便不利，下利不止，便脓血者，桃花汤主之。

连贯起来考虑，本条置于大小承气汤之后，即中毒性菌痢、慢性痢疾之后，是指病原体已经被人体的免疫力以及药物治疗，其致病力大大减弱或者消失的状态，而脓血便仍然存在，这种病理状态是桃花汤的适应症。

赤石脂是一个吸附性止泻剂。

43. 热利下重者，白头翁汤方之。

白头翁汤方：

白头翁二两　黄连　黄柏　秦皮各三两

上四味，以水七升，煮取二升，去滓，温服一升；不愈，更服。

【注解】

热利下重者：指热盛之痢疾而言。

【释译】

本条论述热利证治。

热利，实指下利属于湿热者。由于湿热胶结于肠，腐灼肠道脉络，阻滞气机，恶秽之物欲出不能，故有里急后重，滞下不爽，下利秽恶脓血腥臭。由于湿热为患，大肠传导失职，升清降浊失常，故有发热、口渴、溺赤、肛门灼热、舌红、苔黄腻脉数等症。治以白头翁汤清热燥湿，凉血止痢。方中白头翁味苦性寒，擅清肠热而解毒，并能疏达厥阴肝木之气；黄连、黄柏味苦寒，清热燥湿，厚肠胃以止利；秦皮亦属苦寒，能清肝胆及肠道湿热，凉解以坚阴。四味合用，具有清热燥湿，凉血解毒而止痢的功能。

本条仅用"热利下重"四字，即深刻阐明其病机为湿热，其症为下利，其特点为下重。虽药仅四

味，而确为治湿热下利要方。临证时可因具体情况而加减运用。如热利伤及营血，症见壮热口渴、烦躁、舌质红绛者，可加银花、生地、丹皮、赤芍等以清热解毒，清营凉血；血虚者可加阿胶以养血，腹痛可加木香、延胡索等以利气止痛。

本方与桃花汤，均治下利便脓血，但二者有寒热虚实之不同。桃花汤用于虚寒滑脱，气血下陷之久利，以下利不止，滑脱不禁，所下脓血色暗不鲜为主症。白头翁汤清热凉血，燥湿以止痢；桃花汤则温中涩肠以固脱。

有报道，用本方加减治疗急性泌尿系感染、溃疡性结肠炎、阿米巴痢疾以及由此引起之肝脓肿等，亦有效验。

【解读】

吴谦《医宗金鉴》："初病下利便脓血者，大承气汤或芍药汤下之，热盛者白头翁汤清之，若日久滑脱，则当以桃花汤养肠固脱可也。"此乃痢疾三部曲。

本条与《伤寒论》第371条相同。

白头翁汤除了治疗细菌性痢疾之外，最大的特点是能够治疗阿米巴痢疾以及阿米巴肝脓肿。

阿米巴肠病是由于溶组织阿米巴（痢疾阿米巴）寄生于结肠内，引起阿米巴痢疾或阿米巴结肠炎。痢疾阿米巴也是根足虫纲中最重要的致病种类，在一定条件下，并可扩延至肝、肺、脑、泌尿生殖系和其他部位，形成溃疡和脓肿。

阿米巴滋养体可自肠道经血流–淋巴蔓延远处器官而引起各种肠外并发症，其中以肝脓肿为最常见，其次如肺、胸膜、心包、脑、腹膜、胃、胆囊、皮肤、泌尿系统、女性生殖系统等均可侵及。本条与46条相联系。

本条湿温下利与菌痢病因、病机、临床表现均有差别，是指阿米巴痢疾。

44. 下利后更烦，按之心下濡者，为虚烦也，栀子豉汤主之。

栀子豉汤方：

栀子十四枚　香豉四合（绵裹）

上二味，以水四升，先煮栀子，得二升半，内豉，煮取一升半，去滓，分二服，温进一服，得吐则止。

【释译】

本条论述下利虚烦的证治，与《伤寒论》375条同。

下利之后，邪热得去，正气得安，应当不烦。今下利之后，余邪未净，邪热郁于胸膈，虽无物可攀缘，却扰乱心神，以致心中有烦乱不安的感觉。按之心下濡，说明胃肠已无有形之邪结，仅是余热未清为患，故脘腹柔软不硬，这种无形邪热所致之证，仲景称为"虚烦"。治以栀子豉汤透邪泄热，解郁除烦，方中栀子苦寒，清热除烦，导心中之邪热以下行；香豉升散解郁，可透邪解热，以清宣胸中之郁热；二味相伍，一升一降，能使气机流畅，烦热得平，则心烦不眠懊恼自解。

栀子豉汤，出自《伤寒论》。具有清热除烦、宣发郁热之功效。主治：①发汗后，水药不得入口为逆，若更发汗，必吐下不止。发汗吐下后，虚烦不得眠，若剧者，必反复颠倒，心中懊恼，栀子豉汤主之（76条）。②发汗若下之而烦热，胸中窒者，栀子豉汤主之（77条）。③伤寒五六日，大下之后，身热不去，心中结痛者，未欲解也，栀子豉汤主之（78条）。④舌上胎者，栀子豉汤主之（221条）。⑤阳明病，下之，其外有热，手足温，不结胸，心中懊恼，饥不能食，但头汗出者，栀子豉汤主之（228条）。下利后更烦，按之心下濡者，为虚烦也，宜栀子豉汤（375条）。

【解读】

不典型菌痢，轻型毒血症脑病型，或者菌痢恢复期余热未清为患，表现为虚烦，即西医的神经官能症，自主神经功能紊乱的表现，没有器质性病变。

本条与《伤寒论》"栀子豉汤主之"当互参。对方后"得吐则止"句，注家有不同看法，成无己等以为吐剂，张隐庵等断为非吐剂，刘河间则将得吐之原因，归于疾病本身之燥热郁结。观方剂配伍，升降并用，调畅气机，宣泄郁热，虽有宣涌之功，临床并非一概"得吐则止"，故应活看。

45. 下利清谷，里寒外热，汗出而厥者，通脉四逆汤主之。

通脉四逆汤方：

附子大者一枚（生用） 干姜三两（强人可四两） 甘草二两（炙）

上三味，以水三升，煮取一升二合，去滓，分温再服。

【释译】

本条论述寒厥下利，阴盛格阳的证治。

由于脾肾阳虚，阴寒内盛，水谷不消，故下利清谷；阴盛于内格阳于外，故有身微热、汗出，或面赤如妆等证，此为真寒假热之象。由于下利为甚，阴从下竭，外热汗出，则阳从外脱，阴阳之气不相顺接，故汗出而四肢厥逆，或有脉微欲绝等症象，证情危重，当急以通脉四逆汤回阳救逆。本方即四逆汤倍干姜之量，附子之量亦较四逆汤为重，如此辛温大热之品，能通阳消阴，以收复欲亡之阳气，则厥回汗止，热除利愈。

【临床应用】

临床迁患者汗出不止，气阴亏虚者，可加人参、龙牡、五味子；下利不止者可加赤石脂、煨诃子；尿少水肿者，可酌加茯苓、泽泻、桂枝等。

尤怡《金匮要略心典》："协热下利者，久则必伤脾阴，中寒清谷者，甚则并伤肾阳。里寒外热，汗出而厥，有阴内盛而阳外亡之象。通脉四逆汤，即四逆加干姜一倍，所谓进而求阳，以收散亡之气也。"

【解读】

"下利清谷"是指泄泻，不是痢疾。严重的腹泻引起、水盐丢失，如霍乱弧菌、革兰氏阳性球菌等引起的腹泻，容易引起暖休克，属于"阳虚阴盛，虚阳格于外的格阳证"。与本篇34条的戴阳证不同。

【成无己】下利清谷，手足厥逆，脉微欲绝，为里寒；身热，不恶寒，面色赤为外热。此阴甚于内，格阳于外，不相通也，与通脉四逆汤散阴通阳。"格阳"一词《伤寒杂病论》中没有这个术语。成无己是第一个注解《伤寒论》的人，"阴甚于内，格阳于外"，后世皆从之，称为：阴盛格阳证。

参考《伤寒论》第370条：下利清谷，……通脉四逆汤主之。

《伤寒论》第317条：少阴病，下利清谷，……通脉四逆汤主之。

46. 下利肺痛，紫参汤主之。

紫参半斤 甘草三两

右二味，以水五升，先煮紫参取二升，内甘草煮取一升半，分温三服。

【解读】

此条历来争议较大。

下利肺痛，以西医而言，阿米巴痢疾可以引起肝脓肿、肺脓肿等，即中医的肺痛。下利腹痛，则顺理成章。紫参能治阿米巴痢疾已经被临床实践证实。

【拓展】

1.《金匮要略》中紫参的应用

（1）肺痿肺痈咳嗽上气病脉证治第七9条咳而脉沉者，泽漆汤主之。

泽漆汤方：半夏半升，泽漆三斤，以东流水五斗，煮取一斗五升，紫参、生姜、白前各五两，甘草、黄芩、人参，桂枝各三两。

紫参在泽漆汤中，利大小便以逐水。

（2）本条"下利肺痛，紫参汤主之"。

证见：下利黏滞不畅，腹痛闷胀，身体困倦，时有心烦，口黏腻不渴。病机为湿热留滞肠腑，气机失畅。治用紫参汤。方中以紫参性味苦辛寒，入肺肠经，通利二便，泄热调肠；甘草泻火缓急，并能安中。二药合用，共奏清热渗湿，通滞缓急之效。

2. 紫参的用量用法

用量：常用量6～9g。

最小量五两（15g），如泽漆汤。

最大量半斤（24g），如紫参汤。

按：紫参辛苦寒，苦寒能清大肠滞热，辛寒又清肺中郁热。故有清泻肺热，降逆止咳，解毒止利之效。

3. 紫参的文献摘要

《神农本草经》："主心腹积聚，寒热邪气，通九窍，利大小便。"

《本草纲目》引《名医别录》："主治胃肠大热，唾血，衄血，肠中聚血，肠痈诸疮，止渴，益精。"

4. 紫参的药理作用

（1）据化学分析：紫参主含甾醇、三萜成分、氨基酸和水苏糖等成分。

（2）据药理研究：本品有消炎、镇静与镇痛作用。

（3）据现代临床：主治急性细菌性痢疾，急性阿米巴痢疾，急性支气管炎，病毒性肺炎，急性胃肠炎等。

【结语】

说明张仲景见过阿米巴痢疾、阿米巴肺脓肿，而且用紫参汤治疗过这个病。只是他没有把阿米巴痢疾与细菌性痢疾鉴别开来。

选择紫参也非常恰当，既治肠道的阿米巴痢疾，又治肺部疾病，阿米巴肺脓肿用紫参汤标本同治。

本条历来争论很大，有的书直接改为：下利腹痛。实际上，张仲景是正确的。的确是下利肺痛，阿米巴痢疾引起的阿米巴肺脓肿，紫参汤治疗恰如其分。

47. 气利，诃梨勒散主之。

诃梨勒散方：

诃梨勒十枚（煨）

上一味，为散，粥饮和，顿服。疑非仲景方。

【注解】

气利：指下利滑脱，大便随矢气而排出。

粥饮和：指用米粥之汤饮调和服之。

【释译】

本条论述虚寒性肠滑气利的治法。

气利，所下之气秽臭，所利之物稠黏，则为气滞不宣，或下之、或利之皆可也。若所利之气不臭，所下之物不黏，则谓气陷肠滑，故用诃黎勒散以固肠，或用补中益气以举陷亦可。

粥饮和者，假谷气以助胃。顿服者，补下治下制以急也，药味并下，更有力也。

气利有虚实不同，本条气利是由于中气虚寒，气虚不固而下陷，故下利泄泻，滑脱不禁，大便随矢气而出。治宜诃梨勒散敛肺涩肠，止利固脱。方中诃梨勒，又名诃子、诃黎、随风子，性温味苦酸涩，生用理金止嗽，煨熟固脾止泻，并用粥饮和服，取其益肠胃而健中气。

本条与本篇31条均为气利之证，前条是湿热郁滞，气机不利，故"利其小便"以分解湿热，属气利实证；本条是气虚滑脱，故当以温涩固脱。其治不同，尤须明辨。

此外，本方也可用于虚脱不禁之久咳、久泻。若有实邪则不宜使用，以防固涩而敛邪。

【解读】

气利：是指大肠下利滑脱，大便随矢气排出，所下之物不黏，矢气不臭，由于中气下陷，气虚不固所致。利通痢。本条是指非感染性肠炎，或者包括消灭了病原体的痢疾。

【西医链接】

诃子肉

1. 化学成分

果实含鞣质23.60%～37.36%，其成分为诃子酸、诃黎勒酸、1、3、6－三没食子酰葡萄糖及1、2、3、4、6－五没食子酰葡萄糖、鞣云实精、原诃子酸、葡萄糖没食子鞣甙、并没食子酸及没食子酸等。又含莽草酸、去氢莽草酸、奎宁酸、阿拉伯糖、果糖、葡萄糖、蔗糖、鼠李糖和氨基酸。还含番泻甙A、诃子素、鞣酸酶、多酚氧化酶、过氧化物酶、抗坏血酸氧化酶等。

树皮含β－谷甾醇、鞣质、并没食子酸、没食子酸和焦性儿茶酚。

2. 药理作用

(1)一般药理作用：果实含鞣质较多，有鞣质的一般作用(见五倍子条)，如收敛、止泻等。

(2)抗菌作用：体外试验证明，对4～5种痢疾杆菌都有效，尤以诃子壳为佳。

诃子水煎剂(100%)除对各种痢疾杆菌有效外，且对绿脓杆菌、白喉杆菌作用较强，对金黄色葡萄球菌、大肠杆菌、肺炎球菌、溶血性链球菌、变形杆菌、鼠伤寒杆菌亦有作用。

诃子在体外有良好的抗伤寒杆菌的作用，用盐酸、乙醚提取的乙醇提取物具有更高的抗菌及抗真菌作用。

(3)其他作用从干果中用80%的乙醇提得的诃子素，对平滑肌有罂粟碱样的解痉作用；除鞣质外还含有致泻成分，故与大黄相似，先致泻而后收敛。

疮痈肠痈浸淫病脉证并治第十八

与西医的化脓性感染相关。

1. 诸浮数脉，应当发热，而反洒淅恶寒，若有痛处，当发其痈。

【注解】

其：语助词，无意义。

【释译】

本条论述痈肿病起之脉证。

本病是由于湿热火毒内聚或郁结一处，邪热外蒸，荣卫并热，脉见浮数。病邪阻遏卫气，卫不畅行，故脉虽浮数，而洒淅恶寒。湿热火毒内结一处不散，蒸腐血肉，积聚成形，营血瘀滞不通，故有痛处，腐肉化脓成痈脓，故曰当发其痈。

脉见浮数而恶寒发热，是痈肿初起当见之脉证，但以局部红肿热痛方能断定有否发生痈肿，故本条文中"若有痛处"是辨证的关键。若无痛处，则为外感；若有痛处，则是痈脓先兆之证。

【解读】

痈－脓肿证态，即化脓性感染。

【西医链接】

脓肿是急性感染过程中，组织、器官或体腔内，因病变组织坏死、液化而出现的局限性脓液积聚，四周有一完整的脓壁，常见的致病菌为金黄色葡萄球菌。脓肿可原发于急性化脓性感染，或由远处感染源的致病菌经血流、淋巴管，疏松结缔组织间隙扩散而来。

脓肿往往是由于炎症组织在细菌产生的毒素或酶的作用下，发生坏死、溶解，形成脓腔，腔内的渗出物、坏死组织、脓细胞和细菌等共同组成脓液。由于脓液中的纤维蛋白形成网状支架才使得病变限制于局部，另脓腔周围充血水肿和白细胞浸润，最终形成的肉芽组织增生为主的脓腔壁。脓肿由于其位置不同，可出现不同的临床表现。本病往往可以通过对病史的了解，临床体检和必要的辅助检查，可以得到确诊。治疗以引流为主。

1. 临床表现

（1）浅表脓肿略高出体表，红、肿、热、痛及波动感。小脓肿，位置深，腔壁厚时，波动感可不明显。附近器官的功能障碍。即本条"若有痛处"。

（2）深部脓肿一般无波动感，但脓肿表面组织常有水肿和明显的局部压痛，即本条脉浮数，发热、恶寒。可伴有全身中毒症状、发热、不适、恶寒等。

2. 诊断依据

（1）浅部：脓肿表现为局部红、肿、热、痛及压痛，继而出现波动感。

（2）深部：脓肿为局部弥漫性肿胀，疼痛及压痛，波动不明显，试验穿刺可抽出脓液。

3. 脓液

脓液是机体组织炎症过程中形成的浓稠或稀薄的混合物，炎症过程中细胞、组织在细菌和中性粒细胞释放的蛋白溶解酶的作用下发生液化坏死，加上血管的液体渗出，形成肉眼呈灰黄色或黄白色的浓稠状液体构成脓液。

4. 不同病原体引起化脓的不同特点

金黄色葡萄球菌：脓液稠厚、黄色、无臭；但常伴有转移性脓肿。

溶血性链球菌：容易扩散、缺乏局限化。脓液：稀薄、量大、淡红色；虽易引起败血症，但一般不发生转移性脓肿。

铜绿假单胞菌：脓液为淡绿色、有特殊的甜腥臭味；常存于皮肤上，多数抗菌药不敏感。大面积烧伤皮肤破坏后，其为烧伤创面的主要感染来源。

变形杆菌：脓液稠厚、有恶臭或粪臭。

拟杆菌：脓液恶臭，普通培养阴性；一般为混合感染。

类杆菌：脓液恶臭、黑色血性。

单纯大肠埃希菌：脓液无臭味，但多与厌氧菌混合感染后，脓液呈：稠厚、有臭味，易引起阑尾炎、腹膜炎等。

化脓不仅仅是细菌伤害人体的结果，还是细菌的侵入和机体的反侵入共同作用的结果。如果机体抵抗能力弱，脓肿反倒不容易形成，此时细菌便在全身扩散，形成败血症、脓毒血症，严重威胁生命。

2. 师曰：诸痈肿，欲知有脓无脓，以手掩肿上，热者为有脓，不热者为无脓。

【释译】

本条论述痈肿辨脓方法。

《灵枢·痈疽》篇云："大热不止，热胜则肉腐，肉腐则为脓。"可知在痈肿局部切诊有热感的，且按之热而软，为热聚肉腐，为有脓之证。按之热甚，但硬而不软，是热聚肉腐初起，尚未完全化脓，为酿脓之证。

痈肿有脓无脓，关键在于痈肿局部切诊有热无热非常重要，是辨证的关键。

【解读】

西医炎症包块：红肿热痛。脓肿是否成熟，看有没有波动感？有波动感说明脓已经成熟，可以切开引流。

炎症包块与肿瘤的鉴别要点是：有压痛者属于炎症，没有压痛者属于肿瘤，没有压痛而有波动感者为囊肿。

此处的"诸痈肿"是指皮肤感染、皮下感染引起的局部脓肿。与囊肿、血管瘤相鉴别，"以手掩肿上，热者为有脓，不热者为无脓(囊肿、血管瘤)"。穿刺、抽出液体化验最可靠。

3. 肠痈之为病，其身甲错，腹皮急，按之濡，如肿状，腹无积聚，身无热，脉数，此为肠内有痈脓，薏苡附子败酱散主之。

薏苡仁十分　附子二分　败酱五分

上三味，杵为粗末。用水二升，煎减半，顿服。小便当下。

【注解】

身无热：阳气不足，正不盛邪之证。

【释译】

由于湿热火毒，聚于肠内，气血凝涩，血燥于外，不荣肌肤，肌肤失养，故其身甲错。气血郁滞于肠，胃肠痞胀，腹皮紧张拘急；病邪腐肉化脓，则按之濡如肿状。腹无积聚一语，以资鉴别腹内症瘕积聚。肠中痈脓内积，阻碍气血运行，阳气不足，正不胜邪，而身无热，脉数。因此，根据上述见证，可以确诊为痈脓已成，正气亦伤，故治以薏苡附子败酱散，排脓消痈，助阳护正。

方中薏苡仁泄热除湿，排脓利尿；败酱草清热解毒，破瘀化脓；附子辛温，振奋阳气，散结消肿。

方后云"顿服，小便当下"，是指服药之后，小便下者，气化则通，痈肿郁结可开，热毒瘀滞可行。痈肿可愈。顿服者，取其药力快捷，速下湿热火毒之意。

【解读】

肠痈应该是肠间脓肿，而不单指阑尾炎。在古代没有抗生素及外科手术，急性腹膜炎是经常见到的疾病，急性腹膜炎的后遗症是膈下脓肿、肠间脓肿、盆腔脓肿。阑尾炎可以形成阑尾周围脓肿、急性腹膜炎、盆腔脓肿等。这些病理状态长期存在，所以才能够出现"其身甲错，腹皮急，按之濡，如肿状"等慢性炎症症状。现在，这些长期慢性临床表现由于外科手术以及抗生素的广泛应用已经很少存在了。

【西医链接】

脓液在腹腔内积聚，由肠襻、内脏、肠壁、网膜或肠系膜等粘连包围，与腹腔隔离形成腹腔脓肿。腹腔脓肿可分为膈下脓肿、盆腔脓肿、肠间陈脓肿。一般均继发于急性腹膜炎或腹腔内手术，原发性感染少见。

肠间脓肿：

(1)病因：脓液被包围在肠管，肠系膜与网膜之间，可形成单个或多个大小不等之脓肿，由于脓肿周围有较广泛之粘连，常伴发不同程度的粘连性肠梗阻，如脓肿穿入肠管或膀胱，则形成内瘘，脓液即随大小便排出。

(2)临床表现：临床上可表现有弛张热、腹胀或不完全性肠梗阻，有时可扪及压痛之包块。①腹痛，持续性隐痛，或有阵发性加重。②消瘦，病程多较久，日渐消瘦皮肤粗糙(其身甲错)、衰弱，伴高热或低热。③体检，腹部有压痛，但无固定某一点，压痛部位多为脓肿所在部位，无肌紧张(按之濡)，肠鸣音亢进或减弱。④少腹肿痞，按之即痛。

(3)肠间脓肿的病理改变和临床特点可分为2种类型：①轻症型主要为感染症状，有不同程度的腹胀和不完全性肠梗阻表现，腹部触及有压痛的包块，X线可见小肠积气和肠壁间距增宽。B超检查或穿刺对诊断具有决定意义。②重症型主要表现为恶寒、战栗，皮肤苍白，谵妄，呼吸急促，脉速，体温高达39℃以上，全腹胀满，局限性压痛明显，多为麻痹性肠梗阻体征。

【结语】

本条是指轻型肠间脓肿。

4. 肠痈者，少腹肿痞，按之即痛如淋，小便自调，时时发热，自汗出，复恶寒。其脉沉紧者，脓未成，可下之，当有血。脉洪数者，脓已成，不可下也。大黄牡丹汤主之。

大黄牡丹汤方：

大黄四两　牡丹一两　桃仁五十个　瓜子半升　芒硝三合

上五味，以水六升，煮取一升，去滓，内芒硝，再煎沸，顿服之，有脓当下；如无脓，当下血。

【释译】

本条论述脓未成证治。

本条系湿热火毒,聚郁肠内,腐肉化脓未成,聚而成形,形成包块,为此少腹肿痞。肿痞瘀阻经脉,气血不通,不通则痛,痛及下阴,按之则如小便淋痛之状。因病不在膀胱,故而小便自调。毒邪内聚,邪热外发,营卫失调,时时发热,自汗出,复恶寒。血瘀热郁,结实不通,束敛血脉,脉来迟而紧。此为热伏血瘀,痈脓未成之证,故可下之。消肿散瘀。治宜荡热逐瘀,方以大黄牡丹皮汤主之。

方中大黄、丹皮、桃仁涤热下瘀,以除恶血,凉血活血,消散肿块;冬瓜子,芒硝荡积排脓。清药相合,共奏荡涤热毒,排脓消肿,推陈致新之功。

方后注云"顿服之,有脓当下,如无脓,当下血",说明肠痈不论有脓无脓,凡属实热证者,皆可用荡热行瘀法,使瘀热脓血随大便而去,肠痈可愈。若邪毒腐肉化脓已成,则毒热之气弥满不收,正气被伤,其脉故见洪数。治宜清热解毒,排脓消肿。应慎用下法,以防更伤正气,故言:"不可下也"。

【解读】

本条肠痈主要指阑尾炎。祖国医学早在1800年前,对肠痈就有了行之有效的辨治方法。国内中西医结合治疗阑尾炎所用方药,大多脱胎于大黄牡丹汤,并采取分期论治、随证加减的原则:瘀滞期(多为单纯性阑尾炎)行气活血辅以清热解毒;蕴热期(多为化脓性阑尾炎)清热解毒、活血化瘀并用;毒热期(多为阑尾脓肿及腹膜炎)重用清热解毒、通里攻下。以大黄牡丹汤加减则体现了清热解毒、活血化瘀、通里攻下的作用,它能直接影响急性阑尾炎的感染、梗阻和血运障碍3个基本病理环节,故能取得较好疗效,提高非手术治愈率。

临床报道,用大黄牡丹汤为基础方治疗的肠痈(相当于急性单纯性阑尾炎、慢性瘀滞型阑尾炎)效果最好。且对气血瘀滞、湿热郁结的其他腹部疾患,疗效亦佳。中西医结合作了大量实验研究及临床研究,不赘述。

5. 问曰:寸口脉浮而涩,然当亡血,若汗出。设不汗者云何?

答曰:若身有疮,被刀斧所伤亡血故也。

【注解】

疮:此作"创",古代"疮"与"创"通。在这里指金疮,即被刀斧等金属利器所伤。

【释译】

微脉主阳虚,涩脉主血少。脉象轻取微而涩,多由亡血或汗出太过所致。失血或汗出太多则伤阴,阴虚血少故脉涩,阴虚进而导致阳虚,则脉微。若病人脉象已出现浮微而涩之脉,一般应有失血或汗出太过的病证,现已或假令病人不汗出,这是因为病人被刀斧所伤,引起出血失血的缘故。

【解读】

严重外伤、大量出汗,都可以引起循环系统内血量减少(然当亡血),中医脉象为"寸口脉浮而涩",如果病人没有大汗出的情况,就表示有严重外伤感染,失血的病理状态。

外伤感染,也可以引起发热,同时有失血的情况,发热与失血(血容量降低)共同存在;外感发热,出汗(血容量降低)。二者同时存在发热与血容量降低,但是二者的病因不同。

6. 病金疮,王不留行散主之。

王不留行散方:

王不留行十分(八月八日采)　溯瞿细叶十分(七月七日采)　桑东南根(白皮十分，三月三日采)　甘草十八分　川椒三分(除目及闭口者，去汗)　黄芩二分　干姜二分　芍药　厚朴各二分

右九味，桑根皮以上三味烧灰存性，勿令灰过，各别杵筛，合治之为散，服方寸匕。小疮即粉之，大疮但服之，产后亦可服。如风寒，桑东根勿取之。三物皆阴干百日。

排脓散方：

枳实十六枚　芍药六分　桔梗二分

右三味，杵为散，取鸡子黄一枚，以药散与鸡黄相等，揉和令相得饮，和服之，日一服。

排脓汤方：

甘草二两　桔梗三两　生姜一两　大枣十枚

右四味，以水三升，煮取一升，温服五合，日再服。

【解读】

金疮：金属利器引起的外伤。在古代没有抗生素与外科消毒技术，感染的机会非常大。外伤，西医已经具有一整套完整的外科处理原则与流程，所以，以上诸方意义不大。

7. 浸淫疮，从口流向四肢者，可治；从四肢流来人口者，不可治。

【解读】

分泌物经久不愈称为浸淫疮。两种情况：①经久不愈的皮肤病；②瘘管与窦道，瘘管口、窦道口分泌物不断，经久不愈，反复发作。"从口流向四肢者，可治"，是因为得到引流，所以可治；如果引流不畅，可以反复发作。如果瘘管口、窦道口封闭，分泌物得不到引流，分泌物、感染就可能向身体内沿着疏松结缔组织间隙扩散，根据病位不同扩散到的地方也不同，临床表现也不同，都能够引起炎症以及全身毒血症、败血症表现，所以"从四肢流来人口者，不可治"。西医有了抗生素与外科手术，不可治的情况大大减少了。

【西医链接】

瘘管是指因脓肿引起的连接于体外与有腔器官之间或两个有腔器官之间的病理性排脓管道，通常有2个或2个以上开口，前者称为外瘘，有外口和内口，如肠瘘、肛瘘等；后者称为内瘘，仅有内口，如直肠膀胱瘘、胃结肠瘘等。瘘管溢出物因其相连的器官不同而各异，可为消化液、粪、尿或其他分泌物。

1. 病因

(1)先天性：由胚胎发育异常所致，如甲状舌骨瘘，直肠阴道瘘，膀胱阴道瘘，耳瘘，鼻瘘等。

(2)感染：因感染后脓肿破溃形成，如肛瘘、肠瘘，盆腔脓肿破溃致阴道瘘、膀胱瘘、直肠瘘(太阳蓄血证、下血者愈)等。在古代，腹膜炎、阑尾脓肿往往形成瘘管通向腹部、腋下形成瘘管。如果瘘管口封闭，感染、脓液反流回胸腔、腹腔，在古代死亡率极高。

(3)手术造瘘：为解除某器官梗阻，行人工造瘘术形成的瘘管；或在各类手术后，由于感染、吻合口愈合不良、缝线脱落、手术操作错误等而发生瘘管，如胃瘘、肠瘘、胆瘘、胰瘘、肾瘘、膀胱瘘、肛瘘等。

(4)机械压迫：例如难产时，由于胎头长时间压迫阴道，可形成膀胱阴道瘘。

（5）肿瘤：恶性肿瘤晚期溃破，可导致瘘管发生，如涎腺瘘、直肠瘘等。

2. 临床表现

瘘管的特点是经久不愈或时好时坏。局部出现红肿、疼痛，常伴有分泌物流出，如肠液、胆汁、尿液等，通道形态多样。可伴有发热等全身症状。

3. 鉴别诊断

与窦道鉴别：窦道是由深部组织通向体表的病理性盲管，只有一个开口。

8. 浸淫疮，黄连粉主之。方未见。

【释译】

本条论述浸淫疮证治。

浸淫疮是由湿热火毒聚郁心脉肌肤所致的皮肤病。治以黄连粉方，清热利湿解毒。

黄连苦寒入心，不论内服外敷，均有泻热解毒、凉血燥湿之功。

【解读】

黄连粉主之。抗菌作用，不难理解。

后世医家补充了许多方剂，可供参考。

跌蹶手指臂肿转筋
阴狐疝蛔虫病脉证治第十九

本篇诸病为不可归类的疾病，放到最后，也是写书的一般规律。

1. 师曰：病跌蹶，其人但能前，不能却，刺腨入二寸，此太阳经伤也。

【注解】

跌蹶：跌，足背；蹶，颠仆或挫折。跌蹶可能是因跌仆颠倒，而伤了太阳经脉的病证。

腨：指腓肠肌。

刺腨：应该是指承山穴。

【释译】

足太阳经行于身之后，但能前而不能后退，一个说明太阳经脉气血不和，另外或因外伤，损伤太阳之经，而使气血不畅，以致筋失濡养，足背僵直，行走不便。治疗当以针刺腨部以利太阳经脉气血，使其气血调合，畅通无滞，筋脉得养，其脉则愈。

人之经络，阳明行身之前，太阳行身之后。治宜循其经络而愈。

【解读】

足背僵直：与腓肠肌痉挛相反，所以足背僵直说明腓肠肌肌力下降或者萎缩。这时候前行不受影响，后退的时候比较困难。此处泛指：行走不便。

【西医链接】

一、小腿后群肌肉(腓肠肌)

一般临床上将小腿的肌肉分为小腿前群肌肉、小腿外侧群肌肉以及小腿后群肌肉。小腿前群肌肉包括胫前肌、拇长伸肌、趾长伸肌、第3腓骨肌。小腿的外侧群肌肉包括腓骨长肌以及腓骨短肌。这些肌肉构成小腿前外侧的隆起，对足的功能和踝的功能起到了很大的作用。

小腿后群肌分浅、深两层。

1. 浅层

有强大的小腿三头肌，它的2个头位于浅表称腓肠肌，另一个头位置较深的是比目鱼肌。3个头会合，在小腿的上部形成膨隆的小腿肚，向下续为人体最粗大的跟腱，止于跟骨。作用：屈踝关节(跖屈)和屈膝关节。屈膝关节，使人后退，损伤后，病人后退功能受影响(本条"不能却")，同时踝关节不能屈，表现为足背僵直。在站立时，能固定踝关节和膝关节，以防止身体向前倾斜。

2. 深层

有4块肌，腘肌在上方，另3块在下方。

(1)腘肌。作用：屈膝关节并使小腿旋内。

(2)趾长屈肌。作用：屈踝关节(跖屈)和屈第2~5趾。

(3)拇长屈肌。作用：屈踝关节(跖屈)和屈拇处。

（4）胫骨后肌。作用：屈踝关节（跖屈）和使足内翻。

二、骨筋膜室综合征

骨筋膜室综合征是指各种原因造成的肢体创伤，导致筋膜室内压力升高，阻断筋膜室内组织微循环而引发的一系列症状和体征，最常见于四肢创伤后，因筋膜室内肌肉和神经的长时间缺血后会导致肌肉坏死及神经功能障碍，造成肢体严重的不可逆损伤。早期肢体肿胀导致的筋膜室压力增高，晚期主要表现为5P症状，包括疼痛、苍白、感觉异常、麻痹和无脉。

（一）病因

骨筋膜室综合征的主要病因是由于外伤、肢体受压等各种原因，引起骨筋膜室容积骤减、骨筋膜室内容物体积迅速增大。常见的原因如下：

1. 骨筋膜室容积骤减

敷料包扎过紧：四肢损伤或骨折后，绷带、石膏、小夹板等在包扎时可能不紧，但在创伤性水肿继续发展的情况下，早期不紧的包扎，以后可以变得过紧而形成压迫。若早期包扎已经较紧，则更易发生本征。

严重的局部压迫例如在地震中肢体长时间被重物挤压，又如昏迷患者的肢体长时间被压在身下等。

2. 骨筋膜室室内内容物体积骤增

缺血后水肿：任何原因的肌缺血，都将使肌内的毛细血管内膜通透性增加，发生严重水肿，使室内肌的体积和组织压剧增，发生缺血、水肿恶性循环。

损伤：软组织严重挫伤、挤压伤和二、三度烧伤等，可因损伤性炎性反应和广泛毛细血管损伤，直接或间接使室内的肌肉发生严重水肿。

小腿的激烈运动：激烈的体育运动和过于疲劳的长途步行，都可发生小腿的急性或慢性骨筋膜室综合征。

出血：骨筋膜室内的大血肿，一般不易发生本征，但若有凝血机制障碍或严重骨折移位，尤其在小腿和前臂，也可发生本综合征。

（二）典型症状

疼痛：创伤后肢体持续性剧烈疼痛，且进行性加剧，为本征最早期的症状，是骨筋膜室内神经受压和缺血的重要表现。神经组织对缺血最敏感，感觉纤维出现症状最早，至晚期当缺血严重，神经功能丧失后感觉即消失，即无疼痛。

指或趾呈屈曲状态，肌力减弱，被动牵伸指或趾时可引起剧烈疼痛，为肌肉缺血的早期表现。

患者表面皮肤略红，温度稍高，肿胀，有严重压痛，触诊可感到室内张力增高。

远侧脉搏和毛细血管充盈时间正常，但应特别注意骨筋膜室内组织压上升到一定程度，即前臂8.66kPa（65mmHg）、小腿7.33kPa（55mmHg），就能使供给肌血运的小动脉关闭，但此压力远远低于患者的收缩血压，因此还不足以影响肢体主要动脉的血流。此时远侧动脉搏动虽然存在，指、趾毛细血管充盈时间仍属正常，但肌肉已发生缺血，所以肢体远侧动脉搏动存在并不是安全的指标，应结合其他临床表现进行观察分析，协助诊断。

为了加深印象，将缺血性肌挛缩的5个主要临床表现列出，并可记成5个P字：

由疼痛转为无痛（painless），苍白（pallor）或发绀、大理石花纹等，感觉异常（paresthesia），肌瘫痪（paralysis），无脉（pulselessness）。

其他症状：部分患者因组织创伤或坏死组织吸收可出现发热，发热程度不一，有些患者还可出现肾衰，主要表现为血尿、少尿、无尿等症状。

三、并发症

部分患者会因组织创伤或者是坏死组织吸收，引起出现发热的症状，也可能会引起肾衰的表现如无尿、少尿、血尿。（挤压综合征）

【结语】

本条"跌蹶"是指"小腿后群肌肉（腓肠肌）骨筋膜室综合征"，治疗：针刺承山穴。

2. 病人常以手指臂肿动，此人身体瞤瞤者，藜芦甘草汤主之。

　藜芦甘草汤　方未见。

【注解】

常以：以，语助词。常以，即时常的意思。

瞤瞤：肌肉不自主地跳动。长期瞤动之后往往引起肌无力、肌萎缩。

【释译】

本病因风痰壅肺，气滞壅塞不能通泄，痰滞关节，则手指臂肿而动；风痰阻滞经络，风胜则动，故见身体瞤动。治以藜芦甘草汤因势利导，涌吐风痰。

此方有方无药。但从藜芦甘草两味药来看，藜芦涌吐风痰，升举阳气；甘草能解藜芦之毒，缓急风动，和中养胃。两药相须，风痰除，经络通，诸证可愈。

可以看出中医病机的思路：以方测证，因为藜芦涌吐风痰，推理：风痰壅肺，痰滞关节。甘草能解藜芦之毒，缓急风动，和中养胃，所以把本病的病因归类于：风痰。这个思路与西医以解剖学、病理形态学为依据，解释病因、病位，是完全不同的思路与方法。

现代临床可以藜芦、甘草各等份研末，每次 3~6g，煎汤调服，易取疗效。

【解读】

本条与上条"骨筋膜室综合征"相联系，本条表现为上肢者。

【西医链接】

1. 腱鞘炎

鞘读作 qiào/shāo。读作 qiào 时，本意是指刀剑套，常见的意思有刀剑的外壳；读作 shāo 时，是指拴在鞭子头上的细皮条等。该文字在房玄龄的《晋书》有记载。

腱鞘炎是由于肌腱长期在腱鞘内过度摩擦（如同刀与鞘的摩擦关系），引起肿胀，发生的肌腱和腱鞘损伤性的炎症，是一种无菌性的炎症。

骨鞘膜是生长在骨骼表面的软组织薄膜，由结缔组织构成，很坚韧，含有大量血管和神经。由于外伤、不当运动、神经压迫等造成鞘膜损伤引起发炎，称为鞘膜炎。

2. 腕管综合征又名鼠括手

发生的原因，是腕管内压力增高导致正中神经受卡压。腕管，是一个由腕骨和屈肌支持带组成的骨纤维管道。前者构成腕管的桡、尺及背侧壁，后者构成掌侧壁。腕管顶部是横跨于尺侧的钩骨、三角骨和桡侧的舟骨、大多角骨之间的屈肌支持带。正中神经和屈肌腱由腕管内通过（屈拇长肌腱，4 条屈指浅肌腱，4 条屈指深肌腱）。尽管腕管两端是开放的入口和出口，但其内组织液压力却是稳定的。腕管内最狭窄处距离腕管边缘约 50 普通电脑分辨率 800×600 的时候，这种解剖特点与腕管综合征患者切开手术时正中神经形态学表现相符。正中神经走行在屈肌支持带下方，紧贴屈肌支持带。在屈肌支持带远端，正中神经发出返支，支配拇短展肌，拇短屈肌浅头，和拇对掌肌。其终支是指神经，支配拇、示、中指和环指桡侧半皮肤。无论是腕管内的内容物增加，还是腕管容积减小，都可导致腕管内压力增高。最常见的导致腕管内压力增高的原因，是特发性腕管内腱周滑膜增生和纤维化，其发生的机理尚不明了。有时也可见到其他一些少见病因，如屈肌肌腹过低，类风湿等滑膜炎症，创伤或退行性变导致腕管内骨性结构异常卡压神经，腕管内软组织肿物如腱鞘囊肿等。

临床表现主要为正中神经受压，食指、中指和无名指麻木，刺痛或呈烧灼样痛，白天劳动后夜间加剧，甚至睡眠中痛醒；局部性疼痛常放射到肘部及肩部；拇指外展肌力差，偶有端物，提物时突然失手。检查：压迫或叩击腕横韧带，背伸腕关节时疼痛加重；病程长者，可有大鱼际肌萎缩，腕部、手掌面、拇指、食指、中指出现麻、痛，或者伴有手动作不灵活，无力等；疼痛症状夜间或清晨加重，可放射到肘、肩部，白天活动及甩手后减轻；上述部位的感觉减弱或消失；甚至出现手部肌肉萎缩，瘫痪。

3. 踝管综合征

是由胫神经或其终末支（足底内侧或外侧神经）在小腿或踝关节处卡压引起。屈肌支持带位于胫神经走行区的浅层，构成踝管的顶部。它起自内踝后方，止于跟骨。根据踝管内神经卡压的位置不同，其临床表现多样。

此类疾病的临床表现可以有多种变化。通常，患者诉足底有弥漫的放射痛、灼热痛、刺痛或是麻木感。1/3 的患者存在向近端放射痛，这种现象被称为 Valleix 现象。通常，踝管综合征的症状非常弥散，不会局限于踝周某一具体的肌腱。一些患者可能主诉症状位于踝部后内侧，或整个足部感觉异常。症状可于活动、锻炼时加剧，休息后好转。一些患者会诉存在夜间症状，由睡觉时某一姿势或踝管区的直接压迫引起。长期有症状性神经卡压可致足内在肌虚弱和萎缩，大多数情况下会形成高弓足和（或）爪状趾。

近端型卡压源于胫神经在其移行为足底神经分支之前受压。因此，踝部以下整个胫神经分布区受累。

远端型症状源于神经分支的末梢受压，一般为足底内侧或外侧神经受累。

足底内侧神经卡压发生于拇展肌和舟骨结节形成的纤维肌肉管道内。患者可能有扁平外翻足，或者可能是长跑运动员，他们最易罹患此种疾病，通常称为"慢跑者足"。症状为沿足内侧弓产生的烧灼痛，并放射至第一、二、三和部分第四足趾。

【结语】

本条是指：腕管综合征，包括腱鞘囊肿、腱鞘炎等。

3. 转筋之为病，其人臂脚直，脉上下行，微弦。转筋入腹者，鸡屎白散主之。

鸡屎白散方：

鸡屎白

上一味，为散，取方寸匕，以水六合，和，温服。

【注解】

转筋入腹：即筋痛自两腿牵引少腹。

【释译】

本证是由于湿浊化热，热伤阴血，筋脉失养，则拘挛而强直，故其人臂脚强直，其脉长直而上下行，微弦。甚则筋脉痉挛，从两足牵引少腹作痛，此为转筋入腹。治以鸡屎白散，清热利湿，缓解挛急。

方中鸡屎白，下气通利二便，湿热从二便而除，经络气血则通，筋脉得养而柔和，转筋自解。

此方药内服，患者不易接受，如果外用热敷可以。外用治疗肩周炎，腰肌劳损等。

鸡屎白，本品为雉科动物家鸡粪便上的白色部分。功能主治为：利水，泄热，祛风，解毒。治臌胀积聚，黄疸，淋病，风痹，破伤中风，筋脉挛急。①《本经》：主消渴，伤寒，寒热。②《别录》：破石淋及转筋，利小便，止遗溺，灭瘢痕。③《本草拾遗》：和黑豆炒浸酒，主贼风、风痹、破血。又：炒服之，主虫咬毒。④《日华子本草》：治中风失音，淡（痰）逆，消渴，破石淋，利小肠余沥，敷疮痍，灭瘢痕。炒服，治小儿客忤。朱雄鸡粪治白虎风，并敷痛风。

【解读】

转筋：抽筋。骨骼肌痉挛，常见的有：腓肠肌痉挛、腹直肌痉挛、手指痉挛等。原因：水电解质紊乱、低血钠、受凉、血钙低等。参考第二篇痉病。

【西医链接】

肌肉痉挛（俗称抽筋），是一种肌肉自发的强直性收缩。发生在小腿和脚趾的肌肉痉挛最常见，发作时疼痛难忍，可持续几秒到数十秒钟之久。尤其是半夜抽筋时往往把人痛醒。腿常抽筋大多是缺钙、受凉、局部神经血管受压引起。平时可适量补钙，多晒太阳，坐姿睡姿避免神经血管受压，也可做局部肌肉的热敷、按摩，加强局部的血液循环。

病因

（1）全身性原因：高热、水电解质紊乱、癫痫、破伤风、狂犬病、缺钙等都可引起抽筋。

（2）局部性原因：腓肠肌（俗称小腿肚子）痉挛，常由于急剧运动或工作疲劳或胫部剧烈扭拧引起，往往在躺下或睡觉时出现。

（3）睡眠姿势不好：如长时间仰卧，使被子压在脚面，或长时间俯卧，使脚面抵在床铺上，迫使小腿某些肌肉长时间处于绝对放松状态，引起肌肉"被动挛缩"。

（4）疲劳、睡眠、休息不足或休息过多：导致局部酸性代谢产物堆积，均可引起肌肉痉挛。如走路或运动时间过长，使下肢过度疲劳或休息睡眠不足，都可使乳酸堆积；睡眠休息过多过长，血液循环减慢，使二氧化碳堆积等。

（5）寒冷刺激：如冬季夜里室温较低，睡眠时盖的被子过薄或腿脚露到被外。

4. 阴狐疝气者，偏有大小，时上时下，蜘蛛散主之。

蜘蛛散方：

蜘蛛十四枚熬焦　桂枝半两

上二味，为散，取八分一匕，饮和服，日再服，蜜丸亦可。

【注解】

狐疝：疝气的变化多而不可测，像传说中"狐"那样，故名。

【释译】

阴狐疝气之病，是因风寒侵袭厥阴肝经所致。由于阴寒收敛凝聚，时轻时重，故见睾丸偏有大小，时上时下。如重者可由阴囊牵引少腹而剧痛。治以蜘蛛散，辛温通利止痛。

蜘蛛破结通利，以治狐疝偏坠；桂枝辛温，以散厥阴寒湿之气。寒散湿除，经脉畅利，诸证则解，阴狐疝气自愈。

蜘蛛有毒，用时宜慎。

【解读】

阴狐疝气－鞘膜积液证态，包括腹股沟斜疝。

【西医链接】

鞘膜积液是指鞘膜腔内积聚的液体超过正常量而形成的囊肿，本病可发生于任何年龄。当鞘膜本身或睾丸、附睾等发生病变时，液体的分泌与吸收失去平衡，形成鞘膜积液。鞘膜内如长期积液、内压增高，可影响睾丸的血运和温度调节，引起患侧睾丸萎缩。根据鞘状突闭合的位置不同，可分为睾丸鞘膜积液、精索鞘膜积液、混合型鞘膜积液、睾丸精索鞘膜积液（婴儿型）、交通性鞘膜积液5种类型。

1. 病因

鞘膜积液有原发性和继发性两种。原发性病因不清，病程缓慢，可能与创伤和炎症有关。继发者则有原发疾病，如急性睾丸炎、附睾炎、精索炎、创伤、疝修补、阴囊手术后或继发于高热、心衰、腹腔积液等全身水肿时，表现为急性鞘膜积液。慢性鞘膜积液见于睾丸附睾炎症、梅毒、结核及肿瘤等。在热带和我国的南方，通常因丝虫病或血吸虫病引起鞘膜积液。婴儿型鞘膜积液与其淋巴系统发育较迟有关，当鞘膜的淋巴系统发育完善落后，积液可自行吸收。

2. 临床表现

鞘膜积液的临床表现以一侧多见，阴囊内有囊性肿块，呈慢性无痛性逐渐增大。少量积液可无症状；当积液量逐渐增多，患侧阴囊可有下坠感、牵拉感或胀痛。若积液巨大，阴茎缩入包皮内，影响排尿、性生活和行走。

积液量与体位有关，平卧位积液量减少或消失，站立位时增多，可触及睾丸和附睾，透光试验阳性。若鞘状突与腹腔的通道较大，肠管或大网膜可进入鞘膜突出现腹股沟斜疝。

狐疝，是指腹腔内容物，行立则外出少腹滑入阴囊，卧则复入少腹，如狐之出入无定者，以患部有肿物突起，按之柔软，嘱患者咳嗽，按肿物处有冲击感，肿物卧则入腹，立则复出为临床表现。本病可见于任何年龄，但以5岁以下小儿及20岁以上男性多见。相当于西医的腹股沟斜疝。本病若早期治疗，一般预后良好。但部分患者也可伴有肠梗阻、腹痛、休克等并发症。

5. 问曰：病腹痛有虫，其脉何以别之？师曰：腹中痛，其脉当沉，若弦反洪大，故有蚘虫。

【释译】

腹痛由阳虚阴盛或外寒侵袭所引起，见脉当沉或弦。本证腹痛是因蛔虫扰动于胃，气血不得安宁，气逆于外，气盛血涌，脉洪大，而全身无热象。故同时伴有腹痛发作时止，吐涎，恶心，呕吐，面有虫斑，睡中龂齿，饮食而不能消化，大便失调，鼻孔搔痒等证。

【解读】

同时伴有腹痛发作时止，吐涎，恶心，呕吐，面有虫斑，睡中龂齿，饮食而不能消化，大便失调，鼻孔搔痒等证。吐涎，是由于反复恶心、呕吐刺激副交感速查神经引起的。

与西医蛔虫症的症状体征完全相同。蚘虫病－蛔虫病证态。

6. 蚘虫之为病，令人吐涎，心痛发作有时，毒药不止，甘草粉蜜汤主之。

甘草粉蜜汤方：

甘草二两　粉一两　蜜四两

上三味，以水三升，先煮甘草，取二升，去滓，纳粉、蜜，搅令和，煎如薄粥，温服一升，差即止。

【注解】

毒药不止：是指用过多种驱虫毒药，不能制止。

粉：即铅粉。

【释译】

蛔虫寄生于肠，动扰不安，胃中不得安宁，影响了胃的升降生化功能，气不化津，胃气上逆，故令人吐涎，蛔动则痛，所以心痛发作有时，此乃蛔虫之证。用治气治血、攻寒逐积之药，不能收效，故言，毒药不止。治以甘草粉蜜汤，和胃诱导杀虫。

方中甘草，白蜜养胃和中，缓急止痛。解铅粉之毒；铅粉杀虫，与甘草白蜜同服，诱使虫食，甘味即尽，毒性旋发，而虫患乃除，但铅粉毒性甚剧，不宜多服。故方云：差即止。

【解读】

铅粉毒性大、现已不用。有更有效的方剂与西药治疗蛔虫病，故淘汰。

7. 蛔蛾者，当吐蛔，令病者静而复时烦，此为脏寒，蛔上入膈，故烦；须臾复止，得食而呕，又烦者，蛔闻食臭出，其人当自吐蛔。

【释译】

本证是因肠寒胃热，蛔虫避寒就温，窜扰于胃，或钻入胆道，故曰：蛔上入膈，胃受蛔扰，故烦；若略得温而蛔则安，故病者安静而复时烦；如得食，蛔闻食臭，出而扰动，故得食呕烦，或吐蛔虫。由于脏寒蛔动，腹痛时作，剧则阳不达四肢，手足厥冷，故为蛔厥。

【解读】

参考《伤寒论》第338条。

8. 蛔厥者，乌梅丸主之。

乌梅丸方：

乌梅三百个　细辛六两　干姜十两　黄连一斤　当归四两　附子六两（炮）　川椒四两（去汗）　桂枝六两　人参、黄柏各六两

上十味，异捣筛，合治之，以苦酒（即酸醋）渍乌梅一宿，去核，蒸之五斗米下，饭熟，捣成泥，和药令相得，内白中，与蜜杵二千下，丸和梧大，先食，饮服十丸（6g），日三服，稍加至二十丸。禁生、冷、滑、臭等食。

【释译】

蛔厥是因脏寒蛔动，上入于膈所致的寒热错杂之证。综其主要症状，可见烦躁吐蛔，腹痛急剧，发作有时，吐涎沫，得食则吐，手足厥冷。治以乌梅丸，寒热并用，安蛔止厥。

方中乌梅酸温，和肝安胃，敛阴止渴，蛔得酸则止；附子、干姜、桂枝温经扶阳，以祛寒邪；川椒、细辛辛辣性热，通阳破阴，杀伏蛔虫；黄连、黄柏苦寒泻胃热，以止呕烦，且能驱蛔下行；人参、当归补气养血，以扶正气。诸药相合，使寒热祛邪，阴阳协调，蛔安胃和，气血恢复，蛔厥即愈。

【解读】

参考《伤寒论》第338条。

妇人妊娠病脉证并治第二十

1. 师曰：妇人得平脉，阴脉小弱，其人渴，不能食，无寒热，名妊娠，桂枝汤主之。方见下利中。于法六十日当有此证，设有医治逆者，却一月加吐下者，则绝之。

【注解】

平脉：是平和无病之脉。

阴脉：指尺脉而言。

【释译】

本条论妊娠恶阻的证治。

育龄妇女，停经之后，出现平和之脉，而尺脉较关脉稍见小弱，同时并有呕吐，不能食等症，身无外感寒热之象的，当为妊娠反应，中医称作妊娠恶阻。妇女在妊娠两个月左右，尺脉多见滑象，即《素问·阴阳别论》所谓"阴搏阳别，谓之有子"。今阴脉小弱，乃胎元初结，经血归胞养胎，胎气未盛，以致阴血显得相对不足，故阴脉比阳脉稍弱。妇人初妊，脉无病而身有病，且无寒热邪气，宜桂枝汤化气调阴阳，以使脾胃调和，则恶阻可愈。但如胃虚有热，而烦渴喜饮，则不适宜。

妇人妊娠恶阻，多为胎气上逆所致，一般可发生在怀孕后两个月左右，所以原文说："于法六十日当有此证。"此证基本上可自行缓解，逐渐消失，纵有较重的，经过用药调治，恶阻也就很快解除。假如经过一段时间治疗，胎气上逆的恶阻不但未愈，并增加了吐、泻的症状，势必损伤胎气，而导致流产，所以说"却一月加吐下者，则绝之"。

【解读】

妊娠恶阻－妊娠反应证态。

妊娠反应：在妊娠早期（停经6周左右）孕妇体内绒毛膜促性腺激素（HCG）增多，胃酸分泌减少及胃排空时间延长，导致头晕乏力、食欲不振、喜酸食物或厌恶油腻恶心、晨起呕吐等一系列反应，统称为妊娠反应。绝大部分妊娠（50%～90%）都有恶心和呕吐的发生，一般从妊娠6～8周开始，到10～12周达到高峰，一半左右的孕吐女性在妊娠14周前缓解，90%的孕吐女性在妊娠22周前缓解。80%的孕吐女性呕吐持续整天，而不仅仅是"晨吐"。恶心和呕吐的治疗很少能够完全缓解症状，但可以明显减少相关的不适和不快。少食多餐，避免饱食、油腻餐等本身就具有治疗价值。B族维生素也可缓解部分症状。严格的临床研究已经证明，孕早期应用甲氧氯普胺（胃复安）并不增加新生儿出生缺陷的风险。对于恶心、呕吐较重的孕妇，应该在医师指导下适当用药。

妊娠剧吐仅见于不到1%的情况，包括反复的呕吐，体重较孕前体重下降5%以上，脱水、电解质失衡和酮症，一般需要住院治疗。

2. 妇人宿有癥病，经断未及三月，而得漏下不止，胎动在脐上者，为癥痼害。妊娠六月动者，前三月经水利时，胎也。下血者，后断三月衃也。所以血不止者，其癥不去故也，当下其癥，桂枝茯苓丸主之。

桂枝茯苓丸方：

桂枝　茯苓　牡丹（去心）　芍药　桃仁（去皮尖，熬）各等分。

上五味，末之，炼蜜和丸，如兔屎大，每日食前服一丸。不知，加至三丸。

【注解】

（pēi）：一般指色紫而暗的瘀血块。

癥病：癥，旧血所积，为宿病也。癥痼害者，宿病之气，害其胎气也。本条是指：盆腔内的有形包块。

【释译】

本条论述癥病与妊娠的鉴别，以及癥病的治法。

妇人素有癥病，现复受孕成胎，停经未达3个月，忽又漏下不止，并觉脐上似有胎动，此乃癥病影响所致，不属真正的胎动。因一般胎动俱在受孕5个月左右，且其胎动多在少腹或脐部，而不会在脐上，所以说"为癥病害"。从"妊娠六月动者"至"后断三月衃也"一段，乃属插笔，进一步说明妊娠与癥病的鉴别。停经6个月自觉有胎动者，如果是受孕前3个月月经正常，受孕后胞宫又按月逐渐胀大，按之柔软不痛，此为胎动；若前3个月便经水失常，后3个月才停经不行，胞宫也非按月增大，按之疼痛，又见漏下，此乃属"衃"。衃乃瘀积所致。

癥积不去，漏下不止，只有去癥，才能使新血得以养胎，故用桂枝茯苓丸消瘀化癥。方中桂枝、芍药通调血脉，丹皮、桃仁化瘀消癥，茯苓益脾气，用蜜为丸，并从小剂量开始服，亦示祛邪要注意少伤或不伤胎之意。

本条论述癥病与妊娠的鉴别。

【解读】

本条"癥痼害"与子宫肌瘤具有比较多的重合。

妊娠和非妊娠包块（癥病）的鉴别。

【西医链接】

妊娠的鉴别诊断

（1）子宫肌瘤：早期妊娠时，部分孕妇因少量流血或既往月经不规则，如不仔细询问病史可将早孕误诊为子宫肌瘤。但子宫肌瘤一般无停经史，既往有月经过多。妇科检查子宫呈不规则增大、质地硬且表面高低不平，通过妊娠试验以及超声检查不难鉴别。而妊娠合并子宫肌瘤时，有时诊断会有一定困难。妊娠前子宫肌瘤病史、检查子宫较妊娠月份大，如加上有停经史等妊娠表现应考虑妊娠合并子宫肌瘤的可能，通过妊娠试验和超声检查可提供明确诊断。

（2）卵巢肿瘤：早孕子宫偶然可误诊为卵巢肿瘤，尤其早孕时宫颈峡部 Hegar 征特别明显，双合诊时可误把妊娠宫体误诊为卵巢囊肿。但卵巢肿瘤无停经史，如能仔细询问病史及检查，配合妊娠试验阴性，必要时采用超声检查，不难鉴别。妊娠合并卵巢肿瘤，由于子宫的增大可掩盖肿块，检查时不易扪及增大的卵巢肿瘤，诊断有一定困难。这时应注意有无妊娠阳性体征存在，配合妊娠试验及 B 超检查，对明确诊断有重要的价值。

（3）滋养叶细胞疾病：滋养叶细胞疾病时绒毛膜促性腺激素为阳性，故单纯绒毛膜促性腺激素阳性时应考虑除妊娠外的其他疾病。滋养叶细胞疾病时可有不规则阴道出血，子宫大小与妊娠月份不符，有时阴道局部出现病灶，常有肺部转移病变，绒毛膜促性腺激素滴度较正常妊娠高，可做出滋养叶细胞疾病的诊断。

（4）假孕：假孕为幻想妊娠。常见于近绝经期妇女，因迫切希望妊娠，可出现一系列妊娠现象，如停经、早孕反应、乳房增大；同时由于脂肪堆积和肠道充气，可使腹部逐渐胀大。有些妇女在服用吩噻嗪类抗精神病药物时，也可引起停经、乳房增大、泌乳及妊娠试验阳性等体征，应仔细加以鉴别。有些患者还可将肠蠕动和主动脉搏动误认为胎动。如能通过仔细检查，因子宫并不增大，也无胎儿存在，而且妊娠试验阴性等，可做出鉴别诊断。

参考癥积《金匮要略》第十一篇。

【拓展】

桂枝茯苓丸。

《金匮要略》用此方治妇人怀孕、宿有癥块，而漏下不止之症。方中桂枝温通血脉，茯苓渗利下行而益心脾之气。既有助于行瘀血，亦有利于安胎元，共为君药。宿有癥块，郁久多能化热，故又配丹皮、赤芍合桃仁以化瘀血，并能清瘀热，共为臣药。诸药合用，共奏活血化瘀，缓消癥块之功。《神农草经》指出："药性有宜丸者。"《玉函经》说："丸药者，祛风冷，破积聚，消诸坚痞。"《金匮要略》对本方规定极严，张仲景认为对妇人妊娠而有瘀血，只宜渐消缓散，切不可峻攻猛破，所以选择丸剂之剂型，可见用药之妙。

【功能主治】

活血、化瘀、消癥。用于治疗妇人痛经、月经不调、功血、子宫肌瘤、卵巢囊肿、子宫内膜异位症、慢性盆腔炎性包块、附件炎和包块、乳腺增生、经期综合征、习惯性流产、宫外孕、不孕症、产后及流产后恶露不净、产后尿潴留、放环后腹痛、乳腺小叶增生及更年期综合征等妇科疾病。

临床除沿袭古人的传统外，本品现已广泛用于妇科疾病的防治，并向其他领域延伸。

1. 经期综合征 对经期产生的下腹痛、腰痛、恶心、呕吐等有效率达80%以上。

2. 痛经 本品可降低血液的黏度，增加血脉的流通度，对血凝气滞性痛经更为有效，少则1~2剂，多则3~5剂，则显效。

3. 习惯性流产 本品具有活血化瘀的功能，对瘀血引起的习惯性流产可收到去瘀生新之效。

4. 子宫肌瘤 应用本品治疗子宫肌瘤30例，收到满意效果，显示本品有抑制肌瘤生长之效。

5. 附件炎 应用本品治疗妇女附件炎30例，痊愈16例，有效12例，有效率为93.3%。

6. 急慢性盆腔炎 由于本品有抗炎作用，临床治疗急慢性盆腔炎200例，取得较好效果。

7. 卵巢囊肿 由于本品对血液流变学的影响，可改善血液循环，促进囊肿消除，应用本品治疗卵巢囊肿360例，效果显著。

8. 不孕症 本品用于不孕症的治疗取得满意效果。

9. 产后恶露不尽 本方有活血化瘀、消肿止痛之功效，可促使产后或流产后子宫内残留蜕膜脱落，达到止血的目的。应用本品治疗产后恶漏不尽280例，有效率达96.4%。

10. 子宫内膜异位症 子宫内膜异位症是以继发性痛经及持续下腹疼痛为典型症状，本品具较强的镇静作用，对子宫平滑肌也有一定的松弛的作用。应用本品对症治疗350例子宫内膜异位症患者，取得满意效果。

11. 放环后腹痛 妇女子宫内放节育环后，机械性压迫引起子宫内膜和血管内皮细胞损伤，子宫过度收缩，从而导致腹痛、腰痛，月经过多。应用本品治疗患者260例，总有效率达94.6%。

12. 乳腺炎、乳房肿块 本品有调节女性内分泌的功能，对妇女乳腺炎、乳房肿块有消炎、消散作用。

3. 妇人怀娠六七月，脉弦发热，其胎愈胀，腹痛恶寒者，少腹如扇，所以然者，子脏开故也，当以附子汤温其脏。方未见。

【注解】

少腹如扇：形容少腹有冷如风吹的感觉。

子脏：即子宫。

【释译】

妊娠六七月，忽然出现脉弦发热，腹痛恶寒，并自觉胎更胀大，尤其少腹作冷，有如被扇之状，其病机是阳虚阴盛。其证发热非为外感，而是虚阳外浮之象；阳虚不能温煦胞宫，阴寒之气内盛，故自觉胎愈胀大，腹痛恶寒，少腹感觉冷如风吹之状。故治当温阳散寒，暖宫安胎，宜用附子汤。

本方虽缺，但后世有人主张用《伤寒论》第 304 条，附子汤（炮附子二枚，茯苓、芍药各三两，白术四两，人参二两）。附子有破坚堕胎之弊，仲景用之，是本《内经》"有故无殒"之意，但临床必须用之准确，方能无殒。

本条论述妊娠阳虚寒盛腹痛的证治。

【解读】

附子为堕胎百药长，附子大辛大热有毒。后世列为妊娠禁药，胎前诸病极少应用。

一般来说，孕妇在怀孕 16 ~ 20 周时即可感觉到胎动。胎动有一定的规律性。一般 8 ~ 12 周时，胎动比较均匀。12 周时以后胎动减少。14 ~ 15 周时，胎动最少。20 ~ 23 周时胎动最多。正常情况下孕妇的胎动在 3 ~ 5 次/h。

妊娠期腹痛也是孕妇常有的一种症状。孕妇的胎动极易和妊娠期腹痛相混淆。妊娠期腹痛的特点：妊娠期腹痛包括生理性妊娠期腹痛和病理性妊娠期腹痛。

生理性妊娠期腹痛是由于妊娠后子宫体增大，对子宫圆韧带造成过度牵拉而导致的。此种情况多发生在孕妇妊娠 3 ~ 5 个月时。疼痛部位多在下腹部子宫体的一侧或两侧。疼痛多为牵涉痛、钝痛或隐痛。疼痛常发生在孕妇远距离行走或体位改变后，此种情况通常经卧床休息便可缓解。生理性妊娠期腹痛也可发生在胎动后或妊娠晚期的假宫缩后，但此种情况造成的腹痛一般仅持续数秒钟即可缓解。

病理性妊娠期腹痛的原因则较为复杂，常见的原因有以下几种：

1. 葡萄胎可引起腹痛

此种情况常发生在早期妊娠（怀孕 4 个月之内）的妇女身上。发生葡萄胎的妇女也有停经史，但其子宫体内并未孕育着真正的胎儿，而是一种水泡状的胎块。这样的妇女妊娠反应严重，子宫体增长得非常迅速。多数妇女会在停经后 2 ~ 4 个月时发生腹部胀痛或钝痛，并伴有阴道流血。怀了葡萄胎可通过 B 超进行辅助诊断。治疗此病需要实施清宫术，并要定期复查。

2. 流产或早产可引起腹痛

将发生流产或早产的妇女常会出现阵发性或持续性的腹痛，并伴有下腹部坠胀、阴道流血或有烂肉样的组织自阴道排出。

3. 宫外孕破裂可引起腹痛

宫外孕破裂的典型表现是：早期妊娠的妇女在停经 40 ~ 50d 时会突然出现下腹部一侧撕裂样的疼痛及肛门坠胀。随着病情的进一步发展和宫外破裂处出血量的增多，患者还会出现头晕、乏力、心慌、恶心呕吐、面色苍白、四肢冰冷等休克症状。

4. 胎盘早剥可引起腹痛

此种情况多发生在妊娠 7 个月以后的孕妇身上。这样的孕妇常有妊娠高血压综合征、慢性高血压病或腹部受过外伤。也有少数孕妇无明显诱因而发生了胎盘早剥，胎盘早剥引起的腹痛与胎盘发生剥离面积的大小有关。胎盘剥离面积小的孕妇，仅有少量的阴道流血及轻度腹痛。胎盘剥离面积大的孕妇，虽然其阴道流血并不多，但由于其子宫腔内的积血多，可使患者的腹痛剧烈，持续不断，腹部硬如板状。病情严重时，患者可出现休克。发生此种情况的孕妇，应及时去医院就诊，否则会危及胎儿的生命。

5. 妊娠合并急性阑尾炎可引起腹痛

孕妇的阑尾随着子宫体的增大多从原来的位置向其外上方移位。因此，孕妇患急性阑尾炎后的腹痛部位不像正常人那样典型，而容易被忽视。但随着病情的发展，患者也可出现肌紧张、发烧等症状，此时应去医院就诊。特别是有慢性阑尾炎的孕妇，更应警惕妊娠期阑尾炎的急性发作。

综上所述，孕妇应从以下几方面来鉴别胎动和妊娠期腹痛：

1. 怀孕早期的鉴别

孕妇若在怀孕 4 个月之内出现腹痛，则不是胎动。因为胎动一般在怀孕 16 ~ 20 周才出现。此期间，若有下腹部坠痛、肛门坠胀、阴道流血等现象，则应考虑到宫外孕、葡萄胎、流产等情况的发生。

2. 怀孕中晚期的鉴别

如前所述，孕妇的胎动有一定的规律性，一般 3 ~ 5 次/h。胎动在怀孕 28 ~ 37 周时较活跃，但不会引起孕妇明显的不适。胎动后的腹部局部不适，几秒钟或数十秒钟就可缓解。如果孕妇在怀孕的中晚期出现全腹下坠、肛门坠胀，阵发性腹痛并伴有阴道流血时，则应考虑到早产、胎盘早剥等情况的发生。若腹痛位于右下方或偏上，无规律性，且孕妇有高热、恶心、呕吐等症状时，则应考虑到急性阑尾炎的发生。

总之，孕妇一旦出现与胎动无关的腹痛，就应引起重视，并应及时就诊，加以鉴别，以免酿成祸患。

【结语】

本条妊娠腹痛，原因复杂，不是一个方剂能够解决问题的，因此没有列出方剂，是有道理的。

4. 师曰：妇人有漏下者，有半产后因续下血都不绝者，有妊娠下血者，假令妊娠腹中痛，为胞阻，胶艾汤主之。

芎归胶艾汤方：

芎䓖　阿胶　甘草各二两　艾叶　当归各三两　芍药四两　干地黄四两

上七味，以水五升，清酒三升，合煮取三升，去滓，内胶，令消尽，温服一升，日三服。不差，更作。

【注解】

胞阻：指妇女怀孕后，经常出现腹痛，甚至阴道出血的病症。胞阻者，胞脉阻滞，血少而气不行也，这是由于气血不和阻碍胞胎所致。西医：先兆流产。

半产：流产。通称小产或小月。或至三、五月而胎堕；或未足月而欲生，均谓之小产。

漏下：简称漏。指妇女经水停后，又续见下血，淋漓不断者。

【释译】

本条论述妇人 3 种下血的证治。

妇人下血之证，常见以下 3 种病情：一为经水淋漓不断的漏下；二为半产后的下血不止；三为妊娠胞阻下血（又称胞漏）。三者虽其原因有异，但其病机相同，总由冲任脉虚，阴气不能内守所致。故均用胶艾汤以调补冲任，固经养血。

"假令"以下，乃承上文所言，意即若妊娠下血而又腹中痛者，乃冲任失调，阴血下漏，以致不能入胞养胎，故称为胞阻或胞漏。胶艾汤主要以四物汤养血和血，阿胶养阴止血，艾叶温经暖宫，甘草调和诸药，清酒以行药力，诸药合用，既和血止血，又暖宫调经，亦治腹痛，安胎。实为妇科之要方。

后世医家发挥：漏下可由肾虚、气虚、血热、血瘀、湿热内蕴等多种原因导致。《诸病源候论》卷三十八："漏下者，由劳伤血气，冲任之脉虚损故也。冲脉任脉为十二经脉之海，皆起于胞内，而手太阳小肠之经也，手少阴心之经也，此二经主上为乳水，下为月水。妇人经脉调适，则月下以时；若劳伤者，以冲任之气虚损，不能制其脉经，故血非时而下，淋漓不断，谓之漏下也。"

【解读】

妇人3种下血：一为经水淋漓不断的漏下，即西医的月经失调的一个症状；二为半产（西医的流产）后的下血不止；三为妊娠胞阻（西医的先兆流产）下血。妊娠腹中痛，为胞阻，胶艾汤主之，即西医的先兆流产用胶艾汤治疗。

【西医链接】

一、流产（半产）

（一）病因

导致流产的原因很复杂，是多种的，早期流产较为常见的原因为染色体异常、内分泌异常、子宫发育不良或畸形。

1. 染色体异常　染色体异常包括染色体数目异常；结构异常。

2. 内分泌失调　雌激素过多与黄体酮不足亦为早期流产的原因。

3. 胎盘异常与胎盘内分泌不足

4. 血型不合　由于以往妊娠或输血，致Rh因子、不合的ABO血型因子在母体中产生抗体，此次妊娠由胎盘进入胎儿体内与红细胞凝集而产生溶血，以致流产。

5. 精神神经因素　如惊吓、严重精神刺激等也都可致成流产。近年来通过研究认为，噪音与振动对人的生殖有一定影响。

6. 母体全身性疾病

（1）严重的急性传染病和感染疾病：如大叶性肺炎，多伴发生高热导致子宫收缩，或/和胚胎死亡均可致流产。

（2）慢性疾病：严重贫血、心脏病、心力衰竭可引起胎儿缺氧、窒息而死亡；慢性肾炎、严重高血压可使胎盘发生梗死或早剥离而引起流产。

（3）营养不良或药物中毒：如维生素缺乏，特别是维生素E－生育醇的缺乏，汞、铅、酒精及吗啡等慢性中毒，均可引起流产。

7. 生殖器官疾病　子宫畸形，如双角子宫、子宫腔纵隔，常为流产的原因。但子宫发育不良往往是不孕的原因。此外，如子宫肌瘤，尤其是向子宫腔内发展的黏膜下肌瘤或嵌顿在骨舅腔中的卵巢囊瘤，均可影响胎儿的发育而导致流产。子宫内口松弛为习惯性流产常见原因之一。近年来发现宫腔粘连患者中，约14%的患者发生在流产后。粘连引起宫腔缩小、变形和子宫内膜面积减少，且有硬化，影响胚胎发育。

8. 免疫因素　对原因不明者，近年来研究发现多数与免疫因素密切相关。

（二）临床表现

流产的主要症状是阴道流血和腹痛。阴道流血发生在妊娠12周以内流产者，开始时绒毛与蜕膜分离，血窦开放，即开始出血。当胚胎完全分离排出后，由于子宫收缩，出血停止。早期流产的全过程均伴有阴道流血；晚期流产时，胎盘已形成，流产过程与早产相似，胎盘继胎儿娩出后排出，一般出血不多，特点是往往先有腹痛，然后出现阴道流血。流产时腹痛系阵发性宫缩样疼痛，早期流产出现阴道流血后，胚胎分离及宫腔内存有的血块刺激子宫收缩，出现阵发性下腹疼痛，特点是阴道流血往往出现在腹痛之前。晚期流产则先有阵发性子宫收缩，然后胎盘剥离，故阴道流血出现在腹痛之后。流产时检查子宫大小、宫颈口是否扩张以及是否破膜，根据妊娠周数及流产过程不同而异。

流产从开始发展到终结经历一系列过程，根据其不同的阶段，可给予不同的诊断名称，分别为：先兆流产、难免流产、不全流产、完全流产、过期流产。

二、先兆流产（胞阻）

先兆流产指妊娠 28 周前，先出现少量的阴道流血，继而出现阵发性下腹痛或腰痛，盆腔检查宫口未开，胎膜完整，无妊娠物排出，子宫大小与孕周相符。如症状加重，可能发展为难免流产。

妊娠于 28 周前终止者称为流产。如在妊娠 12 周前自然终止者称早期流产，在妊娠 13~27 周自然终止者为晚期流产。从不同地区、不同阶层及不同年龄的统计，自然流产的发生率在 15%~40%，约 75% 的孕妇发生在妊娠 16 周以前，发生于妊娠 12 周前者占 62%。

临床表现：

1. 停经　大部分自然流产患者均有明显停经史。

2. 阴道出血和腹痛　首先出现的症状往往是阴道出血，一般出血量少，常为暗红色，或为血性白带，但有时可达 4~5d 至 1 周以上。在流血出现后数小时至数周，可伴有轻度下腹痛或腰背痛，在妊娠 12 周以后，患者有时可感到阵发性腹痛。

妇科查体可见宫颈口未开，无妊娠物排出，子宫大小与停经时间相符。

三、月经失调（漏下）

月经失调也称月经不调，是妇科常见疾病，表现为月经周期或出血量的异常，可伴月经前、经期时的腹痛及全身症状。病因可能是器质性病变或是功能失常。

（一）病因

1. 情绪异常引起月经失调　情绪异常，如长期的精神压抑、精神紧张或遭受重大精神刺激和心理创伤，都可导致月经失调或痛经、闭经。这是因为月经是卵巢分泌的激素作用于子宫内膜后形成的，卵巢分泌激素又受垂体和下丘脑释放激素的控制，所以无论是卵巢、垂体，还是下丘脑的功能发生异常，都会影响到月经。

2. 寒冷刺激引起月经过少甚至闭经　妇女经期受寒冷刺激，会使盆腔内的血管过分收缩，可引起月经过少甚至闭经。因此，妇女日常生活应注意经期防寒避湿。

3. 节食引起月经不调　少女的脂肪至少占体重的 17%，方可发生月经初潮，体内脂肪至少达到体重的 22%，才能维持正常的月经周期。过度节食，由于机体能量摄入不足，造成体内大量脂肪和蛋白质被消耗，致使雌激素合成障碍而明显缺乏，影响月经来潮，甚至经量稀少或闭经，因此，追求身材苗条的女性，切不可盲目节食。

4. 嗜烟酒引起月经失调香烟中的某些成分和酒精可以干扰与月经有关的生理过程，引起月经失调。在吸烟和过量饮酒的女性中，有 25%~32% 的人因月经失调而到医院诊治。每天吸烟 1 包以上或饮高度白酒 100mL 以上的女性中，月经失调者是不吸烟喝酒妇女的 3 倍。故妇女应不吸烟，少饮酒。

（二）临床表现

表现为月经周期或出血量的紊乱有以下几种情况：

1. 不规则子宫出血　这是一个临床症状，具体包括：月经过多或持续时间过长或淋漓出血。常见于子宫肌瘤、子宫内膜息肉、子宫内膜异位症等疾病情况或功能失调性子宫出血。

2. 功能失调性子宫出血　指内外生殖器无明显器质性病变，而由内分泌调节系统失调所引起的子宫异常出血，是月经失调中最常见的一种，常见于青春期及更年期。分为排卵性和无排卵性两类，约85%的病例属无排卵性功血。

以上2条属于中医的漏下。

3. 闭经　是妇科疾病中常见的症状，可以由各种不同的原因引起。通常将闭经分为原发性和继发性两种。凡年过18岁仍未行经者称为原发性闭经；在月经初潮以后，正常绝经以前的任何时间内(妊娠或哺乳期除外)，月经闭止超过6个月者称为继发性闭经。

4. 绝经　绝经意味着月经终止，指月经停止12个月以上。但围绝经期常有月经周期和月经量的改变。表现为月经周期缩短，以滤泡期缩短为主，无排卵和月经量增多。

【结语】

本条胶艾汤的适应症是：先兆流产(胞阻)。

5. 妇人怀娠，腹中㽲痛，当归芍药散主之。

当归芍药散方：

当归三两　芍药一斤　芎藭半斤　茯苓四两　白术四两　泽泻半斤

上六味，杵为散，取方寸匕，酒和，日三服。

【注解】

㽲：音 jiǎo，指腹中急痛；音 xiǔ，指腹中绵绵作痛。

【释译】

本条论述妊娠肝脾不和所致腹痛的治法。

妊娠腹痛原因很多，本证腹中拘急，绵绵作痛，病由肝脾失调，气血郁滞所致。肝虚气郁则血滞，脾虚气弱则湿胜，故用当归芍药散以养血疏肝，健脾利湿。以药测证，本条除腹中拘急，绵绵作痛的主症外，并有小便不利，足跗浮肿等症。所以方中既重用芍药敛肝、和营、止痛，又佐归、芎以调肝和血，更配以茯苓、白术、泽泻健脾渗湿。

妊娠期间因胞脉、胞络阻滞或失养，气血运行不畅而发生以小腹疼痛为主证的疾病，称"妊娠腹痛"，亦名"胞阻"，也有称"痛胎""胎痛""妊娠小腹痛"者。

【解读】

参见第3条妊娠腹痛，本条妊娠肝脾不和所致腹痛，应该是第3条妊娠腹痛的一种临床类型，当归芍药散主之。所以，本条妊娠期出现腹痛没有出血，使用当归芍药散；如果出现阴道流血(流产)即第4条，使用胶艾汤。

后世医家与许多发挥与补充，临床上灵活运用。

6. 妊娠呕吐不止，干姜人参半夏丸主之。

干姜人参半夏丸方：

干姜　人参各一两　半夏二两

上三味，末之，以生姜汁糊为丸，如梧桐子大，饮服十丸，日三服。

【释译】

本条论述胃虚寒饮的恶阻证治。

"恶阻"，即妊娠早期，恶心呕吐不食，恶闻食气，食入即吐。口淡，呕吐清涎或食糜。头晕纳呆，神疲倦怠，嗜卧嗜睡。舌淡苔白，脉缓滑或细滑无力。中医称之为"恶阻""子病""病儿""阻病"等。其主要由于胎气上逆，胃失和降所致。

恶阻本是妇人妊娠常有的反应，多由胃虚胎气上逆所致。但妊娠反应所持续时间不长，一般可不药而愈。本证呕吐不止，为妊娠反应较重，而且持续时间长，一般药物又不易治愈，故宗"有故无殒"之意用干姜人参半夏丸治疗。以药测证，本证病机，非胃虚有热，而是胃虚有寒饮，浊气上逆使然。故方用干姜温中散寒，人参扶正补虚，

半夏、姜汁涤饮降逆。凡呕吐不止，并伴有口干不渴或渴喜热饮，头眩心悸，舌淡胎白滑，脉弦，或细滑等兼证的，用之最为适宜；若系胃热而阴伤者，则应禁用。

【解读】

妊娠呕吐即恶阻，用干姜人参半夏丸治疗。

妊娠呕吐是妊娠早期征象之一，多发生在怀孕 2~3 个月期间，轻者即妊娠反应，出现食欲减退、择食、清晨恶心及轻度呕吐等现象，一般在 3~4 周后即自行消失，对生活和工作影响不大，不需特殊治疗。少数妇女反应严重，呈持续性呕吐，甚至不能进食、进水，伴有上腹饮闷不适，头晕乏力或喜食酸咸之物等，这时称妊娠呕吐。本病多见于精神过度紧张，神经系统功能不稳定的年轻初孕妇。另外，胃酸降低、胃肠道蠕动减弱、绒毛膜促性腺激素增多及肾上腺皮质激素减少等，与妊娠呕吐也有一定关系。

妊娠剧吐可导致 2 种严重的维生素缺乏症：

1. 维生素 B_1 缺乏　可导致 Wernicke 综合征，临床表现为中枢神经系统症状，即眼球震颤、视力障碍、共济失调、急性期言语增多，后逐渐精神迟钝、嗜睡，个别发生木僵或昏迷。若不及时治疗，死亡率达 50%。

2. 维生素 K 缺乏　可导致凝血功能障碍，常伴血浆蛋白及纤维蛋白原减少，孕妇出血倾向增加，可发生鼻出血，甚至视网膜出血。

妊娠剧吐主要应与葡萄胎、甲亢及可能引起呕吐的疾病如肝炎、胃肠炎、胰腺炎、胆道疾病等相鉴别。有神经系统症状者应与脑膜炎和脑肿瘤等鉴别。

7. 妊娠，小便难，饮食如故，当归贝母苦参丸主之。

当归贝母苦参丸方：男子加滑石半两。

当归　贝母　苦参各四两

上三味，末之，炼蜜丸如小豆大，饮服三丸，加至十丸。

【释译】

本条论述妊娠血虚热郁的小便不利证治。

妊娠妇女，但见小便难而饮食一如常人的，可知其病在下焦，而不在中焦。由于怀孕之后，血虚有热，气郁化燥，膀胱津液不足，所以导致小便难而不爽，故治以当归贝母苦参丸，用当归活血润燥；贝母利气解郁，兼治热淋；苦参利湿热，除热结，与贝母合用，又能清肺而散膀胱郁热，合而用之，可使血得濡养，郁热解除，膀胱通调，则小便自能畅利。

【解读】

孕妇尿量少，是因为妊娠期间子宫压迫输尿管，使上尿路扩张，影响尿液通畅排泄。因为妊娠子宫略向右侧旋转，右侧输尿管容易受压迫，故一般右侧输尿管尿液瘀滞更为明显。妊娠中期，盆腔瘀血，增大的子宫及胎儿将膀胱上推变位，也可导致右侧输尿管排尿不畅和尿潴留等。

随着腹中胎儿的成形长大，逐渐对膀胱、大肠等器官及坐骨神经造成挤压，引发疼痛、酸胀、便秘、尿频、胃灼热等诸多症状，这些都是正常的表现。

妊娠水肿时，水分向皮下组织转移，隐性水肿期表现为：小便也减少，体重增加，而不出现凹陷性水肿。紧接第 8 条。

参考：妇人杂病 19 条"转胞"。

8. 妊娠有水气，身重，小便不利，洒淅恶寒，起即头眩，葵子茯苓散主之。

葵子茯苓散方：

葵子一斤　茯苓三两

上二味，杵为散，饮服方寸匕，日三服，小便利则愈。

【注解】

冬葵子又名葵子、葵菜子。为锦葵科一年生草本植物冬葵的成熟种子。中国各地均产。夏秋季种子成熟时采收。晒干，生用，捣碎入药。本品甘寒滑利，既能利水通淋，又能下乳、润肠、二便不利者均宜。

【释译】

本条论述妊娠水气的证治。

妊娠水气即后世所称"子肿"。此证一般多因胎气影响，膀胱气化被阻，水湿停聚所致。水盛身肿，故身重；水停而卫气不行，故洒淅恶寒；水阻致清阳不升，故起即头眩。本病的关键在于气化不行，小便不利，故以葵子茯苓散治之。方以葵子滑利通窍，茯苓淡渗利水，使小便通利，水有去路，则气化阳通，诸症可愈。此亦叶天士"通阳不在温，而在利小便"之意也。另外，葵子能滑胎，故用量不宜过大，应研末为散分服。

【解读】

西医：妊娠水肿。

妊娠后，肢体面目等部位发生浮肿，称"妊娠水肿"，亦称"妊娠肿胀"。主要由于孕妇内分泌发生改变，致使体内组织中水分及盐类潴留（钠潴留）；另外，妊娠子宫压迫盆腔及下肢的静脉，阻碍血液回流，使静脉压增高，故水肿经常发生在肢远端，以足部及小腿为主。特别从事站立工作的妇女更为明显。妊娠中晚期，由于子宫压迫盆腔静脉，站立位工作腹内压力增加，都会影响下肢静脉回流，从而导致下肢水肿。但是，营养不良性低蛋白血症，贫血和妊高征也是孕妇水肿的重要原因。

显性水肿表现为皮肤紧而亮，弹性降低、手指按压呈凹陷，通常由踝部开始，逐步发展到小腿、大腿甚至腹部。隐性水肿表现为体表无明显水肿，水分潴留在器官间隙和深部结缔组织中。

水肿最初可表现为体重的异常增加（即隐性水肿），每周体重超过 0.5kg，或出现凹陷性水肿，即体内积液过多而导致的临床可见水肿，多由踝部开始，逐渐延伸到小腿、大腿、外阴部、腹部，按之凹陷。尤其是在孕后期出现时，更应及时到医院测量血压，检查小便，了解尿中有无蛋白，以及时诊断有无妊娠期高血压疾病或子痫前期，这些情况会严重影响母儿的健康。应及时诊断有无妊娠期高血压疾病或子痫前期。

9. 妇人妊娠，宜常服当归散主之。

当归散方：

当归　黄芩　芍药　芎䓖各一斤　白术半斤

上五味，杵为散，酒饮服方寸匕，日再服，妊娠常服即易产，胎无疾苦。产后百病悉主之。

【释译】

本条论述血虚湿热胎动不安的治法。

古人虽有多种养胎之法，但一般都是借防治疾病的手段以收安胎的效果。若孕妇素体健康，则无需服药养胎。唯对于禀体薄弱，屡为半产漏下之人，或难产，或已见胎动不安而漏红者，需要积极治疗，此即所谓养胎或安胎。妇人妊娠最需要重视肝脾二脏，肝主藏血，血以养胎，脾主运化，乃气血生化之源。本条即属肝血不足，脾失健运之证。肝血虚而生内热，脾不运而生湿，湿热内阻，影响胎儿则胎动不安。故用当归散养血健脾，清化湿热。

方中当归、芍药补肝养血，合川芎以舒血气之源，白术健脾除湿，黄芩坚阴清热，合用之，使血虚得补，湿热可除，而奏养胎、安胎之效。后世将白术、黄芩视为安胎圣药，其源概出于此。但需说明，这两味药仅对脾胃虚弱、湿热不化而胎动不安者有效，并非安胎通用之方。

原文"常服"二字须活看。主要指妊娠而肝脾虚弱者宜常服之，并非妊娠无病而常服之药。方后"妊娠常服即易产，胎无疾苦，产后百病悉主之"等说，应当是从肝虚脾弱着眼，并不是产后百病，都可以用当归散治疗的。

【解读】

见11条。

10. 妊娠养胎，白术散主之。

白术散方：

白术　芎劳　蜀椒三分（去汗）　牡蛎二分

上四味，杵为散，酒服一钱匕，日三服，夜一服。但苦痛，加芍药；心下毒痛，倍加芎劳；心烦吐痛，不能食饮，加细辛一两，半夏大者二十枚。服之后，更以醋浆水服之。若呕，以醋浆水服之；复不解者，小麦汁服之。已后渴者，大麦粥服之。病虽愈，服之勿置。

【释译】

本条论述脾虚寒湿所致胎动不安的治法。

由于妇女体质上有差异，故在妊娠以后，也会出现相应的寒化或热化的变化。前条是为湿热不化出其方治，本条则属脾虚寒湿逗留并出其治法。脾虚而寒湿中阻，每见脘腹时痛，呕吐清涎，不思饮食，下白带，甚至胎动不安等症。故治以白术散健脾温中，除寒湿以安胎，方中以白术健脾燥湿，川芎和肝舒气，蜀椒温中散寒，牡蛎除湿利水，且白术伍川芎，功能健脾温血养胎，蜀椒配牡蛎则有镇逆固胎的作用。

"妊娠养胎"是一句泛指，但白术散只适用于脾虚而寒湿中阻之证，通过治病而达到保胎安胎的作用，无病则无须服用。

当归散，重在温中健脾，用于寒湿偏盛之证。去病安胎。

白术散，重在调补肝血，用于血虚而湿热不化之证。

【解读】

见11条。

11. 妇人伤胎，怀身腹满，不得小便，从腰以下重如有水气状，怀身七月，太阴当养不养，此心气实，当刺泻劳宫及关元，小便微利则愈。

【释译】

"妇人伤胎"辨证："妇人伤胎"的原因有 3 种：一是因夙有疾病而伤胎；二是因新生疾病而伤胎；三是因用药不当而伤胎。论治"妇人伤胎"必须全面考虑，辨清病变本质，合理选用方药。

"怀身腹满，不得小便，从腰以下重如有水气状"：①"怀身腹满"的病变证机是浊气内结，壅滞气机。②"不得小便"的病变证机是气不化津，水不得下行。③张仲景论"从腰以下重如有水气状"的目的是强调病证表现在下，病变证机以水气内停为主。

"怀身七月，太阴当养不养"：①"怀身七月"的含义有 2 种，一是女子"怀身七月"多血虚，应当重视调养太阴；二是"怀身七月"易引起旧疾复发或加重。②"太阴当养不养"的临床意义有 2 种：一是脾肺有旧疾当调养而未调养，可引起病证复发；二是调养脾有利于生化气血，调养肺有利于朝会百脉，而未能重视调理太阴，易引起气血不足。③张仲景论"此心气实"的目的是突出心病证可引起伤胎，病变证机是心不能主血，血不能养胎。④根据张仲景辨证精神，引起"妇人伤胎"的原因既可能是虚引起，又可能是实引起，对此都必须仔细辨证，不能有丝毫差错。

"当刺泻劳宫及关元，小便微利则愈"：①张仲景论"当刺泻劳宫及关元"的目的是强调辨治妊娠伤胎，当补则补，当泻则泻，辨治不能局限于虚证。②辨识"小便微利则愈"，即妇人伤胎的病变证机是水气内停，其治当利小便，利小便既可用方药，又可用针刺。

【解读】

妊娠腹满、小便少、水肿等，可以是妊娠水肿造成的，未必都是疾病，特别是妊娠 7 个月之后，如果胎儿一切正常，可以不必治疗或者微微通利小便就可以了。水气（如有水气状）来源于血脉，属于实证，心主血脉，所以其病机是心气实。"从腰以下重如有水气状"是指隐性水肿，还没有出现凹陷性水肿，所以这个时候不需要药物治疗或者微微通利小便就可以了。当刺泻劳宫及关元，后世有争议，刺之可致流产，针灸也需要慎重。

9～11 条为养胎之法。孕妇出现腹满、呕吐，小便少、轻度水肿，下白带，甚至胎动不安等症，达不到疾病的程度，属于妊娠正常范围与疾病之间的状态，需要养胎，可以酌用当归散、白术散或者慎用针灸治疗。

妇人产后病脉证治第二十一

1. 问曰：新产妇人有三病：一者病痉，二者病郁冒，三者大便难，何谓也？师曰：新产血虚，多汗出，喜中风，故令病痉。亡血复汗，寒多，故令郁冒。亡津液，胃燥，故大便难。

【释译】

新产之妇，畏其无汗，若无汗则荣卫不和，而有发热无汗，似乎伤寒表病者，但舌无白苔可辨也，故喜其有汗，而又恐汗出过多，表阳不固，风邪易入，而为项强腰背反张之痉病也。新产之妇，畏血不行，若不行则血瘀于里，而有发热腹痛，似乎伤寒里病者，但以舌无黄胎可辨也，故喜其血下，而又恐血下过多，阴亡失守，虚阳上厥，而为昏冒不省，合目汗出之血晕也。新产虽喜其出汗，喜其血行，又恐不免过伤阴液，致令胃干肠燥，而有潮热谵语，大便难，似乎阳明胃家实者。故仲景于产后首出三病，不只为防未然之病，而更为辨已然之疑也。昏冒而曰郁冒者，谓阴阳虚郁，不相交通而致冒也。病痉，病郁冒，大便难，三者不同，其为亡血伤津则一也。

【解读】

分娩后 15d 内称为：新产；15~100d 称为：产后。

一者病痉，是指肌肉痉挛，包括破伤风、子痫等。

二者病郁冒，是指晕厥意识模糊与昏迷。失血大汗引起血容量不足、营养不良、贫血引起。

三者大便难，是指大便干燥。

产褥期由于身体虚弱，气血不足，抵抗力会下降，容易导致身体各种各样的疾病，产后常见的疾病有：产后血晕，产后腹痛，产后恶露不下，产后恶露不尽，产后头痛，产后发热，产后身痛，产后关节疼痛，产后小便失禁，产后尿频尿急，产后自汗，产后盗汗，产后乳汁缺乏，产后外阴疾患，所以在产褥期的时候，要注意保暖，保健。

中医认为其病机是：失血、失津液；西医认为其病理机制是：失血、失水、电解质紊乱。

【西医链接】

孕妇为了适应胎儿的发育及为分娩进行准备，生殖器官及全身发生了很大变化，分娩后则通过一系列变化，使生殖器官及全身（除乳房外）又恢复到非孕状态，这种生理变化约需42d才能完成。自胎盘娩出后，产妇便进入了产褥期。在这段时间里，产妇的乳房要泌乳，子宫要复原，身体的各个系统要逐渐恢复正常，如通过排汗、排尿的增加来减少多余的血容量；胃酸增加，胃肠道张力及蠕动恢复，使消化能力恢复正常；不哺乳或部分哺乳的产妇可有月经回潮。总之，产褥期是全身多系统包括体形、腹壁等逐渐复原的时期。

一、产褥期生理变化

1. 子宫复旧　子宫是产褥期变化最大的器官之一。产后 3d 内因子宫收缩而引起下腹部阵发性疼痛，即"宫缩痛"，于产后 1~2d 出现，持续 2~3d 后自然消失，多见于经产妇。

2. 乳房的变化　乳房的主要变化为泌乳，也就是有乳汁分泌。初乳在产后 7d 内分泌，为淡黄色，质地黏稠，其营养价值高，含有多种免疫球蛋白和胡萝卜素。产后 7～14d 所分泌的乳汁称为过渡乳，此时蛋白质含量减少，脂肪和乳糖含量渐增。产后 14d 以后所分泌的乳汁为成熟乳。母乳营养价值高，哺喂的儿童生病少。值得注意的是：产妇在哺乳期用药，可经母血渗入乳汁中，应当注意，以免对新生儿有不利影响。

3. 血液循环系统　产后 2～3d 内大量血液从子宫涌入体循环，加之妊娠期过多组织间液的回吸收，血容量可增加 15%～25%，特别在产后 24h 内，心脏负担加重，患有心脏病的产妇此时极易发生心力衰竭。产后 2～3 周通过出汗、小便增多，使得血容量恢复至孕前水平。

4. 胃肠功能　产后 1～2d 感口渴，喜进流质食物，食欲不佳，以后逐渐好转。胃肠肌张力及蠕动力减弱，约需 2 周恢复。（2 条，呕不能食）

5. 排尿、便秘　产后数天尿量明显增多，妊娠期体内潴留的水分需经肾排出，易致尿潴留。产后几天，特别是 24h 内尿多。因为尿多，故大便干燥。（2 条，大便反坚……小柴胡汤主之。3 条胃家实，大承气汤主之）

6. 排汗　产后几天内，由于产妇皮肤排泄功能旺盛，排出大量汗液，有的大汗淋漓，黏湿难受。尤其在夜间睡眠和初醒时更明显，不属病态，于产后 1 周内自行好转。这是由于产妇在妊娠期间，体内潴留了大量水分，仅血液就比孕前增加 30% 左右。一个正常人血液量约占体重的 1/10，为 4000～5000mL，而妊娠期孕妇则要增加 1000mL，分娩后这些多余的水分便会通过肾脏由尿、通过肺脏由呼吸、通过汗腺由皮肤表面的毛孔蒸发等途径排出，因此汗多。此外，产后进食较多的高能量食物，又多喝汤水，也是产后多汗的原因。以夜间睡眠和初醒时为甚，属正常现象，并非身体虚弱的表现。

7. 恶露　妇女产后从阴道排出的血性分泌物，医学上叫"恶露"。恶露包括从宫腔排出的血液、坏死的蜕膜组织、黏液及产道的细菌。一般在 3 周左右干净。①血性恶露：产后 1 周内出现。色鲜红、量多、含大量血液、小血块及坏死蜕膜组织，有血腥味，持续 4～5d。②浆性恶露：产后 1～2 周内出现。量较前少，色淡红似浆液，内含少量血液，但有较多的坏死蜕膜组织、宫颈黏液、阴道排液及细菌，持续 10～14d。③白色恶露：产后 2～3 周内出现。量更少，黏稠而色白或淡黄，含大量白细胞、坏死蜕膜组织、表皮细胞和细菌等，持续 2～3 周。

8. 月经　不哺乳的妇女通常在产后 6～10 周月经复潮，平均在产后 10 周左右恢复排卵。哺乳妇女可在产后 4～6 个月恢复排卵，有的在哺乳期月经一直不来潮，月经复潮前有受孕可能。

产褥期（传统的"坐月子"只是产褥期的前 30d）是指胎儿、胎盘娩出后的产妇身体、生殖器官和心理方面调适复原的一段时间，需 6～8 周，也就是 42～56d。在这段时间内，产妇应该以休息为主，尤其是产后 15d 内应以卧床休息为主，调养好身体，促进全身器官各系统尤其是生殖器官的尽快恢复。

二、产褥期常见疾病

1. 产褥热　一些产妇生完孩子会出现发烧的情况，临床上把这种发生在产后 1～10d 的发烧就称为产褥热。产褥热感染严重的话将影响产妇健康，甚至危及生命（7 条）。

2. 子宫脱垂　产后出现小腹下坠或腰疼也是常见的情况，这是因为子宫韧带和盆底肌肉在分娩后变松弛，导致子宫位置发生改变，子宫沿阴道方向往下移动，造成了子宫脱垂。

3. 产褥期恶露不尽　产后子宫蜕膜开始脱落，带有血液及坏死的蜕膜组织经阴道排出，被称之为恶露。正常的恶露有血腥味无臭味，通常外排持续 4～6 周，总量为 250～500mL，但也存在个体差异。如果恶露持续时间过长且伴有臭味，即为产后恶露不尽（5 条、6 条）。

4. 产后其他并发症　除了上面 3 个常见的产褥期疾病，产褥期还可能会出现感冒发热、贫血、腹泻、腹痛、腰酸、筋骨疼痛、便秘、泌乳不畅等并发症。（见本篇 8、9、10、11 条。）

病痉、产后痉挛，对应的西医疾病就是产后破伤风，或者是产褥期的重症感染，以及失血、发汗过多导致的水电解质紊乱等。常见的症状是突然出现兴奋不安、呻吟，或者是口吐白沫、流涎等，而且还会出现呼吸加快，张口喘息，同时伴有明显的体温升高。又称为高热性惊厥，如果不及时进行抗炎降温治疗，通常会在 1~2d 后出现窒息死亡。由于医学的进步，在现代产后痉挛比较少见了。

2. 产妇郁冒，其脉微弱，呕不能食，大便反坚，但头汗出。所以然者，血虚而厥，厥而必冒；冒家欲解，必大汗出。以血虚下厥，孤阳上出，故头汗出。所以产妇喜汗出者，亡阴血虚，阳气独盛，故当汗出，阴阳乃复。大便坚，呕不能食，小柴胡汤主之。

3. 病解能食，七、八日更发热者，此为胃实，大承气汤主之。

【注解】

产后郁冒，指产妇分娩后因失血过多，气随血泄，汗出腠理不密，寒邪乘虚而入，正虚不能驱邪外达，反逆上冲，而出现头眩目瞀，昏蒙而神不清，郁闷不舒等症。宜小柴胡汤主之。也指血晕，出《证治准绳·女科》。

【释译】

此承上条互详其义，以明其治也。产妇昏冒，脉微弱者，是气血俱虚应得之诊也。不能食者，是胃气未和应得之候也。大便反坚者，是肠胃枯干应得之病也。究之郁冒所以然者，由血虚则阴虚，阴虚则阳气上厥而必冒也。冒家欲解，必大汗出者，是阳气郁得以外泄而解也，故产妇喜汗出也。由此推之，血瘀致冒，解必当血下，是阴气郁得以内输而解也。最忌者，但头汗出，则为阴亡下厥，孤阳上出也。大便坚，呕不能食，用小柴胡汤，必其人舌有胎身无汗，形气不衰者始可，故病得解，自能食也。若有汗当减柴胡，无热当减黄芩，呕则当倍姜、半，虚则当倍人参，又在临证之变通也。大便坚，七、八日更发热，用大承气汤，亦必其人形气俱实，胃强能食者始可也。若气弱液干，因虚致燥，难堪攻下者，则又当内用元明粉以软坚燥，外用诸导法以润广肠，缓缓图之也。

【解读】

产后几天内，由于产妇皮肤排泄功能旺盛，排出大量汗液，有的大汗淋漓，黏湿难受。尤其在夜间睡眠和初醒时更明显，不属病态，于产后 1 周内自行好转。这是由于产妇在妊娠期间，体内潴留了大量水分，仅血液就比孕前增加 30% 左右。一个正常人血液量约占体重的 1/10，为 4000~5000mL，而妊娠期孕妇则要增加 1000mL，分娩后这些多余的水分便会通过肾脏由尿、通过肺脏由呼吸、通过汗腺由皮肤表面的毛孔蒸发等途径排出，因此汗多。此外，产后进食较多的高能量食物，又多喝汤水，也是产后多汗的原因。以夜间睡眠和初醒时为甚，属正常现象，并非身体虚弱的表现。

怀孕期间容易引起营养不良，分娩期间大量出血，体力消耗等，产褥期出现晕厥、头晕、疲劳、抵抗力下降等，是常见的病理状态。由于活动少，进食少，肠蠕动弱，而且汗多，尿多，故常有便秘。即郁冒。

如果出现大便坚，但头汗出，呕不能食，用小柴胡汤；大便坚，七、八日更发热，用大承气汤。这是产后便秘的 2 种病理情况。临床上灵活运用，如中医辨证论治。

产妇郁冒，小柴胡汤主之。与产褥期子宫内膜炎（热入血室）相关。参考第 22 篇 1~4 条。

本条郁冒有 4 种情况：①大汗出，是"欲解"，即全身出汗，疾病痊愈；②汗出不彻，仅有头汗，是热入血室(子宫内膜炎)，用小柴胡汤治疗；③大便干结胃家实用大承气汤；④2条，郁冒、大便坚、呕不能食，无发热，小柴胡汤主之。

4. 产妇腹中疼痛，当归生姜羊肉汤主之，并治腹中寒疝，虚劳不足。当归生姜羊肉汤方(见寒疝中)。

【释译】

产后暴然腹中急痛，或者腹中绵绵作痛，产后虚寒痛也。主之当归生姜羊肉汤者，补虚散寒止痛也。

【解读】

产后3d内因子宫收缩而引起下腹部阵发性疼痛，即"宫缩痛"，于产后1~2d出现，持续2~3d后自然消失，多见于经产妇。如果"宫缩痛"时间比较长，是当归生姜羊肉汤的适应症。

5. 产后腹痛，烦满不得卧，枳实芍药散主之。

枳实芍药散方

枳实(烧令黑，勿太过)　芍药等分

右二味，杵为散，服方寸匕，日三服。并主痈脓，以麦粥下之。

【释译】

产后腹痛，不烦不满，里虚也，如上条；今腹痛，烦满不得卧，里实也。气结血凝而痛，故用枳实破气结，芍药调腹痛，枳实炒令黑者，盖因产妇气不实也。并主痈脓，亦因血为气凝，久而腐化者也，佐以麦粥，恐伤产妇之胃也。

产后腹痛而至烦满不得卧，知血郁而成热，且下病而碍上也，与虚寒腹痛不同矣。

【解读】

上条"宫缩痛"，"里虚"用当归生姜羊血汤。

本条腹部疼痛，心烦，胸满，不能安卧等胃肠道症状，"里实"用枳实芍药散治疗。

下条腹中干血者，用下瘀血汤。

6. 师曰：产妇腹痛，法当以枳实芍药散。假令不愈者，此为腹中有干血着脐下，宜下瘀血汤主之。亦主经水不利。

下瘀血汤方

大黄二两　桃仁二十枚　䗪虫二十枚熬，去足

右三味，末之，炼蜜和为四丸，以酒一升，煎一丸，取八合，顿服之，新血下如豚肝。

【释译】

产妇腹痛，属气结血凝者，枳实芍药散以调之。假令服后不愈，此为热灼血干着于脐下而痛，非枳实、芍药之所能治也，宜下瘀血，主之下瘀血汤，攻热下瘀血也。并主经水不通，亦因热灼血干故也。

下瘀血汤祛瘀活血，泻下通经。主治产妇瘀阻腹痛，腹中有干血着脐下，经水不利，舌淡紫，苔白，脉沉迟或弦细涩。方中大黄荡涤瘀血，桃仁活血化瘀，䗪虫逐瘀破结，三味相合，共奏活血化瘀、软坚散结之功。

【解读】

有个别产妇在分娩过程中，由于各种原因使官腔内仍然存有血块，存有残留的胎盘或胎膜，也会造成产后子宫收缩痛。因为子宫内有残留血块或胎盘、胎膜，就会影响子宫复旧，子宫复旧不良，收缩时就会产生剧烈疼痛。这种疼痛常常伴有过多的血性恶露，没有发热感染是下瘀血汤的适应症。本证与干血痨不同，本证是产后宫腔内残留的血块、胎盘、胎膜没有排除干净。

下瘀血汤临床应用广泛，还可以治疗：慢性乙型肝炎、慢性肾炎、肝硬化、子宫腺肌病、卵巢囊肿、冠心病心绞痛、下肢深静脉血栓形成等病症。

7. 产后七、八日，无太阳证，少腹坚痛，此恶露不尽，不大便，烦躁发热，切脉微实，再倍发热，日晡时烦躁者不食，食则谵语，至夜即愈，宜大承气汤主之。热在里，结在膀胱也。

【释译】

无太阳证，无表证也不是外感；少腹坚痛，有里证也。因其产后七、八日，有蓄血里证，而无太阳表证，则可知非伤寒太阳随经瘀热在里之病，乃产后恶灵未尽，热结膀胱之病，当主以下瘀血可也。若不大便，不食、谵语、烦躁、发热，日晡更甚，至夜即愈，此为胃实之病，非恶露不尽之病，以其日晡更甚，至夜即愈，则可知病不在血分而在胃也，故以大承气汤下之。

此一节具两证在内，一是太阳蓄血证（桃核承气汤），一是阳明里实证（大承气汤），因古人文法错综，故难辨也。（参考《伤寒论》第106条）

【解读】

热在膀胱：膀胱代表下焦，本条实际指胞宫（子宫及其附件）。本条是指产褥感染合并大便秘结。

"少腹坚痛，此恶露不尽，不大便，烦躁发热"产后严重的腹痛，同时伴有阴道流血，或伴有发热，恶露颜色发暗或有臭味，要考虑可能子宫里残留了胎盘碎块，或是生殖道感染产褥热等。

本条紧接上条，是上条病情加重、发展的结果。腹痛变为少腹坚痛，增加了烦躁发热、恶露不尽等表现。下淤血汤的适应症是腹痛、恶露，没有感染；本条是产褥感染。

【西医链接】

产褥感染是指分娩时及产褥期生殖道受病原体感染，引起局部和全身的炎性反应。发病率为1%～7.2%，是产妇死亡的4大原因之一。

发热、腹痛和异常恶露是最主要的临床表现。由于机体抵抗力不同，炎症反应的程度、范围和部位的不同，临床表现有所不同。根据感染发生的部位将产褥感染分为以下几种类型：

1. 急性外阴、阴道、宫颈炎

常由于分娩时会阴损伤或手术产、孕前有外阴阴道炎者而诱发，表现为局部灼热、坠痛、肿胀，炎性分泌物刺激尿道可出现尿痛、尿频、尿急。阴道与宫颈感染者其黏膜充血水肿、溃疡、化脓，日久可致阴道粘连甚至闭锁。如阴道前壁黏膜受压严重过久伴有感染，可使组织大片坏死脱落，形成膀胱阴道瘘或尿道阴道瘘。病变局限者，一般体温不超过38℃，病情发展可向上或宫旁组织，导致盆腔结缔组织炎。

2. 急性子宫内膜炎、子宫肌炎（热入血室小柴胡汤证，重者合并大便干燥者，大承气汤）

为产褥感染最常见的类型，由病原体经胎盘剥离面侵犯至蜕膜所致者为子宫内膜炎，侵及子宫肌层者为子宫肌炎，两者常互相伴随。临床表现为产后3～4d开始出现低热（产后七、八日，无太阳证，烦躁发热）、下腹疼痛及压痛、恶露增多且有异味（少腹坚痛，此恶露不尽），如早期不能控制，病情加重出现寒战、高热、头痛、心率加快、白细胞及中性粒细胞增高，有时因下腹部压痛不明显及恶露不一定多而容易误诊。当炎症波及子宫肌壁时，恶露反而减少，异味亦明显减轻，容易误认为病情好转。感染逐渐发展可于肌壁间形成多发性小脓肿，B超显示子宫增大复旧不良、肌层回声不均并可见小液性暗区，边界不清。如继续发展，可导致败血症甚至死亡。

3. 急性盆腔结缔组织炎、急性输卵管炎(桃核承气汤)

多继发于子宫内膜炎或宫颈深度裂伤，病原体通过淋巴道或血行侵及宫旁组织，并延及输卵管及其系膜。临床表现主要为一侧或双侧下腹持续性剧痛，妇检或肛查可触及宫旁组织增厚或有边界不清的实质性包块，压痛明显，常常伴有寒战和高热。炎症可在子宫直肠窝积聚形成盆腔脓肿，如脓肿破溃则向上播散至腹腔。如侵及整个盆腔，使整个盆腔增厚呈巨大包块状，不能辨别其内各器官，整个盆腔似乎被冻结，称为"冰冻骨盆"。

4. 急性盆腔腹膜炎、弥漫性腹膜炎(太阳蓄血瘀热证)参考22篇14条

炎症扩散至子宫浆膜层，形成盆腔腹膜炎，继续发展为弥漫性腹膜炎，出现全身中毒症状：高热、寒战、恶心、呕吐、腹胀、下腹剧痛，体检时下腹明显压痛、反跳痛。产妇因产后腹壁松弛，腹肌紧张多不明显。腹膜炎性渗出及纤维素沉积可引起肠粘连，常在直肠子宫陷凹形成局限性脓肿，刺激肠管和膀胱导致腹泻、里急后重及排尿异常。如病情不能彻底控制可发展为慢性盆腔炎。

5. 血栓性静脉炎

细菌分泌肝素酶分解肝素导致高凝状态，加之炎症造成的血流淤滞静脉脉壁损伤，尤其是厌氧菌和类杆菌造成的感染极易导致两类血栓性静脉炎。研究显示妊娠期抗凝蛋白缺陷与静脉血栓栓塞的形成密切相关，先天性抗凝蛋白如蛋白C、蛋白S、抗凝血酶Ⅲ的缺陷为其因素之一。常见的发生部位有盆腔、下肢和颅内等。(下瘀血汤)

(1)盆腔血栓性静脉炎：常累及卵巢静脉、子宫静脉、髂内静脉、髂总静脉及下腔静脉，多为单侧，多发生在产后1~2周，与产妇血液呈高凝状态和产后卧床过久有关。临床表现为继子宫内膜炎之后出现寒战、高热，且反复发作，可持续数周，诊断有一定的困难。

(2)下肢血栓性静脉炎：病变多位于一侧股静脉和腘静脉及大隐静脉，表现为弛张热，下肢持续性疼痛，局部静脉压痛或触及硬索状包块，血液循环受阻，下肢水肿，皮肤发白，称为股白肿。可通过彩色多普勒超声血流显像检测出。

(3)颅内血栓性静脉炎：预计每10万例分娩中，发生中风的危险性为13.1人次，发生颅内静脉血栓的危险性为11.6人次，其密切相关因素为：剖宫产，水、电解质、酸碱平衡紊乱，妊高征。MRI和经颅彩色多普勒有助于诊断。

6. 脓毒血症及败血症

病情加剧细菌进入血液循环引起脓毒血症、败血症，尤其是当感染血栓脱落时可致肺、脑、肾脓肿或栓塞死亡。(营血分征)

以上产后腹痛，由生理性的"宫缩痛"发展到产褥热，产后感染子宫内膜炎、子宫肌炎、子宫周围炎、盆腔腹膜炎、盆腔脓肿，应该与《伤寒论》太阳蓄血证相联系。

8. 产后风，续之数十日不解，头微痛，恶寒，时时有热，心下闷，干呕，汗出，虽久，阳旦证续在耳，可与阳旦汤。即桂枝汤。

【释译】

产后续感风邪，数十日不解，头微痛，恶寒，时热，汗出，表未解也，虽有心下闷、干呕之里，但有桂枝证在，可与阳旦汤解表可也。阳旦汤，即桂枝汤加黄芩。阳旦证，即桂枝证也。

【解读】

7、8、9三条，是指产后发热其辨证论治与通常病人不同。3个方剂是举3个例子，说明产后辨证论治与通常病人不同，具体地说：热结膀胱一般病人用桃核承气汤，产后热结膀胱用大承气汤；通常感冒用麻黄汤、桂枝汤，产后感冒用桂枝汤加黄芩；通常痉病用大承气汤，产后痉病用竹叶汤加附子。

分娩时及产褥期生殖道受病原体侵袭，引起局部或全身感染，称产褥感染，其发病率6%。产褥病率是指分娩24h以后的10日内，每日口表测量体温4次，间隔时间4h，有2次体温≥38℃。产褥病率常由产褥感染引起，也可由生殖道以外感染如急性乳腺炎、上呼吸道感染、泌尿系感染、血栓静脉炎等原因所致。产褥感染是目前导致孕产妇死亡的四大原因之一。

本条"产后风"是指上呼吸道感染（感冒），阳旦汤治疗。

9. 产后中风，发热面正赤，喘而头痛，竹叶汤主之。

竹叶汤方

竹叶一把　葛根三两　防风　桔梗　桂枝　人参　甘草各一两　附子（炮）一枚大枣十五枚　生姜五两

右十味，以水一斗，煮取二升半，分温三服，温覆使汗出。颈项强，用大附子一枚，破之如豆大，前药扬去沫。呕者，加大半夏半升洗。

【注解】

面正赤：指面部潮红或者面红如妆。因产后气血两虚，真阴不足阴不敛阳，虚阳上浮所致。

【释译】

产后血虚多汗出，喜中风，故令病痉，今证中未至背反张，而发热面赤头痛，亦风痉之渐也。产后汗多，表虚而中风邪病痉者，主之竹叶汤，发散太阳、阳明两经风邪。用竹叶为君者，以发热，面正赤，有热也；用人参为臣者，以产后而喘，不足也；颈项强急，风邪之甚，故佐附子；呕者气逆，故加半夏也。

有人认为："产后中风"之下，当有"病痉者"之三字，始与方合。若无此三字，则人参、附子施之于中风发热可乎？

【解读】

本条"产后中风"，一般是指：产后肌肉痉挛的前期。大多由于产后体虚，失血、电解质紊乱等引起，用人参、附子、大枣等补虚为主。颈项强，用大附子1枚，即肌肉痉挛用附子治疗，与第2篇痉病大承气汤完全不同。

10. 妇人乳中虚，烦乱，呕逆，安中益气，竹皮大丸主之。

竹皮大丸方

生竹茹二分　石膏二分　桂枝一分　甘草七分　白薇一分

右五味，末之，枣肉和丸，弹子大，以饮服一丸，日二夜二服。有热者，倍白薇。喘者，加柏实一分。

【注解】

乳中：即产后。产后气虚本虚，加之哺乳，阴血更虚。

【释译】

《济阴纲目》云：中虚不可用石膏，烦乱不可用桂枝，此方以甘草七分，配众药六分，又以枣肉为丸，仍以一丸饮下，可想其立方之微，用药之难，审虚实之不易也。仍饮服者，尤虑夫虚虚之祸耳！用是方者，亦当深省。

脏躁之因，多由情志抑郁、思虑过度或精神刺激而引起，常用方甘麦大枣汤，则适用于因心阴虚而神不守舍者。

竹皮大丸，则适用于因肝气横逆，郁而化热，母耗子气，心阴不足者。本方重在清热除烦，调理阴阳，舒肝和胃，从而有安神之功。原方中甘草用量独重，又用枣肉和丸，旨在益气以安中；竹茹、石膏、白薇意在清热降逆；桂枝辛温，用量又少，一则反佐寒凉之品从阴引阳，二则桂枝配甘草，取桂枝甘草汤之意以振奋心阳。

总之，本方清热中寓于通阳，祛邪兼顾扶正，既能舒肝，又能和胃健脾，调理气机，故能平冲逆、清邪热、除烦乱、止呕吐等。

经前烦乱不安是妇科常见症之一，究其原因与热扰心神有关。据临床观察，此类患者多为阳盛体质。冲为血海，起于胞中，胞脉络于心，而心主血藏神，妇人经前太冲脉盛，阳热因之而动，上逆扰心，故见是症。竹皮大丸中竹茹、石膏甘寒清热降逆，白薇清热凉血，桂枝平冲，甘草和中，合用具有清热平冲之功。俟血热得清，冲气不复上逆，则气顺血安，心神得宁，烦乱自消。（参考22篇6条，脏躁）。

【西医链接】

1. 产褥期精神综合征

乳中虚有2种含义：①是指产后精神障碍；②精神障碍引起的乳汁分泌减少。

胎儿娩出后，女性又进入一个新的心身转变时期，即产褥期。生理上，随着胎儿与胎盘的娩出，各生殖器官逐步恢复至正常状态，亢进的神经内分泌也渐转正常，而哺乳功能趋向活跃。心理上，女性对做母亲的期望已转化为现实，母性行为的实践从此开始。这个时期，由于生理及心理的变化，使女性对各种生物、心理、社会因素的易感性提高。

产后常见的心理问题有分离焦虑，母婴分离使乳房缺乏婴儿吸吮刺激，女性不能很好建立乳汁分泌反射，也会因担心新生儿健康而焦虑不安；母乳喂养困扰，乳汁分泌与女性的精神、情绪、营养状况、休息和劳动有关系；女性不良情绪及代乳品的添加，可对乳汁的分泌产生负面作用，并影响新生儿健康；产褥期精神障碍的发生，其发生率可能与分娩期、产褥期的应激增加有关。如产后PTSD（创伤后应激障碍）症状、产后抑郁症、分娩创伤等都是较为常见的心理问题。

2. 产后精神病（PPD）

亦称产褥期精神病，是指产后6周内发生的精神障碍。目前多数人认为本病并非一独立的疾病单元，而是各种精神疾病发生在产褥期。产褥期内分泌的不平衡和心理因素可能是诱发因素。一般起病较急骤，临床上主要分为精神分裂症、躁狂抑郁症和症状性精神病3类。产后精神分裂症症状波动易变，情感障碍突出。

3. 临床表现

关于产后抑郁症分类国际上尚未统一，目前多数学者将PPD分为产后抑郁症（又称产后郁闷）、产后精神病两类：

（1）产后抑郁症。

产褥期抑郁症，又称产后抑郁症，是指产妇在分娩后出现抑郁症状，是产褥期精神综合征中较常见的一种类型。多于产后2周发病，于产后4～6周症状明显。既往无精神障碍史。有关其发生率，国内研究资料多为10%～18%，国外资料高达30%以上。产后抑郁症的主要临床表现有悲伤、沮丧、哭泣、孤独、焦虑、恐惧、易怒、自责自罪、处事能力低下、不能履行母亲的职责、对生活缺乏信心等，同时伴有头昏乏力、失眠、食欲不振、性欲降低等躯体症状。

（2）产后精神病。

是与产褥期有关的重度精神障碍和行为障碍，以产后 7d 内发病者居多。产后精神病临床特点是精神紊乱、急性幻觉和妄想、严重抑郁和狂躁交叉等多形性病程和症状复杂与易变性，其生物学特征是睡眠障碍、饮食变化。

这些心理问题影响了乳汁分泌，所以称"妇人乳中虚"，用竹皮大丸治疗。

11. 产后下利及虚极，白头翁加甘草阿胶汤主之。

白头翁加甘草阿胶汤方

白头翁　甘草　阿胶各二两　秦皮　黄连　蘗皮各三两

右六味，以水七升，煮取二升半，内胶，令消尽，分温三服。

【解读】

"虚极"二字，宜活看。因冲任既虚于前，痢疾复虚于后，两虚相值，故谓之极，结合方症深入体会便明。本条是指产后身体虚弱，抵抗力下降等引起痢疾的治疗。

《中医方剂学》："白头翁加甘草阿胶汤（《金匮》）：本方（白头翁汤）加甘草、阿胶。治产后下利虚极。此外，凡血虚者患热痢或久痢未愈而阴血已伤者，亦可使用。"

参考《伤寒论》371 条：热利下重者，白头翁汤主之。

妇人杂病脉证并治第二十二

非妊娠期、产褥期妇女常见疾病。但是这些疾病的原因往往与妊娠期（例如半产等）、产褥期相关联。

1～4条为热入血室。热入血室既与太阳表证相关，又要区别开来。

1. 妇人中风，七八日续来寒热，发作有时，经水适断，此为热入血室，其血必结，故使如疟状，发作有时，小柴胡汤主之。

【注解】

血室：狭义的是指子宫，广义的则包括子宫、肝、冲脉、任脉。西医指子宫及其附件。

中风：此处中风是指发热的意思，类似于太阳中风。与第2条伤寒相比较，发热比较低。妇人中风是指与月经相关的发热，类似于太阳中风表虚证。

【释译】

妇人中风，是指发热，恶风，汗出。历时已七八日，本来应该无寒热，而今仍继续寒热，发作有时如疟状。询知其续来寒热之前适值经期，经水行而刚断，即月经刚刚结束，而发热。可知是邪热乘虚侵入血室，热与血结所致。因血室内属于肝，肝与胆相表里，故见寒热如疟之少阳证。治以小柴胡汤和解少阳，兼散其血室之结。后世医家多主张在本方中加赤芍、丹皮、桃仁等，清热与活血并用，可以参考。这是热入血室的一种临床类型，用小柴胡汤治疗。

【解读】

《伤寒论》第144条，与本条相同。

"热入血室"与子宫内膜炎、子宫肌炎是一个证态。

子宫内膜炎是各种原因引起的子宫内膜结构发生炎性改变，细菌可沿阴道、宫颈上行或沿输卵管下行以及经淋巴系统到达子宫内膜。通常宫腔有良好的引流条件及周期性内膜剥脱，使炎症极少有机会长期停留于子宫内膜，即使有很广泛的慢性附件炎症，子宫内膜可能仍然完全正常。但如急性期治疗不彻底，或经常存在感染源，则可反复发作。

急性子宫内膜炎临床表现：轻度发热，下腹痛，白带增多，有时为血性，如为厌氧菌感染可有恶臭。分娩或流产后发生的急性子宫内膜炎症状较重（21篇2条，产妇郁冒……小柴胡汤主之），其他原因引起的子宫内膜炎多属轻型。检查时子宫可有轻度压痛。病情如未能及时控制，进一步引起子宫肌炎、急性输卵管炎、盆腔炎等，患者体温明显升高，可达39℃以上，下腹部有明显压痛。

本条是指急性子宫内膜炎轻型，发生在月经之后，得不到引流（其血必结），所以不能自愈，需要使用小柴胡汤治疗。慢性附件炎、子宫炎急性发作，或者妇女感冒，均可使用小柴胡汤治疗。21篇2条，产妇郁冒……小柴胡汤主之，是指产后急性子宫内膜炎。

妇女感冒一般不用麻黄汤等发汗剂，因为例假出血，相当于《伤寒论》第87条、88条，失血家、汗家不可发汗，诱发痉病与精神恍惚。妇女感冒是小柴胡汤的适应症。

2. 妇人伤寒发热，经水适来，昼日明了，暮则谵语，如见鬼状者，此为热入血室，治之无犯胃气及上二焦，必自愈。

【释译】

妇人患伤寒发热时，正逢经水适来，虽经水正行而畅利，但邪气乘虚入于血室，热扰血分，血属阴，夜暮亦属阴，故白日神志清楚，夜暮则胡言乱语，精神错乱。此证不同于阳明腑实证，而是热入血室，血分热盛所致。"治之无犯胃气及上二焦"是指该病的治疗不要从上焦心、中焦脾胃考虑。所谓"必自愈"，是因邪陷不深，尚未与血相结，月经正行，邪热可随月经外泄而愈。有些注家认为可用小柴胡汤加化瘀、清血热之品治疗，与不同的临床类型的盆腔炎相关联，可以参考。

本条承上文小柴胡汤而言，则"治之"二字即是按法当与小柴胡汤也。下文"无犯胃气及上二焦"，又因谵语常法应用承气汤攻其胃与上二焦，此谵语病在下焦血室，与寻常谵语不同，恐人误治，故戒之曰："无犯胃气及上二焦。"意谓但治其下焦血室，而谵语必自愈，不可误治其谵语也。玩其文法自见。

【解读】

与《伤寒论》第145条相同。

本条与上条相比较，临床表现比较严重，发热比较高，出现了精神症状（中医谓之扰乱心神），但是发生在月经来临之际，这是"热入血室"之病，而不是上焦心神之病，也不是中焦脾胃之病，所以治疗的时候不要从上焦中焦考虑，随着月经下血，引流通畅，"热入血室"之病就能够自愈。

3. 妇人中风，发热恶寒，经水适来，得之七八日，热除脉迟，身凉和，胸胁满，如结胸状，谵语者，此为热入血室也，当刺期门，随其实而取之。

【释译】

妇人患中风，发热恶寒，正逢经期，经水适来，历时七八日后，虽已热除，脉迟身凉和，但其胸胁满如结胸状，并有谵语现象，此为表热已罢，瘀热结于血室之证。血室属肝，肝之脉络于胁，瘀热而致肝之经脉不利，故胸胁满如结胸状；其谵语非阳明腑实，乃血热上扰神明使然，治取肝之募穴期门刺之，泻其实而清其瘀热。

本条再论热入血室，表热已罢的证治。

【解读】

与《伤寒论》第143条相同。

本条与第1条均为妇人中风，发热七八日，同为热入血室，治疗迥异是什么原因？关键在于"月经"适来与适断。热入血室月经适来，刺期门即可治愈（子宫内膜炎与月经同时发生或者发生在月经之前，感染随着月经引流通畅，容易自愈，刺期门协助就可以了）。第1条热入血室月经适断，子宫内膜炎得不到充分引流，所以使用小柴胡汤治疗。

4. 阳明病，下血谵语者，此为热入血室，但头汗出，当刺期门，随其实而泻之，濈然汗出者愈。

【释译】

妇人患阳明病，虽不逢经期，但阳明里热太盛，亦可热入血室，迫血下行，使前阴下血。阳明热盛，心神不宁，故烦躁谵语，肝与冲任之脉皆上行，由于里热熏蒸，故但头汗出。既属热入血室，故治疗仍刺肝之募穴期门，以泻其实热，邪热去，阴阳和，则周身汗出而愈。

本条论述阳明病热入血室的证治。

【解读】

与《伤寒论》第216条相同。

第2条"必自愈",第3条、第4条刺期门,道理是一样的,刺期门与"必自愈"道理相同。

本条阳明病,是指阳明经证、阳明气分热证即白虎汤证,具有高热、大汗、头汗出、谵语等临床表现。尽管临床表现十分严重,但是有"下血"这个引流通畅的病机存在,所以刺期门协助治疗,就能够达到治愈的目的。

本条下血有几层意思:①高热、强烈精神刺激都可以引起子宫内膜充血、出血;②子宫内膜炎、阴道糜烂等患者,高热引起的盆腔腹膜充血,加重下血;③《伤寒论》第216条,下血指盆腔脓肿破裂,经阴道、尿道、肛门引流出脓血。无论哪一种下血,都因为得到充分引流而能够自愈。刺期门只是一个辅助治疗。

【结语】

"热入血室"见于《伤寒论》第143、144、145及216条及本篇第1~4条。经过历代中医学医家的讨论和完善,现特指妇女经期、产后或施行人流、引产术后等,在血室(子宫)空虚之际,感受外邪所致病者。主证见下腹部或胸胁下硬满,发热恶寒,重则可有白天神志清醒,夜晚则胡言乱语,神志异常等。

"热入血室"现多认为属于盆腔炎性疾病(包括子宫体炎、输卵管卵巢炎、盆腔结缔组织炎、盆腔腹膜炎)和产褥感染的范畴,常发生在宫腔操作术后和产后。也有现代研究按照"热入血室"理论治疗经期感冒、经期神志异常、产后发热、产褥期精神病、产后阴道血肿、流产后眩晕等也取得了良好的效果。(参考21篇7条【西医链接】产褥感染)

《伤寒论》中的"热入血室"包含着男性的急性、慢性盆腔腹膜炎,《金匮要略》中的"热入血室"仅指妇女的子宫内膜炎(属于广义的盆腔炎),需要注意二者的差异。

本条与第8~18条相连续,相互参考,都是盆腔炎的不同临床类型。

5. 妇人咽中如有炙脔,半夏厚朴汤主之。《千金》作胸满、心下坚,咽中帖帖,如有炙肉,吐之不出,吞之不下。

半夏厚朴汤方:

半夏一升　厚朴三两　茯苓四两　生姜五两　干苏叶二两

上五味,以水七升,煮取四升,分温四服,日三夜一服。

【注解】

炙脔:肉切成块名脔,炙脔即烤肉块。

【释译】

本条论述咽中痰凝气滞的证治。

本病多由七情郁结,气机不畅,气滞痰凝,上逆于咽喉之间,以致病人自觉咽中梗阻,若有异物之感,咯之不出,吞之不下,但于饮食无碍,后世俗称"梅核气"。治用半夏厚朴汤开结化痰,顺气降逆。方中半夏、厚朴、生姜辛以散结,苦以降逆;佐以茯苓利饮化痰;苏叶芳香宣气解郁,合而用之,使气顺痰消,则咽中炙脔之感可除。

【解读】

梅核气即神经官能症或者慢性咽炎,与第6条同属于妇女肝气郁结–妇女心身疾病证态。

6. 妇人脏躁，喜悲伤欲哭，象如神灵所作，数欠伸，甘麦大枣汤主之。

甘麦大枣汤方：

甘草三两　小麦一斤　大枣十枚

上三味，以水六升，煮取三升，温分三服。亦补脾气。

【释译】

本病多由情志不舒或思虑过多，肝郁化火，伤阴耗液，心脾两虚所致。一般表现有精神失常，无故悲伤欲哭，频作欠伸、神疲力乏等症。治用甘麦大枣汤补益心脾，安神宁心。方中小麦养心安神，甘草、大枣甘润补中缓急。《补正》云："三药平和，养胃生津化血，津水下达子脏，则藏不躁而悲伤太息诸症自去矣。"在秦汉时期，主要粮食是栗即小米，小麦稀缺，作药用。

脏躁：妇女精神忧郁，烦躁不宁，无故悲泣，哭笑无常，喜怒无定，呵欠频作，不能自控者，称脏躁。若发生于妊娠期，称"孕悲"；发生在产后，则称"产后脏躁"即上篇第10条。

【解读】

脏躁诊断要点：

（1）本病是以精神情志异常为主的病证，可发生于妇女各个时期。与病人的体质因素关系密切，易发于阴液不足之体，临床以虚证多见。

（2）本病与更年期综合征之鉴别，更年期综合征发生于更年期，由于卵巢功能衰退，导致内分泌功能失调及自主神经功能紊乱所产生的一系列症候群，可见阴阳失调的多种症状。

（3）本病与经行情志异常有相似之处，但后者主要在于伴随月经周期性发作。

（4）脏躁与百合病相似，但脏躁以哭笑无常，悲伤欲哭为主；而百合病以沉默寡言，抑郁少欢为主。

（5）6条属于妇女肝气郁结－神经官能症证态。属于心身疾病，精神因素致病。百合病偏重于抑郁型；脏躁偏重于狂躁型。抑郁症是妇女常见的心身疾病。

妇产科心身疾病包括：痛经、闭经、月经不调（月经先期、月经后期、月经先后不定期）、妇女不同程度的抑郁症，可以发生在不同的年龄段。这些疾病与盆腔炎的不同临床类型相关联，产生了复杂的临床表现。

【西医链接】

女性抑郁症

女性较男性容易患上抑郁症，最主要的是妇女的生理功能，使得她们在成年时得经历来经、停经和怀孕的过程，这些生理上的变化都会带来压力，而一旦不能正确地控制这些压力，就容易产生抑郁症。女性抑郁症的症状很多，主要是心情郁闷，患者的意志力消沉，对生活没有希望，情绪低落、忧伤、难过，不愿意和别人接触，不愿意多说话等。

女性易患抑郁症的原因：

女性患抑郁症的概率是同年龄男性的2倍，虽然必须考虑不同的因素，如妇女在家庭和工作中的社会期望以及所涉及的压力。

在生育期间女性最易受伤的事实表明生殖激素在引发抑郁症方面的作用。

1. 青春期开始

在青春期，女孩和男孩患抑郁症的比例是差不多的。在11～13岁之间开始发生变化，当女孩15岁的时候，她们患抑郁症的概率是男性的2倍，而她们成年后患抑郁症的风险仍然更高。

在青春期，雌激素和孕激素显著上升，这是造成女孩乳房发育和其他身体变化的原因。这些激素对大脑也有重要影响。例如，雌激素抑制皮质醇，一种激活"战斗或逃跑"反应的应激激素，刺激神经递质5-羟色胺，调节情绪并降低焦虑。孕酮已被证明具有镇静作用，可以缓解恐慌症状，然而，有些研究发现它抵消了雌激素的积极作用。

2. 月经周期

在整个生育年龄，女性不仅受到不同类型和不同水平的激素影响，而且还经历了不断的荷尔蒙波动。正是这种激素的波动效应给许多妇女，特别是那些容易出现抑郁和焦虑的妇女造成严重影响。通常情况下，女性在月经周期的前半段感觉更好，卵泡期，当卵泡在卵巢生长，雌激素和黄体酮的水平在上升。排卵期在12~14d。如果卵子没有受精，雌激素和孕酮水平在周期的最后两周下降，称为黄体期。在这两周内，女性经历经前综合征。随着女性越来越接近更年期，她的经前综合征症状可能会变得更加明显。

大约3%~5%的经期妇女有经前烦躁症，在月经周期的最后两周表现出明显的情绪变化或行为改变，导致家庭和工作中的问题。这些荷尔蒙的变化可能会引发一些女性的抑郁，而那些经前情绪改变的妇女在其他情况下更容易受到抑郁的影响，比如产后或更年期。

3. 围绝经期抑郁

研究表明，进入围绝经期的妇女即使从未患过抑郁症，其抑郁风险也会增加。一项研究表明进入围绝经期的妇女比未进入围绝经期妇女抑郁症状的可能性要高出4倍，而患抑郁症的可能性则高出2倍。根据研究，生殖激素水平的波动和变化，特别是雌激素，是抑郁情绪的预测指标。

4. 不同类型抑郁症

关于荷尔蒙变化是否是女性抑郁的罪魁祸首的评论，可能有几种不同的"抑郁症类型"。荷尔蒙的变化可能是一个女人疾病的主要因素。但荷尔蒙波动不可能是激素变化时期每个抑郁症患者的罪魁祸首。

很明显，由于青春期、怀孕、分娩、经前期及进入围绝经期和更年期的激素水平波动，女性在生活中不同时期易受抑郁症的影响。由于生理上的原因，女性更容易受到抑郁症的侵扰，而且这种侵扰的比例还很高。

hormone，音译为：荷尔蒙；意译为激素。但是习惯上把性激素称为荷尔蒙。

【结语】

本条脏躁是指：更年期综合征，是甘麦大枣汤的适应症。

7. 妇人吐涎沫，医反下之，心下即痞，当先治其吐涎沫，小青龙汤主之；涎沫止，乃治痞，泻心汤主之。

小青龙汤方：见痰饮中。

泻心汤方：见惊悸中。

【释译】

"吐涎沫"，上焦（肺）有寒也，不与温散而以反下之，则寒内入而成痞，如伤寒下早例也。然虽痞而犹吐涎沫，则上寒未已，不可治痞，当先治其上寒，而后治其中痞，亦如伤寒例，表解乃可攻痞也。

《水气篇》第2条指出"上焦有寒，其口多涎"，本条妇人"吐涎沫"亦是上焦（肺）有寒饮之证，治当温化寒饮，但反用下法，而伤其中阳，遂成心下痞证。此与伤寒下早成痞是同一机理。如果虽经误下，而犹吐涎沫，说明上焦寒饮还在，仍当用小青龙汤温散上焦（肺）之寒饮，俟涎沫吐止，再用泻心汤治痞。这又与《伤寒论》表解乃可攻痞同一旨意。

《第七篇》第5条 肺痿吐涎沫而不咳者,其人不渴,必遗尿,小便数。所以然者,以上虚不能制下故也。此为肺中冷,必眩,多涎唾,甘草干姜汤以温之。若服汤已渴者,属消渴。

【解读】

上焦寒饮或者寒痰,小青龙汤主之。相关的西医病理状态应该是:阻塞性肺病、肺源性心脏病,或者慢性肺水肿等,在消化道,呼吸道具有浆液性渗出物聚集的病理状态,这时候是小青龙汤的适应症。

本条是指:患有阻塞性肺病、肺源性心脏病的妇女,肺中有慢性渗出性病变,合并胃肠道黏膜下淤血,表现出咳嗽,吐涎(稀薄的分泌物),胃部不适感,这时候不能按照消化道功能障碍治疗,更不应该使用泻下法。应该先治心肺功能障碍,用小青龙汤。如果心肺功能正常了,胃肠道症状可能治愈了,如果胃肠道症状(痞)还存在,再用泻心汤治疗痞证。

8. 妇人之病,因虚、积冷、结气,为诸经水断绝,至有历年,血寒积结,胞门寒伤,经络凝坚。

在上呕吐涎唾,久成肺痈,形体损分。在中盘结,绕脐寒疝;或两胁疼痛,与脏相连;或结热中,痛在关元,脉数无疮,肌若鱼鳞,时着男子,非止女身。在下未多,经候不匀,令阴掣痛,少腹恶寒;或引腰脊,下根气街,气冲急痛,膝胫疼烦。奄忽眩冒,状如厥癫;或有忧惨,悲伤多嗔,此皆带下,非有鬼神。久则羸瘦,脉虚多寒,三十六病,千变万端;审脉阴阳,虚实紧弦;行其针药,治疗得要。其虽同病,脉各异源;子当辨记,勿谓不然。

【注解】

带下:有广义和狭义之分,广义泛指妇科经带疾病,狭义则专指赤白带下病。

【释译】

第一段说明妇人杂病的病因,不外乎虚、积冷、结气3个方面。"虚"是气血虚少,"积冷"是寒冷久积,"结气"指气机郁结。仲景认为,三者皆能造成经水不利,甚或经闭不行。因妇人气血充盈,血脉流通,气机调达,则月经应时而下,若三者之中一有所患,日久均能导致诸经水断绝或者月经失调等病证。原文特以"至有历年,血寒积结,胞门寒伤,经络凝坚",说明寒冷久积,引起气血凝滞,胞宫受伤,经络瘀凝不能,而致经水断绝的病变过程,而且是一个慢性过程。但必须说明,此处仅是就月经病变而言,实际上因虚、积冷、结气造成的病变,往往涉及上、中、下三焦。

第二段是进一步论述虚、积冷、结气引起上、中、下三焦病变情况(即临床表现)。如因虚、积冷、结气在上焦,就会影响肺,寒饮伤肺则咳吐涎沫(原文"呕"当作"咳"解);日久寒郁化热,损伤肺络,则成肺痈,以致形体羸瘦。在中焦即影响肝脾功能,并根据不同体质,病变或从寒化,则形成绕脐疼痛之寒疝,虚寒进而由下上逆,又可发生与肝、脾两脏直接相关联的腹痛或两胁疼痛;或从热化,则热灼血干,内着为瘀血,表现为脐下关元处疼痛,又因内有瘀血,新血不荣于外,则周身虽无疮疡,但肌肤枯燥,状如鳞甲。上述病变,无论男女均可出现,故云"时着男子,非止女身"。在下焦则专为妇人杂病,由于妇人以冲、任为主,冲为血海,任主胞胎,故虚、积冷、结气在下,主要是引起月经病变,而表现为月经失调;也可令前阴掣痛,或少腹恶寒,甚至牵及腰背;或下连气街,冲气急痛,同时伴有两腿膝胫疼烦(慢性盆腔炎的各种临床表现)。此外,妇人情志不遂,气机失于调达,可导致"奄忽眩冒,关如厥癫"之疾;或为忧愁悲伤,时时发怒之症。以上诸般病证,均属妇人杂病范畴,并非鬼神作祟。以西医而言是指妇女的慢性盆腔炎的临床表现。

最后一段,说明妇人杂病的论治方法和原则。妇人带下诸病,如果延久失治,必使病人身体羸瘦，脉虚多寒。妇人杂病，常见的有三十六病，但其变化多端，错综复杂，因此医者必须审脉之阴阳，而辨证之寒热虚实，然后治疗或施针灸或用汤药，才能切中病机，收到使病人转危为安的效果。对于同病异脉之证，尤应详加审察，辨明疾病的根源，以免误治。所以原文最后强调指出："子当辨记，勿谓不然。"其总的精神是示人治杂病要掌握辨证施治的原则。

带下者，带脉之下。古人列经脉为病凡36种，皆谓之带下病，非今人所谓赤白带下也。

【解读】

正常白带由前庭大腺分泌物、阴道黏膜渗出物、宫颈及子宫内膜腺体分泌物等混合形成白带。正常白带呈白色黏液状或蛋清样，量少，无异味，称生理性白带。白带的量明显增多，色、质、气味发生异常，或伴全身、局部症状者，称为"带下病"，又称"下白物""流秽物"。造成白带异常，也就是病理性白带的原因很多，多数白带异常为感染或炎症引起，如滴虫性阴道炎、霉菌性阴道炎、老年性阴道炎、子宫颈糜烂、子宫内膜炎，也有部分由于宫内节育器、子宫颈息肉、宫颈癌等其他疾病引起。临床表现常见白带增多、绵绵不断、腰痛、神疲等，或见赤白相兼，或五色杂下，或脓浊样，有臭气等。

女性生殖系统的疾病即为妇科疾病，包括外阴疾病、阴道疾病、子宫疾病、输卵管疾病、卵巢疾病以及盆腔疾病等。病理性质：炎症、肿瘤、功能性障碍。这是广义的"带下"。

接第4条，热入血室－急性子宫内膜炎证态，从本条开始论述由热入血室－急性子宫内膜炎证态转变为广义带下－慢性盆腔炎证态的原因、病机、过程。

第一段：无论男人还是女人，因虚、积冷、结气，引起上焦、中焦、下焦的疾病。妇女除了男人得的疾病之外，还会引起妇女月经的变化（疾病），如果长期不愈，至有历年，血寒积结，胞门寒伤，经络凝坚，严重者就能够引起月经停止，即西医的闭经。妇女月经病可以由虚、积冷、结气等直接引起，也可以由虚、积冷、结气等引起三焦各个脏腑病变，再引起月经病，如第二段所述。

第二段：进一步论述虚、积冷、结气引起上、中、下三焦病变情况。三焦病变再引起月经病，所以，月经病可以分别与上焦病、中焦病、下焦病同时出现，或者相联系，伴发的疾病有以下几种情况：

（1）如因虚冷结气在上焦，就会影响肺，寒饮伤肺则咳吐涎沫（原文"呕"当作"咳"解）；西医的病理状态就是阻塞性肺病、肺源性心脏病等具有渗出性病变。如本篇7条。

（2）日久寒郁化热，损伤肺络，则成肺痈，以致形体羸瘦。支气管肺炎、支气管扩张、肺部感染等可以引起肺脓肿，因为病程长，故形体羸瘦。形体羸瘦、营养不良，可引起妇女带下病。

（3）在中焦即影响肝脾功能，并根据不同体质，病变或从寒化，则形成绕脐疼痛之寒疝，虚寒进而由下上逆，又可发生与肝、脾两脏直接相关联的腹痛或两胁疼痛；或从热化，则热灼血干，内着为瘀血，表现为脐下关元处疼痛，又因内有瘀血，新血不荣于外，则周身虽无疮疡，但肌肤枯燥，状如鳞甲。这一段是指虚寒结气（各种病因）引起的胃肠道、肝胆疾病的各种临床表现，最终导致长期慢性消耗性疾病引起营养不良的临床表现。例如：第18篇肠痈其身甲错。这些疾病也可引起月经不调。

（4）妇女慢性盆腔炎也可令前阴掣痛，或少腹恶寒，甚至牵及腰背；或下连气街，冲气急痛，同时伴有两腿膝胫疼烦（慢性盆腔炎的各种临床表现）。这时当为妇科病而设与9条带下相连接。

上述三焦（胸腔器官、腹腔器官、盆腔器官）病变，无论男女均可出现，故云"时着男子，非止女身"。妇女除了引起月经病变月经失调之外，也可伴发心肺肝脾许多其他器官病变。

所以，"三十六病，千变万端"是指上焦心脏、肺脏，中焦肝、脾、胰、胃肠道病变，均可引起月经病，临床上也可与月经病同时出现，精神因素也可引起月经病，临床表现极其复杂，最终演变为继发性闭经。现在临床上闭经一般分为5种类型：①气血虚弱型；②肾气亏虚型；③阴虚血燥型；④气滞血瘀型；⑤痰湿阻滞型。在临床上比较常见的是气血虚弱和肾气亏虚症。

9. 问曰：妇人年五十所，病下利数十日不止，暮即发热，少腹里急，腹满，手掌烦热，唇口干燥，何也？师曰：此病属带下。何以故？曾经半产，瘀血在少腹不去。何以知之？其证唇口干燥，故知之。当以温经汤主之。

温经汤方：

吴茱萸三两　当归二两　芎䓖二两　芍药二两　人参二两　桂枝二两　阿胶二两　生姜二两　牡丹皮（去心）二两　甘草二两　半夏半升　麦门冬一升（去心）

上十二味，以水一斗，煮取三升，分温三服。亦主妇人少腹寒，久不受胎；兼取崩中去血，或月水来过多，及至期不来。

【勘误】

病下利："下利"应该是下血。

子宫是在直肠的前面，患盆腔炎后，子宫会充血变软，贴近于直肠，压迫到患者的骶神经使其感到下坠，刺激直肠引起排便意。若是孕妇有盆腔炎，盆腔和子宫出现充血的症状会更加明显，炎症影响到人体的直肠引发腹泻。

此处"病下利数十日不止"也是正确的。

盆腔炎又分为急性和慢性，若是急性盆腔炎患者则会出现下腹痛，还会有寒战、发热等症状。伴有腹膜炎疾病时，有可能出现恶心呕吐、腹胀等症状。而慢性盆腔炎患者会出现下腹坠胀、腰骶部酸痛等症状，患者若是经常劳累、长时间站立、月经前后等情况，都会加剧患者的病情，影响到患者的身体健康。长期盆腔炎导致"冰冻盆腔"。冰冻骨盆：慢性盆腔结缔组织炎，炎症蔓延至子宫骶骨韧带处，使纤维组织增生，变硬，使子宫固定，宫颈旁组织也增厚变硬，向外呈扇形扩散，形成所谓的冰冻骨盆。

【释译】

本条论述冲任虚寒兼有瘀血所致的崩漏证治。

妇人五十岁左右，气血已衰，冲任不充，经水应止。今复下血月余不止，乃属崩漏之疾。病由冲任虚寒，曾经半产，瘀血停留于少腹所致。瘀血停留于少腹，故有腹满里急，或伴有刺痛、拒按等症。漏血数十日不止，阴血势必耗损，以致阴虚生内热，故见暮即发热，手掌烦热等症。瘀血不去则新血不生，津液失去上润，故见唇口干燥。证属下元已亏，冲任虚寒，瘀血内停，故当用温经汤温养血脉，使虚寒得以补，瘀血得以行，从而起到温经行瘀之效。温经汤用吴茱萸、生姜、桂枝温经散寒暖血，阿胶、当归、川芎、芍药、丹皮养血和营行瘀，麦冬、半夏润燥降逆，甘草、人参补益中气，诸药合用，具有温补冲任、养血行瘀、扶正祛邪的作用。本方亦可主治妇人少腹寒，久不受孕，或月经不调等症。

此皆曾经半产、崩中，新血难生，瘀血未尽，风寒客于胞中，为带下，为崩中，为经水愆期，为胞寒不孕。均用温经汤主之者，以此方生新去瘀，暖子宫补冲任也。

温经汤，为理血剂，具有温经散寒、养血祛瘀之功效。主治冲任虚寒、瘀血阻滞证。漏下不止，血色暗而有块，淋漓不畅，或月经超前或延后，或逾期不止，或一月再行，或经停不至，而见少腹里急，腹满，傍晚发热，手心烦热，唇口干燥，舌质暗红，脉细而涩。亦治妇人宫冷，久不受孕。本方证虽属瘀、寒、虚、热错杂，然以冲任虚寒、瘀血阻滞为主，治当温经散寒，祛瘀养血，兼清虚热之法。临床常用于治疗功能性子宫出血、慢性盆腔炎、痛经、不孕症等属冲任虚寒，瘀血阻滞者。

实践证明，按压左少腹疼痛诊断瘀血证是一个可靠的办法，简单实用。（西医是指下腹部触摸到索条、包块而且有压痛，实际上是指炎症性包块，包括脓肿）

【拓展】

少腹逐瘀汤

具有活血祛瘀，温经止痛的功效。主治少腹寒凝血瘀证，少腹瘀血积块，或经期腰酸，小腹胀，或月经一月见三五次，接连不断，断而又来，其色或紫或黑，或有瘀块，或崩漏兼少腹疼痛，或粉红兼白带者，或瘀血阻滞，久不受孕等证。

1. 组成

小茴香七粒，干姜二分，延胡索、官桂、没药、川芎各一钱，炒赤芍、五灵脂各二钱，蒲黄、当归各三钱。

2. 用法

水煎服，2 次/d。

3. 方解

少腹逐瘀汤取《金匮要略》温经汤之意，合失笑散化裁而成。方用小茴香、干姜、官桂温经散寒、通达下焦；延胡索、没药利气散瘀，消肿止痛；失笑散（蒲黄、灵脂）活血通瘀，散结止痛，其中蒲黄生用，重在活血祛瘀，灵脂用炒，重在止痛而不损胃气；当归、川芎乃阴中之阳药，血中之气药，配合赤芍用于活血行气，散滞调经。全方气血兼顾，温通兼行。历经数代医家验用，具有活血祛瘀、温经止痛的作用，被誉为"调经种子第一方"。

本方临床应用广泛，还可以治疗先兆流产、崩漏、带下、肠粘连、肠套叠、卵巢囊肿、老年前列腺增生等。

4. 现代研究

少腹逐瘀汤能调节肠蠕动，促进肠道气体排出；有较明显的镇静、解痉、止痛功效，尤能抑制红细胞和血小板聚集功能，溶解血栓，降低血液黏稠度，改善血液循环及血液的理化性质，增强吞噬细胞的吞噬功能，促进炎性病灶的消退及增生性病变的软化和吸收。

《妇人良方大全》指出："妇人腹中瘀血者，由月经闭积或风寒凝瘀，久而不消，则为积聚症瘕矣。"根据中医理论，卵巢巧克力囊肿属于中医"瘀血"范畴，其病机为气血运行不畅，局部气血凝滞。治疗多以活血祛瘀为大法，选用活血祛瘀温经止痛的少腹逐瘀汤为主。

少腹逐瘀汤可用于：患者有感腰骶部疼痛不适，月经先后无定期，部分病人有痛经史，个别患者诉性交时下腹部胀痛，全部病例均经妇科检查及 B 超提示为卵巢巧克力囊肿的情况。

卵巢巧克力囊肿又名卵巢子宫内膜异位囊肿，是子宫内膜异位症的一种病变。正常情况下，子宫内膜生长在子宫腔内，受体内女性激素的影响，每月脱落一次，形成月经。如果月经期脱落的子宫内膜碎片随经血逆流经输卵管进入盆腔，种植在卵巢表面或盆腔其他部位，形成异位囊肿，这种异位的子宫内膜也受性激素的影响，随同月经周期反复脱落出血，如病变发生在卵巢上，每次月经期局部都有出血，使卵巢增大，形成内含陈旧性积血的囊肿，这种陈旧性血呈褐色，黏稠如糊状，似巧克力，故又称"巧克力囊肿"。这种囊肿可以逐渐增大，有时会在经期或经后发生破裂，但很少发生恶变。卵巢巧克力囊肿虽然是良性疾病，却有增生、浸润、转移及复发等恶性行为。此类卵巢囊肿是 25～45 岁的生育年龄妇女最常见的疾病之一，发病率为 10%～15%。子宫内膜异位病灶会随时间增加而变大，渐渐侵蚀正常组织，造成卵巢组织不可逆的损害。严重者需要手术处理。

卵巢巧克力囊肿用少腹逐瘀汤、温经汤等治疗。

温经汤与少腹逐瘀汤的异同：温经汤长于温经散寒，养血祛瘀。主治冲任虚寒，瘀血阻滞证。漏下不止，或血色暗而有块，淋漓不畅，或月经超前或延后，或逾期不止，或一月再行，或经停不至，而见少腹里急，腹满，傍晚发热，手心烦热，唇口干燥。舌质暗红，脉细而涩。亦治妇人宫冷，久不受孕。治疗寒症偏重者。少腹逐瘀汤多用于温经止痛，活血祛瘀。主治少腹积块，疼痛或不痛，或痛而无积块，或少腹胀满，或经期腰酸、小腹胀，或月经1月见3～5次，接连不断，断而又来，其色或紫或黑，或有血块，或崩或漏，兼少腹疼痛，或粉红兼白带者。治疗血瘀证效果明显。

【解读】

上条论述了妇科病的病因、演变，最终引起继发性闭经，本条论述绝经后的常见疾病：绝经期崩漏。"妇人年五十所，病下利（血）数十日不止"这是典型的绝经期功血，是由于卵巢自然衰老，卵泡缺乏，卵巢功能减退，对垂体促性腺激素敏感性降低，以致无法排卵而引起不规则的阴道出血。当然要与肿瘤出血相鉴别。

"暮即发热，少腹里急，腹满，手掌烦热，唇口干燥"，中医认为是瘀血，西医则认为是慢性盆腔炎急性发作的临床表现。此处"发热"一般是"虚热"，西医是指亚急性炎症或者低毒感染。

绝经后出血是指绝经期妇女月经停止1年或1年以上者又出现阴道流血。常与内分泌紊乱、生殖道炎症、子宫和卵巢出现良性或恶性肿瘤有关。

功血往往伴有贫血，一般流血超过10天，感染的概率就比较大，在古代没有抗生素，所以感染引起盆腔炎的可能性非常大，流产可能是炎症的诱因。子宫内膜炎、子宫肌炎、输卵管炎、盆腔蜂窝组织炎等引起子宫出血，盆腔炎如果比较严重的话是会引起阴道出血的。

绝经2年后阴道出血，应注意排除恶性病变，如子宫肌瘤、子宫颈癌和子宫内膜癌、卵巢癌等，其次考虑炎症、息肉、内分泌因素等。

【结语】

本条是指：①功血继发感染急性盆腔炎；②慢性盆腔炎急性发作；③功血与慢性盆腔炎同时存在，既往有流产史（慢性盆腔炎），又发生绝经期功血。盆腔炎是一大类疾病。

以西医而言，生殖器肿瘤出血、生殖系炎症（宫颈息肉、宫内膜息肉、子宫内膜炎、盆腔炎等）临床可表现为如崩似漏的阴道出血、功血，必须通过妇科检查或B超、MRI检查，诊断性刮宫，可以明确诊断以鉴别。

【西医链接】

阴道出血：指正常月经以外的出血。

一、绝经1年以上的妇女出现阴道不规则出血

1. 病因

（1）炎症：常见于老年性阴道炎，因雌激素减少，阴道上皮萎缩，黏膜变薄，自净能力差，对细菌的抵抗力弱。炎症开始为非特异性，以后可发生混合感染，除感觉外阴瘙痒和疼痛外，分泌物常呈水样。其他如慢性子宫内膜炎、宫颈萎缩性狭窄、宫腔积脓以及宫颈息肉等也可引起出血。

（2）肿瘤：宫颈癌、子宫内膜腺癌、子宫黏膜下肌瘤，以及产生雌激素的卵巢肿瘤如颗粒细胞瘤、卵泡膜细胞瘤、卵巢癌等。

（3）内分泌失调：主要是雌激素的累积反应。绝经后卵巢分泌的雌激素随之下降，内膜退化。但卵巢间质仍能产生雌激素，肾上腺皮质产生的雄激素也可转化为雌激素。这些持续过多的内在雌激素使子宫内膜呈增生型，以后可以脱落出血。此外，在绝经后使用雌激素治疗，可使腺体呈囊性增殖，甚至进一步发展为腺瘤型增殖。由于没有黄体酮的抵制，以致发展成内膜癌。

2. 临床表现

绝经1年以上的妇女出现阴道不规则出血，多见于以下症状：

（1）阴道分泌物增多、外阴瘙痒、灼热感、伴脓性白带，多考虑老年性阴道炎。

（2）在性交或做妇科检查时发生出血，或见血性白带，或大量出血，要警惕宫颈癌。

（3）持续或间断性阴道出血，或在出血中混有烂肉样组织，要警惕子宫内膜癌。

二、盆腔炎

盆腔炎是指女性生殖器官、子宫周围结缔组织及盆腔腹膜的炎症。慢性盆腔炎症往往是急性期治疗不彻底迁延而来，其发病时间长，病情较顽固。细菌逆行感染，通过子宫、输卵管而到达盆腔。可发生于不同的年龄，也可发生于绝经期。

1. 病因

（1）产后或流产后感染：分娩后产妇体质虚弱，宫颈口因有恶露流出，未及时关闭，宫腔内有胎盘的剥离面，或分娩造成产道损伤，或有胎盘、胎膜残留等，或产后过早有性生活，病原体侵入宫腔内，容易引起感染；自然流产、药物流产过程中阴道流血时间过长，或有组织物残留于宫腔内，或人工流产手术无菌操作不严格等均可以发生流产后感染。

（2）宫腔内手术操作后感染：如放置或取出宫内节育环、刮宫术、输卵管通液术、子宫输卵管造影术、宫腔镜检查、黏膜下子宫肌瘤摘除术等，由于术前有性生活或手术消毒不严格或术前适应症选择不当，手术后急性感染发作并扩散；也有的患者手术后不注意个人卫生，或术后不遵守医嘱，同样可使细菌上行感染，引起盆腔炎。

（3）经期卫生不良：若不注意经期卫生，使用不洁的卫生巾和护垫，经期盆浴、经期性交等均可使病原体侵入而引起炎症。

（4）邻近器官的炎症直接蔓延：最常见的是阑尾炎、腹膜炎时，由于它们与女性内生殖器官毗邻，炎症可以通过直接蔓延，引起盆腔炎症；患慢性宫颈炎时，炎症也可通过淋巴循环，引起盆腔结缔组织炎。

（5）其他：慢性盆腔炎的急性发作等。

2. 按照病变部位分类

（1）输卵管积水与输卵管卵巢囊肿：输卵管发炎后，伞端粘连闭锁，管壁渗出浆液性液体，潴留于管腔内形成输卵管积水；有时输卵管积脓的脓液吸收后，也可形成输卵管积水；如果同时累及卵巢则形成输卵管卵巢囊肿。

（2）输卵管炎：是盆腔炎中最为常见的；输卵管黏膜与间质因炎症破坏，使输卵管增粗、纤维化而呈条索状或进而使卵巢、输卵管与周围器官粘连，形成质硬而固定的肿块（心下坚）。如本篇第5条 半夏厚朴汤方（《千金》作胸满，心下坚，……）。输卵管粘连、不通可引起不孕，中医谓瘀血致不孕。

（3）子宫内膜炎是各种原因引起的子宫内膜结构发生炎性改变，细菌可沿阴道，宫颈上行或沿输卵管下行以及经淋巴系统到达子宫内膜。通常宫腔有良好的引流条件及周期性内膜剥脱，使炎症极少有机会长期停留于子宫内膜，即使有很广泛的慢性附件炎症，子宫内膜可能仍然完全正常。但如急性期治疗不彻底，或经常存在感染源，则可反复发作。慢性子宫内膜炎是导致流产的最常见原因，约90%的孕妇流产与妇科炎症有关。慢性子宫内膜炎常与慢性宫颈炎、慢性输卵管炎同时存在，是导致流产的最常见原因。（热入血室）

病因：①基底层炎症。子宫内膜虽有周期性剥脱，但其基底层并不随之剥脱，一旦基底层有慢性炎症即可长期感染内膜的功能层，导致慢性子宫内膜炎。②病菌感染。绝经期后的妇女由于体内雌激素水平的显著低落，子宫内膜与阴道黏膜均变得菲薄，容易受到病菌的侵袭，导致炎症的发生。在临床上老年性子宫内膜炎与阴道炎往往并存。（本条妇人五十所，下血数十日不止）③胎盘残留等。分娩或流产后有少量胎盘残留，或胎盘附着部的复旧不全，常是导致慢性子宫内膜炎的原因。④外来因素。宫内避孕器可以引起慢性子宫内膜炎。⑤子宫因素。子宫黏膜下肌瘤、黏膜息肉也可能导致慢性子宫内膜炎；严重的子宫颈炎也可以导致慢性子宫内膜炎。⑥长期存在的输卵管卵巢炎可以导致慢性子宫内膜炎。无明显诱因的慢性子宫内膜炎也可能存在，病原体多来自阴道内的菌丛。

急性子宫内膜炎临床表现：轻度发热，下腹痛，白带增多，有时为血性，如为厌氧菌感染可有恶臭。分娩或流产后发生的急性子宫内膜炎症状较重（第21篇2条 产妇郁冒……小柴胡汤主之），其他原因引起的子宫内膜炎多属轻型。检查时子宫可有轻度压痛。病情如未能及时控制，进一步引起子宫肌炎、急性输卵管炎、盆腔炎等，患者体温明显升高，可达39℃以上，下腹部有明显压痛。

（4）盆腔腹膜炎：盆腔内器官发生严重感染时，病原体可通过血行或淋巴系统扩散以及直接蔓延等方式波及盆腔腹膜，称为盆腔腹膜炎。盆腔腹膜炎多与其他的盆器感染同时存在，尤以输卵管炎最为常见。严重者整个盆腔腹膜发生炎症改变，极少数病例甚至可弥散至全腹，成为弥漫性腹膜炎。有时由于盆腔腹膜炎或腹腔其他脏器炎性病变，脓液积聚于腹腔的最低部位－子宫直肠窝，而形成子宫直肠窝脓肿。其原因：①急性输卵管炎症播散。输卵管急性炎症时，管腔中脓液通过输卵管口溢出或输卵管周围炎直接蔓延使盆腔腹膜发生炎性病变。②继发于盆腔蜂窝组织炎。盆腔蜂窝组织炎，是指盆腔腹膜以外的结缔组织的炎症。盆腔结缔组织包括子宫两侧和膀胱前间隙等处的结缔组织以及盆腔腹膜后的结缔组织。③其他外科疾患。如阑尾炎、憩室炎穿孔，可蔓延引起盆腔腹膜炎。

（5）盆腔脓肿：盆腔脓肿形成的病原体以厌氧菌为主，70%～80%的盆腔脓肿可培养出厌氧菌。常见病因为下生殖道感染、子宫腔内手术操作后感染、性卫生不良以及邻近器官炎症蔓延。（太阳蓄血征）

临床表现如下：

急性附件炎表现。脓肿形成后多有高热，体温可达39℃左右。心率加快和下腹部疼痛、急性腹痛占89%，慢性疼痛占19%，同时伴阴道分泌物增多，子宫异常出血。盆腔检查有明显下腹部压痛和宫颈举痛，子宫和双附件区亦触痛剧烈，由于触痛拒按，双合诊多不满意。有时子宫一侧可扪及明显包块或子宫直肠隔上端扪及包块，有部分患者发病弛缓，脓肿形成过程较慢，症状不明显，甚至有无发热者。

脓肿表现：症状持续恶化，出现弛张型高热，腹膜刺激征更加明显，出现直肠压迫感、排便感及排尿痛等直肠和膀胱刺激症状，并有全身中毒症状。双合诊及肛门指诊感觉盆腔饱满，直肠子宫陷凹组织增厚、发硬或有波动性肿块，伴有明显触痛。

脓肿破溃表现：出现大量脓血便、脓尿或经阴道排出大量脓液后，高热、腹痛、腹部压痛等临床征象明显好转，检查原存在肿块消失或缩小，提示盆腔脓肿已向直肠、膀胱、阴道穿破。（太阳蓄血证，下血者愈）

脓肿破入腹腔表现：病情突然恶化或下腹痛持续加剧转为全腹疼痛，伴恶心、呕吐、寒战，随之脉搏微弱增快，血压急骤下降，冷汗淋漓等。查体腹式呼吸消失，全腹弥漫性压痛，反跳痛、肌紧张明显，并有腹胀、肠鸣音减弱或消失。提示盆腔局限性脓肿向腹腔破溃，必须紧急处理。

严重者可以引起败血症、感染性休克，多器官功能衰竭，可危及生命。

3. 按照临床表现分类，盆腔炎症有急性和慢性2类

（1）急性盆腔炎症：其症状是下腹痛、发热、阴道分泌物增多，腹痛为持续性，活动或性交后加重。若病情严重可有寒战、高热、头痛、食欲不振。月经期发病者可出现经量增多，经期延长，若盆腔炎包裹形成盆腔脓肿可引起局部压迫症状，压迫膀胱可出现尿频、尿痛、排尿困难；压迫直肠可出现里急后重等直肠症状。急性盆腔炎进一步发展可引起弥漫性腹膜炎、败血症、感染性休克，严重者可危及生命。

（2）慢性盆腔炎症：是由于急性盆腔炎未能彻底治疗或患者体质较差，炎症蔓延到宫旁结缔组织和子宫骶韧带处最多见；局部组织增厚、变硬、向外呈扇形散开直达盆壁，子宫固定不动或被牵向患侧。慢性盆腔炎症的症状是：下腹部坠胀，疼痛及腰骶部酸痛，常在劳累、性交后及月经前后加剧。其次是月经异常，月经不规则。病程长时部分妇女可出现精神不振、周身不适、失眠等神经衰弱症状。往往经久不愈，反复发作，导致不孕、输卵管妊娠、冰冻盆腔等，严重影响妇女的健康。

三、无排卵性功血

无排卵性功血是指由于神经内分泌系统功能紊乱所导致的不规则子宫出血，多见于青春期和更年期。

青春期功血是由于下丘脑—垂体—卵巢轴发育不成熟或延迟，导致卵巢中虽有卵泡生长发育，但不能出现排卵所致。更年期功血是由于卵巢自然衰老，卵泡缺乏，卵巢功能减退，对垂体促性腺激素敏感性降低，以致无法排卵而引起不规则的阴道出血。中医学将本病称之为"崩漏"。

临床表现：典型无排卵性功血是在月经前有数周或数月的闭经，继而出现阴道大量出血，持续数日后常转为阴道淋漓出血，或时多时少，时流时止，持续时间长短不一，短则几天，长则数十天或数月不止。伴有继发贫血，头晕心慌，气短乏力，浮肿，食欲不振等。或伴有乳房胀痛，下腹坠胀，情绪激动等。

【结语】

妇人年五十所，病下利数十日不止，暮即发热……为盆腔炎；妇人年五十所，病下血数十日不止，暮即发热……为功血合并感染。

师曰：此病属带下。何以故？曾经半产，瘀血在少腹不去。支持本条为盆腔炎。

温经汤临床常用于治疗功能性子宫出血、慢性盆腔炎轻型、痛经、不孕症等属冲任虚寒，瘀血阻滞者，与"妇人年五十所，病下利或者下血数十日不止，暮即发热"均相符合。

10. 带下经水不利，少腹满痛，经一月再见者，土瓜根散主之。

土瓜根散方：

土瓜根　芍药　桂枝　䗪虫各三两

上四味，杵为散，酒服方寸匕，日三服。

【注解】

带下：广义的带下，是泛指妇科疾病，非专指赤白带也。

经水不利：指月经行而不畅。

经一月再见者：意指月经一月两潮。

【释译】

本条论述因瘀血而致经水不利的证治。

妇女患经水不利或兼一月再见者，多因留瘀所致，故少腹同时出现满痛的症状，并可兼见少腹按之有硬块，月经量少，色紫有块，舌紫黯，脉涩等症。治当以活血通瘀为主，方用土瓜根散，方中芍药敛阴中正气；桂枝行经络之滞而积冷自散。因有瘀滞，故以土瓜为主，必合桂枝，所谓寒因热用也。土瓜根（即王瓜根）善驱热行瘀，䗪虫祛瘀破血，加酒以行药势，瘀去而经水自调。

【解读】

本条为痛经，包括原发性痛经与继发性痛经，以后者为主。与上条相连续，均为带下病。

【西医链接】

痛经为最常见的妇科症状之一，指行经前后或月经期出现下腹部疼痛、坠胀，伴有腰酸或其他不适，症状严重影响生活质量者。痛经分为原发性痛经和继发性2类，原发性痛经指生殖器官无器质性病变的痛经；继发性痛经指由盆腔器质性疾病，诸如：子宫内膜异位症（如：巧克力囊肿）、子宫腺肌病、盆腔炎等引起的痛经。

一、病因

（1）原发性痛经的发生主要与月经时子宫内膜前列腺素含量增高有关。PGF2α含量升高是造成痛经的主要原因，PGF2α含量高可引起子宫平滑肌过强收缩，血管痉挛，造成子宫缺血、乏氧状态而出现痛经。

（2）血管升压素、内源性缩宫素以及β-内啡肽等物质的增加。

（3）精神、神经因素。

（4）继发性痛经常因子宫内膜异位症、子宫腺肌病等引起。

二、临床表现

（1）原发性痛经在青春期多见，常在初潮后1～2年内发病。以伴随月经周期规律性发作的以小腹疼痛为主要症状。继发性痛经症状同原发性痛经，由于内膜异位引起的继发性痛经常常进行性加重。

（2）疼痛多自月经来潮后开始，最早出现在经前12h，以行经第1日疼痛最剧烈，持续2～3d后缓解。疼痛常呈痉挛性。一般不伴有腹肌紧张或反跳痛。

（3）可伴有恶心、呕吐、腹泻、头晕、乏力等症状，严重时面色发白、出冷汗。

（4）妇科检查无异常发现。

三、鉴别诊断

原发性痛经需与子宫内膜异位症、子宫肌腺病、盆腔炎性疾病引起的继发性痛经相鉴别。

（一）子宫内膜异位症

子宫内膜异位症是指有活性的内膜细胞种植在子宫内膜以外的位置而形成的一种女性常见妇科疾病。内膜细胞本该生长在子宫腔内，但由于子宫腔通过输卵管与盆腔相通，因此使得内膜细胞可经由输卵管逆行进入盆腔异位生长。目前对此病发病的机制有多种说法，其中被普遍认可的是子宫内膜种植学说。本病多发生于生育年龄的女性，青春期前不发病，绝经后异位病灶可逐渐萎缩退化。

子宫内膜异位症的主要病理变化为异位内膜周期性出血及其周围组织纤维化，形成异位结节，痛经、慢性盆腔痛、月经异常和不孕是其主要症状。病变可以波及所有的盆腔组织和器官，以卵巢、子宫直肠陷凹、宫骶韧带等部位最常见（盆腔炎的一种临床类型），也可发生于腹腔、胸腔、四肢等处。

1. 症状

（1）痛经：痛经是子宫内膜异位症最典型的症状，呈继发性伴进行性加重，常于月经来潮前1～2d开始，经期第1d最剧，以后逐渐减轻，至月经干净时消失。严重阶段疼痛难忍，甚至止痛剂加量亦无效。疼痛由于子宫内膜异位症病灶内部出血刺激局部组织炎性反应引起。同时子宫内膜异位症病灶分泌前列腺素增加，导致子宫肌肉挛缩，痛经势必更为显著。

（2）月经异常：可以表现为月经过多或者周期紊乱。造成月经异常多数与子宫内膜异位症影响卵巢功能有关。子宫内膜异位症患者可以发生卵巢功能失调，如排卵异常等。

（3）不孕：子宫内膜异位症患者常伴有不孕，子宫内膜异位症患者中，不孕率为40%～50%。主要是因为子宫内膜异位症常可引起输卵管周围粘连影响卵母细胞捡拾；或因卵巢病变影响排卵。

（4）性交疼痛：子宫直肠陷凹、阴道直肠隔的子宫内膜异位症可以引起性交痛（深部触痛），经期排便次数增加、疼痛（里急后重）。

（5）其他：子宫内膜异位至膀胱者，出现有周期性尿频、尿痛、血尿。腹壁瘢痕及脐部的子宫内膜异位症则出现周期性局部肿块及疼痛。肠道子宫内膜异位症患者可出现腹痛、腹泻或便秘，甚至有周期性少量便血。异位内膜侵犯和压迫输尿管时，可出现一侧腰痛和血尿，但极罕见。

2. 体征

妇科检查时可发现在子宫直肠陷凹、子宫骶韧带或宫颈后壁，触及1个或更多硬性小结节，如绿豆或黄豆大小，触痛明显。阴道的异位病灶多位于后穹隆，检查可见在后穹隆处有触痛结节，严重者呈黑紫色。卵巢血肿常与周围粘连、固定，检查时可触及张力较大的包块并有压痛，破裂后发生内出血，表现为急性腹痛。

（二）子宫腺肌病

子宫腺肌病是子宫内膜腺体和间质侵入子宫肌层形成弥漫或局限性的病变，是妇科常见病。子宫腺肌病过去多发生于40岁以上的经产妇，但近些年呈逐渐年轻化趋势，这可能与剖宫产、人工流产等手术的增多相关。

（1）病因：子宫腺肌病病因至今不明。目前的共识是因为子宫缺乏黏膜下层，因此子宫内膜的基底层细胞增生、侵袭到子宫肌层，并伴以周围的肌层细胞代偿性肥大增生而形成了病变。而引起内膜基底层细胞增生侵袭的因素现有5种理论：①与遗传有关；②子宫损伤，如刮宫和剖宫产均会增加子宫腺肌病的发生；③高雌激素血症和高泌乳素血症；④病毒感染；⑤生殖道梗阻，使月经时宫腔压力增大，导致子宫内膜异位到子宫的肌层。

（2）临床表现：①月经失调（40%～50%）主要表现为经期延长、月经量增多，部分患者还可能出现月经前后点滴出血。这是因为子宫体积增大，子宫腔内膜面积增加以及子宫肌壁间病灶影响子宫肌纤维收缩引发。严重的患者可以导致贫血。②痛经（25%）特点是继发性进行性加重的痛经。常在月经来潮前一周开始出现，当经期结束痛经即缓解。这是因为月经时子宫肌层内的异位子宫内膜在卵巢激素的影响下充血、肿胀以及出血，同时还增加了子宫肌层血管的血量，使坚厚的子宫肌层扩张，引起严重的痛经。③部分患者无明显症状大约有35%的患者无明显症状。④妇科检查子宫常均匀增大呈球形，子宫腺肌瘤可表现为质硬的结节。子宫一般不超过孕12周大小。临近经期，子宫有触痛感；经期，子宫增大，质地变软，压痛比平时更明显；经期后，子宫缩小。这种周期性出现的体征改变是诊断本病的重要依据之一。子宫常与周围尤其是后面的直肠粘连而活动较差。15%～40%的患者合并子宫内膜异位症，约半数患者合并子宫肌瘤。

（三）盆腔炎

见第9条

【结语】

本条为痛经以继发性痛经为主，应与子宫内膜异位症、子宫腺肌病等鉴别。在古代二病与原发性痛经很难鉴别开来，在治疗方面，需要根据不同的病机辨证论治。

11. 寸口脉弦而大，弦则为减，大则为芤，减则为寒，芤则为虚，寒虚相搏，此名曰革，妇人则半产漏下，旋覆花汤主之。

旋覆花汤方：见五脏风寒积聚篇7条，肝着。

【注解】

革脉：外急而中空，常见于亡血失精之症。以西医而言就是极度营养不良。

半产：妊娠日月未足，胎产未全而产者，谓之半产。即西医的流产。

【释译】

本条论述半产漏下的脉象和治法。

因原文已见于虚劳篇第12条，本条仅句首加"寸口"二字，文末去"男子亡血失精"句。中间加上"旋覆花汤主之"六字。鉴于前面已就脉象进行解释分析，故本条只加按而不释。因弦大芤减为虚寒之脉，而旋覆花汤（肝着）是疏肝散结，理血通络之剂，病与方药似不相符，故《金鉴》认为本条"必有错简"。但徐忠可云："盖虚而兼寒，是有邪矣，故以开结为先，结开而漏止，其血自生，不必补也；若有邪而补，则邪盛而漏愈甚，未得益先得损矣。"尤在泾亦云："是以虚不可补，解其郁聚，即所以补；寒不可温，行其气，即所以为温。"这些都有一定参考价值，可供研究。

【解读】

本条有争论。寒虚与肝着没有直接关系，寒虚与肝着皆可致流产，但病机不同。寒虚宜补，肝着致流产，用施覆花汤是适应症。

无论中医还是西医，精神创伤（肝气郁结、大怒伤肝）都是引起半产－流产证态的重要原因。肝着是肝气郁结的原型，也是轻型，使用旋覆花汤治疗。所以由精神创伤引起的流产是旋覆花汤的适应症，现代中医用旋覆花汤治疗流产多有报道。本条半产漏下，旋覆花汤主之，是有道理的，张仲景等古代中医的确使用过。临床有报道旋覆花汤能够治疗某些流产病人。

西医严重的营养不良是元气虚（革）引起流产的重要原因之一，宜补，显然不是旋覆花汤的适应症。

12. 妇人陷经，漏下黑不解，胶姜汤主之。臣亿等校诸本无胶姜汤方，想是前妊娠中胶艾汤。

【注解】

陷经：意即经气下陷，下血不止。

【释译】

本条论述妇人陷经的证治。

妇人陷经，漏下不止，其色黑者，乃因冲任虚寒，不能摄血所致。治以胶姜汤，温补冲任，养血止血。

【解读】

暂不解。

13. 妇人少腹满如敦状，小便微难而不渴，生后者，此为水与血俱结在血室也，大黄甘遂汤主之。

大黄甘遂汤：

大黄四两　甘遂二两　阿胶二两

上三味，以水三升，煮取一升，顿服之，其血当下。

【注解】

敦：敦（dùi）是古代盛食物的器具，上下稍锐，中部肥大。形容少腹部隆起的形状。即肿大的子宫，如五月孕状。

生后：即产后。

【释译】

本条论述妇人水血俱结血室的证治。

妇人少腹满，有蓄水与蓄血之不同。若满而小便自利，为蓄血；满而小便不利，口渴，则为蓄水。今少腹胀满，其形高起如敦状，小便微难而不渴，而且发生在产后，故诊断为水与血俱结在血室。治当水血兼攻，故用大黄甘遂汤破血逐水，方中大黄攻瘀，甘遂逐水，以攻逐水血之结；因是"生后"所得，故配阿胶养血扶正，使邪去而不伤正。

（1）本方药性峻猛，不宜久服。

（2）服用本方当下血，切不可误认为病症加重，而是正气祛邪于外，病为向愈。但同时也要知道，有些病者下血而病不愈者，应当继续治疗。

（3）孕妇及血虚证者禁用。

大黄甘遂汤与桂枝茯苓丸都可治疗瘀血与水相结证，但桂枝茯苓丸所主瘀血与水相结之症瘕，结块痞硬，按之有物，治在活血化瘀，消症散结；而大黄甘遂汤主瘀血与水相结之少腹满而臌大，按之无物，治在活血利水。再则，桂枝茯苓丸主瘀血与水相结，病程较久，积久成瘾，治在缓攻；而大黄甘遂汤主瘀血与水相结，病程较短，证为新病，治在速攻，久服则伤正，是其不同。"瘾瘤害"（桂枝茯苓丸）与子宫肌瘤具有比较多的重合；本条"水与血俱结在血室"与子宫内膜炎、子宫积水具有比较多的重合。

本方以少腹满、小便难、舌质紫暗、苔黄、脉沉涩为辨证要点。现代常用于治疗继发性闭经，产后感染，产后栓塞性静脉炎，产后尿潴留、肝硬化腹水、精神分裂症等病症。

【解读】

本条与上条相连续，"妇人陷经，漏下黑不解"，即崩漏为黑色块状，中医谓：瘀血结于血室胞宫。本条"水与血俱结在血室"，可以推测其恶露呈现水样而不是黑色血块。属于慢性盆腔炎的一种临床类型。因为炎性渗出物积存于子宫内如5月孕状，所以外形如敦状。

"妇人少腹满如敦状，小便微难而不渴"，发生在生产之前，是指腹水（蓄水证）；生后者，此为水与血俱结在血室也，大黄甘遂汤主之。

【西医链接】

子宫积液

子宫积液又称宫腔积液，分为：生理性与病理性。病理性子宫积液临床并不常见，是指子宫腔内存在多少不等的液体，可表现为积血、积脓、积水。子宫内膜组织肿胀的细胞中渗出的略黏稠的液体，被周围组织包裹所渐渐形成的囊性包块。如果不加以治疗的话，可以慢慢长大。太大了，药物就不能消除了，需要手术切掉。

不同年龄的子宫积液患者可由不同的原因所导致。

一、原因

引起子宫积液的主要原因有：

1. 子宫出血；

2. 子宫内膜炎引起宫腔黏连等；

3. 子宫颈管粘连、堵塞，例如：子宫颈癌等恶性肿瘤，老年妇女由于宫颈萎缩、感染炎症等；

4. 生殖器畸形，如：处女膜闭塞。

二、临床表现

出现子宫积液，患者可表现为下腹坠痛，同时可有白带增多以及血性分泌物。

1. 主要症状是下腹坠痛，可伴有全身症状，发热、白细胞计数升高。

2. 慢性子宫内膜炎而逐渐形成的宫腔积脓，可以无明显症状。

3. 妇科检查子宫增大，柔软，有触痛。宫旁结缔组织可有明显增厚，可有附件的炎性包块。

三、后果

1. 子宫积液导致不孕

子宫积液若没有得到合适治疗，其危害性是较大的，容易导致盆腔粘连、输卵管堵塞等，导致不孕。如平时有下腹疼痛、腰骶酸痛、白带增多，妇检下腹压痛、条索状增粗等，考虑慢性盆腔炎，需要积极治疗防止炎症加重、积液量增多。

2. 子宫积液引发盆腔炎症

大多数子宫积液是由于炎症引起，即由慢性盆腔炎症渗出所致。也有少数因宫外孕破裂、黄体破裂、盆腔脓肿、巧克力囊肿、卵巢癌引起。因盆腔炎症引起的积液最好作后穹隆穿刺检查，鉴定一下液体性质。

3. 子宫积液影响生育

如有慢性感染病灶，可能是妇科系统如卵巢、输卵管的炎症，也可能由结核或者肿瘤引起。易导致盆腔粘连、输卵管堵塞等，拖久了会影响生育。

本条属于慢性盆腔炎的一种临床类型，参考：215 页，留饮，甘遂半夏汤。甘遂，治疗难治的积液，被结缔组织包裹的积液，深部组织内的积液。

【结语】

本条是指：产后子宫内膜炎等引起的宫腔积液。

14. 妇人经水不利下，抵当汤主之。（亦治男子膀胱满急有瘀血者）

抵当汤方：

水蛭三十个（熬）　虻虫三十枚（熬，去翅足）　桃仁二十个（去皮尖）　大黄三两（酒浸）

上四味，为末，以水五升，煮取三升，去滓，温服一升。

【释译】

本条论述经水不利属于瘀结实证的治法。

本证妇人经水不利下，是因瘀血内结成实所导致的经闭不行，欲使其经行通利，必先去其瘀结，故用抵当汤治疗。方中以水蛭、虻虫攻其瘀，大黄、桃仁下其血，瘀血去而新血生，则其经自行。据药测证，本证当有少腹硬满结痛，或腹不满，病人自诉腹满，大便色黑易解，小便自利，脉象沉涩等。

【解读】

太阳蓄血 – 盆腔炎证态，见于《伤寒论》；带下 – 盆腔炎证态，见于《金匮要略》第 22 篇。

盆腔炎、脓肿，来源于 2 个方面：①女性由阴道、子宫、附件逆行引起（带下 – 盆腔炎证态）；②（男性、女性）由腹膜炎、阑尾炎等扩散到盆腔引起（太阳蓄血 – 盆腔炎证态）。

前者与崩漏、带下相关，后者为太阳蓄血证。广义的崩漏是指异常的阴道下血，狭义的崩漏是指功能性子宫出血（功血）。

盆腔炎是一大类疾病，西医把盆腔炎作为女性妇科疾病女性生殖器感染的专用名称，实际上男性也有盆腔腹膜炎。中医把女性盆腔炎归类于带下或者成为带下瘀血证，这样就与太阳蓄血证（广义盆腔炎）分开了。

参考《伤寒论》太阳蓄血证，第 106 条、124 条、125 条、126 条、257 条。

抵挡汤亦治男子膀胱满急有瘀血者，即太阳蓄血证，即男性盆腔腹膜炎、盆腔脓肿等。

本条是由于盆腔炎波及子宫及其附件，引起月经不调、崩漏等带下疾病，所以用抵挡汤治疗。

15. 妇人经水闭不利，脏坚癖不止，中有干血，下白物，矾石丸主之。

矾石丸方：

矾石三分（烧）　杏仁一分

上二味，末之，炼蜜和丸枣核大，内脏中，剧者再内之。

【注解】

脏坚癖：指胞宫内有干血坚结不散，长期存在的可触及的实性包块。

白物：指白带。

【释译】

本条论述内有干血，郁为湿热而下白带的外治法。

本条带下证，乃因经闭或经行不畅，干血内着，郁为湿热，久而腐化所致，可见白带病的始因是瘀血，但关键还在于湿热。故用矾石丸作为坐药，纳入阴中，取其除湿热以止白带。这是白带的外治法，亦为治标之剂，一般还须同时内服消瘀通经之剂，以治其本。如果患者伴有阴中糜烂者，则本方不宜使用。有学者认为本条错简，应该是：脏坚癖，下白物不止，中有干血。

【解读】

白带为女性阴道分泌物，是由阴道黏膜渗出物、宫颈管及子宫内膜腺体分泌液混合而成，其形成与雌激素作用有关。本条可触及实性色块（脏坚癖）、病理性白带，综合起来考虑，应为肿瘤。本条为白带的外治法，对于感染性白带有治疗作用。

【西医链接】

一、白带：

1. 生理性白带

正常的白带呈白色糊状或蛋清样，黏稠，无腥臭味，量少，称为生理性白带。

2. 病理性白带

生殖道炎症如阴道炎和急性子宫颈炎或发生癌变时，白带量显著增多且性状改变，称为病理性白带。

（1）乳酪状白带或豆腐渣样白带：为霉菌性阴道炎，常伴严重外阴瘙痒或灼痛。

（2）稀薄脓性，黄绿色，泡沫状，有臭味白带，为滴虫性阴道炎的特征，伴外阴瘙痒。

（3）灰白色，稀薄，鱼腥臭味白带，为细菌性阴道病的特征，伴外阴轻度瘙痒。

（4）脓性白带：色黄或黄绿，黏稠，多有臭味，为细菌感染所致。可见于淋病奈瑟菌阴道炎、急性子宫颈炎及子宫颈管炎、阴道癌或子宫颈癌并发感染。宫腔积脓或阴道内异物残留等也可导致脓性白带。

（5）水样白带：稀薄如水样或米泔状，有腥臭味的阴道排液，见于晚期宫颈癌、阴道癌或黏膜下肌瘤伴感染。间断性排出清澈，黄红色或红色水样白带，应考虑输卵管癌的可能。

（6）血性白带：白带中混有血液，血量多少不一，应考虑宫颈癌、子宫内膜癌、宫颈息肉、宫颈柱状上皮异位合并感染或子宫黏膜下肌瘤等。放置宫内节育器亦可引起血性白带。

二、矾石药理作用：

1. 抗菌作用

对金黄色葡萄球菌和变形杆菌有抑制作用；对大肠杆菌、绿脓杆菌、炭疽杆菌、痢疾杆菌（弗氏、志贺氏）、伤寒杆菌、副伤寒甲杆菌、变形杆菌，以及葡萄球菌、白色念珠菌等亦有明显的抑制效力；对绿色链球菌、溶血性链球菌、肺炎球菌、白喉杆菌作用最强；对牛型布氏杆菌、百日咳杆菌、脑膜炎球菌作用次之，对流感杆菌无作用。

2. 抗阴道滴虫作用

10% 的明矾液在试管内有明显抗阴道滴虫作用。

3. 凝固蛋白的作用

白矾有强烈的凝固蛋白的作用，低浓度有收敛、消炎、防腐作用，高浓度又引起组织溃烂，由于内服刺激性大，一般只供外用。

4. 局部刺激作用

局部刺激性很大。

16. 妇人六十二种风，及腹中血气刺痛，红蓝花酒主之。

红蓝花酒方：

红蓝花一两

上一味，以酒一大升，煎减半，顿服一半，未止再服。

【释译】

本条论述妇人腹中血气刺痛的治法。

妇人六十二种风，是泛指一切风邪为患。妇人经产之后，风邪最易乘虚侵入腹中，与血气相搏，以致血滞不行，故腹中刺痛。治用红蓝花酒活血行瘀，利气止痛。方中红蓝花辛温活血止痛，酒能行血，血行风自灭，故方中未再用祛风药物。红蓝花酒适宜风寒与血气相搏所致腹中刺痛，若阴虚有热者则不能用。

本方证专为妇女腹中血气刺痛而设，但临证不拘于此，亦可用于男性之气血相搏，造成血滞，以致腹中刺痛者。本方尚用于痛经、胞衣不下、死胎等疾。

红花，别名：红蓝花、刺红花，菊科、红花属植物。活血通经，散瘀止痛，有助于治经闭、痛经、恶露不行、胸痹心痛、瘀滞腹痛、胸胁刺痛、跌打损伤、疮疡肿痛疗效。有活血化瘀，散湿去肿的功效，孕妇避免使用，否则会造成流产。

【解读】

红蓝花：即红花，其性温味辛，有活血祛瘀，通经的功效。白酒：温和其血。其药理作用如下：

1. 红花黄色素的作用

红花黄色素具有非常显著的抑制 ADP 诱导的家兔血小板聚集作用，并对 ADP 已聚集的血小板也有非常明显的解聚作用。表明它能同时影响体内和体外的凝血系统。

2. 对子宫的作用

红花煎剂对小鼠、豚鼠、兔与犬的离体子宫均有兴奋作用。

3. 其他

镇痛和镇静作用。抗炎作用。

17. 妇人腹中诸疾痛，当归芍药散主之。

当归芍药散方：见前妊娠中。

【释译】

本条论述妇人腹中诸痛的治法。

妇人之病由肝郁者居多，郁则气凝血滞，或胀或痛，或呕或利。云腹中诸疾痛，诸者，盖一切之辞。当归芍药散，舒郁利湿，和血平肝，既有兼证，不妨加味治之，诚妇人之要方也。

妇人腹痛的原因虽多，但以气滞血凝为多见，本条之腹痛，为气滞血凝，兼有水湿所致。故用当归芍药散调肝脾，理气血，利水湿，使肝脾和，气血调，水湿去，则痛自已。据药测证，本证除腹痛外，尚有小便不利，腹微胀痛，四肢头面微肿等。临床治疗妇人腹痛，多按此方随证化裁，效果较佳，可见"诸"字用意之深。

【解读】

很多妇科疾病可导致女性出现小腹痛，如果是生理性的疼痛，可以不用处理，如果是妇科疾病因素引起的，则要及时检查诊断。

1. 痛经　女性在月经期间出现下腹疼痛和全身不适现象，多数为生理性的，发生在青春期少女，多为原发性痛经，可自愈；继发性痛经，主要是某种疾病引起的，要及时就诊。

2. 妇科炎症　如常见的附件炎和盆腔炎，可在一侧或是两腹腹部出现疼痛，同时还会伴有白带增多，如果是慢性炎症的，则表现为小腹隐痛，腰酸痛或有坠胀感；急性者则疼痛更明显，腹痛拒按，常伴有发烧。

3. 排卵性腹痛　处于青春期的女性，在排卵时，卵泡破裂，卵泡液有刺激作用，可对腹膜造成一定的刺激，从而会引起轻微的小腹痛，这种属于生理性的，表现为一侧性下腹隐痛、钝痛或坠胀样疼痛，也有的会伴有少许阴道出血，这种腹痛多无任何病理改变，检查也正常，属于生理性腹痛，不用治疗。

4. 卵巢黄体破裂　由于黄体内出血较多可引起破裂，下腹部或一侧的腹痛会突然发作，重者可引起休克现象，一般卵巢黄体破裂多在月经周期的第 20～26d 出现，发病时可导致下腹部疼痛，轻重不一。这种情况要及时就诊，不可自行滥用止痛药，以免掩盖症状，影响诊断。

5. 宫外孕　是一种不正常的妊娠，指胚胎在子宫以后的地方着床，一般多见于输卵管，除可出现小腹隐痛外，还会有停经、不规则阴道出血等症状。

6. 子宫内膜异位　也会引起小腹疼痛，尤其是在月经期间疼痛更严重，有时还会伴有性交疼痛等。

【结语】

当归芍药散，仅适用于：月经生理性腹痛，痛经等。与器质性病变引起的腹痛相鉴别。

18. 妇人腹中痛，小建中汤主之。

小建中汤方：见前虚劳中。

【释译】

本条论述妇人脾胃阳虚里急腹痛的证治。

妇人腹痛多与气血失和有关，其病机有偏气、偏血和寒热虚实的不同。气滞血瘀，腹中刺痛，用红蓝花酒活血行气；肝脾失调，腹中诸疾痛，用当归芍药散养血柔肝，健脾除湿；脾胃虚寒，腹中痛者，用小建中汤温中散寒、缓急止痛；经水不利，少腹满痛者，用土瓜根散活血化瘀，通则不痛。可见，妇人腹痛的治疗，仍当审证求因、审因论治。究上所述，其因不离虚、冷、结气三者。

妇人腹痛，由于中焦脾胃虚寒所致者，症见腹痛喜按，心悸虚烦，面色无华，神疲纳少，大便溏薄，舌质淡红，脉细涩等。用小建中汤，意在建中培土，补气生血，使脾胃健运，气血流畅，则腹痛自已。

【解读】

第17条病位在子宫（胞宫）病性气滞血瘀兼水湿；本条病位在脾胃，此处是指胃肠道的长期慢性炎症，即病性虚寒。同为妇人腹中痛，应当鉴别病位与病性之异。

19. 问曰：妇人病饮食如故，烦热不得卧，而反倚息者，何也？师曰：此名转胞不得溺也，以胞系了戾，故致此病，但利小便则愈，宜肾气丸主之。方见虚劳中。

【注解】

胞：此处即膀胱。胞宫是指：子宫。

转胞，指妊娠小便不通。即孕妇因胎压迫膀胱，出现下腹胀而微痛，小便不通的一种病症，多与中气不足有关，本病常见于西医学所说的妊娠合并尿潴留。

胞系了戾：指膀胱之系缭绕不顺。

【释译】

妇人转胞的主症是脐下急痛，小便不通。病由肾气虚弱，膀胱气化不行所致。由于病不在胃，故饮食如故；病在于膀胱，故少腹胀满而不得溺；水气不行，浊阴上逆，虚阳上扰，故烦热不得卧而反倚息。治用肾气丸振奋肾阳，肾阳充则气化行，小便通利，则其病自愈。

【解读】

（1）很多女性在怀孕期间的时候比较喜欢喝水，就会造成羊水比较多，而羊水比较多之后，对膀胱形成压迫，体内的储尿量就会减少，所以就会有明显的尿频尿急的症状。

（2）随着胎儿的逐渐发育，子宫也会逐渐地膨胀，而子宫也会对膀胱形成一定的压迫，导致膀胱的储量减少，也会有尿频的症状，在怀孕前3个月的时候，以及在怀孕后3个月的时候，女性尿频的症状会变得非常严重，尤其是在晚上睡觉之前的时候尽量不要喝太多的水，以免影响到自己的睡眠质量。

妊娠时子宫压迫膀胱，引起尿频、尿急、尿少。即胞系了戾引起的转胞不得溺。即西医学之妊娠尿潴留，由膀胱内有尿液不能排出而致，常见于妊娠中晚期。

本条，不在妊娠期间，是指妇女尿潴留。

其病因强忍小便，如忍尿疾走、忍尿入房、饱食忍尿等，或寒热所迫，或惊忧暴怒，气迫膀胱，使膀胱屈戾不舒所致。治宜疏导，用蒲黄散、滑石散，或猪苓汤下甘遂末。年老者宜补肾，用金匮肾气丸、六味地黄丸等方。惊忧暴怒，小便卒暴不通者，宜葱白汤。孕妇胎满压迫膀胱所致者，用参术饮、补中益气汤；或令孕妇平卧床榻，脚端抬高，使胎不压脬，小便自通。转胞困危者，用导尿法。

【西医链接】

女性尿潴留一般都是由于尿道狭窄或者是神经源性膀胱所导致的，引起尿潴留的原因很多，可以有膀胱本身的问题引起，如各种泌尿系统炎症、结石、肿瘤等，也可以由神经系统引起，如手术损伤、产伤引起神经的损伤，脑外伤等，此外糖尿病所致的自主神经损害也可能会造成尿潴留。

由于女性尿道较短，女性阴道炎、外阴炎等也可能引起泌尿系统感染引起尿潴留的发生。因为尿液有利于细菌繁殖，女性尿潴留后，长期残留的尿液会造成泌尿系统感染，且感染后难以治愈。尿潴留治愈后，由于长期尿潴留感染源长期存在，更容易复发，长此以往加速肾功能损害。所以，女性一旦发现尿潴留要积极治疗，避免病情延误造成更大的损伤。

女性常见的引起尿潴留的原因还包括分娩时所产生的产伤。由于分娩过程中巨大儿、头盆不称、难产等，都可能会造成泌尿系统的损伤，再加上在分娩过程中胎头下降直接压迫膀胱，故女性产后经常会出现尿潴留的情况，患者可听流水声，按摩下腹部或采用针灸的方式促进逼尿肌收缩，以减少膀胱余尿。

20. 蛇床子散方　温阴中坐药。

蛇床子仁

上一味，末之，以白粉少许，和令相得，如枣大，绵裹纳之，自然温。

【注解】

白粉：即铅粉。

【释译】

蛇床子散，暖宫燥湿，杀虫止痒。主治：妇人阴中冷，阴痒，寒湿带下，腰中重坠，兼有少腹隐痛，遇冷即发，舌淡，脉沉迟。

【解读】

外阴瘙痒症：外阴瘙痒症也称外阴瘙痒，指外阴不同疾病引起的外阴瘙痒的症状。

可引起外阴瘙痒症状的疾病，如：外阴炎、外阴磷上皮细胞增生、外阴硬化性苔藓、滴虫性阴道炎、外阴阴道念珠菌病、细菌性阴道病、幼女性外阴阴道炎、老年性阴道炎、性病、蛲虫、疥疮及阴虱等。其他诸如：药物过敏或化学药物刺激，如肥皂、避孕套、卫生巾、不良卫生习惯等，均可能造成外阴瘙痒。

蛇床子散是治疗外阴瘙痒症的外用剂。

21. 少阴脉滑而数者，阴中即生疮，阴中蚀疮烂者，狼牙汤洗之。

狼牙汤方

狼牙三两

上一味，以水四升，煮取半升，以绵缠箸如茧，浸汤沥阴中，日四遍。

【注解】

阴疮：是指妇人外阴部结块红肿，或溃烂成疮，黄水淋沥，局部肿痛，甚则溃疡如虫蚀者，称"阴疮"，又称"阴蚀""阴蚀疮"。

【释译】

少阴脉（肾脉）滑（脉滑者湿也）而又数（脉数者热也），阴中（为肾窍）即生了疮毒，阴中腐蚀腐烂的，狼牙汤给予洗涤。实际上这个脉象是由临床表现的特征，治疗的效果反推出来的，并非是真的摸到了滑数的脉象。滑数代表的是湿热的病机。狼牙汤的燥湿清热（药性），也是临床表现反推出来的。药性、四气五味也是临床表现反推出来的，临床表现是基础，临床表现归类于阴阳五行，病机、药性也就跟着归类于阴阳五行了。

妇人阴中蚀疮烂溃，脓水淋漓臭秽。阴蚀疮，男女均有。病机主下焦湿热，聚于前阴，郁积腐蚀，而致糜烂成疮，治用狼牙汤洗涤阴中，以燥湿清热，杀虫止痒。

【解读】

阴疮多见于西医的外阴溃疡、前庭大腺脓肿。本病及时治疗，预后良好。但也有少数患者转为恶性，预后差。

【西医链接】

一、前庭大腺脓肿

前庭大腺位于双侧阴道口下部，腺管开口于前庭边缘，当腺管者塞，腺体形成单纯性囊肿，这时由于腺体分泌受阻并无症状，但当囊肿被感染后则形成脓肿，常见于 20~40 岁女性。

前庭大腺导管由于慢性炎症刺激而阻塞后可引起腺体囊性扩张。在急性炎症感染时脓液被吸收后也可形成囊肿。分娩时阴道及会阴外侧部裂伤发生较重的疤痕组织，及会阴侧切损伤前庭大腺导管，使前庭大腺分泌引流受阻，导致囊肿形成，当囊肿被感染后则形成脓肿。

前庭大腺脓肿的病原体大多数为阴道内的厌氧和需氧菌。感染常为多种病原体合并感染，包括：变形杆菌、消化链球菌、大肠杆菌和其他革兰氏阳性菌。少数为淋球菌和沙眼衣原体。

二、外阴溃疡

外阴溃疡是发生于外阴部的皮肤黏膜发炎、溃烂、缺损。病灶多发生于小阴唇和大阴唇内侧，其次为前庭黏膜及阴道口周围。病程有急性及慢性。病因各不相同，治疗方法亦有不同。

1. 病因

外阴与尿道口及肛门邻近，经常受到白带、经血、尿液、粪便的污染，婴幼儿及绝经妇女雌激素水平低，外阴皮肤黏膜脆弱；育龄妇女性活动频繁；穿着紧身化纤内裤、卫生巾使局部通透不良等均可招致病原体感染而发生病损。引起外阴溃疡的病原体有细菌、真菌、病毒。

2. 临床表现

(1) 皮肤、黏膜破溃、缺损，周围充血、水肿、溃疡底部可呈灰白色有渗液。

(2) 局部可有痒、痛、烧灼感。

(3) 腹股沟淋巴结可肿大。

(4) 可有发热、乏力等全身症状或身体其他部分的疾病表现。

(5) 外阴溃疡常与性病有关。反复发作要警惕糖尿病。

参考：狐惑 - 白塞氏综合征。

临证要与外阴恶性肿瘤如外阴癌相鉴别。还要与梅毒、艾滋病等性传播疾病所引起的外阴溃烂相鉴别。

狼牙汤：现代药理研究证实，本方不但能杀滴虫，而且有较强的抗菌作用，特别对于滴虫、细菌双重感染所致者，疗效尤佳。

22. 胃气下泄，阴吹而正喧，此谷气之实也，膏发煎导之。

膏发煎方见黄疸中。

【释译】

阴吹病，即阴道中有气体排出，发出连续不断的声音。这是因为胃肠燥结，腑气壅塞而浊气偏走前阴所致。应该使用膏发煎润肠滋燥，导气从后阴而出。

阳明不能升发谷气上升，变为浊邪，反泄下利，子宫受抑，气不上通，故从阴户作声而吹出。猪脂补下焦、生血、润腠理；乱发通关格。腠理开，关格通，则中焦各得升降，而气归故道也。

谷气之实，是指大便干结、肠胀气等，可以引起腹压增大，压迫子宫，加重阴吹。膏发煎能够润肠，减轻大便干结与肠胀气。

【解读】

阴道经常有气排出，状如放屁，自己无法控制，严重时簌簌有声，连续不断，这就是中医所说的"阴吹"。祖国医学所说的阴吹之疾，多指阴道壁和盆底组织松弛及一些神经官能症。常发生于身体虚弱，精神抑郁，气机不畅的经产妇。产后阴吹人群比较多，西医认为这是由于自然产甚至人流均会引起提托阴道的肌肉韧带弹性纤维断裂，萎缩，使得肌肉松弛，阴道不能闭合，以至于在摩擦的过程中产生大量气体。

猪脂补下焦、生血、润膝理，猪脂肪具有滑润作用，通利大便，被消化液肠道内容量，刺激肠道运动，解除大便干燥引起的腹压增大。

【西医链接】

阴吹

产后体虚阴吹大多数发生于产后妇女，特别是多产妇、体质虚弱者，中医属"气血大虚，中气下陷"。究其发生机理，还得从分娩过程中产道的变化说起。未曾产育的妇女的阴道，虽然形为内宽外狭的喇叭状，但在正常情况下，阴道外面的盆底肌肉与筋膜保持着一定的张力，对阴道壁有提托作用，使阴道前后壁贴合在一起，管腔消失，外阴的两侧大小阴唇闭合，遮盖阴道口，好像两扇关闭的门一样，阻止空气进入阴道内。在分娩过程中，胎儿通过产道，阴道明显扩张而松弛；盆底提托阴道壁的肌肉组织和筋膜断裂，或过度伸张而失去弹性，这样，阴道前后壁不能密贴而形成空腔。会阴裂伤使阴道外口开张，不能遮盖阴道，使空气能进入阴道内。这种情况一般在产褥期能够恢复，但有部分产妇不能完全复原，特别是分娩过程中产程时间过长，胎儿较大或骨盆偏窄使胎儿娩出困难，阴道手术产如钳产或吸引产，都会使盆底组织损伤严重而难以恢复。多产妇由于产道反复损伤，阴道自然较松弛。体质虚弱的产妇，虽然损伤不严重，其恢复也较慢。在上述情况下，当阴道形成负压（如仰卧、吸气等）时，空气即进入阴道最深处（穹窿部），当起身或增加腹压时，空气即从阴道排出，并常有响声。

这种原因所致的阴吹，处理上包括3方面：

（1）服用大补气血，提升中气的药物；

（2）增强体质，促进产后恢复；

（3）局部肌肉锻炼，除了产后保健操外，着重进行盆底、肛门和阴道肌肉收缩的锻炼，有助于产道的复原。

阴道感染，致病的微生物多数为厌氧菌或阴道滴虫，有些阴道炎的妇女也会有阴道排气的现象，但这些患者，阴道排出的气流多较微弱，而更主要的是有白带增多、外阴瘙痒或阴道不适感觉。这是由于感染阴道的微生物在繁殖过程中会产生气体并存于阴道内，当体位改变或增加腹压时，这些气体即从阴道里排出。

直肠阴道瘘，这是较少见的原因，由于直肠和阴道之间存在着异常通道（瘘管），当肛门排气时，小部分气体通过瘘管进入阴道，然后排出体外。其发生原因可为先天性，也可为后天性，前者称先天性直肠阴道瘘，出生时已存在，故症状从新生儿时即出现；后者主要发生于产伤、直肠或阴道手术创伤，或直肠和阴道之间的隔膜发生晚期癌肿坏死而成，症状出现于产后或手术后不久，或伴有晚期癌肿（大便或阴道有脓血）的表现。

便秘会加重症状。膏发煎具有通利大便的作用，可减轻阴吹症状。

女性有阴道炎，可能会出现阴吹的问题。阴道感染厌氧菌、滴虫或某些会产生气体的杆菌后，阴道的微生物在繁殖过程中会产生气体并存于阴道内，当体位改变或增加腹压时（例如：大便干燥、肠胀气、同房性交等），这些气体即从阴道里排出。在这种情况下，阴道排出的气流多较微弱，而更主要的是有白带增多、外阴瘙痒或阴道不适的感觉。

下 篇

伤寒论
现代解读

《伤寒论》是医学史中的一个亮点，尽管它所论述的疾病以及相应的治疗方法受到当时社会生产力的限制，不能以现代的医疗水平去衡量古代的诊断与治疗方法，但是作为一部临床医学著作能够流传1800多年而不衰，是有其科学根据的。《伤寒论》及其一脉相承的温病学说在科学高度发展的现代，对临床工作仍有指导意义，尤为可贵的是它研究疾病的方法值得现代医学借鉴。首先，它把外感热病作为一个整体，研究其发生发展规律，看作一个动态的连续发展过程，看作一个全身性的反应状态，而不像近代西医那样把疾病看作是某个器官系统的疾病反应；其次，《伤寒论》以六经传变作为时间结构，以证作为空间结构，构建其理论构架，这种思维方式传承给了温病学说，构建出卫气营血的时空理论构架；第三，辨证论治是中医临床医学的指导思想，现在仍然指导着中医临床，而"证"本质的研究导致了证态新概念的出现，证态概念体系成为中西医两大理论体系的中介，实现了中医外感热病学与现代感染病学两大理论体系的融合。

　　随着历史的前进和时代的变化，疾病谱也随着变化。疾病谱变化的原因是极其复杂的，与社会因素、自然因素的变化有关。秦汉时期的疾病谱与明清时期大不一样，明清时期温病学说的兴盛即与疾病谱的变化有关。现代感染病的疾病谱以及同一疾病的严重程度与秦汉时期、明清时期都有区别。秦汉时期以前，由于生活条件比较差，食物粗糙以及连年战争、饥荒等，疾病谱以感冒和消化系统感染为主；随着社会的发展，人口增加了，交通发达了，食物改善了，人们加大了对于自然界的开发力度，各种传染病的流行成为主要疾病，而治疗伤寒的方法，特别是汗、吐、下、火诸法运用不当，治疗传染病时往往导致病情加重或死亡。在无数病人因误治而死亡的沉痛教训中，温病学说在对《伤寒论》的批判中发生发展起来。近代随着抗生素的发明和各种疫苗的应用，传染病在很大程度上得以控制，对其他感染病也有了有效的治疗。而现代比较困难的是病毒感染、全身炎症反应综合征、多器官功能障碍以及感染的后遗症的治疗。了解这个时空的差别，对解读《伤寒论》十分必要。比较秦汉时期与现代对同一疾病的诊断及有效治疗方法，使其互补，才能提高疗效，更好地为病人服务。

　　把《伤寒论》介绍给普通读者，把中医中的这部经典普及开来，让中国的、世界的普通人和普通医生共享，这是本"解读"的目的。然而其难度在于要跨越时空，首先要把1800年前的古汉语解读为现代汉语，其次还要把古代医学术语解读为当代中医学术语，而最困难的是第三步，要把中医学术语转换为现代医学术语。可喜的是300多年的中西医汇通、结合、融合，特别是近半个世纪的中西医结合研究取得了巨大的成功，为解读《伤寒论》提供了极大的帮助。由于中西医两大理论体系没有融合，要把中医学术语转换为现代医学术语牵涉到"两大理论体系具有不可通约性"的问题，为此，作者曾发表了一系列论文，把系统论方法、参考系方法引入中医外感热病学与现代感染病学相融合的研究，提出了以证态概念体系作为中介概念体系，来实现中医外感热病学与现代感染病学两大理论体系的融合，为解读《伤寒论》扫清了最后障碍。

概　论

　　《伤寒论》是一部中医经典著作，研究《伤寒论》的著作浩如烟海，形成了一门独特的"伤寒学"。这些著作绝大部分都是以中医的观点和方法研究《伤寒论》，真正用现代科学方法和现代医学理论为指导研究《伤寒论》的很少，而且没有突破性进展。究其原因是至今"现代科学"与"现代医学"的定义不清楚，我们在不知道什么是现代科学，什么是现代医学的情况下学习研究《伤寒论》，甚至认为现在的西医就是现代医学，近代的分析方法、实证方法、机械方法就是现代科学方法，用这种观点和方法研究《伤寒论》和中医，其结论必然是"中医不是科学"。另一种情况是把中国古代文化、哲学、医学与近代西方资本主义的文化、哲学、医学的区别仅仅认为是两种文化的冲突，看不到世界历史进化的系统性质，对系统的进化缺乏历史唯物主义的认识，认为中国古代的文化、哲学、医学与现代的文化、哲学、医学可以直接相衔接，抹去了中国古代封建社会所产生的文化、哲学、医学等各种理论的历史时代性质，错误地认为朴素的唯物主义和自发的辩证法就是现代的辩证唯物主义，把中国古代封建社会的"天人合一""天人感应"思想与现代提出的"人与自然、社会相适应"等同看待，把历史的螺旋式上升错误地认为是回复到原来的位置。这两种思维方式都不可能对《伤寒论》有正确的认识。《伤寒论》的现代解读，就是尽力在现代科学与现代医学理论的指导下，把《伤寒论》与近代西医感染病学放在一起研究，使2大理论体系实现融合而成为现代医学的一部分，这是中、西医汇通、结合的进化与完善。

　　为了解读《伤寒论》，首先要研究《伤寒论》在中医学与世界医学中的位置，《伤寒论》与其他医学学科之间的关系。当代中医学认为《伤寒论》与温病学说应当统一为中医外感热病学，现代西医把传染病学、寄生虫病与各科的感染病综合在一起形成了现代感染病学，只有中医外感热病学与现代感染病学两大理论体系融合后，才能顺利解读《伤寒论》。医学理论体系属于概念体系，概念体系由概念与理论构架组成，之所以中、西医2大理论体系"具有不可通约性"，是因为中、西医的概念与理论构架不同，尽管中、西医研究的是同一客体（疾病），都能够取得相同的结果（治愈疾病），由于中医的概念不能在西医的理论构架内流易，同样西医的概念也不能在中医的理论构架内流易，所以，中西医两大理论体系"具有不可通约性"，也不能融合。形成中、西医的概念与理论构架不同的原因是，中、西医在研究疾病时采用了不同的参考系，如果在中、西医两大理论体系之间能够找到共同的参考系，或者创造一个中介概念体系，使中、西医的概念能够在彼此的理论构架内自由流易，就能够实现中西医两大理论体系的融合，只有在这个时候《伤寒论》才能被顺利解读。

一、思路与方法

（一）辩证唯物论、系统论、阴阳五行学说与现代医学的关系

　　系统论与辩证唯物论是相通的，阴阳五行学说是古代朴素的唯物主义及自发的辩证法。用历史唯物主义的观点、方法阐述阴阳五行学说、唯物辩证法、系统论与现代医学之间的关系如下：

　　（1）阴阳五行学说产生于春秋战国时期，这是中国奴隶制社会向封建制社会的过渡时期。由于

生产力的发展，农业、天文、地理、军事、医学、建筑、冶炼等行业取得了巨大的进步，为了适应这些行业及生产力的发展，需要一种能够体现这些行业的共性、能够指导所有行业的理论体系，因此，产生了许多学说，出现了百家争鸣的学术空前活跃时期，阴阳五行学说只是百家中的一家。秦、汉王朝封建集权制建立后，儒家与阴阳家合流，五德终始学说成为董仲舒的儒家"天人感应"宗教神学体系的重要组成部分。阴阳五行学说被封建统治阶级所利用，直到明清时代。阴阳五行学说把宇宙中的万物以取象比类的方法归纳为5类：金、木、水、火、土，并与阴阳相联系，五行之间又有生克制化的关系，找到了宇宙各系统间的共同术语，用以说明宇宙各系统之间的复杂关系以及系统内部各要素之间的复杂关系。取象比类的方法只具有或然性，而不具备必然性。

奴隶主之间的战争以及狩猎、日常生活过程中，通过宰杀、切割猎物和被俘的奴隶，古人逐渐积累了脏腑的大小、位置、形状、重量等知识，并由此推测脏腑的功能，再经过以象测脏的过程和医疗实践的反复验证，这些分散的知识与阴阳五行学说融合，大约在战国时期形成了《内经》中的脏象理论。由于阴阳五行学说使用的取象比类方法只具有或然性而不具备必然性，所以，脏象理论中的生克制化关系，天人相应的自然观，身心统一的整体观都只具有或然性而不具备必然性。

今天的阴阳五行学说与春秋战国时期、秦汉时期、明清时期的阴阳五行学说已经大不一样。今天中医的阴阳五行学说已经尽可能地与封建政治、迷信等糟粕相剥离，并且赋予了辩证唯物主义的新意。由此而派生的今天的脏腑生克制化关系、天人相应、身心统一等概念也与其他时期大不一样，已被赋予了许多新的含义。阴阳五行学说能否再指导中医学的发展，能否指导现代医学的发展，是其能否存在的根据。阴阳五行学说从春秋战国延续至今大约有3000年之久，这个最具稳态的理论能否传承给新的理论稳态，也许是中西医融合的关键。五行归类已经没有实际意义，但是系统内各要素之间具有生克制化的相互联系、相互制约、相互促进的关系，人与自然相统一，心理、社会、生理与形体相统一的观点无不与阴阳五行学说相关联。

（2）存在决定意识，意识又能动地反作用于存在，这是辩证唯物主义的一个根本观点。历史唯物主义认为，社会存在决定社会意识，经济基础决定上层建筑，有什么样的经济基础就有什么样的上层建筑，每一社会都有同它相适应的意识形态。一般地说，统治阶级的思想，在每一时代，都是占统治地位的思想。阴阳五行学说、还原论、机械论、唯物辩证法、历史唯物主义、系统论，都是社会生产力发展到某种程度的产物。历史唯物主义认为，人类历史的发展有其本身固有的客观规律，它是按照社会基本矛盾即社会内部的生产力和生产关系、经济基础和上层建筑的矛盾运动变化发展的。人类历史经历了原始社会、奴隶制社会、封建社会、资本主义社会、社会主义社会，由低级系统向高级系统的进化。系统的进化是从低级到高级，从简单到复杂的发展过程。高级形态对低级形态的否定，是扬弃，它把低级形态的有利结构，包括到自身结构中去了，从而使高级形态比低级形态具有更强的生命力。资本主义社会吸收了原始社会、奴隶社会、封建社会中的生产力结构、政治结构、经济结构、意识形态结构中的积极的有用的成分，从而新建了资本主义的稳态结构。资本主义是从欧洲的封建社会基础上发展起来的，欧洲的封建社会的稳态程度与中国的封建社会的稳态程度相比，要差得多。革命先从薄弱的环节发生，所以资本主义革命首先发生在欧洲。中国封建社会的稳态结构并没有被欧洲的资本主义充分吸收，其中最主要的可能就是阴阳五行学说。科学一般是指自然科学，是与宗教相对立，于16世纪以后以实证分析方法为依据而建立起来的分科的学说，由于各种原因，伴随着自然科学发展起来的资本主义没有吸收阴阳五行学说中的系统整体观，形成了中西文化的巨大差异。表现在医学方面，近代的西医未能"扬弃"古代的中医，没有吸收中医的"积极的、有益的成分"。而以阴阳五行学说为指导的中医学，在封建社会的生产关系、生产力的条件下，不可能产生像西医那样的医学体系。如果阴阳五行学说能与现代系统论沟通，把阴阳五行学说中的或然性所包含的必然性发掘出来，中、西医两大理论体系的融合就可能实现。

（3）系统科学方法产生于20世纪上半叶，这是由当时的历史条件决定的，因为在科学研究和工程技术中，出现了复杂的系统，传统的分析方法显得不够了，而必须创造新的方法，系统方法应运而生。近代科学是在分析方法的基础上发展起来的，分析方法、实验方法、还原论、机械论等，在方法论上统称为分析方法，它把整体分解为各个部分加以深入研究，把因果链条切割，对原因和结果分别地给予规定。这种方法促进了物理学、化学的发展，并获得了极大的成功，人们也就自然地将它应用于生物学的研究。对于生命现象的研究，这种分解是必要的，但是这种研究不能说明生命体的统一性，因而也不能解释生命的本质，因此要求有新的科学方法来克服单纯分析方法的不足。系统科学方法产生于20世纪的30~40年代，到了60~70年代产生了现代系统科学方法，它对现代科学发展具有重大意义。50年代以后，以原子技术、电子计算机技术、空间技术为代表的"现代"三大技术推动着科学和医学的发展，同时就在50年代，医学界有人提出了生物－心理－社会医学模式取代生物医学模式，到了70年代新医学模式渐趋成熟。新的医学模式与阴阳五行学说的天人相应的自然观，心身统一的整体观不谋而合，都要求把人体放在自然环境中、社会环境中去研究人的生理、心理、机能、形态及其病理变化，并强调各要素之间的相互作用。特别强调自然环境、社会环境对人体的心理影响，心理异常也能够引起生理、机能、形态的异常。

（4）在古代已有系统科学的萌芽，并用于工程技术领域。但是，作为一种科学形态它产生于20世纪上半叶，系统科学是在古代系统思想的启迪下产生和发展起来的。运用系统科学方法时必须遵守以下基本原则：整体性原则、相关性原则、综合性原则、层次性原则、目的性原则和历时性原则。系统的定义可以确定为：处于一定的相互关系中并与环境发生关系的各组成部分（要素）的总体（集）。系统是各个要素相互作用的整体，系统的性质，不是由某些要素独立决定的，而是整体与部分、部分与部分、系统与外部环境相互作用的统一性的表现。一个组成部分在系统内部的行为不同于它在孤立状态中的行为。无论要了解整体还是部分的行为，都必须把上述的3种关系都考虑进去，从系统、要素、环境的相互关系中，把握系统的整体性。中医的肝（功能集团），喜条达主疏泄，属木、春、风，被肺克，生脾土，主怒，尽管这种取象比类的方法只具有或然性，而不具备必然性，但是它却符合系统科学方法的整体性原则。或然性中包含着必然性，如何把或然性中的必然性发掘出来，这是我们的任务，只有这样，阴阳五行学说才能发展起来并存在下去。

（5）人类社会经历了原始社会、奴隶社会、封建社会、资本主义社会、社会主义社会，在中国由奴隶社会向封建社会过渡是春秋战国时期，如上所述，这是一个思想、学术非常活跃的时期，中国古代的系统论——阴阳五行学说就产生于这个时期。秦、汉建立了封建中央集权制政权，由于封建王朝统治的需要，儒家与阴阳家合流，五德终始学说成为董仲舒的天人感应宗教神学体系的重要组成部分。由于阴阳五行学说及儒家思想体系的极其稳定性，致使中国的"封建社会稳态"特别稳定，一直持续到20世纪初，辛亥革命推翻了清王朝，中国才结束了封建社会。由于中国封建社会的极其稳定性，资本主义没有首先发生在中国，而是首先发生在极其黑暗而封建势力相对薄弱的欧洲。16世纪文艺复兴之后，自然科学用分析、实验方法以及自然科学家的牺牲战胜了封建神学，人们的思想从封建神学的桎梏下解放出来，运用自然科学方法建立起了近代文明的资本主义社会。欧洲的资本主义没能扬弃中国的封建社会，它没有吸收中国封建社会的精华，中国封建社会的精华几乎是直接遗传给了社会主义的中国，这就是现代东、西方文化差异的实质。现代社会以十月革命为标志，现代社会的理论基础是马克思主义，现代科学技术的标志是原子能技术、航天技术、信息技术。现代社会是由资本主义社会向共产主义社会过渡的时期，也就是资本主义与社会主义同时存在的时期，与春秋战国时期一样，是一个过渡时期，是一个百家争鸣、学术空前活跃的时期。系统论，生物－心理－社会医学模式在20世纪中叶出现是理所当然的。一般来讲，医学科学是在其他自然科学发展的基础上发展起来的，所以，现代医学应该是从20世纪70年代以后才可能发生。

（6）现代医学与传统西医（近代医学）不同。现代医学是在综合、整体思想的指导下通过分析的方法达到综合整体的目的。现代医学产生于 20 世纪 70 年代，其标志是：社会－心理－生物医学模式；神经－免疫－内分泌网络学说；多器官功能衰竭学说；脑科学（多学科对脑功能的研究）以及中西医理论体系的融合等。其共同特点是突破了传统西医对人体分系统的研究方法，而是把传统西医对人体分系统研究的结果，按照不同的层次再综合研究，得出的结论是传统的器官系统的结构与它的功能不对称（结构、形态与功能的不对称，是中医脏象学说的特色），为现代医学的发展提出了新课题。例如神经－免疫－内分泌网络学说，传统西医的神经系统，其功能是传导神经冲动，进行认知环境，调节运动，思维意识等活动，传统西医认为神经系统、免疫系统、内分泌系统是各自独立的系统，免疫系统的调节依靠的是异体蛋白质，而不是神经系统，现代医学中的神经系统其功能不仅包括传统的功能，而且还具有调节免疫系统、内分泌系统的功能，同时接受免疫系统、内分泌系统的调节，神经系统的结构与其传统的功能出现了不对称。同样，传统西医无法理解严重外伤引起的呼吸窘迫综合征、肠道感染引起的肺损伤，因为在传统的解剖学、生理学、病理学中，肺与皮肤、肌肉、骨骼、肠道之间没有直接联系，但是在多器官功能障碍综合征中，与肺无关的肠道以及严重的外伤都会引起肺功能的严重损伤，肺与大肠、皮肤、骨骼、肌肉之间发生了传统西医没有发现的联系。传统西医无意识、自然地进入现代医学领域，是自然衔接；传统中医在与传统西医的对抗与结合的复杂运动中进入现代医学领域，这就是中、西医理论体系的融合，所以中、西医理论体系的融合是现代医学的一部分。

（7）可以从社会发展史、科学发展史、哲学发展史、医学发展史、中医发展史，说明中医、西医与现代医学的关系。现代社会应当从十月革命开始，马克思主义是现代社会的奠基理论。现代科学技术的标志是航天技术、原子能技术、信息技术；科学理论方面的标志是：系统论，相对论，信息论等，都是在 20 世纪 50 年代前兴起，70 年代成熟的。在这些成熟的科学技术、科学理论、方法论的基础上，产生了社会－心理－生物医学模式，以后又发展成为自然－社会－心理－生物医学模式，把医学放在自然界、现代社会中研究，成为现代医学的标志。

十月革命开创了人类历史的新纪元，新兴的社会主义与资本主义并存，出现了空前的思想活跃时期。历史的发展是不平衡的，几乎是俄国十月革命的同时，中国的辛亥革命才推翻了封建统治，开始新民主主义革命，而后进入社会主义。中国的封建社会持续了大约 2000 年，这和秦汉时期建立了一套完整的、具有非常稳态结构的封建理论有关，也就是把阴阳五行学说，儒、道融合成为宗教哲学神学体系，把阴阳五行学说改造成为封建统治的工具。中国医学中的阴阳五行学说在秦汉时期以前已经与医学知识融合，这种朴素的唯物主义辩证法，随着极具稳态结构的封建社会一直延续到 20 世纪 50 年代。由于近代医学的先天缺陷，当时的中国领导人提出了中西医结合的方针，70 年代以后建立了中西医结合医学，与此同时，西方提出了社会－心理－生物医学模式，而这个模式的思想在阴阳五行学说中早就有了，阴阳五行学说的整体观弥补了近代医学分析方法的不足，中国医学与近代医学（西医）的融合，成为现代医学的一部分。阴阳五行学说只具有或然性，而不具备必然性；现代医学却是严格科学的，以实验为依据的研究结果，因而也就具有确定得多和明白得多的必然性。现代医学应当认真研究阴阳五行学说是如何建立起整体观的，此即阴阳五行学说的思路对现代医学研究所具有的指导意义。

（二）中医外感热病学与现代感染病学两大理论体系具有可相融性探讨

1. 它们研究的对象都是感染－炎症－发热这一最古老的医学联系

一般认为《伤寒论》及温病学说都是讨论外感热病的，尽管二者在学术上有激烈的争论，许多学者认为二者应当统一为：中医外感热病学。二者统一结合起来可以包括了各种外邪侵入机体导致发热的所有疾病及其病理过程。现代医学认为"发热是机体对感染或（与）炎症的一种保护性反应"。致病微生物的感染是病因，炎症（局部炎症反应与全身炎症反应）是病机、病理，发热是临床表现（症状）。除了感染之外，其他如创伤、肿瘤、变态反应等均可引起发热。但是无论是急性发热还是中长期原因不明的发热其最常见的原因都是感染，《素问·热论》"今夫热病者，皆伤寒之类也"，所以，现代中医外感热病学研究的对象是外感发热，就是把感染－炎症－发热这一大类疾病作为一个整体在全空间上研究其发生、发展、终结的动态变化规律以及在各个不同时空阶段的临床表现、病机及治疗原则。

《现代感染病学》一书在前言中说："在医学乃至整个生物学研究中，感染性疾病（简称感染病或感染，包括传染病、寄生虫病等）是一个极为重要的课题，对其应有一个准确定义"。陈灏珠院士为该书所作的序中说："本书还概述了'感染'与'传染'的关系，阐明'传染病'是'感染病'的一部分。"这种认识上的升华对于"伤寒"与"温病"之争以及寒、温学派的统一有启迪意义。当现代感染病学包括了传染病、寄生虫病之后，它所覆盖的病种以及由感染引起的一系列病理变化及病理过程才能与《伤寒论》和温病学说的集合相一致。所以从宏观上中医外感热病学与现代感染病学都是研究感染－炎症－发热这一主题。

2. 外感热病与感染病的发生、发展、动态演变规律具有可相融性

中医学认为：太阳主一身之表，为六经藩篱。卫分为人体第一道防线，具有抵御外邪侵入和驱邪外出的功能。"温邪上受，从口鼻而入"实质上指的是呼吸道感邪与消化道感邪。感染病学则认为非特异性宿主防卫功能是抵抗微生物侵入的第一道防线，它包括皮肤黏膜、消化道、呼吸道、泌尿生殖道等与外界相通的管道系统。所以太阳、卫分与宿主非特异防卫功能都是指机体抵御外邪（主要指病原体）的第一道防线。当第一道防线被突破时，在临床上首先出现的一组征候群，《伤寒论》称为太阳病、温病学称卫分证、传染病学称前驱期（非特异性的急性期反应），它们之间既有区别又有重叠，它们的集合可以较好地解决感染病初期（前驱期）及其轻型的辨证及治疗问题。

前驱期的临床表现是类似于感冒的一组以发热为主的非特异性征候群，它包括了不同季节、不同表现的感冒、流感及全身各器官系统感染（包括传染病）的初期阶段和某些轻型病例。此时只有在排除所有其他感染之后才能诊断为感冒。在此之前禁用发汗退热、激素及导泻等治疗方法，否则可能引起严重后果。这与《伤寒论》的思路完全一致。《伤寒论》太阳病篇共187条，占了全书的近一半，其中仅十余条是从正面论述伤寒与中风（普通感冒及流感等）的诊断与治疗，其余都是论述误诊、误治及鉴别诊断问题，并明确指出不能用汗、吐、下、火法治疗温病，否则会引起坏病而导致严重后果。温病学家在总结"伤寒"无数误诊、误治的经验之后，逐渐形成了温病学说，提出了在卫分证时用辛凉解表法及四时感冒的诊断及治疗方法，弥补了《伤寒论》的不足。即使现代对于发热初期的诊断及鉴别诊断仍是各科医师临诊时的重点及难点。温病学说卫分证的理论至今仍有重大意义，如流脑、乙脑、流行性出血热、肺炎等在前驱期均可用银翘散加减治疗；钩端螺旋体病前驱期用三仁汤治疗等，大大丰富了现代治疗学，而且安全性、针对性更强，对于某些轻型感染病例更有治愈之效。

随着病情的发展，前驱期之后为发病期或症状明显期，这是感染性疾病最重要的阶段，这一时期由局部炎症反应形成的红、肿、热、痛、功能障碍等特异性、定位性症状的出现以及全身炎症反应加剧，全身感染综合征的各种病理状态相继出现为其特点。

（1）感染性全身炎症反应临床症候群（sepsis）：sepsis定义为宿主对微生物感染的全身炎症性反应，其病原体多为革兰氏阴性或阳性细菌，但病毒、立克茨体、真菌等也可引起，微生分子讯号或毒素的扩散也可引起，在这些致病源中大肠杆菌内毒素是研究最多、最强力的激活剂。Sepsis包括了发热、败血症（毒血症、菌血症、脓毒血症）、感染性休克、弥漫性血管内凝血（DIC）、多脏器功能障碍及衰竭等多种急性病理过程，这些病理过程没有明确的界限，可单独发生，也可相继发生，也可相互交错同时发生。

（2）各器官、系统因部位不同，功能结构相异，当其局部炎症灶形成时往往产生具有特异性及定位性症状及体征。呼吸系统感染（如气管炎、肺炎）会产生咳、痰、喘等。消化系统感染时出现恶心、呕吐、腹痛、腹泻等，若伴有拒按、板样腹，往往是急性腹膜炎；若伴按之软、压痛不明显，往往是胃肠道感染；若数日不大便、压痛，多为肠梗阻及肠道内感染；若胸胁痛，上腹压痛性包块多为肝、胆、胰系统感染；泌尿系统感染会出现尿痛、尿急、尿频等表现。

不同类型的病原体侵入不同的器官系统会引起不同的局部炎症反应与全身炎症反应，根据机体机能状态及其他因素，局部炎症反应的程度与全身炎症反应的病理过程有很大的差异。从某种意义上讲，症状明显期的各种临床表现是由各系统器官局部炎症所发生的特异性定位症状及体征与全身炎症反应各种不同病理状态所产生的症状及体征（往往不具特异性）的不同组合。反过来，可以从一组临床症状及体征判断这组临床表现所反映的病理状态组合（局部炎症反应与全身炎症反应），这就是病机，即中医证的实质。显而易见，由临床表现推论病理状态的过程具有很大的误差，这是中医的缺陷，现代医学的检测手段可以弥补中医的不足。

（3）中医认为邪在经络肌表为表证，邪涉脏腑为里证。阳明主里，少阳主半表里，气分为里热亢盛。所以阳明病、少阳病、气分证均为邪涉脏腑，由于脏腑不同、外邪的性质与强度的差异以及体质等因素，导致各脏腑出现不同的病理变化及临床表现。举例如下：邪热壅肺：咳、痰、轻喘，治用麻杏石甘汤；阳明腑实：数日不大便、腹痛等，治用承气汤类；热实结胸，腹痛、拒按、板样腹等，治用大陷胸汤；痞证：腹痛、按之柔软等，治用泻心汤类；阳明经证：大热、大渴、大汗出、脉洪大，治用白虎汤；少阳阳明病：胸胁痛、上腹痛可摸到包块、压之痛等，治用大柴胡汤加减；淋证：小便少、频数、涩痛等，治用八正散等。可以看出各器官系统感染的典型临床表现与气分证、阳明病、少阳病中的证有惊人的相似。尽管脏腑与器官在概念上相差甚远，但是它们都是指内脏器官系统，二者在临床上以一组症状、体征及其所反应的病理状态（证）为桥梁相互沟通，以方剂的治疗效果验证了其相互沟通、融合的正确性。近百年来中西医结合的临床治疗研究、药物药理研究、动物实验等反复证明：麻杏石甘汤治疗急性气管炎、病毒性肺炎；大柴胡汤加减治疗急性胰腺炎、急性胆囊炎；八正散治疗急性泌尿系感染……都是有效的。可以说各器官系统感染的典型临床表现，都可以在中医系统阳明病、少阳病、气分证内很容易找到相对应的证。证与病理状态的融合称为证态。

（4）营分证的特点除了高热之外，以神志障碍、斑疹隐隐或见斑疹出现为其特点；血分证除了以上表现外，则以出血（提示 DIC）为其特点，这些病证符合败血症的临床表现。有的学者提出 ET（革兰氏阴性菌内毒素）是导致卫、气、营、血传变的重要物质基础。用 ET 复制的该模型与温病气血两燔证有些相似，用清瘟败毒饮治疗后，证明该方有解热、解毒、顿挫病势的作用。用大肠杆菌内毒素可复制出温病热灼营阴、温病血分证、温病营血证的动物模型。实验证明内毒素是引起 DIC、败血症及感染性休克的最强力激活剂，所以营分证、血分证与败血症的病理是一致的。现代医学已证明，治疗营、血证的代表方剂如清营汤、犀角地黄汤、清瘟败毒饮、承气类等都对不同类型及轻重不同的败血症有治疗作用。败血症、弥漫性血管内凝血（DIC）现在均包括在广义的全身炎症反应综合征（SIRS）之中。

古代没有抗生素及外科手术，感染性疾病除死亡率高之外，其后遗症、并发症、慢性感染及其急性复发比现代多得多，且病情更为严重，所以在上述典型急性感染过程之后，慢性病例、营养代谢、机能障碍、衰竭、慢性感染急性发作、变态反应性疾病等必然成为医学家要解决的问题，这就是六经辩证中的三阴经病。在西医这些慢性过程多属内科范畴，在中医则与杂病相伍。许多伤寒学家根据《伤寒论》中的许多治法与方剂和杂病的治疗相同，特别是现代经方的应用远远超出了感染性疾病的范围，就有"六经钤百病"之说，确有道理。但是把《伤寒论》及温病的研究范围界定在"感染"这个范围内，有利于实现中、西医两大理论体系的融合。

3. 炎症的全身反应与全身炎症发炎综合症的区别

这是西医关于感染过程的 2 个学说，2 个系列，全身炎症反应综合症（SIRS）系列是：多器官功能障碍（MODS），多器官功能衰竭（MOF）。炎症的全身反应（sepsis）系列是指菌血症、毒血症、败血症、脓毒血症等。脓毒血症和多器官功能障碍，二者又是重叠的。

SIRS – MODS – MOF，这个学说认为：重大打击与严重感染是这个病理过程的原因，严重感染包括了严重的毒血症、败血症、脓毒血症。MODS 是在 SIRS 的基础上，叠加弥漫性血管内凝血或者肠道菌群移位等，序贯性的发生 2 个以上器官系统的功能障碍。这个系列与中医的卫气营血传变具有高度重叠。

在炎症的全身反应（sepsis）系列中，败血症可以引起不同器官系统的继发感染，这种感染是随机的，而不是序贯性发生的。到了败血症、脓毒血症阶段，与 MODS、MOF 相重叠。在温病学中，湿热、暑湿弥漫三焦，指的是败血症引起的不同器官系统的继发感染。

（三）中、西医融合与证态新概念

1. 中、西医结合的历史

从明朝万历年间中、西医汇通开始算起，已经有 300 多年的历史，经历了中西医汇通、中西医结合、中西医融合 3 个时期。新国成立前，许多著名中医主动倡导中西医汇通，新国成立后由政府提出西医学习中医、中西医结合的方针，从事中西医结合事业的中坚力量是一批西学中高级医学人才，取得了世人瞩目的成就。但是经过近半个世纪的奋斗，中、西医两大理论体系的结合及证实质的研究没有取得突破性进展，困惑与迷茫的氛围随处可见。学者们有时感到步履艰难，颇有山穷水尽之感，也预示着新世纪中西医两大理论体系相融合新时期的到来。

2. 证实质研究被认为是中西医结合的基础

证这一概念来源于辨证论治。虽然辨证论治的哲学思想来源于《内经》，而张仲景把它具体结合于临床，应该说实践性很强的辨证论治是张仲景奠基的。但是《伤寒》、《金匮》中对病、证、症没有明确区分。由于学派、历史原因及临床需要的不同，目前通用的 8 种辨证方法对于证就有了各自不同的理解和认识。中医界长期以来对症、证、病的基本概念是模糊不清的，把"证"作为中医的诊断单元概念是时代对旧词赋以新意。由此可知证的概念从《伤寒论》开始就没有明确，而且随着时代、学派、临床需要的变化，证的含义在不断变化。40 年来对证本质研究的基本思路是"用现代医学理论阐明中医证的本质是实现中西医两种医学理论结合的基础"，或者"用现代科学对中医传统理论做全面改造"。换句话说，就是用现代医学或/和现代科学跨越两大或数个理论体系去阐释一个中医尚未确定的概念，并揭示这一概念的实质，跨越两大理论体系已非易事，而阐释的对象又是一个没有明确含义的概念，其难度可想而知。研究者们认为："40 年来，中医证实质研究已将成百上千的实验数据摆在我们的面前，按照原定研究目标，这些不争气的数据给予我们的只是困惑和迷茫。""40 年来'证'本质研究未能取得根本突破的主要原因之一就是没有正确理论假说去指导实验"，"现在大多数人体会到像西医那样用一两个特异的理化指标去判定中医的'证'是不可能的，中医'证'实质研究必须来一个理念上的清理"。

再者，给"证"下个确切的定义是很困难的，"证"作为中医的诊断单元与西医的诊断单元"病"属同一范畴，现代医学认为"疾病同样是一个很难定义的概念"，"至今尚无公认为美满的定义"，既然现代医学及现代科学对疾病难以下定义，即用现代医学及现代科学难以表述疾病的本质，那么用现代医学及现代科学来表述"证"的本质，给证下个定义就更困难了。虽然病和"证"没有公认完美的定义，但并不妨碍对具体的病如肺炎、急性腹膜炎……和具体的证如痰热壅肺、热实结胸……有公认和确切的定义。所以"证"实质的研究必须具体到某个系统，某个学派、学说中对具体的"证"本质进行研究才有可能成功。

3. 两大理论体系的可融性

我们在中医外感热病学与现代感染病学两大理论体系可相融性的研究中，对中医外感热病学中的主要证进行了深入研究，并在现代感染病学中都能找到相应的病理状态，证与病理状态的融合产生了一个新概念，我们称之为：证态，在外感热病学与现代感染病学的范围内，证态有以下特点：

（1）"证"与相应的病理状态具有可相融性，即他们的临床表现、病机、病因、病性可以相融、沟通或基本相似。如热实结胸证与膈上下感染状态（包括急性腹膜炎）、大柴胡汤证与胆、胰急性感染状态、痞证与胃肠道感染状态、热入血室与急性盆腔炎、太阳蓄血证与盆腔脓肿及感染等。

（2）用"证态"可以解释证与证之间的演变关系以及相应病理状态之间的演变关系。如：痞证，大柴胡汤证（如胃十二指肠溃疡、急性胆囊炎、急性胰腺炎），中医认为下之太早（西医认为误用导泻）可以引起热实结胸（急性腹膜炎），继续演变（局限化）为太阳蓄血（盆腔脓肿）。这种演变关系分别符合中医学及西医学的理论及临床实践。

（3）证态能够解释证与证之间的鉴别诊断与相应病理状态之间的鉴别。如中医认为热实结胸证应与痞证、小结胸证、大承气汤证、大柴胡汤证、热入血室证相鉴别，与之相应的是：急性腹膜炎应与内科急腹痛、肠梗阻、急性胆囊炎、急性胰腺炎、急性盆腔炎相鉴别，而且其鉴别要点基本一致。

（4）证态必须能用相应方剂予以验证。如泻心汤能治疗胃肠道感染，大承气汤能治疗肠梗阻，大陷胸汤治疗急性腹膜炎，大柴胡汤治疗急性胆囊炎、急性胰腺炎等。证态是一个诊断、治疗单元，而不是单一的诊断单元。《中医证候规范》把证（证候）作为一个诊断单位，与《伤寒论》中的证是有区别的。

（5）证态新概念使原来的证与病理状态的外延及内涵都受到制约或扩展，形成新的内涵及外延。如柴胡汤证与肝、胆、胰系统感染状态相融合后，小柴胡汤证的范围仅限于肝、胆、胰系统的亚急性、慢性炎症，其他如"耳前后肿""热入血室"用小柴胡汤治疗就不归属柴胡汤－肝、胆、胰感染证态的范围。另一方面，用证态理论指导治疗急性胆囊炎时，除用抗生素外还要考虑到对肝、胰甚至 Oddi 括约肌的状态及调整，形成了新的治疗概念。

（6）证态新概念可以同时完成对中医外感热病学与现代感染病学的分割与重组。如对感染性疾病发生发展过程的认识，可以形成一个有机融合的病理过程，即卫分证、太阳表证、前驱期是感染的急性反应期，以非特异性临床证候群为特点；气分证、阳明证、少阳证是轻度全身炎症反应发热与典型的局部炎症反应的组合；营分证是败血症的早期；血分证是败血症合并 DIC；三阴经病是感染的慢性期。用它可以指导对各种感染病的中医治疗，如对流脑可用以上证态演变关系进行诊治：上呼吸道感染期即卫分证，可用银翘散加减治疗；败血症期可用清营汤、化斑汤、犀角地黄汤治疗；脑膜炎期可用三宝（安宫牛黄丸、紫雪丹、至宝丹）加清营汤或清瘟败毒饮等治疗，从原则上不会失误。其他感染性疾病都可按证态概念重新分割组合。

4. 证态新概念的意义

（1）疾病的发生发展是一个动态变化过程，患者就诊时展现在医生面前的是这一过程中的某个阶段，即某种病理状态（包括症状、体征及各种检查、化验结果等），中医则称为证。证态是可变的，证态之间有许多过渡型，证态只是指临床上最常见、比较集中、相对固定的状态，这也是需要医生处理治疗的状态，所以证态更贴近临床，更具有可操作性。

（2）证态新概念对中西医两大理论体系的融合，对证治药动学的研究，对中医治则治法的研究，对于方剂的开发与研究都会有推动作用，也会得到以上研究成果的支持。

（3）现代医学认为从健康到疾病是量变到质变的过程，两者之间存在中间状态，即不健康，也无疾病的状态。这些有证无态或有态无证的中间状态，随着具体证态新概念的确认，可能成为完整的证态并为其治疗提供理论依据。

证态新概念的内涵及外延目前还不十分清楚，随着研究的深入及各具体证态概念的确认，也许会发现，我们研究的不是证本质，而是超越证的一个新概念——证态，证态是中西医融合的基础。

（四）参考系、证态概念体系与中西医融合

1. 中、西医理论体系与参考系

经典力学建立在绝对时空观的基础上，运动是绝对的，但是对运动的描述却具有相对性。要确定一个质点的位置，或者要描述一个质点的运动都必须选择一个或几个彼此没有相对运动的物体作为"参考"。这些被选来作为"参考"的物体称为参考系。当选择不同的参考系去描述同一物体的运动时，可以得出不同的结论。例如站在匀速行驶的车厢中的人，放手落下一个小球，车上的人看到小球垂直自由下落，地面上的人看小球呈抛物线运动。再如以地球为参考系，人造卫星在一个近乎圆形的轨道上绕地球运动；而以太阳为参考系，卫星的轨道呈波纹（螺旋）形。参考系不同，对同一现象的描述不同，甚至相反，这就是描述运动的相对性，对于同一现象的不同描述都只是相对真理。"在绝对的总的宇宙发展过程中，各个具体过程的发展都是相对的，因而在绝对真理的长河中，人们对于在各个一定发展阶段上的具体过程的认识只具有相对真理性"。当把参考系的概念引申到医学领域时，中西医对疾病的不同认识也是因为采用了不同的参考系。中医是相对真理，西医是相对真理，现代医学也是相对真理。病人是客观存在，患者就医时首先展现在医生（中医和西医）面前的是一组症状和体征，是疾病动态全过程中的某个阶段，此时病人只存在一种病理状态（中医表述为证，西医表述为病理状态），分别使用中药或西药，同一病理状态消失，病人痊愈，在这一过程中对同一状态所产生的不同表述，是因为对同一状态使用了不同的参考系。尽管参考系不同、表述不同，病人痊愈是一致的，说明中医和西医有内在的联系，可能在不同的参考系中存在着共同的参考物。对病理状态（证）的表述，中医采用的参考系是脉象、舌象、症状和体征；西医采用的参考系是症状、体征及各种实验检查，包括各种化验诊断、病理诊断、影像诊断及遗传学诊断等。可见症状和体征是其共同参考物。

在疾病的动态发展过程中，处于一定阶段的一组症状和体征的组合，由于采用了不同的参考系，中医表述为证，西医表述为病理状态，因此形成了2个不同的概念体系。证与病理状态的融合产生一个新概念，我们称之为证态。症状和体征是临床医务人员赖于诊断疾病的主要依据，也是判断疾病治疗效果的重要依据。症状是指在疾病状态下机体生理功能发生异常时病人的感受；体征是医生检查病人时所发现的异常变化。中医和西医对于同一症状及体征的表述，有些是一致的，有些是不一致的。例如：发热、恶寒、腹痛、恶心、呕吐、咳嗽、昏迷、瘫痪、压痛、包块、黑便、黄疸、红肿等是一致的；也有许多是不一致的，例如：中医的痞塞、厥冷、脚挛急、脐下悸、身热不扬等，西医没有这类描述，但是可以通过中西医的交流得出共同的认识，如厥冷是指四肢发凉，脐下悸是指腹部肌肉跳动，脚挛急是指腓肠肌痉挛等。通过中西医的交流可以对常见症状及体征规范化，这样中、西医有了统一的参考物，各个证态才能规范化，中西医的融合才有可能。

中西医两大理论体系的不可通约性，已被许多学者论证。不可通约，按照库恩的说法，是指"能将两个理论完全表达出来，并因而在它们之间逐点比较的共同语言是没有的"。就是说，二者"没有共同的量度"，没有用来判定其优劣的一组共同中性标准。从2种不可通约的理论体系看世界，得到的印象和意义是完全不同的，中西医正是这样两种不同的理论体系。医学和其他科学一

样，其理论体系都是一种概念体系，概念集合。"从中西医结合的历史和现状来看，其最大的困难仍然是理论上的……首先是概念上的"。在临床医学范围内，诊断思维所使用的思维形式主要是概念、判断和推理。疾病的诊断在概念的系统流易中形成，在判断的辨证中确定，在推理的绵延演进中告立。这个诊断逻辑过程及所遵循的逻辑原则中西医是一样的，应当充分认识到的是概念的移易是在自身的概念系统中进行的，一般地说从西医的概念中是移易不出中医的概念来的，反之亦然。由于概念体系的不同，以致中西医的概念不能相互移易，形成了中西医两大理论体系的不可通约性，所以对同一病人得出两个不同的诊断。

2. 中西医的中介概念体系——证态体系

科学本质上是互相联系的，当今各类科学、各门学科、各种技术之间的交叉、渗透和融合是发展的必然趋势，整个科学界如此，同属医学范畴的中、西医在本质上也是互相联系的，没有理由不融合，事实上早已处于融合的过程之中，只是在理论即概念体系上没有融合。恩格斯说：一切差别都在中间阶段融合，一切对立的东西都经过中间环节而互相过渡。那么，在中西医理论即概念体系之间是否存在中间阶段、中间环节？有无共同参考物？能否创造一个中介概念体系将两个理论完全表达出来，并成为它们之间逐点比较的共同语言？答案应该是肯定的。中西医之间存在着中间环节、中间阶段，症状和体征是其共同参考物，证态概念体系是二者的中介概念体系。证态体系能将中西医两个理论完全表达出来，能使中医体系中的证与西医体系中的病理状态逐点融合，使中西医的概念通过证态这个中介实现相互移易，实现中西医两大理论体系的融合。我们在中医外感热病学与现代感染病学两大理论体系可相融性的探讨中，对中医外感热病学的主要证进行了深入研究，并在现代感染病学中都能找到相应的病理状态，证与病理状态的融合产生了一个新概念，我们称之为证态。在《中西医融合与证态新概念》一文中对证态的属性作了初步探讨，可以看出证态概念体系能够成为中、西医的中介概念。在《热实结胸证再探讨》一文中论证了热实结胸证与急性腹膜炎、内科急腹痛与痞证及小陷胸汤证、大承气汤证与肠梗阻、大柴胡汤证与胆胰急性感染、热入血室与急性盆腔炎、太阳蓄血证与盆腔脓肿等，都具有可相融性，这些证态基本上涵盖了常见的感染性急腹症。我们还论证了感染病中的水电解质紊乱诸病理状态与中医外感热病学中相应证的融合；外感热病中的厥证，按照《伤寒论》的定义："凡厥者，阴阳气不相顺接，便为厥。厥者，手足逆冷是也。"其实质是组织微循环灌注量不足，其中寒厥诸四逆汤证与低血容量休克的微循环障碍时相变化一致；热厥与感染性发热一致；蛔厥与蛔虫梗阻胆道引起的神经性休克一致；痰厥与消化道积食、食物中毒一致；气厥四逆散证与消化道慢性疾病致营养不良性低血压一致。这些证态构成了一个中介概念体系，把中医外感热病学与现代感染病学两大理论体系逐点沟通并融合。

3. 中西医治愈标准的重新定义

症状和体征也是判断治疗效果的重要依据，对于治疗效果的评定，中西医的标准也不同。中医注重于症状和体征的消除，西医更注重形态学及可测量指标的正常。如扁桃体炎，西医把扁桃体摘除即认为治愈，而术后出现的咽干、咽痒、干咳、咽黏膜慢性充血等则不予考虑；中医则认为疾病并未治愈，而且有许多治疗方法可供选择。再如食道癌，中医药可使症状缓解，认为有效，西医则认为无效。所以，中西医都有不足之处，都是相对真理。如果把治愈标准定义为：病理形态的消除、可测量指标正常、症状和体征的完全、永久消除，中西医就有了共同标准，这个标准符合现代医学模式。这个标准还能使中、西医的治疗方法有机融合，例如，对扁桃体炎的治疗，在手术前使用抗生素或/和中医药治疗，手术后使用中医药治疗，这种治疗模式具有普遍意义。

（五）系统论与中西医融合

（1）系统论认为，研究任何对象，同外界环境都有着普遍的联系。把研究对象规定为一个系统，必须把它从外部环境中划分出来成为一个系统，并明确这个系统中的各子系统及其相互作用。有了明确的边界，才能对系统进行要素－结构分析和环境分析。为了实现中、西医两大理论体系相融合这一目的，用系统论方法把疾病作为一个整体研究时发现：中医外感热病学与现代感染病学的研究的对象都是感染－炎症－发热；它们对这类疾病的发生发展动态变化过程的认识是一致的；中医外感热病学中的证在现代感染病学中都能找到相应的病理状态。证与病理状态的融合产生一个新概念，命名为证态。基于以上3点，我们把中医外感热病学与现代感染病学划为一个系统。

（2）按照系统论的要求，把所有感染病（外感热病）作为一个整体研究时，可以表述为：外邪作用于机体的任何部位，都会引起机体的全身炎症反应和某一局部的炎症反应，并且随着时间的推移，炎症反应呈现出动态变化过程。外邪是能够引起人体患病的自然环境、社会环境、病原体的综合体；按照系统论的观点，病原体要致病必须有自然环境、社会环境的协同，三者彼此依存、相互作用、相辅相成共同构成一个能使机体患病的整体。炎症反应的动态变化过程展现出系统的时间结构；不同程度的全身炎症反应和不同程度、不同部位的局部炎症反应的组合展现出系统的空间结构。具体地说，其时间结构是：太阳表证、卫分证与前驱期证态→少阳证、阳明证、气分证、营分证、血分证与急性期证态→太阴证、少阴证、厥阴证与慢性期证态，这是以时间为横坐标的动态发展过程；其空间结构是，在以上3种大证态中，每个大证态都包含着许多并列的证态：前驱期证态至少包括风寒感冒证态、风温感冒证态、湿温感冒证态、秋燥感冒证态；急性期证态包括：①气分证、阳明证、少阳证急性典型期证态；②营分证、血分证、多器官功能障碍综合征证态；③内闭外脱多器官功能衰竭证态。其中急性典型期证态包含着一大群证态，它们是各脏腑气分证与各器官系统感染典型期融合后形成的证态。这个时间—空间结构正是证态概念体系的理论构架，每一个证态都是这个多维时间—空间结构中的一个点，是系统中的一个状态，这个状态应该用状态变量来判断。证态的状态变量是症状、体征、舌象、脉象、各种实验检查、影像检查等，由此就找到并建立起证的现代医学指标。这是证态的诊断问题。

（3）按照系统论的观点，无论西医还是中医，对于疾病的诊断均属于黑箱操作。黑箱是这样一个系统，我们只能获得它的输入值和输出值的情况，而不知其内部的要素和结构。通过对输入值和输出值的分析来判断系统的状态（证态）。例如，外邪输入机体，机体输出一组症状和体征以及各种物理、化学变化（由各种化验报告表示）；输入超声波输出超声图形，输入 X 射线输出 X 照片等。这些都是证态的状态变量，这些状态变量输入医生大脑中的疾病诊断模型，经过一系列的逻辑思维处理，医生做出疾病的诊断。任何一个医生的头脑里都有一些疾病诊断模型存在，医生是否高明，差距就在于其头脑中疾病诊断模型的成熟度和数量上的多寡而已。疾病诊断模型成熟于医生的实践，凝聚着医生的经验，且因医生的临床际遇不同而有所区别，因而是属于医生个人的。显而易见疾病诊断模型与数学模型、物理模型不同。对于医学系统建立数学模型有其特殊复杂性，因为人体的一些机能，如疼痛感觉、心理过程等目前还很难用普通数学给予准确的定量；状态变量与状态变量相比对于诊断的形成所占的分值、比重不一样，有必见征、常见征、偶见征、不见征的区别，它们各自具有不同分量的诊断学意义，而且它们之间的分值比例也是不可度量的；可度量的状态变量如血压、白细胞等其度量值与病情严重程度并不一定呈函数正比关系；最科学的检测方法都有主观因素（医生的经验与知识）起作用，例如同一病理切片，不同级别的医院、医生、是否专科，可能会出不同的报告；临床上没有 2 个完全相同的病人，所以疾病诊断模型属于经验－知识型模型。

疾病诊断模型的构成以诊断标准为其核心内容，因而是理性的；可它又印嵌着医生个人对所碰到的疾病表现的深刻印象，于是又是形感的。可以这么认为，以诊断标准模拟疾病表现主要是抽象思维在起作用，而以疾病诊断模型模拟诊断则还要靠形象思维的发挥。所有疾病诊断包括可能诊断、实然诊断、必然诊断、疾病的分型、分期、分证诊断都离不开医生思维的以其"重构"与相关疾病诊断标准与疾病诊断模型的模拟。中医的疾病诊断标准与疾病诊断模型是"病"和"证"，西医的疾病诊断标准和疾病诊断模型是"病"和"病理状态"，已经证明证和病理状态相融合，形成"证态"新概念，证态概念体系将成为中西医融合的、新的疾病诊断标准和疾病诊断模型。

系统的状态随着时间的持续而变化的性质称为系统的历时性，又叫做系统的动态性。一般说来，一切系统都是动态系统，它的状态变量是时间的函数。系统的状态是系统所处的状况，它要用状态变量来描述。任何系统的状态都可以用一组变量来描述。状态变量就是能确定系统状态的最少一组变量。系统的状态变量是随时间而变化的量。系统状态的运动（称为系统的过程）又受到系统内外各种变化因素的影响，因此，系统状态的运动既是连续的，又表现出非匀速、非匀称的性质，有停顿、有快速、有慢速、有膨胀、有收缩，这样一来，系统的过程就显示出阶段来，阶段与阶段之间必须有明显的区别。这种阶段就是系统的某种特定的状态。当把感染病作为一个整体来研究时，疾病的发展动态变化过程也会显示出阶段来，这种相对稳定的阶段，即特定的状态就是本书所称谓的病理状态（中医称为证），这个定义与某些病理生理学著作中"病理状态是指病理过程的结果"有所区别。本书所称谓的病理状态、证、证态，是按照系统论中的"系统的状态"来定义的，它们符合一般系统论的要求。

（4）按照医学科学发展的时间－空间结构及系统的进化理论，中医学在前，西医学在后，并分别形成了各自的稳态结构，总体上西医学比中医学先进，也是现代医学的主流，但是300多年来中西医两个"模式"的碰撞、竞争、融合，西医并没有"扬弃"中医，中医学的理论和实践却得到了空前的发展，至少在中国，医学理论系统出现了"非平衡"与"无序"状态，出现了中医、西医、中西医结合3个体系。系统论认为：系统在进化过程中，不断地更替稳态结构。每一低级形态的稳态结构都以扬弃的形式传承给高级稳态结构，残留于它的稳态结构中。这些历时的稳态结构在高级形态的系统中就构成了它的空间结构，空间结构和时间结构在系统的最高形态的稳态结构中获得了统一。系统的进化是包容、涵盖、扬弃，目前的西医还不能包容、涵盖、扬弃中医，只有出现新的医学理论体系来同时包容、涵盖、扬弃中医和西医，使医学体系进化到新的稳态和平衡。中西医融合是必然要发生的过程，这是不以人们意志为转移的，因为人类对未知事物的探索是永恒的，人类对于自身的认识（包括西医和现代科学）还很肤浅，西医、现代医学和现代科学都没有结束真理。事实上中西医无时无刻不在融合，只是在理论体系方面还没有达到融合。用系统论方法研究外感热病（感染病），把这类疾病作为一个整体（系统），用一般系统论方法、时间－空间结构方法、黑箱方法、系统分析等方法，研究其发生发展的动态变化规律，兼容中、西医两大理论体系，一定能实现中医外感热病学与现代感染病学两大理论体系的融合。

（六）六经的实质

在《伤寒论》之前，关于"病"的完整概念还没有建立起来，《内经》在对疾病的诊断方面，有的根据症状下结论，有的根据脉象下结论，把两者结合起来考虑较少。长沙马王堆出土的《五十二病方》，武威旱滩坡汉墓出土的《武威汉代医简》表明，当时对于疾病的治疗都是根据症状或病名用药，一组药物还没有"方名"，还没有证的概念，方与证没有联系，脉象与证也没有联系，基本上没有舌象的描述。《伤寒论》首先把脉与证建立起固定的联系，以证与脉象的结合作为一个诊断单元，也作为"病"的诊断依据，提出了六经病的完整概念体系，把每一经病作为一篇来表述，标题为"某某病脉证并治"，每一病有提纲，如"太阳之为病，脉浮，头项强痛而恶寒""阳明之为病。胃家实是也""少阴之为病，脉微细，但欲寐也"等，都是对某一病的高度概括，包括症状、脉象及病机，以最简洁的语言表述出该病的特征。

在《伤寒论》中，对病、证、症还没有规定明确的界限和定义，但是病、证、症概念的内涵和外延已经基本确定。"症"是指病人的感觉或者医者检查后得到的感觉，包括近代西医的症状和体征.如发热、腹痛、下利、按之石硬等。"证"则是一组具有内在关联的症状和体征的组合，它反映了一定的病机。在《伤寒论》中证与脉象是平行的，要求脉、证合参，确定某种病机，以决定用某个方剂治疗，每一个方剂都有方名，具有固定的药物组成。这时脉和证建立了比较确定的关系，脉、证有时可以相互取代，如"脉弦"往往代表少阳证，"脉浮"代表太阳病，"柴胡证"代表少阳病具有脉弦、胸胁苦满、默默不欲饮食等临床表现。后世医家对证的概念进一步完善，"证"代表一组相对固定的、临床上经常见到的、具有一定内在联系的症状和体征的组合，反映一定的病机，并以脉象、舌象做参考与验证。所以现代"证"的概念往往是一组症状和体征、脉象、舌象的组合，演变成一个诊断单元。例如，1990 年 8 月广州科技出版社出版的《中医证候规范》（邓铁涛主编）前言中说：证候（简称"证"）既是中医的疾病模型，又是中医学特有的诊断概念。而《伤寒论》中的"证"往往是一个诊断及治疗的单元，包括方、药在内，如小柴胡汤证、桂枝汤证、四逆汤证等。更有以方统证的分类法，如徐大椿著的《伤寒类方》。《伤寒论》中的"病"则是脉象与证的组合，如上述。《伤寒论》中的许多证中也有脉象，所以病与证在形式上没有明确的界限，例如少阳病与少阳证有时混称，太阳病在有的条文中指"中风桂枝汤证"，在有的条文中指"伤寒麻黄汤证"。但从每一篇的篇名冠以"某某病脉证并治"来看，"某某病"是由许多有关联的证构成的。从系统论的观点来看，《伤寒论》的子系统是六病，每一病的子系统是证，所以六病，病以下分证是一种疾病分类方法。后世学者认为，这种分类方法是张仲景在继承《素问·热论篇》六经分证基本理论的基础上，结合脏腑、经络等各种学说，以临床实践为根据，提出"六经辨病，辨证施治"的诊疗体系。这个体系有史以来首次展示了①外感热病是一个由轻到重、由简单到复杂、由表及里的动态变化过程；②病与病之间，证与证之间具有规律性的演变关系，以及相互鉴别的关系，表现出既相联系又相区别的辩证关系；③阐明了病与证之间的从属关系；④在规律性演变的基础上又有许多特殊性，如变证、坏病、合病、并病、直中等，因此强调辨证施治；⑤疾病分类的最终目的是为了正确使用方剂，"外感热病是一个动态变化过程；病与病之间，证与证之间具有规律性的演变关系"，在《伤寒论》中"证"与"方"为一体，所以方剂之间的变化也可以看作是一个"动态变化过程"，"具有规律性的演变过程"。

　　《伤寒论》不仅揭示了外感热病的发生发展动态变化规律，而且继承了《神农本草》和《伊尹汤液》的成果，与之构成了直接的渊源关系，把证与方、药融合为统一的整体，形成了六经辨病，辨证施治的系统诊疗体系，可以说张仲景融合了汉以前的所有医、药成果，形成了自己独特的《伤寒论》诊疗体系，不仅为临床中医学奠定了基础，而且为中医方剂学奠定了基础。

　　疾病的分类法与其他学科的分类法一样，在不同的历史时期有不同的原则和标准，随着科学的发展分类法也在不断地进化。中医对外感热病的分类就有六经分类、卫气营血分类、三焦分类以及八纲分类、脏腑分类、方证分类等。卫气营血分类继承了六经分类法，着重于疾病的发生发展演变过程，温病学说又按病因把温病分为：春温、暑湿、湿温、秋燥、冬温等，与卫气营血分类共同构成温病学分类的平面构架。近代西医的感染病曾经是西医内科的主要内容，由于抗菌素与磺胺类药的发明，传染病、寄生虫病从内科中分出来，成为传染病科学。随着抗菌素的发展及广泛应用以及免疫学的发展和免疫制剂的广泛应用，传统的传染病基本上得到控制，传染病学与各科的感染病又综合为感染病学。感染病学对感染病的分类一是以病原体分类，一是以人体解剖学分类。以病原体分类：病毒感染病、细菌感染病、衣原体感染病、支原体感染病、霉菌感染病、原虫感染病、蠕虫感染病等；以人体解剖学分类：呼吸系统感染病、消化系统感染病、循环系统感染病、泌尿系统感染病、神经系统感染病等。

　　对于疾病，至今没有令人满意的分类，包括 ICD 编码（世界疾病分类）也不能完全满足临床治疗的需要。上述中、西医对感染病（外感热病）的分类各有其优缺点。中医六经分类法、卫气营血分类法，是把感染病(外感热病)作为一个整体研究，着重于疾病的发生发展演变过程，而对于各器官系统(各脏腑)疾病的特异的临床表现则描述不清楚、不确切。西医按照器官系统及病原体感染分类，对于各种病原体感染不同的器官系统，对于急性典型期的临床表现及分类非常明确，但是对于感染引起的全身性变化以及疾病的演变过程则无法按解剖学、病原体分类，如全身炎症反应综合征、弥漫性血管内凝血、休克、水电解质紊乱、应激反应等病理过程，是任何病原体感染，任何器官系统感染都会出现的病理过程。所以现代医学应当在新的理论指导下，形成一种新的分类方法，能够包容、涵盖《伤寒论》、温病以及现代感染病学等分类方法的长处，否定、扬弃它们的短处。

尽管张仲景没有给病、症、证下定义，但他把病、症、证区分开来，并以它们之间存在的关系建立起病、证结合的理论体系，在疾病分类学的历史上是一次突破，这种分类方法与达尔文进化论、动物分类法、门捷列夫元素周期分类法、人类社会历史进化分类法具有同样的思路与光辉。当把元素按照原子量从小到大，按照结构从简单到复杂排列起来的时候，门捷列夫发现元素的性质随着原子量的增加呈周期性变化这一规律。按照这一规律把元素排列成表，这些元素又可分为7个周期，18列和9个族，每一族元素的化学性质相似。从单细胞原生动物门发展到脊椎动物门，动物界分为11个门，脊椎动物门又分为6个纲，最复杂的动物是哺乳动物纲，最高等的哺乳动物是人属。"个体发育是系统发生的简短而迅速的重演"，从受精卵发展成为胎儿，重演了从单细胞进化为人类的过程。达尔文用充分的事实和理论论证了生物的进化，进化论第一次对整个生物界的发生发展作了规律性的解释，揭示了生物由简单到复杂，由低级到高级的进化规律。人类社会历史也经历了由简单到复杂，由低级到高级的进化过程，这个过程包括：原始公社社会、奴隶社会、封建社会、资本主义社会、社会主义社会和共产主义社会。元素是构成宇宙最基本、最简单的物质结构；人类社会活动是当今宇宙中已知的最复杂的运动形式，是亿万个人体活动的综合；人类是当今宇宙中已知的最复杂的物质结构、最高等的生物，人类的进化是最复杂的问题之一。这三者的分类方法的共同点都是揭示了事物由简单到复杂，由低级到高级的发生发展动态变化过程，这个过程既是连续不断的又是分阶段的，阶段与阶段之间又是可以鉴别的；除了这些一般规律之外，还有许多特殊规律存在。感染病(外感染病)是病原体、社会因素、自然因素共同作用于人体，引起人体的病理变化，这种动态变化过程应当介于人类社会活动与元素结构之间，所以疾病的演变与分类应当符合上述规律。《伤寒论》六经分病，六经传变，病与证之间的关系完全符合上述分类方法的共同点，而近代西医对于疾病的分类方法没有反映出疾病由简单到复杂、由轻到重、由表及里的发生发展的动态变化过程，按照病原体分类，按照人体解剖学分类这种传统的分类方法，还没有进化到综合的系统分类方法。《伤寒论》六经分病，温病的卫气营血分类方法属于综合的系统分类方法，由此演变来的证态分类方法也属于综合的系统分类方法。证态分类方法涵盖、包容了《伤寒论》、温病以及感染病的分类方法，也只有在证态分类方法的基础上才能把《伤寒论》与温病统一起来，才能真正认识六经的实质。这就是在解读《伤寒论》原文之前，首先论述中医外感热病学与现代感染病学两大理论体系相融合，证态概念体系，系统论、参考系与中、西医融合的关系的道理。

二、《伤寒论》中的重点与难点解读

(一)热实结胸证实质探讨

热实结胸证是《伤寒论》中的急难病证之一，在《伤寒论》中具有特殊地位。阐明热实结胸证的实质，是解读《伤寒论》的突破口。在《伤寒论》中，以及后世伤寒学派对热实结胸证的病因、病症、病机、病位、病性以及治疗方、药都作了详尽的描述，对于热实结胸证与《伤寒论》中其他主证之间的关系、鉴别诊断都作出了说明。现代中西医结合学派对其进行了大量的临床及实验研究，早就有人提出：急性腹膜炎与"大结胸"证无论其主证、病因、病机以及治疗原则及方药等极为相似，并从这几方面进行了比较。用大陷胸汤及其变方治疗急性腹膜炎及胃十二指肠穿孔都取得了良好的效果，都说明了热实结胸证与急性腹膜炎有较多的重叠，这两个概念的内涵与外延在多大的范围内能够重叠及融合，对于阐释热实结胸证的实质具有重要意义。

中医认为：热实结胸证的病因是"病发于阳，而反下之，热入因作结胸……所以成结胸者，以下之太早故也"；其病机是"胃中空虚、客气动膈"。陈亮斯说："结胸者，结于胸中，而连于心下也。……胸胃俱病，乃成结胸。"从而明确了结胸的部位是以胃脘为主，而不是专指胸膈。在《伤寒论》中第136条、140条、149条提出了热实结胸证与大柴胡汤证的鉴别；第149条、151条等与痞证的鉴别；138条与小陷胸汤的鉴别；137条与大承气汤证的鉴别；134条与黄疸的关系；124条、125条、106条与太阳蓄血证的关系及鉴别等，以上重要论述能否及如何与现代医学中急性腹膜炎的理论、临床相融合，现探讨如下：

1. **"客气动膈""胸胃俱病"与膈上、下感染状态的融合**

中医对膈的认识与西医对膈的认识基本是一致的，中医认为膈下是"胃"，西医则知膈下有肝、胆、胰、胃及十二指肠等。急性腹膜炎分原发性及继发性，继发性多见，其主要原因是阑尾炎穿孔、胃及十二指肠穿孔、急性胰腺炎、胆道透壁性感染及穿孔、肝脓肿破裂、肠伤寒穿孔等。一者这些器官大多紧连膈下，二者膈腹膜下层有丰富的淋巴网，易于把感染引导至膈下间隙，先经膈下间隙感染阶段，约2/3的病例经治疗后炎症可吸收，1/3的病人则发展为局限性脓肿。膈下感染可引起膈上肺及胸膜反应，此时可出现咳嗽、气促、胸痛等症状。据有关资料分析，胸部症状突出者占45%，腹部症状明显者约占40%，X光透视及拍片可有胸腔积液、胸膜反应及肺下部浸润等。当膈下脓肿穿破膈肌时，首先引起胸腔浆液渗出性炎症，继而形成脓胸。有时由于脓肿的穿破扩散，膈上、膈下，肝内、肝外可以同时有脓肿存在。膈下脓肿和脓胸、肝脓肿的鉴别有时较为困难。可见膈下、膈上感染有着密切的关系，在古代没有抗生素及腹部外科手术，加之食物粗糙，饮食卫生差，以上病理状态比现代更多更严重，所以古代医学家提出"客气动膈""胸胃俱病，乃成结胸"实际上是把膈上、膈下的感染状态作为一个病理单元，称之为热实结胸证。

"病发于阳，而反下之，热入因作结胸……所以成结胸者，以下之太早故也"。这是因为阑尾炎、胃及十二指肠溃疡、胆胰系统感染在透壁之前及穿孔之前都会有局部腹膜反应及腹痛加重或发热等属于阳证的临床表现，现代医学的原则：在腹痛原因未确定之前禁用导泻，以免促发穿孔引起急性腹膜炎，这与热实结胸证的成因"病发于阳""下之太早"相一致。

2. **急性腹膜炎与内科急腹痛的鉴别和热实结胸证与痞证、小陷胸汤证相鉴别的融合**

西医认为，急性腹膜炎首先要与内科急腹痛如心包炎、胸膜炎、肺炎等胸腔内感染病、急性胃肠炎、痢疾等急性消化道感染相鉴别。鉴别的要点是内科急腹痛没有腹膜刺激征、按之柔软，没有肌紧张感，压痛无或不剧烈，这与《伤寒论》中按之濡者为痞，按之石硬为结胸相一致。某些伤寒学家把小结胸证归于痞证有一定道理，有人则认为小结胸证是胸腔器官的感染。痞证则与现代的胃肠道内急性感染如急性胃肠炎、痢疾等相一致。

3. **急性腹膜炎与肠梗阻相鉴别和热实结胸证与大承气汤证相鉴别的融合**

肠梗阻属阳明腑实证，用大承气汤治疗，这已是医学常识，伤寒学家早就指出"大承气专主肠中燥屎，大陷胸并主心下水食"，说明大承气汤证的病变部位在肠内，热实结胸证的部位在心下，有在胃肠之外的含义，这种认识与西医对腹膜炎的认识（感染位于胃肠之外的腹膜腔内）和肠梗阻的认识（肠梗阻后感染位于肠道内）是一致的。

4. **热实结胸证与大柴胡汤证的鉴别和急性腹膜炎与胆、胰急性感染相鉴别的融合**

急性胆囊炎、急性胆管炎、急性胰腺炎当感染透出包膜或穿孔时都会引起局限性或弥漫性腹膜炎，这时符合热实结胸证，而当感染未透壁时，必须与急性腹膜炎相鉴别，鉴别的要点是：胆、胰急性感染疼痛的位置以胸胁为主可向背部、肩部放射，有剧烈的频繁的呕吐或腹泻，压痛部位与胆胰位置相近，腹膜刺激征无或很局限（心中痞硬、呕吐下利），而急性腹膜炎则腹肌紧张明显，按之石硬，从心下至少腹硬满而痛等。从临床表现胆、胰急性感染与大柴胡汤证一致，现代用大柴胡汤治疗急性胰腺炎、急性胆囊炎已属常规治疗。同时，也解释了热实结胸证与黄疸之间的关系，如134条所述："若不结胸……小便不利，身必发黄。"这是因为10%的急性胰腺炎，10%的急性非结石性胆囊炎，1/3的急性结石性胆囊炎出现黄疸，这些黄疸都伴有腹痛、发热等，与热实结胸证相似，所以当排除了结胸证之后（即没有发生急性腹膜炎），有些病人出现黄疸，这些黄疸与大柴胡汤证（急性胆、胰感染）有一定的关系。

5. 急性腹膜炎与急性盆腔炎的鉴别和热实结胸证与热入血室相鉴别的融合

"热入血室，如结胸状"，热入血室应当与结胸证鉴别，鉴别要点是：热入血室必与经水适来适断有关，而结胸证与月经无关；热入血室的腹痛是在下腹部或两侧下腹部、胸胁部、疼痛不甚剧烈，没有结胸证"按之石硬，从心下至少腹硬满而痛，不可近"的表现，按照西医的诊断标准，热入血室是妇女经期感染急性盆腔炎的表现，热实结胸证与热入血室的鉴别要点与急性腹膜炎与急性盆腔炎的鉴别是一致的。

6. 热实结胸证与太阳蓄血证之间的关系

第106条、124条、125条为太阳蓄血证，其主要表现是发热恶寒、少腹硬满急结、下血愈等。《伤寒论》中所说的"少腹急结""少腹里急"实则指小腹部拘急疼痛。脐下正中部疼痛谓之小腹痛。以上临床表现符合盆腔感染中盆腔脓肿的表现。盆腔脓肿常系盆腔化脓性感染的结果，常见的原因如阑尾炎穿孔、弥漫性腹膜炎的并发症，妇女急性盆腔炎感染蔓延至盆腔腹膜等。当脓肿形成时其主要表现是下腹痛或坠胀感，常有典型的膀胱刺激症状或直肠刺激症状，这与少腹硬、满、急结一致。当脓肿穿破直肠、阴道、膀胱时，由于得到引流，排出脓血而愈，此乃"下血愈"的一种解释。当脓肿破向腹腔时又会引起急性腹膜炎。可见热实结胸证（急性腹膜炎）与太阳蓄血证（盆腔脓肿）有着互相演变的关系，同时需要鉴别。由此也可看出盆腔感染、盆腔脓肿与急性盆腔炎（热入血室）关系密切，即太阳蓄血证与热入血室证关系密切，所以伤寒学家邢锡波认为：蓄血证，应与热入血室联系起来方为全面，是有道理的。可见热实结胸证、热入血室证、太阳蓄血证之间的演变关系，鉴别要点与急性腹膜炎、急性盆腔炎、盆腔脓肿之间的演变关系，鉴别要点是一致的，是可融合的。

7. 大陷胸汤的药理研究

大黄、芒硝、甘遂的药理研究及复方研究都证明大陷胸汤具有泻下和利尿作用。腹膜对感染具有强大的防御能力，腹膜的面积相当于人体的体表面积，但其吸收等渗液的能力则大大超出皮肤，特别是膈腹膜下有丰富的淋巴组织，吸收能力极强，在腹膜炎早期能将大量渗液及毒素吸收。大陷胸汤通过其逐水利尿作用可使经腹膜吸收的大量渗液及毒素通过肾和肠排出体外，为机体消除感染提供有利条件，利于炎症的消退和局限化，同时也可消除胸腔的反应性积液和肺底部浸润。

（二）感染病中的水电解质紊乱与外感热病中相应证的融合

水电解质紊乱是感染病中经常发生的病理过程，感染发热、出汗、呕吐、腹泻、使用发汗剂以及第三腔隙积液是常见原因。中医外感热病学，特别是《伤寒论》中关于发热、出汗、呕吐、下利（腹泻）以及误用汗、吐、下、火劫诸法引起的变证、坏病等疾病过程中也必然包含着水电解质紊乱，只是没有像西医那样把水电解质紊乱抽出来专门论述，因此增加了相互融合的困难。在《伤寒论》中许多条文描述了汗、吐、下之后出现的临床表现与水电解质紊乱的临床表现相一致，演变过程相一致，现代临床治疗研究及药理研究证实相应方剂具有调节、纠正水电解质紊乱的作用，为中西医在水电解质紊乱方面的融合提供了依据。

（1）剧烈呕吐、腹泻可使大量胃肠液丢失，导致有效循环量的不足以及钠、钾等电解质丢失和酸碱平衡紊乱；高热、出汗、使用发汗剂同样会引起失盐失水，以上原因都会引起低血容量状态。当循环量锐减时，通过神经反射及一系列调整作用，使交感神经兴奋、外周（皮肤、骨骼肌）和内脏（肝、脾、胃肠等）小血管收缩、缺血，临床上表现为心率加快，脉搏尚有力，尿量锐减，皮肤苍白、发绀，四肢发凉恶寒，四肢肌肉运动不利、拘急，胸、腹部不适、烦燥等症状，这是休克代偿期的表现。《伤寒论》中由于误用汗、吐、下或呕吐、下利之后出现的诸阳虚证，如20条，其人恶风，小便难，四肢微急，难以屈伸；21条、22条，脉促、胸满、微恶寒；29条，心烦，微恶寒，脚挛急；61条，昼日烦躁，不得眠，夜而安静等，都符合低血容量休克代偿期的表现。

当低血容量状态伴高血钠时，主要表现为口渴及"三少一高"：唾液少（烦渴、口干）、汗少（皮肤干燥）、尿少和尿比重高。严重者表现出精神症状及高热、昏迷（脑细胞缺水）。《伤寒论》中第71、72、73、156、386诸条所描述的汗后及下利后出现的脉浮、小便不利、汗出而渴、烦渴等五苓散证；第26、168、169、170、222诸条所描述的大汗出后大烦，渴不解，脉洪大，舌上干燥而烦，身热而渴、渴欲饮水数升，口干舌燥等白虎加人参汤证都包含低血容量高血钠状态。

低血钠、低血钾往往与低血容量状态相伴发生，其临床表现依发病快慢及严重程度而异。急性钾、钠、钙、氯化物的丧失可引起肌肉痉挛，多见于腓肠肌和腹直肌。急性失钾会引起心律失常，如期前收缩、心动过速、传导阻滞等中医称为心悸。严重者可引起肌肉无力，一般从下肢股四头肌开始，表现为站立不稳，无力易跌倒，直至瘫痪。若同时血容量减少10%～25%时可出现直立性低血压。《伤寒论》中第29条述脚挛急（腓肠肌痉挛）用芍药甘草汤；64条，其人叉手自冒心，心下悸，欲得按者（心率失常）用桂枝甘草汤；65条，其人脐下悸（腹直肌痉挛、跳动）欲作奔豚的苓桂甘枣汤证；67条心下逆满，气上冲胸，起则头眩，脉沉紧，发汗则动经，身为振振摇的苓桂术甘汤证（中度失水，直立性低血压、低血钠、低血钾状态）；160条，眩冒，经脉动惕者，久而成痿（低血钾性瘫痪）都与不同程度的低血容量、低血钾、低血钠状态相一致。低血容量低钠状态不仅见于呕吐、腹泻、发汗之后，也见于肝硬化、心力衰竭、肾病综合征等引起的水肿、腹水、胸腔积液等，两者同属排水障碍型低钠血症血容量过低状态。排水障碍型低钠血症指各种原因导致的肾脏对水（不含溶质的自由水）排泄障碍，而使尿液不能充分稀释，以致血钠水平下降。

除了以上临床类型外，失盐失水还会引起胸闷、胸痛、烦燥、恶心、呕吐、腹痛、腹胀等神经系统及消化系统非器质性病变，与《伤寒论》中76～81条诸栀子豉汤证所描述的虚烦不得眠、心中懊憹、反复颠倒、烦热、胸中窒、心中结痛、心烦腹满、卧起不安等描述相一致。

当血容量进一步减少则会出现休克，《伤寒论》中诸四逆汤证具有休克早期向休克期进展的典型表现，如第29、353、354、388诸条所描述的内拘急，四肢痛，又下利，厥逆而恶寒，大下利而厥冷，发热、恶寒、四肢拘急，手足逆冷的四逆汤证；385条，"恶寒脉微而复利，利止亡血也"的人参四逆汤证，其临床表现与冷休克一致。314、315、317诸条所述的里寒外热、手足厥逆、脉微欲绝、身反不恶寒、其人面色赤、下利脉微、利不止、厥逆无脉等，符合暖休克的临床表现。390条吐已下断，汗出而厥，四肢拘急不解，脉微欲绝者，通脉四逆加猪胆汁汤主之，符合暖休克发展为冷休克的表现。其他如"利止脉不出""汗止而发热"等都是机体严重脱水，胃肠道消化腺及汗腺停止分泌的结果，符合休克难治期的临床表现。中医也认为"今利自止，非属阳复，是利无可利而利止"，"吐已下断，并非阳复佳兆，乃无物可吐而自己，无物可下而自断，是为阳气阴液俱竭的危候"。

（2）水电解质紊乱的治疗：中西医的原则是一致的。中医没有输液技术，在降温等病因治疗（如白虎加人参汤)的同时只能采用经胃肠道补液的方式，其他如对症治疗及抗休克均有相应方剂。

轻度脱水，一般采用消化道补充。如71条，太阳病，发汗后，大汗出，胃中干，烦燥不得眠，欲得饮水者，少少与饮之，令胃气和则愈。59条，大下之后，复发汗，小便不利者，亡津液也。勿治之，得小便利，必自愈。温病条辨12条所述的雪梨浆、五汁饮等相当于水果汁、葡萄糖水等。这些原则及方法与现代医学一致。

中度脱水往往伴有低血钠、低血钾，即排水障碍型低钠血症低血容量状态，所用方剂如五苓散、苓桂术甘汤、真武汤等。以真武汤为例，现代药理研究证实，真武汤中茯苓、白术、生姜有利尿作用。白术、生姜能增加胃液分泌。附子具有强心作用，配白术增加血液循环。白芍(赤芍)也具有增加心肌收缩力、改善微循环的功用。五苓散对水电解质代谢具有双向调整作用。说明这一类温阳化水的方剂是通过加强消化系统的吸收功能，增加血液循环的运转功能及利尿作用共同完成对水电解质平衡的调整，这与现代医学中利尿剂的作用机理不同。这类方剂既能通过加强消化吸收功能，促进水盐吸收并通过增加循环及利尿功能治疗低血钠、失水状态，又能使第三腔隙的积液吸收并通过增加循环及利尿功能使第三腔隙的水液消退。所以这类方剂能够治疗排水障碍型低钠血症低血容量状态。

另外，中药均经煎煮服汤，有时加有糯米或米汤，在服药的同时每日可经消化道补充 500～1000mL 液体。五苓散用法中尚有以白饮(米汤)和服，多饮暖水的记载，这都是经消化道补盐补水的方法。

当休克发生时用诸四逆汤，诸四逆汤的抗休克作用报道甚多，参考下一节。

其他对症治疗如芍药甘草汤对中枢性或末梢性肌肉痉挛及因痉挛引起的疼痛均有效果，栀子豉汤，现代药理研究证明：本方药物的解热、镇静、抗菌、发汗以及健胃助消化作用为本方治疗身热懊憹、胸脘痞满，以及虚烦不得眠诸证的药理学基础。

(三)《伤寒论》中回阳救逆法治疗"霍乱"的机理

"霍乱"为一种暴发性肠胃病，因骤然吐泻，顷刻间有挥霍缭乱之状，故名霍乱。根据其所述的症状及临床表现不仅包括由霍乱弧菌引起的真性霍乱，而且包括具有类似于霍乱临床表现的胃肠道疾病。

1.《伤寒论》中"霍乱"诊治条文

"辨霍乱病脉证并治篇"共10条，方剂6个，其中具有"回阳救逆"作用的方剂四逆汤类，是本篇的主要方剂，有关条文如下。

385 条：恶寒、脉微而复利，利止，亡血也，四逆加人参汤主之。

388 条：吐利汗出，发热恶寒，四肢拘急，手足逆冷者，四逆汤主之。

389 条：既吐且利，小便复利而大汗出，下利清谷，内寒外热，脉微欲绝者，四逆汤主之。

317 条：少阴病，下利清谷，里寒外热，手足厥逆，脉微欲绝，身反不恶寒，其人面色赤；或腹痛，或干呕，或咽痛，或利止脉不通者，通脉四逆汤主之。

370 条：下利清谷，里寒外热，汗出而厥者，通脉四逆汤主之。

390 条：吐已下断，汗出而厥，四肢拘急不解，脉微欲绝者，通脉四逆加猪胆汁汤主之。

2. 病理生理及病机

霍乱弧菌引起的呕吐腹泻是单纯分泌型腹泻的一个典型例子。霍乱弧菌所分泌的肠毒素(外毒素)能迅速与空肠上段细胞结合并进入细胞内，激活腺苷环化酶，使三磷酸腺苷(ATP)变成环磷酸腺苷(cAMP)，大量环磷酸腺苷聚集在黏膜细胞内，发挥第二信使作用，刺激陷窝细胞分泌氯离子并可能分泌碳酸氢根离子，同时抑制绒毛细胞对氯和钠离子的吸收。由于肠黏膜分泌增强，吸收减少，因而大量肠液聚集在肠腔而形成剧烈水样腹泻。致病性大肠杆菌所分泌的另一种肠毒素也能引起霍乱样水泻，其机理可能与霍乱弧菌相似。进食被细菌（如葡萄球菌）污染的食品而引起的水样腹泻有证据提示也属于此种腹泻。

剧烈的呕吐腹泻使水电解质突然大量丢失，迅速形成严重失盐脱水，血容量迅速下降，内脏灌注不足出现微循环衰竭而导致休克，因此出现"脉微""脉微欲绝""手足厥冷"等冷休克的典型临床表现；第317条、370条，"里寒外热，手足厥逆，脉微欲绝，身反不恶寒，其人面色赤"符合暖休克的临床表现；390条符合暖休克进展为冷休克的表现。当血容量突然下降而达到十分严重的状态时，由于消化道微血管血流灌注量极度下降导致消化液分泌停止，所以出现"利止亡血""吐已下断"的临床表现。中医也认为这是"水谷津液俱竭，无有可吐而自己，无有可下而自断""无物可吐下"的结果，即"阴液内竭，阳亡于外"。

3. 药物药理研究

回阳救逆法迄今已成为中医救治各类休克的一个极为重要而有效的治法。

四逆汤有强心作用，明显增加离体兔心冠脉流量及心肌收缩振幅，而对心率影响不大；四逆汤有抗休克作用，对失血性休克具有明显的升压作用；对小肠缺血性休克有保护小肠、阻断致休克不可逆发展的肠道因素的形成作用。对垂体－肾上腺皮质系统功能有兴奋作用；有调整胃肠功能的作用，能够缓解平滑肌的痉挛，而有较强的镇痛作用，对腹泻、腹痛、胃痛都有效。四逆汤及人参四逆汤可改善微循环，使血液黏稠度降低，流变性增加，血流速度加快，血流量增加，从而使各脏器灌注情况改善。能改善单核－巨噬细胞系统吞噬活性，提高机体免疫力，这些都对其抗休克作用有重要意义。

人参能增加机体对非特异性刺激的适应能力，具有适应原样作用，对中枢神经系统的兴奋及抑制过程有调整作用，并有抗过敏性休克作用。参、附同用对加强四逆汤强心升压从而改善血液循环障碍及调整全身各种功能的作用十分显著，参附注射液对大肠杆菌内毒素所致的中毒性休克有一定的治疗效应。

心脉灵注射液（人参皂苷、猪胆汁、附子总碱、干姜挥发油、甘草次酸即通脉四逆加猪胆汁汤）动物试验有升压作用，对内毒素休克有明显的保护作用，能增强红细胞的静电斥力，减轻红细胞的聚集，改变血液的黏稠度，改善血流，增强组织的血流灌注量。猪胆汁有消炎抗过敏作用，胆酸有抗过敏性休克作用，对痢疾杆菌、金黄色葡萄球菌、沙门氏菌、大肠杆菌有抑制作用，大剂量胆酸钠对离体肠管有抑制作用。胆汁或胆盐口服后可增强胆汁分泌，使脂肪容易消化；能扩张血管，增强肠血液循环。通脉四逆汤加猪胆汁汤（人参、甘草、干姜、附子、猪胆汁）的抗休克作用，调整胃肠功能的作用，比四逆汤更加强大，而且具有明显的抗菌作用。

综上所述，四逆汤、人参四逆汤、通脉四逆汤、通脉四逆加猪胆汁汤对于因剧烈呕吐腹泻而引起的轻重程度不同的失盐失水性休克有治疗作用。

（四）《伤寒论》中温阳化水法与水电解质紊乱的治疗

《伤寒论》中苓桂甘枣汤、苓桂术甘汤与真武汤具有温阳化水的功能，它们所治的病症及病机与某些电解质紊乱的症状及病理机制有相通之处。这3个方剂的药物药理研究证明能够纠正这些水电解质紊乱，试析如下：

1.《伤寒论》相关条文

65条：发汗后，其人脐下悸者，欲作奔豚，茯苓桂枝甘草大枣汤主之。

67条：伤寒，若吐、若下后，心下逆满、气上冲胸、起则头眩、脉沉紧，发汗则动经，身为振振摇者，茯苓桂枝白术甘草汤主之。

82 条：太阳病发汗，汗出不解，其人仍发热，心下悸、头眩、身瞤动、振振欲擗地者，真武汤主之。

160 条：伤寒吐下后，发汗，虚烦，脉甚微，八九日心下痞鞭，胁下痛，气上冲咽喉，眩冒，经脉动惕者，久而成痿。

2. 中医病机

64 条发汗后，其人心下悸，此因汗后心阳不振，水气上逆所致，用桂枝甘草汤。65 条发汗后，其人脐下悸者，为心阳虚的同时肾气动的表现。67 条所述为伤寒误施吐下，损伤脾胃之阳致中虚，水气上逆而心下逆满，气上冲胸，起则头眩。在这种情况下"倘更发汗，伤其表阳，则变为动经，而身为振振摇，是与身瞤动，振振欲擗地相同，即真武汤所主也"。"苓桂术甘汤专取利水以健胃与甘枣汤有小异；甘枣汤其病轻，而欲停下焦者也；术甘汤，其病重，而欲停中焦者也"。

综合真武汤证各家注释，可知其病因是发汗后口渴，饮水过多，其病机是饮停中脘，同时又兼阳虚，阳虚不到亡阳程度。160 条所述"伤寒吐下后……久而成痿"，则是苓桂术甘汤、真武汤证的进一步发展。正如喻嘉言指出 160 条"此即上条之证（苓桂术甘汤证），而明其增重者必致痿也。……两足必先痿废"。

由此可以看出：苓桂甘枣汤、苓桂术甘汤、真武汤及 160 条所述……久而成痿，是有机联系的、由轻到重的病理变化过程，其病因是由汗、吐、下法运用不当，口渴饮水过多等所致。这一系列病变与某些水电解质紊乱的病因、病理机制是相通的。

3. 病理生理机制

发汗后脐下悸，即腹部肌肉不自主跳动，这与汗后失水、低血钠有关。汗后低血钠可因大汗后大量饮水引起。另外，反复发汗，汗液浓缩，汗中含钠量升高，也可引起失钠、失水。在这种情况下，由于抗利尿激素及醛固酮的作用还可引起低血钾，这些离子紊乱是引起脐下悸的病理生理学基础，即苓桂甘枣汤的适应症。

苓桂术甘汤证为误用吐下后所致，呕吐、腹泻使胃肠液大量丢失，除失水外，还引起电解质丢失和酸碱平衡失调，在这样的病例中失钾甚为常见。当呕吐腹泻引起中度失盐性脱水时血容量下降，血压降至 10.5～13.5kPa 时，则会出现疲乏无力及直立性低血压，即"起则头眩"。当低血钠发展到血钠低于 125mmol/L 时，会出现恶心、腹部不适的感觉，即"心下逆满，气上冲胸"；当血钠低于 115～120mmol/L 时，则出现头痛乏力及感觉迟钝。脉沉紧也是血容量不足的表现之一。这是苓桂术甘汤的适应症。在这种低血容量及低血钠的情况下"更发汗"，必然导致血容量的进一步减少及低血钠症加剧，并可使低血钾及酸碱平衡失调的临床表现显现出来，这就成为真武汤证。

真武汤证的病因是大汗后口渴，饮水过多或苓桂术甘汤证的病人"吐、下后更发汗"，这两种情况都会引起低血容量、低血钠及低血钾。当合并有碱中毒时或混合酸碱中毒时，可促使机体缺钾，缺钾更加重碱中毒而形成恶性循环，另外碱中毒时，蛋白质结合钙的离解作用受到抑制，血清钙遂相应降低，可引起手足搐搦。由于低血钠、低血钾及低血钙的发生，引起神经－肌肉兴奋性异常，因此出现全身肌肉痉挛、抖动或抽搐，即"身瞤动""心下悸"或站立不稳"振振欲擗地"的症状。当血容量下降，血压降至 10.5～12kPa 以下时，则出现平卧时眩晕即"头眩"不能站立的症状。这是中度以上重度缺盐性脱水的表现，但还不到严重休克（亡阳）的程度。这是真武汤的病理生理基础。如果这种状态得不到及时纠正，迁延八九日，机体酸碱平衡失调及离子紊乱会进一步加重，特别是缺钾及碱中毒恶性循环得不到遏制，最终导致机体严重缺钾及低血容量加重，而出现虚烦、脉甚微、眩晕等休克的表现。严重缺钾则引起肌肉无力及瘫痪，一般从下肢开始，特别是股四头肌，表现为站立不稳、无力，随着低钾的加重，躯干、上肢肌力也明显减弱，这和 160 条所述"久而成痿"，喻嘉言补充的"两足必先痿废"完全一致。

综上而知苓桂甘枣汤主治以大汗后低血容量低血钠、低血钾的离子紊乱为主；苓桂术甘汤则用于呕吐腹泻致低血容量，离子紊乱者而以低血容量为主，相当于中度失盐性脱水；真武汤证则用于大汗、呕吐、腹泻引起低血容量、离子紊乱并重且较上二证更严重或者伴有酸碱平衡失调者，为重度缺盐性脱水，但还不到严重休克的程度。

4. 药物药理作用

（1）茯苓、白术均有降血糖作用，血糖下降可反射性地引起消化机能增加，胃肠蠕动增强，消化腺分泌增加，吸收功能增强。桂枝有兴奋循环系统、加速血液循环的作用。共同作用可使胃肠道吸收功能增强，并将吸收入血液循环的各种物质包括水电解质加速运转和排泄。这是在古代没有输液技术的情况下，从消化道补充水电解质的治疗方法。甘草具有醛固酮作用可使水钠滞留于体内，并有升高血压、健胃等功能。另外，苓、桂、术有利尿镇静、调节心血管系统作用，所以苓桂术甘汤具有从消化道内补充水电解质，增加循环功能，升高血压，镇静等作用，故此可以纠正因呕吐、腹泻而引起的中度失盐性失水，低血容量状态。

（2）苓桂甘枣汤，是以大枣易白术。大枣含枣酸及大量环磷酸腺苷（CAMP）样活性物质，具有解痉、镇静、健胃、利尿、旺盛血行、缓痛等作用。每100g可食部分含糖61.6g，钾524mg；15枚大枣可补充钾约300mg，另含钙、镁等，不仅补充了部分能量，且补充一定量的钾、钙、镁。其次，白术的利尿作用不仅增加水的排泄，也增加钠、钾的排出，而对于钠、钾的排出胜于对水的排出，因此，当低血钠、低血钾时去掉白术而换以含钾、钙丰富的大枣，对维持离子平衡有重要意义。第三，以大枣易白术后，则利尿作用、水电解质的吸收运转功能较苓桂术甘汤差，这符合苓桂术甘汤以低血容量为主要变化的病理机制。苓桂甘枣汤则偏重于纠正低血钾、低血钠引起的腹直肌痉挛（脐下悸）。

（3）真武汤由茯苓、芍药、生姜、白术、附子组成。其一，茯苓白术可促进消化道对水电解质的吸收，附子对循环系统的作用比桂枝强得多，生姜所含姜辣素有增强胃肠道血液循环作用，芍药亦有调节胃肠功能作用，因此真武汤比苓桂术甘汤对水电解质的吸收运转功能更强大。其二，附子、生姜是四逆汤的重要组成部分，具有改善机体微循环、抗休克、强心等作用。在胃肠道功能改善的基础上，可使血容量迅速恢复并改善休克状态。其三，附子具有许多重要功能，附子中的钙可提高血钙浓度，有利于改善肌肉痉挛状态。芍药附子甘草汤是治疗肌肉痉挛的方剂，今去甘草仍有改善神经－肌肉兴奋性异常的作用。从真武汤的组成看，若加甘草一味，则附子生姜甘草为四逆汤，附子甘草芍药汤，且具有苓桂术甘汤之意。其作用应是三方药理作用之综合，今去甘草，按中医看法甘草有缓和作用，它可减少方剂的毒性及副作用，同时也可使方剂的药性缓和而持久，所以去甘草则会使三方的药力更强烈，更集中。综上可知真武汤具有：①改善消化系统的吸收功能，加速水电解质在体内的动转，也可将体内其他部位"有害"水分吸收、运转、排出体外，以维持机体内水电解质的平衡；②增强循环系统的功能，改善微循环，增加血容量，抗休克作用；③调整神经－肌肉兴奋性，治疗肌肉痉挛。所以真武汤可用于中度以上失盐性失水引起的血容量下降，但不到严重休克程度（即不到亡阳程度）而电解质紊乱比较严重的病理状态，也可能包括某些酸碱平衡失调状态。

补充：茯苓对健康人利尿作用不明显，但对肾性和心性水肿病人利尿作用显著。关于茯苓利尿机理，与其所含钾盐无关。近年研究发现，茯苓素具有和醛固酮及其拮抗剂相似的结构，可与大鼠肾小管细胞浆膜的醛固酮受体结合，在体内可拮抗醛固酮活性，提高尿中 Na^+/K^+ 比值，产生利尿作用。

（五）中医外感热病学中厥证实质探讨

《伤寒论》第337条：凡厥者，阴阳气不相顺接，便为厥。厥者，手足厥冷者是也。《温病条辨

·上焦篇》十七：厥者，尽也。阴阳极造其偏，皆能致厥。伤寒之厥，足厥阴病也。温热之厥，手厥阴病也。……断不可以阴阳二厥混二为一。……再热厥之中，亦有三等。

中医的厥证所指范围甚广，《内经》所载共有30余种，后世代代有补充，达50余种。对于厥证的概念中医各学派之间有争议，各学派对厥的定义也不一样。明确规定厥证的特征为手足厥冷，始自仲景《伤寒论》，本文以此为准。一般讲，厥只是一个症状，它不会单独出现，必伴有几个或一组相对固定的证候出现。厥与不同的证候结合，形成了不同的厥证，在外感热病中常见的有：①热厥；②寒厥；③脏厥；④蛔厥；⑤痰厥；⑥气厥；⑦附子汤证与当归四逆汤证。

现代医学对四肢发凉（厥）这一症状没有专述，散在于发热、休克、肠道、胆道蛔虫症、某些上消化道感染、消化吸收功能障碍致营养不良性低血压、风湿性疾病、自主神经功能紊乱等内容中。本文将探讨中医外感热病学中的厥证与现代感染病学中相应病理状态间的相融关系。

1. 热厥与感染性发热

现代医学认为各种微生物及其产物作为发热激活物作用于机体，激活产内生致热原细胞，产生和释放内生致热原（EP），再经一系列后续环节，引起中枢发热介质的释放，由下丘脑发出信息，经交感神经使皮肤血管收缩而致浅层血流减少，引起皮肤苍白和皮肤温度下降，后者刺激冷感受器，把信息传递到感觉中枢而感到发冷或恶寒，此为发热的第一期升温期。当中心体温上升到一定高度后，下丘脑不再发出"冷反应"冲动，皮肤血管转为舒张，血温升高也引起血管舒张，皮肤血流因而增多，皮肤发红。升温的血液灌注皮肤，刺激温感受器，信息传入中枢而表现为酷热感。皮温增高，使浅表水分蒸发增多，故皮肤、口唇干燥，此为发热的第二时期高温期，可持续数小时，数天，甚至1周以上。由于微生物及其产物或炎症灶产物可能不断进入体内，有许多感染往往有二次菌血症、毒血症、病毒血症以及败血症的出现，上述典型过程可能重复出现或重叠出现，导致四肢皮肤缺血发凉（厥）与高热交替反复出现，即"厥者，必发热；前热者，后必厥"。实验证明，毒素毒力愈强，量愈大，交感神经兴奋性愈强，畏寒、寒战愈剧烈，体温升高愈明显，即"厥深者热亦深，厥微者热亦微"。所以热厥符合感染性发热。感染性发热尚出现于各特异器官系统的感染、败血症、感染性休克、多脏器功能障碍及衰竭等病理过程，中医认为"热厥亦有三等"，在这些更严重的证及病理状态中，厥已不是它们的主要表现或重要表现，在此不再讨论。

白虎汤仅适用于热厥中最轻及较早期的表现，如毒血症、病毒血症。实验证明，白虎汤退热作用与石膏所含钙密切有关。石膏中的钙在实验动物离体空肠或小肠中的透过率与吸收率比其他钙盐为高，最新资料表明，脑内灌注 $CaCl_2$ 除可抑制 CAMP 增多之外，还能引起 VSA（脑腹中隔区，限制体温中枢）中 AVP（为神经调节物、内生解热物、精氨酸血管升压素）含量增高，表明 Ca^{2+} 浓度增高与其启动负调节途径可能有重要关系。

2. 寒厥与低容量休克

寒厥是《伤寒论》中常见的证，以四逆汤证为例，除了少阳病篇外，其余各篇中均出现了四逆汤证。归纳其病因是：误用汗、吐、下法或剧烈呕吐、腹泻所致阳虚诸证加重而成。临床表现为四肢厥冷、倦卧形寒、面色苍白、脉微等，进一步发展为阴盛格阳证（白通汤、通脉四逆汤证）或人参四逆汤证，最终发展为脏厥、脱证而死亡。现代中医早就认为"本厥脱证……相当于各种原因引起的休克"，并为厥脱证下了一个类似于休克的定义。现代医学也认为，休克与祖国医学描述的"脱证""厥证"有相似之处。可见厥证与休克关系之密切。

现代医学认为不同类型的休克各有特点，但重要生命器官微循环灌注量不足（阴阳不相顺接）是各种休克共同的发病基础。按微循环变化的时相及临床表现，休克分为3期，以失盐失水低血容量性休克表现比较典型。

（1）代偿期：休克始动因素引起交感－肾上腺髓质兴奋和大量儿茶酚胺释放，使微动、静脉口径缩小，毛细血管前括约肌收缩，血液进入真毛细血管网减少，这一现象在皮肤、肌肉及肾脏较为显著，临床上出现颜面苍白、四肢厥冷、恶寒、口唇及指端发绀、脉快、脉压小等，与四逆汤证的临床表现相一致。

（2）进展期：（失代偿期、淤滞期）当病情进一步发展，微循环中血管自律性运动首先消失，终末血管对儿茶酚胺反应进行性降低，微动脉、毛细血管前括约肌麻痹，血液大量流入毛细血管网，微循环灌注量进一步减少，临床表现烦燥不安或意识不清，皮肤淡红湿润，口唇发红，血压低，尿量少，此与阴盛格阳证（通脉四逆汤、白通汤加猪胆汁汤症）相类似，对于淤滞不明显的四逆汤虚寒症加重者是人参四逆汤的适应症。人参四逆汤证更为常见。

（3）难治期：此期微血管反应性显著下降，毛细血管出现无复流现象，当血压回升时，心脏等重要生命器官微循环灌注量无明显恢复（再灌注损伤），终使回升的血压再度下降而死亡（脉暴出者死）。临床表现皮肤黏膜发绀，四肢厥冷如冰，体温下降，神志不清昏迷等，与脏厥及脱证的表现一致。

综上所述，可见《伤寒论》中的寒厥在病因、发生发展及终结与现代医学失盐失水低血容量休克相一致，其中代偿期与四逆汤证一致，进展期与阴胜格阳证、人参四逆汤症一致，脏厥与难治期一致。

3. 蛔厥与肠、胆道蛔虫证

因有吐蛔这一特异性症状，蛔厥就是蛔虫病，临床表现为阵发性、剧烈的腹绞痛，病人手足厥冷是由于蛔虫梗阻于胆道或肠道引起的疼痛性休克所致。现代用乌梅丸治疗胆道蛔虫症、蛔虫肠梗阻均有效，证明蛔厥与胆、肠道蛔虫症一致。

4. 痰厥与上消化道感染

痰厥的临床表现有饮食入口则吐、心中温愠欲吐而不能吐，饥不能食（指吞咽困难，吞咽后呕吐），久病成窠囊等。《金匮要略》云，宿食在上脘，当吐之，宜瓜蒂散。这里的上脘是指胃以上消化道而言。瓜蒂散为涌吐剂，可将积于上脘（上消化道）的有害物质，未消化及发酵的食物等吐出体外，相当于现代的洗胃，所以痰厥与现代医学的幽门梗阻、急性胃炎、食物中毒、上消化道憩室并感染（窠囊）相一致。由于现代胃肠减压术无需服药，副作用少等优点，涌吐法现已基本不用。

5. 附子汤证、当归四逆汤证与风湿性疾病

风湿性疾病是泛指骨、骨关节及周围软组织如肌腱、滑囊、筋膜等的疾病，以疼痛（关节、肌肉、软组织、神经等）为主要症状。各种关节炎占重要的组成部分。这是一大类疾病，有140余种。其病理改变具多样性，血管炎广泛存在，尤以动脉系统中的小动脉炎为主；风湿性疾病还包括一大类血管舒缩性疾病，如雷诺病，雷诺现象以及自主神经功能障碍性疾病，都会引起肢体局部特别是远端血供障碍，导致局部微循环灌注量不足（阴阳不相顺接）而出现四肢或某一肢体厥冷的症状。具有关节疼痛及手足厥冷的风湿性疾病，与当归四逆汤证及附子汤证的临床表现相一致。如《伤寒论》第351条，手足厥寒脉细欲绝者，当归四逆汤主之。305条少阴病、身疼痛、手足寒、骨节痛脉沉者附子汤主之。

6. 气厥四逆散证与慢性低血压

将四逆散证放在少阴病篇中，其用意在于与四逆汤证鉴别。二者不同的是，四逆汤证为急性病，见于身体壮实者；而四逆散证为慢性过程，凡老人、虚家，因气郁、食郁气机不能宣泄者多患此证，其病机主要是阳热内郁，肝、胆、脾胃升降之机失常。在寒厥中已分析，四逆汤证属休克早期表现，为急性病程，应与休克相鉴别的慢性病程是慢性低血压。慢性低血压的病因很多，其中由于消化系统（肝、胆、胰、胃肠）长期功能障碍致吸收、营养不良是一个主要原因，且老人女性多见，常伴有抑郁、失眠、易怒、虚弱等表现，这种病理状态及临床表现符合四逆散的病机及临床表

现(有的中医认为四逆散应归于小柴胡汤类)。药理研究证明,四逆散复方对巨噬细胞机能有较明显的促进作用;对胃肠管有明显的抑制作用和抗痉挛作用;并能升高血压,使心肌收缩力加强,心搏加快,为消化吸收障碍及低血压的治疗提供了依据。

(六)中医外感热病学对感染性全身炎症反应综合征的认识

全身炎症反应综合征、多器官功能障碍综合征、多器官功能衰竭是一个连续的动态发生发展过程,可以由严重感染、严重创伤、严重烧伤、休克及恶性肿瘤等引起。在一定的条件下这些损伤因素通过刺激炎性细胞,释放出过多的细胞因子,使机体出现过度反应,形成一种自身损伤性的全身炎症反应综合征。所以全身炎症反应综合征属于炎症的范畴。中医外感热病学与现代感染病学研究的对象都是感染－炎症－发热这一最古老的医学联系,由感染引起的全身炎症反应综合征→败血症→重症败血症→多器官功能衰竭,常常是感染性疾病进行性发展的结果,它们都属于中医外感热病学与现代感染病学的范畴,它们的关系如下表。

前驱期　→　急性典型期(各器官系统感染)　　　　→　　　　SIRS　　　→　　MODS　→　　MOF
　　　　　　　　(炎症介质正常释放)　　　　　　　　(炎症介质异常释放)

卫分证　→　气分证　　(各脏腑气分证)　　　　→　　　白虎汤证　　　→　营血分证　→　内闭外脱

我们在"中医外感热病学与现代感染病学两大理论体系可相融性的探讨"一节中已经论证了:从宏观上中医外感热病学与现代感染病学都是研究感染－炎症－发热这一主题;外感热病与感染病的发生发展动态演变规律具可相融性。证与病理状态相融合,命名为"证态"。具体地说:太阳表证、卫分证与前驱期同属一个证态;阳明病、少阳病、气分证、营分证、血分证与急性期同属一个证态,其中营分证、血分证与败血症的病理状态是一致的。营分证与败血症早期一致,血分证与败血症合并弥漫性血管内凝血一致。

多器官功能障碍综合征的诊断尚无公认的标准,可以理解为:多器官功能障碍＝全身炎症反应综合征＋两个以上器官功能障碍。器官功能障碍是未达到器官功能衰竭的状态。全身炎症反应综合征(SIRS)→多器官功能障碍综合征(MODS)→多器官功能衰竭(MOF),这是一个动态变化过程,这个过程是由许多病理状态组合而成,构成了系统的状态空间结构和状态时间结构。状态时间结构是:全身炎症反应综合征发展为多器官功能障碍再发展为多器官功能衰竭而死亡。状态空间结构是:全身炎症反应综合征可以与两个以上器官功能障碍组合;它还可以与不同的器官功能衰竭组合形成更严重的临床类型;某个或几个器官功能障碍还可以与另外一个或几个器官功能衰竭相结合,形成极其复杂的临床表现,似乎不存在某种固定的顺序和组合。有几种组合具有特殊的危害,或称之为致死性组合,例如:肾功能衰竭与呼吸功能衰竭;呼吸功能衰竭与代谢功能衰竭;心功能衰竭与呼吸功能衰竭;重症腹膜炎并发呼吸功能衰竭与肾功能衰竭。

气分证中的阳明热证(白虎汤证)的临床表现:壮热(高热)、脉滑数(每分钟100次以上)符合全身炎症反应综合征的诊断标准。中西医结合学者从病理学研究证明:病至血分阶段,多种脏器如中枢神经系统、心、肺、肝、肾等损害更为严重,出现弥漫性血管内凝血;动物实验,提示实验动物出现急性弥漫性血管内凝血相当于温病营分证血瘀病变;临床研究也表明热性病发生弥漫性血管内凝血与血分证有一定的联系。现代西医认为:已有足够证据证明弥漫性血管内凝血在多器官功能障碍综合征和相关死亡中具有重要作用。微血管内存在微血栓是全身炎症反应综合征的重要特征之一;炎症反应中凝血级联的激活是宿主对感染反应的重要组成部分;炎症和凝血系统激活的交叉是临床弥漫性血管内凝血的标志,可能是弥漫性血管内凝血的真正原因。中医学认为:营分证与血分证的本质并无区别,只是病变的深浅、程度有差异。可见营、血分证与全身炎症反应综合征、多器官功能障碍综合征都和弥漫性血管内凝血有着不可分割的关系，所以营分证、血分证与全身炎症反应综合征、多器官功能障碍综合征是一致的；血分证后期出现内闭外脱等危候与多器官功能衰竭一致。营分证中的热灼营阴（清营汤）与败血症的早期相一致，营分证中的热闭心包与败血症合并神志障碍一致；血分证中的热盛迫血（犀角地黄汤）与轻度弥漫性血管内凝血皮下出现出血斑一致；气血两燔（加减玉女煎、化斑汤、清瘟败毒饮）与不同严重程度的败血症一致；血热动风（羚角钩藤汤）与败血症合并痉挛一致：若同时有高热气分热盛则加石膏、知母，若腑实不通肠麻痹则加大黄、芒硝，若合并皮下出血则加犀角地黄汤；热瘀交结根据交结的部位分别用犀角地黄汤、大柴胡汤、桃仁承气汤。以上诸证中都包含着不同程度的血瘀病机（弥漫性血管内凝血），相应的方剂中也都包含着活血化瘀、凉血散血的中药，如犀角、地黄、丹参、丹皮等，这些中药都是治疗弥漫性血管内凝血不可缺少的。营分证与血分证的后期出现的阴虚证，包括肝肾阴虚、肺胃阴虚等，这是因为在全身炎症反应综合征过程中由于持续高代谢和耗能途径异常，机体通过大量分解蛋白质获取能量，机体的蛋白库是骨骼肌，因此蛋白的消耗主要是动用肌蛋白。又由于外周难以利用芳香族氨基酸，因此被消耗的主要是支链氨基酸，而芳香族氨基酸则被蓄积，后者形成伪神经介质，进一步导致神经调节功能紊乱，加之水电介质紊乱，所以外感热病后期的阴虚证会出现肌肉萎缩、消瘦、手足蠕动、形消神倦、齿黑唇裂等表现，可以用加减复脉汤、三加复脉汤、黄连阿胶汤、沙参麦冬汤等治疗。由此可以看出，阳明热证（白虎汤证）与全身炎症反应综合征一致；营分证、血分证与多器官功能障碍综合征一致；血分证的后期出现内闭外脱与多器官功能衰竭一致。

中西医结合学派对全身炎症反应综合征已经进行了许多实验研究和临床研究，最有成效的是大黄与大承气汤的研究。胃肠功能衰竭是严重创伤、休克和感染后常见并发症，对全身炎症反应综合征的发生、发展有重要影响。胃肠功能障碍、衰竭与急性肺损伤、呼吸窘迫综合征是多器官功能障碍综合征中比较常见的组合，某些学者认为肺是首发器官，肠道细菌库是发动机，可见肺与大肠相表里这一组合在全身炎症反应综合征中的重要性。大黄有多种药理效应，除能保护肠黏膜屏障、有效缓解中毒性肠麻痹、提高危重患者对胃肠营养的耐受性外，还能拮抗全身炎症反应综合征、清除氧自由基、减轻肠源性肺损伤。大承气汤能明显降低多器官功能障碍综合征大鼠中内毒素水平，减少了血液和肠组织中肿瘤坏死因子的含量，减轻肠黏膜的病理损害。理论上大承气汤、大黄治疗"肺与肠道"功能障碍这一组合应有良好效果。相关的研究已经很多，不再重复。在营分证、血分证的治疗中经常与通里攻下法相结合，进一步证明了中医外感热病学（包括伤寒论、温病学）与全身炎症反应综合征的密切关系。相信中西医结合治疗全身炎症反应综合征会取得重大成绩，中医药干预的时间、指征以及与西医治疗方法配合的理论依据和临床实践的研究是取得突破的重点。

附　多器官功能障碍（不全）综合征（MODS）

一、MODS 的概念及其产生的历史背景

（一）概念

MODS 是在严重创伤、烧伤、大手术、休克、感染等过程中，同时或相继出现两个以上的器官损害以至衰竭的综合征（或出现与原发病损无直接关系的序贯或同时发生的多发器官功能障碍）。

MODS 的概念形成于 20 世纪 70 年代初期，故又被称为"70 年代的综合征"（70's syndrome），它具有鲜明的时代特征，是现代医学发展的产物，这可以从它的形成历史背景看出。

（二）MODS 产生的历史背景

1969 年 Skillman 报道了在急性应激性溃疡大出血复苏后，病人相继出现呼吸衰竭、低血压、黄疸等一组综合征。

1973 年 Tilmey 报道一组 18 例腹主动脉破裂病人手术成功病情稳定后不久相继出现肾功衰竭，

全身性感染，心、肺、肝、胃肠、胰腺、中枢神经系先后衰竭，90%死亡（称为序贯性系统衰竭）由此得知急性大量失血和休克可使原来未受累的器官在术后发生衰竭。1977年Eiseman和Fry分别将其命名为多器官衰竭（multiple organ failue，MOF）和多系统器官衰竭（multiple system organ failure，MSOF）。

20世纪80年代MODS是医学研究的热门课题，认识不断深入。

1991年美国胸科医师学会和危重病急救医学学会（ACCP/SCCM）提议将MOF和MOSF更名为MODS，得到国际上认可，我国的认识也与此同步。

（三）MODS命名的意义

（1）肯定了严重的生理刺激可导致远隔器官损伤。

（2）体现了人们对MOF和MSOF认识上的升华，即器官功能改变都是遵循病理过程由轻到重的发展过程，存在恢复或者恶化2种可能，MOF则过于强调恶化这一终点。

（3）有助于医疗较早地对MODS实施干予，争取好的预后。

二、MODS发病机制

MODS的发病机制不清，主流的看法认为，失控的全身炎症反应可能起着决定作用，他不仅是MODS的前驱期，也伴随着MODS的全程。

（一）名词解释

1. 感染（infection）

机体的正常无菌组织遭受细菌入侵，但不伴全身炎症反应。

2. 菌血症（bacteremia）

血中有活菌存在，血培养阳性。

3. 全身炎症反应综合征（SIRS）

对严重的临床病因产生全身性炎症反应的综合征，1991年由ACCP/SCCM联合讨论会提出SIRS临床判断标准，需符合以下标准中的2项或2项以上。

体温　　>38℃或<36℃

心率　　>90次/min

呼吸　　>20次/min或PaCO$_2$<4.3kPa（32mmHg）

血象　　白细胞>12×10^9/L或<4×10^9/L，或不成熟白细胞>10%

4. 感染的全身性反应

感染引起全身反应，表现为发热，全身不适，心跳呼吸加快等，严重者感染扩散引起败血症脓毒血症等。

5. 肠源性感染

有些MODS病人血中细菌培养阳性，有感染症状，但找不到感染灶，可能是肠源性感染。

6. 肠源性内毒素血症

有些MOF患者有全身性感染表现，但血培养阴性，未发现感染灶，可能是肠源性内毒素血症或炎症介质引起的全身性炎症反应。

（二）失控全身炎症反应的发生机制

全身炎症反应在本质上是机体抗病的一种保护性反应，但如果炎症持续发展甚至失去控制，则炎症反应发生质的转变，从而由对机体保护转变为对机体自残，最后形成MODS。但是炎症失控的发生机制不清，有以下假说：

1. 两次打击（biphasic strike）或"双相予激说"

该说把创伤、休克、感染等早期病损视为第一次打击，此时炎症反应不重，器官损害较轻，称为"早期器官功能障碍"，但炎症细胞被动员，处于"予发状态"，如果病情继续发展或再次出现病损侵袭，就构成第二次打击，使处于"予发状态"的炎细胞超量释放细胞和体液介质使炎症反应放大，它们作用于靶细胞后还可以导致"二级""三级"甚至更多级别的新的介质产生，形成"瀑布样反应"（级联反应，cascade），导致组织细胞损伤和后期器官功能障碍。

2. 肠道细菌、毒素移位

该假说的提出基于：临床上近半数，尸检中约 1/3 生前诊断为 MODS 的病人并无明确的感染灶发现，但病损后 24h 内却可检测到内毒素血症，因此，80 年代后期有人提出，在 MOF 的发生中肠是"中心器官""始动器官"。正常情况下，肠黏膜上皮可以防止肠腔内所含的细菌和内毒素进入全身循环，但在某些情况如肠缺血、缺氧和再灌注损伤以及肠营养障碍时，肠内细菌和内毒素可从肠内逸出，进入肠淋巴管和肠系膜淋巴结，继而进入门静脉系统，肝枯否细胞活性受损将不能阻止肠道来的细菌和毒素进入体循环，并促使枯否细胞分泌各种细胞因子和炎症介质，加重全身性炎症反应。这种肠内细菌、毒素进入肠外组织的过程称为细菌、毒素移位（baeterial translocation），它标志着肠屏障功能损害。为炎症反应提供了丰富和不竭的刺激物质。引起肠道细菌、毒素移位的条件有：

（1）正常肠道菌群生态平衡破坏，常在使用大量广谱抗生素后发生革兰阴性细菌过度生长。

（2）机体防御和免疫机制受损。严重创伤病人常有免疫抑制，使肠内细菌、毒素容易通过局部防御屏障到肠外，扩展为全身性感染。

（3）肠黏膜屏障结构或功能障碍。严重创伤、失血、休克时肠壁缺血、黏膜上皮受损、糜烂脱落加之营养障碍，使肠壁通透性增高而易发生细菌及其毒素移位。

3. 代偿性抗炎症反应综合征（Compensabory andi - inflammatory response syndrome，CARS）

Bone 于 1996 年提出了 CARS 假说认为，失控的全身炎症反应未必导致炎介质占优势，而可能是抗炎介质过度分泌，导致免疫功能下降。从另外一个角度（注意抗炎因子）探讨全身性感染和 MODS 形成机制，实际上从全身炎症反应一开始，抗炎机制就启动了。如在应激反应时，神经内分泌大量释放肾上腺皮质激素和抑制催乳素分泌均对免疫反应有抑制作用，在细胞素（无生物学毒性，能作为调节因子对器官和系统的功能活动产生深刻的影响的一组炎性介质）方面已经发现 IL - 4、10、13 和 TGFβ 是最重要的巨噬细胞抑制因子，它们通过抑制抗原递呈活动而抑制多种细胞因子的产生导致免疫功能下降。

4. 细胞代谢障碍

高代谢、能量代谢障碍和氧利用障碍是 MODS 和 MOF 的最根本原因。

5. 基因表达的特性

临床上同样的病情，同样的治疗，在不同的个体预后却截然不同，人们通常用"个体差异"来解释。事实上，病人遗传和基因表达的特征在决定个体间的差异上是极为重要的，曾经有人报告，存活的全身性感染的病人有较高的全身感染复发率，提示该类病人对全身炎症反应可能具有高敏性。目前已经证实炎症表达的控制基因确实具有多态性，这提示个体基因特征在全身炎症反应中发挥着作用。至于它们在炎症失控和 MODS 发生中的确切意义有待进一步研究。

（三）失控的炎症反应导致的重要病理生理变化

（1）低血压与氧利用障碍。

在过度炎症状态下，内源性扩血管物质 PGI_2、腺苷、组胺、缓激肽、NO（内皮松弛因子，EDRF）明显增加，造成血管对缩血管物质失去反应性而陷于麻痹和瘫痪，这是导致全身炎症反应中循环阻力过低甚至休克的主要原因。由于舒缩血管物质分泌紊乱和血管反应性低下，正常的血流分配机制丧失，导致氧利用障碍。

（2）心肌抑制。

TNFa、PAF、白三烯 C4、D4、E4 均有抑制心肌收缩的负性作用，降低冠状动脉血流量，致心脏射血分数和做功指数均明显降低，部分还伴有心肌酶学的异常，而心脏却仍需要高负荷的做功，以维持较高的心排量和氧输送，使已损伤的心肌承受发生衰竭的危险，部分病人，尤其老年病人可出现急性心衰，由"高心排变为低心排"。

（3）内皮细胞炎症及血管通透性增加，引起组织和器官水肿，氧弥散距离增加，加重细胞缺氧。

（4）血液高凝及微血栓形成。

在过度炎症状态下，抗凝机制受到损害，使病人的血液系统普遍处于高凝状态，加之血管内皮炎症和损伤使内膜下胶原裸露，极易导致微血栓形成，进一步加剧组织器官灌注障碍。

（5）持续高代谢和营养不良，全身性感染和 MODS 的代谢具有"自噬"性和强制性特点，机体可由于短期内大量蛋白被消耗而陷入重度营养不良，组织器官以及各种酶的结构和功能全面受损。

三、MODS 的诊断

MODS 的诊断尚无公认一致的标准，MODS 可以理解为：SIRS（或全身性感染）+2 个以上器官功能障碍。

（一）MODS 的临床特征

1. MODS 的一般临床特征

（1）衰竭的器官通常并不来自直接的损伤。

（2）从原发伤到发生器官衰竭在时间上有一大的间隔。

（3）并非所有病人都有细菌学证据。

（4）30% 以上病人临床及尸检中无病灶发现。

（5）明确并治疗感染未必能提高病人的存活率。

这些描述概括了全身炎症反应所造成的器官损伤的特点，应当指出有些病例也可在伤后 72h 左右出现，被称为"速发型 MODS"，"速发型 MODS"使休克和原发损伤的鉴别变得比较困难，因此取得一致的意见是：休克 24h 内发生的器官功能损害不能看作 MODS。

2. 其他特征

（1）MODS 往往来势凶猛，病情发展急剧，难以经目前的器官支持治疗得到控制，死亡率高。

（2）MODS 是炎性损伤，只要能有效地遏止炎症的发展，应有希望逆转，一旦治愈，一般不会遗留器官损伤的痕迹或转入慢性病程，这有别于临终病人不可逆的器官衰竭。

（3）MODS 在病理学上缺乏特异性，主要发现是广泛的急性炎症反应，如炎细胞浸润、组织细胞水肿、器官湿重增加等，休克以缺血坏死为主。

3. MODS 特征性的临床表现

主要表现全身炎症或全身感染的某些特征。

（1）循环不稳定：病程的早、中期表现"高排低阻"的高动力型的循环状态，并可因此造成休克而需用升压药维持血压。这种类型的循环和休克在其他病症中不多见，虽然是高心排出量，但这类病人实际上普遍存在心功能损害，心率快而射血分数低于正常，可以贯穿整个病程直至死亡，其循环衰竭为外周性而非心源性，但在老年人则可因心功衰竭而较早地陷入低动力型循环。

（2）高代谢：静息时全身氧耗量和能量消耗增高以及生理和代谢的有关变化，表现高分解代谢和高动力循环称"高代谢"。

Sepsis 和 MODS 常伴有严重营养不良，与饥饿状态有本质区别，其特点有：

持续性高代谢，耗能往往大于实际需要，代谢率可达正常的 1.5 倍以上，耗能大于能量的实际需要。

耗能途径异常包括：饥饿状态，机体主要分解脂肪获得能量；严重感染通过大量分解蛋白，主要是肌蛋白获得能量，被消耗的主要是支链氨基酸，芳香族氨基酸被蓄积参与 Sepsis 的其他病理学过程，胰岛素耐受与三羧酸循环障碍导致糖利用障碍。

"自噬代谢"（或"强制性"代谢），补充外源性营养物不能有效地阻止自身消耗。

高代谢的原因是：应激状态下机体大量释放"分解性激素"如儿茶酚胺、肾上腺皮质激素等，并与炎性介质的生物学作用有关，现已证明，许多细胞因子如 TNFa、IL-I 等有强烈的促蛋白分解活性。

高代谢的严重后果在于蛋白营养不良将严重损害器官和酶系统的结构和功能，支链氨基酸与芳香族氨基酸失衡可导致神经调节功能紊乱。

（3）组织细胞缺氧：对 Sepsis 存在组织细胞缺氧有不同的看法，多数学者认为高代谢和循环系统功能紊乱往往造成氧供与氧需不匹配，表现病理性供需依赖（在氧供未满足氧需以前，氧耗量随氧供增加而增高，称为氧耗量的病理性氧供依赖性），提示组织缺氧，存在氧债（机体所需的氧耗量与实测氧耗量之差称氧债，反映组织缺氧），但有部分学者否认 Sepsis（至少在无休克状态下）存在缺氧。

（二）诊断指标

MODS 和 MOF 的判断标准，目前无统一标准，比较共同的认识有以下方面：

1. 肺衰竭

发生 ARDS，患者有明显呼吸困难、血 $PaO_2 < 6.65kPa(50mmHg)$，或需要吸入 50% 以上氧气才能维持 PaO_2 在 6.65kPa 以上。为纠正低氧血症必须借助呼吸机维持通气 5d 以上。

2. 肝衰竭

出现黄疸或肝功不全，血清总胆红素 $> 34.2\mu mol/L(2mg/100mL)$，血清丙氨酸氨基酸转移酶、天冬氨酸氨基转移酶、乳酸脱氢酶或碱性磷酸酶在正常值上限的 2 倍以上，有或无肝性脑病。

3. 肾衰竭

血清肌酐浓度 $> 177\mu mol/L(2mg/100mL)$。

4. 胃肠道衰竭

发生胃肠黏膜应激性溃疡，内镜证实胃黏膜有浅表溃疡或出血，患者可突然呕吐，溃疡出血 24h 内需输血 1000mL 以上才能维持心肺功能。

5. 凝血系统

血小板计数 $< 50 \times 10^9/L$，凝血时间和部分凝血活酶时间延长达对照的 2 倍以上，纤维蛋白原 $< 200mg/100mL$，有纤维蛋白降解产物存在，临床上有或无出血。

6. 心功能衰竭

突然发生低血压，心指数 $< 1.5L/(min \cdot m^2)$ 对正性肌力药物不起反应。

各系统功能改变较轻未达到以上标准时为器官功能不全，达到以上标准为衰竭。

四、MODS 的防治

迄今为止没有特效的治疗手段，因此加强预防仍是最好的治疗。

（一）预防

1）尽早、充分、有效地实施休克复苏是预防 MODS 的关键。

早期复苏的主要风险是氧自由基损伤，故应尽早（在即将开始复苏时）超大剂量给予抗氧化剂，如：维生素 C 2~10g/d，β-胡萝卜素 $> 800mg/d$，硒 40mg/d，锌 20mg/d 通过胃肠道给药，另外补液量要足。

2）最大限度地保护器官功能，特别是对原有病损器官的保护。

3）对高度怀疑感染的病例要认真、仔细查找感染灶，及时、彻底引流清除，给予适当的抗生素。

4）早期加强肺的管理。

肺常是 MODS 的首发器官，手术时应注意减少肺的并发症，鼓励伤（病）员早期下床活动，加强通气管理。

5）加强肠道保护。

（1）使用抗生素应注意对肠道厌氧菌的保护：肠道厌氧菌是一道有效抑制肠道需氧致病菌黏附黏膜并获得入侵位点的生物学屏障，故除非有明确指征，一般不使用有抗厌氧菌活性的抗生素，慎用主要经胆道排泄的抗生素。

（2）尽可能早地经胃肠道进食：肠腔内有食物存在是肠黏膜生长最重要的刺激，肠内无食物时黏膜萎缩，肠屏障功能障碍，易发生细菌、毒素移位。

（3）防治应激性溃疡：使用制酸剂或 H_2 受体阻滞剂，不宜使胃内过度碱化，pH 值控制在 $4 \sim 5$ 之间为宜，以避免细菌过度生长。硫糖铝是黏膜保护剂，不抑制胃酸分泌，故不会改变胃内酸度，是比较好的防治应激性溃疡的药物，用法：口服，$1g/6h$。

（4）选择性肠道去污染方案（SDD）：这是荷兰学者 Stoutanbeek 在 80 年代提出的，旨在通过抑制肠道中的革兰阴性需氧致病菌和真菌，达到预防肠源性感染的目的。SDD 选用抗生素的原则是：对大部分潜在致病菌（主要指兼性或需氧的革兰阴性菌）敏感、MIC（最低抑菌浓度）低；对原籍菌，即专性厌氧菌不敏感；口服不易吸收，能维持较高的腔内浓度。根据这一原则，可以组成多种方案，介绍其中一种：

先用头孢噻肟 $1g/6h$，$1 \sim 2d$，然后口服多粘菌素 E100mg + 妥布霉素 100mg 十二性霉素 B500mg/6h，同时，用上述抗生素分别制成薄膜黏合剂贴于口腔黏膜表面，制成软膏涂抹在肛门周围，一般连续使用 7d。欧洲 8 个研究中心的联合研究确认，SDD 可明显抑制口腔、上消化道和直肠内的革兰阴性菌和真菌生长，明显降低呼吸道感染和全身性感染发生，迄今没有发现耐药和菌群紊乱，但 SDD 对死亡率无影响。

6）严格控制侵入性操作，减少感染危险。

（二）MODS 的治疗

由于对 MODS 的本质尚未彻底搞清，因此对 MODS 的治疗策略仍然以支持治疗为主，其目的是：①纠正器官功能障碍已经造成的生理紊乱；②防止器官进一步损害。

1. 病源控制

及时有效地处理原发伤（病），减少或阻断有害的介质或毒素释放，防治休克和缺血再灌注损伤。

（1）身体各部位的隐蔽感染灶、坏死组织、烧伤焦痂等应予清除。

（2）基因调控：目前临床所能做的是抑制细胞炎性介质的转录和表达，主要有抗氧化剂如别嘌呤醇、维生素 E 等，己酮可可碱新近开始用于临床，它是甲基黄嘌呤的衍生物，在感染性休克、失血性休克、缺血再灌注损等动物实验中能减轻器官损害、提高存活率，其机制在于能改变血液有形成分的流变学性质，扩张血管，抑制炎性细胞因子产生，抑制中性粒细胞和枯否细胞激活产生氧自由基，改善组织氧合。糖皮质激素类药物因阻断免疫机制，并可抑制创面细胞再生和修复，因而有争议。

（3）血液滤过或血浆交换法，除去血中的内毒素和过多的炎症介质。

2. 保证组织氧输送

目前支持组织氧利用的手段有限，治疗重点在支持氧输送。氧输送（DO_2）是机体每分钟得到的氧供应总量，代表循环、呼吸支持的总效果，主要与血红蛋白（Hb）、氧饱和度（SaO_2）和心排出量

（CO）相关，$DO_2 = 1.38 \times Hb \times SaO_2 \times CO$，正常值为 $550 \sim 650 mL/(min \cdot m^2)$。

措施：①增加心排出量：扩充血容量，输血、输液，应用正性肌力药物调节心血管功能；②增加动脉血氧合，应用氧帐或机械通气（必要时用 PEEP）维持 $SaO_2 > 90\%$；③增加血红蛋白浓度和血球比积：前者 $100 g/L$，后者 >30 为目标，效果为 $DO_2 > 550 mL/(min \cdot m^2)$。

3. 代谢支持

代谢支持无论是肠内或肠外途径，应在伤（病）后 $1 \sim 2d$ 实施，能较好地预防感染性并发症发生。

原则：底物由碳水化合物、脂肪和氨基酸组成，葡萄糖的用量不宜过多，使热：氮比值保持在 $100:1$ 左右，提高支链氨基酸的比例。

4. 合理应用抗生素、控制感染

尤其是肺部感染与院内感染及肠源性感染。

5. 各衰竭脏器的功能支持治疗

临床上各脏器功能支持常有互相矛盾的地方，危重病医学强调均衡协调支持，抓主要矛盾。

6. 中医药干予

大量的实验研究及临床研究证明，中药大承气汤有以下作用：①降低肠道毛细血管通透性，减少炎症渗出；②保护肠黏膜的屏障作用，可以阻止肠道细菌及毒素移位，防止"持续泄漏"，从而阻断 SIRS 的恶性循环；③促进肠道运动，解除梗阻，加速肠道细菌及毒素排出体外；④改善肠道血运，增加肠血流量，改善低灌注状态；⑤有明显抗大肠杆菌等革兰阴性杆菌作用；⑥促进胆汁分泌和胆囊收缩，松弛奥狄氏括约肌；⑦中和内毒素，消除自由基。综上所述可见大承气汤在治疗原发性或继发性肠源性感染方面具有独特的功效，可用来防治 SIRS 向 MODS 转化。中医药的干预还需要大量的实验及临床观察，但复方中药重视全身调整，在 MODS 的治疗中是可取的。

五、危险因素与预后

一旦发生了 MODS，有几个关键因素与预后有关：

（1）常最先出现肺功能不全，轻者称为急性肺损伤，重者称为 ARDS，ARDS 以后可继发 MOF。

（2）有肾衰竭者多死亡，无肾衰竭者即使有 3 个器官衰竭往往可存活。

（3）受累器官数，据统计 1 个器官功能障碍死亡率为 $30\% \sim 40\%$；2 个器官为 60%；3 个器官 $>90\%$，最近也有报道 MODS 数目超过 5 个以上，有的最终仍得到解救。

（4）年龄：>65 岁以上死亡率可再增加 20%。

（七）中医外感热病学中的神志异常与现代感染病学中意识障碍的融合

1. 中医外感热病学中的神志异常，是指意识不同程度丧失，语言错乱，或行为异常等表现。凡温邪扰及心神，或温邪直接侵及心营（血）皆可出现不同程度的神志异常，常见的有：烦躁不安、神昏谵语、神志昏蒙、昏愦不语、神志如狂等。在外感热病时神志异常与痉厥常常同时发生。现代感染病学中的意识障碍与惊厥常常同时发生，它们都是脑功能受损的表现。意识是指大脑皮质处于觉醒状态，并能认识周围环境。人的意识活动包括"觉醒状态"与"意识内容" 2 个不同但又相互有关的组成部分。按照生理与心理学基础，可将意识障碍分为觉醒障碍与意识内容障碍 2 大类。根据检查时刺激的强度和患者的反应，可将觉醒障碍区分为嗜睡、昏睡、浅昏迷、深昏迷 4 级。意识内容障碍常见有 3 种，即意识浑浊、精神错乱和谵妄状态。

（1）浅昏迷与中医神昏：浅昏迷，即轻度昏迷，仅对剧痛刺激稍有防御性反应，各种生理性反射存在，呼吸、血压、脉搏一般无明显改变。神昏是指神志模糊，不省人事，甚至昏睡不醒，呼之不应的症状。浅昏迷与神昏一致。

（2）深昏迷与中医昏愦不语：深昏迷包括中度与重度昏迷，重度昏迷时全身肌肉松弛，对各种刺激全无反应，各种反射全部消失，呼吸不规则，血压下降。昏愦不语：指意识完全丧失，沉迷不语，并见全身厥冷，面色苍灰，脉沉伏难以触及，濒于死亡状态。深昏迷与昏愦不语基本一致。

（3）意识混浊与中医神志昏蒙：意识混浊即意识模糊或朦胧状态，其表现为思考困难，理解、记忆和定向力均有障碍，故反应迟钝，应答常有错误。神志昏蒙是指意识模糊，时清时昧，或时有谵语。二者一致。

（4）中医谵语与西医谵妄含义一致。

（5）精神错乱与中医神志如狂：精神错乱和神志如狂相似，但精神错乱精神运动兴奋更重，常奔跑、自伤、伤人、毁物。神志如狂，指神志不清，妄为如狂。中医外感热病的神志如狂是比较轻的精神错乱。感染中毒性脑病多见轻度精神错乱。

（6）惊厥与中医痉厥：惊厥是指全身任何骨骼肌的不自主单次或连续强烈收缩。惊厥属于不自主运动中的全身性痉挛，在感染性疾病中出现不自主运动和惊厥常常与不同程度的意识障碍如意识模糊、昏迷、谵妄同时出现。痉厥：痉指抽搐，又称动风；厥指神志不清，四肢厥冷。痉与厥常常同时出现，故临床上多痉厥并称。痉厥又有虚实之分，实风内动表现抽搐急剧、频繁有力、如见手足搐搦、颈项强直、角弓反张、牙关紧闭、两目上视等。实风内动与西医的惊厥一致。实风内动总由热极而生风，常常与高热、昏迷等意识障碍同时出现。虚风内动表现为抽搐徐缓无力，如见手足徐徐搐溺，手指蠕动，口角颤动，心中瞻瞻悸动，并见低热，消瘦，神疲，口干舌燥等。虚风内动多出现于温病后期，为热邪深入下焦，耗伤阴精，筋失精濡，心失水济所致。惊厥与中医痉厥的概念不完全一致，痉厥含义昏迷的意思。

从以上比较中可以看出中西医相对应的概念具有一致性，只是文字表达有差异，其实质是一致的。

2. 西医现代感染病学中昏迷、谵妄、惊厥、发热是一组比较常见的症状组合，与之相对应的是，中医外感热病学中的神昏谵语、神志昏蒙、昏聩不语、痉厥、发热的组合，从临床表现看两者是一致的。

（1）在现代感染病学中发热、昏迷、谵妄、惊厥综合征，其原因为：①中枢神经系统感染；②感染中毒性脑病；③水电介解质紊乱；④发热本身对中枢神经系统的功能改变。着重讨论中枢神经系统感染及感染中毒性脑病，如下：

【脑部炎症性疾病】

可分为 2 大类：①凡感染或炎性反应仅累及软脑膜者称为脑膜炎；②病原体侵犯脑实质引起炎性反应者称脑炎。不论是脑炎抑或脑膜炎在疾病过程中脑膜和脑实质往往不同程度都受到侵犯，因此常用脑膜脑炎的名称。广义的脑炎包括脑炎和脑病，有脑部感染的称脑炎，有脑炎样症状和病理变化而无感染的称为脑病，全身性感染时的脑症状称中毒性脑病。

脑炎通常是由病毒引起，病毒性脑炎的特征性表现是意识改变，如嗜睡、意识混乱、谵妄和昏迷，而且常伴癫痫等局灶性神经体征。其致病的病毒常见的有：肠道病毒、虫媒病毒（我国的乙脑以脑炎为主要临床表现）、流行性腮腺炎病毒、疱疹病毒。病毒性脑炎可以伴有病毒性脑膜炎，因而也可能有轻度的脑膜刺激症状。病毒性脑膜炎即无菌性脑膜炎，临床表现比较轻微，局限于软脑膜的感染表现为脑膜刺激征：头痛、颈项强直、脑脊液细胞数增多和发热。治疗主要为对症及支持疗法。本病为自限性疾病，病程数天至 2 周。通常预后良好，不留后遗症。治疗着重于降温、止痉、脱水及呼吸衰竭处理 4 个方面。

各种细菌引起的脑膜炎。细菌性脑膜炎的典型表现有发热、头痛、嗜睡、谵妄、昏迷等意识障碍，可见于 80% 以上的病例。30% 的病例可有抽搐。检查时多有颈项强直及病理反射。3 种最常见的病原为脑膜炎球菌、肺炎链球菌、流感杆菌，发病率占80%以上。

肠道病毒脑部感染。肠道病毒，原有67型，其中以柯萨奇病毒、埃可病毒及脊髓灰质炎病毒与人类疾病关系最密切，以后又发现5种新肠道病毒，共72型，其中第72型即甲型肝炎病毒。病毒自口腔或呼吸道进入体内，主要在咽部、扁桃体等局部淋巴结繁殖，少量在肠道繁殖，自呼吸道分泌物及粪便中排除。病毒自上述部位经血流和淋巴进入肝、脾及其他单核－巨噬细胞系统，再随血流达到其他器官，主要的靶器官是中枢神经系统和肝脏。中枢神经系统病变为无菌性脑膜炎及脑炎，其临床表现与流行性乙型脑炎相似，只是临床表现比较轻微，迁延时间较长，如昏迷较轻，一时昏迷，一时清醒，长期不愈，多发生在夏秋季节。中医认为属于湿热蒙蔽心包，当用菖蒲郁金汤。湿热与肠道病毒感染在流行病学、临床表现、疾病类型都是一致的。

【中毒性脑病】

表现为急性脑功能衰竭，是以意识障碍和颅内压增高为主要表现的综合征，轻度脑功能障碍可出现躁动、嗜睡或昏迷；重度脑功能衰竭常有明显的颅内压增高及脑疝的征象。颅内压增高的表现有：剧烈头痛、喷射性呕吐、视力模糊、不同程度的意识障碍及惊厥、脉缓而洪大、呼吸深慢、血压升高，脉压差增大。中毒性脑病大多发生于多器官功能障碍，常常与其他器官功能障碍相伴发生。除了严重的脑膜炎脑炎外，也见于中毒性肺炎、中毒性痢疾以及全身炎症反应综合征、多器官功能障碍综合征。

【水电解质紊乱】

急剧出现的低钠血症病者常可出现明显神经系统症状，血钠水平低于125mmol/L时常有恶心、不适，115~120mmol/L时则有头痛、乏力及感觉迟钝等，血钠进一步下降可出现一系列更严重症状，包括抽搐、昏迷等。这是由于快速出现的低钠血症，使水快速地进入细胞内，造成脑细胞水肿而出现神经系统症状。相反，由于血钠浓度过高造成的高渗状态，使细胞内水分被析出造成脑细胞失水，可造成一系列神经系统症状，发病越快，症状越明显，可能出现的症状包括乏力、头疼、易激动兴奋等，可在早期出现，而后逐步进展为震颤、抽搐，以至昏迷甚至因脑组织不可逆转性损害而死亡。

【发热】

使神经系统兴奋性升高，特别是高热（40~41℃）时，病人可出现烦躁、谵妄、幻觉。有些病人出现头痛（原因不明）。在小儿高热比较容易引起抽搐（热惊厥），这可能与小儿中枢神经系统尚未发育成熟有关。有些高热病人神经系统可处于抑制状态，表现淡漠、嗜睡等。

【热损伤】

包括热晕厥、热痉挛、热衰竭、中暑。这些病理状态都是因热调节障碍引起的，大多是因为在高温环境中工作，失盐失水引起。在治疗时以降低体温、补充水盐为主。

（2）外感热病中的神昏、谵语、痉厥，其主要原因：①热陷心包；②营血热炽；③湿蒙心包；④热结胃肠；⑤中暑；⑥动风，包括实风内动、虚风内动。另及筋肉瞤动，小儿卫气阶段引动肝风等。

【温邪扰及心神】

温邪内陷心包出现的神志异常，症见身热，神昏谵语，或昏聩不语，舌红绛，脉细数等。应用清心开窍法，代表方如安宫牛黄丸、紫雪丹、至宝丹等。安宫牛黄丸作用最强，长于清泄邪热，紫雪丹次之，兼能熄风通便，至宝丹长于芳香避秽。这与西医急性颅内中枢神经系统感染的临床表现：高热、昏迷、谵妄一致。见于脑膜炎脑炎的典型期。

【营血热炽】

其神志异常常较严重，多见神昏谵语，如狂发狂，并有急性多部位、多脏腑、多窍道出血，舌深绛等。其治疗应用开窍法与清营泄热法或凉血散血法配合，根据情况可选用安宫牛黄丸、紫雪丹、至宝丹与清营汤或犀角地黄汤合用。更严重者可用化瘀开窍法，如犀珀至宝丹或犀地三汁饮等。这与急性颅内中枢神经系统感染合并弥漫性血管内凝血一致。见于具有脑功能衰竭的多器官功能障碍或脑膜炎脑炎引起的多器官功能障碍状态，前者属于严重的中毒性脑病，后者则是严重的脑膜炎脑炎，其临床表现与治疗方案大致相同。

【湿蒙心包】

除见神志昏蒙外，尚可见到身热不扬，舌苔垢腻等，不如急性昏迷那么严重，而且迁延时间比较长，治疗应用豁痰开窍法，代表方如菖蒲郁金汤。这种慢性的意识模糊、朦胧状态常见于轻型病毒性脑炎或非典型性脑炎，也见于某些轻型中毒性脑病。

【热结胃肠】

热结胃肠导致的神志异常与营血热炽所致的神志异常相仿，而其实有异，热结胃肠证病在气分，虽有神志异常，但舌质不绛，舌苔焦燥起刺，而热入营血证在出现神志异常的同时伴有营血分特异征象，即舌质红绛或深绛。按照西医的观点热结胃肠就是胃肠道的感染与梗阻，由此引起的意识障碍如昏迷、谵妄、狂躁等。属于中毒性脑病范畴。也见于脑膜炎脑炎合并肠道梗阻与感染。

【中暑与西医热损伤】

中医的中暑属于外感热病，其中包括了部分夏秋季的感染病及西医的热损伤，而西医的热损伤不属于感染病范畴，因其有发热、惊厥（或腓肠肌、腹直肌痉挛）昏迷或晕厥，有时需要和流行性乙型脑炎相鉴别，而中医的中暑应与暑瘟（包括流行性乙型脑炎）相鉴别。所以中暑与热损伤既有重叠，又有区别。在感染病的鉴别诊断中热损伤是不可缺少的内容。

【动风】

俗称抽筋，又称痉，指肌肉抽搐，由于痉与厥常常同时出现，故临床上多痉厥并称。厥指神志不清四肢逆冷，所以动风与肌肉不自主运动一致。

实风内动　实风内动与西医的惊厥一致。实风内动总由热极而生风，常常与高热、昏迷等意识障碍同时出现。由阳明气分热盛引动肝风者用犀羚白虎汤；由肺经热盛引动肝风者用桑菊饮加钩藤、鲜石菖蒲等。以上2种情况多见于卫气阶段，由于高热引动肝风，邪热一撤肝风自息，不可用平肝息风法，特别是小儿，这与西医对于小儿高热惊厥的认识是一致的。由肝经热胜引动肝风者代表方如羚角钩藤汤；心营热盛引动肝风者用羚羊镇痉汤，若同时伴有昏迷谵语者可与安宫牛黄丸、紫雪丹、至宝丹同用。后2种情况见于脑膜炎或脑炎。至于气血两燔，症见头痛如劈，干呕狂躁，谵语神糊，视物昏瞀，四肢或抽搐，或厥逆，或发斑出血，这一组症状是典型的中毒性脑病颅内压增高的表现，此时往往多是多器官功能障碍的表现，见于各种严重感染的极期，这是清瘟败毒饮的适应症。

虚风内动　虚风内动多出现于温病后期，为热邪深入下焦，耗伤阴精，筋失精濡，心失水济所致。这是因为在严重感染过程中，由于持续高代谢和耗能途径异常，机体通过大量分解蛋白质获取能量，芳香族氨基酸大量被蓄积，形成伪神经介质导致神经调节功能紊乱，加之水电解质紊乱如低钙血症、低镁血症等，这样就形成了外感热病后期包括虚风内动在内的诸阴虚证。代表方如大定风珠、黄连阿胶鸡子黄汤、三甲复脉汤等。

另有筋肉瞤动，指局部肌肉跳动抽搐，出现于伤寒者，多因汗、吐、下法使用不当导致诸阳虚证，出现脚挛急（腓肠肌痉挛）；脐下悸（腹直肌痉挛）；心下悸，欲得按者（心律失常）等，都与低血容量、低血钾、低血钠状态一致。

附 外感染热病证态体系

外感染热病证态体系是中医外感热病与现代感染病融合后暂时定的名称，是指外邪与机体相互作用在机体内产生的变化过程，主要是指病理过程。

一、卫分、太阳表证与前驱期证态

是一组类似于感冒的非特异性症候群，它包括了不同季节、不同表现的感冒、流行性感冒及全身各器官系统感染（包括传染病）的前驱期及轻型，在病理学上属于非特异性的急性期反应。

1）风寒感冒证态。

2）风温感冒证态。

3）湿温感冒证态。

4）秋燥感冒证态。

以上为最基本的证态，对于患有基础及系统疾病以及不同体质的患者还要具体辨证。

二、各脏腑气分证（包括阳明病、少阳病以及某些变证坏病）与各器官系统急性感染典型期证态

由于脏腑是一个功能性单位，在《伤寒论》与温病中也没有脏腑气分证的概念，因此要创立一系列证态，暂时分类如下：

1）急性肺感染肺热证态。

（1）细菌性肺炎风热犯肺证态。

（2）病毒性肺炎邪热壅肺证态。

（3）大叶性肺炎肺热炽盛证态。

2）胸腔积液寒实结胸证态。

3）急性腹膜炎热实结胸证态。

4）肝胆胰感染柴胡汤证态。

5）肠梗阻阳明腑实证态。

6）急性胃肠炎痞证态。

7）霍乱样综合征水、电解质紊乱证态。

8）急性脑感染热扰心（包）神证态。

9）肌肉不自主运动动风证态。

（1）实风内动惊厥证态。

（2）阴虚动风肌蛋白消耗低钙、低镁血症证态。

（3）阳虚动风低血钾、低血钠证态。

10）痢疾样综合征湿温证态。

11）湿蒙心包非典型脑炎证态。

12）急性心肌炎炙甘草汤证态。

13）风湿性关节炎附子汤证态。

14）盆腔脓肿太阳蓄血证态。

15）急性盆腔炎热入血室证态。

16）胃肠道出血阳明蓄血证态。

17）盆腔良性包块蓄血证态（包括盆腔脓肿后遗症、慢性盆腔炎、宫外孕后遗症等）。

18）腹腔恶性肿瘤脏结证态。

19）休克亡阳证态。

（1）内毒素休克（冷休克）四逆汤证态。

（2）外毒素休克（暖休克）通脉四逆汤证态。

20）阳明病发黄肝细胞黄疸证态。

21）蛔厥蛔虫梗阻证态。

……

三、多器官功能障碍综合征营血分证态

1）全身炎症反应综合征阳明热盛证态。

2）热灼营阴败血症早期证态。

3）热闭心包轻度中毒性脑病昏迷证态。

4）血热动风中毒性脑病痉挛证态。

5）热盛迫血弥漫性血管内凝血证态。

6）气血两燔重度中毒性脑病颅内高压证态。

7）热结肠腑肠梗阻合并感染证态。

8）多器官功能衰竭内闭外脱证态。

四、余邪未尽恢复期证态

五、三阴经病慢性期证态

几点说明：

（1）证态、证、病理状态都是一个动态变化过程，是以不同的参考系对同一个疾病的连续动态变化过程所产生的不同认识，尽管它们有着相对应的关系，但也不能对号入座。

（2）具体到某一个证与其相应的病理状态，二者的内涵和外延不一定能完全重合，证态只取其重合的部分，有时一个证可以与几个病理状态融合，几个证也可以和一个病理状态相关。

（3）证态概念体系有待于进一步完善，对每一个证态的命名有待于简明与规范。

辨太阳病脉证并治上

1. 太阳之为病，脉浮，头项强痛而恶寒。

【注解】

脉浮：浮脉的现代概念是脉搏位置表浅，外周血管处于舒张状态，血管弹性阻力降低，血流量增加时呈现的脉搏形象。浮脉的概念有2层含义：①指脉搏的位置表浅，轻触即应；②作为取脉方法中的部位，表示"浮、中、沉"取脉法的浮位。其指诊特点是：轻触脉搏应象清楚，脉来去流利，稍重按则觉脉搏力量减弱，无中空感觉。其形成机理：经实验研究证明，血管处于扩张状态或部位表浅时，均可出现浮脉。实验用适宜剂量的异丙基肾上腺素后，可以产生典型的浮脉图像。在临床上，平素身体健康者，正气盛，感外邪发热时，机体产生反应性心率加速，心输出量增加，同时因散热的需要，机体又产生调节性血管舒张，外周血管阻力下降而现浮而有力的浮脉象。这是发热的3个时相变化中出汗散热期的表现。

【语释】

太阳病的症状是头疼，后颈部感到僵硬，恶寒怕冷，脉浮。

【解读】

中医认为：太阳和卫分，都是指的机体抵御外邪的第一道防线；西医认为：机体阻挡微生物入侵的第一道防线是非特异性宿主防御功能，非特异性宿主防御因子包括：正常菌群、遗传因子、自然抗体、完整的形态结构、正常分泌物、细胞吞噬作用、NK细胞、非抗原特异性免疫应答、纤连蛋白、自愈力、激素及营养等。当第一道防线被突破时，机体出现的一种非特异性反应，称为急性期反应，其临床表现是一组类似于感冒的非特异性症候群。《伤寒论》里称为太阳表证，温病学说称为卫分证，传染病学称为前驱期，现代感染病学称为感冒症候群。

这一组类似于感冒的非特异性症候群是所有外感热病（感染病）首先出现的，如果不传变这一组非特异性症候群就称为太阳表证、卫分证，西医称为感冒，如果传变这一组非特异性症候群则称为太阳病表证、温病卫分证、感染病前驱期。其病理学基础是感染的急性期反应，也就是早期的应激反应。太阳病表证、温病卫分证、感染病的前驱期是一个证态。许多感染病的轻型与前驱期的表现与感冒的临床表现相似，所以，许多感染病的前驱期、轻型很难与感冒相鉴别，即使是现代医学也很难鉴别，而《伤寒论》提供了一些简单的方法，如下。

4. 伤寒一日，太阳受之。若脉静者，为不传；颇欲吐，若躁烦，脉数急者，为传也。

5. 伤寒二三日，阳明，少阳证不见者，为不传也。

【注解】

脉数急：就是快而急促的脉象。

传：是指外感热病按照一定的规律发展。

变：是指外感热病没有按照既定的规律发展。

阳明，少阳证不见者：阳明证、少阳证、气分证与各器官系统感染的急性典型期是一个证态。"阳明，少阳证不见者"是指没有出现器官系统感染的急性典型期的临床表现。

【解读】

这2条是说明如何判断疾病是否发展，如何判断感冒与其他感染病前驱期的区别。当外邪突破机体的第一道防线时，外邪与机体的第一道防线相互斗争，若机体抵抗力强，外邪被消灭或者被驱除，疾病不再发展，这时病人的脉象平静没有变化，病人不再出现新的病症；如果病人出现烦躁不安、恶心欲吐，脉象与原来不一样，出现快而急速的表现，说明外邪超过机体的抵抗力，疾病向机体内部发展。如果2~3天之后没有出现各器官系统感染的典型症状（阳明证、少阳证不见者），这也表明疾病不再向下发展。以上这种预测具有或然性，不具备必然性，它给临床医生一个判断疾病进退的思路，认真观察病人病情的变化，随时发现新出现的病症，是判断疾病进退的重要依据。这也是现代诊断感冒的思维方式，发热2~3日的病人，如果不再出现严重的临床表现，说明是感冒，如果出现体温升高以及其他严重的临床表现特别是出现器官系统的特异性典型症状，说明不是感冒。

外邪是病原体与自然环境、社会环境相互作用、相互协同能使机体患病的统一体，外邪不单指病原体。机体的抵抗力不单是抵御病原体的能力，而且还包括机体适应自然环境与社会环境的能力以及自愈力等。

2. 太阳病，发热、汗出、恶风、脉缓者，名为中风。

3. 太阳病，或已发热，或未发热，必恶寒、体痛、呕逆、脉阴俱阳紧者，名为伤寒。

【注解】

脉缓：就是脉缓和的意思，不是西医伤寒病的脉缓慢（相对缓脉）。缓脉是健康人的正常脉象。

脉阴阳俱紧：是指桡动脉的血管壁紧张度比较高，这是与太阳病中风证的脉缓相对照而言的，脉缓还有动脉血管壁紧张度不高的意思。"脉阴阳俱紧"是因为在发热的升温期，由于肾上腺素、儿茶酚胺分泌增多引起血管收缩，血管紧张度升高所致。（脉阴阳指尺脉和寸脉）

中风：即伤风，是比较轻型的感冒，不是急性脑出血引起的中风。

【解读】

太阳病分为中风与伤寒2种，太阳病就是感冒，包括流行性感冒和普通感冒，其临床表现和治疗原则是一样的。但是中医对感冒太阳病的治疗却有差别，太阳病中风证临床表现比较轻，其特征是汗出恶风，主用桂枝汤，适应于不宜大量发汗的病人；太阳病伤寒证临床表现比较重，其特征是高热、无汗、恶寒、全身肌肉关节酸痛，用麻黄汤，适应于身体强壮、能经得起发汗的年轻人。

单从脉象上分析，脉阴阳俱紧是发热的升温期，脉浮缓是发热的出汗散热期。脉象只是判断疾病状态的一个状态变量，要和其他临床表现放在一起，经过分析综合才能得出正确的判断，与其他自然科学不一样，对于疾病状态的判断，经验判断具有突出的特殊作用。

6. 太阳病，发热而渴，不恶寒者，为温病。若发汗已，身灼热者，名风温。风温为病，脉阴阳俱浮、汗自出、身重、多眠睡、鼻息必鼾、语言难出；若被下者，小便不利、直视失溲；若被火者，微发黄色，剧则如惊痫，时瘈疭；若火熏之，一逆尚引日，再逆促命期。

【注解】

直视失溲：两目直视、眼球不转动，大、小便失禁。

被火者：用艾叶等药烧火熏灸病人的身体。

瘛疭：抽风，手足抽搐痉挛。

【语释】

《伤寒论》认为太阳病除中风、伤寒外，还包括温病（卫分证），但是太阳病中风、伤寒与温病的卫分证两者必须严加区别，才能避免错误。温病的临床特点是"发热而渴，不恶寒"，后世医学家在此基础上，逐渐形成了温病学说。中医学术界认为"不恶寒"应该理解为"微"恶寒，现代医学认为各种微生物及其产物作为发热激活物作用于机体，发热、恶寒，是发热的第一期升温期。所以，温病应当有恶寒的症状，只是恶寒比较轻微。实际上寒战、恶风、恶寒也只是程度不同，其病理机制是一样的。

本条中的风温是指温病误用辛温发汗后的变证，其临床表现是桡动脉处的脉象为浮象，自动出汗，身体沉重，经常睡眠，呼吸时鼻有鼾声，而且语言困难，这与后世的外感风温病不同。假如误用下法，便会引起小便不利，两眼直视，甚至大小便失禁。假如误用火法，轻则导致皮肤发黄，重则可以引起如同惊痫的表现，时时手足抽搐痉挛。倘若再用火熏的方法，那就错上加错。一次错误的治疗，变证虽重，还不至于有生命危险；再次误治，生命就危险了。

"火法"包括烧针、艾灸、熏、熨等治疗方法，都是通过给予热的刺激，促使病人发汗的方法。这些古老的治疗方法，在秦汉以前经常应用，除艾灸之外现代用的很少了。

【解读】

这一条的意思是伤寒要与温病相区别，温病不能使用发汗、泻下及火法治疗，特别是在疾病的早期即太阳表证、卫分证－前驱期证态，在这个证态里一定要把太阳病（流行性感冒、普通感冒）与卫分证（传染病前驱期）区分开来，因为太阳病可以使用发汗法，而温病（一般认为温病主要是指传染病）不能使用发汗法。汗法包括麻黄汤、大青龙汤、桂枝汤等，西医的解热镇痛剂如阿司匹林、氨基比林等也属于发汗解热剂。现代医学也认为阿司匹林、氨基比林不能用于诊断不清的发热性疾病，特别是传染病的前驱期。对误用汗法的后果中、西医的认识是一致的。在太阳表证卫分证－前驱期证态里，只要把汗法的适应症掌握好，就不会犯原则性的错误。汗法只适应于诊断明确的流行性感冒、普通感冒，年轻体壮、高热无汗的病人，其他情况不得使用汗法特别是麻黄汤。误用汗法引起的后果是严重的，特别是传染病，例如流行性出血热误用氨基比林可能会导致死亡。泻下法、火法现代用于感冒及传染病比较少，这也是因为它们的副作用比较多，被自然淘汰掉了。误治引起的变证，其临床表现非常复杂，远比本条所述多得多，以后的篇幅中还要述及。

火劫发黄，参考 111 条。

7. 病有发热恶寒者，发于阳也；无热恶寒者，发于阴也。发于阳，七日愈，发于阴六日愈，以阳数七、阴数六故也。

【注解】

阴阳：是 2 种不同属性相对的机动代名词，例如表与里，表为阳，里为阴；动与静，动为阳，静为阴；热与寒，热为阳，寒为阴；实与虚，实为阳，虚为阴。在表里虚实之中，又各有阴阳，例如表虚证就是阳中之阴，表实证就是阳中之阳，热实证也是阳中之阳，依此类推。

阴阳是中国传统哲学的重要范畴之一，也是构成中医理论体系的基本概念。阴阳的本义指日照的向背，战国时期阴阳概念进一步被用来称谓世界上 2 种最基本的矛盾势力和属性。阴阳不同于现代哲学中"矛盾"的概念，二者相同之处在于都表示事物之间对立统一的关系，不同的是现代哲学范畴中的"矛盾"对对立双方的属性无任何规定性，而阴阳在研究事物对立统一关系时，对对立双方的属性有质的规定性，凡动的、热的、在上的、亢进的、强壮的为阳；凡静的、减退的、虚弱的为阴。中医学引入并发展了阴阳概念，其基本含义可分为哲学阴阳和医学阴阳 2 大类。哲学阴阳代表着自然界相互对立又相互关联的事物属性，如自然气候中的冷和暖。医学阴阳也称为本体阴阳，其中将对人体具有推动、温煦、兴奋等作用的物质和功能称为阳；对人体具有凝聚、滋润、抑制作用的功能和物质统称为阴，如心阴、心阳、肾阴、肾阳等。

【解读】

本条所谓发热恶寒者发于阳，无热恶寒者发于阴，其阴阳的区别就是以热之有无为主要标志，也就是说有发热的属于阳，没有发热的属于阴，根据阴阳学说奇数七为阳，偶数六为阴，所以发热的 7d 病愈，不发热的 6d 病愈。这种推理具有或然性而不具备必然性，但是普通感冒六七日自愈的客观观察是真实的，这与现代医学的观察是一致的。联系第 8 条和第 10 条可以看出对于疾病愈期的判断，张仲景主要还是根据具体的脉证与疾病的趋势来分析判断，而不单以日数为根据。

8. 太阳病，头痛至七日以上自愈者，以行其经尽故也。若欲作再经者，针足阳明，使经不传则愈。

9. 风家，表解而不了了者，十二日愈。

【注解】

风家：指患太阳病中风证的病人。

不了了：没有了结，没有结束的意思，此处的意思是表证已解，而病人还感觉身体不清爽。

【解读】

现代医学研究证明，流行性感冒和普通感冒都是由病毒引起的，其临床表现和治疗方法大致相同，临床表现有急起高烧、乏力、全身肌肉酸痛和轻度呼吸道症状，病程短（5～7d），有自限性。其发病机理以流行性感冒为例，流行性感冒病毒颗粒吸入呼吸道后，吸附在呼吸道的纤毛柱状上皮细胞，继而进入细胞内，在细胞内复制，复制的子代病毒，以出芽方式排出上皮细胞。一个复制过程的周期为 4～6h，排出的病毒扩散感染至附近的细胞，并使大量呼吸道上皮细胞受染、变性、坏死和脱落，产生炎症反应。临床上可出现发热、肌肉痛、白细胞降低等全身毒血症样反应，但不发生病毒血症。起病 4～5d 后，基底细胞层开始增生，形成未分化的上皮细胞，2 周后纤毛上皮细胞重新出现和修复。说明了六七日愈、十二日愈的病理学基础。六七日愈、十二日愈都是大约数字，在这种情况下，西方多以 7、14d 为一个周期（如西医伤寒病的分期），《伤寒论》以 6、12d 为周期，这是由于西方圣经中上帝创世纪以 7d 为一个周期，《伤寒论》以六经为一个周期，体现了 2 种文化的差异。

流行性感冒是由流行性感冒病毒引起的。其潜伏期一般为 1～3d（数小时至 4d），临床表现为畏寒、发热（可达 39～40℃）、头痛、乏力、全身酸痛等，一般持续 2～3d 后渐退，全身症状逐渐好转，但鼻塞流涕咽痛干咳等上呼吸道感染症状较显著，少数患者可有鼻衄、食欲不振、恶心、便秘或腹泻等轻度胃肠道症状。

普通感冒，简称感冒，是一组呼吸道急性自限性常见病，大部分由病毒引起，鼻病毒是主要病原体，占 50%，15%～20% 的感冒由冠状病毒、15%～20% 的感冒由副流感病毒和呼吸道合胞病毒引起，其余由腺病毒和肠道病毒引起。其临床表现，成人感冒表现比较轻，发病后 2～3d 症状达到最高峰，体温往往不超过 39℃，3～4d 热退，病期一般不超过 5～7d，成人很少出现气管炎症状；

小儿感冒比成人临床表现严重，发热可达 39℃ 以上，有某些下呼吸道和消化道症状，出现食欲不振、呕吐、腹泻，约有 50% 的患儿下呼吸道受病毒侵犯，咳嗽可持续 1 周以上，引起气管炎、支气管炎、肺炎及哮喘等。

上呼吸道感染。上呼吸道是指喉以上的呼吸道，包括结膜囊、鼻腔、中耳、上颌窦、咽部、扁桃体、会厌、喉等。喉以下至肺泡为下呼吸道，肺泡及肺泡间组织为肺间质。上呼吸道感染包括细菌、病毒、衣原体等感染。上呼吸道感染是一大类疾病，一般地讲由病毒引起的上呼吸道感染以及由细菌引起的轻型上呼吸道感染，因其临床表现相类似，习惯上统称为感冒。许多传染病的前驱期、轻型都表现为上呼吸道感染；上呼吸道感染还会向下呼吸道和消化道蔓延；上呼吸道感染还会加重原有的慢性疾病或促使其复发；还可使某些免疫性疾病加重，有人说上呼吸道感染是万病之源。太阳表证、卫分证合起来与上呼吸道感染的范围才能一致，把太阳表证、卫分证与前驱期作为一个证态，是为了强调疾病的动态发展过程，因为把感染病作为一个整体研究时，这个证态是首先出现的状态，这个证态可以不向下发展，成为单独的一个病，也可以向下发展形成其他的证态，这符合《伤寒论》的思维逻辑和六经辨证的理论构架。

10. 太阳病，欲解时，从巳至未上。

【语释】

太阳病将要自愈的时间，大概在上午 9 时到下午 3 时。

【解读】

人体内的生物钟、人体稳态系统机能状态的涨落都与昼夜的变化息息相关，疾病的恶化、好转与昼夜的时间变化之间的关系，从经验上都认为有一定的关系。因为影响疾病进程的因素太多，而昼夜对疾病进程的影响不大，所以研究也不深入，有待今后作深入研究。

11. 病人身大热，反欲得衣者，热在皮肤，寒在骨髓也；身大寒，反不欲近衣者，寒在皮肤，热在骨髓也。

【注解】

皮肤：意思是指外表、浅在。

骨髓：是指内里、深在。

身大热、身大寒：是病人的体表情况，既是病人的感觉，也是医生用手触摸病人的结果。

【语译与解读】

发高热的病人，反而欲穿很多的衣服，这是外显假热，里有真寒；周身寒冷的病人，反而不欲穿衣盖被，这是外露假寒，里蕴真热。"欲"与"不欲"是病人的主观愿望，却常常是疾病的本质反应，因此，对于辨别病情的寒热真假，具有十分重要的意义。除了以上的表现外，寒热真假的辨别还有其他临床表现为佐证。这里主要是告诫医生要认真分析病情，不要被表面现象所迷惑。

12. 太阳中风，阳浮而阴弱，阳浮者，热自发；阴弱者，汗自出。啬啬恶寒，淅淅恶风，翕翕发热，鼻鸣干呕者，桂枝汤主之。方一。

桂枝（去皮）三两　芍药三两　甘草（炙）二两　生姜（切）三两　大枣（擘）十二枚

右五味，㕮咀三味，以水七升，微火煮取三升，去滓，适寒温，服一升。服已须臾，啜热稀粥一升余，以助药力，温覆令一时许，遍身漐漐微似有汗者益佳；不可令如水流漓，病必不除。若一服汗出病差，停后服，不必尽剂；若不汗，更服，依前法；又不汗，后服小促其间，半日许令三服尽。若病重者，一日一夜服，周时观之，服一剂尽，病证犹在者，更作服；若汗不出，乃服至二、三剂。禁生冷、黏滑、肉面、五辛、酒酪、臭恶等物。

【注解】

阳浮而阴弱：具有双重意思，一是指脉象浮缓；二是指病机卫强营弱。

啬啬：即瑟瑟。本意为寒秋之风吹动树叶和枯枝发出的声音，这里形容太阳中风病人恶寒畏缩的状态，就像秋天的凉风吹到人身上一样。

淅淅恶风：淅淅，风雨声。形容病人恶风寒的程度，就像寒风冷雨侵入肌肤的感觉。啬啬恶寒，淅淅恶风都是形容恶风寒的程度比较轻，就像秋天的风雨一样，而不像冬天那样严寒。

翕翕发热：形容发热轻浅，就像鸟把羽毛合起来的样子。（鸟类发热时把羽毛合起来有利于散热）

13. 太阳病，头痛，发热、汗出、恶风，桂枝汤主之。方二。用前第一方。

【解读】

太阳病中风的临床表现是：头痛、发热、汗出、恶风，这是主症。柯韵伯曰："此条是桂枝汤本证，辨证为主，合此证便用此汤，不必问其为伤寒、中风、杂病也。"12 条所述啬啬恶寒、淅淅恶风、翕翕发热都是对恶寒、恶风、发热的形容，鼻鸣干呕、脉浮缓是副症。

桂枝汤的适应症还是有一定的范围的，它不适宜用于急性传染病的前驱期，它也不能代替麻黄汤。桂枝汤的现代临床应用非常广泛，远远超出了外感热病的范围，这是现代中医对祖国医学的发展，也是对现代医学的贡献。由于临床实践的发展，推动了对桂枝汤的现代药理研究，在西医界也有类似的情况，如阿司匹林是解热镇痛药，后来发现有减低血液黏稠度的作用，甲硝唑原来是治疗阴道滴虫的药物，后来发现对厌氧菌有效。

桂枝汤的现代药理研究非常多，大致有以下几个方面：①对体温、汗腺分泌、心率、血压、肠道蠕动功能、免疫功能的双向调节作用，双向调节作用的前提是建立在特定的病机基础上，而且与一定的病理状态相联系。双向调节作用的基础是桂枝芍药、桂枝甘草、芍药甘草这些药对的配伍，双向调节作用的实质还待进一步研究；②抗炎作用；③镇痛、镇静作用；④抑菌、抗病毒作用；⑤对呼吸系统具有止咳、祛痰、保护呼吸道黏膜的作用，还有平喘作用；⑥改善心血管功能，增强血液循环；⑦抗过敏；⑧对胃肠蠕动具有双向调整功能。

桂枝汤服用方法与注意要点，完全符合现代医学理论和临床实践：①服药后少停片刻，再喝热粥一碗多，帮助出汗。此法非常重要，如果不吃热粥，则效果不好或者无效。徐灵胎说："桂枝本不能发汗，故须助以热粥。"②要盖上被子，而且不要盖得太厚，以免出汗太多，以达到遍身微汗，皮肤湿润为佳，不可出汗太多，如果像大汗淋漓那样，病反而不会好。③1 剂药分 3 次服，如果服第一次后，即得微汗而病情解除，其余的 2 次药以后再服，不要再接着把药服完。④如果服药后没有出汗，病情没有变化，应当按照以前的方法再服。假如还不出汗，少休息一会，在半天或稍微长一点的时间内把 3 次药服完。假如病情严重，严密观察一昼夜，只要病情没有变化，服完 1 剂可以再服至 2～3 剂。⑤服药期间应禁止食用生冷、黏滑、肉面、五辛、酒酪、臭恶等食物。

现代医学认为，感冒发热时，机体会丢失水和盐，如果发汗太多，会引起水电解质紊乱，《伤寒论》中，对因为误用汗法引起的变证和坏病，作了大量的记述，其中主要的就是水电解质紊乱。所以，在服用桂枝汤后，吃一大碗热粥，补充水电解质、营养物质和热量，并且一再强调出微汗，得汗便止，不要大汗淋漓，都是非常科学的观察和无数成功与失败经验的科学总结。温病学说也一再强调时时保护阴液（防止水电解质紊乱），也是继承了《伤寒论》的学术思想。

14. 太阳病，项背强几几，反汗出恶风者，桂枝加葛根汤主之。方三。

葛根四两　麻黄（去节）三两　芍药二两　生姜（切）三两　干草（炙）二两　大枣（擘）十二枚　桂枝（去皮）二两

右七味，以水一斗，先煮麻黄、葛根，减二升，去上沫，内诸药，煮取三升，去滓温服一升。覆取微似汗，不须啜粥，余如桂枝法将息及禁忌。

【注解】

项背强几几（音殊）：是形容项背部肌肉紧张度升高，仰俯不得自如的情形，河南方言"（chu）着脖子，即缩着脖子的意思"。项背部的浅层肌肉有斜方肌、夹肌、提肩胛肌、背阔肌；项背部的深层肌肉有头后小直肌，头后大直肌，头上、下斜肌，头最长肌，颈最长肌，背最长肌，背脊肌，背、项半脊肌等肌肉都是跨越项背并把项背连接起来的肌肉与太阳经脉行走一致。当感冒的早期，皮肤肌肉的毛细血管收缩时，这么多项背肌肉就会出现轻度的收缩，病人出现俯仰不自如的表现。（太阳经脉拘急）

【解读】

现代药理研究证明，葛根黄酮能扩张心脑血管，增加血流量，有利于增加肌肉的血液供给，还能直接扩张外周血管，解除肌肉痉挛。中医界对本方中是否有麻黄有争议，多数学者认为不应有麻黄，应该是桂枝汤中单加葛根。在临诊时应当根据具体情况而定。

15. 太阳病，下之后，其气上冲者，可与桂枝汤，方用前法；若不上冲者，不得用之。

【语释】

太阳病，服用了泻下药后，病人自觉胸中有逆气上冲，这时仍可用桂枝汤，仍可按照原来的方法服药。如果没有逆气上冲的感觉，不得再用原方。

【提示】

太阳病本来不能用下法，误用之后，可以引起许多变证，要根据当时的临床表现辨证施治。

【解读】

"冲气"是指胃肠道逆蠕动，桂枝汤对胃肠蠕动有双向调节作用。"气上冲""气从少腹上冲""奔豚气""欲作奔豚""气上冲胸"等，无论作为一个症状或者一个病，对于西医都很难理解，因为找不到相对应的概念，中西医理论体系未能融合，就是因为许多基本概念不对应，以上概念在中西医结合时只好暂时留下，待以后再解释。有些概念如项背强几几，在西医也找不到相对应的概念，经过中医的解释是"项背牵强拘急不适的症状"，经过对比，"项背强几几"这个中医概念就有了现代医学的解释：在感染的早期，皮肤肌肉的毛细血管收缩，项背肌肉紧张度增高，病人出现俯仰不自如的表现。这不仅解释了中医学的概念，而且为西医诊断学增加了一个概念。有些概念中西医是一致的，如头痛、发热、腹痛、腹泻、出汗等，这些概念与能够用现代医学的解释的中医概念就构成了中西医之间的共同参考物，也就是中介概念，由几个这样的中介概念组成的"证"就有了比较确定的西医学含义，这样才可能实现中西医理论体系之间的沟通。

（参考《金匮要略·奔豚气病脉证治第八》。《伤寒论》第117条桂枝能泄奔豚气）

16. 太阳病三日，已发汗，若吐，若下，若温针，仍不解者，此为坏病，桂枝汤不中与之也。观其脉证，知犯何逆，随证治之。桂枝本为解肌，若其人脉浮紧，发热、汗不出者，不可与之也。常须识此，勿令误也。

【注解】

解肌：解除、发散肌表之邪，但是它不是一个发汗剂，只能用于有汗的病人。

桂枝：指桂枝汤。

【语译】

太阳病已经3d，曾经用过发汗，涌吐，或攻下，或温针等治疗方法，病情仍然不解，这是治疗不当引起的坏病，不能再用桂枝汤，应该根据病情辨证施治。桂枝汤本来作用是"解肌"，自有其自己的适应症，桂枝汤只适应于已经确诊的轻型感冒。如果病人脉象浮紧，发热而无汗这不是桂枝汤的适应症，经常注意这一点，不要误治。

【解读】

本条太阳病是指太阳表虚证，即西医的普通感冒及流感的轻型。

太阳病3d，经过发汗应当好转，因为太阳病是一组呼吸道急性自限性常见病，发病后2～3d症状达到最高峰，病期一般不超过5～7d。如果感冒后3d病情无好转，可能的原因是：①治疗不当，本来应当用桂枝汤的用了麻黄汤，或者相反，该用麻黄汤的反用了桂枝汤；或者是误用了下、温针，引起的坏病；②传染病的前驱期或轻型、感染病的早期或轻型，在诊断不清时，使用汗、吐、下、温针都是错误的治疗，必然引起病情加重。桂枝汤的禁忌症是感冒病人发热而无汗，因为桂枝汤不是发汗剂，高热无汗者不适用。

17. 若酒客病，不可与桂枝汤，得之则呕，以酒客不喜甘故也。

19. 凡服桂枝汤吐者，其后必吐脓血也。

【解读】

"酒客"即平素爱好饮酒的人，这里指的是长期大量饮酒，其结果是引起胃炎、胃溃疡或者肝硬化，胃黏膜处于水肿充血状态，桂枝汤内的生姜、桂枝对胃黏膜有刺激作用，大枣中的糖可以增加胃酸，再加之感冒对胃的影响，所以，长期大量饮酒的病人感冒后服用桂枝汤可能会引起呕吐。在古代食物粗糙，饮食卫生欠佳，胃溃疡的病人不在少数，加之大量饮酒，很容易引起胃溃疡穿孔，在没有抗生素和外科手术的情况下，许多病人死于急性腹膜炎（热实结胸证），小穿孔得到治疗者往往形成膈下脓肿，膈下脓肿可以穿破膈肌到胸腔，也可以再穿破胃，呕吐脓血。这种情况在古代不应是少数，这种疾病谱的变化，在研究《伤寒论》时一定要考虑进去。肝硬化门脉高压症，当胃黏膜受到刺激时也可诱发出血，引起吐血。（参考《金匮要略》十五篇及十七篇1条）

18. 喘家，作桂枝汤，加厚朴、杏子佳。

桂枝加厚朴杏子汤方

桂枝（去皮）三两　芍药三两　甘草（炙）二两　生姜（切）三两　大枣（擘）十二枚厚朴（去皮炙）二两　杏仁（去皮尖）五十枚

右七味，以水七升，微火煮取三升，去滓，温服一升，覆取微似汗。

【注解】

喘家：平时有气喘病的病人。相当于现代的慢性气管炎、肺气肿、喘息性气管炎、支气管哮喘等阻塞性肺疾病。

【语译】

病人原来患有慢性阻塞性肺疾病者，感冒后引起喘症发作，与桂枝汤治疗感冒时，在桂枝汤中加入厚朴、杏仁，治疗效果颇好。

【解读】

杏仁中含的苦杏仁贰具有抑制呼吸中枢的作用，厚朴具有降低支气管平滑肌张力的作用，可以改善支气管阻塞的状况。

20. 太阳病，发汗，遂漏不止，其人恶风，小便难，四肢微急，难以屈伸者，桂枝加附子汤主之。

桂枝(去皮)三两　芍药三两　甘草(炙)二两　生姜(切)三两　大枣(擘)十二枚

附子(炮，去皮，破八片)一枚

右六味，以水七升，煮取三升，去滓，温服一升。本云桂枝汤，今加附子，将息如前法。

【语译】

太阳病(感冒)，发汗太过，以致汗出不断，病人出现了恶风，小便困难而不畅，四肢肌肉感到微微紧张，屈伸不得自如的感觉，应当在桂枝汤内加附子治疗。

【解读】

中医认为：汗多不仅伤阳，同时也必伤阴，阴液不足则小便难而不畅。阳气阴液俱虚，筋脉得不到温煦濡养，则四肢微急、难以屈伸。本证漏汗恶风，仅是卫阳虚，而未达肾阳虚的地步，小便难(即尿少)，四肢拘急，也仅是暂时液脱不继，而未达到真阴耗竭的程度，况且病机侧重在外卫不固，所以不需四逆诸方，只用桂枝汤加附子一味以复阳固表为主，阳复则表固汗止，汗止则液复，而小便难、四肢拘急自愈。病人恶风有2种可能，一是表邪未尽，一是汗多伤阳。这段表述非常精辟，与西医学的病理机制完全相符。

西医认为：发汗过多引起失盐失水，机体的血容量减少，当血管内容量减少时，外周的容量感受器(低压容量感受器位于心房)通过不同途径导致抗利尿激素释放，抗利尿激素能提高肾远曲小管和集合管对水的通透性，从而使水分的重吸收增加，尿量减少，所以小便难。由于血容量减少，供应皮肤肌肉的血量减少；血容量减少，促使机体内各种代偿机能作出反应，如交感神经兴奋，肾上腺皮质、髓质及脑垂体功能加强，儿茶酚胺和5-羟色胺分泌增加，使心率加速、小动脉和前毛细血管收缩、周围血管阻力增加；在血管收缩的同时还出现血液在体内重新分配的现象，表现为身体表面及大部分内脏如胃肠脾肾及肝的血管收缩，而脑及心脏的血管不收缩或轻度收缩。由于皮肤、肌肉血液供应的减少，所以出现恶风和四肢拘急的感觉。21条太阳病"下之后脉促胸满"，其病理机制也在于此。这是轻度血容量不足的表现，处于休克的代偿期，而没有达到休克期，所以不用四逆汤。四逆汤是治疗休克的，太阳病误治引起的诸阳虚证都属于休克的代偿期。

附子具有扩张皮肤、内脏毛细血管的作用，能兴奋副交感神经抑制交感神经，因而可以抑制汗腺的分泌，机体通过自我调整作用，恢复正常血容量，所以"汗止则液复，而小便难、四肢拘急自愈"，与中医的病机浑然一体。

21. 太阳病，下之后，脉促、胸满者，桂枝去芍药汤主之。

桂枝(去皮)三两　甘草(炙)二两　生姜(切)三两　大枣(擘)十二枚

右四味，以水七升，煮取三升，去滓，温服一升。本云桂枝汤，今去芍药，将息如前法。

【解读】

实验证明白芍药对豚鼠呈短暂的降压作用，本条比上条血容量下降严重，这时不应当使用具有降压作用的芍药，所以芍药应当去。脉促有 2 种解释：一是脉急促，是快而有力的意思；一是"脉来数，时一止复来者，名曰促"。期前收缩，中医称为心阳虚，即心率快而有力或者有期前收缩，二者都可以由水电解质紊乱引起。

22. 若微恶寒者，桂枝去芍药加附子汤主之。

桂枝（去皮）三两　甘草（炙）二两　生姜（切）三两　大枣劈（擘）十二枚　附子（炮，去皮，破八片）一枚

右五味，以水七升，煮取三升，去滓，温服一升。本云桂枝汤，今去芍药，加附子，将息如前法。

【解读】

以上 3 条，都是桂枝汤的变方，这种根据症状的变化进行药物加减，充分体现了辨证施治的思想。从药物加减中也可看出药物对症状的关系，附子具有止汗和驱除恶寒的作用；芍药对脉促、胸满者不适宜。这些经验再经过无数次的临床验证和理性思维，最终确定药物的作用。这也给我们提供了一条思路，在原方证不变的情况下，加减一、两味药物不会改变原方的药理作用，这样就可以用基本方与单味药进行加减，实现治疗个体化。认真研究中药方剂的演变过程，有助于对中药药理作用的理解和研究。哪些方可拆，哪些方不可拆，中医学者已经给我们作了回答，只要我们认真学习，就会拿到宝藏。例如四逆汤一般不拆，当去掉甘草时，药力会增强，同时副作用也增加；芍药与甘草的配伍，茯苓、桂枝、白术的配伍，大黄、厚朴、枳实的配伍等，已经作了几千年的临床实验，已经证明这些配伍是精确、有效的。这些配伍有其相对应的症状与体征、脉象和舌象，这些症状与体征、脉象和舌象所反映的病理状态（证态），就提供了这些药物的药理作用，给研究中药药理作用提供了捷径和思路。

23. 太阳病，得之八九日，如疟状，发热恶寒，热多寒少，其人不呕，清便欲自可，一日二三度发。脉微缓者，为欲愈也；脉微而恶寒者，此阴阳俱虚，不可更发汗、更下、更吐也；面色反有热色者，未欲解也，以其不能得小汗出，身必痒，宜桂枝麻黄各半汤。

桂枝麻黄各半汤

桂枝（去皮）一两十六铢　芍药　生姜（切）　甘草（炙）　麻黄（去节）各一两　大枣（擘）四枚　杏仁（汤浸，去皮尖及两仁者）二十四枚

右七味，以水五升，先煮麻黄一二沸，去上沫，内诸药，煮取一升八合，去滓，温服六合。本云桂枝汤三合，麻黄汤三合，并为六合，顿服，将息如是法。

臣亿等谨按：桂枝汤方，桂枝、芍药、生姜、各三两，甘草二两，大枣十二枚。麻黄汤方，麻黄三两，桂枝二两，甘草一两，杏仁七十个，今以算法约之，二汤各取三分之一，即得桂枝一两十六铢，芍药、生姜、甘草各一两，大枣四枚，杏仁二十三个零三分枚之一，收之得二十四个，详此方乃三分之一，非各半也，宜云合半汤。

【注解】

如疟状：寒热发作有定时，症如疟疾。

清便：排大便。清同圊，圊即厕所。

铢：古代衡量制中的重量单位，24 铢等于古代的 1 两。

【解读】

本方为桂枝汤麻黄汤的合剂，而剂量仅有两方总量的 1/3，因为既不得汗出，就不是桂枝汤的适应症，但表邪已微，又不宜用麻黄汤以免发汗太过，所以合两方为一方，变大剂为小剂，故能收到小汗邪解的效果，却无过汗的副作用。

疾病的发生发展是一个动态变化过程，所谓分期、分型、分证、分阶段，都是医生根据疾病发生发展的动态变化过程中，对最常见、最典型、相对固定的病理状态，人为划分的，所以在桂枝汤与麻黄汤之间有许多过渡型，对于这些过渡型根据辨证施治的原则，就出现了桂枝麻黄各半汤、桂枝二麻黄一汤（25 条）。二者的区别在于前者"不得小汗出"，后者"大汗出，脉洪大"。所以桂枝汤与麻黄汤的比例有所不同，充分体现辨证施治原则。

24. 太阳病，初服桂枝汤，反烦不解者，先刺风池风府，却与桂枝汤则愈。

【解读】

辨证施治是一个原则，是一种方法，"证"就是一组最常见、最典型、相对固定的症状和体征组合，是某一特定病理状态的反映。按照系统论的观点，在系统内状态的运动就称为"过程"，所以病理过程就是病理状态的动态变化过程，表现在中医临床上就是一组最常见、最典型、相对固定的症状、体征、脉象、舌象组合的变化。病理状态是某一特定的病理形态与病理生理状态的组合，表现在西医临床上，就是一组症状、体征，各种化验、影像等检查结果的综合。病理状态与疾病不同，例如结核病，根据结核杆菌侵袭部位的不同，可分为肺结核、骨结核、脑结核、肠结核等病理过程。肺结核的结核杆菌可以通过各种途径传播到其他部位，各部位的结核还会有急性、慢性、复发、化脓、合并其他感染等病理状态。再如肺炎，根据病原体不同，可分为细菌性肺炎、病毒性肺炎等，细菌性肺炎可以演变成胸膜炎、脓胸、感染性休克等病理状态。疾病是一个系统，在一个疾病中可以分为几个病理过程，每一个病理过程都由许多病理状态组成。同一病理状态可以出现在不同的病理过程和疾病中，如感染性休克可以发生在细菌性肺炎，也可以发生在细菌性痢疾、流行性脑膜炎、流行性乙型脑炎等疾病中。所以证、病理状态、证态既是一组最常见、最典型、相对固定的症状、体征组合，又是一个发生发展的动态变化过程。辨证施治的精髓在于根据"证"的变化调整用药，证的"固定"是相对的，证的"变化"是绝对的，证与证之间是连续的，证与证之间有许多过渡型，这样理解《伤寒论》中的第 113 方，举一反三，就能变化无穷。对于变化无穷的证态，治疗方法应当是多样性、多环节、多渠道的。本条则是桂枝汤与针刺的结合，也是辨证施治的范例，针灸应当与其他治疗方法广泛配合。现代医学应当是人类文化、科学、艺术的综合，治疗方法应当是药物、手术、针灸、物理疗法、心理治疗等的综合。

25. 服桂枝汤，大汗出，脉洪大者，与桂枝汤，如前法。若形似疟，一日再发者，汗出必解，宜桂枝二麻黄一汤。

桂枝（去皮）一两十七铢　芍药一两六铢　麻黄（去节）十六铢　生姜（切）一两六铢　杏仁（去皮尖）十六个　甘草（炙）一两二铢　大枣（擘）五枚

右七味，以水五升，先煮麻黄一二沸，去上沫，内诸药，煮取二升，去滓，温服一升，日再服。本云桂枝汤二分，麻黄汤一分，合为二升，分再服。今合为一方，将息如前法。

臣亿等谨按：桂枝汤方，桂枝、芍药、生姜各三两，甘草二两，大枣十二枚。麻黄汤方，麻黄三两，桂枝二两，甘草一两，杏仁七十个，今以算法约之，桂枝汤取十分之五，即得桂枝、芍药、生姜各一两六铢，甘草二十铢，大枣五枚；麻黄汤取九分之二，即得麻黄十六铢，桂枝十铢三分铢之二，收之得十一铢，甘草五铢三分铢之一，收之得六铢，杏仁十五个九分枚之四，收之得十六个。二汤所取相合，即共得桂枝一两十七铢，麻黄十六铢，生姜芍药各一两六铢，甘草一两二铢，大枣五枚，杏仁十六个，合方。

【语释】

太阳病中风证，服桂枝汤后，因为未按照服药方法的要求去做，以至大汗淋漓，而病不除，如果脉象洪大，病情没有好转，仍然按照以前的方法服桂枝汤；如果恶寒发热好像疟疾一样，一日发作 2 次，还需要发汗治疗。因为出了大汗之后不宜再大量发汗，所以用桂枝二麻黄一汤，该方的发汗作用比桂枝麻黄各半汤小。

桂枝汤取 5/12，麻黄汤取 2/9，二汤所取相合即本方。

26. 服桂枝汤，大汗出后，大烦渴不解，脉洪大者，白虎加人参汤主之。

白虎加人参汤方

知母六两　　石膏碎，绵裹，一斤　　甘草炙，二两　　粳米六合　　人参三两

右五味，以水一斗，煮米熟，汤成去滓，温服一升，日三服。

【解读】

太阳病中风证，服桂枝汤后，大汗淋漓，病情恶化，出现极度烦躁，极度口渴，甚至于渴欲饮数升水而不解，同时见脉洪大、高烧。其病理学基础是高烧、大量出汗，引起机体大量失水失盐，所以出现极度口渴、烦躁，白虎汤是一个不发汗的解热剂，热退后，水、电解质紊乱会自动调整，人参起到全身调整的作用，防止休克的发生。本条与 25 条的区别在于极度口渴和烦躁，病情出现了质的变化。（参考 532 页 222 条［解读］）

27. 太阳病，发热恶寒，热多寒少，脉微弱者，此无阳也。不可发汗，宜桂枝二越婢一汤。

桂枝（去皮）、芍药、麻黄、甘草（炙）各十八铢　　大枣（擘）四枚　　生姜（切）一两二铢　　石膏（碎，绵裹）二十四铢

右七味，以水五升，煮麻黄一二沸，去上沫，内诸药，煮取二升，去滓，温服一升。本云：当裁为越婢汤、桂枝汤，合之饮一升；今合为一方，桂枝汤二分，越婢汤一分。

臣亿等谨按桂枝汤方：桂枝、芍药、生姜各三两，甘草二两，大枣十二枚。越婢汤方：麻黄二两，生姜三两，甘草二两，石膏半斤，大枣十五枚。今以算法约之，桂枝汤取四分之一，即得桂枝、芍药、生姜各十八铢，甘草十二铢，大枣三枚；越婢汤取八分之一，即得麻黄十八铢，生姜九铢，甘草六铢，石膏二十四铢，大枣一枚八分

之七，弃之。二汤所取相合，即共得桂枝、芍药、麻黄、甘草各十八铢，生姜一两三铢，石膏二十四铢，大枣四枚，合方。旧云：桂枝三，今取四分之一，即当云桂枝二也。越婢汤方，见仲景杂方中。《外台秘要》：一云越婢汤。

【解读】

越婢汤方：麻黄二两，生姜三两，甘草二两，石膏半斤，大枣十五枚。桂枝汤取 1/4，越婢汤取 1/8，二汤所取相合，即得桂枝二越婢一汤方。其病机是：表寒里热，而表郁较轻，里热也微。本方为解表清里之轻剂，与大青龙汤的病机相似，大青龙汤为解表清里之重剂，它们都是介于表里之间的过渡证态，桂枝二越婢一汤是桂枝汤与白虎汤之间的过渡证态，大青龙汤是麻黄汤与白虎汤之间的过渡证态。

23、25、27 三条都是太阳病中风证的轻证，但是轻重程度不同，所以就有不同的过渡证态，桂枝汤与麻黄汤之间的过渡证态是桂枝各半汤、桂枝二麻黄一汤。可见在《伤寒论》中证与证之间是连续的，所以方与方之间也是可以叠加的，证、病机与方之间有着相对应的关系。疾病的发生发展是一个连续的动态变化过程，"证态"既有相对固定性又有连续性，辨证施治就是建立在这种"既有相对固定性又有连续性"的辩证法基础上的。所以辨证施治是一种方法，而不是教条，辨证施治具有举一反三，变化无穷之妙。

越婢汤参考《金匮要略》14 篇 23 条。

28. 服桂枝汤，或下之，仍头项强痛，翕翕发热、无汗、心下满微痛，小便不利者，桂枝汤去桂加茯苓白术汤主之。

芍药三两　甘草（炙）二两　生姜（切）　白术　茯苓各三两　大枣（擘）十二枚

右六味，以水八升，煮取三升，去滓，温服一升，小便利则愈。

【解读】

本条在中医界是有激烈争论的，争论的焦点是去桂还是去芍药，病机是什么？按照现代医学的观点，感冒经过发汗，再经过腹泻，如果感冒没有治愈，可能出现的病理状态是，水电解质紊乱和感冒并存。从临床表现"头项强痛，翕翕发热、无汗"这是感冒未愈，"小便不利"是失盐失水，"心下满微痛"是胃部胀满轻微疼痛，在这种情况下，尽管表证未解，再也不能用麻黄、桂枝发汗了。保留芍药是针对"心下满微痛"的，因为芍药具有解除胃肠道平滑肌痉挛的作用，在用了下法之后或者腹泻之后，胃肠道平滑肌处于轻度痉挛状态，所以出现"心下满微痛"。桂皮醛能使胃肠蠕动亢进，桂皮酸对大鼠有轻泻作用，所以桂枝应当去除，而保留芍药。桂枝汤去芍药的适应症是"胸满脉促"，这时的"胸满"是由脉促引起的，脉促胸满与水电解质紊乱有关，与"心下满微痛"不同。茯苓、白术具有健脾运化水湿的作用，桂枝与白术、茯苓是一组经常在一起的配伍，其药理作用是：能够帮助消化道的吸收作用，有利尿作用，有调整水电解质紊乱的作用，所以桂枝汤加茯苓、白术也可成方，也有其适应症。实际上本证也是误下误汗后的阳虚证，即轻度的失盐失水状态，同时还有感冒未愈。

《伤寒论》对药物的运用达到如此出神入化的地步，在今天的西医也是难以想象的，是多少医生，通过多少病人，经过多少年总结出来的经验，由张仲景上升为理论，并非"不可证伪"，并非"不可重复"，是因为西医没有找到可证伪、可重复的中医参考系。证态概念体系就是中西医两大理论体系的共同参考系，在证态概念体系中，不仅病理状态是可证伪、可重复的，中医的证也是可证伪、可重复的。《伤寒论》对药物的运用教给我们的是方法而不是教条，无论是去芍药还是去桂枝、加附子还是加杏仁厚朴都有道理，关键在于是否与临床表现相符合，是否与临床表现反映出来的病理状态或者病机相符合，是否与临床实践相符合。一个方剂的药物加减，是以临床表现及其反映出来的病理状态或者病机为依据的。

29. 伤寒脉浮、自汗出、小便数、心烦、微恶寒、脚挛急，反与桂枝，欲攻其表，此误也。得之便厥、咽中干、烦躁吐逆者，作甘草干姜汤与之，以复其阳。若厥愈足温者，更作芍药甘草汤与之，其脚即伸；若胃气不和谵语者，少与调胃承气汤；若重发汗，复加烧针者，四逆汤主之。

甘草干姜汤方：

甘草（炙）四两　干姜二两

右二味，以水三升，煮取一升五合，去滓，分温再服。

芍药甘草汤方：

白芍药　甘草（炙）各四两

右二味，以水三升，煮取一升五合，去滓，分温再服。

调胃承气汤方：

大黄（去皮，清酒洗）四两　甘草（炙）二两　芒硝半升

右三味，以水三升，煮取一升，去滓，内芒硝，更上火微煮令沸，少少温服之。

四逆汤方：

甘草（炙）二两　干姜一两半　附子（生用，去皮，破八片）一枚。

右三味，以水三升，煮取一升二合，去滓，分温再服。强人可大附子一枚、干姜三两。

【注解】

挛急：筋肉拘急，伸展不利。两胫挛、两胫拘急、脚挛急结合起来看，是指小腿肌肉紧张度增高或者痉挛。其原因有：①机体处于寒冷环境中，皮肤肌肉微血管收缩时；②发热的升热期；③水电解质紊乱时的腓肠肌痉挛。

谵语：即神昏妄言。与西医的昏迷谵妄状态一致。

厥：手足发冷。

【解读】

本条在中医界历来争论很大，关键在于在用桂枝汤之前机体处于什么状态，多数认为是阴阳两虚，在阴阳两虚的状态下，服桂枝汤发汗，引起一系列病变。在《伤寒论》中误用汗法，其结果是病不除或者引起阳虚、亡阳。由于桂枝汤发汗的力度小，一般只引起阳虚，很少引起亡阳，而麻黄汤引起亡阳的机会比较多。阴阳两虚的病人，用桂枝汤发汗更容易引起阳虚或亡阳。过度发汗还可以引起咽干、胃燥、谵语。现代医学认为，过度发汗会引起水电解质紊乱、低血容量状态，进一步发展为低血容量休克，也可以引起大便秘结肠梗阻、肠道细菌、毒素移位等，特别是在发热的病人。在低血容量状态时病人可以出现四肢发凉（厥），微恶寒，下肢肌肉拘急、伸展不自如（脚挛急）；当发生电解质紊乱时，则出现腓肠肌痉挛这样一组症状（芍药甘草汤证）；也可以出现胃肠不适恶心、呕吐、烦躁、四肢发凉这样一组症状（甘草干姜汤证）；也可以出现咽干、数日不大便、谵语、发热这样一组症状（调胃承气汤证）；如果一再发汗用烧针治疗，还可以出现亡阳四逆汤证（低血容量休克）。这样理解29、30条既符合辨证论治的原则，也符合中西医的理论体系。

甘草干姜汤，取甘草之甘，干姜之辛，甘辛合用，为理中汤（人参、甘草、干姜、白术）之一

半，重在复中焦之气，中阳一复，则力能四布，而肢厥自愈。甘草干姜汤加附子成为四逆汤，所以甘草干姜汤证是向四逆汤证过渡的一个证态。据现代药理研究，甘草干姜汤这一配伍，具有调节自主神经，缓解平滑肌痉挛，增强胃肠吸收功能，增强血液循环功能等作用。所以甘草干姜汤能够解除烦躁、吐逆等胃肠道症状，胃肠道功能的改善，促进了胃肠道的吸收功能，纠正了低血容量状态，所以由低血容量状态引起的微恶寒、脚挛急等表现就会解除。用水煎服中药，服 2～3 次/d，能够补充水分 500mL 左右，只要胃肠道吸收功能正常，足以解除轻度的水电解质紊乱。在没有输液技术的情况下，调整胃肠道功能，增强其吸收功能，是纠正水电解质紊乱中低血容量状态的唯一办法。

芍药甘草汤这一配伍，在《伤寒论》中是出现最多的一组配伍，有着极其广泛的药理作用。据现代药理研究，芍药甘草汤具有抑制结肠平滑肌钙离子内流的作用，可以解除结肠痉挛；对胃肠道运动与胃酸分泌具有双向调节作用；对骨骼肌有松弛作用，可以治疗各种原因引起的腓肠肌痉挛；具有镇痛作用。芍药甘草汤在这里主要是解除腓肠肌痉挛。

调胃承气汤、四逆汤（第 324 条）在以后的章节中讨论。

30. 问曰：证象阳旦，按法治之而增剧，厥逆、咽中干、两胫拘急而谵语。师曰：言夜半手足当温，两脚当伸。后如师言，何以知此？答曰：寸口脉浮而大；浮为风，大为虚。风则生微热，虚则两胫挛。病形象桂枝，因加附子参其间，增桂令汗出，附子温经，亡阳故也。厥逆、咽中干、烦躁、阳明内结、谵语烦乱，更饮甘草干姜汤，夜半阳气还，两足当热，胫尚微拘急，重与芍药甘草汤，尔乃胫伸；以承气汤微溏，则止其谵语。故知病可愈。

【注解】

阳旦：桂枝汤的别名。

胫：小腿，从膝盖到脚跟的一段。

【语释与解读】

请问：病征象太阳病中风，按照常规方法服用桂枝汤后，病情反而加剧，出现了四肢发凉、咽腔干燥、两腿肌肉紧张，伸屈不自如，严重者出现谵语。老师说：我认为半夜以后手足应当变温暖，两只脚就能伸开了。事实果然如此，老师为什么能预先知道呢？老师回答说：病人寸口脉象浮而且大，脉象浮是太阳病中风的指征，脉象大是身体虚的指征。看起来这种病人像是太阳病中风，好像是桂枝汤的适应症，而实际上并非如此，脉浮大、自汗出、小便数、心烦、微恶寒、脚挛急，这些表现都是阳虚的指征，本应当用桂枝汤加附子，因为附子具有救治阳虚亡阳的作用，反而用桂枝汤并增加桂枝的用量，增加发汗的力量，因而出现了四肢逆冷、咽喉干燥、烦躁不安等更严重的阳虚表现。发汗过度就会引起水电解质紊乱，低血容量状态，中医称为阳虚阴伤，临床表现为：四肢发凉、咽腔干燥、烦躁、大便干燥、谵语烦乱等，这时首先用甘草干姜汤，调整胃肠道的吸收功能，纠正低血容量状态，半夜以后阳气来复时，两足自会转热；如果两腿肌肉紧张或者腓肠肌痉挛，这是低血钠引起的，再与芍药甘草汤治疗，两腿就能运动自如了；如果大便秘结、谵语者，用调胃承气汤软化秘结的大便，排除稀便之后，谵语自止，故知疾病可愈。

与 61 条互参。

辨太阳病脉证并治中

31. 太阳病，项背强几几、无汗、恶风，葛根汤主之。

葛根四两　麻黄（去节）三两　桂枝（去皮）二两　生姜（切）三两　甘草（炙）二两芍药二两　大枣（擘）十二枚

右七味，以水一斗，先煮麻黄、葛根，减二升，去白沫，内诸药，煮取三升，去滓，温服一升，覆取微似汗。余如桂枝法将息及禁忌，诸汤皆仿此。

【解读】

葛根汤即桂枝汤减少桂枝、芍药用量加麻黄、葛根而成。其方以葛根为主，葛根能佐麻黄发表，佐桂枝以解肌。葛根汤与桂枝加葛根汤均为解除项背肌肉僵硬而设，但有区别，其区别的要点是麻黄的有与无。桂枝加葛根汤的适应症是汗出、恶风，因为出汗后会引起失盐失水，由于机体的自我调节作用，没有发生水电解质紊乱，而麻黄的发汗作用比较大，如果用麻黄再发汗，就有可能超出机体的自我调节能力，引起水电解质紊乱，所以，桂枝加葛根汤不宜用麻黄。感冒病人其临床表现以项背肌肉僵凝，运动不自如为主要表现，以无汗、恶风为特征时，是葛根汤的适应症，因为病人无汗，机体没有失盐失水的情况，可以加用麻黄发汗。

32. 太阳与阳明合病者，必自下利，葛根汤主之。

【注解】

合病：两经同时受邪而发病。

【解读】

阳明病的临床表现主要是胃肠道感染引起的症状，如呕吐、恶心、腹泻、腹痛、腹胀、大便秘结等，太阳与阳明合病即太阳与阳明两经同时受邪而发病，病人同时患有感冒及消化道感染症状如腹泻等，这是胃肠型感冒的表现，所以，如果在感冒时还有腹泻，也用葛根汤治疗。葛根具有收缩和舒张平滑肌的双向作用，对因寒冷刺激或者细菌毒素刺激引起的胃肠道痉挛都具有缓解作用；葛根含淀粉的 10% ~ 14%，遇水即膨胀，具有吸附作用，可以止泻；葛根还具有解热作用。此处葛根汤可以认为是太阳病与阳明病之间的中间型。

33. 太阳与阳明合病，不下利，但呕者，葛根加半夏汤主之。

葛根四两　麻黄（去节）三两　桂枝（去皮）二两　生姜（切）二两　甘草（炙）二两芍药二两　半夏（洗）半升　大枣（擘）十二枚

右八味，以水一斗，先煮麻黄、葛根，减二升，去白沫，内诸药，煮取三升，去滓，温服一升，覆取微似汗。

【解读】

以上 2 条与现代医学的胃肠型感冒相似，太阳病一般发生在冬季，其病因是风寒外邪侵袭机体，所以称伤寒、中风。虽然说是太阳阳明合病，仍然是以太阳病为主，是因感受风寒外邪而致，葛根汤的适应症应当是冬春季节的胃肠型感冒。在夏秋季的胃肠道型感冒，多属于湿热病的卫分证，在温病学中有许多相应的方剂，在临床实践当中要全面考虑，以免误治。胃肠型感冒多是由病毒引起的胃肠道炎症，以腹泻为主要症状的是肠炎，以呕吐为主要症状的是胃炎，肠炎用葛根汤治疗，胃炎用葛根加半夏汤治疗。引起太阳病（感冒）的病毒如鼻病毒、流行性感冒病毒、冠状病毒、肠道病毒等都可以引起病毒性肠炎，这就是太阳与阳明合病的病原学与病理学基础。

半夏生姜是一组配伍，具有止呕的作用。半夏加姜汁炮制后，对阿扑吗啡、硫酸铜、洋地黄引起的呕吐，都有一定的镇吐作用，上述3种催吐剂的作用机制不同，而半夏都能显示镇吐作用，说明其对呕吐中枢具有抑制作用。未经炮制的生半夏，研末口服，反有催吐作用。半夏还具有镇咳、祛痰作用。

34. 太阳病，桂枝证，医反下之，利遂不止，脉促者，表未解也；喘而汗出者，葛根黄芩黄连汤主之。

葛根半斤　甘草（炙）二两　黄芩三两　黄连三两

右四味，以水八升，先煮葛根，减二升，内诸药，煮取二升，去滓，分温再服。

【解读】

葛根黄芩黄连汤是一个治疗胃肠道感染的常用方剂，已经被现代药理研究和临床研究证实，广泛用于细菌性痢疾、急性肠炎、中毒性肠炎、婴幼儿夏季腹泻、消化不良性腹泻、肠伤寒及副伤寒等消化道感染性疾病。黄芩、黄连合用具有广泛的抗菌谱，葛根对胃肠道平滑肌的解痉及吸附止泻作用，葛根、黄芩、黄连都具有解热作用，甘草、黄芩、黄连都具有抗炎作用，所以葛根黄芩黄连汤具有解热、抗炎、缓解胃肠道痉挛及广泛的抗菌谱，这些是治疗胃肠道感染的药理学基础。无论是否误用下法，只要有腹泻不止，就可应用葛根黄芩黄连汤。

中医界对"脉促"争论较大，脉促有2种解释：一是脉急促，是快而有力的意思；二是"脉来数，时一止复来者，名曰促"。即现代医学的期前收缩，中医称为心阳虚。无论心率快而有力或者是期前收缩，都可以由水电解质紊乱引起。既然有下利不止，就有可能出现水电解质紊乱，而且腹泻水样便容易引起钠的丢失，期前收缩的发生也不奇怪了。腹泻引起低血容量状态时，由于机体的代偿作用，心脏收缩力加大，频率加快是为了维持有效循环量，所以出现脉搏快而有力。

"喘而汗出"的"喘"，在这里是呼吸急促，是由于发热引起的，不是慢性阻塞性肺疾病或者支气管哮喘，所以中医认为"肠热一除，则下利与喘汗均愈"，切中要害。

疾病的发生发展是一个连续的动态变化过程，证、病理状态、证态也是一个连续的动态变化过程，所以，方剂的变化，方剂加减的变化也可以看作是一个连续的动态变化过程。由桂枝汤演变成桂枝加葛根汤，再演变成葛根汤，再演变成葛根黄芩黄连汤，是由表向里的演变过程，是由卫分证向气分证的演变过程，是由太阳病向阳明病的演变过程，是由"一组类似于感冒的非特异性症候群"向某一器官系统感染的"特异性症候群"的演变过程。在这个演变过程中有许多中间状态、过渡证态，这是《伤寒论》理论体系构架的内涵。同时也能够看出方剂也在随着证态的变化而呈现出规律性的变化，桂枝汤的适应症是轻型感冒，本来就有"项强"的症状，当出现"项背强几几"时用桂枝加葛根汤，这是因为葛根具有扩张血管，解除项背肌肉紧张的作用。31条太阳病，项背强几几、无汗、恶风，葛根汤主之，因为无汗，所以加麻黄发汗。32条太阳与阳明合病者，必自下利，葛根汤主之。31条是上呼吸道病毒感染，32条出现下利，这是消化道感染的症状，符合病毒引起的胃肠型感冒的病理机制与临床表现，现代用葛根汤治疗胃肠型感冒有效，这与葛根具有止泻作用有关。

葛根汤再演变成 34 条的葛根黄芩黄连汤，葛根黄芩黄连汤既适用于胃肠道病毒感染也适用于胃肠道的细菌感染，无论中医还是西医都是顺理成章的、符合逻辑的。这样我们就揭示了方剂组成的规律和临床运用方剂及中药加减的规律，为中医方剂理论体系的建立打下基础。

35. 太阳病，头痛发热，身疼腰痛，骨节疼痛，恶风无汗而喘者，麻黄汤主之。

麻黄（去节）三两　桂枝（去皮）二两　甘草（炙）一两　杏仁（去皮尖）七十个

右四味，以水九升，先煮麻黄，减二升，去上沫，内诸药，煮取二升半，去滓，温服八合，覆取微似汗，不须啜粥，余如桂枝法将息。

【解读】

麻黄汤具有解热作用和祛痰止咳平喘作用，能够显著扩张支气管，并能对抗乙酰胆碱所致的支气管收缩；还有抗病毒、抗细菌作用和增强唾液腺、泪腺、汗腺的分泌作用，具有较强的发汗作用。

36. 太阳与阳明合病，喘而胸满者，不可下，宜麻黄汤。

【注解】

喘，是气喘的简称，是以呼吸急促为特征的一个症状，严重时甚至张口抬肩，鼻翼煽动，不能平卧。在金元以前的医学文献中喘与哮二症无严格的区别，常混为一谈。可见，喘是呼吸困难，哮是指哮喘（因为哮必兼喘所以一般又称哮喘）。哮喘时一定有呼吸困难，呼吸困难时不一定有哮喘，中医也认为：虽然哮必兼喘，但喘未必兼哮。

【解读】

西医认为：呼吸运动受呼吸中枢调节，呼吸中枢受大脑皮层支配及各种神经反射的影响。健康成人的呼吸频率为 16 ～ 20 次/min，与心搏次数的比率为 1:4，通气量 8 ～ 10L/min。呼吸的频率、节律、深度发生改变时称为呼吸异常。当病人感到空气不足或呼吸急促，并出现用力呼吸，呼吸肌及辅助呼吸肌参与呼吸运动，呼吸频率、深度与节律都发生改变时，称为呼吸困难。张口抬肩，鼻翼煽动，正是辅助呼吸肌参与呼吸运动的表现。可见，中医的"喘"是指呼吸的频率加快、深度加深，严重时为呼吸困难，在《伤寒论》中还包括哮喘在内。

本条太阳病与阳明病合病的"喘而胸满"是以太阳病为主的，阳明是指里证，而不是脾胃，其病理学基础是支气管受到刺激，引起的支气管平滑肌紧张或痉挛即支气管哮喘、喘息性支气管炎等，其病变的部位在肺，所以不可用下法，而应当用具有平喘、发汗、解热作用的麻黄汤。阳明病腑实燥结证的"喘、满、燥、实、结"中的"喘"是由于肠梗阻时腹压增大膈肌运动受限所致，是大承气汤的适应症。因为在呼吸系统感染时也可能出现发热、大便秘结、"喘而胸满"（痰热阻肺，腑有热结证）与肠梗阻阳明病腑实燥结证态时的腹满胀痛、不大便、膈肌运动受限等有许多相似之处，应当鉴别清楚；另外阳明病腑实喘冒证指的是呼吸窘迫综合征，尽管后三者都是承气汤类的适应症，在病机上还是应当区别清楚。34 条"喘而汗出"引出 35 条"无汗而喘"、36 条"喘而胸满"，以相类似的症状"喘"把上下文联系起来，是《伤寒论》的写作方法，提示应该鉴别。

37. 太阳病，十日以去，脉浮细而嗜卧者，外已解也。设胸满胁痛者，与小柴胡汤；脉但浮者，与麻黄汤。

柴胡半斤　黄芩　人参　甘草（炙）　生姜（切）各三两　大枣（擘）十二枚　半夏（洗）半升

右七味，以水一斗二升，煮取六升，去滓，再煎取三升，温服一升，日三服。

【语释】

太阳病 10 日以上，则病程较长，病情发生变化，可能有 3 种情况：其一，脉象由浮而有力转为浮细，即脉象趋于和缓，没有出现其他症状，可以知道表证已经解除。因为病程较长，在初愈之时，身体虚弱，表现为精神疲乏，喜欢躺下休息。其二，太阳病日久不愈，病人出现胸满胁痛，说明病情由太阳证转变为少阳证。少阳证还有许多表现，在这里省略了。其三，太阳病虽然 10 日以上，而仅见脉浮，未见其他异常脉象，说明病情没有进一步发展，仍然处于感冒的阶段，这时还可以用麻黄汤发汗。

【解读】

在《伤寒论》中时间概念很重要，在现代医学中发热的时间概念也很重要，感冒具有自限性，病程一般为 7d，病情的高峰期在发病后的第二、三天，在病情的高峰期用桂枝汤或者麻黄汤治疗，只要适应症及用药方法掌握正确，24h 内体温应当下降。在桂枝汤中有"若病重者，一日一夜服，周时观之，服一剂尽，病证犹在者，更作服；若汗不出，乃服至二、三剂"，在 24h 内可以连续服 2 ~ 3 剂。第 5 条：伤寒二三日，阳明，少阳证不见者，为不传也。第 16 条"太阳病三日，已发汗，若吐，若下，若温针，仍不解者，此为坏病，桂枝汤不中与之也。观其脉证，知犯何逆，随证治之"。这与现代医学也是相符的，对于感冒发热的病人不可能都作病原体检查，有些病原体检查需要 1 周或 1 周以上才能出结果，在传染病的流行地区、流行季节，对发热的病人一般不用发汗方剂，根据各种传染病的前驱期，决定观察的时间。所以时间概念必须有，但是各种传染病、感染病的前驱期是不同的，具体到每个病人其前驱期又不同，因此时间概念又不是绝对的。在《伤寒论》中，在时日之后都要讲述当时的临床表现，以是否出现各器官系统的特异性征候（少阳证、阳明证、气分证）为主要依据，发病时间与临床表现的紧密结合，充分体现出辨证论治的精神。本条太阳病，10 日已去，按照一般情况，"风家，表解而不了了者，十二日愈"，到了应该痊愈的时候。这时候病人出现 3 种情况：一是痊愈；二是重感冒仍然存在；三是出现了阳明病、少阳病或者其他气分证，这时要根据出现的临床表现对 3 种情况进行正确的诊断，《伤寒论》只能根据临床表现进行判断。现代科学技术为现代医学提供了许多高科技的检查技术，但是临床误诊率并未下降，其原因就是过分依赖高科技的检查技术而不注重临床表现，所以，现代医学的诊断原则应当是：医生的辨证思维对临床表现及高科技检查结果作综合分析，即辨证论治的思维原则与高科技检查的有机结合。在疾病发展过程中，在不同的时间段上其临床表现与高科技检查结果的综合结论就是"证态"。本条太阳病，10 日已去，出现了少阳病小柴胡汤证的表现，少阳病小柴胡汤证与肝、胆、胰慢性、亚急性感染是一个证态，这时病人不仅要有少阳病的一系列临床表现，而且还要具备肝、胆、胰慢性、亚急性感染的现代医学检查的证据，再经过医生的综合辨证思维，最后得出正确的诊断，才能用小柴胡汤治疗。如没有柴胡汤证态的证据，而只有太阳病伤寒证态的证据如脉浮等，则用麻黄汤治疗。（经过新冠病毒疫情之后，病毒检测已经成熟，可立即诊断）

38. 太阳中风，脉浮紧、发热、恶寒、身疼痛、不汗出而烦躁者，大青龙汤主之；若脉微弱，汗出恶风者，不可服之。服之则厥逆、筋惕肉瞤，此为逆也。

大青龙汤方

麻黄（去节）六两　桂枝（去皮）二两　甘草（炙）二两　杏仁（去皮尖）四十枚　生姜（切）三两　大枣（擘）十枚　石膏（如鸡子大，碎）

右七味，以水九升，先煮麻黄，减二升，去上沫，内诸药，煮取三升，去滓，温服一升，取微似汗。汗出多者，温粉粉之。一服汗者，停后服。若复服，汗多亡阳，遂虚、恶风烦躁、不得眠也。

【语释】

太阳病中风证，脉象浮紧、发热、恶寒、全身疼痛、不出汗而烦躁不安的，这是大青龙汤的适应症。假如脉象微弱汗出恶风的，不可服用大青龙汤；如果误服了大青龙汤，就会发生四肢厥冷，肌肉跳动，这是因误治而病情加剧的表现。

【解读】

脉浮紧、发热、恶寒、身疼痛、不汗出，都是麻黄汤的适应症，所以，"太阳中风"应该是太阳病伤寒证。大青龙汤证与麻黄汤证的不同在于，大青龙汤证有烦躁一症，因而在麻黄汤的基础上，加重麻黄用量，加强发汗力量，同时加石膏降低体温。生姜、大枣具有调整胃肠道功能及补充小量糖分和钾离子的作用，可以预防水电解质紊乱。

大青龙汤是一个强发汗方剂，对于虚弱的病人和已经发过汗的病人，不应当再次服用，如果误用，可能引起四肢厥冷，恶风烦躁、不得眠（交感神经兴奋，休克代偿期；中医称为表阳虚）；肌肉跳动（低血钠症）；甚至亡阳（低血容量休克）的表现。

筋惕肉瞤（肌肉跳动）、脐下悸（腹直肌跳动）、脚挛急、两胫拘急（腓肠肌痉挛），中医称为阳虚动风，西医称为肌肉的不自主运动，中医认为阳虚脱液，不能温煦濡养筋肉；西医认为是低血钠、低血钙、低血钾引起的肌肉痉挛。中医学温病后期的阴虚动风与这里的急性水电介质紊乱引起的阳虚动风不一样，温病后期的阴虚动风是在全身炎症反应综合征过程中，由于持续高代谢和耗能途径异常，机体通过大量分解蛋白质获取能量，机体的蛋白库是骨骼肌，因此蛋白的消耗主要是动用肌蛋白。又由于外周难以利用芳香族氨基酸，因此被消耗的主要是支链氨基酸，而芳香族氨基酸则被蓄积，后者形成伪神经介质，进一步导致神经调节功能紊乱，加之水电解质紊乱（主要是低血钙低血镁），所以外感热病后期的阴虚证会出现肌肉萎缩、消瘦、手足蠕动、形消神倦、齿黑唇裂等表现。阳虚动风不会出现肌肉萎缩、消瘦、形消神倦、齿黑唇裂等表现。82 条身瞤动，160 条经脉动惕久而成痿都包含有低血容量低血钾状态，但是三者是有区别的。

39. 伤寒，脉浮缓，身不痛，但重，乍有轻时，无少阴证者，大青龙汤发之。

【解读】

感冒时出现脉象浮紧、发热、恶寒、全身疼痛、不出汗而烦躁不安的，这是大青龙汤的适应症，这是大青龙汤证的典型证候。但是也有不典型的情况，如脉浮缓，身体不痛，有时轻有时重的身体沉重感，这些表现与少阴证有点相似，只要排除少阴证而诊断是感冒，就可以用大青龙汤治疗。因为少阴证是感染病的慢性期，身体比较虚弱，大青龙汤是一个强发汗剂，所以不能用，这和38 条"若脉微弱，汗出恶风者，不可服之"的道理是一样的。

40. 伤寒，表不解，心下有水气，干呕、发热而咳，或渴，或利，或噎，或小便不利、少腹满或喘者，小青龙汤主之。

麻黄（去节）　芍药　细辛　干姜　甘草（炙）　桂枝（去皮）各三两　五味子半升
半夏（洗）半升

右八味，以水一斗，先煮麻黄，减二升，去上沫，内诸药，煮取三升，去滓，温服一升。若渴，去半夏，加栝楼根三两；若微利，去麻黄，加荛花，如一鸡子，熬令赤色；若噎者，去麻黄，加附子一枚，炮；若小便不利、少腹满者，去麻黄，加茯苓四两；若喘，去麻黄，加杏仁半升，去皮尖。且莞花不治利，麻黄主喘，今此语反之，疑非仲景意。臣亿等谨按小青龙汤，大要治水。又按本草，莞花下十二水。若水去，利则止也。又按千金，形肿者，应内麻黄，乃内杏仁者，以麻黄发其阳故也。以此证之，岂非仲景意也。

【解读】

感冒后最常见的继发症是：慢性气管炎、气管支气管炎，肺炎，支气管哮喘等。气管支气管炎、支气管肺炎等下呼吸道感染是一大类疾病，可以是病毒性的，也可以是细菌性的，其共同的临床表现有：发热、咳嗽、咯痰、气喘、干呕。细菌性的临床表现比较严重，痰为脓性，根据细菌种类的不同，痰的特点也不同。小青龙汤就是针对其共同的临床表现的，所以在临床上要进行加减。

现代药理研究证明小青龙汤具有平喘止咳作用。全方及其大部分组成药物，都有不同程度拮抗组织胺、乙酰胆碱和氯化钡等引起的气管收缩，显示不同程度的松弛气管平滑肌的作用；还具有抗过敏作用，对肾上腺皮质具有促进其分泌的作用，因此可以治疗支气管哮喘；还具有降低血流阻力加快血液循环、降低体温等作用。现代小青龙汤应用于治疗支气管哮喘、急性或者慢性期气管支气管炎、支气管肺炎等下呼吸道感染。

41. 伤寒，心下有水气，咳有微喘，发热不渴。服汤已，渴者，此寒去愈解也，小青龙汤主之。

【解读】

伤寒，由于心下有水气，而致咳嗽、轻微气喘、发热、口不渴的，用小青龙汤治疗。服药后，转为口渴的，这是寒饮已除，病情转向痊愈的表现。41条是对上条的补充，服小青龙汤后，由不渴转为口渴，这不是热盛津伤，而是水饮已去，胃阳得展的佳兆。临床上有些寒饮内蕴的患者，不仅不渴，甚至厌恶饮水，一旦口渴而喝水香甜，则标志湿除饮化，病情转向痊愈，这是历验不爽的事实。口渴是高血钠的表现，口不渴是水电解质平衡的表现，厌水是低血钠的表现。如果长期低血钠的病人经过治疗，低血钠状态得到纠正，病人就会由口不渴、厌水转变为口渴。因为口渴是一种生理现象，正常人都会有口渴的感觉，是人体需要水的警告；厌水是一种病理状态，正常人是不会出现的；长时间的口不渴也是不正常的，也说明处于低血钠状态。低血钠状态容易引起水肿、胸腔积液、腹水等第三腔隙积水，所以"心下有水气"是否与胃、肺的慢性水肿样渗出性病变有关。

心下有水气、寒饮、水饮、痰湿等概念，西医很难理解，"心下"指的是胃脘部，胃脘部在什么地方？大概在与膈相临近的腹腔上部，一般是指胃、十二指肠，这里的"水气"怎么能引起咳、喘、痰呢？中医认为是"水寒射肺，故咳而喘"；或者认为"心下有水气，即水饮停蓄心下胃脘部。……上逆犯肺则咳"。如果把"心下"理解为：肺的下部、膈以及胃十二指肠；水气、寒饮、水饮、痰湿理解为慢性炎性渗出物，"水气"为量少、稀薄、弥散、无形的渗出液；"寒饮、水饮"为有形渗出液；"痰湿"为黏稠的病理分泌物，这样就能和西医沟通。发汗、利尿都可以调节水电解质的代谢，在中医应用发汗、利尿作为治疗水气、寒饮、水饮、痰湿的一种方法，中、西医是可以相通的。皮肤、呼吸系统、消化系统、泌尿系统参与调节水电解质代谢，在中医则是肾、脾、肺（含皮毛）参与水气、津液的调节。"心下有水气"指的是肺的下部、膈以及胃十二指肠的慢性炎性渗出物，可以通过呼吸系统、消化系统、泌尿系统进行调节。

（参考《金匮要略》第12篇35条）

不能苛求古人，也不能苛求现代中医，中医对于人体解剖不如西医精细、准确，这并没有影响中医对于人体功能的客观观察，例如中医揭示了肺与其他脏器之间的关系：肺与大肠相表里、"心下有水气，即水饮停蓄心下胃脘部。……上逆犯肺则咳"、痰蒙清窍喉中痰鸣、"中风之证……或痰涎壅盛"，分别揭示了肺与大肠、肺与胃脘、肺与心（主神明）之间的关系，这些在解剖学上没有直接联系的脏器，在功能上、在病理学方面却有着密切的联系，西医至今也还没有作出令人满意的解释。氯化铵是祛痰药，是因为它能刺激胃黏膜，反射性的刺激呼吸道黏膜分泌增加而使痰液变得稀薄，使痰容易咯出，胃和痰（肺）之间有了联系；用肠系膜上动脉结扎法、直肠结扎法制造出肺与大肠相表里的病理模型，证明了肺与大肠之间确实有关系；在临床上中风病人的痰确实很多（说明中枢神经系统损害与呼吸系统之间有关系），近代西医不仅没有科学的解释而且没有好的治疗方法，中医却认为肺与心（主神明）之间有着密切的关系，并由此创造了许多方剂，可供选择。通过对无数病人的客观观察和药物治疗的检验所得出的理性认识，经过理性思维上升为理论，这样得出的理论的客观性是不容置疑的，这是客观真理。对于客观真理的科学解释，是人类认识客观真理，由表到里、由浅到深、由落后到先进、由经验到科学实验、由解剖水平到细胞水平再到分子水平的逐步深入的认识过程，这个逐步深入认识的过程是无止境的，我们无须苛求前辈们，我们的后来者也无须苛求我们。科学实验也不是认识真理的唯一方法，动物实验更不是认识人类活动的唯一方法。现代中医学者们的伟大贡献是，他们把古汉语翻译成现代汉语，把古代中医学翻译成现代中医学，把中医学的精髓继承并遗传下来，为中西、医两大理论体系的融合铺平了道路。在认识真理的过程中他们为我们的现在和未来开辟了道路，并在不断地发展着中医，他们在认识上的不足是认识真理的过程中的必经之路。尽管"水寒射肺，故咳而喘"或者"心下有水气，即水饮停蓄心下胃脘部。……上逆犯肺则咳"不可理解，但是却揭示了西医的消化系统与肺之间的病理学联系，中医并能够通过调整消化道功能达到治疗呼吸道疾病的目的，这个客观事实西医至今也没有作出科学的解释，传统的西医解剖学不可能揭示出消化道与肺之间的这种病理学联系，传统的西医的形态学与功能之间出现了"不对称"，这种"不对称"由中医的"土生金"能够弥补。这给现代医学提出了研究的新课题：肺与脑、消化系统、肾之间业已存在的联系，其机理是什么？推而广之，中医藏象学说，五行生克制化的关系，其客观性是无可置疑的，现代医学的任务是揭示其机理。单纯使用近代西医的理论与方法是不可能揭示其机理的，还需要借助中医学的理论和方法，二者的融合与进化可能会产生现代医学的理论与方法。

42. 太阳病，外证未解，脉浮弱者，当以汗解，宜桂枝汤。

【解读】

外证就是表证，也就是感冒。太阳病表证未解，应当用解表的方法治疗。但是表证有表实、表虚的区别，解表的方法有开腠发汗与调和营卫的不同，必须辨别清楚。有汗为表虚，无汗为表实。除此而外，脉象有着重要的参考价值，太阳病表实证，脉多浮紧有力；太阳病表虚证则多浮而无力，所谓脉浮缓，脉阳浮阴弱都属于表虚证。本条以"脉浮弱"为根据，指出桂枝汤与麻黄汤的适应症不同，必须区别清楚。麻黄汤的适应症是：冬春季节受到寒冷刺激，高热、无汗，身体强壮能经得起发汗的病人，一般病情比较严重，即西医所谓的重感冒（包括流行性感冒和普通感冒），身体强壮者。桂枝汤的适应症是：受到风寒刺激，发热、出汗，脉象浮弱，身体比较弱，禁不起发汗的病人。在现代就是轻型的流行性感冒和普通感冒病人。现代很少人使用麻黄汤，一是现代人体质与古代人不同；二是现代治疗方法比古代先进而多样，有更多的选择；三是疾病谱的变化，由于古代人口稀少、交通不便，在和平时期传染病较少，因为衣食不足伤寒与胃肠道感染病较多；近代传染病多而且严重，绝大多数传染病是禁止用发汗法治疗的。麻黄汤的副作用是，发汗作用比较强大，容易引起水电介质紊乱；对某些传染病（一般指温病）具有极其严重的后果，在《伤寒论》中反复强调桂枝汤与麻黄汤的区别，其目的就是强调麻黄汤不可滥用。

43. 太阳病，下之微喘者，表未解也，桂枝加厚朴杏子汤主之。

【注解】

喘：是指呼吸加快。

下之：一般是指使用泻下法，例如使用承气汤类。现代中医认为，具有腹泻症状的也可叫作"下之"。

【提示】

本条与 18 条相同。

44. 太阳病，外证未解，不可下也，下之为逆。欲解外者，宜桂枝汤。

45. 太阳病，先发汗不解，而复下之，脉浮者不愈。浮为在外，而反下之，故令不愈。今脉浮，故在外，当须解外则愈，宜桂枝汤。

【解读】

以上 2 条进一步阐明桂枝汤的适应症，指出太阳病中风证禁忌用下法。

46. 太阳病，脉浮紧，无汗发热，身疼痛，八九日不解，表证仍在，此当发其汗。服药已微除，其人发烦目瞑，剧者必衄，衄乃解。所以然者，阳气重故也。麻黄汤主之。

【解读】

中医认为"麻黄汤主之"应当放在"此当发其汗"之后。解读见下条。

47. 太阳病，脉浮紧，发热，身无汗，自衄者愈。

【语释】

上条太阳病重感冒，经过八九日重感冒的表现仍然存在，这时应当服用麻黄汤发汗，服药后病情减轻，病人感到心烦，不愿意睁眼，严重的就会发生鼻出血，鼻衄后病情解除，这是阳气太重的缘故。本条太阳病重感冒，自动发生鼻出血的，鼻衄后感冒也就自然痊愈了。

【解读】

经过八九日重感冒的表现发热，身无汗，身疼痛仍然存在，按照现代医学的观点，应当努力查清病因，在病因未查清前一般不用发汗剂，也不提倡用激素。因为太阳病其临床表现是一组类似于感冒的非特异性征候群，而感冒具有自限性，病程一般为 7 天，病情的高峰期在发病后的第 2、3d，如果在 10 天左右仍有发热，一般都会排除感冒的诊断。这时用麻黄汤发汗应当十分慎重，因为发热的原因非常复杂，不明原因的发热仍然是现代医学的一个难题。

鼻衄，即鼻出血，在感冒的病人中可以发生，这是因为在鼻中隔的前下区，黏膜下就是软骨，黏膜很薄，没有黏膜下层，却有 5 条小动脉在此交汇；发热使呼吸加快，鼻黏膜蒸发量加大，鼻黏膜干燥，加之鼻中隔的前下区的特殊结构，黏膜容易干燥、破裂出血。麻黄汤具有升高血压的作用，更容易引起鼻衄。中医认为鼻衄是"红汗"，其临床意义与发汗相同。现代医学观察，感冒后也有鼻衄的，把鼻衄作为感冒转向痊愈的标志，在现代医学里似乎没有多大价值，可以作为一个参考。55 条"伤寒脉浮紧，不发汗，因致衄者，麻黄汤主之"，与 47 条"自衄者愈"相矛盾，说明鼻衄者不一定自愈，不愈者还要用麻黄汤发汗。在严重感染疾病过程中，发生鼻衄时一定要注意观察其他部位如皮肤、口腔黏膜、眼结膜、大小便、阴道是否有出血，注意与温病血分证（弥漫性血管内凝血）的鉴别。温病血分证（弥漫性血管内凝血）是麻黄汤的禁忌症。

46、47两条一定要活看。

48. 二阳并病，太阳初得病时，发其汗，汗先出不彻，因转属阳明。续自微汗出，不恶寒。若太阳病证不罢者，不可下，下之为逆；如此可小发汗。设面色缘缘正赤者，阳气怫郁在表，当解之熏之；若发汗不彻，不足言，阳气怫郁不得越，当汗不汗，其人躁烦，不知痛处，乍在腹中，乍在四肢，按之不可得，其人短气但坐，以汗出不彻故也，更发汗则愈。何以知汗出不彻，以脉涩故知也。

【注解】

二阳并病：这里指太阳病未解而又出现了阳明病的表现。但是本条没有阳明病腑实证及阳明病经证的表现，所以这里的阳明病是指"里证"，包括阳明病、少阳病、气分证，是阳明病概念的扩大化（泛化）。

面色缘缘正赤：缘缘是连续不断的意思。面色缘缘正赤，就是面部出现的红色是一块接着一块，连续不断。

怫郁：为双音同义词，还是郁遏、抑郁的意思。

解之熏之：解之，指发汗解表；熏之，指用药物熏蒸取汗。都是发汗的方法。

但坐：有2种解释，一是"其人短气但坐，以汗出不彻故也"，解释为：病人呼吸困难只能坐不能平卧；二是"其人短气，但坐以汗出不彻故也"，解释为：病人呼吸困难的原因归咎于发汗不彻底。后者比较勉强。

【语释与解读】

在太阳病没有痊愈的时候，阳明病又起，即在感冒还没有痊愈时又出现了其他里证，如阳明病、少阳病、气分证（各器官系统感染的表现）这是第一种情况。第二种情况是在太阳病初期的时候，就用了发汗的方法，但是汗未出透，因而病邪内传，转属阳明病，此时的临床表现是发热、微微汗出、不恶寒。在这2种情况下，如果太阳病证没有完全消失，不可用下法，但阳明病证（里证）已经出现，又不能用强发汗剂，只可少少发汗。如果先用下法，就会表邪内陷，造成结胸、痞利等许多变证。

第三种情况是，如果病人颜面出现连绵不断的红色，这就是表证未解的标志，是阳气怫郁在表的表现，应当使用解表的方法或者以药熏蒸取汗的方法治疗。如果发汗还不彻底，或者发汗很少微不足道，病人烦躁不安，不知何处疼痛，忽觉在腹中，忽觉在四肢，按压的时候没有压痛，也触摸不到有形的病变，病人呼吸短促，只能坐不能平卧，这是发汗不彻的缘故，再发汗就可以痊愈。为什么会知道是发汗不彻的缘故呢？因为脉象涩而不畅，所以知道是汗出不彻。这一段描述与受到寒冷刺激、感冒等引起的过敏性荨麻疹、过敏性哮喘、过敏性腹痛的临床表现一致，麻黄汤、大青龙汤、麻黄桂枝各半汤等都可选用。用蒸汽浴（熏之）或者用棉被保暖都可以治疗过敏性荨麻疹等。

发病机制：有些人接触到变应原时，在变应原的刺激下，由效应B细胞产生抗体。有些抗体吸附在皮肤、呼吸道或消化道黏膜以及血液中某些细胞的表面。当相同的变应原再次进入机体时，就会与吸附在细胞表面的相应抗体结合，使上述细胞释放出组织胺等物质，引起毛细血管扩张、血管壁通透性增强、平滑肌收缩和腺体分泌增多等。上述反应如果发生在皮肤，则出现红肿、荨麻疹等；如果发生在消化道，则出现呕吐、腹痛、腹泻等。个别病情严重的，可因支气管痉挛、窒息或过敏性休克而死亡。

中医的表证包括上呼吸道感染和免疫功能异常的皮肤病，所以解表方剂与解热镇痛剂大不一样，解表剂不仅具有发汗、解热、镇痛作用，而且还能治疗免疫功能异常的皮肤病，而西医的解热镇痛剂只具有发汗、解热、镇痛作用。对于中医的"表"应当深入研究。

49. 脉浮数者，法当汗出而愈。若下之，身重、心悸者，不可发汗，当自汗出乃解。所以然者，尺中脉微，此里虚。须表里实，津液自和，便自汗出愈。

50. 脉浮紧者，法当身疼痛，宜以汗解之；假令尺中迟者，不可发汗。何以知然，以荣气不足，血少故也。

【解读】

以上2条"脉微"，"此里虚""尺中迟，荣气不足，血少"都是表示低血容量状态。49条指的是，本应当用发汗治疗的感冒病人，反而用了泻下法治疗，病人出现身体沉重，心率加快或者心律不齐，这是水电解质紊乱的缘故，如果出现了低血容量状态，脉象就会出现微弱，这时处于休克的代偿期（里虚），绝对不能发汗，只要"表里实，津液自和，便自汗出愈"。也就是说只要等待机体的自我调节功能发挥作用，恢复水电解质平衡，纠正低血容量状态，病人就会自动出汗而痊愈。50条指的是，感冒本来应当用发汗治疗，如果感冒的病人其脉象不是浮紧，而是迟慢无力，这表示"荣气不足，血少"，也不能发汗。也就是说，病人本来就有贫血、营养不良或者其他慢性病、身体虚弱，即使有感冒的典型临床表现也不能发汗，其原因也是发汗导致水电解质紊乱，加重原来的病情。

58. 凡病，若发汗，若吐，若下，若亡血、亡津液，阴阳自和者，必自愈。

59. 大下之后，复发汗，小便不利者，亡津液也，勿治之，得小便利，必自愈。

【解读】

以上2条与49条一样，都是在休克的代偿期，机体的代偿功能还正常（阴阳自和者），只要等待机体的自我调节功能发挥作用，恢复水电解质平衡，纠正低血容量状态，病人就会自动痊愈。判断痊愈的标志是，原来小便不利（少）的，现在小便利（多）了；感冒的病人现在也出汗了；原来有的症状现在没有了。在古代没有输液技术，只好等待机体自动恢复，现代有了输液技术不必等待了。

温病最怕伤阴，《伤寒论》中一再强调发汗的副作用，大都与水电解质紊乱有关，在《伤寒论》中有许多方剂和一整套理论来预防、治疗水电解质紊乱，在以后的章节中将逐一讨论。

51. 脉浮者，病在表，可发汗，宜麻黄汤。

52. 脉浮而数着，可发汗，宜麻黄汤。

【解读】

以上2条都是举脉略证，这是《伤寒论》中省略文字的一种方法，因此不能只靠脉象辨证，一定要根据临床表现进行综合分析，决定使用的方剂。从44~57条反复论证麻黄汤与桂枝汤的适应症，其目的就是强调麻黄汤不可滥用。

53. 病常自汗出者，此为荣气和。荣气和者，外不谐，以卫气不共荣气和故尔。以荣行脉中，卫行脉外。复发其汗，荣卫和则愈。宜桂枝汤。

【注解】

荣气和：荣气，即营气。荣气和，即营气未受病。

外不谐：外，指卫气。外不谐，指卫气发生了病变而变得不调和。

54. 病人藏无他病，时发热，自汗出，而不愈者，此卫气不和也，先其时发汗则愈。宜桂枝汤。

【注解】

藏无他病：藏：是脏腑，表示"里"。藏无他病，就是说脏腑没有病变，病邪没有侵犯到"里"，里气尚和，外邪只侵犯到表或者卫分。

先其时发汗则愈：指桂枝汤要在发热，自汗出之前服用，效果才好。强调服药的时间。

57. 伤寒发汗已解，半日许复烦，脉浮数者，可更发汗，宜桂枝汤。

95. 太阳病，发热汗出者，此为荣弱卫强，故使汗出，欲救邪风者，宜桂枝汤。

【解读】

参考导论第二章 22 页 ~ 39 页。

以上 4 条都是"营（荣）卫不和"，宜桂枝汤治疗。"荣行脉中，卫行脉外"，这里的"营"是在血管内流动的血浆，"卫"是在血管外运行的抵御外邪的一种功能。在正常情况下营卫是协调一致的，当外邪侵袭机体时，外邪首先遇到卫气的抵抗，卫气表现出亢奋状态，营气在血管内没有受到侵袭，处于正常状态，相比之下卫气比营气强，称为营卫不和；如果病人其他脏器没有病变，仅有不时发热、自动出汗，经久不愈，由于长期出汗伤及营分阴液，相比之下还是卫气比营气强，也称为营卫不和；太阳病，发热汗出，也可伤及营分阴液，此为荣弱卫强；伤寒发汗已解，半日许复烦，脉浮数者，这也是营卫不和。以上情况宜桂枝汤把卫气的亢奋状态解除，使营卫协调一致，机体达到新的平衡。当外邪战胜卫气侵及营血时，就会引起营血分证（败血症或脓毒血症）。当外邪战胜卫气侵及机体的不同脏腑时，就会引起不同脏腑的气分证（不同器官系统感染的典型临床表现）。可见《伤寒论》与温病在理论体系方面具有一致性。

现代药理研究证明，桂枝汤对于汗腺分泌具有双向调节作用，在不同的机能状态下，根据机体的需要，桂枝汤能分别增加或抑制汗腺分泌，即在不同的机能状态下，桂枝汤能发汗也能止汗，根据不同的需要，起到相应的作用，使机体达到新的平衡。"营（荣）卫不和"的现代医学解释还有待于进一步研究。

55. 伤寒脉浮紧，不发汗，因致衄者，麻黄汤主之。

56. 伤寒不大便六七日，头痛有热者，与承气汤；其小便清者，知不在里，仍在表也，当须发汗，如头痛者必衄。宜桂枝汤。

【解读】

以上 2 条是说感冒引起的鼻衄，只要符合麻黄汤、桂枝汤的适应症，还可以使用麻黄汤与桂枝汤。感冒引起的鼻衄要与其他原因引起的鼻衄相鉴别：如 86 条衄家不可发汗，就是说平时有鼻衄的病人（例如鼻中隔偏屈、出血性疾病）不可发汗；营血分证（弥漫性血管内凝血）引起的鼻衄；其他传染病引起的鼻衄等都不应当使用麻黄汤与桂枝汤。现代医学有许多方法治疗感冒，温病学说也有许多治疗感冒的方法，都可以选用，不一定非要用麻黄汤与桂枝汤。如果鼻衄的诊断不能确定是感冒，桂枝汤与麻黄汤则为禁忌。另外要强调的是，感冒引起的鼻衄不能用犀角地黄汤等凉血或者止血、补血的药物，否则同样能引起不良后果。（参看 47 条）

衄，参考《金匮要略》第十六篇。

60. 下之后，复发汗，必振寒、脉微细，所以然者，以内外俱虚故也。

【解读】

"振寒"是振栗恶寒的意思，比寒战轻，因为下之后，机体已经处于失盐失水状态，再经发汗，机体可能进入低血容量状态，其标志是脉微细，低血容量状态本身就能引起恶寒，再经发汗，体温急剧下降，可能出现轻度的寒战。这是休克代偿期的表现。

61. 下之后，复发汗，昼日烦躁不得眠，夜而安静，不呕，不渴，无表证，脉沉微，身无大热者，干姜附子汤主之。

干姜一两　附子（生用，去皮，切八片）一枚

右二味，以水三升，煮取一升，去滓，温服一升。

【解读】

下之后，复发汗，这是休克代偿期表现的另外一种临床类型，当机体处于低血容量状态时，机体的自我调节功能发挥作用，引起交感－肾上腺髓质兴奋和大量儿茶酚胺释放，由于机体在白天交感神经兴奋，晚上副交感神经兴奋，所以在休克代偿期机体在白天交感神经就处于过度兴奋状态，出现"昼日烦躁不得眠"；到了晚上由于副交感神经兴奋，抵消了交感神经兴奋状态，所以"夜而安静"。"脉沉微"是低血容量状态的表现。在这种情况下病人不呕，不渴，无表证，身无大热，应当用干姜附子汤。附子具有兴奋副交感神经的作用，抵消了白天交感神经过度兴奋状态，干姜附子合用具有抗休克的作用（详见四逆汤），与本证的病理状态相吻合。30 条"夜半手足当温，两脚当伸"的道理与本条病机相同。

62. 发汗后，身疼痛，脉沉迟者，桂枝加芍药生姜各一两人参三两新加汤主之。

桂枝（去皮）三两　芍药四两　甘草（炙）二两　人参三两　大枣（擘）十二枚　生姜四两

右六味，以水一斗二升，煮取三升，去滓，温服一升。

【解读】

太阳病发汗后，身疼痛应当解除，脉象应当和缓如平常，如果发汗后病人仍然有身体疼痛，出现了沉迟的脉象，这是因为发汗伤及了气阴，引起营血不足。《经》曰："其脉沉者营气微也。"又曰："迟者营气不足，血少故也。"沉脉是指用手指重按才能摸到脉搏的跳动，低血压可使脉位变沉。迟脉是指脉搏的频率减慢，正常时呼吸 1 次脉搏跳动 4 次（一息四至），即 72 次/min，历代医家对迟脉的描述，多数均指一息三至，与西医的窦性心动过缓（每分钟低于 60 次）一致。窦性心动过缓大多数是生理性的，迷走神经功能亢进、低血钾症等也可以引起窦性心动过缓。迟脉也常见于心肌性疾病如冠心病、心肌炎、心肌病等。《中医诊断学讲义》把迟脉定为"一息脉来不足四至"。也就是说少于 70 次/min。太阳病发汗后引起的低血容量状态、低血压、低血钾症，作为桂枝加芍药生姜各一两人参三两新加汤的适应症是合理的。

61、62 条都有沉脉，都具有低血容量状态，分别用的是人参、附子。人参、附子都能改善低血容量状态，但是其作用原理是不一样的。附子是温里药，具有回阳救逆、救治阳虚的作用，其药理作用主要表现在对心血管系统的作用：具有强心作用；加强心肌收缩力、增加收缩幅度、加快频率；升血压增加动脉血流量；兴奋副交感神经的作用。人参对机体的所有功能都具有双向调整作用，把偏离于正常的异常状态（包括正面和负面状态）调整、恢复到正常水平，既补阳虚又补阴虚。

附子能把低下的机能状态调整到正常水平，但是不能把过高的机能状态调整到正常水平；人参则不一样，人参不仅能把低下的机能状态调整到正常水平，还能把过高的机能状态调整到正常水平。桂枝加芍药生姜各一两人参三两新加汤具有温养营血的作用，里和则表自解。用现代医学与现代药理研究解释桂枝加芍药生姜各一两人参三两新加汤与干姜附子汤的适应症之间的区别是困难的，61、62条都有沉脉，都具有低血容量状态，但是却用了截然不同的方剂，特别是62条：发汗后，身疼痛，脉沉迟者，桂枝汤加芍药生姜各一两人参三两新加汤主之，此处证所代表的病理状态与方剂的药理研究之间较难沟通，或者沟通比较勉强。

感冒是万病之源，会有许多继发症，51~62条是不同的临床类型举例。

63. 发汗后，不可更行桂枝汤。汗出而喘，无大热者，可与麻黄杏仁甘草石膏汤。

麻黄（去节）四两　　杏仁（去皮尖）五十个　　甘草（炙）二两　　石膏（碎，绵裹）半斤

右四味，以水七升，先煮麻黄，减二升，去上沫，内诸药，煮取二升，去滓，温服一升。

162. 下后不可更行桂枝汤，若汗出而喘，无大热者，可与麻黄杏仁甘草石膏汤。

【语释】

发汗后或者用了泻下法之后，病人汗出而喘，外无大热，不可再用桂枝汤，可与麻黄杏仁甘草石膏汤。

【解读】

太阳病伤寒，发汗后表证仍在者，可与桂枝汤治疗如57条；太阳病中风，服桂枝汤后，表证仍在者，还可与桂枝汤治疗，如24条、25条；45条汗、下之后，因为表证仍在，还可与桂枝汤治疗。如果汗下之后，表证不存在，如63条、162条，就不能再用桂枝汤。63条、162条所述汗、下后"不可更行桂枝汤"，所以知道表证已经不复存在（感冒已经痊愈），"汗出而喘，无大热"为里证。无大热，是表无大热，而是热壅于里，并非热势不甚。

本证以气喘为主症，应注意与麻黄汤证、小青龙汤证、桂枝加厚朴杏子汤证鉴别。（喘的鉴别）

现代药理研究证实麻黄杏仁甘草石膏汤具有解热抗炎、解痉平喘、降低血清钾、降低血黏度、抗甲型流感病毒等作用。本证发热、喘、痰等特点符合病毒性肺炎、支气管肺炎的临床表现。无论是否用了汗、下法，只要出现发热、呼吸急促、咳嗽、咯黄痰等肺炎、支气管炎的表现，都可以用麻黄杏仁甘草石膏汤加减治疗。邪热壅肺证、麻杏石甘汤证与病毒性肺炎、支气管肺炎是一个证态。

64. 发汗过多，其人叉手自冒心，心下悸欲得按者，桂枝甘草汤主之。

桂枝（去皮）四两　　甘草（炙）二两

右二味，以水三升，煮取一升，去滓，顿服。

【注解】

叉手自冒心："冒"是覆盖的意思，"叉手自冒心"就是病人双手交叉覆按在自己的心胸部位。

心下悸：指心胸部悸动不安，在本条就是西医的心悸。

【解读】

心悸是对心脏搏动的一种不适感觉，有时病人描述为心累、心慌等。一般健康人仅在剧烈运动、神经过度紧张或高度兴奋时才会有心悸的感觉。关于心悸的发生机制尚无满意的解释。心律失

常的频率过速、过缓或不齐可致心悸。心动过速、心动过缓、心律不齐、期前收缩、高血流动力状态时心搏增强、心率加快、电解质紊乱（低血钾、高血钾）都可以引起心悸的感觉。其脉象应该是促、迟、数等。

中医认为发汗过多，阳气损耗过多，导致心阳虚而引起心悸不安，西医认为发汗过多引起轻度的水电解质紊乱，导致心律不齐或心脏搏动增强、加快，引起心悸的感觉。21条，太阳病下之后，脉促胸满者，桂枝去芍药汤主之。发汗后机体主要是失水失钠，腹泻后机体失水失钾，还会有肠道蠕动障碍和酸中毒。桂枝甘草汤证的心悸只是误用汗下法的病理过程中的一个状态，单独出现的可能性比较少，而且病情比较轻，持续时间比较短，只要水电解质紊乱一旦被纠正，心悸就会消失。

桂枝具有镇静、镇痛、抗惊厥作用；解热作用；扩张皮肤血管改善外周循环作用；促进胃肠蠕动、兴奋唾液腺等健胃作用。甘草的药理作用非常广泛，不再重复，甘草具有抗心律失常的作用，具有肾上腺皮质样作用。桂枝甘草合用，应当具有（或者帮助机体的自我调节功能）纠正轻度低血容量状态和水电解质紊乱的作用，改善心悸的感觉。水电解质紊乱的发生发展是一个连续的动态变化过程，其中的证、病理状态、证态也是一个连续的动态变化过程，所以，方剂的变化，方剂加减的变化也可以看作是一个连续的动态变化过程，这样来看桂枝甘草汤、茯苓桂枝甘草大枣汤、茯苓桂枝白术甘草汤、五苓散、真武汤，以及前面讲过的芍药甘草汤、四逆汤、干姜附子汤等，它们都是水电解质紊乱过程中不同阶段的不同临床类型及其治疗方法。

65. 发汗后，其人脐下悸者，欲作奔豚，茯苓桂枝甘草大枣汤主之。

茯苓半斤　桂枝（去皮）四两　甘草（炙）二两　大枣（劈）十五枚

右四味，以甘澜水一斗，先煮茯苓，减二升，内诸药，煮取三升，去滓，温服一升，日三服。

作甘澜水法：取水二斗，置大盆内，以勺扬之，水上有珠子五六千颗相逐，取用之。

【注解】

脐下悸：脐下筑筑然跳动不安。脐的上下方都是腹直肌，脐下筑筑然跳动不安，应为腹直肌跳动。

奔豚：病名。豚即猪。奔豚，是以猪的奔跑状态，来形容病人自觉有气从少腹上冲胸咽，痛苦异常，时发时止的证候。

【解读】

本条为汗后心阳虚损，下焦水气欲上逆所致。病情比64条更进一步。

二版补充：《金匮要略》奔豚气与反流性食道炎是一个证态。

67. 伤寒，若吐若下后，心下逆满，气上冲胸，起则头眩，脉沉紧，发汗则动经，身为振振摇者，茯苓桂枝白术甘草汤主之。

茯苓四两　桂枝（去皮）三两　白术　甘草（炙）各二两

右四味，以水六升，煮取三升，去滓，分温三服。

【注解】

心下逆满，气上冲胸：是指上腹部胀满，感觉有气体从腹部向胸部上冲，这是胃肠逆向蠕动，把肠道的气体向上挤压的表现。其原因为：①误用呕吐、泻下法，由于药物的作用，胃肠道蠕动功能紊乱；②呕吐腹泻不仅引起失水，而且引起钠、钾离子的丢失和酸中毒，电解质紊乱和酸中毒可以引起胃肠道蠕动功能紊乱。

起则头眩：是指平卧时不头晕，坐起或者站起时头晕目眩。这是直立性低血压的表现。

动经：损伤了经脉之气，筋肉就不能得到充足的温养，筋肉就会出现颤动，身体不停地振动。"动经"指比"脐下悸"更为广泛、更严重的肌肉不自主运动。

【解读】

茯苓桂枝白术甘草汤、茯苓桂枝甘草大枣汤与茯苓甘草汤都是四味药组成，其中茯苓、桂枝、甘草为三方共有，只有一味不同，分别是白术、大枣、生姜。说明他们的病理基础有相同的地方，只是病情程度或临床表现略有不同。

中医认为，茯苓桂枝白术甘草汤证与真武汤证的关系是，前者病情轻，后者病情重。真武汤证的"振振欲擗地"与茯苓桂枝白术甘草汤证的"发汗则动经，身为振振摇"，其病机都是阳虚水动。病情重的用真武汤，病情轻的用茯苓桂枝白术甘草汤。真武汤证乃肾阳虚弱，而茯苓桂枝白术甘草汤证则为脾阳不足，病机也有所差别。

茯苓桂枝白术甘草汤证与"160条……久而成痿"证，其征候相似，病机都是阳虚饮逆，只是前者病情轻，后者病情重。喻嘉言曰：此（160条）即上条之症（指67条），而明其增重者必致废也。……两足必先痿废。

82. 太阳病发汗，汗出不解，其人仍发热，心下悸，头眩，身𥆧动，振振欲擗地者，真武汤主之。

茯苓　芍药　生姜（切）各三两　白术二两　附子（炮，去皮，破八片）一枚

右五味，以水八升，煮取三升，去滓，温服七合。日三服。

160. 伤寒吐下后，发汗，虚烦，脉甚微，八九日心下痞鞕、胁下痛、气上冲咽喉、眩冒、经脉动惕者，久而成痿。

【提示】

综合64、65、67、82、160诸条，中医学认为，茯苓桂枝白术甘草汤证、茯苓桂枝甘草大枣汤证与茯苓甘草汤证；茯苓桂枝白术甘草汤证与真武汤证；茯苓桂枝白术甘草汤证与"160条……久而成痿"证是相互密切联系的，是由轻到重的过程。其病因是在发热的疾病过程中，错误地使用了发汗泻下呕吐法，引起了一系列病理变化。

【注解】

鞕：同硬。

头眩：头晕目眩，表示低血压。比"起则头眩"（直立性低血压）更严重。

身𥆧动：身体肌肉跳动。和脐下悸不一样的是，身体肌肉跳动的范围比较广，不单是腹直肌；不仅是跳动，而且还有肌肉蠕动。与身𥆧动意义相类者还有"筋惕肉𥆧"（38条）、"肤𥆧"（153条）、"经脉动惕"（160条）等，其原因可以是阴阳亏损，气血不足而肌肉失却煦濡，也可以由痰饮、水、血等病邪流窜阻滞于经脉。在与现代医学融合时要全面考虑。

振振欲擗地：全身肌肉乏力特别是股四头肌无力，站不起来，或者站起来就发抖，就想跌倒。这是低血钾的表现。这样就能和160条"伤寒吐下后，发汗……久而成痿""两足必先痿废"相衔接。因为低血钾可以引起全身肌肉瘫痪，先从股四头肌开始，向上蔓延，直至呼吸肌麻痹。"振振欲擗地""久而成痿"应当是低血钾的典型表现。

【解读】

参考概论中"《伤寒论》中温阳化水法与水电解质紊乱的治疗"一节。

发汗后脐下悸，即腹部肌肉不自主跳动。汗后失水、失盐，低血钠、低血钾是引起"脐下悸"的病理生理学基础，"欲作奔豚"是低血钾引起的胃肠逆蠕动，即苓桂甘枣汤的适应症。

苓桂术甘汤证为误用吐下后所致，呕吐、腹泻使胃肠液大量丢失，除失水外，还引起电解质丢失和酸碱平衡失调，在这样的病例中失钾甚为常见。这是苓桂术甘汤的适应症。在这种低血容量及低血钠的情况下更发汗，必然导致血容量的进一步减少及低血钠症加剧，并可使低血钾及酸碱平衡失调的临床表现显现出来，这就成为真武汤证。

真武汤证的病因是大汗后口渴，饮水过多或苓桂术甘汤证的吐下后更发汗，这两种情况都会引起低血容量，低血钠及低血钾。当合并有碱中毒时或混合酸碱中毒时，可促使机体缺钾，缺钾更加重碱中毒而形成恶性循环。另外碱中毒时，蛋白质结合钙的离解作用受到抑制，血清钙遂相应降低，可引起手足搐搦。由于低血钠、低血钾及低血钙的发生，引起神经－肌肉兴奋性异常，因此出现全身肌肉紧张，抖动或抽搐，即"身瞤动""心下悸"或站立不稳，"振振欲擗地"的症状。当血容量下降，血压降至 10.5～12kPa 以下时，则出现平卧时眩晕即"头眩"，不能站立的症状。这是中度以上缺盐性脱水的表现，但还不到严重休克的程度。这是真武汤的病理生理基础。

【药物药理作用研究】

苓桂术甘汤具有从消化道内补充水、电解质，增加循环功能，升高血压，镇静等作用，故此可以纠正因呕吐、腹泻而引起的中度失盐性失水，低血容量状态。复方研究证明，该方具有一定的抗心肌缺血、心律失常及正性肌力作用。

苓桂甘枣汤，是以大枣易白术。大枣含枣酸及大量环磷酸腺苷（CAMP）样活性物质，具有解痉、镇静、健胃、利尿、旺盛血行、缓痛等作用。每 100g 可食部分含糖 61.6g，钾 524mg。15 枚大枣大约 100g，可食部分大约为 80g，可补充钾 300～400mg，另含钙、镁等。不仅补充了部分能量，且补充一定量的钾、钙、镁。其次，白术的利尿作用不仅增加水的排泄，也增加钠、钾的排出，而对于钠、钾的排出胜于对水的排出，因此，当低血钠、低血钾时去掉白术而换以含钾、钙丰富的大枣，对维持电解质平衡有重要意义。

真武汤由茯苓、芍药、生姜、白术、附子组成。真武汤的作用是：①改善消化系统的吸收功能，加速水电解质在体内的动转，也可将体内其他部位"有害"水分吸收、运转、排出体外，以维持机体内水电解质的平衡；②增强循环系统的功能，改善微循环，增加血容量，抗休克作用；③调整神经－肌肉兴奋性，治疗肌肉痉挛。可用于中度以上失盐性失水引起的血容量下降，但不到严重休克程度（不到亡阳程度）而电解质紊乱比较严重的病理状态，也可能包括某些酸碱平衡失调状态。现代用真武汤治疗心源性、肾源性水肿是因为心源性、肾源性水肿属于排水障碍型低钠血症，82 条低血容量状态低血钠症也属于排水障碍型低钠血症。动物实验结果表明，真武汤原方组合是最佳配伍，能提高心衰的心肌收缩力，改善缺氧心肌的血氧供应，促进血液循环，而对心肌耗氧量和传导系统没有明显影响。

66. 发汗后，腹胀满者，厚朴生姜半夏甘草人参汤主之。

厚朴（炙，去皮）半斤　生姜（切）半斤　半夏（洗）半升　甘草二两　人参一两

右五味，以水一斗，煮取三升，去滓，温服一升，日三服。

【解读】

腹部胀满，有虚实之分，实证腹满大都因为肠中有形实邪阻滞，必伴有大便秘结不通，腹部硬

满而痛，手不可按等，必须使用下法。虚证腹满，大多由脾阳虚，不能运化输布，因而腹部膨满，但是按之不硬，温熨揉按便觉舒服，脉虚弱无力，大便溏薄不硬。无论发汗与否，只要是脾阳虚即可应用本方。

以上五味药，都有调整胃肠功能的作用，厚朴与生姜、半夏对胃肠道肌肉的收缩与舒张具有调整作用。人参有补虚作用。

发汗引起腹胀满的病理学基础不太确切，主要是因为提供的临床表现太少。发汗不一定都引起水、电解质紊乱，发汗后，腹胀满也不一定与水、电解质紊乱有关。发汗可能引起腹胀满，如果是由发汗引起的单纯腹胀满，大可不必用人参。如果发汗很严重，引起了低血容量状态，低血钾性肠麻痹而出现腹胀满，这时会有许多其他临床表现同时出现，在这样的情况下用人参，厚朴生姜半夏甘草人参汤与证才符合。68、69、70条都存在着证与方不相符合的现象，临证时要根据临床表现，分析病机决定用药。

68. 发汗病不解，反恶寒者，虚故也，芍药甘草附子汤主之

芍药　甘草(炙)各三两　附子(炮，去皮，破八片)一枚

右三味，以水五升，煮取一升五合，去滓，分温三服。

【解读】

发汗病不解，"病不解"不是表证的恶寒未解，"反恶寒者，虚故也"，这时出现恶寒，是因为发汗后出现的虚证，而不是表证。这与20条表证未解不太一样，与芍药甘草汤证大致一样。桂枝加附子汤、芍药甘草附子汤、芍药甘草汤应当放在一起讨论，它们都是发汗后引起的低血容量状态，只是在程度上、临床表现上有所差别而已。桂枝加附子汤证低血容量状态比较严重，而且可能有发热；芍药甘草汤证偏重于低血钠而低血容量状态比较轻，具有四肢微急、难以屈伸的表现；芍药甘草附子汤证偏重于恶寒而无感冒的表现，也可能有四肢微急、难以屈伸的表现。这些证态与汤剂的关系不宜绝对化，证、病理状态、证态既是一组最常见、最典型、相对固定的症状、体征组合，又是一个发生发展的动态变化过程。辨证施治的精髓在于根据"证"的变化调整用药，证的"固定"是相对的，证的"变化"是绝对的，证与证之间是连续的，证与证之间有许多过渡型，随着证态的变化，汤剂也跟着变化。

疾病的发生发展过程是一个客观的连续的过程，是一个动态过程，又是一个不平衡、非匀速的过程，在动态中有停顿，在连续中有阶段。这个停顿与阶段也是客观存在，不是人们可以任意划分的。有时候看起来是人为、任意划分的，实际上是人们无意识地发现了某种规律，而对这种规律还没有上升到理性认识的程度，或者还没有得到科学实验的证实，或者现代科学还无法证实。任何客观事实、客观规律都会被现代科学和未来科学所证实。对同一客观过程可能出现不同认识和阶段划分，那是因为采用了不同的参考系，客观规律并没有变。疾病的发生发展过程，既是唯物的又是辩证的，《伤寒论》正是这样认识疾病，它把外感热病作为一个整体，研究其发生发展的动态变化过程，把这个过程分为6个连续的阶段(六经)，每一经病又分为许多证，证与证之间既是相互连续的，又是相对独立的。证与证之间的构架既有直线的，又有平面的，而最终形成立体构架。我们用这个思路研究西医的感染病，把感染病作为一个整体研究时，以与证相应的病理状态为单位，感染病学也会形成与《伤寒论》一样的立体证态构架。实际上《伤寒论》中证与证之间的许多联系，是因证态概念建立起来后才联系起来的。没有证态概念的确立，《伤寒论》中证与证之间的立体构架不可能被揭示。

69. 发汗，若下之，病仍不解，烦躁者，茯苓四逆汤主之。

茯苓四两　人参一两　附子（生用，去皮，劈八片）一枚　甘草（炙）二两　干姜一两半

右五味，以水五升，煮取三升，去滓，温服七合，日二服。

【解读】

茯苓四逆汤是四逆加人参汤加茯苓，第385条四逆加人参汤证"恶寒脉微而复利，利止亡血也"，是非常严重的水电解质紊乱，已经达到严重休克的程度，单此烦躁一症，显然与四逆加人参汤证不相称，应当还有其他亡阳和阴伤的表现。在62条"发汗后，身疼痛，脉沉迟者，桂枝汤加芍药生姜各一两人参三两新加汤主之"的分析中已经分析了人参与附子的不同，可查看。所以茯苓四逆汤的适应症应该是，以烦躁为突出症状的严重休克状态。这和中医的认识相符合，中医认为茯苓四逆汤证"阳虚阴伤"，因此用四逆汤回阳，加人参以复阴，更加茯苓以宁心安神除烦躁。茯苓具有利尿与镇静作用，能增加心肌的收缩力量，加快心率，对消化系统也有调整功能，所以加茯苓能够解除烦躁，而且对救治休克有帮助。

70. 发汗后，恶寒者，虚故也；不恶寒，但热者，实也，当和胃气，与调胃承气汤。调胃承气汤方

芒硝半斤　甘草（炙）二两　大黄（清酒洗）四两

上三味，以水三升，煮二物至一升。去滓，内芒硝，更上微火一二沸，温顿服之，以调胃气。

【解读】

由于体质的差异，病情轻重的不同，同样是感冒，发汗后大部分痊愈了，还有些没有痊愈；有些使用汗法不当引起变证，一是虚证；一是实证。虚证包括诸阳虚证、亡阳证与伤阴证的不同组合；实证则包括三承气汤证与白虎汤证等。这些变证都与误用汗、吐、下法引起的水、电解质紊乱有关。水、电解质紊乱与发热引起大便干燥是实证的基础。误用汗、吐、下法引起的坏病，则是对传染病或其他感染病的前驱期，因为没有诊断清楚而误用汗、吐、下法使原有的疾病加重的情况。变证和坏病包括了一大类证态，有些证态是误用汗、吐、下法引起的，有些则是疾病本身发展的结果，不用汗、吐、下法，变证和坏病也可能照样出现。66、68、69、70诸条都是误汗、误下引起的变证。

【提示】

以下8条为五苓散的适应症。

71. 太阳病，发汗后，大汗出，胃中干，烦躁不得眠，欲得饮水者，少少与饮之，令胃气和则愈；若脉浮，小便不利，微热消渴者，五苓散主之。

猪苓（去皮）十八铢　泽泻一两六铢　白术十八铢　茯苓十八铢　桂枝（去皮）半两

右五味，捣为散，以白饮和服方寸匕，日三服。多饮暖水，汗出愈，如法将息。

72. 发汗已，脉浮数，烦渴者，五苓散主之。

73. 伤寒，汗出而渴者，五苓散主之；不渴者，茯苓甘草汤主之。

茯苓二两　桂枝（去皮）二两　甘草（炙）一两　生姜（切）三两

右四味，以水四升，煮取二升，去滓，分温三服。

74. 中风，发热六七日不解而烦，有表里证，渴欲饮水，水入则吐者，名曰水逆，五苓散主之。

156. 本以下之，故心下痞，与泻心汤，痞不解。其人渴而口燥烦，小便不利者，五苓散主之。一方云：忍之一日乃愈。

386. 霍乱，头痛发热，身疼痛，热多欲饮水者，五苓散主之；寒多不用水者，理中丸主之。

244. 太阳病，寸缓关浮尺弱，其人发热汗出，复恶寒，不呕，但心下痞者，此以医下之也。如其不下者，病人不恶寒而渴者，此转属阳明也。小便数者，大便必硬，不更衣十日，无所苦也。渴欲饮水，少少与之，但以法救之。渴者，宜五苓散。

141. 病在阳，应以汗解之，反以冷水潠之，若灌之，其热被劫不得去，弥更益烦，肉上粟起，意欲饮水，反不渴者，服文蛤散；若不差者，与五苓散。

【解读】

中医认为：口渴，小便不利为五苓散证的特征性症状，其他症状有：口腔干燥；因为极度口渴引起的烦躁（烦渴）；渴欲饮水，水入则吐；头痛发热，身疼痛等。其病因是，过度发汗、水样腹泻（如霍乱）。比五苓散证轻的临床表现如渴欲饮水其治疗方法是，多次少量的饮水，或者忍耐1日，令胃气和则愈。在服用五苓散时要注意，"以白饮和服""多饮暖水"。

西医认为：高热、大量出汗，会引起水和钠的丢失，因为汗液中含氯化钠为0.25%，比血液中低，所以大量出汗时血液中的钠就会相对升高，实际上整个机体是既缺水又缺钠，称为高渗性缺水或原发性缺水、高钠血症。胃肠道水样腹泻也可以引起高钠血症。由于血液中的钠相对升高，细胞外液的渗透压增加，刺激位于视丘下部的口渴中枢，病人感到口渴而饮水，使体内水分增加，以降低渗透压。另方面，细胞外液的高渗可引起抗利尿激素的分泌增加，以致肾小管对水的再吸收增加，尿量减少。缺水严重时，因为细胞外液渗透压增高，使细胞内液移向细胞外，引起细胞内缺水，脑细胞缺水将引起脑功能障碍。

根据缺水的程度不同和症状的轻重，一般将高渗性缺水分为3度：

（1）轻度缺水：除有口渴外，无其他症状。缺水量为体重的2%～4%。

（2）中度缺水：有极度口渴。并有乏力、尿少、尿比重高。唇舌干燥，皮肤弹性差，眼窝凹陷，常出现烦躁。缺水量为体重的4%～6%。

（3）重度缺水：除上述症状外，出现躁狂、幻觉、谵妄，甚至昏迷等脑功能障碍的症状。缺水量为体重的6%以上。

高钠血症在早期还可能出现乏力、头痛、易激动兴奋等。

高渗性缺水的治疗，能口服的病人尽量口服为宜，对不能口服的病人，可静脉滴注5%的葡萄糖溶液或者0.45%的氯化钠溶液（低渗盐水）。

中西医对大量发汗、腹泻、经皮肤、消化道丢失水和盐，以及引起的临床表现，二者的认识是一致的。其病因都是过度发汗和水样腹泻。其病机中医表述为"胃中干燥、烦躁证"或"脾不传输、蓄水证"；西医表述为：高渗性缺水或原发性缺水、高钠血症。胃中干燥、烦躁证与轻度缺水基本一致。治疗方法是：欲得饮水者，少少与饮之，令胃气和则愈。一方云：忍之一日乃愈。西医的治疗方法是多次少量饮水或者饮淡盐水。中西医的治疗原则一致。中度缺水与五苓散证一致，西医采用静脉输液的方法，中医采用的是经消化道补液的方法，服用五苓散就是经消化道补液的方法之一。

实验研究证明：五苓散对水、电解质代谢有调整作用，对健康人有利尿作用；对严重颅内高压患者有一定的降压和延长颅内高压高峰出现时间的作用。其降压可能是通过利尿而发生作用或水液重新分配而发生作用的。五苓散主要通过提高渗透压的调定点，通过对渗透压感受器、神经分泌细胞、口渴中枢神经原等的刺激以降低抗利尿激素分泌而达到利尿功效。所以，当机体失水失盐表现为低血容量、高钠血症时，服用五苓散，可以使水液在体内重新分配，把消化道内的水液吸收，进入血液循环，达到补充血容量的目的。"以白饮和服""多饮暖水"就是经消化道补液的方法。白饮是指米汤或白开水。五苓散中的茯苓、桂枝、白术是茯苓桂枝白术甘草汤的主要成分，不难看出它们之间的关系。甘草具有盐皮质激素样作用，健康人服用则抑制钠的尿排泄，所以甘草不适宜"高渗性缺水五苓散证态"。也反证了茯苓桂枝白术甘草汤与低钠血症是一个证态。

五苓散证与茯苓甘草汤证的鉴别，从第73条"伤寒，汗出而渴者，五苓散主之；不渴者，茯苓甘草汤主之"可知。中医认为渴与不渴是五苓散证与茯苓甘草汤证的鉴别要点，渴与不渴也正是高渗性缺水与等渗（或低渗）性缺水的鉴别要点，所以茯苓甘草汤证与等渗（或低渗）性缺水是一致的，是一个证态，五苓散证与高渗性缺水是一个证态。

当病人处于高渗性缺水时，如果大量快速饮用不含盐的水，血液急速被稀释，机体可能出现低血钠低血容量状态，严重的低血钠可以引起脑组织水肿，颅内压升高，出现各种神经、精神症状，称为急性水中毒，中医称为"水逆证"，其临床表现的特征是"有表里证，渴欲饮水，水入则吐"或"渴不欲饮"。这是因为机体有两个渴感的生理性刺激，即体液的有效渗透浓度增高和有效动脉血容量减少。当机体处于低血钠低血容量状态时，低血容量状态时有效动脉血容量减少，病人出现口渴感；低血钠、脑水肿引起的厌食、厌水的症状拒绝饮水，所以出现"渴欲饮水，水入则吐"或"渴不欲饮"的表现。西医的慢性水中毒，症状一般不明显，有时唾液、泪液增多，一般不出现凹陷性水肿，这与《金匮》"假令瘦人脐下有悸，吐涎沫而癫眩，此水也，五苓散主之"一致。所以慢性水中毒、急性水中毒都是五苓散的适应症。

五苓散现代应用治疗多种疾病，都与水、电解质代谢有关，主要与钠盐的代谢关系密切。中医认为五苓散是通阳化气行水之方，它与真武汤证肾阳虚弱不同，真武汤证与低血容量，低血钠及低血钾是一个证态。真武汤证与五苓散证既有不同，又有重叠，其重叠部分就是低血容量，低血钠状态，五苓散证发生低血容量，低血钠状态是快速、急性的，以低血钠为主；而真武汤证则是比较缓慢发生的，除低血容量外，还有低血钾、低血钙、低血镁等比较严重的状态，二者的临床表现差别比较大，在临床上是可以区别的。

75. 未持脉时，病人手叉自冒心。师因教试令咳，而不咳者，此必两耳聋无闻也。所以然者，以重发汗，虚故如此。发汗后，饮水多必喘；以水灌之亦喘。

【语释】

还未开始诊脉的时候，就看到病人两手交叉覆按在心胸部，医生叫病人咳嗽，病人没有反应，说明病人没有听到。这是因为发汗太过，身体虚弱，听力下降的缘故。发汗后不可大量饮水，如果饮水过多，就可能引起喘息；也不能马上洗澡，否则也可能引起喘息。

二版补充：输液过快、过多可以引起肺水肿。

【解读】

发汗后，因发汗太过，身体虚弱，听力下降，这可能是低血容量状态，低血压引起头部血液供应减少造成的。另外一个原因就是感冒时，鼻咽腔黏膜充血肿胀，耳咽管口阻塞，鼓膜内陷所致。

发汗后大量饮水引起气喘，中医认为这是蓄水证(五苓散证)的另一种表现，五苓散证与高渗性缺水是一个证态。当病人处于高渗性缺水时，如果大量快速饮用不含盐的水，血液急速被稀释，机体可能出现低血钠低血容量状态，严重的低血钠可以引起脑组织水肿，也可以引起其他组织的水肿，肺水肿就可以引起气喘。当病人处于低血容量状态时，立即温水洗澡，由于皮肤毛细血管扩展、血灌流量突然增大，血压下降，不仅会引起呼吸加快，而且很可能引起晕厥。在《伤寒论》中反复强调发汗后口渴时，要"少少与之饮，令胃气和则愈"；或者"忍之一日乃愈"。可见张仲景对水、电解质紊乱治疗的认识与现代没有什么区别，现代医学对于高温作业、大量出汗的病人也是禁止大量饮用白开水，中西医是一致的。《伤寒论》中的方剂其疗效并不比现代差，例如五苓散，不仅能治疗高渗性缺水、低血钠低血容量状态，还可以治疗高容量状态引起的各种水肿，甚至于内耳迷路积水都能被消除，现代医学中没有哪一种药物有如此多的效能。近代西医对五苓散的药理机制进行了大量实验研究，仍然不能对五苓散的药理机制作出令人满意的、科学的解释，相反，五苓散的药理机制研究，会促进现代医学对水、电解质代谢和水、电解质紊乱的重新认识。由此将会引发现代医学对各器官、系统之间的生理功能和病理变化相互作用的重新认识，例如肺与脑(心主神明)、肺与心脏(主血脉)、肺与消化功能(脾主运化)、肺与大肠相表里、肺与肝胆、肺与皮毛等，它们之间在生理条件下，各种功能之间有什么联系，在病理条件下是如何相互影响相互作用的，这些正是西医没有研究过的。中医已经揭示出他们之间的关系，但是缺乏科学证据证明这些关系的必然性，并用现代科学的语言对这种必然性进行表述。

76. 发汗后，水药不得入口，为逆。若更发汗，必吐下不止。发汗、吐下后，虚烦不得眠；若剧者，必反复颠倒，心中懊憹，栀子豉汤主之；若少气者，栀子甘草豉汤主之；若呕者栀子生姜豉汤主之。

栀子豉汤方

栀子(擘)十四个　香豉(绵裹)四合

右二味，以水四升，先煮栀子，得二升半，内豉，煮取一升半，去滓，分为二服，温进一服，得吐者，止后服。

栀子甘草豉汤方

栀子(擘)十四个　甘草(炙)二两　香豉(绵裹)四合

右三味，以水四升，先煮栀子、甘草，取二升半，内豉，煮取一升半，去滓，分二服。温进一服，得吐者，止后服。

栀子生姜豉汤方

栀子(擘)十四个　生姜五两　香豉(绵裹)四合

右三味，以水四升，先煮栀子、生姜，取二升半，内豉，煮取一升半，去滓，分二服。温进一服，得吐者，止后服。

【注解】

水药不得入口：即水、药入口就呕吐，与"水入则吐"同义。

懊憹：心里烦热，闷乱不安。虚烦之剧，自觉心中烦乱不安。

反复颠倒：翻来覆去的意思。

虚烦：并非指烦的性质属虚，而是与有形之邪相对而言，虚是"空"的意思，虚烦就是无形之热郁于胸膈，以致烦乱不安。"反复颠倒，心中懊憹"形容心中郁闷烦杂之甚，难以忍耐，所以辗转反侧，影响睡眠。

少气：呼吸时感觉气息不足，好像不能接续的感觉。

【解读】

74 条"渴欲饮水，水入则吐者名曰水逆"；75 条"发汗后，饮水多必喘"中医认为这是蓄水证（五苓散证）的另一种表现；76 条"发汗后，水药不得入口，为逆。若更发汗，必吐下不止"。这 3 条是连贯的，当病人处于高渗性缺水时，如果大量快速饮用不含盐的水，血液急速被稀释，机体可能出现低血钠低血容量状态，严重的低血钠可以引起脑组织水肿，颅内压升高，出现各种神经、精神症状。称为急性水中毒，中医称为"水逆证"。"水逆证"不仅有脑水肿还可以有肺水肿，如果再发汗，脑水肿就可能发展成为颅内压升高，引起频繁的呕吐。这样一系列的变化都是暂时的，能够被机体自我调节机制纠正的，只要及时对症处理，病情能够很快恢复。76 条"……发汗、吐下后，虚烦不得眠；若剧者，必反复颠倒，心中懊憹，栀子豉汤主之"是指妄施汗、吐、下后出现中枢神经的轻度功能障碍表现，栀子豉汤具有抗菌、抗炎作用和镇静、降温作用，所以能够治疗中枢神经的轻度功能障碍。

77. 发汗，若下之，而烦热胸中窒者，栀子豉汤主之。

78. 伤寒五六日，大下之后，身热不去，心中结痛者，未欲解也，栀子豉汤主之。

79. 伤寒下后，心烦、腹满、卧起不安者，栀子厚朴汤主之。

栀子（擘）十四个 厚朴（炙，去皮）四两 枳实（水浸，炙令黄）四枚

右三味，以水三升半，煮取一升半，去滓，分二服。温进一服，得吐者，止后服。

80. 伤寒，医以丸药大下之，身热不去；微烦者，栀子干姜汤主之。

栀子（擘）十四个 干姜二两

右二味，以水三升半，煮取一升半，去滓，分二服，温进一服。得吐者，止后服。

81. 凡用栀子汤，病人旧微溏者，不可与之服。

【注解】

烦热：心中烦闷而热。

胸中窒：胸中塞闷不舒。

心中结痛："心中"是指心下，相当于胃脘部即上腹部。"结痛"的意思是结塞且有痛感。

【解读】

76、77、78 这 3 条都是栀子豉汤证，尽管临床表现不同，其病机都是热扰胸膈；其病因都是误用汗、吐、下法之后，余热留扰胸膈而成。但这不是绝对的，也有未经误治发生热扰胸膈的，如太阳病表邪刚刚传入里的初期，或者阳明病刚刚开始还没有达到高潮时都会出现烦热不眠、胸中窒闷等症。杂病中热郁气滞也会出现虚烦不得眠、胸中窒、心中结痛等症，因此在临床时贵在掌握病机，不应拘泥于是否误治。

78 条"大下之后，身热不去，心中结痛"与热实结胸证的主证和成因有相似之处，但病机完全不同。热实结胸证为有形的热与水结于胸膈，按之心下石硬，痛不可近；热扰胸膈证为无形的热郁气滞，按之心下濡，即使按之痛也很轻微。说明二者的病位都在胸膈，只是病机不同。

栀子豉汤证的临床表现特点是：没有明显的器质性病变，没有某一个器官感染的特异性的症状；病位在胸膈，在胸腔的下部和腹腔的上部（胃、十二指肠、肝胆等），包括膈在内。和痞证的病位不一样，痞证主要是在胃肠道内的感染，还具有器质性的改变。

从西医的角度看，这一组症状可以发生在水、电解质紊乱过程中，也可以发生在发热过程中，

也可以是胃、十二指肠、肝、胆等器官感染的轻型或早期病例，也可以是轻度脑功能障碍的表现。所以只要出现该组症状，就是栀子豉汤证（热扰胸膈证），就是栀子豉汤的适应症。该组症状是：中度发热；烦躁不安；心中郁闷烦杂之甚（胃脘部即上腹部极度不适）难以忍耐，所以辗转反侧，影响睡眠。这些都是功能性变化，没有某一个器官感染的特异性的症状。

药物药理作用：

淡豆豉含有丰富的蛋白质、脂肪和碳水化合物，以及多种维生素，具有消炎、解热、助消化作用。栀子具有保肝、利胆、退黄、降低转氨酶和血清胆红素含量的作用，促进胰腺分泌作用，对胃机能产生抗胆碱能性的抑制作用，具有显著的泻下作用；还具有抗菌、抗炎作用和镇静、降温作用。所以栀子豉汤的药理作用与栀子豉汤的适应症（栀子豉汤证、热扰胸膈证）是一致的，与栀子豉汤的禁忌症也是一致的。原来就有慢性腹泻的病人，不要用栀子汤，因为栀子具有显著的泻下作用。

【提示】

83～89条是发汗法的禁忌症。

83. 咽喉干燥者，不可发汗。

【解读】

咽喉干燥者，不可发汗。长期存在的和明确的咽喉干燥，实际上是和口腔干燥同时发生的，这可能就是口干综合征。现代与古代对于疾病的概念不一样，在古代只有很明确的不适、痛苦，不能进行正常的生活和劳动时才称为疾病，所以在《伤寒论》中描述的症状都是明确的和严重的。咽喉干燥不是指一般的慢性咽炎这类疾病，当然严重的慢性咽炎也应当尽量避免使用峻发汗剂。在干旱季节和地区，具有咽喉干燥的病人也应当尽量避免使用峻发汗剂。因为大量发汗后引起机体失盐失水，会加重咽喉干燥，或者引起其他病变。

84. 淋家，不可发汗，发汗必便血。

【注解】

淋家：久患淋证的病人，淋证泛指现代的泌尿道感染，包括泌尿道细小的结石等。

【解读】

淋家，即泌尿道感染的病人，要求经常饮水，目的是保持对泌尿道的冲洗作用，引流通畅，感染不复发。大量发汗后引起机体失盐失水，尿量减少，容易引起泌尿道感染复发，出现血尿。另外麻黄素对毛细血管具有先收缩后扩张的作用，以及升高血压的作用，对于已经慢性充血的泌尿道黏膜，也会起到促使其出血（尿血）的作用。

85. 疮家，虽身疼痛，不可发汗；汗出则痉。

【注解】

疮家：指久患疮疡的病人。

痉：筋脉拘急、项背强直、肌肉抽搐。

【解读】

经久不愈的皮肤感染，形成溃疡、脓肿，长期的渗出以及感染，因毒素对机体的毒害作用，机体损失了大量的营养物质和无机盐，大量发汗不仅能促使感染扩散，而且能够引起严重电解质紊乱，病人就可能出现肌肉痉挛。

86. 衄家，不可发汗；汗出必额上陷、脉急紧、直视不能眴，不得眠。

【注解】

衄家：久患鼻衄，鼻出血的病人。

额上陷、脉急紧：额上陷脉指的是额部外侧（相当于太阳穴）凹陷处的动脉，就是颞浅动脉。颞浅动脉的跳动快而有力，血管壁的紧张度高。

眴：指眼球转动。直视不能眴即眼球不能转动，只能向前直视。

【解读】

鼻衄是一个症状，引起鼻衄的原因很多：①局部原因：在鼻中隔的前下区，黏膜下就是软骨，黏膜很薄，没有黏膜下层，却有 5 条小动脉在此交汇；发热使呼吸加快，鼻黏膜蒸发量加大，鼻黏膜干燥，加之鼻中隔的前下区的特殊结构，黏膜容易干燥、破裂出血。如果有鼻中隔偏屈，在鼻中隔突出侧形成鼻腔狭窄，气流通过狭窄区时速度加快，蒸发量加大，黏膜容易干燥、破裂出血。②出血性疾病。③动脉硬化高血压病。④各种原因引起的弥漫性血管内凝血。以上这些病理状态都不适宜使用麻黄汤，因为麻黄汤发汗作用大，容易引起机体失盐失水，加重鼻黏膜干燥；麻黄汤还具有升高血压作用会促使鼻出血的发生。麻黄汤具有升高血压作用，引起颞浅动脉的跳动快而有力，血管壁的紧张度高。颞浅动脉与在鼻中隔前下区交汇的 5 条小动脉统属颈外动脉的分支，它们搏动的情况是一致的。直视不能眴即眼球不能转动，只能向前直视等。另外长期鼻衄也会引起贫血，与亡血家，不可发汗相连续。

本条见于《金匮要略》十六篇第 4 条，互参。

87. 亡血家，不可发汗；发汗则寒栗而振。

【注解】

亡血家：平常有出血的病人，往往有失血性贫血。

寒栗而振：即寒战。

【解读】

亡血家，不可发汗；发汗则寒栗而振。平常有出血的病人，往往有失血性贫血，或者处于低血容量状态，这时大量发汗，病人会很快进入休克代偿期，出现寒战。

88. 汗家，重发汗，必恍惚心乱，小便已阴疼，与禹余粮丸。

【注解】

恍惚心乱：神志昏沉模糊，心慌不安。

阴疼：尿道疼痛。

【解读】

汗家，即平时经常出汗的病人，包括自汗和盗汗，机体已经处于水、电解质紊乱代偿期，再大量发汗机体很容易进入低血容量状态，出现神志昏沉模糊，心慌不安，小便后尿道疼等临床表现。禹余粮丸方已失佚。

89. 病人有寒，复发汗，胃中冷，必吐蛔。

【解读】

蛔虫病在古代是非常普遍、非常严重的疾病，往往伴有营养不良，使用麻黄汤发汗，改变了蛔虫的外环境，蛔虫被扰动，就会窜钻甚至于由口中吐出蛔虫。

【提示】

以上都是强发汗剂如麻黄汤的禁忌症，在西医看来都是非常正确的，中、西医是一致的。可见《伤寒论》对汗法的禁忌症有了完整的认识，只是对禁忌症的机理解释与西医不一样。

90. 本发汗，而复下之，此为逆也。若先发汗，治不为逆；本先下之，而反汗之，为逆；若先下之，治不为逆。

【解读】

外感热病，其表里同病之治疗原则，当视其轻重缓急而确定之。表急者先解表，里急者先攻里，此为一般规律。所以，本来应当先发汗的，而先用了下法，这是错误的，如果先发汗这是正确的；本当先用下法的反而先发汗，亦是错误的，先用下法就对了。本条中的"下之"不是特指下法，而是泛指治疗里证的所有方法。本条是医疗原则，西医也通用，即首先治疗危及生命的、急性的病理状态，要根据病情的轻重缓急，选择最佳治疗方案。

91. 伤寒，医下之，续得下利清谷不止，身疼痛者，急当救里；后身疼痛，清便自调者，急当救表，救里宜四逆汤，救表宜桂枝汤。

【注解】

下利清谷：指泻下不消化的食物。

清：同圊，指厕所，这里是指登厕所排便。

清便自调：清同圊，指厕所。清便自调指大小便恢复正常。

【解读】

本条是上条的举例。太阳伤寒，由于医生误用下法，以致病人泻下不止，泻下物为消化不良的食物，此时虽然有身体疼痛的症状存在，也应当先用四逆汤治疗里虚，不能因为有身体疼痛的症状存在，就先用发汗的方法解表；用四逆汤治疗后，等到大便正常了，还有身体疼痛的症状时才能用桂枝汤解表，这才是正确的治疗方案。身疼痛一症，可以是表证未解，也可以是腹泻引起的水、电解质紊乱所致；原来就有身体疼痛的慢性病人又患下利清谷不止等各种情况，只要出现"下利清谷不止，身疼痛"符合里虚者，无论是否伤寒、是否误用下法，都应当先用四逆汤，或者用麻黄附子细辛汤之类治疗，先用发汗的方法解表，这是错误的。在里虚证治疗痊愈之后，还有表证者也不用麻黄汤发汗，而宜桂枝汤。其道理显而易见，因为麻黄汤是强发汗剂，容易引起水、电解质紊乱。伤寒，无论是否误用下法，只要是"清便自调者"，没有下利清谷不止，大小便正常，具有身体疼痛等其他表证症状应当用桂枝汤。

92. 病发热，头痛，脉反沉，若不差，身体疼痛，当救其里，四逆汤方。

甘草（炙）二两　干姜一两半　附子（生用，去皮，破八片）一枚

右三味，以水三升，煮取一升二合，去滓，分温再服。强人可大附子一枚、干姜三两。

【解读】

"若不差"之前应当还有一段关于治疗的叙述，意思是经过治疗后病情未见好转，应当用四逆汤治疗。病发热，头痛，身体疼痛，若脉浮是表证；脉反沉，这是里证。

发热，头痛，身体疼痛，这是一组非特异性症状组合，凡发热的病人都具备；严重的水、电解

质紊乱、感染性休克、中暑等都会出现；原来就有身体疼痛的慢性病人感冒后也会出现。发热的病人包括感冒发热，各器官系统感染发热(各脏腑气分证)。所以应用四逆汤，还得有其他症状佐证。

四逆汤具有显著的强心作用，可增强心肌收缩力量，能扩张冠状动脉，显著增加冠状动脉血流量，而对心率无明显影响，但因其强心作用，对休克之快心率有减缓作用。四逆汤具有抗休克作用，能提高多种原因所致休克的平均动脉压，延长其存活时间和存活率。此种作用与附子既能扩张血管，改善微循环，又能收缩血管，升高血压有关。四逆汤具有保护休克小肠，改善血液循环，阻止休克不可逆发展等抗休克作用。四逆汤能兴奋垂体－肾上腺皮质功能，具有抗炎作用，又有中枢性镇痛、镇静作用。由于附子具有扩张血管，改善微循环，兴奋副交感神经，改善小肠微循环等作用，干姜、甘草对消化功能都有调节作用，所以，四逆汤对于虚寒性的消化功能障碍具有治疗作用。局部感染既有急性充血、白细胞浸润、坏死过程，也有慢性淤血、肉芽组织不良增生过程，后者应当属于虚性、寒性炎症。四逆汤还能够治疗消化系统属于虚性、寒性的病理状态。(参考323条)

93. 太阳病，先下而不愈，因复发汗。以此表里俱虚，其人因致冒，冒家汗出自愈。所以然者，汗出表和故也。里未和，然后下之。

【注解】

冒家：冒，形容头目好像被气雾蒙覆，视物模糊，头昏不清。"冒家"指头目昏冒的患者，不是指原来有昏冒宿疾的病人。

【解读】

太阳病(如感冒)先用下法再经发汗，感冒未愈又加水、电解质紊乱，出现头目昏冒，此时有两种可能：一是病情加重；二是机体通过自我调整，发汗而愈。

94. 太阳病未解，脉阴阳俱停，必先振栗汗出而解。但阳脉微者，先汗出而解；但阴脉微者，下之而解。若欲下之，宜调胃承气汤。

【注解】

脉阴阳俱停：即尺寸部的脉搏都停伏不见。在本条中只是暂时现象。

【解读】

以上2条是有经验的医生，在处理病情转折时的经验，"表里俱虚，其人因致冒""脉阴阳俱停"，看起来都是比较严重的病情，但是病因以及其他临床表现与病情严重程度不符合，没有经验的医生往往不知所措。这时机体处于自我调整过程中，看起来病情比较严重，当机体调整过来之后，"汗出而解"。如果机体没有调整过来，之后再根据出现的症状进行处理。有经验的医生在这种情况下，要等一等，看一看，再根据情况作出处理，中医有"脉停勿讶"之说。"其人因致冒""必先振栗"都是"汗出自愈""汗出而解"的征兆，是在失盐失水、低血容量时，机体自我调整过程中交感神经兴奋的表现。机体通过自我调整，失盐失水、低血容量状态一旦被纠正，病人就会出汗，所有症状消失而痊愈。"里未和，然后下之""若欲下之，宜调胃承气汤"都是举例而言。另外，某些具有自愈倾向的传染病如回归热等，也具有战汗而解的临床表现。(参考539页192条)

95. 太阳病，发热、汗出者，此为荣弱卫强，故使汗出，欲救邪风者，宜桂枝汤。

【解读】

中医认为，卫属于阳，营属于阴，卫行脉外，营行脉中，卫主固外，营主内守。没有卫阳的外固，营阴就不能安居于内，势必渗泄；没有营气的内守，卫气即无所依而散越，营与卫如此相互依存，处于相对平衡状态。当风邪侵犯机体时，卫气与风邪争斗于表，卫气表现出比正常时强盛，机体呈现出发热的阳性表现；另一方面，卫气与风邪争斗，卫气护卫营阴的作用减弱，营阴外泄就是出汗，由于营阴外泄，与正常相比呈现弱势，所以称为"荣弱卫强"。发热汗出是"荣弱卫强"的临床表现，"荣弱卫强"是风邪侵犯机体时发热汗出的病机。为了治疗外界风邪引起的中风证，宜用桂枝汤。"卫气"应当理解为机体的非特异性防卫功能，"营阴"应当理解为血液的血浆成分及其功能。

96. 伤寒五六日，中风，往来寒热，胸胁苦满，默默不欲饮食，心烦喜呕，或心中烦而不呕，或渴，或腹中痛，或胁下痞鞕，或心下悸、小便不利，或不渴、身有微热，或咳者，小柴胡汤主之。

柴胡半斤　黄芩三两　人参三两　半夏（洗）半升　甘草（炙）　生姜（切）各三两　大枣（擘）十二枚

右七味，以水一斗二升，煮取六升，去滓，再煎取三升，温服一升。日三服。若胸中烦而不呕者，去半夏、人参，加栝楼实一枚；若渴，去半夏，加人参，合前成四两半，栝楼根四两；若腹中痛者，去黄芩，加芍药三两；若胁下痞硬，去大枣，加牡蛎四两；若心下悸，小便不利者，去黄芩，加茯苓四两；若不渴，外有微热者，去人参，加桂枝三两，温覆微汗愈；若咳者，去人参、大枣、生姜，加五味子半升、干姜二两。

97. 血弱、气尽、腠理开，邪气因入，与正气相搏，结于胁下。正邪分争，往来寒热，休作有时，默默不欲饮食，脏腑相连，其痛必下，邪高痛下，故使呕也，小柴胡汤主之。服小柴胡汤已，渴者属阳明，依法治之。

98. 得病六七日，脉迟浮弱、恶风寒、手足温，医二三下之，不能食而胁下满痛，面目及身黄，颈项强，小便难者，与柴胡汤，后必下重。本渴饮水而呕者，柴胡不中与也，食谷者哕。

【解读】
本条为小柴胡汤的禁忌症。

99. 伤寒四五日，身热、恶风、颈项强、胁下满、手足温而渴者，小柴胡汤主之。

101. 伤寒中风，有柴胡证，但见一证便是，不必悉具。凡柴胡汤病证而下之，若柴胡证不罢者，复与柴胡汤，必蒸蒸而振，却复发热汗出而解。

103. 太阳病，过经十余日，反二、三下之，后四五日，柴胡证仍在者，先与小柴胡汤。呕不止，心下急，（一云呕止小安）郁郁微烦者，为未解也，与大柴胡汤下之则愈。

柴胡半斤　黄芩三两　芍药三两　半夏（洗）半升　生姜（切）五两　枳实（炙）四枚　大枣（擘）十二枚

右七味，以水一斗二升，煮取六升，去滓再煎，温服一升，日三服。一方加大黄二两，若不加恐不为大柴胡汤。

【提示】
把96～103条大、小柴胡汤证放在一起讨论，是因为它们都属于少阳证，只是病情轻重程度不同，与西医的急、慢性肝、胆、胰感染一致。

【注解】

往来寒热：恶寒时不知有热，发热时不知有寒，与太阳病表证恶寒发热同时出现不同，恶寒与发热一来一往，交替发作。往来寒热与疟疾相似，但疟疾的寒热有定时或 1 次/d，或间日 1 次，或 1 次/3d；而少阳病的往来寒热，没有固定的时间。

胸胁苦满：胸胁部有苦闷、胀满的感觉。胸胁指的是两季肋区。日本学者有地滋氏认为胸胁苦满可能是膈肌上下脏器有炎症所引起。胸胁苦满在日本则以腹诊中季肋下有抵抗、压痛为特点，将其看作一个体征。

默默不欲饮食：默与嘿音义相同，是"静"的意思。胸胁既满，谷不消化，所以，情绪抑郁，静默不言，没有食欲。

喜呕：喜，爱好；此处引申为"意欲"。喜呕就是欲作呕吐。"不欲饮食""喜呕"都是消化功能异常的表现，西医认为，肝、胆、胰腺病变，影响到胃及十二指肠，整个消化功能受到影响，所以出现消化道症状。中医认为，肝胆与脾胃，属木、土相克关系，现在病邪伤及少阳胆，胆属木主疏泄，疏泄失职枢机不利，胆木克土的功能发生异常，如果太过，胃气上逆，故喜呕；如果不及，脾土难运，故不欲食。中医的肝胆与脾胃的关系，相当于西医的肝、胆、胰腺与胃、十二指肠及整个消化功能的关系。

二版补充：喜呕、欲呕、干呕、哕等，与西医的恶心相通。

邪高痛下：胆属少阳，痛是指腹痛。少阳病，病在胆，其位置高，腹中痛，其位置在下，所以称"邪高痛下"。这和腹痛产生的机理有关：腹膜分为壁层、脏层。腹膜壁层贴附于腹壁的里面，其神经支配是肋间神经和腰神经的分支，属于体神经系统，对触、痛觉敏感性强，疼痛定位准确，受炎症刺激后产生腹肌紧张；腹膜脏层除覆盖在内脏表面外，并将内脏器官悬垂或固定于膈肌、腹后壁、盆腔壁，其神经支配来自交感神经和迷走神经末梢，属于自主神经系统，对牵引和胃肠腔内压力增加或者由于炎症引起组织内压力增高所致的张力等刺激比较敏感，所以，内脏痛常是钝性的，疼痛的定位比较差，多位于中央部位。膈肌周边部分腹膜受到刺激可在邻近体壁感觉出来，膈肌中央部分腹膜受到刺激，通过膈神经的反射，可引起肩部牵涉性痛。"邪高痛下""胸胁苦满""胁下满"都是因为内脏痛常是钝性的，疼痛的定位比较差的缘故。

腠理：汗腺孔。表郁证就是汗腺孔未开，需要强发汗剂冲开。

胁下痞鞕，结于胁下：这是对病变部位的表述。下，是指季肋区的内面和下方。"胁下痞硬"指的是肋缘下可以触及包块；"结于胁下"是指病变位于膈下两侧，即肝、胆、脾的位置。鞕，同硬。

【解读】

中医认为，往来寒热，反映了正邪斗争情况及机体阴阳状态，而胸胁苦满，可被视作病位的具体反映。因此，小柴胡汤证的病位在胸胁部，即季肋区的内面和下方，即肝、胆、胰、脾的位置。小柴胡汤证的病性，由往来寒热来判断，既不同于太阳病表证的发热恶寒并见，又不同于阳明里证，邪热亢盛而正气充足，正邪斗争激烈，但热而不寒；少阳半表半里证，正气相对不足，邪气亦非亢盛，其正邪斗争的程度，相对里证而言，不甚剧烈。如果里证是炎症的急性状态，那么少阳半表半里证就是亚急性状态和慢性状态。小柴胡汤证的 4 个主证：往来寒热，胸胁苦满，默默不欲饮食，心烦喜呕以及口苦、咽干、目眩；7 个或有证：或心中烦而不呕，或渴，或腹中痛，或胁下痞硬，或心下悸、小便不利，或不渴、身有微热，或咳者，这些临床表现所包含的病变不仅仅是肝、胆、胰的亚急性、慢性炎症，而且还包含着膈上器官的炎症。日本有地滋认为"胸胁苦满"可能是膈肌上下脏器的炎症所引起。因此，与膈肌上下脏器炎症有关的证态就有：栀子豉汤证、小柴胡汤证，热实结胸证。以后再论证它们的区别。

综合上述，在临床表现方面，在胸胁部，即季肋区局部出现的胀、满、痛、硬（触诊有包块、有压痛），全身表现出发热、恶心、呕吐、食欲不振，部分患者出现黄疸、烦躁等少阳证的临床表现与肝、胆、胰的亚急性、慢性炎症的临床表现是完全一样的。把肝、胆、胰的炎症作为一个病理学单位还有以下原因。

在组织胚胎学方面，消化道各部都起源于胚胎原肠上部，膈下前肠发育为胃、十二指肠、肝脏、胆囊、胰腺。其神经支配均来源于胸 7 ~ 胸 12 节的内脏神经（自主神经系统），胸 7 ~ 胸 12 节的肋间神经（体神经系统）分布于季肋区的皮肤肌肉和腹膜壁层。所以胃十二指肠、肝脏、胆囊、胰腺感染时，在季肋区会感到不适、苦闷、胀满。

在解剖生理学方面，胆汁由肝脏分泌，经左右肝管流进肝总管，经胆囊管进入胆囊，在胆囊内浓缩后再进入胆总管。胆总管分为十二指肠上段、十二指肠后段、胰腺段、十二指肠壁内段。70% ~ 80% 的人胆总管与主胰管末端结合，共同经十二指肠壁层肌上的裂隙进入十二指肠壁内，在黏膜下走行形成壶腹（vater 壶腹），最后开口于十二指肠乳头。胆总管开口和胰腺管开口各有其独立的括约肌，总称为 oddi 括约肌，是调节胆道内压力的重要结构。

在病理学方面，oddi 括约肌纤维化造成的狭窄与十二指肠乳头炎总称为缩窄性乳头炎，大约 90% 的缩窄性乳头炎患者合并胆囊结石和胆总管结石，其原因可能是细小的胆囊结石通过胆总管时，引起括约肌的强烈痉挛，结石对十二指肠乳头黏膜的外伤导致持续的慢性炎症、水肿，最后发生纤维组织增生及括约肌狭窄。胆总管口狭窄以及其失去调节能力，胆管内压力升高，不仅引起胆囊、胆管、肝脏的胆汁郁积及逆行感染，而且还引起胆汁与胰液反流入胰腺管，这是胰腺炎发病的重要原因之一。约有半数急性胰腺炎病人有慢性胆囊炎和胆石症病史，慢性胰腺炎是急性胰腺炎的后遗症。在诱发胰腺炎的因素中，无论从理论上还是实践上最多见的都是胆管疾病。在慢性胰腺炎时，胆管疾病是手术的绝对指征，在切除胆囊和引流胆总管后，大约 80% 的病人能控制胰腺炎的发展。由此可见，胆管、胰管的梗阻是肝、胆、胰病变的重要病机。

从组织胚胎学方面，解剖生理学方面，病理学方面把肝、胆、胰病变作为一个病理学单位是有充分依据的。在临床表现方面，少阳证与肝、胆、胰的炎症是完全一样的。所以，少阳证与肝、胆、胰的感染是一个证态。小柴胡汤证与肝、胆、胰的亚急性、慢性炎症是一个证态；大柴胡汤证与肝、胆、胰的急性炎症是一个证态。当肝、胆、胰的急性炎症恶化、穿孔形成急性腹膜炎时，相应的就是大柴胡汤证转变成为热实结胸证。

小柴胡汤的适应症主要是肝、胆、胰也涉及胃、十二指肠的亚急性慢性炎症，这已经被现代中西医临床研究所证实。现代研究证明，小柴胡汤具有以下药理作用：

（1）保肝、利胆作用：小柴胡汤既可对抗化学毒物所致肝脏损伤，又可刺激肝细胞的再生增殖。其保肝作用与其抗炎、兴奋肾上腺皮质、增加肝血流的作用有关。本方多数药物具有保肝作用，全方作用是其组成各药综合作用的结果。本方还有显著的利胆作用，能促进胆汁分泌，增加其排泌量，对于胆管系统起到冲洗、引流的作用。保肝、利胆作用是小柴胡汤治疗肝、胆、胰感染的重要药理基础，也是缓解"胸胁苦满"的重要原理之一。小柴胡汤能使胆囊结石症女性患者的 oddi 括约肌收缩增强，舒张加速，从而可有效防止十二指肠液由乳头逆流，亦可防止胆汁郁积，这种调节作用可能是其治疗"胸胁苦满"的主要原因之一。

（2）抗炎作用：日本有地滋氏等通过实验证明，当用四氯化碳引起动物实验性肝损伤后，在相应的胸胁部位皮下出现结缔组织炎，经用小柴胡汤治疗后肝损伤好转，结缔组织炎也消失。因此，有地滋认为"胸胁苦满"可能是膈肌上下的脏器有炎症所引起。实验还证明，小柴胡汤对结缔组织纤维增生有显著的抑制作用。小柴胡汤的抗炎作用机理具有双重性，即激素样和非激素样两个方面。本方不仅通过促进垂体－肾上腺皮质激素功能，增强糖皮质激素的分泌及与糖皮质激素受体的结合，发挥间接的抗炎作用，也可能直接作用于炎细胞，抑制花生四烯酸的级联过程。

（3）对丘脑－垂体－肾上腺皮质系统具有显著的双向调节作用，这种双向调节作用以对内源性激素在体内广泛的生理效应起促进性调控作用为主。而这种调控的环节，是通过中枢神经系统，促进肾上腺的体液调节而抑制其神经性调节。

（4）免疫调节作用：小柴胡汤的多种生药成分在调控免疫反应方面具有多种复杂的机理，其作用中以对免疫抑制状态最为有效，但也能改善亢进模型。毫无疑问，本方具有免疫调节剂或生物反应调节物的特点。本方具有广泛而复杂的免疫调节效应，其作用途径是多方面的。

（5）抗病原微生物作用：体外实验证明，柴胡对结核杆菌的生长有抑制作用，对钩端螺旋体及牛痘病毒也有抑制作用。黄芩有较广的抗菌谱，对多种球菌与杆菌有不同程度的抗菌作用。

小柴胡汤的多种药理作用使它具有广泛的适应症，但是它的主要适应症是肝、胆、胰也涉及胃、十二指肠的亚急性、慢性炎症，把小柴胡汤证与肝、胆、胰、胃、十二指肠的亚急性、慢性炎症作为一个证态，是有充足理由的。小柴胡汤的适应症还可扩展到胸腔与肺的下部。

大柴胡汤是在小柴胡汤的基础上去人参、甘草，重用生姜加大黄、枳实。大黄、枳实除了具有明显的抗菌作用之外，其主要作用是对胃肠道平滑肌具有调整作用，加强胃肠道平滑肌的收缩与舒张功能，达到排除胃肠道内容物的作用。oddi 括约肌（包括胆总管括约肌、胰管括约肌、壶腹部或乳头部括约肌）也是平滑肌，大黄、枳实对 oddi 括约肌也具有同样的调整作用，其结果是促进胆汁、胰液排入十二指肠，起到冲洗、引流的作用。大柴胡汤比小柴胡汤的冲洗、引流作用更强，抗菌作用也更强，所以，大柴胡汤证与急性炎症状态是一个证态。人参与甘草都具有适应原样作用，可以使机体对外界的任何刺激（包括药物）都有减缓效力的作用，因为大柴胡汤证与急性炎症状态是一个证态，大柴胡汤针对的是急性炎症状态，所以大柴胡汤中应当去掉人参与甘草。

绝大部分中药方剂和许多中药，对机体的某种功能的调节作用都是双向的，这和西药针对病因的单向性不同。这是由于思维方式和试验方法不同造成的。近代科学是在分析方法的基础上发展起来的，它把整体分解为各个部分加以深入研究，把因果链条切割，对原因和结果分别地给予规定。例如，西医把把胃肠道平滑肌的收缩与舒张分开来研究，研究哪些药物能使其收缩，哪些药物能使其舒张，例如阿托品、颠茄类能使其舒张，而不能使其收缩；大黄、枳实对胃肠道平滑肌的调整作用，表现为既能使其收缩，又能使其舒张，这可能是由于动物的种属不同或者胃肠机能状态不同。而实际上大黄、枳实对人体内胃肠道平滑肌的调整作用，特别是在病理状态下，不仅表现为既能使其收缩，又能使其舒张，而且这种收缩与舒张是有规律的、相互连续发生的，呈现出对机体有益的效应；这种收缩与舒张不是没有规律、杂乱无章、相互不连续、单独发生的。换句话说，就是动物的种属不同或者胃肠机能状态不同，大黄、枳实对胃肠道平滑肌的调整作用具有选择性。由此可见，药物对机体的作用不单单取决于药物的化学成分，而且与动物的种属、人体的机能状态有关。这种关系可能是在长期的进化过程中，人、动物、植物之间相互作用的结果。不同的动物根据植物的不同形状、不同气味、不同味道选择自己需要的植物为食物，有些动物在"不适"的时候还会选择某些食物为自己"治病"，例如牛、马、羊吃硝土，鸡吃沙砾，类似这些在进化过程中形成的本能，也会在人类的进化过程中被遗传下来，远古时代的人类根据动、植物的不同形状、不同气味、不同味道选择自己需要的动、植物为食物，以及选择自己需要的动、植物为药物治疗疾病，也是理所当然的自然选择。这种本能的选择与中医有意识的试验是以整体为对象的，服用中药后，人体出现什么反应，决定于中药的成分，还决定于人体的机能状态，而且任何一种中药对人体的作用都是全身作用，或者全身作用中的某一功能、某一群功能的增强或减弱。而且，全身作用中的某一功能、某一群功能又不是以西医的呼吸系统、消化系统、神经系统、循环系统等系统的形态学、解剖学分类方法为依据，这是形态学、解剖学分类，而不是机体机能状态学分类（功能学分类），更不是机体病理状态学分类，所以把中药的药理作用按照呼吸系统、消化系统、神经系统、循环系统等系统去研究往往不能解释中药对疾病的治疗效应。例如大柴胡汤加减治疗急性胰腺炎，可以治疗溃疡病急性穿孔第二期，也可以治疗高血压等疾病，说明病人的病理状态对大柴胡汤的药理作用具有选择性，机体能够选择自己需要的药理作用，对于自己不需要的药理作用则不选择。为什么机体具有这种选择能力，是由于复方具有多种化学成分作用于多靶点？还是由于机体病理状态的选择？还是由于更复杂的原因？这些问题的解决，以西医的呼吸系统、消化系统、神经系统、循环系统等系统的形态学、解剖学分类方法为依据，是不可能的。因为西医没有研究呼吸系统与消化系统、神经系统、循环系统等系统之间极其复杂的相互关系，这种复杂的关系绝不是呼吸系统吸进氧气，经过循环系统送往全身，再把二氧化碳排出体外那么简单；西医也没有研究呼吸系感染时对消化系统、神经系统、循环系统等系统的影响，也没有研究在病理状态下各器官系统之间极其复杂的相互关系，例如在肠梗阻及肠道内感染时，呼吸系统与中枢神经系统有什么病理变化，依次类推。这些复杂的机能状态、病理状态不清楚，就没有办法研究人体的机能状态对中药复方药理作用的选择性。中医学的证及其所反映的病理状态(证态)与方剂的对应关系为解决这个"选择性"的问题提供了思路。

100. 伤寒，阳脉濇，阴脉弦，法当腹中急痛，先与小建中汤；不差者，小柴胡汤主之。

小建中汤方

桂枝(去皮)三两　甘草(炙)二两　大枣(劈)十二枚　芍药六两　生姜(切)三两　胶饴一升

右六味，以水七升，煮取三升，去滓，内饴，更上微火消解。温服一升，日三服。呕家不可用建中汤，以甜故也。

102. 伤寒二三日，心中悸而烦者，小建中汤主之。

【解读】

受到寒冷刺激后，会引起胃肠道痉挛致腹痛，这是小建中汤的适应症，所以，小建中汤具有解除胃肠道痉挛的作用。无论是否由伤寒引起，凡是胃肠道痉挛引起的腹痛，都是小建中汤的适应症。这是方剂扩大应用范围的思维方法，一个方剂首先用于治疗某一种病，研究方剂的作用机理和疾病的病机，具有相同病机的不同疾病都是该方剂的适应症。

心中悸而烦：可以有许多种解释，也可以有许多种原因，由于上下文给予的描述太少，对其内涵与外延很难确定，因此不必要勉强解释。

小建中汤是以桂枝汤为基础，芍药量加倍，再加胶饴而成。胶饴就是饴糖、麦芽糖，是很容易被消化吸收的糖类。现代药理研究，甘草、生姜这一配伍，具有调节自主神经，缓解平滑肌痉挛，增强胃肠吸收功能的作用；芍药、甘草汤具有抑制结肠平滑肌钙离子内流的作用，可以解除结肠痉挛，对胃肠道运动与胃酸分泌具有双见向调节作用。芍药量加倍，可以突出芍药解除肠道平滑肌痉挛、抗炎、抗溃疡、抗惊厥、镇痛、镇静等作用。所以小建中汤广泛地应用于非感染性的消化系统功能紊乱性疾病。在桂枝汤的基础上，芍药量加倍，再加胶饴，按照西医的观点就彻底改变了桂枝汤的药理效应，由一个治疗感冒的方剂转变成为治疗非感染性的消化系统功能紊乱性疾病的方剂。至此可知以桂枝汤作为基础方，通过加减至少有3方面的作用：一是治疗感冒；二是治疗过敏性皮肤病；三是治疗胃肠功能紊乱。西医治疗感冒的阿司匹林、氨基比林等不会有桂枝汤这样的功能。

104. 伤寒十三日不解，胸胁满而呕，日晡所发潮热，已而微利。此本柴胡证，下之以不得利；今反利者，知医以丸药下之，此非治也。潮热者，实也。先宜服小柴胡汤以解外，后以柴胡加芒硝汤主之。

柴胡二两十六铢　黄芩一两　人参一两　甘草（炙）一两　生姜（切）一两　半夏二十铢　大枣（擘）四枚　芒硝二两

右八味，以水四升，煮取二升，去滓，内芒硝，更煮微沸，分温再服；不解更作。

【注解】

日晡所：晡即申时，下午3~5时；所，左右的意思。日晡所，就是下午3~5时的时候。

潮热：发热定时增高，如同潮水一样按时到来。日晡所发潮热，就是下午3~5时的时候，体温按时增高。这是肠源性感染败血症的表现。

【语释】

"伤寒十三日不解，胸胁满而呕，日晡所发潮热，已而微利。此本柴胡证，下之以不得利"，胸胁满而呕，这是少阳证；日晡所发潮热，是阳明证。这一段的意思是少阳证、阳明证同时具备的合病，本来应当用大柴胡汤，痊愈后不会出现腹泻。"今反利者，知医以丸药下之，此非治也。"现在出现了腹泻，说明别有缘故，追问病史，得知医生错误地使用了泻下的丸药，因为丸药的药力缓和，实邪仍然结聚不去，这时候应当先用小柴胡汤解除发热、胸胁满而呕等少阳证，再用柴胡加芒硝汤治疗肠道内的实邪热结。

【解读】

柴胡加芒硝汤是小柴胡汤的1/3量加芒硝二两构成，其方义与大柴胡汤相似，与大柴胡汤相比较，柴胡加芒硝汤重在软坚润燥，而破结通泻之力较弱。适宜于大柴胡汤证而体弱者，即肝、胆、胰急性感染而体弱者，或者肝、胆、胰慢性感染（小柴胡汤证）而有大便秘结者。

疾病的发生发展是一个客观的连续的过程，在证与证之间，型与型之间，病理状态与病理状态之间，阶段与阶段之间都存在着过渡"证态"，这些中间的、不典型的、过渡"证态"是在疾病发生发展的连续动态变化过程中出现的，因此是有规律可循的，与之相对应的方剂变化也是有规律可循的。大、小柴胡汤，柴胡加芒硝汤，调胃承气汤，大、小承气汤，它们之间都存在着过渡的、中间的、不典型的方剂，以至于演变为无数个方剂，用来针对变化无穷的证态，这才是辨证施治的精髓。《伤寒论》112方，原方不动地用于病人者少，在临床上都是经过加减用于病人。柴胡加芒硝汤证，可以认为是柴胡汤证与承气汤证之间的过渡型。

105. 伤寒十三日，过经，谵语者，以有热也，当以汤下之。若小便利者，大便当鞕，而反下利脉调和者，知医以丸药下之，非其治也。若自下利者，脉当微厥，今反和者，此为内实也，调胃承气汤主之。

【解读】

承气汤证的病变部位在大肠，柴胡加芒硝汤证的病变部位在肝、胆、胰，而伴有大便秘结者，虽然症状及病程相似，但病位不一样，所以治疗方法不同。谵语、潮热病位在大肠者是调胃承气汤的适应症。

106. 太阳病不解，热结膀胱，其人如狂，血自下，下者愈。其外不解者，尚未可攻，当先解其外；外解已，但少腹急结者，乃可攻之，宜桃核承气汤。

桃仁（去皮尖）五十个　大黄四两　桂枝（去皮）二两　甘草（炙）二两　芒硝二两

右五味，以水七升，煮取二升半，去滓，内芒硝，更上火微沸，下火。先食温服五合，日三服，当微利。

124. 太阳病，六七日表证仍在，脉微而沉，反不结胸；其人发狂者，以热在下焦，少腹当鞕满，小便自利者，下血乃愈。所以然者，以太阳随经，瘀热在里故也。抵当汤主之。

水蛭(熬)　虻虫(去翅足，熬)各三十个　桃仁(去皮尖)二十个　大黄(酒洗)三两

右四味，以水五升，煮取三升，去滓，温服一升，不下更服。

125. 太阳病，身黄，脉沉结，少腹鞕，小便不利者，为无血也；小便自利，其人如狂者，血证谛也，抵当汤主之。

126. 伤寒有热，少腹满，应小便不利，今反利者，为有血也，当下之，不可余药，宜抵当丸。

水蛭(熬)二十个　虻虫(去翅足，熬)二十个　桃仁(去皮尖)二十五个　大黄三两

右四味，捣分四丸。以水一升，煮一丸，取七合服之。晬时，当下血；若不下者，更服。

【注解】

热结膀胱：膀胱，泛指小腹部内的脏器，不是单指膀胱。热结膀胱，既指病位又指病性，即邪热结聚于少腹下焦部位。也就是说，盆腔内有炎症。

少腹急结：自觉少腹部如物结聚，急迫不舒，按之有轻度紧、硬的感觉。应当有小腹部疼痛的感觉，疼痛的强度比热实结胸证轻。姚乃礼著的《中医症状鉴别诊断学》中称，脐下正中部疼痛，谓之少腹痛。《伤寒论》中所说的"少腹急结"，实则指小腹部拘急疼痛，当属于本症范畴。膀胱或直肠刺激症状如里急后重、大便次数多而量少、黏液便、小便频繁等，这也是少腹急结的表现。

反不结胸：说明热结膀胱证与热实结胸证有密切的关系，它们的病性一样，都是邪热积聚，只是部位不同；临床表现如发热、腹痛、压痛、腹部可触及包块等也有相同之处，但是部位不同。另一层意思是，热结膀胱证与热实结胸证有着因果关系。

下血则愈：血，不是新鲜血液，而是指脓血、血块、陈旧性的凝血块、暗红色的血便或青黑色血水、感染性渗出液等。下血，是指从阴道、肛门、尿道排出的脓血……，具有引流的作用，所以才能"下血则愈"，这是自愈的转机。另外一种意思是需要用逐瘀之剂治疗，使体内的瘀血从阴道、肛门、尿道排出。

少腹鞕满、少腹鞕、少腹满：少腹，即小腹。腹部鞕、满系指自觉腹中胀满，触之局部或少腹结硬或板硬。腹部鞕、满与腹满有别：腹部鞕、满是腹中胀满，按之板硬：而腹满仅有腹中胀满而触之无板硬之象。触之局部或全腹结硬或板硬，这是弥漫性急性腹膜炎或局限性急性腹膜炎的表现。所以少腹鞕满应当是急性盆腔腹膜炎的诊断依据。

瘀热：邪热郁积。

谛：已经确定，不必怀疑的意思。

晬时：即一昼夜，24h。

如狂：好像发狂，较发狂为轻，不到发狂的程度。发狂，是指神志失常、疯狂怒骂、打人毁物等，与西医的精神运动性兴奋状态一致。如狂，不到发狂的程度，是比烦躁严重的状态。出现这种状态说明中枢神经系统的功能已经发生障碍。精神运动性兴奋状态、发狂与单胺代谢紊乱、肾上腺

素能－胆碱能神经功能平衡失调有关。当血管破裂而引起的出血，蓄积于组织之内形成血肿或出血灶，或蓄积于体腔之内，形成体腔积血时，血液会发生溶解、吸收，引起血氨升高，这是造成如狂、发狂的重要原因。精神运动性兴奋状态相对地分为运动性兴奋与语言性兴奋，它们常见于谵妄状态及精神分裂症等。

身黄：皮肤发黄，中医认为，身肤发黄是因为营气不利，难荣于身，与黄疸相似而有别。太阳病蓄血证身黄与湿热发黄的主要区别在于蓄血发黄：①其小便自利（小便的量没有变化），颜色不变；②具有如狂或发狂的神志障碍；③其脉象微涩而沉或沉结，脉沉表示血容量不足；④其色泽黄晕如油，其色微薰。湿热发黄其小便不利（小便的量减少），颜色黄而且混浊；没有如狂或发狂的神志障碍；其脉象浮滑而数或濡数，表示感染性发热；其色泽黄色鲜明如橘子。湿热发黄已经证明是急性黄疸型肝炎、肝细胞性黄疸。125条蓄血发黄其小便自利（小便的量没有变化）、颜色不变，具有这种特点的黄疸多见于急性脏器内或体腔内的大出血，即血管外溶血性黄疸。血管外溶血性黄疸应当与急性溶血性黄疸相区别，它们的临床表现区别要点是前者的黄疸比较轻，而且没有血红蛋白尿出现。尿内含有游离的血红蛋白称为血红蛋白尿，这是急性溶血性黄疸的证据之一。血红蛋白尿的颜色是棕色至深棕色，蓄血发黄其小便自利（小便的量没有变化）、颜色不变，所以，蓄血发黄与体腔内大出血黄疸是一致的。结合太阳蓄血证的病变部位在盆腔，可知太阳蓄血发黄证应当是盆腔积血，引起盆腔积血的原因最常见的是宫外孕破裂、黄体、卵泡破裂以及其他脏器破裂，血液聚集于盆腔。宫外孕破裂有3个主要症状：急性腹痛、阴道流血及停经。腹痛多呈持续性胀痛，不引起强烈的腹膜刺激；约80%的病人有阴道不规则流血，大多数量少、暗褐色、持续较久。宫外孕破裂在临床上应当与急性盆腔腹膜炎（太阳病蓄血瘀热证）鉴别，急性盆腔腹膜炎一般发热较高，阴道无出血，少腹急结、硬满比较严重；宫外孕破裂初时无发热，以后发热也不超过38℃（不伴有恶寒、往来寒热、潮热与257条病人无表里证一致），多有阴道出血，少腹急结、硬满不严重。太阳病蓄血证身黄的特点是皮肤发黄，小便不发黄；肝细胞性黄疸是皮肤、巩膜、小便都发黄。可见，太阳病蓄血身黄证与体腔内大出血是一个证态。

237. 阳明证，其人喜忘者，必有畜血。所以然者，本有久瘀血，故令喜忘；屎虽鞕，大便反易，其色必黑，宜抵当汤下之。

【注解】

畜血：畜同蓄，即瘀血。畜血、蓄血、瘀血是一个概念。

屎虽鞕，大便反易，其色必黑：是柏油便的典型描述。柏油便最常见的原因是上消化道出血。上消化道出血最常见的原因是肝硬化门脉高压症和胃十二指肠溃疡出血。

本有久瘀血，故令喜忘：喜忘、善忘、健忘是一个意思。瘀血，是指离经的血液，即不属于有效循环量的血液。如果长期出血引起贫血，发生健忘的症状是可以理解的，这是脑缺氧的表现。

【解读】

中医认为阳明蓄血证与太阳蓄血证其临床表现有显著差异，但其病理机转都是属于邪热与血相结，所以都用抵当汤治疗。

257. 病人无表里证，发热七八日，虽脉浮者，可下之。假令已下，脉数不解，合热则消谷喜饥，至六七日，不大便者，有瘀血，宜抵当汤。

【注解】

合热：意思是热不仅在气分，而且合于血分（陈亦人《伤寒论译释》884页）。合热，协热，内外热也；今既能消谷善饥，是胃合热；言热气并于胃为消谷善饥(熊曼琪《伤寒论》521页)。

无表里证，发热：既不是恶寒发热，也不是但热不恶寒，也不是潮热、往来寒热，说明"无表里证，发热"不是感染性发热，是非感染性发热，与蓄血证有关的非感染性发热，应当是盆腔积血以及其他腔隙的积血。中医也认为"本证不是外感，属于内伤，极有见地"。"合热"是病机概念，联系用抵当汤，似以热合于瘀血更确切一些(陈亦人《伤寒论译释》885页)。当盆腔以及其他腔隙积血的时候，血液溶解被吸收时，不仅能引起黄疸，而且还引起发热(吸收热)，发热的特点是体温在38℃左右，不伴畏寒、出汗等，这与"无表里证，发热"完全一致。

消谷喜饥：意思是有饥饿感，吃的多，能消化，但是身体不强壮。是一种病理状态，而不是正常的表现。在宫外孕破裂出血时，病人有饥饿感，要求进食也是消谷喜饥。当病人发生失血性贫血时也会出现消谷喜饥的症状。

【解读】

蓄血证是《伤寒论》中的一个难点，在中医界也有许多争论，为了实现中、西医融合，进行如下讨论：

1. 蓄血证的临床表现

把各条的内容归纳起来，整理如下：

(1)喜忘、如狂、发狂等神经精神症状。

(2)消谷喜饥。

(3)少腹急结、少腹硬满、少腹硬、少腹满。即小腹部疼痛；有压痛、拒按、按之有腹肌紧张征；或者触之可以摸到包块、索条等；或者自觉胀满不适。这些表现身上不一定同时出现在同一个病人。

(4)从阴道、肛门、尿道排出脓血、血块、陈旧性的凝血块、暗红色的血便或青黑色血水、感染性渗出液等，排出后即能痊愈；或者排出柏油样便。

(5)皮肤发黄，小便量及颜色正常。

(6)发热，有一部分是非感染性发热(吸收热)。

2. 蓄血证的病位

对于太阳蓄血证的病位，中医历来有争论，有以下5种说法：①膀胱；②下焦或少腹；③小肠(回肠)、结肠；④胞宫；⑤病在何处不必拘执，以辨证为主。

根据太阳蓄血证的临床表现：少腹急结、少腹硬满、少腹硬、少腹满。即小腹部疼痛；有压痛、拒按、按之有腹肌紧张征；或者触之可以摸到包块、索条等，可知太阳蓄血证的病位在盆腔及盆腔器官，包括盆腔腹膜腔、腹膜后间隙、直肠、膀胱、子宫及其附件、阴道等。阳明蓄血证的病位是在消化道；而广义的蓄血证则遍布全身与瘀血同义。

3. 蓄血证的病性

中医认为：蓄血证的病机应当包括蓄血、血瘀及邪热。蓄血是指离经之血蓄积于某处，相当于现代医学的血管破裂而引起的出血，蓄积于组织之内或体腔之内。血瘀是指血流淤滞，血液在血管内淤积，流动缓慢，在现代医学中，血瘀可以单独存在(不属于外感热病学和感染病学范畴)，也可与邪热相结，例如在感染的局部血管扩张、充血，血液黏稠度增高，使血液流动减缓。邪热，是指西医的感染及炎症性病变。蓄血与血瘀可以单独存在，也可分别与邪热相结。所以蓄血证的病理学性质：①血管破裂而引起的出血，蓄积于组织之内形成血肿或出血灶，蓄积于体腔之内，形成体腔积血。②局部的感染灶与脓肿。③积血与脓肿吸收后以及吸收不完全遗留下来的组织增生、机化包块、粘连等病理状态。

在古代没有抗生素、没有外科手术及输液、输血等技术，各种原因引起的急性腹膜炎(热实结胸证）是比较多见的，除了死亡及少数治愈外，大多形成腹腔脓肿，其中盆腔脓肿也不会少见；加之其他各种原因引起的盆腔感染和盆腔腹膜后感染，这些感染可以在组织内形成小脓肿灶，也可以在盆腔内形成脓肿。当脓肿穿破直肠、阴道甚至膀胱时，脓肿从大、小便或阴道得到引流，中医谓"血自下，下者愈"。由于盆腔腹膜吸收毒素能力较低，全身中毒症状较轻，除了发热、脉速等全身症状外，常有典型的膀胱或直肠刺激症状如里急后重、大便次数多而量少、黏液便、小便频繁等，这也是少腹急结的表现。

盆腔器官诸如肛管直肠、子宫阴道、膀胱等都与外界相通，容易发生感染。盆腔腹膜的吸收能力及抵抗力均较其他处腹膜差，盆腔器官其腹膜下的淋巴组织丰富，相互交通广泛，感染易于相互传递，一旦感染容易形成相互粘连。由于体位的关系，腹膜腔的感染的渗出液、脓液、出血容易聚积于盆腔，形成盆腔脓肿。无论感染、出血、宫外孕、死胎等，最终均会导致在盆腔内形成机化块（痞块）或粘连。这就是太阳蓄血证（膀胱蓄血证）的前因和后果。推而广之，全身各处的出血、炎症、瘀血、损伤之后，在组织修复过程中，都可能发生结缔组织异常增生；小动脉硬化、各处慢性炎症过程中，都会因为血液流动缓慢出现血瘀的表现；弥漫性血管内凝血也是一种全身性"血瘀"表现；脑内的出血及梗死、外周血管的狭窄及栓塞等都与蓄血及血瘀有关，这是广义的蓄血证。广义的蓄血证大大超出了《伤寒论》的范围，但是活血化瘀及破血化瘀大法来源于《伤寒论》则是无疑的。

盆腔脓肿、盆腔感染与急性盆腔炎的关系，在女性急性盆腔炎是指子宫及其附件的急性感染，子宫及其附件的急性感染如果没有波及腹膜，则属于热入血室，如果已经引起盆腔腹膜感染，则属于太阳蓄血热瘀证（膀胱蓄血证）。所以伤寒学家邢锡波认为蓄血证应与热入血室联系起来方为全面，是有道理的。在西医，盆腔炎几乎成了妇女病人的专用名词，盆腔炎包括盆腔腹膜炎、盆腔蜂窝织炎、盆腔脓肿，其实，男性也会患盆腔炎如盆腔脓肿，只是比较少见而已，在中医也有男性会否患热入血室的争论，其道理是一样的。（参考 406 页，14 条）

热实结胸证与太阳蓄血证之间的关系。106 条、124 条、125 条为太阳蓄血证，其主要表现是发热恶寒，少腹硬满急结、下血愈等。《伤寒论》中所说的"少腹急结""少腹里急"实则指小腹部拘急疼痛。脐下正中部疼痛谓之少腹痛。以上临床表现符合盆腔感染中盆腔脓肿的表现。盆腔脓肿常系盆腔化脓性感染的结果，常见的原因如阑尾炎穿孔，弥漫性腹膜炎的并发症，妇女急性盆腔炎感染蔓延至盆腔腹膜等。当脓肿形成时其主要表现是下腹痛或坠胀感，常有典型的膀胱刺激症状或直肠刺激症状，这与少腹硬满急结一致。当脓腔穿破直肠、阴道、膀胱时，由于得到引流，排出脓血而愈，此乃"下血愈"的一种解释。当脓肿破向腹腔时又会引起急性腹膜炎。可见热实结胸证（急性腹膜炎）与太阳蓄血证（盆腔脓肿）有着互相演变的关系，同时需要鉴别。

【小结】

膀胱蓄血热瘀证与急性盆腔腹膜感染、盆腔脓肿是一个证态；热入血室与急性盆腔炎（女）是一个证态；膀胱蓄血身黄证与盆腔积血（如宫外孕破裂）是一个证态；膀胱蓄血痞块证与慢性盆腔炎机化、包块是一个证态；阳明蓄血证与消化道出血是一个证态。

5. 药理研究

水蛭的药理作用：①对血液系统的影响，水蛭水煎剂具有强抗凝血作用，能显著延长纤维蛋白的凝聚时间；水蛭的水煎醇溶液，在体外对纤维蛋白发生很强的溶纤作用，静脉注射水蛭素，能明显抑制大鼠体内血栓形成，水蛭素对弥漫性血管内凝血有很好的治疗作用；水蛭能降低大鼠的全血比黏度和血浆比黏度，缩短红细胞电泳时间。②对心血管系统的作用，水蛭素腹腔注射，有增加心肌营养性血流量的作用。水蛭对家兔主动脉粥样硬斑块有明显的消退作用。水蛭注射液静脉注射，对家兔实验性脑血肿具有促进脑血肿吸收的作用，保护脑组织免遭坏死，并有利于脑神经的功能恢复，皮下血肿实验也获得相似的结果。最近研究证明水蛭较有效地抑制了血管成形术后平滑肌细胞的过度增生，可预防血管成形术后的血管狭窄。③水蛭水煎剂具有保肾作用，对肌肉注射甘油造成肾功能衰竭的大鼠的肾小管病变有明显改善，对血清尿素氮和肌酐水平有明显降低作用。其他还有终止妊娠、抗肿瘤等作用。

虻虫具有扩张血管，增加血流量，加强心肌收缩力的作用。

桃核承气汤的药理作用：本方以泄热逐瘀为目的，因此，现代药理研究主要围绕其泻下和活血机制而进行。在凝血效应方面，本方明显抑制血小板形成，并显著抑制其聚集性。多数研究结果表明，本方能明显降低血小板黏附率、延长出血及凝血时间、减少血小板及白细胞计数等，充分证明该方活血化瘀的临床效应具有客观的药理基础。本方以调胃承气汤为基础，自当具有泻下作用，泻下作用与其促进肠蠕动有关。此外本方还具有改进肾脏微循环，改善肾脏功能的作用；还具有显著的抗惊厥作用。桃核承气汤的禁忌症是"其外不解者，尚未可攻，当先解其外"，即感染的急性期，病人发热恶寒、剧烈腹痛以及其他急性感染表现时，说明感染还没有局限化，这时"尚未可攻，当先解其外"。如果误用桃核承气汤攻下，其结果是"病发于阳，而反下之，热入因作结胸；……所以成结胸者，下之太早故也"。在急性盆腔感染还没有局限化时，误用桃核承气汤攻下，促使感染扩散，甚至形成急性腹膜炎。所以这时必须先使感染局限化，这里的"当先解其外"不是用桂枝汤之类。

桃仁的药理作用：①对心血管系统的作用及对血流系统的影响：桃仁提取液静脉注射可立即增加家兔脑血流量，降低脑血管阻力。桃仁能明显增加犬股动脉血流量并降低血管阻力，明显增加离体兔耳血管灌流量，改善动物的血流动力学状况。此外，桃仁还具有延长出血及凝血时间、促进溶纤等作用。②兴奋子宫平滑肌作用。③通便作用。④镇咳、镇痛等作用。

服用桃核承气汤后"当微利"，服用抵当汤后"不下更服"，服用抵当丸后"晬时，当下血；若不下者，更服"。用药后应当见到"下血"的效果，如大便呈现黑色稀便，阴道排出黑色血块等。说明活血化瘀方剂能将体内的血块、机化物、炎性坏死物质破坏、分解，并能促进微循环，促使其分解物进入血液循环，并从直肠、阴道及泌尿系统排出体外。现代药理研究应当阐明这个动态过程的机理。

蓄血证有轻重久暂之别，桃核承气汤用于少腹急结，脉沉实，蓄血程度较轻，时间较短的病人；抵当汤则用于小腹硬满，发狂喜忘脉沉结，蓄血程度较重，时间较长的病人。抵当丸的适应症与抵当汤一样，只是用于蓄血的时间更长，没有急性期表现的慢性期病人。

107. 伤寒八九日，下之，胸满，烦惊，小便不利，谵语，一身尽重，不可转侧者，柴胡加龙骨牡蛎汤主之。

柴胡四两　龙骨　黄芩　生姜（切）　铅丹　人参　桂枝（去皮）　茯苓各一两半
半夏（洗）二合半　大黄二两　牡蛎（熬）一两半　大枣（擘）六枚

右十二味，以水八升，煮取四升，内大黄，切如棋子，更煮一两沸，去滓，温服一升。本云柴胡汤，今加龙骨等。

【注解】

谵（谵）语：按照生理与心理学基础可将意识障碍分为觉醒障碍与意识内容障碍两大类。根据检查时刺激的强度和患者的反应可将觉醒障碍区分为嗜睡、昏睡、浅昏迷、深昏迷4级。意识内容障碍常见有3种，即意识浑浊、精神错乱和谵妄状态。中医学中的烦躁、谵语、如狂、发狂都属于意识内容障碍，都是兴奋状态的表现。觉醒障碍与意识内容障碍常常同时出现。谵妄状态是以意识清晰度降低的同时，表现有定向力障碍，包括时间、地点、人物定向力及自身认识障碍，并产生大量的幻觉、错觉。谵语是谵妄状态中的一种表现。感染时谵妄为常见的精神症状。在体温尚未上升或躯体症状尚未充分发展前出现的谵妄称为初期谵妄，多见于流感、伤寒等初期；发热性谵妄为体温达39℃以上出现的谵妄；感染中毒性脑病时，在意识模糊的同时有明显的精神运动兴奋，如在床上躁动不安，喃喃自语，喊叫抗拒（如狂）等，多在夜间加重。在本条中没有觉醒障碍的描述，主要是意识内容障碍。本条所出现的烦惊，谵语主要是由于轻度的感染中毒性脑病所引起，或者与水电解质紊乱有关，因为本条有"误下"的原因，也有"小便不利"的症状；在柴胡加龙骨牡蛎汤中有人参、桂枝、茯苓等调整水、电解质平衡的药物。118条桂枝甘草龙骨牡蛎汤，仅有烦躁一症，与初期谵妄一致；112条桂枝汤去芍药加牡蛎龙骨汤证，类似于高热惊厥，属于发热性谵妄。

一身尽重，不可转侧：身重，指肢体沉重活动不利，难以转侧的症状。身重，可以发生在太阳病中，但是"一身尽重，不可转侧"则不是太阳病所具有的症状，具有更深在的含义。

【解读】

柴胡加龙骨牡蛎汤对神经系统有明显的调节作用，这早已为临床实践所证明，药理实验的结果同样证实了这种作用。本方可促进与运动反射有关的纹状体的单胺代谢，通过改善传递物质的代谢而抑制癫痫的发作。本方有抑制脑内5-羟色胺代谢的作用；能增加多巴胺的释放，并能使多巴胺的代谢亢进。本方对心血管系统具有良好的调节作用，可有效地保护机体抵抗儿茶酚胺对心血管系统的损伤作用，这可能是其治疗高血压等心血管系统疾病及抗应激作用的重要机制之一。

【药物药理作用】

柴胡加龙骨牡蛎汤即半量小柴胡汤去甘草加龙骨、牡蛎、桂枝、茯苓、大黄、铅丹。铅丹的主要成分为二氧化铅、四氧化三铅，有毒，一次大量服用或长期小量服用会分别引起急性铅中毒和慢性铅中毒。有些游医用铅丹治疗癫痫，多有中毒者。现在多用生铁落、磁石代替也有效果。龙骨、牡蛎的主要成分是碳酸钙、磷酸钙，还含有铁、钾、钠、氯、铜、锰等。其抗惊厥作用与铜、锰含量有关。茯苓具有利尿镇静作用，大黄泄热通便，加桂枝则具有柴胡桂枝汤的作用。

柴胡加龙骨牡蛎汤与桃核承气汤、抵当汤都能治疗癫痫等狂躁型精神障碍，它们如何区别呢？西医难以理解，中医则很好区分，桃核承气汤、抵当汤的适应症是有形的蓄血，如颅内的出血、血块、机化物等；再如肠道内细菌、毒素移位引起的中毒性脑病；脏器内、体腔内积血，血液分解血氨升高引起中枢神经系统功能障碍等，其病因都是有形的，使用下法可以看到有病理物质排出体外。柴胡加龙骨牡蛎汤的作用是和解，可解除中枢神经系统的功能异常，是对中枢神经系统内神经介质如5-羟色胺、多巴胺、儿茶酚胺的调节。通过中、西医的融合对西医的治疗学也会有推动作用。

108. 伤寒，腹满、谵语、寸口脉浮而紧，此肝乘脾也，名曰纵，刺期门。

109. 伤寒发热，啬啬恶寒、大渴欲饮水，其腹必满、自汗出、小便利、其病欲解，此肝乘肺也，名曰横，刺期门。

【注解】

啬啬：毛孔收缩的感觉，形容怕冷。

纵：是五行相克的形式。正常情况下肝木克脾土，由于五行的运转、相生相克保持平衡。现在肝木气旺克脾，引起脾的病变，是顺理成章的事情，所以名曰"纵"。

期门：穴位名，其位置在乳直下2寸处。

横：是五行逆次反克的形式。正常情况下肺金克肝木，现在是肝木气旺，反过来克肺金，其理不顺，事不直，所以名曰横。

脉浮而紧：此处的意思是脉弦。

【解读】

以上 2 条用五行相生相克原理，讨论了肝邪横逆克脾和上逆侮（反克）肺的证治，是指许多感染病具有自愈倾向，虽然临床表现复杂，仅用针刺即可治愈。

【提示】

以下 110～119 条为火邪变证及坏病。

110. 太阳病二日，反躁，凡熨其背而大汗出，大热入胃（一作二日内烧瓦熨背大汗出，火气入胃）。胃中水竭，躁烦必发谵语；十余日振栗自下利者，此为欲解也。故其汗从腰以下不得汗，欲小便不得、反呕、欲失溲、足下恶风、大便鞕，小便当数，而反不数及不多；大便已，头卓然而痛，其人足心必热，谷气下流故也。

111. 太阳病中风，以火劫发汗。邪风被火热，血气流溢，失其常度，两阳相熏灼，其身发黄。阳盛则欲衄，阴虚小便难。阴阳俱虚竭，身体则枯燥，但头汗出，剂颈而还。腹满、微喘、口干、咽烂，或不大便，久则谵语，甚者至哕、手足躁扰、捻衣摸床。小便利者，其人可治。

【注解】

熨：指将药物炒热或砖瓦等物烧热，以布包裹，温熨身体某一部位，以祛寒镇痛的一种疗法。

卓然：即突然。

谷气：指饮食消化以后所产生的热气。

头汗出，剂颈而还：剂同齐，头部出汗到颈部为止。正常人也可出现，例如进餐时或小儿睡眠时头部出汗，不伴有其他症状，这是正常现象。疾病情况下常见证候有湿热熏蒸头汗、阳气不足头汗。湿热熏蒸头汗常常伴有小便不利，身目发黄，恶寒发热等，符合感染引起的肝细胞性黄疸。

【补充】

高温可直接导致血循环中红细胞损伤。大面积的Ⅱ度或Ⅲ度烧伤后 24～48h 内可发生急性血管内溶血，溶血程度与烧伤面积有关。温度超过 49℃时红细胞膜收缩蛋白会变性，使膜弹性及变形性减低，因而红细胞易于破坏引起溶血性黄疸。这是对于火劫身黄的解释。

口干、咽烂：在严重感染病过程中或后期出现口干、咽烂有 2 种情况：一是白色念珠菌感染，二是广泛的口咽腔溃疡。白色念珠菌感染的出现其预后不良。

哕：即干呕，是指欲吐而呕，无物有声，或仅呕出少量涎沫。"不大便，久则谵语，甚者至哕"说明病情比较严重，属于胃热干呕中的实证。而且哕与手足躁扰、捻衣摸床等谵妄状态相伴发生，说明这是中枢神经系统病变的表现。哕、呕、吐、恶心、呃逆、嗳气都是胃气上逆的症状，都有其定义，是可以区别的，呃逆俗称"打咯忒"即膈肌惊挛；嗳气是胃内的气体被挤压从口腔排出，《伤寒论》中称为"噫气"，俗称"打嗝"，正常情况下饱食后，胃内的气体被食物挤压"打嗝"一般不叫嗳气，通常把嗳气作为病理状态下的一个症状；恶心是欲吐不吐，欲罢又不止的一种症状；吐是有物无声；呕是有声有物。但是临床上有时不必要明确区分，本条中的"哕"作"呃逆"解，更符合多器官功能障碍中的膈肌痉挛。

捻衣摸床：病人神识昏糊时，两手不自觉地摸弄衣被床帐或在空中抓摸。属于谵妄状态。

火劫：指用温针、艾灸、熏、熨等法劫迫发汗。火法，原本是一种治疗方法，使用不当时就变成了火劫。火劫可以使原来的外感热病，特别是温病的病情加重；火劫也可以作为一种病邪看待，火邪、热邪都是温病的病因。在《伤寒论》中误用汗、吐、下、火诸法所引起的变证和坏病，汗、吐、下、火可以看作是"治疗方法"被误用，也可以看作是病因与症状。因为中医对于病因的认识有审证求因的原则，即根据临床表现来推断疾病的原因；西医在确定病因之后，根据病因解释临床表现之外，在临床实践中大多数情况下也是根据临床表现来推断疾病的原因（审证求因），绝大多数感染病都是如此，只在少数情况下，在诊断不清时才用病原体诊断方法。例如化脓性扁桃体炎、猩红热等都是根据临床表现作出诊断，推断其病因是化脓性球菌，使用青霉素治疗而痊愈，病因得到证实。如果没有痊愈，才进一步作病原体检查。

小便利者，其人可治："小便利"指小便的量正常，说明肾功能正常，所以有可以治愈的希望。

【解读】

110 条、111 条是指用火法或者热熨法强行发汗，误治引起的坏病，根据临床表现属于多器官功能衰竭，现代医学的理论与临床实践证实，当发生多器官功能衰竭时，如果肾功能正常，病人治愈的可能性很大。110 条"自下利者，此为欲解也"是指大便通畅，消化功能正常是自愈的表现。

第 111 条火劫与 6 条互参。

112. 伤寒脉浮，医以火迫劫之，亡阳，必惊狂，卧起不安者，桂枝去芍药加蜀漆牡蛎龙骨救逆汤主之。

桂枝（去皮）三两　甘草（炙）二两　生姜（切）三两　大枣（劈）十二枚　牡蛎（熬）五两　蜀漆（洗去腥）三两　龙骨四两

右七味，以水一斗二升，先煮蜀漆，减二升，内诸药，煮取三升，去滓，温服一升。本云桂枝汤，今去芍药加蜀漆牡蛎龙骨。

【注解】

亡阳：这里指亡"心阳"，属于高热惊厥。与真武汤、四逆汤亡阳证不一样，发汗亡阳证（水电解质紊乱）引起的是筋惕肉瞤；而惊狂亡心阳属于意识内容障碍中的精神错乱。本条与 64 条心阳虚桂枝甘草汤证、118 条心阳虚烦躁证相比，按病情轻重排列，本条病情最重。

惊狂："惊"有 2 种意思，即惊厥与善惊。"狂"是指发狂与如狂。善惊是指易受惊吓，或自觉惊慌，心中惕惕然不安，且不能控制的症状，兼有躁狂症状者也称"惊狂"。"惊狂，卧起不安"是一组功能性的精神症状。与热邪陷入心包、侵入营血引起的神昏、谵语、惊厥不一样，应当区别。

蜀漆：为常山的苗叶，有毒，功效应用与常山略同，而涌吐功效比常山强。蜀漆与牡蛎配伍，煎汤服能涌吐痰涎，治小儿暴惊昏厥。常山有解热、抗疟、抗阿米巴作用。可以刺激胃肠道的迷走神经及交感神经末梢，反射性地引起呕吐。

【解读】

龙骨、牡蛎的主要成分是碳酸钙、磷酸钙，还含有铁、钾、钠、氯、铜、锰等。其抗惊厥作用与铜、锰含量有关。如上所述蜀漆有解热作用，蜀漆与牡蛎配伍，煎汤服能涌吐痰涎，治小儿暴惊昏厥。桂枝汤治疗感冒，所以桂枝去芍药加蜀漆牡蛎龙骨救逆汤的适应症是感冒兼有高热、躁烦甚至惊厥。

与柴胡加龙骨牡蛎汤证相比，本条是太阳病惊狂，柴胡加龙骨牡蛎汤证是少阳病烦惊、谵语。太阳病惊狂属于感冒发热性谵妄状态（为体温达 39℃ 以上出现的谵妄），多见于小儿感冒高热惊厥；柴胡加龙骨牡蛎汤证是感染中毒性脑病中的一种表现，如非典型脑炎、脑膜炎等。

113. 形作伤寒，其脉不弦紧而弱。弱者必渴，被火必谵语。弱者发热、脉浮，解之当汗出愈。

【语释】

病人的症状好像是伤寒，但其脉象不是弦紧，而是弱无力。脉弱的必然口渴属于温病。如果误用火法，必然发生谵语。假如脉弱兼浮而发热的属于太阳中风，欲解其外，当用汗法，使邪随汗出而愈。

【解读】

太阳病伤寒、中风与温病卫分证和西医的感染病前驱期、感冒是一个证态，是一组类似于感冒的、非特异性的症候群，在临床上很难区分。在理论上及典型病人容易鉴别，而在临床实践当中典型病人是少数，非典型病人是多数，病与病之间、证与证之间都有许多中间型。伤寒、中风与温病的区别也不是绝对的，《伤寒论》与《温病条辨》的第一方都是桂枝汤，尽管有人批评桂枝汤不应当属于温病学，但是《伤寒论》与温病学之间的血肉联系是不可分割的。前已叙及麻黄汤与桂枝汤之间有许多中间型，桂枝汤就是麻黄汤（辛温发表）与银翘解毒散（辛凉解表）之间的桥梁。当疾病的初期病人出现恶寒、发热、头痛、全身不适时，这是一组类似于感冒的、非特异性的症候群，如果脉浮数为太阳病中风；如果脉弦紧为太阳病伤寒；如果脉弱而口渴则为温病。在理论上它们的区别是非常明确的，而在临床实践当中如此典型的病人是少见的，还要结合其他的临床表现综合分析才能作出判断。在临床上对于初期发热的病人，如果诊断还不十分清楚，往往是一边观察一边治疗，以免误治。这时一般不作病原体诊断，因为这样的病人绝大多数是感冒，病原体诊断价格昂贵需要的时间较长。因此，对于初期发热的病人必须认真收集及分析其临床表现，在这方面中医有其特长，在这个证态里中医有许多个证及方可供选择，例如：太阳病伤寒证麻黄汤；太阳病中风证桂枝汤；风温卫分证银翘散；秋燥卫分证桑杏汤；湿遏卫分证藿朴夏苓汤或三仁汤等。可以根据发病季节、临床表现进行诊断和治疗，而且能在治疗各类感冒的同时还可以避免对相类似的传染病、感染病的误治。

本条脉弱而渴，属温病卫分证，所以"被火必谵语"。如果脉弱发热，脉浮，为太阳中风，当发汗治疗。

114. 太阳病，以火熏之，不得汗，其人必躁；到经不解，必清血，名为火邪。

【注解】

清血：清通圊，圊者，厕也。圊血，即便血。

火邪：病因名，意思是因火成邪，指太阳病误以火熏疗法而致的血热变证，属"火逆"范畴。

115. 脉浮，热甚，而反灸之，此为实。实以虚治，因火而动，必咽燥、吐血。

116. 微数之脉，慎不可灸。因火为邪，则为烦逆；追虚逐实，血散脉中；火气虽微，内攻有力，焦骨伤筋，血难复也。脉浮，宜以汗解，用火灸之，邪无从出，因火而盛，病从腰以下，必重而痹，名火逆也。欲自解者，必当先烦，烦乃有汗而解。何以知之？脉浮，故知汗出解。

【注解】

追虚逐实：指血虚或邪盛的病人误用灸法，其结果是损伤了已经血虚病人的正气，加重了邪盛病人的病情。

火逆：指误用烧针、艾灸、熏、熨等火法治疗而致的变证。

痹：这里是麻痹的意思。

117. 烧针令其汗，针处被寒，核起而赤者，必发奔豚。气从少腹上冲心者，灸其核上各一壮，与桂枝加桂汤，更加桂二两也。

桂枝（去皮）五两　芍药三两　甘草（炙）二两　生姜（切）三两　大枣（擘）十二枚

右五味，以水七升，微火煮取三升，去滓，温服一升。本云桂枝汤，今加桂满五两。所以加桂者，以能泄奔豚气也。

【解读】

13条459页，桂枝汤具有双向调整胃肠道功能的作用，15条"其气上冲者，可与桂枝汤"，本条"奔豚气，气从少腹上冲心者"桂枝加桂汤，《金匮要略》奔豚气病脉证治第八，奔豚气－反流性食管炎证态，本条桂枝加桂汤能泄奔豚气，联系起来就能与西医的理论一致。因为"气上冲胸（心）"，"欲做奔豚"，"奔豚气"都是胃肠道异常的逆行蠕动。中医认为：桂枝是平定心肾阳虚起床的主药，本条"所以加桂者，以能泄奔豚气也"，即桂枝能够治疗奔豚气，是治疗奔豚气的主药。

本条是指奔豚气的另外一种临床类型。参考《金匮要略》第8篇。

118. 火逆下之，因烧针烦躁者，桂枝甘草牡蛎龙骨汤主之。

桂枝（去皮）一两　甘草（炙）二两　牡蛎（熬）二两　龙骨二两

右四味，以水五升，煮取二升半，去滓，温服八合，日三服。

【注解】

烧针：又名火针、燔针等。针刺时用火烧红针尖，迅速刺入穴位，立即拔出，用手按压针孔。这是一种古老的散寒取汗的治疗方法，也用来治疗痹证及痈肿排脓。

【解读】

桂枝甘草牡蛎龙骨汤与桂枝甘草汤的病机不一样，适应症差别较大。桂枝甘草牡蛎龙骨汤的适应症是，在体温尚未上升或躯体症状尚未充分发展前出现的初期谵妄状态（包括烦躁症），多见于流感、伤寒等初期，其主要作用是镇静。桂枝甘草汤的适应症是水、电解质紊乱引起的心律失常。

119. 太阳伤寒者，加温针必惊也

【注解】

温针：针刺入穴位后，以艾绒裹于针柄点燃加温留针的治疗方法。

【解读】

110～119条为火逆变证。火逆、火邪、火劫都是一个意思，都是因火（温热）邪引起的病变，火比温热更迅速、猛烈，即病情发展得快而且严重。所以可以把火逆变证看作是温病的一部分。有以下3种情况：

（1）本来是太阳病误用火法，引起病情加重，转变成为温病。

（2）本来就是温病没有诊断清楚误用火法，使温病迅速恶化。

（3）本来就是温病无论是否误治，疾病本身出现的症状。

"误用火法"当作是因火（温热）邪引起的病变，作为病因理解，在《伤寒论》中关于温病的治疗方法不多，有以下4种原因：

（1）疾病谱的变化，在秦汉时期以前，由于交通不便，人口稀少，传染病（温病）不易流行，发病率较低，而消化系统疾病较多。

（2）因此对于温病的治疗方法比较少。

（3）人类对于疾病的认识是一个逐步深入的过程，先认识简单常见的疾病，后认识复杂疑难少

见的疾病。

（4）新的感染病不断出现，明清时期感染病的病种比秦汉时期以前的病种要多。110～119条描述了许多温病的临床表现，在治疗方面许多问题没有来得及解决，这正是《伤寒论》与温病学之间的桥梁，说明《伤寒论》与温病学本来就是一家。《伤寒论》中许多没有解决的问题，在温病学中得到了解决。

火邪可能引起的临床表现归纳起来有以下6种情况：

（1）胃中水竭，躁烦必发谵语；阴虚小便难；阴阳俱虚竭，身体则枯燥。见于水电解质紊乱。

（2）血气流溢，失其常度，两阳相熏灼，其身发黄；但头汗出，剂颈而还。见于严重感染时毒素引起的肝细胞性黄疸以及高温引起的溶血性黄疸。

（3）阳盛则欲衄；清血即便血；咽燥、吐血。见于弥漫性血管内凝血。

（4）不大便，久则谵语，甚者至哕、手足躁扰、捻衣摸床。见于中毒性脑病。

（5）腹满、微喘、口干、咽烂，或不大便。见于肠麻痹肠道内细菌毒素移位。

（6）惊狂，卧起不安，惊，烦躁。见于发热引起的功能性精神症状。

可以看出，火邪致病是一个病理过程，这个病理过程包括许多病理状态，这些病理状态可以单独发生，也可以连续发生，还可以有不同的组合，依照临床表现的具体情况而定。这个病理过程符合全身炎症反应综合征、多器官功能障碍综合征的病理过程，大致如下：火邪作用于机体，引起高热大量出汗，机体失盐、失水，发生水电解质紊乱，病人出现口渴、阴虚小便难、大便干燥、身体（枯）消瘦、皮肤干燥、躁烦、谵语等"胃中干燥、胃中水竭"的表现；严重感染时由于炎症介质的过量释放，引起肠麻痹、肠道内细菌毒素移位，出现"腹满、微喘、不大便"等胃肠道症状及"久则谵语，甚者至哕、手足躁扰、捻衣摸床"等中毒性脑病的表现；当毒素及过量的炎症介质损害肝脏引起肝细胞性黄疸时，符合"血气流溢，失其常度，两阳相熏灼，其身发黄；但头汗出，剂颈而还"的描述；鼻衄、吐血、便血单独发生时不一定是弥漫性血管内凝血，2处以上发生出血时，弥漫性血管内凝血的可能性就很大。在古代没有化验技术，对于肾功能的判断是以小便利与不利为标准，"利"是指小便的量充足，"不利"是指小便的量不充足、很少或无尿。这种方法虽然很粗糙，但是很直观而有效。肾功能正常则"小便利"，所以才有"小便利者，其人可治"的判断。就是说在严重感染或多器官功能障碍综合征中只要肾功能正常，小便的量正常，救治的成功率就高。

【提示】

以下4条为吐后变证。

120. 太阳病，当恶寒、发热，今自汗出，反不恶寒、发热、关上脉细数者，以医吐之故也。一二日吐之者，腹中饥、口不能食；三四日吐之者，不喜糜粥、欲食冷食、朝食暮吐，以医吐之所致也，此为小逆。

121. 太阳病吐之，但太阳病当恶寒，今反不恶寒，不欲近衣，此为吐之内烦也。

122. 病人脉数，数为热，当消谷引食。而反吐者，此以发汗，令阳气微，膈气虚，脉乃数也。数为客热，不能消谷；以胃中虚冷，故吐也。

123. 太阳病，过经十余日，心下温温欲吐而胸中痛，大便反溏，腹微满，郁郁微烦。先此时自极吐下者，与调胃承气汤；若不尔者，不可与；但欲呕、胸中痛、微溏者，此非柴胡汤证，以呕故知极吐下也。调胃承气汤。

【注解】

小逆：在治疗上犯的小错误。

内烦：由于正气损伤而烦自内生，不是由外邪引起的。

膈气：膈间正气。

糜粥：稀糊的粥。

客热：此处的意思是"假热"。

温温：与愠愠、蕴蕴意思相同。形容心中泛泛，郁积结闷，欲吐而不吐的感觉。

不尔：不是这样。

过经：邪离本经，传入他经。"太阳病，过经"即超过了太阳病的病程，或者太阳病的临床特点消失后，表证已解，出现了其他经的临床表现。

【解读】

外感病因为现在很少使用吐法，所以吐法引起的变证也很难见到。无论中医、西医很少见到这样的病人，缺乏观察处理这类病人的经验，因此很难用现代医学语言对吐法引起的变证进行表述。大致与水电解质紊乱相关。

127. 太阳病，小便利者，以饮水多，必心下悸；小便少者，必苦里急也。

【注解】

苦里急：少腹内苦于急迫不适（即少腹里急），与少腹急结相类似。

【解读】

本条应与 126 条相连续，论述太阳蓄水证与太阳蓄血证的鉴别。

太阳蓄水证，其特点是小便不利；太阳蓄血证其特点是小便利，少腹急结。这是它们的鉴别要点，但是不能绝对化，太阳蓄水证也可以出现小便利，这是因为饮水过多，很可能伴随有"心下悸"的表现；太阳蓄水证出现"小便少"的表现时，少腹部也可能出现"急迫不适"的感觉。这种太阳蓄水证的必苦里急不要误认为是太阳蓄血证的少腹急结。太阳蓄水证与太阳蓄血证对于西医来说它们的鉴别很容易，太阳蓄水证是水电解质紊乱，太阳蓄血证是盆腔感染及其后遗症。

太阳蓄水证是因为大量发汗，机体失盐失水，整个机体是既缺水又缺钠，称为高渗性缺水或原发性缺水、高钠血症。由于血液中的钠相对升高，细胞外液的渗透压增加，刺激位于视丘下部的口渴中枢，病人感到口渴而饮水，同时尿量减少，使体内水分增加，以降低渗透压。当过多饮用不含盐的水时，机体缺水状态得到改善，同时出现低血钠状态，所以尿量增加。以上整个过程都属于太阳蓄水证，都是五苓散的适应症。

辨太阳病脉证并治下

128. 问曰：病有结胸、有藏结。其状何如？答曰：按之痛，寸脉浮、关脉沉，名曰结胸。

129. 何谓藏结？答曰：如结胸状，饮食如故、时时下利，寸脉浮、关脉小细沉紧，名曰藏结。舌上白苔滑者，难治。

130. 藏结，无阳证，不往来寒热，（一云，寒而不热）其人反静，舌上苔滑者，不可攻也。

【注解】

结胸：是有形之邪结于胸膈，以胸脘部疼痛为主症的一种病证。已经证明热实结胸证与急性腹膜炎特别是上腹部急性腹膜炎是一个证态，所以病人有烦躁不安，腹痛、按压痛，发热，不大便，饮食减少等表现。

藏结：藏，通脏。藏结，其临床表现与结胸有相似之处，如胸脘部疼痛、有硬结、包块等，但是病变性质不同，藏结是脏器虚衰，阴寒凝结的一种病证。所以病人表现出其人反静，饮食如故、时时下利，无阳证，无往来寒热等特点。一般没有剧烈疼痛、拒按、压痛、发热等阳性、热性症状。

【解读】

以上3条是结胸证与脏结的鉴别概论。

结胸与藏结的鉴别：按之痛与不痛是首要鉴别点。按照西医的临床实践，对一个实质性包块或者在病变部位进行按诊，有压痛的首先考虑炎症，无压痛的首先考虑肿瘤，参考其他临床表现，如有发热，烦躁不安，剧烈疼痛，不大便，饮食减少等表现，这是炎症；如果病人不发热，表面上没有什么病症表现，饮食如故，但是病人的脉象和舌苔表现出机体处于全身虚弱和寒凝聚结的状态（恶液质），不仅考虑是肿瘤而且考虑可能是恶性肿瘤，所以藏结与恶性肿瘤是一个证态。

131. 病发于阳，而反下之，热入因作结胸；病发于阴，而反下之，（一作汗出）因作痞也。所以成结胸者，以下之太早故也。结胸者，项亦强，如柔痉状，下之则和，宜大陷胸丸。

大黄半斤　葶苈子（熬）半升　芒硝半升　杏仁（去皮尖，熬黑）半升

右四味，捣筛二味，内杏仁、芒硝，合研如脂，和散取如弹丸一枚，别捣甘遂末一钱匕、白密二合、水二升，煮取一升，温顿服之，一宿乃下；如不下，更服，取下为效。禁如药法。

134. 太阳病，脉浮而动数，浮则为风、数则为热、动则为痛、数则为虚；头痛、发热、微盗汗出，而反恶寒者，表未解也。医反下之，动数变迟，膈内拒痛，（一云头

痛即眩）胃中空虚，客气动膈，短气躁烦、心中懊憹，阳气内陷，心下因鞭，则为结胸，大陷胸汤主之。若不结胸，但头汗出，余处无汗，剂颈而还，小便不利，身必发黄。

大陷胸汤方

大黄（去皮）六两　芒硝一升　甘遂一钱匕

由三味，以水六升，先煮大黄，取二升，去滓；内芒硝，煮一两沸；内甘遂末，温服一升。得快利，止后服。

135. 伤寒六七日，结胸热实，脉沉而紧，心下痛，按之石鞭者，大陷胸汤主之。

137. 太阳病，重发汗而复下之，不大便五六日，舌上燥而渴，日晡所小有潮热，（一云日晡所发心胸大烦）从心下至少腹鞭满而痛不可近者，大陷胸汤主之。

【注解】

痞：主要症状是胃脘部痞塞不适，按之不痛。

柔痓：痓同痉，是指项背强直，角弓反张，有汗的叫柔痓，无汗的叫刚痓。"结胸者，项亦强，如柔痓状"并不是真正的柔痓，乃因胸脘部硬满（胸、腹部大量积液）疼痛，头只能后仰而不能前俯，好像项部强直的柔痓一样，其实质和项背强直、角弓反张完全不一样。项背强直，角弓反张在感染病中是颅内感染脑膜刺激征的典型表现，在非感染性疾病中，是癫痫大发作的典型表现。

客气：客，客人，是指外来的意思。客气是指外来的邪气，这里指的就是病因。

膈：中医对膈的认识与西医对膈的认识基本是一致的，是位于胸腹腔之间的肌性器官。中医认为膈上是肺、心，膈下是"胃"；西医则知膈下有肝、胆、胰、胃及十二指肠、大、小网膜等，膈上是肺、胸腔、心脏、心包腔、纵膈等。所以"客气动膈"就是说感染波及膈以及膈的邻近器官。

【解读】

综合 131～137 条为大结胸证的病因、病机、临床表现以及治疗方法。

1. 热实结胸证的临床表现

（1）疼痛：心下痛；从心下至少腹硬满而痛。心下，指的是胃脘部，也就是上腹中部。少腹，指的是下腹部，有的中医认为是下腹部的两侧。疼痛的程度比较剧烈，定位明确，同时伴有腹胀满的感觉。

（2）腹诊有拒按、按之石硬的体征：按之痛；心下因硬；从心下至少腹硬满而痛（手）不可近者；心下痛，按之石硬者。说明在上、下腹部有固定的压痛点；按之石硬者，是板样腹的形象描述。此为腹肌紧张，腹膜刺激征，是急性腹膜炎的主要标志。

（3）发热：日晡所小有潮热，即下午 3～4 时发热，这种热型是败血症的表现。

（4）不大便五六日，是肠梗阻的表现。

（5）舌上燥而渴，即口渴舌燥，机体失水的表现。

（6）短气（呼吸急促）、躁烦、心中懊憹、恶心呕吐、躁扰不宁等。

2. 热实结胸证的病位

陈亮斯说："结胸者，结于胸中，而连于心下也。……胸胃俱病，乃成结胸。"从而明确了结胸的部位是以胃脘为主，而不是专指胸膈。"客气动膈"就是说感染波及膈以及膈的邻近器官，即胸腔的下部器官和腹腔的上部器官，包括膈下的肝、胆、胰、胃及十二指肠、大、小网膜等，膈上的肺、胸腔、心包腔、纵膈等的下部，以及膈肌、膈腹膜、膈胸膜。现代医学认为，腹膜壁层神经来源于肋间神经及腰神经，属于体神经系统，故触痛敏感性强，疼痛定位准确，受到炎症刺激后引起腹壁肌肉紧张，而且腹部压痛和腹肌紧张的范围与急性腹膜炎的范围是一致的，比病人指出的腹痛部位和范围更能代表急性腹膜炎的部位和范围。热实结胸证具有上、下腹部有固定的压痛点，板样腹，疼痛的程度比较剧烈，定位明确等特点，所以其病位在胸腹腔。

3. 热实结胸证的病变性质

根据以是临床表现的描述，可以看出热实结胸证的腹痛是病人可以定位的腹痛，病人能够定位的腹痛，病变来自腹壁腹膜，有这种腹痛时，大都有急性腹膜炎，如果还有前腹壁压痛和腹肌紧张，则急性腹膜炎的诊断应当能成立。心下痛；按之痛；心下因硬；从心下至少腹硬满而痛（手）不可近者；心下痛，按之石硬者等描述充分说明热实结胸证与急性腹膜炎是一个证态。

"伤寒六七日，结胸热实""日晡所小有潮热""无大热"等描述说明有发热，这也是急性腹膜炎的基本症状，发热的时间、程度、热型随病因、病情而异。由于腹膜受到刺激胃肠功能紊乱出现恶心呕吐、烦躁不安、胸腹不适、心中懊憹等表现。由于炎症刺激肠腹膜，引起肠麻痹、肠梗阻，所以出现数日不大便。由于大量炎性渗出物聚积于腹腔，引起水、电解质紊乱，所以出现口渴，口舌干燥。由于发热及胸、腹腔积液压迫肺，所以出现呼吸急促、气短等表现。这些都是急性腹膜炎的典型临床表现。

4. "客气动膈""胸胃俱病"与膈上、下感染状态的关系

中医对膈的认识与西医对膈的认识基本是一致的，中医认为膈下是"胃"，西医则知膈下有肝、胆、胰、胃及十二指肠等。急性腹膜炎分原发性及继发性，继发性多见，其主要原因是阑尾炎穿孔、胃及十二指肠穿孔、急性胰腺炎、胆道透壁性感染及穿孔、肝脓肿破裂、肠伤寒穿孔等，一者这些器官大多紧连膈下，二者膈腹膜下层有丰富的淋巴网，易于把感染引导至膈下间隙，引起膈下间隙感染。膈下间隙感染约 2/3 的病例经治疗后炎症可吸收，1/3 的病人则发展为局限性脓肿。膈下感染可引起膈上肺及胸膜反应，此时可出现咳嗽、气促、胸痛等症状。据有关资料分析，胸部症状突出者占 45%，腹部症状明显者约 40%，X 光透视及拍片可有胸腔积液、胸膜反应及肺下部浸润等。当膈下脓肿穿破膈肌时，首先引起胸腔浆液渗出性炎症，继而形成脓胸。有时由于脓肿的穿破扩散，膈上、膈下，肝内、肝外可以同时有脓肿存在。膈下脓肿和脓胸、肝脓肿的鉴别有时较为困难。所以膈下、上感染有着密切的关系，在古代没有抗生素及腹部外科手术，以上病理状态比现代更多、更严重，所以古代医学家提出"客气动膈""胸胃俱病，乃成结胸"，实际上是把膈上、膈下的感染状态作为一个病理单元，称之为热实结胸证。

5. 热实结胸证的病因

"病发于阳而反下之，热人因作结胸……所以成结胸者下之太早故也"。这是因为阑尾炎、胃及十二指肠溃疡、胆胰系统感染在透壁之前即穿孔之前，都会有局部腹膜炎症反应及腹痛加重或发热等属于阳证的临床表现，现代医学原则在腹痛原因确定之前禁用导泻，以免促发穿孔引起急性腹膜炎，这与热实结胸证的成因："病发于阳……下之太早"相一致。

【药理研究】

在对大陷胸汤抗急性肾功能衰竭的实验研究中，发现本方具有利尿、保护肾功能及提高免疫功能的作用。大陷胸汤具有类似速尿的利尿作用，此作用可能与其抑制肾小管对钠钾重吸收有关，因而其治疗急性肾功能衰竭和肺水肿的临床效果，可能与其利尿导泻而致血容量减少有关。临床观察对大剂量速尿治疗无效的病例，用大陷胸汤依然有效，可能与其导泻作用有关。导泻作用减轻了体内过多的水分，减轻了肾周围组织水肿对肾皮质的压迫，使肾小球滤过功能得以恢复，尿量增加。大陷胸汤可促进尿闭的实验动物排尿，减少尿毒症性胸腹水，促进利尿可加速毒物排泄，对肾脏具有某种保护作用。

大陷胸汤的药理研究，大黄、芒硝、甘遂的药理研究及复方研究都证明大陷胸汤具有泻下和利尿作用。腹膜对感染具有强大的防御能力，腹膜的面积相当于人体表面积，但其吸收等渗液的能力

则大大超出皮肤，特别是膈腹膜下有丰富的淋巴组织，吸收能力极强，在腹膜炎早期能将大量渗液及毒素吸收，大陷胸汤通过其逐水利尿作用可使经腹膜吸收的大量渗液及毒素通过肾和肠排出体外，为机体消除感染提供有利条件，利于炎症的消退和局限化，同时也可消除胸腔的反应性积液和肺底部浸润。

137条提出热实结胸证与阳明腑实证的鉴别。其共同点是不大便五六日，舌上燥而渴，日晡所小有潮热，其区别点是"从心下至少腹硬满而痛不可近者"，为热实结胸证所独有。

肠梗阻属阳明腑实证，用大承气汤治疗，这已是医学常识，伤寒学家早就指出"大承气专主肠中燥屎，大陷胸并主心下水食"，说明大承气汤证的病变部位在肠内，热实结胸证的部位在心下，有在胃肠之外的含义，这种认识与西医对腹膜炎的认识（感染位于胃肠之外的腹膜腔内）和肠梗阻的认识（肠梗阻后感染位于肠道内）是一致的。在临床表现方面，"从心下至少腹硬满而痛"急性腹膜炎与肠梗阻都具有，只是部位和程度有差别，而"（手）不可近者"这种严重的腹膜刺激征为急性腹膜炎所独有。急性腹膜炎与肠梗阻相鉴别和热实结胸证与大承气汤证相鉴别可以融合。

136. 伤寒十余日，热结在里，复往来寒热者，与大柴胡汤；但结胸，无大热者，此为水结在胸胁也，但头微汗出者，大陷胸汤主之。

【解读】

本条提出热实结胸证与大柴胡汤证的鉴别。

热实结胸证与大柴胡汤证的鉴别和急性腹膜炎与胆、胰急性感染相鉴别是一致的。急性胆囊炎、急性胆管炎、急性胰腺炎当感染透出包膜或穿孔时都会引起局限性或弥漫性腹膜炎，这时符合热实结胸证，而当感染未透壁时，必须与急性腹膜炎相鉴别，鉴别的要点是：胆、胰急性感染疼痛的位置以胸胁为主可向背部、肩部放射，有剧烈的频繁的呕吐或腹泻，压痛部位与胆、胰位置相近，腹膜刺激征无或很局限，而急性腹膜炎则腹肌紧张明显，按之石硬，热型为日晡潮热等。从临床表现胆、胰急性感染与大柴胡汤证一致，现代用大柴胡汤治疗急性胰腺炎，急性胆囊炎已属常规治疗。

132. 结胸证，其脉浮大者，不可下，下之则死。

【解读】

结胸证"寸脉浮、关脉沉"，应当使用大陷胸汤下之，但是要具体分析病情，因为大陷胸汤是一个强烈的攻下剂，不适宜于身体虚弱或者病情非常严重的病人，"其脉浮大者"只是提醒医生要注意特殊情况，不一定要在"其脉浮大者"上做文章。因为结胸证已经是很严重的疾病，治疗上稍有差错就会引起严重后果。

133. 结胸证悉具，烦躁者亦死。

【解读】

烦躁这个症状可以在疾病的初期出现，也可以在疾病的晚期出现，所以在结胸证悉具的情况下出现烦躁，说明出现了中枢神经系统障碍，提示急性腹膜炎已经发生了多器官功能障碍，疾病已经进入晚期，即使现代也很难救治成功。

138. 小结胸病，正在心下，按之则痛，脉浮滑者，小陷胸汤主之。

黄连一两　半夏（洗）半升　栝楼（实大者）一枚

右三味，以水六升，先煮栝楼，取三升，去滓；内诸药，煮取二升，去滓，分温三服。

【解读】

中医认为，结胸证有大小之分，陷胸汤有大小之别。大、小结胸证的病位病性相似，但是病机大不一样。大、小结胸证的病位都是在膈的上下，大结胸证偏重于膈下，小结胸证偏重于膈上；其病性都是炎症感染，但是病机完全不同。大结胸证的病机是大量的炎性渗出物聚积于胸、腹腔；小结胸证的病机是炎症感染或病变存在于器官内。所以其临床表现完全不同：小结胸病的疼痛也可以在心下，但疼痛的程度比较轻；按之则痛，不按则不痛，没有腹膜刺激征；病情没有大结胸证那么严重、那么紧急。西医认为，急性腹膜炎应当与某些胸腔急性疾病鉴别，如急性肺炎、急性胸膜炎、心机梗死、心包炎等，这些疾病所产生的疼痛可以反射到上腹部，引起上腹部正中区疼痛，好像是急性腹膜炎。其鉴别要点是急性腹膜炎具有腹膜刺激征及腹腔脏器、器官感染的特异性临床表现；而胸腔急性疾病没有腹膜刺激征及腹腔脏器、器官感染的特异性临床表现。由此可见，大、小结胸证的鉴别要点与急性腹膜炎、某些胸腔急性疾病之间的鉴别要点完全一样。

由于以上的临床特点，有人把小陷胸汤归入泻心汤类，也是有道理的。小陷胸汤与泻心汤类既有相同的地方又有区别，相同之处是它们都属于内科急腹症，不同之处是小结胸证的病变部位偏重在胸腔器官的感染；泻心汤痞证偏重于消化道感染。

小陷胸汤可具有抗菌、抗炎、解热、利胆、镇咳祛痰、和胃止呕、扩张冠脉、降低血脂、抗急性心肌缺血、通便等作用。其药理作用涉及呼吸、循环、消化三大系统，具有全身调整作用，这只是一个基本方，在临床应用时需要加减，或者与其他方剂合用。

139. 太阳病，二三日，不能卧，但欲起，心下必结，脉微弱者，此本有寒分也。反下之，若利止，必作结胸；未止者，四日复下之，此作协热利也。

【注解】

寒分：指水饮之邪。"本有寒分"就是说病人原来就有水饮之邪。水饮，实际上就是第三腔隙积液，包括胸腔积液、腹水、水肿、组织内积水、脑积水肠梗阻、幽门梗阻、胃肠道积液等。

协热利：协，共同、合作的意思。协热利，指寒阴协同表热下利。因为没有说明"协热利"的确切症状及临床表现，所以难以对"协热利"作出解释。

【解读】

参考 163 条、258 条。

140. 太阳病，下之，其脉促，不结胸者，此欲解也；脉浮者，必结胸；脉紧者，必咽痛；脉弦者，必两胁拘急；脉细数者，头痛未止；脉沉紧者，必欲呕；脉沉滑者，协热利；脉浮滑者，必下血。

【解读】

"太阳病，下之"可以引起许多变证，结胸证只是其中的一种。结胸证的诱发因素很多，太阳病误用下法只是许多诱发因素中的一种。结胸证也可以由太阳经表证传入里而形成，也可以自发形成。对 139 条、140 条中医界历来争议较大，原文本来已经比较难以理解，因此也不必勉强解释，这样并不影响对《伤寒论》全文的理解。

二版补充：此处太阳病不仅仅单指伤寒中的太阳病（表证），而且包含温病（卫分证），误用下法可以引起：结胸、咽痛、两胁拘急、头痛、欲呕、协热利、下血等，这些变证、坏病临床表现复杂，用典型的脉象标示之，这是张仲景惯用的省文的方法。

141. 病发于阳，应以汗解之；反以冷水潠之，若灌之，其热被劫不得去，弥更益烦，肉上粟起，意欲饮水，反不渴者，服文蛤散；若不差者，与五苓散；寒实结胸者，与三物小陷胸汤，白散亦可服。

文蛤散方：

文蛤五两

右一味为散，以沸汤和一方寸匕服。汤用五合。

五苓散方

猪苓（去黑皮）十八铢　泽泻一两六铢　白术十八铢　茯苓十八铢　桂枝（去皮）半两

右五味为散，更于白中杵之，白饮和方寸匕服之，日三服；多饮暖水，汗出愈。

白散方：

桔梗三分　巴豆（去皮心，熬黑，研如脂）一分　贝母三分

右三味为散，内巴豆，更于白中杵之，以白饮和服。强人半钱匕，羸者减之。病在膈上必吐，在膈下必利。不利，进热粥一杯；利过不止，进冷粥一杯。身热、皮粟不解，欲引衣自覆；若以水潠之，洗之，益令热劫不得出，当汗而不汗则烦。假令汗出已，腹中痛，与芍药三两如上法。

【注解】

潠：喷出的意思。"以冷水潠之"即含水喷洒病人的体表，这是古代退热的一种方法。

灌之：用冷水洗身，也是古代退热的一种方法。

弥更益烦：弥、更、益3字意义相同，都是"更加"的意思。烦者，热也，即发热比前更重。

肉上粟起：皮肤上泛起粟粒状的"鸡皮疙瘩"。西医皮肤科称为红色粟粒疹，夏季高温天气时用冷水擦身，汗孔收缩而引起，改用温水洗澡即可痊愈。发热病人用冷水擦洗喷淋也会引起红色粟粒疹，这时汗孔闭塞，汗出不来，所以体温反会升高。

【解读】

本条分别论述了寒实结胸证、热实结胸证与文蛤散证、五苓散证，体现出水邪有表里寒热的不同。文蛤散证为热与水结在表，五苓散证为水在里，寒实结胸证是寒与水结于胸中，热实结胸证是水热互结于心下、胸胁。五苓散的适应症是水、电解质紊乱引起的漏出液，大陷胸汤的适应症是炎性渗出液。寒实结胸证的"寒"是与热实结胸证的"热"相对而言的，寒实结胸证是以热实结胸证为参考物的，寒实结胸证也会有热象，只是比热实结胸证轻而已。现代用巴豆治疗许多急腹症如肠梗阻、急性梗阻性化脓性胆管炎，用白散治疗肺痈等，这些都是具有热性的疾病，所以，寒实结胸证是以热实结胸证为参考物的，寒实结胸证的热象只是比热实结胸证轻而已，寒实结胸证应以慢性炎性渗出液为重点。

热实结胸语以急性腹膜炎为主；小结胸证以内科急腹症，胸腔疾病为主；寒实结胸以慢性胸腹腔器官渗出为主。中西医的理论构架不同，中医的水邪有表里寒热的不同；西医的水、电解质紊乱其理论构架也有好几种，其原因就是就是采用了不同的参考系。阴阳、表里、虚实、寒热都是具有相对意义的概念，典型的阴与典型的阳是对立的、完全不同的、分界清楚的，它们有一个共同的参考系；但是阴阳又是相互联系的，有许多中间状态，使阴阳呈现连续性；阴阳又可以相互作为参考

系，在阴阳连续性的任何一个阶段，再分为阴阳。表里、虚实、寒热也是这样。

三味白散复方药理研究尚未见报告，从单味药的药理研究看，巴豆油对口腔、胃肠黏膜有刺激作用，并有催吐作用；能够增加肠黏膜的分泌，促进肠蠕动，服用半小时至 3 小时内即可产生剧烈腹泻，还有抑菌作用。桔梗皂苷能刺激胃黏膜，反射性地引起支气管黏膜分泌增加，痰液稀释而起祛痰作用。桔梗皂苷还有明显的抗炎及镇静、镇痛、解热作用。川贝母具有镇咳、祛痰、降压、解痉等作用。

寒实结胸三味白散证其症不一定"寒"，其病位也不一定在"胸"，为什么称为寒实结胸？可能在汉朝以前胸腔积液病人比较多、较严重。这与疾病谱的变化有关，完全符合寒实结胸证临床表现的疾病已经不存在或者很少了；随着时代的进步出现了新的疾病，或者原来发病率低的疾病没有被认识，随着时代的进步发病率或确诊率升高了，其中某些疾病可能是三味白散的适应症。另外，一个方剂可以有几个方面的作用，可以治疗病理状态不同的几个证，所以"方"与"证"不一定完全统一；同一个"证"也可以用不同的方剂治疗，同时取得疗效。西医也是这样，例如青霉素可以治疗化脓性扁桃体炎、猩红热、急性肾小球肾炎、疖痈、脓肿等多种感染性疾病；而不同类型的肺炎需要不同的抗生素。"方"与"证"的关系比抗生素与感染病的关系要复杂得多，因为一味中药的化学成分可能有十几种、几十种甚至上百种，一个复方的化学成分就更加复杂，经过几千年的临床实践，反复验证和总结，中医才掌握了某一个方剂可以治疗某一组症状（证），并上升为理论成为一个理论体系。这是一个未经自然科学、分析方法验证的理论体系，但是它是在几千年的临床实践中，不断总结、反复验证并在中国古代哲学思想指导下形成的。中医的理论体系与西医相比，中医理论体系的或然性更高必然性较低，表现在"方"与"证"的关系上，没有西医那么清晰、单纯，必然性高。所以"方"与"证"的关系比抗生素与感染病的关系要复杂得多，其或然性更高。

文蛤：即海蛤的壳。其味咸寒，具有治疗浮肿，利膀胱、利小便的功能。海蛤壳的化学成分含有碳酸钙、壳角质等，其所含的元素种类非常丰富，含有有机钙、有机锶、可溶性铝，还含常量元素钠、钾、镁、磷及多种固体氧化物，微量元素铁、锌、铜、锰、钴、镍等。"意欲饮水，反不渴者，服文蛤散"，欲饮水，反不渴说明机体处于低血容量、低血钠状态，文蛤中含有种类非常丰富的各种元素，可以提高血液的渗透压，纠正低血容量、低血钠状态，起到利小便、治疗浮肿的作用。符合本条发热汗出失水，失盐的病理状态。由于冷水洗身，汗孔闭塞，失水失盐比较轻，服文蛤散未愈者，病情重，用五苓散。文蛤肉的干制品称为淡菜。

142. 太阳与少阳并病，头项强痛，或眩冒，时如结胸，心下痞鞕者，当刺大椎第一间、肺俞、肝俞，慎不可发汗。发汗则谵语，脉弦，五日不止，当刺期门。

【注解】

大椎第一间：即督脉的大椎穴。在第 7 颈椎和第 1 胸椎棘突之间。主治外感风寒疟疾，头项强痛，背膊拘急等证。

肺俞：膀胱经腧穴，在第 3、4 胸椎棘突间，两外侧旁开各 1.5 寸处。主治外感上气，喘满咳嗽等证。

肝俞：膀胱经腧穴，在第 9、10 胸椎棘突间，两外侧旁开各 1.5 寸处。主治气痛、呕酸、胸痛、肋痛、黄疸等证。

期门：肝经之募穴，在乳头直下第 6、7 肋骨之间。主治热入血室，伤寒过经不解，胸胁疼痛，呕吐等证。

时如结胸：有时好像结胸证一样，但不是真结胸证。

【解读】

流行性感冒、重感冒的极重型临床表现比较严重，可出现：呼吸困难或呼吸急促；胸部或腹部持续疼痛或压力（时如结胸，心下痞鞭者）；持续的头晕、疲劳，无法唤醒（眩冒）；诱发神志改变：反应迟钝、嗜睡、躁动、惊厥、谵语、癫痫发作；严重呕吐、腹泻，出现脱水表现；严重肌肉疼痛（头项强痛，身疼痛）；退烧，但随后又复发或恶化等。

这种情况下，应当配合针灸治疗，不可发汗。

本条与171条相关。虽然临床表现复杂但都是功能性改变，太阳表证－感冒证态具有自愈倾向，配合针灸治疗效果好。

143. 妇人中风，发热恶寒，经水适来，得之七八日，热除而脉迟身凉。胸胁下满，如结胸状，谵语者，此为热入血室也。

【解读】

本条提出热入血室与热实结胸证的鉴别。

热入血室，如结胸状，当与结胸证鉴别，鉴别要点是：热入血室必与经水适来适断有关，而结胸证与经水无关；热入血室的腹痛是在下腹部或两侧下腹部、胸胁部、疼痛不甚剧烈，没有结胸证按之石硬，从心下至少腹硬满而痛，手不可近的表现，按照西医的标准，热入血室是妇女经期感染、急性盆腔炎的早期轻型（子宫内膜）表现，热实结胸证与热入血室的鉴别要点和急性腹膜炎与急性盆腔炎的鉴别要点是一致的。

144. 妇人中风，七八日续得寒热，发作有时，经水适断者，此为热入血室，其血必结，故使如疟状，发作有时，小柴胡汤主之。

145. 妇人伤寒，发热，经水适来，昼日明了，暮则谵语，如见鬼状，此为热入血室，无犯胃气及上二焦，必自愈。

【解读】

对于热入血室证的认识现在基本统一，"热入血室"是指妇女在月经期间，生殖器官的急性感染，包括子宫炎、输卵管卵巢炎、盆腔结缔组织炎、盆腔腹膜炎，以及它们并发的败血症等。"热入血室"符合感染病的发生发展过程：在急性典型期（与气分少阳、阳明证是一个证态），子宫炎、输卵管卵巢炎，是小柴胡汤等的适应症；盆腔结缔组织炎、盆腔腹膜炎与膀胱蓄血证是一个证态，是桃核承气汤的适应症；败血症即全身炎症反应综合征、多器官功能障碍综合征与营血分证是一个证态，可以按照营血分证进行辨证施治。当急性感染期过后，进入慢性盆腔炎期，在盆腔内形成粘连包块等，这时符合太阳蓄血证中的抵当丸的适应症。所以，与"热入血室"一样，所有的感染病与外感热病都可以按照中医外感染病学与现代感染病学两大理论体系融合后形成的"证态体系"进行辨证、治疗。盆腔结缔组织炎、盆腔腹膜炎、盆腔脓肿不仅妇女可以发生，男性也可以发生，急性腹膜炎、急性阑尾炎穿孔、直肠肛门周围感染都可以引起盆腔腹膜炎、盆腔脓肿。如前所述，盆腔腹膜炎、盆腔脓肿与太阳蓄血热瘀证是一个证态。

热入血室证的病理学机制。妇女月经周期受神经－内分泌的调节控制，经期最重要的变化是雌激素与孕激素水平明显下降。雌激素的水平下降，使全身代谢水平低下，免疫功能、抗病能力明显减退，因此月经期间容易遭受感染，感染后发生以下主要症状：

（1）发热：由于月经期间抵抗力下降，细菌内毒素其他感染因子引起前列腺素 E 释放，其作用于体温中枢引起发热。可表现为往来寒热、热深厥深、日晡潮热。

（2）胸胁苦满：月经期间除雌激素、孕激素水平低下外，有的还兼有二者的浓度不平衡。若孕激素分泌过少，往往出现肝脏随月经期而充血，患胆石症的妇女则易诱发胆囊疼痛，表现出胸胁苦满 的症状。

（3）神昏谵语：月经期间，雌二醇低下，这样激活腺苷环化酶所产生的环磷酸腺苷相对减少。有人发现昏迷时环磷酸腺苷水平减低，所以月经间妇女感染容易出现神昏谵语。

【拓展】

143、144、145 条与《金匮要略》22 篇 1～4 条同为"热入血室"。互参。热入血室－子宫内膜炎状态，小柴胡汤治疗；热结膀胱－附件炎证态，桃核承气汤治疗；太阳（膀胱）蓄血－急性盆腔腹膜炎证态，抵当汤治疗；太阳蓄血－慢性盆腔炎证态，抵当丸治疗。

146. 伤寒六七日，发热、微恶寒、支节烦痛、微呕、心下支结、外证未解者，柴胡桂枝汤主之。

桂枝（去皮）一两半　黄芩一两半　人参一两半　甘草（炙）一两　半夏（洗）二合半芍药一两半　大枣（擘）六枚　生姜（切）一两半　柴胡四两

右九味，以水七升，煮取三升，去滓，温服一升。本云人参汤，作如桂枝法，加半夏、柴胡、黄芩，复如柴胡法，今用人参作半剂。

【注解】

支节：即四肢关节。

心下支结：患者自觉心下支撑闷结，属于胃部不适的感觉。

【解读】

中医认为这是太阳少阳并病，《伤寒论》把疾病看作是由表向里传变的过程。"表"不单单是指皮肤而且还包括上呼吸道黏膜、消化道黏膜、生殖泌尿道黏膜。当感染仅仅局限在表皮、黏膜层时，只能引起最古老的应激反应，这是一种全身性非特异性防御反应，在全身性非特异性防御反应中，首先发现的是神经－内分泌反应，而后又发现了急性期反应和热应激反应，很可能还有尚未被发现的反应方式。这时机体出现的是一组不具备器官系统特异性的临床表现，而且无论任何病原体作用于机体的任何部位，引起的都是非特异性的临床表现，这就是表证的含义。里证则是机体各器官系统的特异性临床表现与感染的全身反应的不同组合。表证与里证之间既有过渡型，也可以同时发生。表与里之间的界限不是绝对的。少阳柴胡汤证与肝、胆、胰、胃十二指肠轻度感染是一个证态，所以，柴胡桂枝汤的适应症是上呼吸道感染与肝、胆、胰、胃、十二指肠轻度感染或者功能障碍同时存在的状态。本条应与 142 条连系起来看，是感冒合并消化道、肝胆症状者。

柴胡桂枝汤是小柴胡汤与桂枝汤各半量合剂而成，因为证情不重，用药剂量也较轻。

现代药理研究：

（1）抗惊厥作用：柴胡桂枝汤能延长巴比妥酸盐的睡眠时间。动物实验证实可控制痉挛发作。

（2）抗溃疡作用。

（3）具有激活幼鼠免疫功能的作用。

（4）促使应激状态恢复作用，抗炎作用，保护肝脏作用，解热、镇痛等作用。

147. 伤寒五六日，已发汗而复下之，胸胁满微结，小便不利，渴而不呕，但头汗出、往来寒热、心烦者，此为未解也，柴胡桂枝干姜汤主之。

柴胡半斤　桂枝（去皮）三两　干姜二两　栝楼根四两　黄芩三两　牡蛎（熬）二两

甘草（炙）二两

右七味，以水一斗二升，煮取六升，去滓，再煎取三升，温服一升。日三服，初服微烦，复服汗出便愈。

【解读】

病人汗、下后出现"小便不利，渴"，这是五苓散证；"胸胁满微结""但头汗出、往来寒热、心烦"，这是小柴胡汤证。按理应当用小柴胡汤与五苓散的综合方，而柴胡桂枝干姜汤则是小柴胡汤去人参加桂枝、栝楼根、牡蛎，柴胡用量加倍而成。说明小柴胡汤证重，而五苓散证轻，与"此为未解也""汗出便愈"相符合。少阳小柴胡汤证与肝、胆、胰、胃十二指肠轻度感染是一个证态，五苓散证与高渗性缺水是一个证态。所以，柴胡桂枝干姜汤的适应症是肝、胆、胰、胃十二指肠轻度感染合并有轻度的高渗性缺水。轻度的高渗性缺水其治疗方法很多，如口服含盐的水；或者"欲得饮水者，少少与饮之，令胃气和则愈"；或者"一方云：忍之一日乃愈"；或者通过调整消化道的吸收功能促进水与电解质的吸收等，都能达到治疗轻度的高渗性缺水的目的。栝楼根与牡蛎这是一组配伍，主要用来治疗"小便不利，口渴"（与五苓散证相同），这可能与栝楼根具有降低血糖的作用，牡蛎的主要成分是无机盐有关；桂枝、干姜具有健胃、促进吸收作用（栝楼根、牡蛎、桂枝、干姜与五苓散的作用相同）。说明同一个证可以用不同的方剂治疗，都能治愈，同一个病理状态、同一个病机具有不同的治疗方法，包括不同的中医治疗方法、不同的西医治疗方法、不同的中西医结合治疗方法，体现出治疗方法的多渠道、多环节、多样性。研究各种不同治疗方法作用的机理、作用的渠道、作用的环节，以及各种不同治疗方法之间的关系，不仅大大丰富了治疗方法学，而且可能产生新的治疗理论。

148. 伤寒五六日，头汗出、微恶寒、手足冷、心下满、口不饮食、大便鞕、脉细者，此为阳微结，必有表，复有里也。脉沉，亦在里也。汗出，为阳微；假令纯阴结，不得复有外证，悉入在里，此为半在里半在外也。脉虽沉紧，不得为少阴病。所以然者，阴不得有汗，今头汗出，故知非少阴也，可与小柴胡汤；设不了了者，得屎而解。

【注解】

阳微结：胃肠实热所致的大便秘结，谓"阳结"。阳微结，即程度较轻或者不典型的阳结。

阳微：此处指阳气微。

纯阴结：因脾肾阳虚，阴寒凝结，温运无力所致的大便秘结，谓"阴结"。纯阴结，指没有兼夹症的阴结。

【解读】

在古代纸还没有发明之前，写书是件很麻烦的事，要把每一个字刻在木片或者竹片上，工作量非常大，为了减少工作量，就必须减少字数，所以作者用字、用词非常简要，在写作方法上避免一切不必要的重复，在《伤寒论》中对于鉴别诊断只提出鉴别要点，关键部分点到为止，省去了许多一般性描述；有时用一个脉象代表一个证，有时用一个典型症状代表一个证，因此增加了对原文理解的难度。

"头汗出、微恶寒"假如以汗出、恶寒为参考系，像是太阳病表证，但又不是表证，因为"头汗出、脉细"等否定了表证。假如以阳明腑实证为参考系，"伤寒五六日，心下满、口不饮食、大便硬"，好像是阳明腑实证，但又不是阳明腑实证，因为"手足冷、脉细"等否定了阳明腑实证。同样"手足冷、脉细沉紧"看起来好像是少阴虚寒证，但是"阴不得有汗，今头汗出，故知非少阴也"又否定了少阴虚寒证。"微恶寒、手足冷、心下满、口不饮食、大便硬"看起来好像是纯阴结，但是头汗出、微恶寒、发热等又否定了纯阴结。根据以上的分析鉴别，最后得出阳微结证的病机特点是既有表证又有里证，热虽结于里但病势轻浅，汗、下均非所宜，只宜用小柴胡汤和解少阳。这种思路与现代分析一个疑难病例的思路是一致的，用的是逐个排除法。在本条中几乎没有出现小柴胡汤证的4个主症和7个副症，可见写作文法之精妙，说理发人深省之深。

149. 伤寒五六日，呕而发热者，柴胡汤证具，而以它药下之，柴胡证仍在者，复与柴胡汤。此虽已下之不为逆，必蒸蒸而振，却发热汗出而解。若心下满而鞕痛者，此为结胸也，大陷胸汤主之；但满而不痛者，此为痞，柴胡不中与之，宜半夏泻心汤。

半夏（洗）半升　黄芩　干姜　人参　甘草（炙）各三两　黄连一两　大枣（擘）十二枚

右七味，以水一斗，煮取六升，去滓；再煮取三升，温服一升，日三服。须大陷胸汤者，方用前第二法。

【注解】

蒸蒸而振：蒸蒸，形容发热较甚，里热向外蒸腾之貌。振，为周身振栗颤抖。"蒸蒸而振，却发热汗出而解"即经过战汗之后，发热消退，病情痊愈。

【解读】

本条阐述了少阳柴胡证误下后形成的柴胡、陷胸、泻心汤证3种不同的转归及证治。少阳柴胡证，有大柴胡汤证与小柴胡汤证；误用下法，未明确使用什么方剂，所以，少阳柴胡证误下与所形成的柴胡、陷胸、泻心汤证之间的关系比较复杂，例如，小柴胡汤证误用下法与大柴胡汤证误用下法引起的结果是否一样？为什么会引起柴胡、陷胸、泻心汤证3种不同的转归？要说明这些问题是很困难的，医生只能根据误下后的临床表现辨证施治。关系比较明确的是大柴胡汤证误用下法引起大结胸证。少阳大柴胡汤证与肝、胆、胰、胃、十二指肠急性感染是一个证态，当胆管、胰腺急性感染时，胃、十二指肠溃疡的急性期，在相应管腔的腹膜面都会有炎症反应，在透壁之前会出现局限性腹膜炎的表现，这时表现出一系列阳性症状，这时误用下法，就会促使感染穿破腹膜引起急性腹膜炎，急性腹膜炎与大结胸证是一个证态，所以大柴胡汤证误用下法引起大结胸证，关系比较明确。这与131条"病发于阳，而反下之，热入因作结胸"完全一致；"病发于阴，而反下之，因作痞也"。这里的"病发于阴"是以"病发于阳"为参考系的，小柴胡汤证与大柴胡汤证相比，如果大柴胡汤证是阳热实证，那么小柴胡汤证就是阴、虚、寒证，而不是太阴、少阴、厥阴的阴虚寒证。小柴胡汤证与痞证本来就有重叠与交叉，特别是胃、十二指肠溃疡及感染既是小柴胡汤的适应症又是泻心汤的适应症，所以少阳柴胡证误用下法，进一步损伤了消化道的功能，可能引起痞证，这时须要根据临床表现决定治疗方法，或用泻心汤或用小柴胡汤。

半夏泻心汤的现代药理研究表明其作用如下：

（1）对胃溃疡具有防治作用。

（2）抗缺氧作用。

（3）灭菌作用：黄连、黄芩、干姜、党参均有不同程度的直接杀灭幽门螺旋杆菌的作用。幽门螺旋杆菌是胃部疾患的重要致病因素之一。黄连、黄芩对多种肠道杆菌具有抑制作用。

半夏泻心汤的适应症是急性胃肠炎而偏重于急性胃炎的病理状态，即"此为痞，柴胡不中与之"。

150. 太阳、少阳并病，而反下之，成结胸；心下鞕，下利不止，水浆不下，其人心烦。

【注解】

太阳、少阳并病：太阳病未解又见少阳证，为太少并病。此处应为少阳病大柴胡汤证为主。

【解读】

大柴胡汤证下之不当，可以引起大结胸证，结胸证可能会出现"心下硬，下利不止，水浆不下，其人心烦"的临床表现，这预示病情危重。病发于阳，下之太早，因成结胸证，太阳病、阳明病、少阳病以及它们的合病、并病都属于阳性病，由于病因的不同，下之后形成的结胸证其临床表现也不同，本条太少并病下之后形成的结胸证其临床表现就比较凶险。急性胰腺炎、急性化脓性胆管炎、肝脓肿（大柴胡汤证）引起的急性腹膜炎，其临床表现比胃、十二指肠溃疡穿孔、阑尾炎穿孔、肠穿孔引起的急性腹膜炎一般来讲要严重，出现脓毒症，下利不止是胃肠道功能障碍，心烦是大脑功能障碍。

151. 脉浮而紧，而复下之，紧反入里，则作痞。按之自濡，但气痞耳。

【注解】

紧反入里：指原来的浮紧脉象变得相对沉紧，用脉的变化说明表邪因误下而陷入里。

痞：闭塞不通的意思。

气痞：气滞闭塞不通的意思。

【解读】

本条是痞的概论。病因：病发于阴下之过早，证候特点：按之濡。

154. 心下痞，按之濡，其脉关上浮者，大黄黄连泻心汤主之。

大黄二两　黄连一两

右二味，以麻沸汤二升渍之，须臾绞去滓。分温再服。

【注解】

濡：柔软。按之濡，是指用手按压腹部时，腹部呈现柔软状态，没有腹肌紧张和抵抗感。

麻沸汤：即刚刚烧开的沸水。水沸时，水面上气泡密密麻麻浮动，故名。

渍：浸、泡之义。

须臾：很短的时间。

【解读】

心下痞：孙固祖在《75例心下痞胃镜分析》一文中，75例心下痞中73例为胃炎，由此推论，心下痞多由胃部炎症引起，其中以浅表性胃炎居多。心下痞偏寒者，多为局部贫血、缺血、微循环障碍的慢性炎症；偏热者为组织充血、水肿、局部代谢增强的急性炎症，或慢性炎症的急性发作。日本学者的研究认为：心下痞硬与消化系统症状有明显的相关关系；心下痞硬的发生与交感神经功能有关。以上科学实验结论可供参考，心下痞是病人的一种感觉，感觉到胃脘部痞塞不通、满闷不适，可能有形态学变化，也可能没有形态学变化，而只是消化道的功能性变化。149条"但满而不痛"，本条"心下痞，按之濡"是痞证的特点，是与热实结胸证的鉴别要点。

现代研究：大黄黄连泻心汤是一个治疗急性消化道感染的有效方剂，已被现代医学所承认。

（1）抗菌作用：能明显抑制金黄色葡萄球菌、溶血性链球菌、痢疾杆菌、大肠杆菌及变形杆菌等。

（2）导泻作用。

（3）抗消化性溃疡作用。

（4）增强机体免疫功能。

（5）解热作用。

（6）镇静抗惊厥作用。

（7）抗血小板聚集作用。

（8）抗凝血作用。

（9）抗缺氧作用。

155. 心下痞，而复恶寒、汗出者，附子泻心汤主之。

大黄二两　黄连一两　黄芩一两　附子（炮，去皮，破，别煮取汁）一枚

右四味，切三味，以麻沸汤二升渍之，须臾绞去滓，内附子汁，分温再服。

【解读】

附子泻心汤为大黄黄连泻心汤加附子而成，有学者认为大黄黄连泻心汤中应当有黄芩。随着现代医学对于全身炎症反应综合征、多器官功能障碍综合征的研究以及对于大黄、大承气汤的研究，大黄具有防治应激性消化道溃疡作用，具有防治消化道细菌、内毒素移位的作用，具有防治弥漫性血管内凝血的作用。大黄、大承气汤还具有防治呼吸窘迫综合征的作用。大黄、黄芩、黄连合用具有广谱抗生素的作用，大黄黄连泻心汤作为一个基本方，在防治全身炎症反应综合征、多器官功能障碍综合征中的作用是值得深入研究的问题。同样附子泻心汤作为一个基本方，在防治早期感染性休克中的作用也是值得深入研究的问题。

附子泻心汤除了具有大黄黄连泻心汤的作用之外，还有以下2方面的突出作用：

（1）抗缺氧作用。

（2）抗凝血作用。

156. 本以下之，故心下痞；与泻心汤，痞不解。其人渴而口燥烦、小便不利者，五苓散主之。一方云，忍之一日愈。

【解读】

五苓散证也可以出现心下痞，当"下之"引起"心下痞，其人渴而口燥烦、小便不利者"这一组症状时，这是由于水、电解质紊乱引起的消化道功能性障碍，而不是消化道感染，是五苓散的适应症，而不是泻心汤的适应症。泻心汤痞证与消化道感染是一个证态。

157. 伤寒汗出解之后，胃中不和，心下痞鞕，干噫食臭，胁下有水气，腹中雷鸣下利者，生姜泻心汤主之。

生姜（切）四两　甘草（炙）三两　人参三两　干姜一两　黄芩三两　半夏（洗）半升

黄连一两　大枣（擘）十二枚

右八味，以水一斗，煮取六升，去滓，再煎取三升。温服一升，日三服。附子泻心汤，本云加附子，半夏泻心汤，甘草泻心汤同体别名耳。生姜泻心汤，本云理中人参黄芩汤，去桂枝、术，加黄连，并泻肝法。

【注解】

干噫食臭：干噫，指嗳气；食臭，指食物的馊腐气味。干噫食臭：是指嗳气时有食物的馊腐气味。

腹中雷鸣：指肠鸣音亢进，不用听诊器都可以听到。

158. 伤寒中风，医反下之，其人下利，日数十行，谷不化，腹中雷鸣，心下痞鞭而满，干呕心烦不得安。医见心下痞，谓病不尽，复下之，其痞益甚。此非热结，但以胃中虚，客气上逆，故使鞭也。甘草泻心汤主之。

甘草（炙）四两　黄芩三两　干姜三两　半夏（洗）半升　大枣（擘）十二枚　黄连一两

右六味，以水一斗，煮取六升，去滓，再煎取三升。温服一升，日三服。

【注解】

谷不化：食物不消化。

热结：指实热之邪聚结。

客气上逆：指邪气上逆。

【解读】

甘草泻心汤为半夏泻心汤重用甘草而成，现代药理研究证实甘草所含甘草甜素有解毒和吸附作用，可用于抗炎抗过敏反应。甘草流浸膏具有缓解胃肠平滑肌痉挛，抑制组织胺所引起的胃酸分泌作用。用于溃疡病时，对于溃疡面还能形成薄膜，起到保护作用，并能保护发炎的咽喉和气管的黏膜。用于治疗胃及十二指肠溃疡、急慢性胃肠炎、白塞氏综合征都有较好的效果。29条"咽中干、烦躁吐逆者，作甘草干姜汤与之"，现代药理研究，甘草干姜汤这一配伍，具有调节自主神经，缓解平滑肌痉挛，增强胃肠吸收功能，增强血液循环功能。所以甘草干姜汤能够解除烦躁、吐逆等胃肠道症状，胃肠道功能的改善促进了胃肠道的吸收功能，纠正了低血容量状态。甘草干姜汤用甘草（炙）4两、干姜2两，加之半夏泻心汤的抗菌等作用，甘草泻心汤除了治疗急性胃肠炎外还能纠正水、电解质紊乱。甘草泻心汤治疗腹泻引起的低血钾有良好的效果与方中的大枣、甘草含有丰富的钾、钙有关。

半夏泻心汤证、甘草泻心汤证、生姜泻心汤证均属脾胃不和、寒热互结、气机痞塞之证，临床表现为心下痞、呕吐、肠鸣下利等共同症状。其不同处在于：半夏泻心汤证以呕吐为主要症状，吐出物多无食臭，下利多为稀便；生姜泻心汤证以嗳气有酸腐食臭味，下利如清水样便为特征；甘草泻心汤证则以下利一日几十次，水样便，带有未消化的食物，呕吐没有呕吐物，心烦不安为特点。以上临床表现符合现代的急性胃肠炎的诊断，半夏泻心汤证偏重于急性胃炎；生姜泻心汤证偏重于急性肠炎；甘草泻心汤证偏重于急性胃肠炎，而伴有水、电解质紊乱者。

大黄黄连泻心汤证属于热痞，以"心下痞，按之濡，其脉关上浮"为主证，这一组主证是痞证的共同性，没有特殊性，其他痞证都是在热痞的基础上扩展起来的。所以大黄黄连泻心汤也是其他泻心汤的基础，其他泻心汤都是在大黄黄连泻心汤的基础上，根据症状的不同变化加减而成。大黄黄连泻心汤的适应症是发热而消化道的症状不典型为特点。

附子泻心汤证是在大黄黄连泻心汤证的基础上具有恶寒、汗出的症状，其含义与20条"太阳病，发汗，遂漏不止，其人恶风，小便难，四肢微急，难以屈伸者，桂枝加附子汤主之"类似，只是程度比较轻，因为没有遂漏不止，所以没有小便难，四肢微急，难以屈伸的表现，但是表阳不固的病机是一样的。中医认为附子具有固表作用；西医认为附子具有扩张皮肤、内脏毛细血管的作用，具有兴奋副交感神经的作用，因而可以抑制汗腺的分泌，与中医的病机浑然一体。

159. 伤寒服汤药，下利不止，心下痞鞭，服泻心汤已，复以他药下之，利不止；

医以理中与之，利益甚。理中者，理中焦，此利在下焦，赤石脂禹余粮汤主之。复不止者当利其小便。赤石脂禹余粮汤。

赤石脂（碎）一斤　太一禹余粮（碎）一斤

右二味，以水六升，煮取二升，去滓，分温三服。

【注解】

赤石脂：其主要成分是水化硅酸铝，尚含相当多的氧化铁等物质。其药理作用主要是吸附作用，内服能吸附消化道内的毒物，如磷、汞、细菌毒素及食物异常发酵的产物，为吸着性止泻药，能吸着肠内毒素、细菌及其代谢物，减少对肠道黏膜的刺激，而呈止泻作用。对胃肠黏膜有保护作用，尚有制止胃肠道出血的作用。

禹余粮：为氢氧化物类矿物褐铁矿，主要含碱式氧化铁，还常常含多量的磷酸盐，以及铝、钙、锰、钾、钠、磷酸根、硅酸根和黏土杂质。

【解读】

赤石脂与禹余粮均为矿物药，常相须为用，都具有涩肠止泻、收敛止血、固崩止带作用。它们的作用与西药活性炭、鞣酸蛋白一样，起到吸附和收敛的作用。因为它们没有抗菌作用，对于胃肠道感染性疾病，必须在使用抗生素之后才能使用，如果使用过早或者单独使用，往往造成胃肠道感染加重。本条"伤寒服汤药，下利不止，心下痞鞕，服泻心汤已，复以他药下之，利不止"反复使用泻下药和泻心汤后，感染已经消除，这时使用固涩止泻药赤石脂禹余粮汤是正确的。如果下利仍然没有改善，那就不是一般的胃肠道感染的问题，可能是霍乱病如 386 条五苓散证，当利其小便。因为"心下痞鞕，下利"一证不仅痞证有之，结胸证、五苓散证、真武汤证、协热利等都有之，所以应当全面分析，辨证施治。

152. 太阳中风，下利，呕逆，表解者，乃可攻之。其人漐漐汗出，发作有时，头痛、心下痞鞕满、引胁下痛、干呕、短气、汗出不恶寒者，此表解里未和也，十枣汤主之。

芫花（熬）　甘遂　大戟

右三味，等分，各别捣为散，以水一升半，先煮大枣肥者十枚，取八合，去滓，内药末。强人服一钱，羸人服半钱。平旦服。若下少病不除者，明日更服，加半钱；得快下利后，糜粥自养。

【解读】

中医认为，本条是在太阳中风的病程中续发水邪凝结，水饮结聚于胁下，外有表邪、里有水饮，表里同病。在这种情况下必须先解表，表证解除之后才能用攻下法，"表解里未和"的临床表现是"其人漐漐汗出，发作有时，头痛、心下痞鞕满、引胁下痛、干呕、短气、汗出不恶寒"，这一组临床表现是悬饮证。悬饮证与大结胸证、痞证相似，应当鉴别。大结胸证为水热互结于胸膈，其临床表现为心下痛，按之石硬，甚则从心下至少腹硬痛，手不可近，伴潮热、烦渴、舌苔黄燥等热象；痞证为寒热互结，阻塞于中焦，其临床表现以心下痞，按之柔软为特点；悬饮证为水邪结聚于胸胁之间，其临床表现不仅有心下痞硬满，更有转侧动身、或咳嗽、呼吸、说话等都可以牵引胸胁疼痛，即文中所谓"引胁下痛"，此为悬饮证的辨证要点。同时伴有头痛、呕逆、咳嗽等症。

十枣汤现代用来治疗胸腔积液、腹腔积液、肾性水肿等第三间隙积液。药理实验证明芫花、甘遂、大戟均有不同程度的导泻作用，芫花的芫花黄碱素，甘遂、大戟所含的大戟乳脂等有效成分对肠黏膜有强烈的刺激，引起炎症性的充血，使肠蠕动增加，造成严重的腹泻。动物药理实验证实，此类药物的有效成分难溶于水，所以不入汤剂而采用药末冲服的方法。用大枣，中医认为是为了减轻副作用。大枣含枣酸及大量环磷酸腺苷（CAMP）样活性物质，具有解痉、镇静、健胃、利尿、旺盛血行，缓痛等作用。每100g可食部分含糖61.6g，钾524mg。15枚大枣大约100g，可食部分大约为80g，可补充钾300～400mg，另含钙、镁等。不仅补充了部分能量，且补充一定量的钾、钙、镁。十枣汤引起严重的腹泻，剧烈的腹泻引起机体水、电解质紊乱以钾盐损失为主，所以重用大枣可以减轻芫花、甘遂、大戟的副作用。

悬饮证与大结胸证、痞证都与水、电解质紊乱有关，痞证下利为炎症渗出物在肠道内形成并排出体外；大结胸证为化脓性渗出物聚集在腹腔并有胸腔反应性渗出；悬饮证则为炎症渗出液（非脓性）或漏出液聚积于胸腔，悬饮证的热象不明显。五苓散证也与第三间隙积液有关，它更偏重于程度较轻的漏出液及水肿。还要根据病人的全身情况、病情的缓急、积液量的多少等，分别选用五苓散或者十枣汤。

（参考《金匮要略》第12篇21条）

153. 太阳病，医发汗，遂发热、恶寒；因复下之，心下痞。表里俱虚，阴阳气并竭，无阳则阴独。复加烧针，因胸烦、面色青黄、肤瞤者，难治；今色微黄，手足温者，易愈。

【注解】

遂发热：即继续发热。

阴阳气并竭：此处之阴，指里；阳，指表；竭乃虚乏之义。"医发汗"伤其表，"复下之"又伤其里，与上句表里俱虚同义。

无阳则阴独：此处阳指表证，阴指里证。无阳，即表证已罢；阴独，即只有里证。就是表邪内陷，表证已罢，只有里证的意思。

肤瞤：皮肤肌肉跳动。

【解读】

本条主要阐述痞证的成因和误治后的变证及其预后。痞证的病因，误用下法只是其中之一，在临床上饮食所伤，肝胃不和，情志不畅，中焦不足，复感外邪等多种因素都能导致痞证。"下之""汗之"可以认为是误用汗法、下法；也可以认为是病人本身出汗太多，腹泻严重，成为疾病的一个诱因；甚至出汗、腹泻就是疾病本身的一个症状。对于疾病预后的判断要全面考虑。

160. 伤寒吐下后，发汗，虚烦，脉甚微，八九日心下痞硬、胁下痛、气上冲咽喉、眩冒、经脉动惕者，久而成痿。

【注解】

眩冒：头昏重而且眼前发黑发花的症状。

痿：证候名称，主要表现是两足软弱无力，不能行走。

【解读】

本条与67条、160条、82条关系密切。

67条、160条、82条脉证比较表

	脉象	症状
67	沉紧	心下逆满、气上冲胸、起则头眩、身振振摇
160	甚微	虚烦、心下痞鞭、胁下痛、气上冲咽喉、眩冒、经脉动惕、久而成痿
82	心下悸、头眩、身瞤动、振振欲擗地

中医认为 67 条苓桂术甘汤证与真武汤证的病机都是阳虚而水饮停蓄，前者为脾阳不足，后者为肾阳虚弱。67 条"发汗则动经，身为振振摇"就是误汗转属真武汤证的确切证据。160 条"伤寒吐下后，发汗，……久而成痿"与 67 条相比较，明显可以看出 67 条苓桂术甘汤证误用"发汗"之后"则动经，身为振振摇"与 160 条"经脉动惕者，久而成痿"相衔接。"动经，身为振振摇""身瞤动""经脉动惕"都是水电解质紊乱，例如低血钾、低血钙引起的肌肉不自主运动。"气上冲胸"为低血钾引起的胃肠道蠕动。"久而成痿，……两足必先痿废"（喻嘉言）与低血钾引起的肌肉痿软一致。参考 82 条解读，真武汤证。也可以发展为"……久而成痿"。

161. 伤寒发汗、若吐、若下，解后，心下痞鞕，噫气不除者，旋复代赭汤主之。

旋复花三两　人参二两　生姜五两　代赭一两　甘草（炙）三两　半夏（洗）半升
大枣（擘）十二枚

右七味，以水一斗，煮取六升，去滓，再煎取三升。温服一升，日三服。

【解读】

应当与生姜泻心汤鉴别。

现代药理研究证明：旋复花主要成分含有黄酮类化合物及菊糖等。代赭石主要成分含三氧化二铁，以及镁、铝、钙等元素，对中枢神经有镇静作用，在肠道能收敛畅壁，保护黏膜。半夏在本方主要起健胃消痞作用。生姜具有降逆止呕、促进循环、健胃止泻、抗菌消炎、祛痰镇咳等作用。人参、甘草、大枣具有调整胃肠的功能，滋补身体的作用。本方主要作用是调整胃肠的功能，解除膈肌痉挛，止呕吐等。

旋覆代赭汤适用于伤寒经汗吐下，解之后，心下痞硬堵闷，噫（嗳）气不除之证。但要注意如患者兼有大便泄泻、腹中肠鸣者，则不能用之，应选用生姜泻心汤。如《伤寒论》中所说："伤寒汗出，解之后，胃中不和，心下痞硬，干噫食臭，胁下有水气，腹中雷鸣下利者，生姜泻心汤主之。"虽然二方都能治心下痞硬、噫气，但旋覆代赭汤适用于胃中虚气上逆而致的心下痞硬、噫气不除，要记住大便泄者禁用；生姜泻心汤则治胃中不和，心下痞硬，干噫食臭，胁下、腹部有水气而肠鸣下利者，但要记住心下痞而无肠鸣下利者不能用。若心下痞满，不硬不痛，不噫气，大便自通者，则需用半夏泻心汤。三方都治心下痞证，但同中有异，临证时须分辨选用。

162. 下后，不可更行桂枝汤；若汗出而喘，无大热者，可与麻黄杏子甘草石膏汤。

【解读】

本条与 63 条虽有汗后与下后之别，但病机一致，所以治法相同。

163. 太阳病，外证未除而数下之，遂协热而利，利下不止，心下痞鞕，表里不解者，桂枝人参汤主之。

桂枝（别切）四两　甘草（炙）四两　白术三两　人参三两　干姜三两

右五味，以水九升，先煮四味，去五升；内桂，更煮取三升，去滓。温服一升，日再夜一服。

【注解】

协热：兼有发热或者不兼发热。参考 258 条。

【解读】

131 条病发于阴反下之，则痞。139 条寒分反下之……未止者，协热利。为痞利证。140 条太阳病下之，……协热利。

本条主要是胃肠道功能障碍引起的痞利证，尽管也有发热，但是与其他以胃肠道感染为主的痞利证不同。桂枝人参汤的适应症是以胃肠道功能紊乱为主要病机的腹泻，一般找不到感染的病原菌，而是由于饮食不当，情绪紧张受凉等引起。抗生素无效。再如胃肠型感冒、秋季腹泻等，现代认为这些腹泻是由病毒引起的，所以使用苦寒药、抗生素无效。本方特别适宜于老年体弱病人外感风寒引起的轻度腹泻以及内伤杂病的腹泻。

165. 伤寒发热，汗出不解，心中痞鞕、呕吐而下利者，大柴胡汤主之。

【解读】

大柴胡汤证与桂枝人参汤证都有发热、心中痞硬、下利等，以呕吐一症作为两者的鉴别，显然省略了许多具有鉴别意义的临床表现。中医认为，大柴胡汤证属于热实证，桂枝人参汤证属于虚寒证，是病机完全不同的疾病。呕而发热是小柴胡汤的主证；心中痞硬、呕而发热是大柴胡汤证的主证。大柴胡汤证与小柴胡汤证、桂枝人参汤证应当鉴别。前已证明：大柴胡汤证主要是与肝、胆、胰急性炎症状态是一个证态；小柴胡汤证与肝、胆、胰以及胃、十二指肠的亚急性、慢性炎症是一个证态；桂枝人参汤证与以胃肠道功能紊乱为主要病机的腹泻是一个证态。

164. 伤寒，大下后，复发汗，心下痞，恶寒者，表未解也。不可攻痞，当先解表，表解乃可攻痞。解表宜桂枝汤，攻痞宜大黄黄连泻心汤。

【解读】

任何治疗方法都有其副作用，对于病情复杂的病例要进行分析，根据病情的轻重缓急、体质的强壮虚弱，制订正确的治疗方案。当表里同病时，通常里证不急、身体强壮者首先解表，里证危急、身体虚弱时先里后表，如果表里均不甚急、身体状况良好时，可以表里同时治疗。解表用什么方剂，治里用什么方剂要根据病情而定，解表宜桂枝汤，攻痞宜大黄黄连泻心汤只是举例而已。

166. 病如桂枝证，头不痛、项不强、寸脉微浮、胸中痞鞕、气上冲喉咽不得息者，此为胸有寒也。当吐之，宜瓜蒂散。

瓜蒂（熬黄）一分　赤小豆一分

右二味，各别捣筛，为散已，合治之。取一钱匕，以香豉一合，用热汤七合煮作稀糜，去滓，取汁和散，温顿服之。不吐者，少少加；得快吐乃止。诸亡血虚家，不可与瓜蒂散。

【注解】

不得息：形容呼吸困难、不通畅。

【解读】

第 355 条、324 条及本条属于痰食阻滞证，如果伴有手足逆冷则为痰厥证。痰厥与上消化道感染是一个证态，临床表现有饮食入口则吐、心中温温欲吐而不能吐，饥不能食（指吞咽困难，吞咽后呕吐），久病成窠囊等。《金匮要略》云，宿食在上脘，当吐之，宜瓜蒂散。这里的上脘是指胃以上消化道而言。瓜蒂散为涌吐剂，可将积于上脘（上消化道）的有害物质，未消化及发酵的食物等吐出体外，相当于现代的洗胃，所以痰厥与现代医学的幽门梗阻、急性胃炎、食物中毒、上消化道憩室并感染

（窠囊）相一致。由于现代胃肠减压术无须服药，有副作用少等优点，涌吐法现已基本不用。

急性胃炎、食物中毒、暴饮暴食引起的急性胃扩张等，都可能出现恶寒发热等类似于感冒的表现，由于感染在胃内，所以头不痛、项不强，而是胸中痞硬；由于胃内积聚的食物发酵产生大量气体，病人出现不停地嗳气、泛酸，即"气上冲喉咽不得息"。这是瓜蒂散的适应症。

食道憩室并感染：食管憩室可以发生在食道的任何部位，但最多发生在食道上端，其次为中段与膈上部食管。初期无症状，憩室逐渐增大时，病人进食时常觉有食物进入囊内，并有食物反流。饮水时可出现气过水声。如果憩室被潴留的食物所扩大，则可压迫食管而引起吞咽困难。症状可周期性出现，这是由于憩室逐渐被食物所充盈而达到可引起梗阻的程度，才引起吞咽困难或者呼吸不利，此时憩室可因呕吐而清除了内容物，出现一段缓解期。憩室可因食物潴留与刺激而继发炎症与溃疡，甚至出血、穿孔。陈亦人主编《伤寒论》译释355条医案选录"秦景明素有痰饮，每岁必四五发，发即呕吐不能食，此病久结成窠囊。非大涌之，弗愈也。须先进补中益气，十日后以瓜蒂散频投，涌如赤豆沙者数升，已而复得水晶色者升许。如是者七补之，七涌之，百日而窠囊始尽"。由此病例可知食道憩室并感染与窠囊是一个证态。呕吐时胸腔压力加大，把憩室内容物挤压出去。

瓜蒂散的主要药理作用在于甜瓜蒂，甜瓜蒂的主要成分含甜瓜素，动物实验证明其能刺激胃黏膜的感觉神经，反射性的兴奋呕吐中枢，引起强烈呕吐。

167. 病胁下素有痞，连在脐旁，痛引少腹，入阴筋者，此名脏结，死。

【注解】

阴筋：指外生殖器。入阴筋，就是阴茎缩入。

胁下素有痞，连在脐旁：实际上就是肝、脾肿大。

【解读】

129条：何谓藏结？答曰：如结胸状，饮食如故、时时下利，寸脉浮关脉小细沉紧，名曰藏结。舌上白苔滑者，难治。130条：藏结，无阳证，不往来寒热，（一云寒而不热）其人反静，舌上苔滑者，不可攻也。

藏结其临床表现与结胸有相似之处，如胸脘部有硬结、包块等，但是病变性质不同。藏结是脏器虚衰，阴寒凝结的一种病证，所以病人表现出：其人反静，饮食如故、时时下利，无阳证，不往来寒热等特点。一般没有剧烈疼痛、拒按、压痛、发热等阳性、热性症状。

藏结与腹腔恶性肿瘤是一个证态。

藏结本来没有疼痛，现在出现了疼痛，并且向少腹、外生殖器放射，甚至引起阴茎缩入，说明疼痛非常严重；病人胁下原来就有包块（病胁下素有痞），现在长大了到了脐旁，所以本条所说的藏结，实际上就是肝癌的晚期，其预后只能是死亡。

168. 伤寒若吐若下后，七八日不解，热结在里，表里俱热，时时恶风、大渴、舌上干燥而烦、欲饮水数升者，白虎加人参汤主之。

知母六两　石膏（碎）一斤　甘草（炙）二两　人参二两　粳米六合

右五味，以水一斗，煮米熟，汤成去滓，温服一升，日三服。此方立夏后、立秋前，乃可服；立秋后，不可服；正月、二月、三月尚凛冷，亦不可与服之，与之则呕利而腹痛。诸亡血虚家，亦不可与，得之则腹痛利者，但可温之，当愈。

169. 伤寒无大热、口燥渴、心烦、背微恶寒者，白虎加人参汤主之。

170. 伤寒脉浮、发热、无汗，其表不解，不可与白虎汤。渴欲饮水，无表证者，白虎加人参汤主之。

222. 若渴欲饮水，口干舌燥者，白虎加人参汤主之。

【解读】

白虎加人参汤与白虎汤的主证大体相同，只是白虎加人参汤证津液亏损比较严重，二者鉴别的要点是：白虎加人参汤证比白虎汤证的"汗""渴"更剧烈；或者无大汗、大热而以渴饮为主诉；具有白虎汤证的临床表现，但是脉虽然洪大反无滑数，或者脉象无力，或虚数；具有白虎汤证的临床表现，但是年老体弱气，血阴液亏虚。凡符合上述任何一条，都宜用白虎加人参汤，而白虎汤则显不妥。

白虎汤证的病理学基础是高烧、大量出汗，引起机体失水失盐，所以出现极度口渴、烦躁；白虎加人参汤证津液亏损比较严重，比白虎汤证的"汗""渴"更剧烈，脉象无力，或虚数，将进入休克状态。白虎汤是一个不发汗的解热剂，热退后，水、电解质紊乱会自动调整；白虎加人参汤除了具有白虎汤的作用外，人参起到防止休克的发生，全身调整的作用。白虎加人参汤证与高热伴休克代偿期是一个证态；白虎汤证与高热伴轻度失水失盐是一个证态。

171. 太阳、少阳并病，心下鞕，颈项强而眩者，当刺大椎、肺俞、肝俞，慎勿下之。

【解读】

见 142 条。（参考 69 页第 16 条）

172. 太阳与少阳合病，自下利者，与黄芩汤；若呕者，黄芩加半夏生姜汤。

黄芩汤方

黄芩三两　芍药二两　甘草（炙）二两　大枣（擘）十二枚

右四味，以水一斗，煮取三升，去滓，温服一升，日再，夜一服。

黄芩加半夏生姜汤方

黄芩三两　芍药二两　甘草（炙）二两　大枣（擘）十二枚　半夏（洗）半升　生姜（切）一两半（一方三两）

右六味，以水一斗，煮取三升，去滓，温服一升，日再，夜一服。

173. 伤寒，胸中有热，胃中有邪气，腹中痛，欲呕吐者，黄连汤主之。

黄连三两　甘草（炙）三两　干姜三两　桂枝（去皮）三两　人参二两　半夏（洗）半升　大枣（擘）十二枚

右七味，以水一斗，煮取六升，去滓，温服。昼三夜二。疑非仲景方。

【解读】

葛根黄芩黄连汤、黄芩汤、黄连汤、泻心汤，这是一类治疗痞利证（急性胃肠炎）的方剂，是以黄连黄芩为主药的方剂；桂枝人参汤、理中汤是另外一类治疗痞利证的方剂；还有五苓散、赤石脂禹余粮汤等，需要根据痞利证的病因、病机、临床表现以及医生个人的经验，才能选择正确的治疗方法。黄芩汤、黄连汤是治疗感染性痞利证的基础方剂，由此与其他类方剂组合，可以演变出各种治疗痞利证的方剂。

174. 伤寒八九日，风湿相搏，身体疼烦，不能自转侧，不呕、不渴、脉浮虚而濇者，桂枝附子汤主之。若其人大便鞕（一云脐下心下鞕），小便自利者，去桂加白术汤主之。

桂枝附子汤方

桂枝(去皮)四两　附子(炮，去皮，破)三枚　生姜(切)三两　大枣(擘)十二枚　甘草(炙)二两

右五味，以水六升，煮取二升，去滓，分温三服。

去桂加白术汤方

附子(炮，去皮，破)三枚　白术四两　生姜(切)三两　甘草(炙)二两　大枣(擘)十二枚

右五味，以水六升，煮取二升，去滓，分温三服。初一服，其人身如痹，半日许复服之；三服都尽，其人如冒状，勿怪。此以附子、术，并走皮内，逐水气未得除，故使之耳，法当加桂四两。此本一方二法：以大便硬，小便自利，去桂也；以大不便硬，小便不利，当加桂。附子三枚恐多也，虚弱家及产妇宜减之。

175. 风湿相搏，骨节疼烦，掣痛不得屈伸，近之则痛剧，汗出短气，小便不利，恶风不欲去衣，或身微肿者，甘草附子汤主之。

甘草(炙)二两　附子(炮，去皮，破)二枚　白术二两　桂枝(去皮)四两

右四味，以水六升，煮取三升，去滓，温服一升，日三服。初服得微汗则解；能食汗止复烦者，将服五合；恐一升多者，宜服六七合为始。

【注解】

掣痛：指疼痛有牵引拘急(紧张)的感觉。

骨节疼：关节及其周围组织的疼痛。

【解读】

以上2条是风湿病、风湿性关节炎的急性期，结合177条炙甘草汤证，则是急性风湿热的临床表现。急性风湿热的临床表现如下：发病前1~3周，大约有半数病人先有咽峡炎或扁桃体炎等上呼吸道感染史。起病时周身疲乏，食欲减退，烦躁，典型表现有发热、关节炎、心脏炎、皮下小结、环形红斑等。此外也可能有腹痛、鼻衄、大量出汗、面色苍白等症状。①发热。大部分病人有不规则的轻度或中度发热，也有高热或持续低热者。脉率加快，大量出汗，往往与体温不成正比。②关节炎。典型的表现是游走性的多关节炎，常对称地累及大关节，局部呈现红肿热痛的炎症表现，但不化脓。不典型者仅有关节酸痛，没有其他炎症表现。③心脏炎。可分别出现或同时出现心肌炎、心内膜炎、心包炎。

风湿性关节炎与化脓性关节炎不同，化脓性关节炎大多是血源性感染，最常见的致病菌是金黄色葡萄球菌，大约占85%，其次是链球菌、脑膜炎双球菌、大肠杆菌、肺炎球菌等。其临床表现全身毒血症及局部炎症较风湿性者严重得多，关节腔内有脓液。

风湿性关节炎与类风湿性关节炎不同，类风湿性关节炎为多发性对称性指掌等小关节炎或脊柱炎。特征是伴有晨僵和手指纺锤形肿胀，后期出现关节畸形。

风湿热是一种常见的反复发作的急性或慢性全身性结缔组织炎症，结缔组织中的胶原纤维变性、变性灶周围组织渗出及炎细胞浸润、增殖形成肉芽肿、肉芽肿硬化形成瘢痕。早期以关节和心脏受累最常见，而后以心脏损害为最重要。按照病变的发展过程可分为3期：变性渗出期；增殖期；硬化期。变性渗出期及增殖期中常伴有浆液的渗出和炎细胞的浸润，关节和心包的病理变化以渗出为主，形成关节炎和心包炎，以后渗出液可以完全吸收。而瘢痕的形成主要在心内膜和心肌，

特别是瓣膜，最后导致慢性风湿性心脏瓣膜病。

目前已经证实，风湿热与链球菌的关系是一种自身免疫或变态过敏反应；链球菌感染后是否发生风湿热还与人体的反应性有关，也与遗传有关；病毒感染与风湿热也有一定的关系。链球菌感染后2~4周，不仅可以引起风湿热，而且可以引起肾小球肾炎，出现"小便不利，身微肿"的表现如175条。

桂枝附子汤具有明显的镇痛作用，但其镇痛作用低于附子汤与芍药甘草汤；桂枝附子汤复方的抗炎作用不明显。所以这3个方剂治疗急性风湿性关节炎的药理作用还不明确，而且甘草附子汤比桂枝附子汤的病情重、药量反轻，相比之下药的效力与病情轻重不对称，应当进一步研究。但是风湿证与急性风湿性关节炎是一个证态，符合中、西医的临床表现。

177. 伤寒脉结代，心动悸，炙甘草汤主之。

甘草（炙）四两　生姜（切）三两　人参二两　生地黄一斤　桂枝（去皮）三两　阿胶二两　麦门冬（去心）半升　麻仁半升　大枣（擘）三十枚

右九味，以清酒七升，水八升，先煮八味，取三升，去滓，内胶烊消尽，温服一升，日三服。一名复脉汤。

178. 脉按之来缓，时一止复来者，名曰结。又脉来动而中止，更来小数，中有还者反动，名曰结，阴也；脉来动而中止，不能自还，因而复动者，名曰代，阴也，得此脉者必难治。

【注解】

脉结代：脉律不齐而有歇止的一类脉象。泛指心律不齐。

心动悸：病人自觉心跳动惕不安，即心慌感。

清酒：在酿酒的过程中没有蒸馏过的自然澄清液。现在，在北方多用黄酒；在南方多用米酒澄清液。

内胶烊消尽：把阿胶投入热汤液中，使之完全融化。

动：这里是指脉的搏动。

结脉：指脉搏缓中一止，止后复来，或者在脉搏的跳动中发生歇止，后续之脉，有一两次跳动较快，即"更来小数"之意。一般说来，结脉之止，止无定数，间歇时间短，止复来。

代脉：指脉在搏动中出现歇止，良久方至，不能自还，须下一次脉搏动而替代，一般说来，止有定数，间歇时间较长。

【解读】

炙甘草汤是治疗急性心肌炎及心律失常的理想药剂，其现代药理研究如下。

(1)抗心律失常作用：实验研究证明炙甘草汤可以抗多种实验性心律失常的发生，它可以缩短心律失常持续时间，降低心律失常发生率，对心肌损伤具有保护作用。因而对心律失常有很好的预防与治疗作用。

(2)抗心肌缺血缺氧作用：炙甘草汤能提高心肌脱氧核糖核酸（DNA）的合成，改善心肌结构和功能，显著增加对缺氧的耐受力，对垂体后叶素引起的急性心肌缺血现象有保护作用。实验结果表明炙甘草汤对实验性心肌缺血再灌注心律失常、心肌损伤具有较好的保护作用，而且大剂量组效果明显。其作用原理可能与阻止钙内流、维持正常的离子分布、抗氧自由基从而保护细胞膜的正常功能有关。

(3)体外实验表明有抑制心脏的作用：可使心率减慢，心收缩力减弱，冠状动脉血流量减少。

但是也有相反的报道。另外炙甘草具有对抗乌头碱诱发心律失常的作用，故可解附子之毒。

176. 伤寒脉浮滑，此以表有热，里有寒，白虎汤主之。

知母六两　石膏（碎）一斤　甘草（炙）二两　粳米六合

右四味，以水一斗，煮米熟，汤成去滓，温服一升，日三服。

【解读】

"里有寒"有争论，多数人认为应该是"里有热"。

白虎汤证的特点是"四大"，即身大热、汗大出、大烦渴、脉洪大，这是典型的临床表现，在实际运用中遇到脉数而有力、高热、大汗、烦渴者即可使用。中医的高热一般是指39℃以上，脉数指100次/min以上。从在病程中的位置来看，白虎汤证已是气分热证，说明病邪比较强大，已经入里，还伴有许多里证的表现，这与表证发热有着本质区别，所以白虎汤证与全身炎症反应综合征相类似。

全身炎症反应综合征（SIRS），是对严重的临床病因产生全身性炎症反应的综合征。1991年由ACCP/SCCM联合讨论会提出的临床判断标准是：

SIRS诊断标准（符合其中2项或2项以上）

（1）体温：>38℃或<36℃

（2）心率：>90次/min

（3）呼吸：>20次/min或$PaCO_2$<4.3kPa（32mmHg）

（4）血象：白细胞>12×10^9/L或<4×10^9/L，或不成熟白细胞>10%。

气分证中的阳明热证（白虎汤证）的临床表现至少有2项：壮热（高热）、脉滑数（每分钟100次以上）符合全身炎症反应综合征的诊断标准。所以白虎汤证的发热是全身炎症反应综合征（SIRS）的最早期表现，主要是由于炎症介质过度释放引起的炎症介质级联反应，与感染初期由于应激反应所引起的发热（sepsos）不一样（炎症介质正常释放）。感染初期的应激反应主要表现为交感神经兴奋，儿茶酚胺分泌增多引起皮肤毛细血管收缩，产生恶寒、寒战等症状比较明显；白虎汤证则以恶热为主要表现，揭衣扬被，皮肤烫手，舌红苔燥等。

白虎汤的实验研究：

（1）解热作用：白虎汤有显著的解热作用，早已被临床证实。实验表明，对内毒素引起的发热家兔，白虎汤有显著的解热作用。但是对于白虎汤解热作用的主要成分和机理，不同的实验有不同的结论，目前还未统一。①知母中的芒果甙是其解热的主要成分；②与石膏中的钙密切相关。现已知钙离子有很强的中枢作用，能抑制产热中枢、渴觉中枢、出汗中枢等，因而白虎汤在解热的同时，还可抑制出汗和烦渴感，从而解除白虎汤证的大热、大渴和大汗。

（2）对肾上腺皮质功能的影响：知母有复杂的保护肾上腺皮质功能的效果。甘草也有肾上腺皮质激素样作用，特别是盐皮质激素样作用，此外还有抗炎解毒等作用。

（3）抗感染作用：白虎汤复方有抗病毒作用。知母对多种细菌有抑制作用，石膏、甘草、粳米均无抗生素活性。

（4）其他作用：石膏可扩张血管，有一定的利胆、利尿、促血凝作用。知母有明显的降血糖作用。甘草还有调节免疫作用。

辨阳明病脉证并治

179. 问曰：病有太阳阳明，有正阳阳明，有少阳阳明，何谓也？答曰：太阳阳明者，脾约是也；正阳阳明者，胃家实是也；少阳阳明者，发汗、利小便已，胃中燥、烦、实、大便难是也。

【注解】

脾约：指由于胃肠津液减少，脾不能为胃肠布行（转输）津液而引起的便秘。陈亦人《伤寒论译释》解释为习惯性便秘。

胃家实：胃，应当包括胃、大小肠。但是不应当以解剖学为参考系，此处的胃具有更深在的意义。实，是指热实之邪，不是单指实邪。"家"字在脏腑名词后，无特殊意义。阳明病的病机是胃家实，病位在胃肠，病性是实热。

太阳阳明：是指由太阳病发展而来。太阳病或发汗太过或误治，导致病邪化热入里，胃热肠燥，形成脾约证。《金匮》十五篇 15 条，小便数脾约证；本条小便难，二者病机不同。

正阳阳明：是指外邪直接侵犯阳明，而出现阳明病的临床表现，故名胃家实。

少阳阳明：是指病在少阳由于误用发汗、利小便等治法，损伤津液，热邪化燥成实，转入阳明出现烦、大便难等症状。此时少阳病还没有完全解除，所以称少阳阳明。

180. 阳明之为病，胃家实（一作寒）是也。

【解读】

阳明病的病机是胃家实，病性是实热，这是通常情况下。阳明病还有中风证、中寒证、表实证、表虚证、湿热发黄证等，是一大类疾病，胃家实只是阳明病的代表，是当时研究得比较清楚，治疗有效的一组疾病。

181. 问曰：何缘得阳明病？答曰：太阳病，若发汗、若下、若利小便，此亡津液，胃中干燥，因转属阳明。不更衣，内实大便难者，此名阳明也。

183. 问曰：病有得之一日，不发热而恶寒者，何也？答曰：虽得之一日，恶寒将自罢，即汗出而恶热也。

185. 本太阳，初得病时，发其汗，汗先出不彻，因转属阳明。伤寒发热、无汗、呕不能食、而反汗出濈濈然者，是转属阳明也。

188. 伤寒转系阳明者，其人濈然微汗出也。

【注解】

不更衣：即不大便。古代人把到厕所解手称为"更衣"。"不更衣"就是不去厕所解大便的意思。

濈濈然：连绵不断的样子，一阵接着一阵的意思。

【解读】

太阳病转入阳明病的病机及判断标志。①病机：181 条太阳病发汗太过，使用下法、利小便不当，损伤津液，化热入里，转入阳明；185 条太阳病发汗不彻，病邪不得外解，化热入里，转入阳明；或不经误治病邪化热入里，转入阳明。总之是"热入阳明"。②判断标志："不更衣，内实，大便难"及"濈然微汗出"；恶寒将自罢，即汗出而恶热也；伤寒发热、无汗、呕不能食、而反汗出濈濈然者，是转属阳明也。

"汗出濈濈然"是阳明病与太阳病中风证汗出的鉴别要点，太阳病恶寒、发热、出汗、病解是一个连续的过程；阳明病初得之时可能出现恶寒、但不发热，其发热的特点是汗出之后体温下降不到正常体温，而且恶热，接着会再出汗即"濈濈然"连绵不断地出汗。183 条指出了阳明病早期可有不发热而恶寒的见证，这是因为阳明为燥土，热变最速，故恶寒具有时间短、程度轻的特点，往往很快消失，继而出现"自汗出而恶热"等阳明病外证，足以区别于发热恶寒并见的太阳病。"汗出濈濈然"既是发自本经的阳明病的特点，也是由太阳病转入阳明病的特点。185 条还特别指出，在外感热病中"发热、无汗、呕不能食"的基础上又出现"汗出濈濈然"，虽然没有经过发汗或误治，也为转属阳明。太阳病或误治、或未经误治，只要转属阳明，或者发自本经的阳明病，"汗出濈濈然"是其共同的特点。

阳明病、少阳病、气分证与感染病的急性典型期是一个证态。急性典型期是病原体侵入不同的器官系统，引起各不同器官系统的局部炎症与炎症的轻度全身反应的组合，在临床上表现为各器官系统感染的特异性症状、体征与发热的组合。例如肺炎，是肺部炎症与炎症的轻度全身反应的组合，临床上表现为咳嗽、咳痰、胸痛与发热；急性腹膜炎表现为发热与腹痛、压痛、板样腹；肠梗阻表现为腹痛、腹胀、呕吐、不大便等。与之相应的证是邪热壅肺证、热实结胸证、阳明腑实证。无论是中医还是西医，在这个证态里，由于具有感染器官系统（各脏腑气分证）的特异性临床表现，诊断及鉴别诊断都比较明确。

182. 问曰：阳明病外证云何？答曰：身热、汗自出、不恶寒，反恶热也。

【注解】

身热：除指发热外，还有躯干灼热的含义，即皮肤温度增高摸之灼手。

汗自出：没有使用任何药物，身体自动出汗。

不恶寒，反恶热：又称但热不寒。

【解读】

现代医学认为各种微生物及其产物作为发热激活物作用于机体，激活产内生致热原细胞，产生和释放内生致热原（EP），再经一系列后续环节，引起中枢发热介质的释放，由下丘脑发出信息，经交感神经使皮肤血管收缩而致浅层血流减少，引起皮肤苍白和皮肤温度下降，后者刺激冷感受器，把信息传递到感觉中枢而感到发冷或恶寒，此为发热的第一期升温期；当中心体温上升到一定高度后，下丘脑不再发出"冷反应"冲动，皮肤血管转为舒张，血温升高也引起血管舒张，皮肤血流因而增多，皮肤发红，皮肤温度升高。升温的血液灌注皮肤，刺激温感受器，信息传入中枢而表现为酷热感。皮温增高，使浅表水分蒸发增多，故皮肤、口唇干燥，此为发热的第二时期高温期。可持续数小时、数天、甚至 1 周以上；经历了高温持续期后，由于发热激活物、EP、发热介质的消除，通过调节作用使交感神经紧张性活动降低，散热增强，产热减少，汗腺分泌增加，汗液蒸发，体温下降，此为体温下降期。恶寒、发热、出汗、体温下降是一个连续的过程，这个过程符合表证发热的临床表现。当感染比较轻，机体抵抗力比较强时，病原体被清除，这个过程结束，机体痉愈。当感染比较严重，机体抵抗力差时，病原体未能被清除，发热激活物、EP、发热介质不停地释放，或者由于其他原因造成炎症介质过量释放，使恶寒、发热、出汗、体温下降这一个连续过程反复出现或重叠出现，其结果是第一期升温期与体温下降期被抵消或部分被抵消，第二时期高温期的临床表现被突出来，表现为"身热、汗自出、不恶寒反恶热"。这种发热与白虎汤证相互印证，既不同于"太阳之为病，脉浮，头项强痛而恶寒""太阳病，发热、汗出、恶风、脉缓者"的太阳病中风证，也不同于"往来寒热，胸胁苦满，默默不欲饮食，心烦喜呕"的小柴胡汤证。所以阳明病气分热证与全身炎症反应综合征是一个证态，是炎症介质过量释放、形成级联反应的早期。这样全身炎症反应综合征的诊断标准除了西医的 4 个量化指标外，还应当加上"身热、汗自出、不恶寒反恶热"才比较完全、准确。西医的 4 个量化指标是不完备的，例如幼儿感冒高热 40℃，这时的心率必然超过 100 次/min，呼吸必然超过 20 次/min，显然这不是全身炎症反应综合征，中医也不认为是气分、阳明病。

184. 问曰：恶寒何故自罢？答曰：阳明居中，主土也。万物所归，无所复传。始虽恶寒，二日自止，此为阳明病也。

186. 伤寒三日，阳明脉大。

【解读】

成人感冒表现比较轻，发病后 2～3d 症状达到最高峰，体温往往不超过 39℃，3～4d 热退，病期一般不超过 5～7d。说明感冒在第 3 日是转折点，体温症状都应该见轻。"伤寒三日，阳明脉大"，就是说 3d 后病情没有见轻反而加重，出现了阳明病的表现，例如脉象洪大，恶寒自罢等，这就是阳明病。《伤寒论》中对于时间的表述与现代医学的观察是一致的，揭示了感染病的一般规律，2～3d、3～4d、5～7d 都是指的一般规律，大多数情况下，大多数人都是这样。只要观察是客观的、记录是真实的，那么这个客观事实就具备了科学性质，科学性质必须能用科学方法予以证实，能用科学方法予以证实的才能成为科学理论。科学方法具有时代性，过去的科学方法未能证实的规律，现代的科学方法可能证实，或者未来的科学方法能证实，不能因为现代的科学方法不能证实，而否定客观事实所具备的科学性质。

187. 伤寒脉浮而缓，手足自温者，是为系在太阴。太阴者，身当发黄。若小便自利者，不能发黄；至七八日，大便鞕者，为阳明病也。

【解读】

太阴病可以转为阳明病，太阴病的临床表现是脉浮而缓，手足自温以及黄疸。太阴病转为阳明病的标志是大便硬。三阴经病与感染病的慢性期是一个证态，太阴病转为阳明病就是慢性感染病的急性发作，不是单指"大便硬"的阳明病。同样阳明病也可以转为太阴病，即感染病的急性期转为慢性期。本条以黄疸为例说明太阴病与阳明病之间的关系。实则阳明，虚则太阴，脾胃相表里。

189. 阳明中风，口苦、咽干、腹满、微喘、发热、恶寒、脉浮而紧。若下之，则腹满小便难也。

190. 阳明病，若能食，名中风；不能食，名中寒。

【解读】

190 条以"能食、不能食"辨别阳明中风与中寒，这是指一般情况下，并非绝对如此。阳明中风与中寒证均为不典型之阳明病，例如 189 条，虽言"阳明中风"，实为三阳合病："发热、恶寒、脉浮而紧"为太阳病未罢，"口苦、咽干"为少阳见证，"腹满、微喘"为阳明里证。但是冠以"阳明中风"，说明仍以表证为主，故不能用下法，误用下法可能引起"腹满、小便难"等变证。

阳明病中风与中寒，是指不典型的阳明病中的 2 种临床类型，属于外感热病的急性期。阳明中风实为三阳合病的轻型，阳明中寒即"胃中虚冷"。"胃中虚冷"与太阴病脾胃虚寒不同，前者属于急性期；后者属于外感疾病疾病的慢性期。"胃中虚冷"应该与《温病条辨》中的中焦篇，寒湿 49 条、50 条、51 条相联系，与肠道病毒感染相关。

"胃中虚冷"是指胃肠动力学异常、肠道感染（例如病毒性肠炎）、肠道微生态失衡等因素导致胃肠功能紊乱，通常会引起食欲不振和消化功能障碍，腹泻，消化不良（脾胃功能虚弱）。阳明中寒是指外感寒邪，引起的"胃中虚冷"。

191. 阳明病，若中寒者，不能食，小便不利，手足濈然汗出，此欲作固瘕，必大便初鞕后溏。所以然者，以胃中冷，水谷不别故也。

194. 阳明病，不能食，攻其热必哕。所以然者，胃中虚冷故也。以其人本虚，攻其热必哕。

【注解】

固瘕：是寒气积结的证候名称，钱天束认为是长期泄泻。以大便初硬后溏为特征者称为欲作固瘕，多见于老年胃寒病人。

胃中冷：指胃阳不足，胃中虚冷。

水谷不别：因为水湿不能从小便而去，致与不消化的谷物相混。因此看本条必然有溏泻的表现。

【语释】

阳明病中寒证的症状是不能食，如果出现小便不利，手足戢热汗出，就可能发展成为固瘕，固瘕的临床表现是大便初硬后溏。阳明病中寒证虽然有不能食的症状，不能用攻下法，因为其病机是胃阳不足，胃中虚冷，而不是胃中有实热；攻下法的适应症是胃中的实热，假如误用攻下法就会引起诸如膈肌痉挛、干呕、噫气等变证（哕）。

【解读】

参考 238 条。此 2 条，因没有燥屎，故不可攻下。

192. 阳明病，初欲食，小便反不利，大便自调，其人骨节疼，翕翕如有热状，奄然发狂，濈然汗出而解者，此水不胜谷气，与汗共并，脉紧则愈。

【注解】

奄然：即突然。"奄然发狂，濈然汗出而解"可理解是一个战汗过程。

谷气：指水谷的精气，在这里相当于正气。

与汗共并：病邪随汗出而解，病人出汗后立即痊愈。

骨节痛：肌肉、关节痛。

【语释】

阳明病，起初食欲正常，大便通畅，小便反而不利。病人感到骨节疼痛，好像有翕翕发热的症状，突然发生狂躁不安，不断地出汗，随之而病解除。这是水湿之邪不胜谷气，邪随汗出，脉见紧象，所以知为病愈。

【解读】

本条喻嘉言认为是湿热交胜，尤在泾认为是风湿痹证。本条所列出的临床表现为：阳明病，说明有消化道症状，在此基础上的特殊点是骨节痛、高热、突然一个战汗过程病人痊愈。与这个临床表现相符的是回归热，回归热是由回归热螺旋体引起的急性传染病，其临床特点是急起急退的发热、全身肌肉酸痛、一次或者多次复发、肝脾肿大等，重症有黄疸和出血倾向。其临床表现如下：绝大多数起病急剧，可有 1~2d 的前驱期，体温于 1~2d 内迅速升高，达 40℃，剧烈头痛及全身骨骼、肌肉疼痛为本病突出症状，以腓肠肌为著；部分有恶心呕吐等消化道症状；高热期间可有神志不清、谵妄抽搐等（奄然发狂）。发病 3~7d 后绝大多数患者的高热在 2~4h 内骤然降至常温或者常温以下，伴大量出汗，甚至休克。回归热的临床表现与其发病机理有关，回归热螺旋体自皮肤、黏膜侵入机体后，即在血液循环中迅速繁殖生长，产生大量包括内毒素类物质在内的代谢物，从而导致发热和毒血症症状。当体内出现相应的特异性抗体如溶解素、凝集素、制动素后，螺旋体即在单核-巨噬细胞系统内被吞噬和溶解，并从周围血中消失，高热骤然消退（濈然汗出而解），转入间歇期。回归热的病变主要在脾、肝、肾、心、脑、骨髓等，本条"小便反不利"与肾功能障碍有关。可见 192 条所描述的临床表现特点与回归热的临床表现几乎是完全一致的。

193. 阳明病欲解时，从申至戌上。

【解读】

阳明病欲解的时间，是 16~20h，这段时间是阳明经气旺盛的时候，所以，当病邪已经处于劣势时，阳明病多在这个时候开始缓解并转向痊愈。当病邪也旺盛时，遇到旺盛的阳明经气，正邪斗争激烈，所以在 16~20h 这段时间阳明病的病势会加重，如日晡所发潮热，就是明显的例子。

195. 阳明病，脉迟，食难用饱。饱则微烦头眩，必小便难，此欲作谷瘅，虽下之，腹满如故，所以然者，脉迟故也。

【注解】

脉迟：即脉搏跳动的慢。此处应当是相对缓脉。

食难用饱：进食不敢过饱。其机理是中寒不能化谷，所以虽饥欲食，但是不能吃的过饱，否则会引起烦闷、头昏眼花的症状。即西医的肝昏迷轻型，慢性型。

谷瘅：是黄疸病中的一种，有湿热与寒湿的区别。瘅亦作疸。

头眩：头昏眼花。

【语释】

阳明中寒欲作谷疸及治疗禁忌：阳明病脉迟可见于阳明病腑实证，其脉迟而有力；本证为中寒证，脉迟而无力。中寒证，中阳不足，由此产生了食难用饱，饱则微烦头眩，必小便难等一系列症状，小便难则湿无去路，使证情加重，故欲作谷疸。阳明中寒欲作谷疸证禁忌下法，误用下法中阳更虚，腹满等症状不会改善。

【解读】

中医的黄疸病又称发黄，以目黄、尿黄、面黄、身黄为其主要症状，以目黄为主要特征，一般先从目黄开始，继则遍及全身。所以发黄与黄疸病与西医的黄疸是一个概念。《金匮要略·黄疸病脉证并治》"谷疸之病，寒热不食，食即头眩，心胸不安，久久发黄为谷疸，茵陈蒿汤主之。"与本条"阳明病，脉迟，食难用饱。饱则微烦头眩，必小便难，此欲作谷瘅"的意思是完全一样的。《医学心悟·黄疸》"……其间有伤食者，名曰谷疸……谷疸，胸膈满闷，嗳腐吞酸"。

中医认为钩端螺旋体病属于暑湿、暑温，由于该病季节特点，又称"打谷黄""稻谷黄""瘟黄""稻瘟病"，所以欲作谷疸应当是钩端螺旋体病中的黄疸型。

钩端螺旋体病的发病机理与病理为：各种有毒力的钩端螺旋体经人体破损的皮肤（或者正常皮肤）或鼻、眼、口腔、胃肠道黏膜进入机体，首先在血液中大量繁殖，并进入各器官组织，使机体所有器官、组织受到不同程度的侵犯。临床表现往往反映病理的发展过程，例如无尿或者少尿表示肾功能受损；黄疸提示肝脏受损；脑或者脑膜症状表示中枢神经系统有病变；相对缓脉表示心肌损害等。钩端螺旋体病分为：①流感伤寒型；②肺出血型；③黄疸出血型；④脑膜脑炎型。此外尚有少数病例表现为肾功能衰竭型，心肌炎型，胃肠炎型等。黄疸出血型西医原称外耳氏病（Well's disease），因为其好发季节为 7～9 月，8～9 月达高峰，所以在中国有"打谷黄""稻谷黄"之称。本型以肝脏和肾脏损害为主，70～80% 的病例累及肾脏，轻者出现血尿或者少尿，病期 10d 左右即趋正常。欲作谷疸中医认为属于湿温、湿热，结合本条其临床表现归纳为：发热、胃肠道症状（阳明病的表现）、黄疸、肾功能障碍、相对缓脉等，与钩端螺旋体病的黄疸出血型是一致的。《伤寒论》中没有给予治疗方法，温病学中给予了补充。本条"欲作谷疸"即钩端螺旋体病的前驱期或者轻型（伤寒流感型），反复发作引起肝硬化。

伤寒、副伤寒（统称为肠热病）、钩端螺旋体病、沙门氏菌感染，其临床表现除了各自的典型临床表现外，都有类似于伤寒的表现，其临床分型中都有伤寒型，我们把这些伤寒型暂时称为伤寒样综合征。这些疾病的好发季节都是夏秋季，其传播途径、传播媒介都与水湿有关，伤寒样综合征符合温病学湿热病邪致病的特点，无论在欧洲古代，还是在中国古代的医学家们都很难把它们区别开来，有时候把具有类似症状群的不同疾病看作是一个疾病是合乎情理和不可非议的。只有到了近代、现代，能够对各种病原体进行鉴别时，这些疾病才能被完全区别开来。在解读《伤寒论》时要充分认识到这一点，不能把现代医学的疾病名称与古代的疾病名称对号入座。

本条与《金匮要略》与 15 篇 2 条相同，与之互参。

196. 阳明病，法多汗，反无汗，其身如虫行皮中状者，此以久虚故也。

【解读】

阳明病本来应当多汗，现在反而无汗身痒，如虫行皮中状，这是因为正虚津液不足，欲汗不得，所以说此为久虚故也。本证身痒与 23 条桂枝麻黄各半汤证的身痒症状近似，而病机完全不同。彼为表实，正常的汗腺分泌力量不能使汗液透达外出，所以适宜用小发汗剂以祛邪；本证为正气久虚，津液不足，汗液没有来源，邪不能随汗排除，治疗应当养津液而扶正。

197. 阳明病，反无汗而小便利，二三日呕而咳，手足厥者，必苦头痛；若不咳、不呕、手足不厥者、头不痛。

【解读】

上条反无汗为正气久虚，津液不足；本条反无汗为中寒阳虚。上条的辨证要点是，身如虫行皮中状；本条的辨证要点是，反无汗而小便利伴有呕、咳、手足厥者、头痛。反无汗而小便利为中寒阳虚的必见症状，是否有水寒上逆头痛？又以呕、咳、厥为依据，所以不呕、不咳、不厥，也就不会有水寒上逆的头痛了。

198. 阳明病，但头眩，不恶寒。故能食而咳，其人咽必痛；若不咳者，咽不痛。

【解读】

阳明病的辨证要点之一是不恶寒，阳明中风的辨证要点之一是能食，本证不恶寒而能食，所以无疑是阳明中风证。因为有不恶寒，可以排除表证，提示为里热证。本条证情与上条相比恰恰相反：上条不能食、手足厥，本条能食、不恶寒；上条咳而呕，本条咳而咽痛；上条头痛，本条头眩；上条还有小便不利无汗等证。不难看出上条证属中寒，本条证为中风；上条证是寒而兼饮，属阳虚，本条证是风而兼热，属实。阳明中风与阳明中寒是相对而言，不可看作是绝对对立的，只有全面分析病人的临床表现，才能判明其病机是中风还是中寒。

以上 197 条为阳明病中寒，饮邪内停证，198 条为阳明病中风热邪上扰证，可能与伤寒样综合征有关。以下阳明病黄疸、鼻衄、盗汗也可能与伤寒样综合征有关。因为伤寒样综合征属于温病湿温，在《伤寒》论中没有治疗方法，温病学比较好地解决了这些问题。

199. 阳明病，无汗、小便不利、心中懊憹者，身必发黄。

200. 阳明病，被火，额上微汗出，而小便不利者，必发黄。

【解读】

以上 2 条发黄（黄疸）为湿热之邪所致，若湿热之邪有去路，则可避免发黄，例如小便通利，则湿可外泄；汗出则热能外越，就不会出现黄疸。本证小便不利，无汗或者但头汗出、额上微汗出，余处无汗，则湿不可外泄，热不能外越，就会引起黄疸。所以小便不利；无汗或者但头汗出、额上微汗出，余处无汗；心中懊憹往往是黄疸的先期表现。温邪、热邪、火邪的性质是一样的，只是程度不同。被火也可认为是火邪，不一定都是误用火法。

201. 阳明病，脉浮而紧者，必潮热发作有时；但浮者，必盗汗。

【解读】

脉浮紧为太阳病伤寒之脉，阳明病见脉浮紧，是阳明病热盛腑实证已经形成的表现。若脉浮而不紧，为但热不实，故见盗汗，也可能出现自汗。阳明病热盛出汗应当与阴虚盗汗相鉴别。

202. 阳明病，口燥，但欲漱水，不欲咽者，此必衄。

【解读】

中医认为，阳明病为气分大热证，阳明病里热伤津，应当出现口燥、大渴引饮，但是本条口燥却没有出现大渴引饮，仅仅是以水漱口，而不欲下咽（渴不欲饮的意思），这不是阳明气热伤津，而是邪入营分。"渴不欲饮"是热在营分的特征，营血本为一体，如果病情进一步加重，邪入血分，血热妄行就会引起鼻衄，这是温病学说的内容。尽管张仲景没有明确提出热入营血的病机概念，但是他客观地观察到、真实地记录了阳明病发展为鼻衄的客观事实和过程，已经揭示了其中的必然性和规律性。温病学说中热入营血的病机理论解释了阳明病发展为鼻衄的客观事实，现代感染病学中关于全身炎症反应综合征、弥漫性血管内凝血的理论，应用科学实验的方法证实了阳明病气分证转变为热入营血分证，引起吐血、便血、鼻衄的病理机制。因为已经论证过了阳明经证、气分证与全身炎症反应综合征是一个证态，热入血分与弥漫性血管内凝血是一个证态，由此可以看出由《伤寒论》发展到温病学说，再发展到中医外感热病学，实现了伤寒、温病的融合；西方医学古代的大内科，近代又分化为传染病学、寄生虫病学、内科学，内科学又分为许多科。现代，生物科学、医学科学研究在深度广度上飞速发展，导致传统的学科界限日趋模糊，又分别相互融合，不断衍生出新的学科，例如现代感染病学、神经内分泌免疫网络学、全身炎症反应综合征及多器官功能障碍、多器官功能衰竭等学说的出现，标志着现代医学的产生与发展。中医外感热病学与现代感染病学的融合，则是现代医学发展中的一部分。

203. 阳明病，本自汗出。医更重发汗，病已差，尚微烦不了了者，此必大便鞕故也。以亡津液，胃中干燥，故令大便鞕。当问其小便日几行，若本小便日三四行，今日再行，故知大便不久出。今为小便数少，以津液当还胃中，故知不久必大便也。

【解读】

水、电解质平衡的排出效应器是：皮肤出汗、肾脏泌尿、结肠形成大便以及呼吸排出的水分。每日最少排出的水分是：尿700mL，皮肤500mL，肺400mL，大便150mL，共计1750mL。每日最少也需要摄入1750mL水分才能保持平衡，其中饮水650mL，食物中水750mL，内生水350mL。这些数量不是一成不变的，而是处于动态平衡状态。当大量出汗时，小便减少，大便干燥；当出汗停止时，由于正常进水以及机体的自动调节作用，小便增加，大便软化，或者大便先软化，小便后增加。古代人观察到的现象是客观的，由于没有解剖学、生理学、病理学，对于这个客观现象的解释则是"不科学"的，现在可以给予科学的解释。由此可以看出：胃中干燥与结肠干燥一致，亡津液与机体失水、失盐一致，津液与水、电解质一致，至少在本条内是正确的。这种思路应当是中西医结合的基本方法：一是中西医的基本概念逐个地进行融合；二是中西医的理论构架进行融合，理论构架就是概念（要素）之间的关系。以本条为例，胃中干燥与结肠干燥，亡津液与机体失水、失盐，津液与水、电解质，这3对概念是一致的；出汗、小便、大便这3个概念是中、西医通用的。中医认为：出汗→损失津液→小便不利、大便干燥；西医认为：出汗→机体失水失盐→小便减少，大便干燥，二者的理论构架即概念与概念之间的关系完全一致。不仅如此，这个融合的理论构架还能够解释与这些概念有关的其他问题，例如，腹泻、下利→损失津液、机体失水、失盐→小便不利、尿少这3对概念之间的关系，分别符合中西医的理论。五苓散治疗水样下利，就是因为五苓散具有调整水、电解质调定点的作用，调整了结肠吸收水分的能力，纠正了水、电解质紊乱，五苓散的利尿作用才能显示出来。中医不能满意地解释五苓散治疗霍乱的机理，就是因为在中医的理论构架中没有"结肠具有吸收水分的能力"及水、电解质紊乱等概念。中西医理论体系的融合将给中医学理论补充许多概念，也将给西医学理论补充许多概念，例如使用利尿的方法治疗腹泻，西医没有这个概念，没有一个西医使用利尿剂治疗腹泻，而五苓散具有利尿作用，在《伤寒论》中多处用来治疗腹泻。实际上五苓散是通过调整消化系统的吸收功能，从消化道吸收水、盐，以达到治疗某些腹泻的目的，其治愈的标志是小便通利了。治疗霍乱有许多的方法，对于轻型霍乱也可以通过消化道补液治疗，中西医的原理是一致的。

204. 伤寒呕多，虽有阳明证，不可攻之。

205. 阳明病，心下鞕满者，不可攻之。攻之，利遂不止者死，利止者愈。

【解读】

呕多，心下硬满，它们的病位都在上，在胃脘部；承气汤证的病位在下，在结肠。适应症不对，所以不能攻下。呕多为柴胡汤证，心下硬满为结胸证，痞证既有呕又有心下痞满。结胸证、小柴胡汤证、痞证，其病位都与胃脘部有关，即与肝、胆、胰、胃十二指肠部位的感染有关。一般情况下，不宜用承气汤类攻下，前面已经讨论过了（见149条），不再重复。

206. 阳明病，面合色赤，不可攻之。必发热，色黄者，小便不利。

【注解】

面合色赤：就是满面颜色通红。为无形邪热盛于阳明之经，蒸腾于上所致。

【语释】

阳明病，面合色赤，满面颜色通红，说明是无形之热盛于阳明，而不是有形之燥屎结于大肠，所以不能攻下，否则会引起发热，黄疸，小便不利。

【解读】

以往的败血症、毒血症、病毒血症、脓毒血症，现在都归属于全身炎症反应综合征、多器官功能障碍综合征中，以往对败血症等的临床表现表述，也都是全身炎症反应综合征的临床表现。败血症常见的致病菌有：①革兰阳性细菌，主要是葡萄球菌和链球菌，它们多以外毒素作用于机体。②革兰阴性细菌，主要是大肠杆菌、肺炎杆菌、变形杆菌，它们多以内毒素作用于机体。产生外毒素的细菌主要是革兰阳性细菌中的破伤风梭菌、白喉杆菌、溶血性链球菌、金黄色葡萄球菌等，但某些革兰阳性细菌如痢疾志贺菌、霍乱弧菌、产肠毒素大肠杆菌等也能产生外毒素。多数外毒素的化学成分是蛋白质，大多数外毒素是在细胞内合成后分泌于细胞外；也有的存在于细胞内，当菌体裂解后才释放出来。内毒素是革兰阴性细菌细胞壁中的脂多糖（Lps），只有当菌体死亡或者菌体裂解后才释放出来。螺旋体、立克次体、衣原体亦含有脂多糖（Lps），具有内毒素活性。外毒素的毒性作用非常强，各种细菌外毒素对机体组织器官有选择性的毒害作用，引起特殊的临床表现。其共同的临床特点是：一般无寒战，体温升高常呈稽留热，有时也可呈弛张热，常有面色潮红、皮疹、腹泻、呕吐、四肢温暖，发生休克时间较晚，多为暖休克，病人常常出现谵妄和昏迷状态容易发生心肌炎及出现全身转移性脓肿。内毒素的毒性作用相对较弱，各种细菌内毒素对机体的毒性作用大致相同，引起发热、微循环障碍、内毒素休克、弥漫性血管内凝血等。其临床特点是：一般以突然寒战开始，以后随之体温升高，严重者体温不升或者低于正常。病人脉搏细弱、四肢厥冷，休克出现早而且持续时间长，多为冷休克，常伴有少尿或无尿，多无全身转移性脓肿发生，这是革兰阴性杆菌引起感染性休克的特征。③厌氧菌。厌氧菌所产生的外毒素可导致溶血、黄疸、发热、血红蛋白尿、肾功能衰竭等，当厌氧菌与其他需氧菌同时感染时，临床表现更严重，可有高热、黄疸、休克、弥漫性血管内凝血、迁徙性病灶、心内膜炎等。尽管在实验室里内毒素与外毒素的毒性作用有着明确的区别，但在临床实践中无论是内毒素还是外毒素所引起的毒血症、败血症、全身炎症反应综合征都有其共同的临床表现。在临床实践中不可能出现在实验室中制造的，诸如内毒素败血症、外毒素毒血症……完全相同的临床表现。实验室里的科学实验结果，必须经过科学的推理、判断、分析综合上升为科学理论（只能是生物科学理论），这种科学理论必须经过与临床实践的反复结合，只有与临床实践相符合的科学理论，才能成为医学科学理论。所以在临床上内毒素和外毒素引起的临床表现，有些容易鉴别，有些很难鉴别。

本条"阳明病，面合色赤，不可攻之。必发热，色黄者，小便不利"就符合外毒素引起的毒血症的临床表现，"面合色赤"与面色潮红一致。因为产生外毒素的细菌，一般不在肠道内形成大便秘结，所以攻下法不仅无效，而且会加重病情，例如厌氧菌所产生的外毒素可导致溶血、黄疸、发热、血红蛋白尿、肾功能衰竭等，这与误用攻下法"必发热，色黄者，小便不利"完全一致。317条"……身反不恶寒其人面色赤"的通脉四逆汤证，390条通脉四逆加猪胆汁汤证，与外毒素引起的暖休克一致。219条三阳合病……若自汗出者，白虎汤主之，也与外毒素毒血症关系密切，因为不在肠道内形成大便秘结，所以不用攻下法。

203条、204条、205条及本条为阳明病攻下法的禁忌症。此外194条的"胃中虚冷"，208条"表不解""热不潮"也为不可攻之列。相互参照。

207. 阳明病，不吐、不下、心烦者，可与调胃承气汤。

208. 阳明病，脉迟，虽汗出不恶寒者，其身必重，短气，腹满而喘，有潮热者，此外欲解，可攻里也。手足濈然汗出者，此大便已鞕也，大承气汤主之；若汗多，微发热恶寒者，外未解也；（一法与桂枝汤）其热不潮，未可与承气汤；若腹大满不通者，可与小承气汤，微和胃气，勿令至大泄下。

大承气汤

大黄（酒洗）四两　厚朴炙（去皮）半斤　枳实（炙）五枚　芒硝三合

右四味，以水一斗，先煮二物，取五升，去滓；内大黄，更煮取二升，去滓，内芒硝，更上微火一两沸，分温再服，得下，余勿服。

小承气汤方

大黄（酒洗）四两　厚朴（去皮）（炙）二两　枳实（炙）大者三枚

右三味，以水四升，煮取一升二合，去滓，分温二服。初服汤当更衣，不尔者尽饮之，若更衣者，勿再服。

209. 阳明病，潮热，大便微鞕者，可与大承气汤；不鞕者，不可与之。若不大便六七日，恐有燥屎，欲知之法，少与小承气汤，汤入腹中，转矢气者，此有燥屎也，乃可攻之；若不转矢气者，此但初头鞕，后必溏，不可攻之，攻之必胀满不能食也。欲饮水者，与水则哕，其后发热者，必大便复鞕而少也，以小承气汤和之；不转矢气者，慎不可攻也。

【注解】

燥屎：即干结的粪便。

矢气："矢"就是"屎"。矢气，俗称放屁。

承：是"顺"的意思。

哕：即呃逆、干呕、恶心等表现。

潮热：每日 16～20h 发热，与西医的弛张热一致，是内毒素败血症的表现。

【解读】

3 个承气汤既有联系又有区别，结合其他条文归纳如下：①调胃承气汤证的主要表现是蒸蒸发热、但热不寒、心烦、谵语、腹胀满、或不大便，舌红、苔黄燥，脉滑数或沉实，但不强调燥屎内结、大便不通。病机为燥热实邪初结胃肠，痞满不甚。②大承气汤证的主要表现是日晡潮热、心烦、谵语、独语如见鬼状、手足戢然汗出、腹满胀痛或绕脐痛，大便秘结或下利，舌红、苔黄焦燥，脉滑数或沉实有力，以及目中不了了、睛不和、大便难、身微热等；还有急下存阴证。病机为燥热实邪结聚阳明，痞满亦甚。③小承气汤证的主要表现是潮热心烦、谵语、腹胀满、不大便或下利，舌红、苔黄。病机以痞满气滞为主，实邪结聚较轻。

【现代研究】

（1）大承气汤作用的研究：其作用主要为促进胃肠的运动功能。大承气汤能直接增加肠道平滑肌的电兴奋性，促进肠道的运动，把肠道内的有害物质排出体外；肠梗阻的发生发展与平滑肌细胞内的钙离子升高有关，大承气汤抑制梗阻结肠平滑肌钙离子内流增加，所以能够治疗肠梗阻。大承气汤对平滑肌钙离子内流的影响呈双向调节作用。

（2）大承气汤通过抑制透明质酸酶而防止联结毛细血管内皮细胞的黏合质中所含的透明质解聚，从而降低毛细血管通透性，减少炎性渗出物，降低炎症病灶的扩散；还能减少内毒素吸收，改善微循环，增加腹腔脏器及肠壁组织的血流量，减轻肠梗阻时的缺血、缺氧状态。

（3）在急性腹膜炎的动物实验中证明，大承气汤不仅有增加胃肠血流的作用，而且对急性腹膜炎时大部分腹腔脏器有增加其血流的效果。其意义在于可增加肠壁或腹腔脏器的血氧供应，有利于腹腔内渗出物的吸收，炎症消失，这是攻下法治疗腹膜炎的机理之一。

（4）大承气汤对内毒素血症的预防治疗作用：①减少内毒素的产生和吸收。这是因为通过攻下作用使大量细菌随肠内容物排出体外，缩小了肠道内细菌池。同时大黄等抑制细菌的生长和代谢，减少了内毒素的产生和吸收；②通过改善微循环，降低血管通透性，增强单核－吞噬系统细胞功能，调动体内因素，促进内毒素灭活；③对血流中的内毒素产生直接的拮抗作用；④通过对腹腔脏器血流的增加和改善组织微循环达到保护脏器的作用。实验证明大承气汤确实对于内毒素介导的免疫细胞因子有作用。内毒素是引起全身炎症反应综合征、多器官功能障碍及衰竭的重要物质，所以大承气汤具有预防、治疗内毒素引起的全身炎症反应综合征、多器官功能障碍及衰竭的作用。大承气汤证与内毒素引起的全身炎症反应综合征、多器官功能障碍及衰竭关系密切，它们是一个证态。

（5）肺与大肠相表里的研究：应用人工肠梗阻的方法，可以引起肺的病理形态和病理机能等改变，从而制造出肺与大肠相表里的动物模型。动物实验表明大承气汤能够提高肺的通换气功能，刺激肺泡巨噬细胞增多，从而提高肺的免疫力。在呼吸窘迫综合征家兔模型上，观察大承气汤对肺功能及组织学的影响，表明大承气汤对模型有提高氧分压和改善肺组织病变的作用。同时认为能增加脏器血流，加快微循环血流速度，降低毛细血管通透性的作用。大承气汤治疗呼吸窘迫综合征得到了科学实验的证实，也得到了临床实践的证实。

210. 夫实则谵语，虚则郑声。郑声者，重语也；直视、谵语、喘满者死，下利者亦死。

211. 发汗多，若重发汗者，亡其阳，谵语、脉短者死；脉自和者，不死。

【注解】

郑声：言语重复，声音低微。是谵语中属于虚的状况。谵语、郑声都属于谵妄状态。

212. 伤寒若吐、若下后不解，不大便五六日，上至十余日，日晡所发潮热，不恶寒，独语如见鬼状；若剧者，发则不识人，循衣摸床，惕而不安，（一云顺衣妄撮怵惕不安）微喘直视，脉弦者生，涩者死。微者，但发热谵语者，大承气汤主之。若一服利，则止后服。

【解读】

210条、211条、212条为阳明病的死症：直视、谵语、喘满者死；下利者亦死；亡其阳，谵语、脉短者死；不识人，循衣摸床，惕而不安，（一云顺衣妄撮怵惕不安）微喘直视不识人，独语如见鬼状，这是一组中枢神经系统障碍的临床表现：喘满、微喘这是呼吸困难和衰竭的临床表现；亡其阳、脉短、脉涩是休克的临床表现；直视，是指眼球固定于向前方直视的位置，这是严重的中枢神经系统障碍时出现的眼球注视麻痹，见于深昏迷中；下利不止者，这是消化功能衰竭的表现。显而易见，以上描述至少涉及三大系统：中枢神经系统、呼吸系统、循环系统由功能障碍发展为功能衰竭的过程。在阳明病的基础上出现三大系统的功能障碍或衰竭，多器官功能衰竭的诊断应当成立，这样严重的状态就是在现代医学水平下也很难救活，所以古代中医认为是死证。当只有发热、谵语这样轻型的阳明病时，才能用大承气汤治疗。

中医外感热病学中神志异常包括的状态与现代感染病学中意识障碍包括的状态具有如下的对应关系：

（1）浅昏迷与神昏：浅昏迷，即轻度昏迷，仅对剧痛刺激稍有防御性反应，各种生理性反射存在，呼吸、血压、脉搏一般无明显改变。神昏是指神志模糊，不省人事，甚至昏睡不醒，呼之不应的症状。《伤寒论》中的"不识人"就是昏迷状态。

（2）深昏迷与昏愦不语：深昏迷包括中度与重度昏迷，重度昏迷时全身肌肉松弛，对各种刺激全无反应，各种反射全部消失，眼球固定，瞳孔散大，呼吸不规则，血压下降。昏愦不语，指意识完全丧失，沉迷不语，并见全身厥冷，面色苍灰，脉沉伏难以触及，濒于死亡状态。《伤寒论》中"微喘直视"就是深昏迷的临床表现。

（3）意识混浊与神志昏蒙：意识混浊即意识模糊或朦胧状态，其表现为思考困难，理解、记忆和定向力均有障碍，故反应迟钝，应答常有错误。神志昏蒙是指意识模糊，时清时昧，或时有谵语。

（4）谵语与谵妄，其含义一致。谵语、循衣摸床、惕而不安、独语如见鬼状是谵妄状态。

（5）精神错乱与神志如狂：精神错乱和谵妄相似，但精神运动兴奋更重，常奔跑、自伤、伤人、毁物，多见于感染中毒性脑病。神志如狂，指神志不清，妄为如狂。中医外感热病的神志如狂是比较轻的精神错乱，《伤寒论》中的发狂与较严重的精神错乱一致。

213. 阳明病，其人多汗，以津液外出，胃中燥，大便必鞕，鞕则谵语，小承气汤主之。若一服谵语止者，更莫复服。

【解读】

现代医学认为：发热时消化液分泌减少，各种消化酶活性降低，因而产生食欲减退、口腔黏膜干燥、腹胀、便秘等临床表现。这些可能与交感神经兴奋副交感神经抑制以及大量出汗有关。发热使神经系统兴奋性增高，特别是高热时病人可出现烦躁、谵妄、幻觉，有些病人出现头痛（机制不清）。在小儿高热容易引起抽搐（热惊厥），这可能与小儿中枢神经系统尚未成熟有关。有些高热病人中枢神经系统处于抑制状态，表现为淡漠、嗜睡状态。发热时由于血温升高，刺激呼吸中枢引起呼吸加快，刺激心脏窦房结引起心率加快，体温每升高一度，心率大约增加 18 次/min。以上表现都是发热本身所引起的，当合并其他病理过程时，还会出现更复杂的临床表现。本条因为发热、汗多引起大便干燥与谵语为特点的病变，可以认为是发热本身所引起的病理变化，是最轻微的阳明病腑实证，所以用小承气汤治疗。如果没有大便干燥，可能就是白虎汤类的适应症。

214. 阳明病，谵语、发潮热、脉滑而疾者，小承气汤主之。因与承气汤一升，腹中转气者，更服一升；若不转气者，勿更与之。明日又不大便，脉反微涩者，里虚也，为难治，不可更与承气汤也。

【注解】

脉滑而疾：脉象圆滑流利，应是快速。疾脉就是 140～180 次/min，脉律规则，提示心脏有器质性病变。

脉反微涩：反而出现微弱无力，涩而不流利的脉象。涩脉脉象往来艰难，反映 2 个方面的情况：一是血液黏滞，气滞血瘀；二是津液亏少，血液浓缩。第一种情况发展下去就是弥漫性血管内凝血；第二种情况见于严重脱水，发展下去就是低容量休克。这两种情况都是由多器官功能障碍向衰竭发展的关键环节。

【解读】

阳明病，谵语、发潮热、脉滑、大便燥结这是大承气汤的适应症，但是本条脉象有虚的表现，出现疾脉，表现为脉搏极其快速，说明心脏的功能受到影响即有里虚的表现，这种情况下不应当应用大承气汤。先用小承气汤作试验性治疗，服药后如果放屁，再服 1 次；如果不放屁，不可再服药。如果次日又不大便，脉反微涩，里虚的诊断可成立，这是承气汤的禁忌症。《温病条辨》中的新加黄龙汤类可供参考。

放屁与不放屁是外科衡量肠麻痹、肠梗阻的重要依据。服小承气汤后不放屁，说明肠蠕动没有恢复，肠麻痹、肠梗阻没有解除，与涩脉并见，说明已经发生了休克等危重病象，所以这是承气汤的禁忌症。

215. 阳明病，谵语、有潮热、反不能食者，胃中必有燥屎五六枚也；若能食者，但鞕耳。宜大承气汤下之。

【解读】

阳明病，谵语、有潮热、大便秘结这是革兰氏阴性杆菌内毒素败血症的典型表现。若"能食"说明肠麻痹、肠梗阻不太严重，是小承气汤的适应症；"不能食"说明肠麻痹、肠梗阻严重，是大承气汤的适应症。"宜大承气汤下之"为倒装句，应在"胃中有燥屎五六枚也"之后。

216. 阳明病，下血、谵语者，此为热入血室。但头汗出者，刺期门，随其实而写之，濈然汗出则愈。

【注解】

写：同泻。

【解读】

本条下血不是邪热入血、热迫血妄行所致。因为"邪热入血，迫血妄行"与全身炎症反应综合征、弥漫性血管内凝血是一个证态，刺期门、濈然汗出不可能痊愈。刺期门能够治愈的阳明病热入血室证只能是下血后得到引流的病理状态：一是妇女急性盆腔炎状态如子宫内膜炎，刺期门后，促使感染从阴道得到彻底引流；二是盆腔脓肿穿破直肠、阴道、膀胱得到彻底引流。以上 2 种病理状态可以统称为热入血室证。太阳病热入血室证是妇女急性盆腔炎如子宫内膜炎，太阳病蓄血证是盆腔脓肿的急性典型期；阳明病热入血室证则是合并有全身炎症反应综合征、多器官功能障碍的妇女急性盆腔炎或盆腔脓肿。阳明病热入血室证须经外科手术引流等综合治疗才能痊愈，针刺治疗如此严重的病情未必能愈。阳明病蓄血证是指消化道出血柏油便。

217. 汗（一作卧）出谵语者，以有燥屎在胃中，此为风也。须下者，过经乃可下之；下之若早，语言必乱，以表虚里实故也。下之愈，宜大承气汤。

【注解】

过经：指太阳病表证已经解除，此处指表阳虚已经被纠正。

【解读】

汗出、谵语、燥屎本来就是阳明病的表现，但是表阳虚也可以有汗出，汗出为风邪在表。本条省略了如 20 条所述的表阳虚症状，表阳虚与失盐失水低血容量休克代偿期是一个证态。本条表虚里实就是阳明病合并有失盐失水低血容量休克代偿期，所以不能用大承气汤，以免加重水电解质紊乱引起休克及脑功能障碍，即"下之若早，语言必乱"；应当首先纠正表阳虚即失盐失水低血容量休克代偿期（方法很多，不一定就是桂枝加附子汤），等到该证态被纠正后，需要用下法时才符合"须下者，过经乃可下之"的原则，才可以用大承气汤治疗。"宜大承气汤"为倒装句。

218. 伤寒四五日，脉沉而喘满。沉为在里，而反发其汗，津液越出，大便为难；表虚里实，久则谵语。

【注解】

脉沉：近代临床和血流动力学研究指出，心搏出量少时，血压降低，血管内压力减小，血管充盈不足，血流缓慢，使脉搏位沉。

喘满：喘是指呼吸加快，严重者为呼吸困难；满为腹部胀满。表证的喘满其满在胸部，其脉必浮；里证的喘满其满在腹部，其脉必沉。

【解读】

本条与上条相比病情各有侧重，本条出现呼吸加快，腹部胀满，但是没有谵语，说明阳明病燥屎不严重；脉沉即心搏出量少，血压降低再误用汗法，进入低血容量失代偿期，比上条严重，已经不是表阳虚，而是将要进入亡阳阶段。这时肠道血供减少、屏障功能受到损害。在这种情况下再发汗，就可能引发肠道细菌及内毒素移位，形成二次感染，随着时间的延长，就会引起中枢神经系统功能障碍，产生谵语，此时机体已经进入多器官功能障碍阶段。

219. 三阳合病，腹满、身重、难以转侧、口不仁、面垢、（又作枯，一云向经）谵语、遗尿。发汗，则谵语；下之，则额上生冷汗、手足逆冷；若自汗出者，白虎汤主之。

【注解】

三阳合病：即太阳、阳明、少阳三经同时发病。

口不仁：口中麻木。可表现为语言不利，舌燥、食不知味。

面垢：面部油垢污浊，如蒙尘垢。

【解读】

176 条已经讨论过白虎汤证，白虎汤证的发热是全身炎症反应综合征（SIRS）的最早期表现，主要是由于炎症介质过度释放引起的，其适应症主要针对毒血症、病毒血症引起的高热。如果有细菌感染，必须与其他药物配合。如果体温不甚高，不宜应用。如果有燥屎、肠道细菌、内毒素移位，不宜单独应用，因为白虎汤的药理作用主要是抗病毒及解热作用，抗菌作用较小。本条三阳合病，腹满、发热、谵语等，是一组非特异性症状，是由于高热本身引起的全身各器官系统的功能性变化，用白虎汤降低体温，诸症俱消。是不典型的白虎汤证，应注意与小承气汤证(213 条)、栀子豉汤证的区别。

220. 二阳并病，太阳证罢，但发潮热，手足漐漐汗出、大便难而谵语者，下之则愈，宜大承气汤。

【解读】

本条先见太阳病后转为阳明病，阳明病腑实证证据确凿，所以用大承气汤治疗。

221. 阳明病，脉浮而紧、咽燥、口苦、腹满而喘、发热、汗出、不恶寒反恶热、身重。若发汗则躁，心愦愦反谵语；若加温针，必怵惕烦躁不得眠；若下之，则胃中空虚，客气动膈，心中懊憹。舌上苔者，栀子豉汤主之。

【注解】

惯惯：形容烦乱。

怵惕：形容恐惧惊慌。

【解读】

栀子豉汤证（见76条）的临床表现特点是：没有明显的器质性病变，没有某一个器官感染的特异性症状；病位在胸膈，在胸腔的下部和腹腔的上部（胃、十二指肠、肝、胆等），包括膈在内。和痞证的病位不一样，痞证主要是在胃肠道内的感染，还具有器质性的改变。栀子豉汤证与小柴胡汤证、结胸证的病位一致，所不同的是栀子豉汤证没有明显的器质性病变，与213条小承气汤证、219条白虎汤证一样，也是一组非特异性症状，是由于高热本身引起的全身各器官系统的变化；与213条、219条不同的是，栀子豉汤证的症状表现在胸膈，在胸腔的下部和腹腔的上部，白虎汤症以无形高热为特征，小承气汤证以肠内有干结的大便为特征。小承气汤证、白虎汤证、栀子豉汤证都可以是发热本身引起的全身各器官系统的变化，是一组非特异性症状，只是病变表现的侧重点不同，它们是一个大证态，可以分为几个具体的证态，即发热小承气汤证态、发热白虎汤证态、发热栀子豉汤证态。参考224条解读。

222. 若渴欲饮水，口干舌燥者，白虎加人参汤主之。

【解读】

阳明经证（白虚汤证）误用汗法，引起失盐失水即SIRS合并水电解质紊乱失盐失水，是白虎加人参汤的适应症。见太阳病26条。

223. 若脉浮、发热、渴欲饮水、小便不利者，猪苓汤主之。

猪苓（去皮） 茯苓 泽泻 阿胶 滑石（碎）各一两

右五味，以水四升，先煮四味，取二升，去滓；内阿胶烊消。温服七合，日三服。

224. 阳明病，汗出多而渴者，不可与猪苓汤。以汗多胃中燥，猪苓汤复利其小便故也。

【解读】

221条，阳明病，……，这是阳明经，腑同病的临床表现，阳明经证就是白虎汤证；阳明腑证就是承气汤证。所以使用发汗及温针治疗都是错误的，单纯使用下法（若下之）会引起如下变证：①若胃中空虚，客气动膈，心中懊憹，舌上苔者，栀子豉汤主之；②若渴欲饮水，口干舌燥者，白虎加人参汤主之；③若脉浮、发热、渴欲饮水、小便不利者，猪苓汤主之。

"脉浮、发热、渴欲饮水、小便不利"这一组临床表现也是五苓散的适应症，五苓散证侧重于表邪未净，病程较短的状态，多见于外感热病的早期；猪苓汤证侧重于表邪已净，多见于外感热病的后期肾功能障碍多伴有浮肿。高渗性缺水与五苓散证是一个证态，服用五苓散，可以使水液在体内重新分配，把消化道内的水液吸收，进入血液循环，达到补充血容量的目的。当低血容量状态得到纠正后，尿量自然增加。猪苓汤的利尿作用比较强，调整水电解质紊乱的能力比较差，不适宜于低血容量状态。所以224条阳明病，汗出多而渴者，不可与猪苓汤。"汗出多而渴者"正是高渗性缺水低血容量状态，是五苓散的适应症。

【现代研究】

（1）猪苓汤的利尿作用：通过对猪苓汤、五苓散、柴苓汤利尿作用的研究，发现中药也具有与西药同样或更强的利尿作用，特别是猪苓汤的利尿作用显著，而且猪苓汤的利尿作用以不破坏水、盐平衡为特点，对于人体在利尿的同时有保钾作用，并能改善代谢性酸中毒。猪苓汤在水滞状态时服用有利尿作用。

（2）猪苓汤具有排除泌尿道结石的作用。

（3）猪苓汤对于肾功能不全引起的蓄积于体内的无机盐离子，具有增加其从尿中排泄的作用如223 条。猪苓汤中的阿胶含非必需氨基酸为主，故肾功能衰竭者慎用。

225. 脉浮而迟，表热里寒，下利清谷者，四逆汤主之。

参考 324 条。

226. 若胃中虚冷，不能食者，饮水则哕。

【解读】

本条与194 条"阳明病，不能食，攻其热必哕。所以然者，胃中虚冷故也。以其人本虚，攻其热必哕"的机理一样。"胃中虚冷，不能食"诊断已经明确，"哕"则是"饮水""攻其热"引起的变证。

227. 脉浮，发热、口干、鼻燥、能食者则衄。

【解读】

190 条：阳明病，若能食，名中风；不能食，名中寒。以"能食、不能食"辨别阳明中风与中寒，这是指一般情况下，并非绝对如此，也有不能食而中风者、能食而中寒的。阳明中风"能食"，只是表明病变的性质是风热之邪，所以引起脉浮，发热、口干、鼻燥、鼻腔黏膜干燥容易引起鼻衄。这是因为在鼻中隔的前下区，黏膜下就是软骨，黏膜很薄，没有黏膜下层，却有 5 条小动脉在此交汇；发热使呼吸加快，鼻黏膜蒸发量加大，鼻黏膜干燥，加之鼻中隔的前下区的特殊结构，黏膜容易干燥、破裂出血。

本条"能食者则衄"是强调阳明病鼻出血，一般不会发生在"中寒"的病证中，容易发生在阳明中风证中。

228. 阳明病，下之，其外有热，手足温，不结胸，心中懊憹，饥不能食，但头汗出者，栀子豉汤主之。

【解读】

阳明病，有阳明经证（白虎汤证）、阳明腑证（承气汤证）；有太阳阳明、正阳阳明、少阳阳明；有阳明中风、阳明中寒，并不是凡阳明病都用承气汤，就是阳明腑证（承气汤证）也要根据热与实的程度，分别使用大、小、调胃 3 个承气汤，如果使用不当，一是疾病未除或者除而未净；二是病情加重或者引起变证。本条就是热而未实，下之过早或者下之过重，可能引起结胸证，也可能引起栀子豉汤证，以出现的症状为依据。不结胸，心中懊憹，饥不能食，但头汗出者，这是栀子豉汤的适应症。这里主要应当强调的是病与病之间、证与证之间的演变关系，治疗错误，误用汗、下、火法可以促进这种演变关系，有些则是疾病本身的演变规律，因此在临床上主要根据在疾病过程中出现的症状体征，进行辨证论治，不必一定去追究是否误治或者误治的方法。例如本条，在阳明病的过程中，只要出现"心中懊憹，饥不能食，但头汗出"，用鉴别诊断的方法排除结胸证、痞证、小柴胡汤证，分析其病机是热扰胸膈，就是栀子豉汤的适应症，即发热栀子豉汤证态。

229. 阳明病，发潮热、大便溏、小便自可，胸胁满不去者，与小柴胡汤。

230. 阳明病，胁下鞕满，不大便而呕，舌上白苔者，可与小柴胡汤。上焦得通，津液得下，胃气因和，身濈然汗出而解。

【解读】

在太阳病向少阳病、阳明病的转化过程中，可以出现许多不典型的、过渡型的证候，例如太阳少阳合病、阳明少阳合病、太阳阳明少阳三阳合病，如果太阳病阳明病的主症不明确，则不能用汗、下法，这时遵循"有柴胡证，但见一证便是，不必悉具"的原则，与小柴胡汤和解即可痊愈。

231. 阳明中风，脉弦浮大，而短气，腹都满，胁下及心痛，久按之气不通，鼻干，不得汗，嗜卧，一身及目悉黄，小便难，有潮热，时时哕，耳前后肿，刺之小差，外不解。病过十日，脉续浮者，与小柴胡汤。

232. 脉但浮，无余证者，与麻黄汤。若不尿，腹满加哕者，不治。

【解读】

231条、232条的病情复杂而且严重，历代注家多有争论。如此复杂而且严重的病情，使用针刺和小柴胡汤，显而易见治疗方法与病情不符合，病重而法轻；《伤寒论》所记述的疾病应该是常见病、多发病，这样才能符合医学发展的规律，如此复杂而且严重的病情，是很难见到的疾病；由于时代的原因，秦汉时期著书使用竹简刻写，非常艰难，《伤寒论》中的每一个字都很珍贵、精练、真实，所以上述的症状体征都是真实可靠的。综合以上分析，这种疾病可能在当时是一种常见病，后来消失了。对于难以解释的条文不必勉强，留给来者也是一种科学态度。

231条，阳明中风，可能不是一个病，而是多个病，"病过十日"有3种可能：①小柴胡汤证；②麻黄汤证；③恶化不能治疗而死亡如232条。这是另外一种解读。

233. 阳明病，自汗出。若发汗，小便自利者，此为津液内竭，虽鞭不可攻之；当须自欲大便，宜密煎导而通之。若土瓜根及大猪胆汁，皆可为导。

蜜煎导方：

食蜜七合

右一味，于铜器内微火煎，当须凝如饴状，搅之勿令焦著，欲可丸，并手捻作挺，令头锐，大如指，长二寸许。当热时急作，冷则硬。以内谷道中，以手急抱，欲大便时，乃去之。疑非仲景意，已试甚良。

又大猪胆一枚，泻汁，和少许法醋，灌谷道内，如一食顷，当大便出宿食恶物，甚效。

【解读】

大便秘结只是一个症状，根据它所伴随的症状，确定其病理状态才能给予正确治疗。本证的原因是汗出太多，但是由于机体的自动调节功能，机体并没有出现明显的失盐失水现象，因为没有口渴、小便不利的表现，反而有小便自利；本证没有腹满痛、潮热的表现，说明没有肠梗阻与内毒素败血症；"当须自欲大便"即病人自己感觉到需要大便而又解不出来，说明粪便干燥而且到了乙状结肠和直肠的位置，在这种情况下才是润肠外导法的适应症。与西医的灌肠，肛门内放置开塞露是一个道理。与承气汤证不一样，承气汤证梗阻部位在结肠以上，往往伴有水电解质紊乱、内毒素移位败血症、腹痛、腹胀满等。

234. 阳明病，脉迟、汗出多、微恶寒者，表未解，可发汗，宜桂枝汤。

235. 阳明病，脉浮、汗出而喘者，发汗则愈，宜麻黄汤。

【解读】

中医认为此2条属阳明经初受外邪，以太阳病为主，故治当解表。尽管各名注家意见一致，但是非常勉强。阳明病，是指阳明经被六淫外邪所致病，六淫是指风寒湿暑燥火，当风邪侵入阳明经引起的阳明经病（如234条）不是胃家实，而是风邪引起的阳明病中的表虚证；当寒邪侵入阳明经引起的阳明经病，则是阳明病中的表实证，并非阳明病兼太阳病表虚证、表实证。"阳明之为病，胃家实（一作寒）是也"是指一般情况下，大多数情况下如此。阳明病，有阳明经证（白虎汤证）、阳明腑证（承气汤证）；有太阳阳明、正阳阳明、少阳阳明；有阳明中风、阳明中寒；有阳明病表虚证、阳明病表实证。阳明病是比较复杂的一大类疾病，不单单是胃家实那么简单，下面还有阳明病湿热发黄证。

236. 阳明病，发热汗出者，此为热越，不能发黄也；但头汗出，身无汗，剂颈而还，小便不利，渴引水浆者，此为瘀热在里，身必发黄，茵陈蒿汤主之。

茵陈蒿六两　栀子（擘）十四枚　大黄（去皮）二两

右三味，以水一斗二升，先煮茵陈，减六升；内二味，煮取三升，去滓，分三服。小便当利，尿如皂荚汁状，色正赤，一宿腹减，黄从小便去也。

260. 伤寒七八日，身黄如橘子色，小便不利，腹微满者，茵陈蒿汤主之。

【注解】

热越：里热通过出汗越过皮肤散发于体外，使热邪得以发泄消散。

剂颈而还：剂通齐；剂颈而还，就是颈以上有汗，颈以下无汗。

水浆：泛指各种可饮用之液体，如水、米汤、面汤、果汁之类。

瘀热在里：即邪热淤滞在里。

【解读】

中医认为阳明病发黄，多由于湿热郁蒸所致。形成湿热郁蒸的条件主要是无汗与小便不利，无汗则热不得越，小便不利则湿不得泄，湿热交蒸，郁而不得出，因而酿成黄疸。

西医认为黄疸分为3类，肝细胞性、阻塞性、溶血性，或者肝性、肝前性、肝后性。本条茵陈蒿汤证黄疸有发热、无汗、口渴、小便不利、腹满等临床表现，符合肝细胞性黄疸。肝细胞性黄疸的病因主要有2种：一是病毒性肝炎以及其他微生物引起的肝炎；二是感染病中的各种毒素、炎症介质对肝细胞的损害，即多器官功能障碍中肝脏功能障碍或衰竭。后者往往伴有神经系统症状和其他器官功能障碍，所以本条茵陈蒿汤证黄疸主要指的是病毒性肝炎以及其他病原体引起的肝炎。

由病原体引起的黄疸，除了肝炎病毒之外还有钩端螺旋体、回归热、斑疹伤寒、伤寒、大叶性肺炎等急性全身性感染病。急性传染病并发黄疸，常提示病情较重，且黄疸程度与病情轻重相平行，它们的临床表现也非常相似，好发于夏秋季节，与水污染、媒介昆虫大量繁殖有关，以至于在古代的欧洲和中国古代医学家都很难把它们区别开来，只有到了近代和现代，有了显微镜和免疫学技术，能够准确地鉴别各种病原体，这些疾病的鉴别才成为可能。

【现代药理研究】

（1）茵陈蒿汤具有减低血清转氨酶及胆红素的作用。

（2）茵陈蒿汤具有利胆作用。

（3）茵陈蒿汤对肝细胞具有保护作用。

（4）茵陈蒿汤具有显著的降血脂的作用。

261. 伤寒身黄发热，栀子蘖皮汤主之。

肥栀子（擘）十五个 甘草（炙）一两 黄蘖二两

右三味，以水四升，煮取一升半，去滓，分温再服。

【注解】

蘖皮：即黄柏树的皮，中药黄柏就是黄柏树的皮，黄蘖也就是黄柏。

【解读】

栀子具有保肝、利胆、退黄、降低转氨酶和血清胆红素含量的作用、促进胰腺分泌作用、对胃机能产生抗胆碱能性的抑制作用、具有显著的泻下作用；还具有抗菌、抗炎作用和镇静、降温作用。黄柏具有非常广的抗菌谱，对于乙型肝炎表面抗原黄柏具有明显的选择性抑制作用。甘草有保肝作用、抗病毒作用。栀子黄柏汤的各组成药物均有治疗肝细胞性黄疸的作用，因此推测栀子黄柏汤具有治疗肝细胞性黄疸的作用。

262. 伤寒瘀热在里，身必黄，麻黄连轺赤小豆汤主之。

麻黄（去节）二两 连轺（连翘根）二两 杏仁（去皮尖）四十个 赤小豆一升 大枣（擘）十二枚 生梓白皮（切）一升 生姜（切）二两 甘草（炙）二两

右八味，以潦水一斗，先煮麻黄再沸，去上沫，内诸药，煮取三升，去滓。分温三服，半日服尽。

【注解】

身必黄：即身体如果发生黄疸。必，作为连接词用，表示"如果""假定"的意思。

连轺：现在多用连翘。

生梓白皮：即梓树的韧皮部。

潦水：即雨水。

【解读】

麻黄具有发汗、利尿、抗流感病毒只作用；连翘具有广谱抑菌作用，抗炎作用，强心、利尿作用，保肝作用。梓白皮现在多以桑白皮代之，桑白皮具有利尿、降压作用，镇静镇痛及抗惊厥作用，抗菌作用。本方由麻黄汤加减而成，具有发汗、利尿、抗菌、保肝等作用。麻黄连轺赤小豆汤的复方研究较少，现在常用于黄疸性肝炎、小儿肾炎。临床上麻黄连轺赤小豆汤可以治疗急性黄疸性肝炎早期有表证者，但是其机理还不清楚，这为现代医学提供了一条思路：用发汗的方法能否治疗急性黄疸性肝炎？麻黄连轺赤小豆汤退黄的机理是什么？古代中医用什么思路创造出麻黄连轺赤小豆汤？我们不能满足于用现代药理研究解释方剂的治疗作用，而不知道组成方剂的原理，否则我们还是不能用现代医学原理组建新方，只能在原有的方剂上加减。揭示组建中药方剂的原则与原理，是现代医学的艰巨任务。

因为中医认为阳明病发黄的病机是里有湿和热2种病邪，这2种病邪交织在一起形成湿热郁蒸，不能排出体外，其主要原因是无汗与小便不利，无汗则热不得越，小便不利则湿不得泄，湿热交蒸，郁而不得出，因而酿成黄疸。所以在治疗方法上就要利小便、发汗、清里热三法同用，因此就衍化出以发汗为主的麻黄连轺赤小豆汤、以清里热为主的栀子蘖皮汤、以利小便为主的茵陈蒿汤。三方各有侧重。

237. 阳明证，其人喜忘者，必有畜血。所以然者，本久有瘀血，故令喜忘；屎虽鞭，大便反易，其色必黑者，宜抵当汤下之。

【注解】

喜忘：喜忘、善忘意思相同，即西医的健忘。

畜血：畜通蓄，畜血即血液积聚、储留，与瘀血意思相同。

【解读】

本条为阳明蓄血证，其病机是"本久有瘀血"，其临床表现是"喜忘；屎虽硬，大便反易，其色必黑"。与西医的健忘、柏油便一致。柏油便最常见于上消化道出血，下消化道出血如果在消化道内停留时间较长，也可以成为柏油便。上消化道出血最常见的原因是胃十二指肠溃疡出血及肝硬化门脉高压症，除此而外，在感染病中消化道出血还见于应激性溃疡及弥漫性血管内凝血。"本久有瘀血，故令喜忘"说明病程较长，由于长期多次出血，病人有慢性贫血，健忘正是慢性贫血的表现。所以阳明蓄血证与胃十二指肠溃疡出血及肝硬化门脉高压症是一个证态；应激性溃疡与大黄黄连泻心汤证是一个证态；弥漫性血管内凝血与热入血分犀角地黄汤证是一个证态。

125. 太阳病，身黄，脉沉结，少腹鞭，小便不利者，为无血也；小便自利，其人如狂者，血证谛也，抵当汤主之。

257. 病人无表里证，发热七八日，虽脉浮数者，可下之。假令已下，脉数不解，合热则消谷喜饥，至六七日，不大便者，有瘀血，宜抵当汤。

【解读】

如果把 125 条与 257 条合起来看，125 条是蓄血发黄证，其临床表现有身黄、脉沉结、少腹硬、小便自利、其人如狂，前已述及这与宫外孕破裂盆腔积血一致。宫外孕破裂初时无发热，当积血吸收时会引起发热，不超过 38℃，不伴有恶寒、往来寒热、潮热等特点，所以称为"无表里证"，实际上是指发热的特点，既不同于表证的发热，也不同于里证和半表半里证的发热，而是由于大量血球破裂引起的吸收热，不是由于感染引起的发热。中医也认为本证不属于外感热病，属于内伤。由于病人大量失血，所以"消谷喜饥"，因为"至六七日，不大便"，所以应当用下法。宫外孕急性期用抵当汤，当液性成分吸收之后，盆腔内遗留下的胎儿、血块机化后形成包块，这时可用其他的活血化瘀方法治疗，如抵当丸等。盆腔内遗留下的胎儿骨骼不易被吸收，一般永久保留在盆腔，偶尔也可穿破直肠或腹壁排出体外。

238. 阳明病，下之，心中懊憹而烦，胃中有燥屎者可攻。腹微满，初头鞭，后必溏，不可攻之。若有燥屎者，宜大承气汤。

239. 病人不大便五六日，绕脐痛、烦躁、发作有时者，此有燥屎，故使不大便也。

【解读】

此 2 条的临床表现特点是"绕脐痛、烦躁、发作有时"，转换成西医的概念就是：阵发性的脐周疼痛、烦躁，这正是腹部空腔脏器梗阻的典型表现，包括胆管、胰腺管、肠管等。梗阻早期还没有发热这个症状。中医认为绕脐痛、发作有时，主要由于是肠中燥屎不得出，而矢气冲攻，所以发作有时。西医认为腹痛是肠梗阻后最先出现的症状，多在腹中部脐周围附近，呈阵发性绞痛，这是由于剧烈的肠蠕动企图使肠内容物挤过梗阻部位所引起。腹痛发作时，病人自觉有气体在肠内窜行，到达梗阻部位而不能通过时疼痛最重；如果是不完全梗阻，当气体通过后疼痛立即减轻或消失。相隔一段时间后，再次发生。对于腹痛的发生机理，中西医的认识是一致的。西医认为肠梗阻的主要临床表现是腹痛、呕吐、腹胀、无大便和肛门排气；与中医的绕脐痛、烦躁、腹微满、心中懊憹、不大便完全一致。所以阳明病腑实证与肠梗阻是一个证态，这个证态还应当包括腹部其他空腔脏器的梗阻。

以上为不完全性肠梗阻，当气体通过后疼痛立即减轻或消失。若肠梗阻发展至绞窄性时，有大量毒素和细菌聚积在腹腔内，刺激腹膜则转变为持续性腹痛，阵发性加重。到病程晚期，由于梗阻部位以上肠管过度膨胀，收缩能力减弱阵痛的程度和频率都降低。当出现肠麻痹后，不再出现阵发性绞痛，呈现出持续性胀痛。如254条、255条。

腹微满，初头硬，后必溏，不可攻之，即191条。固瘕后溏是因为脾脏虚冷，不能温养，脾虚不能化水谷，直入大肠，导致大便溏薄。因肠道无脾阳温煦，蠕动缓慢，因此初头硬，后必溏，不可攻之，即不能使用攻下的方法治疗。这种疾病应当以温养为主，辅助以行气。可选用理中汤加木香枳壳之类，温脾行气以通大肠。阳明病以胃炎实、热为多见，但也有例外，固瘕脾胃虚寒证也是阳明（脾胃）病的另外一种临床类型。

240. 病人烦热，汗出则解；又如疟状，日晡所发热者，属阳明也。脉实者，宜下之；脉浮虚者，宜发汗。下之与大承气汤，发汗宜桂枝汤。

【解读】

本条是介于太阳病与阳明病之间的状态，这时要根据其他临床表现来决定治疗方法。脉实者，下之与大承气汤；脉浮虚者，发汗宜桂枝汤。都是举例而言，不是定论。

241. 大下后，六七日不大便，烦不解，腹满痛者，此有燥屎也。所以然者，本有宿食故也，宜大承气汤。

【注解】

宿食：食物经宿不消，停滞肠内。

242. 病人小便不利，大便乍难乍易，时有微热，喘冒不能卧者，有燥屎也，宜大承气汤。

【注解】

喘冒：即气喘而头昏目眩。气喘是呼吸困难，呼吸困难时机体发生呼吸性酸中毒及缺氧，所以出现头昏目眩。

【解读】

此2条为肠梗阻加重引起的全身性变化。238条、239条基本上是指单纯性、机械性肠梗阻，如果病情不断加重，最终可以发展为麻痹性肠梗阻。除此而外，全身性感染中毒、水电解质紊乱、急性腹膜炎都会引起麻痹性肠梗阻，而麻痹性肠梗阻本身，由于肠屏障功能障碍，肠内细菌毒素移位，继而引起全身炎症反应综合征；肠梗阻还可以引起水、电解质紊乱，急性腹膜炎；全身炎症反应综合征向多器官功能障碍综合征发展时首当其冲的器官就是肺，其临床表现就是呼吸困难、呼吸窘迫综合征。麻痹性肠梗阻时全腹膨胀显著，腹痛不明显，一般为持续性胀痛；麻痹性肠梗阻是动力性肠梗阻，是由于肠壁肌肉运动紊乱，以致肠内容物不能通过，而肠腔并无阻塞，只要不是完全性麻痹，就会出现大便时有时无。"病人小便不利"是机体失盐失水的表现；"微热，喘冒不能卧"是内毒素血症、呼吸困难的表现。所以阳明病喘冒证与呼吸窘迫综合征是一个证态，阳明病喘满燥实证与肠梗阻是一个证态，都是大承气汤的适应症。

243. 食谷欲呕，属阳明也，吴茱萸汤主之。得汤反剧者，属上焦也。

吴茱萸汤

吴茱萸（洗）一升　人参三两　生姜（切）六两　大枣（擘）十二枚

右四味，以水七升，煮取二升，去滓，温服七合。日三服。

【解读】

本条为阳明病胃寒气逆证，阳明病胃家实是指多数情况下、一般情况下，事实上阳明病虚寒证也不少见如238条、191条。如果服用吴茱萸汤后病情加重，说明不是阳明病虚寒证，因为食谷欲呕的原因很多如上焦心、肺。

【药理研究】

吴茱萸汤能直接作用于胃肠，具有抑制胃肠运动、解除胃痉挛的作用，因此可以镇吐和解除胃痉挛疼痛；能明显减少大鼠的胃液分泌，显著降低其胃酸浓度，因此本方具有制酸作用，有助于缓解吞酸症状，也可能是抑制溃疡形成的机理之一。吴茱萸具有镇吐、镇痛、强心、扩血管及升体温的作用，吴茱萸汤是调节神经系统功能、止痛、止呕、改善胃肠功能的有效方剂，尤其用于治疗以干呕、吐涎沫、头痛为主要表现的疾病其效果更好。

244. 太阳病，寸缓、关浮、尺弱，其人发热汗出，复恶寒，不呕，但心下痞者，此以医下之也。如其不下者，病人不恶寒而渴者，此转属阳明也。小便数者，大便必鞕，不更衣十日，无所苦也。渴欲饮水，少少与之，但以法救之。渴者，宜五苓散。

【解读】

寸缓、关浮、尺弱，相当于阳浮阴弱，这是太阳病中风证的脉象；发热汗出，复恶寒，是太阳病中风证的主症。脉证相符，太阳病中风证的诊断可以成立。太阳病中风证转变为阳明病有以下几种途径：①误用下法引起心下痞的痞证，如164条解表宜桂枝汤，攻痞宜大黄黄连泻心汤；②没有用下法，由于发热汗出，损耗津液，病人出现不恶寒而口渴、不大便十余日而没有什么痛苦，这是阳明病脾约证，可以用润肠通便法，若口渴严重也可以用养阴生津清热法，或者多次少量饮水治疗，根据病情而定；③如果口渴严重而且小便少，这是失盐失水的表现，是五苓散的适应症。说明在疾病的发展过程中证与证之间、病与病之间有着必然的联系，强调在辨病与辨证的基础上选择正确的治疗方法。

245. 脉阳微而汗出少者，为自和（一作如）也；汗出多者，为太过。阳脉实，因发其汗，出多者亦为太过。太过者，为阳绝于里，亡津液，大便因鞕也。

【注解】

脉阳微：即脉浮虚无力。

阳脉实：即脉浮盛有力。

阳绝于里：指阳气独盛于里。这是由于发汗太过阴伤而引起的。

【解读】

脉阳微指脉象浮取无力，主正气虽虚而邪也不甚，此时微微汗出，疾病自动痊愈，所以说"为自和也"。如果汗出过多，体内津液必然减少，所以说"为太过"。阳脉实，即脉象是浮取紧实有力，证属太阳病表实证，虽然应当发汗治疗，但是也不能过量，否则体内津液必然也会减少，这也是太过。太过者是指发汗没有恰到好处，而是发汗过量，以致津液外亡，体内津液减少（阴伤），肠内水分缺乏所以大便干燥。"阳绝于里"是阴伤而阳气独盛于里的意思，而不是阳气离绝。《伤寒论》非常强调发汗不可太过，过汗伤阳。《温病条辨》中说：误汗虽曰伤阳，汗乃五液之一，未始不伤阴也。本条就是误汗伤阴，引起大便硬。误汗伤阳、伤阴都是水电解质紊乱的结果，误汗伤阳是急性发生的，以失盐失水为主的水、电解质紊乱；误汗伤阴是阴虚的最轻型，即亡津液，大便因硬。阴虚是慢性发生的以蛋白质、血浆胶体物质及钙镁等离子丢失为主的水电解质紊乱，阴虚生内热、阴虚动风就是在这种阴虚病理状态下发生的。同样，阳虚可以生寒，例如甘草干姜汤证、芍药甘草附子汤证、四逆汤证、里寒外热的通脉四逆汤证等；阳虚也可以动风，例如芍药甘草汤证、茯苓桂枝甘草大枣汤证、茯苓桂枝白术甘草汤证与真武汤证都是由于水、电解质紊乱引起的肌肉不自主抽搐。这些证都有与其相对应的病理状态，构成比较固定的证态，证态与证态之间的演变关系、鉴别诊断分别与证与证之间的演变关系、鉴别诊断；与证相对应的病理状态之间的演变关系、鉴别诊断完全一致。也就是说中医学中由证与证之间的关系构成的理论框架，西医学中由（与证相对应的）病理状态与病理状态之间的关系构成的理论框架，由证态与证态之间的关系构成的理论框架三者是完全一致的。证、病理状态、证态3个概念的内涵外延相统一，三者的理论框架完全一致，从而完成了三者的理论体系的融合。也就是说通过证态概念这个中介概念体系，完成了中西医两大理论体系的融合，实现了证与其相对应的病理状态这两个完全不同的概念，通过证态概念体系这个中介，在不同的理论体系中自由流易。例如亡阳四逆汤证这是个中医概念，在西医中没有这个概念，尽管中西医结合学派用四逆汤治疗休克取得了巨大成功，但是至今亡阳与休克这两个概念不能在不同的理论体系之间相互流易，绝大多数西医特别是国外的西医不接受亡阳四逆汤证这个概念，因为在使用四逆汤的时候，还要辅以中医的辨证，这是西医不能接受的一个原因，更重要的是休克这个概念，在西医理论构架中的位置能否用亡阳这个概念取代？休克的分类、形成休克的机理、休克的诊断标准与鉴别诊断与亡阳是什么关系？亡阳的分类、形成机理、诊断标准与鉴别诊断与休克是什么关系？亡阳与休克这两个概念的内涵和外延不完全一致，但是亡阳与低血容量休克的内涵和外延是一致的，亡阳与低血容量休克是一个证态。通过证态概念，亡阳这个概念可以在西医学内与低血容量休克一样自由流易，同样，低血容量休克这个概念可以在中医学内与亡阳一样自由流易，只有这样西医才有可能接受亡阳四逆汤证这个中医概念，四逆汤才有可能在全世界应用，中医学才能被全世界共享，造福于全人类。

246. 脉浮而芤，浮为阳，芤为阴，浮芤相搏，胃气生热，其阳则绝。

【解读】

上条言大便硬的成因，本条言阴虚阳盛的脉象。"其阳则绝"与"阳绝于里"是同一个意思。芤脉主要见于各种急性大出血；偶尔见于素有贫血者，吐泻过度，津液大伤，导致血容量不足时。若能及时纠正之，芤脉即可消失。芤脉在此出现只是暂时的，短暂的，随着机体的自我调节，水电解质紊乱会得到纠正，芤脉就会消失。20条，太阳病，发汗，遂漏不止，其人恶风，小便难，四肢微急，难以屈伸者，桂枝加附子汤主之。是太阳病误汗引起的表阳虚证，是最轻的阳虚证；阳明病是里证，误汗引起里（胃肠）阴虚，阴虚生内热表现为大便干燥，是最轻的阴虚证。阴虚则阳胜，里（胃肠）阴虚则里阳胜，所以称"阳绝（胜）于里"。

247. 趺阳脉浮而涩，浮则胃气强，涩则小便数；浮涩相搏，大便则鞕，其脾为约，麻子仁丸主之。

麻子仁（二升）　芍药半斤　枳实（炙）半斤　大黄（去皮）一斤　厚朴（炙，去皮）

一尺　杏仁(去皮尖，熬，作脂)一升

右六味，密和丸，如梧桐子大。饮服十丸，日三服，渐加，以知为度。

【注解】

趺阳脉：即足背动脉。

【解读】

阳明病脾约证是外感热病(感染病)后期由于各种原因形成的大便干燥，也用于一般的大便秘结，中、西医的认识基本上是一致的。阳明病脾约证与一般的大便秘结是一个证态，这一对概念可以在中、西医两大理论体系中自由流易。麻仁丸具有润肠通便作用也得到了动物实验的证明。

248. 太阳病三日，发汗不解，蒸蒸发热者，属胃也，调胃承气汤主之。

【注解】

发汗不解：指发汗后病仍未愈，不是太阳病表证未解。

蒸蒸发热：形容发热如蒸笼中热气向外蒸腾一样。

249. 伤寒吐后，腹胀满者，与调胃承气汤。

【解读】

《伤寒论》中调胃承气汤证的原文有3条，综合起来看其主症是：蒸蒸发热、腹胀满、心烦，大便可以正常或者程度不等的干燥。这与白虎汤证需要鉴别，白虎汤证有高热、大汗出、口大渴、脉滑数；调胃承气汤证也具有这四大症，但是程度比白虎汤证都轻，另外有腹胀满、心烦的主症。

250. 太阳病，若吐、若下、若发汗后，微烦、小便数、大便因鞕者，与小承气汤，和之愈。

【解读】

本条与上条相比，大便已硬并有微烦，说明病情加重，但因为有小便数可知病情不如大承气汤证严重。微烦是最轻的中枢神经系统功能障碍，小便数说明机体通过自动调节功能，基本上保持着水、电解质的平衡，所以用小承气汤轻下，"和之愈"，使机体保持平和就可以了。消化道通畅，消化吸收机能恢复正常，就能完全恢复水、电解质平衡，这也是"以下存阴"的方法。

251. 得病二三日，脉弱，无太阳柴胡证，烦躁、心下鞕；至四五日，虽能食，以小承气汤，少少与，微和之，令小安；至六日，与承气汤一升。若不大便六七日，小便少者，虽不受食，(一云不大便)但初头鞕，后必溏，未定成鞕，攻之必溏；须小便利，屎定鞕，乃可攻之，宜大承气汤。

【解读】

对于邪热不重，但以邪结肠胃为主的腑实证，用大承气汤攻下时要慎重，须燥屎确已形成，无禁忌症时才可使用。此两点未确认之前，可先用小承气汤作试验性治疗，以防误治。得病二三日，无太阳柴胡证，烦躁，说明是阳明病，应当用攻下法；但是心下硬、脉弱是攻下法的禁忌症。经过观察，发现病人能食，说明胃气尚可，邪结已经下入肠腑，攻下的时机已经成熟，因此用小承气汤作试验性治疗，为了安全起见，采用小剂量给药法，希望腑通邪去。如果效果不佳，但是也没有副作用，到了第6日再给1剂小承气汤。如果还不大便，有2种可能：一是病证转为中虚湿停肠胃，水湿内停表现为肛门部大便硬结，肠中不全干(初头硬，后必溏)，如用攻下必然出现溏便；二是病情加重完全燥化成实，是大承气汤的适应症。二者的区别在于小便利与不利，小便利是燥屎已成；小便不利是水湿内停。

252. 伤寒六七日，目中不了了，睛不和，无表里证，大便难，身微热者，此为实也，急下之，宜大承气汤。

【注解】

目中不了了：即视物不清楚。

睛不和：指眼球转动不灵活。"睛不和"随着病情加重可以发展为直视。直视，是指眼球固定于向前方直视的位置，这是严重的中枢神经系统障碍时出现的眼球注视麻痹，见于深昏迷中。

无表里证：没有典型的表证和里实证。有人认为是无表证的里证。

【解读】

伤寒六七日，意思是表证已去，病邪已经完全化热入里，邪结胃肠，但是只见到大便难，似乎胃肠积滞不重；但是目中不了了，睛不和，提示邪热亢盛，灼伤阴液，并有动风之兆。另有人认为：虽然没有明显的表证如恶寒头痛等，也没有典型的里实证如腹满痛、潮热等，仅见大便难，身微热；但是发生了目中不了了，睛不和，这是燥热灼伤阴液，真液将竭的表现，必须急下以救阴。两种说法的结果是一样的。西医认为目中不了了，睛不和，就是视物模糊，眼球转动不灵活，在感染病中提示中枢神经系统出现了功能障碍，其原因一是严重的水、电解质紊乱；二是内毒素血症引起的中毒性脑病。如果病情进一步发展，可能出现惊厥，这与中医的认识：目中不了了，睛不和，提示邪热亢盛，灼伤阴液，并有动风之兆，完全一致。这种惊厥与高热本身引起的惊厥不一样，后者高热惊厥多发生在幼儿，必须有高热；内毒素血症引起的中毒性脑病不一定有高热，本条目"中不了了，睛不和"与微热同时发生也提示了内毒素血症的存在。内毒素血症时大便不一定干燥。所以本条指的是内毒素血症引起的中毒性脑病，也可能伴有水电解质紊乱。因为本条有大便难，所以是大承气汤的适应症。

肠原性内毒素血症是内毒素血症的主要原因。大承气汤有直接灭活内毒素、抗肠道 G^- 杆菌，防止肠道内毒素及细菌移位，促进肠道内毒素排出体外，增强血浆及胆汁灭活内毒素的能力，减轻肠、肝、肺、肾等的病理改变，降低细胞因子、内皮素 - 1 水平及脂质过氧化作用等，从而保护肠屏障，减轻全身炎症反应，阻断了 MOD 向 MOF 转化，促进机体恢复。其突出特点是通里攻下、荡涤肠胃、使肠道细菌和内毒素等排出体外，减少内毒素吸收，降低循环内毒素诱发肠道内毒素等移位及由此而引起的继发反应，减轻内毒素、细胞因子及其它炎症介质与胃肠肽类激素（如 ET - 1）所致损伤，是防治肠源性内毒素血症最有效的方剂。

253. 阳明病，发热、汗多者，急下之，宜大承气汤。

【解读】

中医认为本条应当与白虎汤证鉴别，两者都有发热汗多，但是本证可伴有腹微满、大便难等；白虎汤证则以大渴、大汗、高热、脉洪大为特点。如果内毒素血症是由于肠源性感染引起的，发热、汗多必然引起机体失盐失水，此时用白虎汤降温或者输液、补充水电解质都不能解决问题，只有清除肠源性感染才能解决问题，无论有无大便干结都是大承气汤的适应症。

254. 发汗不解，腹满痛者，急下之，宜大承气汤。

【解读】

太阳病发汗后病情解除，而阳明病不可发汗，发汗不仅病不能解除，反而耗伤津液，加重肠内的燥屎形成，腹满、腹痛、不大便是肠梗阻的表现，应当急用大承气汤攻下。

255. 腹满不减，减不足言，当下之，宜大承气汤。

【解读】

腹胀持续不减，即使略有减轻也是微不足道，说明病情已经发展为麻痹性肠梗阻。参考239条。

252条、253条是肠源性感染引起的内毒素血症，254条、255条则是晚期的肠梗阻。白虎汤证与全身炎症反应综合征是一个证态，包括内毒素血症引起的高热，但是不包括肠源性感染，肠源性感染是大承气汤的适应症。

256. 阳明少阳合病，必下利，其脉不负者，为顺也，负者，失也，互相克贼名为负也。脉滑而数者，有宿食也，当下之，宜大承气汤。

【解读】

"其脉不负者，为顺也，负者，失也"，这是根据五行生克学说，从脉象是来解释疾病的顺逆。以阳明少阳合病为例，阳明胃腑属土，少阳胆腑属木。在生理状态下，木克土具有制约促进的意思，保持着机体的平衡，不发生疾病。在病理状态下，木克土，即胆木之邪加害胃土，使病情加重。如阳明少阳合病下利时，如果只见到阳明病的脉象实、大、滑、数，而没有见到少阳病的脉象弦紧，这就叫作"不负"，反映了中土胃尚旺，胆木不能克乘胃土，此为顺证。反之如果没有见到阳明病的脉象实、大、滑、数，而只见到少阳病的脉象弦紧，这是少阳之邪加害阳明，说明胃气不足，病情复杂，此为逆证，故曰"负也""失也"。当阳明少阳合病下利时，见到"脉滑而数"，这是阳明病的脉象，说明这是顺证，阳明病的诊断可以成立。脉象滑数，是"有宿食"的脉象，阳明病宿食证的诊断可以成立，所以用大承气汤。（参考《金匮要略》第十篇23条）

257. 病人无表里证，发热七八日，虽脉浮数者，可下之。假令已下，脉数不解，合热则消谷喜饥，至六七日，不大便者，有瘀血，宜抵当汤。

【解读】

本条是指宫外孕破裂盆腔积血出现的饥饿感。参考太阳蓄血发黄证（502页，身黄）。

258. 若脉数不解，而下不止，必协热便脓血也。

【解读】

本条承接257条，本条"若脉数不解，而下不止，必协热便脓血也。"与"合热则消谷喜饥，至六七日，不大便者，有瘀血，宜抵当汤。"应当并列，257条蓄血证即宫外孕破裂盆腔积血出现的饥饿感；本条协热便脓血与消化道出血应当关系密切。

"病人无表里证，发热七八日，虽脉浮数者，可下之。"无表里证，说明发热不是太阳表证，还说明没有大便干结，如小承气汤证、调味承气汤证。下之后有三种情况：1 痊愈，脉数即解，脉象正常；2 瘀血抵当汤证；3 协热利。假令已下，脉数不解，有2种情况：1 合热则消谷喜饥，至六七日，不大便者，有瘀血，宜抵当汤；2 若脉数不解，而下不止，必协热便脓血也。

"合热则消谷喜饥"与"协热便脓血（协热利）"，是2个不同的病理状态，合热则消谷喜饥指的是因为胃热或者失血引起的饥饿感。协热便脓血指的是兼有发热与便脓血，同时存在。

协热：是指协同、兼有发热的意思。258条协热利是指发热兼有下利（包括西医的腹泻与痢疾脓血便等）；协热便脓血，既可以是痢疾等的脓血便，也可以是盆腔脓肿穿破直肠引起的脓液与血液。另外，258 条协热便脓血与消化道出血应当关系密切，钩端螺旋体、回归热、斑疹伤寒、伤寒、副伤寒等传染病都可能具有便脓血与消化道出血的症状，也可能出现黄疸，但是这些症状不一定同时出现，往往是以某一个症状为主。

259. 伤寒发汗已，身目为黄，所以然者，以寒湿（一作温）在里不解故也。以为不可下也，于寒湿中求之。

【解读】

中医认为本条寒湿发黄属于阴黄，与 260 条、261 条、262 条阳黄不同，应当鉴别。在《温病条辨》中有专篇论述寒湿，可供参考。

附　阳明病与全身炎症反应综合征、多器官功能障碍的关系

一、中医对阳明病的认识

阳明病是外感热病过程中，阳气亢旺，邪气最盛的阶段，按证候的性质来说属于里热实证。前人解释为"两阳合明"，就是太阳病、少阳病进一步发展，而阳热亢极的意思。

明病的病机主要是胃家实，所谓"胃家"从形态学方面是指大小肠，从生理学机能方面则有广义与狭义之分：狭义的胃家是泛指胃肠的功能；广义的胃家是指维系机体生存的重要生理机能，即后天之本。胃家又被喻为"京师之地"，因此当病邪侵入胃家时，会遇到激烈的反抗，机体会表现出最激烈的全身反应。广义的"实"是指强大的外邪作用于阳气亢旺的机体，产生全身性的实热征候；狭义的"实"是指肠中燥屎及热结旁流。在阳明病的病机中有"阳明居中，主土也，万物所归，无所复传"。柯韵伯曰："胃为戊土，位处中州，表里寒热之邪，无所不归，无所不化，皆从燥化为实，实则无所复传，此胃家实所以为阳明之病根也。"方中行曰："无所复传者，胃为水谷之海，五脏六腑，四肢百骸，皆资养于胃，最宜通畅，实则秘固，复得通畅则生，止于秘固则死。死生决于此也尚何复传！"这里"无所复传"是指表里寒热之"邪"无所复传，而不是"病"不能传变。这里主要强调的是外邪的作用到此为止，此后疾病的发展与外邪的性质（风寒暑湿燥火）、外邪的初发部位（太阳、少阳、阳明）无关。

186 条伤寒三日，阳明脉大。意思是从太阳病开始，到阳明病出现大约需要 3 天的时间，说明阳明病的潜伏期大约是 3 天。西医 Deitch 关于 MODS 临床特征的概述中有：①衰竭的器官通常并不来自直接的损伤；②从原发病到发生 MODS 在时间上有一大的间隔，一般为 72h，与伤寒三日，阳明脉大完全一致。当然 3 日与 72h 都是说从疾病开始到极期的时间，这是临床观察的总结，并不是科学实验的结果，西医也是以临床观察为依据，并不完全是以科学实验为依据的。

广义的阳明病是指强大的外邪作用于阳气亢旺的机体，产生全身性的实热征候，是外感热病中病情最严重、正邪斗争最激烈的阶段，在这个阶段疾病的发展变化很快，不会停留，要么邪胜正亡，机体死亡；要么正胜邪亡，机体痊愈不留后遗症；要么疾病转为慢性三阴病，阳病转为阴病，以阳明为机轴。

阳明病的主要证型：阳明病经热证、阳明病腑实证，其次还有阳明病黄疸证、阳明病蓄血证。阳明病腑实证是阳明病的重点，又可细分为喘满燥实证、喘冒满实证、腹满痛实证、急下存阴证、燥实谵语证等。这些证在多器官功能障碍综合征中都能找到相应的病理状态。

二、西医对全身炎症反应综合征的认识

1. 全身炎症反应综合征（SIRS）的概念

近年资料指出，过去称为毒血症、败血症、菌血症、脓毒血症者，现在认为是机体对严重感

染、重大创伤、休克、严重烧伤、缺血性损害等重大刺激所引起的全身性炎症介质活化的普遍反应，是机体免疫系统的过度反应。主要是众多相互促进、相互制约的介质系统及其产物相互作用的结果，现在统称为全身炎症反应综合征。

正常情况下，细胞因子和巨噬细胞对正常抗菌、免疫及伤口愈合等是必要的因素。如果细胞因子缺乏，可以损害伤口愈合，增加对感染的易感性，破坏对创伤的代偿反应等。但是如果巨噬细胞受到持续的刺激而被活化，将导致产生持续表达和过度释放大量的细胞因子和其他介质，经过体液和细胞免疫系统引起一系列反应，最终导致多器官功能障碍综合征（MODS）和多器官功能衰竭（MOF）。

细胞因子来源复杂，种类繁多，作用广泛，细胞因子之间存在着复杂的网络联系，它们在产生和释放的过程中既可以相互激发、协同作用，又可以相互抑制和制约，引起一系列连锁反应。细菌内毒素是这个连锁反应的最重要的诱发因素。除了内毒素以外，还有外毒素、革兰阳性菌、酵母菌细胞壁产物、病毒、霉菌抗原以及（可能包括）某些非感染刺激。上述物质进入血液循环，即可导致单核-巨噬细胞表达、合成、释放肿瘤坏死因子（TNF）。当单核-巨噬细胞系统被激活时，大量的TNF被释放出来，炎症连锁反应立即被启动，促使其他细胞因子的继发性释放，其中最重要的是白介素-1、2、6（IL-1、2、6），血小板活化因子（PAF）等。这些细胞因子作用于全身各器官系统，引起相应的功能障碍和衰竭。

中枢神经系统功能障碍和衰竭：即中毒性脑病，出现烦躁、谵语、发狂、视物模糊、两眼直视，进而昏迷、惊厥。

肺功能障碍和衰竭：轻者为急性肺损伤，重者为呼吸窘迫综合征（ARDS）表现为呼吸困难、腹部胀满等。

消化道功能障碍和衰竭：表现为麻痹性肠梗阻、消化道应激性溃疡出血、肠道内细菌毒素移位引起的内毒素血症等。出现不大便，腹满痛，潮热，柏油便，或大便清稀有恶臭等。

肝脏功能障碍和衰竭：即中毒性肝炎，表现为肝细胞性黄疸等。

肾功能障碍和衰竭：表现为无尿或者少尿。

循环系统功能障碍和衰竭：表现为休克。革兰阴性菌内毒素多引起冷休克；革兰阳性菌外毒素多引起暖休克及弥漫性血管内凝血（DIC）。DIC可表现为鼻衄、便血、皮下出血、阴道出血等。

SIRS→MODS→MOF是一个动态连续发展过程，SIRS有狭义与广义之分，狭义的SIRS是指MODS的前期，广义的SIRS是指包括MODS及MOF在内的整个发展过程。这个过程具有以下特点：①它是机体免疫功能极度异常超量发挥的结果，是临床表现最为激烈和明显的阶段；②它是许多急性危重病共同具有的一个病理过程，SIRS一经启动，病因已不再重要，它按照自己的规律发展，此时疾病的演变与原致病因素是否存在、原致病因素是什么无关；③SIRS不可能停止不发展，它必须迅速发展，要么痊愈不留后遗症，要么经MOF而死亡，要么转为急性营养障碍或者慢性疾病；④通常肺是首发靶器官；⑤在SIRS的发展过程中肠源性感染起着"中心环节"或"加油站"的作用，很多因素都可以引起继发性的肠源性感染而导致SIRS，起到异途同归的作用。肠源性感染的表现是大便秘结或者大便清稀而恶臭，即"燥屎"或者"热结旁流"，大便恶臭是厌氧菌脓液的特点。以上这些特点与阳明病的特点相同。

2. MODS 的诊断

MODS的诊断尚无公认一致的标准，MODS可以理解为：SIRS（或全身性感染）+器官功能障碍。

MODS的临床特征：

（1）衰竭的器官通常并不来自直接的损伤。

(2)从原发伤到发生器官衰竭在时间上有一大的间隔(72h，三天)。

(3)并非所有病人都有细菌学证据。

(4)30%以上病人临床及尸检中无病灶发现。

(5)明确并治疗感染未必能提高病人的存活率。

这些描述概括了全身炎症反应所造成的器官损伤的特点，应当指出有些病例也可在伤后72h。

3. 一旦发生了MODS，有几个关键因素与预后有关

(1)通常首先出现肺功能不全，轻者称为急性肺损伤，重者称为呼吸窘迫综合征(ARDS)，ARDS以后可继发MOF。

(2)有肾衰竭者多死亡，无肾衰竭者即使有3个器官衰竭往往可存活。

(3)受累器官数，据统计1个器官功能障碍死亡率30%～40%；2个器官60%；3个器官>90%，最近也有报道MODS数目超过5个以上，有的最终仍得到解救。

(4)年龄：>65岁以上死亡率可再增加20%。

三、阳明病与全身炎症反应综合证、多器官功能障碍的关系：

如果我们把SIRS→MODS→MOF这个动态连续发展过程与阳明病的发展过程作一个比较，阳明病的主要证型：阳明经热证(气分热证、阳明经证、白虎汤证)、阳明病腑实证(大承气汤证)，阳明病腑实证中的喘满燥实证、喘冒满实证、腹满痛实证、急下存阴证、燥实谵语证等，都能在SIRS→MODS→MOF中找到相应的病理状态。各证与相应的病理状态融合成为证态，与证态相应的方剂能够治疗相应的病理状态，业已被临床实践和药理实验所证实。但是SIRS→MOD→SMOF中的病理状态，远比阳明病中的证要多，阳明病中的证与温病学中的营分血分证合起来正好与SIRS→MODS→MOF中的病理状态相当。这也客观地说明现代感染病学与《伤寒论》、温病学三者有着内在的联系，中医外感热病学与现代感染病学的融合具有必然性。具体的对应关系举例如下：

阳明经热证 - SIRS证态(182条、184条，186条、219条)，腹满痛实证 - 肠梗阻证态(238条、239条、254条)，喘冒燥实证 - 呼吸窘迫综合征证态(242条)，燥实谵语证 - 脑功能障碍证态(217条)，急下存阴证证 - 麻痹性肠梗阻证态(255条)。

(参考442页，附多器官功能障碍综合征)

辨少阳病脉证并治

263. 少阳之为病，口苦、咽干、目眩也。

264. 少阳中风，两耳无所闻、目赤、胸中满而烦者，不可吐下，吐下则悸而惊。

265. 伤寒，脉弦细、头痛发热者，属少阳。少阳不可发汗，发汗则谵语。此属胃，胃和则愈。胃不和，烦而悸。（一云躁）

【解读】

少阳之为病，口苦、咽干、目眩也。这是少阳病的提纲，有两重意思，一是代表一组人群的体质，这一组人群平素就有口苦、咽干、目眩的表现；二是在病理情况下，口苦、咽干、目眩是一组症状，是小柴胡汤的适应症。《伤寒论》中的六经，每经都有其提纲，都有这两重意思。六经代表6种体质，这是中医一个学派的看法。现代医学认为在疾病与健康之间有一个中间状态，疾病与健康之间没有确定的界限，由健康到疾病也是一个连续的动态变化过程。六经代表的6种体质，就是这个中间状态，同时具有健康与疾病两重意思。狭义的《伤寒论》是指寒邪引起的疾病，其病因是寒邪（包括风邪在内），所以每一经病都有伤寒与中风。仅此伤寒与中风就有12种类型，也就是说感冒最少就有12种类型，这反映了同一疾病的多样性，这与现代医学中上呼吸道感染，特别是病毒性上呼吸道感染的多样性一致。例如少阳中风，所出现的两耳无所闻、目赤、胸中满而烦、头痛发热、口苦、咽干这一组临床表现就与腺病毒3和7型以及埃可、柯萨奇病毒引起的咽－结膜热一致，好发于南方或者北方的夏秋季节，所以小柴胡汤治疗感冒也有效，只要适应症选择正确就有效，适应症选择不正确就无效。

以上3条是说具有口苦、咽干、目眩的人，受到风寒外邪的作用，引起像咽－结膜热样的上呼吸道感染，汗、吐、下以及其他治疗方法都是禁忌的，应当用小柴胡汤治疗。具有口苦、咽干、目眩的人有以下3种情况：①夏秋季节，由于气候干燥，部分正常人出现口苦、咽干、目眩的症状；②患有某些基础病的人如高血压、肝胆疾病的病人就具有这些症状；③具有阴虚体质的一类人，或者某一类人在某一时期具有阴虚这种状态，如绝经期妇女等。这些病人感冒时不宜用汗、吐、下法，应当用小柴胡汤治疗。因为少阳病禁用汗、吐、下3法，小柴胡汤是少阳病的主方，所以小柴胡汤又叫三禁汤。

266. 本太阳病不解，转入少阳者，胁下鞭满，干呕不能食，往来寒热，尚未吐下，脉沉紧者，与小柴胡汤。

【解读】

本条的脉象沉紧与少阳病的脉象不符，其他临床表现与少阳病完全相符，舍脉从证，诊断为少阳病，是小柴胡汤的适应症。

267. 若已吐、下、发汗、温针，谵语，柴胡汤证罢，此为坏病。知犯何逆，以法治之。

【解读】

少阳病禁忌用吐、下、发汗、温针等方法，如果误用，当小柴胡汤证仍然存在时，可以用小柴胡汤治疗；当柴胡汤证不存在而且出现谵语等变证时，此为坏病，因为病情复杂，应当根据病情决定治疗方法。

268. 三阳合病，脉浮大，上关上，但欲眠睡，目合则汗。

【注解】

上关上：指脉象浮大而长，溢出关部上至寸口的意思。

【解读】

太阳病、阳明病、少阳病都有三阳合病，其差别是以那一经为主，本条在少阳病中的三阳合病，是以少阳病为主的三阳合病。余类推。

【提示】

以下 269 条、270 条、271 条、272 条，是根据临床表现与时间来判断疾病的进退与痊愈。时间节律与疾病的发生、发展、预后等有一定的关系，现代医学的研究证明感染病的发生、流行与季节有关；许多病毒感染性疾病都有自愈倾向，自愈的时间大约是 7 天；内毒素血症发热、谵语及其他神经系统症状大多在下午及前半夜加重，后半夜及上午病情比较平稳；这些规律不仅被临床实践所证实，而且逐渐被现代科学阐明其机理。

季节与感染病的关系西医已经研究得比较明确，例如流行性乙型脑炎的流行有严格的季节性，80%～90% 的病例集中在 7、8、9 三个月，但是由于地理环境与气候的不同，华南地区的流行高峰在 6～7 月，华北地区在 7～8 月，而东北地区则在 8～9 月，均与蚊虫密度相一致。胃肠道感染多发生在夏秋季、呼吸道感染多发生在冬春季、流行性出血热多发生在秋冬季等。季节与气候、地理环境、生活习惯、宗教信仰等自然因素、社会因素不仅作用于病原体，同时作用于人体，使人体发生感染病。病原体单独不可能引起感染病，病原体与自然环境、社会环境，有着极其复杂的相互制约、相互促进的关系，三者共同构成一个能使人体感染的外部致病体。中医认为，外感热病（包括温病在内的广义伤寒）的病因是外邪，外邪有 6 种，称为六淫，即风、寒、暑、湿、燥、火。刘河间倡导"六气皆能化火"之说，也就是说，风、寒、暑、湿、燥、火都能引起热证，因此，伤寒六经传变皆是热证。《素问·热论》"今夫热病者，皆伤寒之类也"，都是指的广义伤寒。所以，外邪的概念概括了病原体与自然环境、社会环境三者的关系及其对人体的致病作用。疟原虫引起疟疾病时，单单以疟原虫是疟疾病的病因，是不确切的：首先，夏秋季节，蚊虫密度增高，疟原虫在蚊虫体内增殖，这是季节对于病原体的作用；其次，夏秋季节，天气炎热，衣被单薄甚至裸体而卧，蚊虫有机会叮咬人体，这是季节对于人体的作用；夏秋季节，各种劳作较多，增加了与蚊虫接触的机会，是发生疟疾的有利因素。如果室内有空调，没有蚊虫，或者在这一城市没有疟疾病人，具有这些社会因素，就不会发生疟疾，这是社会因素对于病原体及人体的作用。所以任何感染病的发病，都是由一个复合的致病体引起的。这个复合的致病体就是外邪，外邪本身就包含着季节、时间等因素在内。

在《伤寒论》中，以"三日"为基数，3 日的倍数包括五六日、六七日，以及六七日的倍数 12～15 日，都是疾病的转折点。这些日数都是大约数，是经过无数次临床观察抽象出来的，疾病的发展不可能完全按照日数发展、传变，影响疾病发展的变数太多，但是疾病过程的发展是不均匀的，是有阶段性的，这个阶段性与三日、六七日、十二日有没有必然的联系，上述说法有没有科学的根据，这才是至关重要的。西医也观察到，感冒发病后 2~3d 症状达到最高峰，病期一般不超过 5~7d，体弱者不超过 2 周。流行性感冒是由流行性感冒病毒引起的，其潜伏期一般为 1~3d（数小时至 4 天），临床表现为畏寒、发热（可达 39~40℃）、头痛、乏力、全身酸痛等，一般持续 2~3d 后渐退，全身症状逐渐好转，再没有出现其他器官系统疾病的临床表现，与 5 条"伤寒二三日，阳明、少阳证不见者为不传也"以及 270 条、271 条是一致的。186 条"伤寒三日，阳明脉大"意思是从太阳病开始，到阳明病出现大约需要 3d 的时间，说明阳明病的前驱期大约是 3d。这说明中、西医对疾病发展的观察都是客观的，感染病发生转折一般在发病后 3d 左右，这是临床观察的总结，并不是实验的结论。这对于临床判断疾病的发展趋势具有重要意义。

269. 伤寒六七日，无大热，其人躁烦者，此为阳去入阴故也。

【注解】

阳去入阴：太阳表邪已去而入里的意思。"里"包括阳明病、少阳病以及三阴病。

270. 伤寒三日，三阳为尽，三阴当受邪，其人反能食而不呕，此为三阴不受邪也。

271. 伤寒三日，少阳脉小者，欲已也。

272. 少阳病欲解时，从寅至辰上。

【注解】

寅至辰：黎明至早晨。即 3~9 时。

【解读】

《伤寒论》中的六经病欲解时，有明确的昼夜规律。太阳病欲解时，9~15 时；阳明病，15~21 时；少阳病，3~9 时；太阴病，21 时至次日 3 时；少阴病，23 时至次日 5 时；厥阴病，1~7 时。这种规律性是否存在？如果存在，是否能被科学实验所证明？如果现在还没有被科学实验所证明，是否能说明这种规律性不存在？这些问题目前还不好回答，有待科学的发展去解决，至少现在还不能否定它。况且，《伤寒论》中的"欲解时"并不完全是按照理论推算出来的，太阳病欲解时为 9~15 时，这是一日中阳气最隆盛的时候，太阳病得本经之旺气而解；少阴病并不解于阴盛之时，而解于子、丑、寅阳气生长之时。余无言认为："此不过示明中医三阳三阴病自解之大概而已，然而不敢信之也。……其三阳三阴自解之时间距离，亦有偏重之嫌，殊难自圆其说。此种说法，可算是中医书中之一个绝大的谜，盖六经之传，尚无定轨，病之自解，岂可准时以计，而一无错误耶？不过病果自解，每在第 7 日；以时计算，每在 6 个 24h 左右。微诸实验，此则无疑者也。"无论中医、西医都在将信将疑之间。

人体疾病是非常复杂的系统与过程。对于如此复杂的系统与过程中的"状态"的判断，即中医证的诊断、西医病理状态的诊断，或者说证态的诊断，需要许多证据（状态变量）包括症状、体征、各种实验检查、脉象、舌象等，证态在疾病过程中的时间位置，也是一个重要的状态变量，仅此而已，不能无限夸大时间规律的作用，也不能否定这种规律性的存在。

少阳病的临床表现可分为 3 部分：①少阳病的提纲：口苦、咽干、目眩；②少阳病的主证：往来寒热，胸胁苦满，默默不欲饮食，心烦喜呕；③少阳病的副证：或心中烦而不呕，或渴，或腹中痛，或胁下痞硬，或心下悸、小便不利，或不渴、身有微热，或咳者。

（1）少阳病的提纲：口苦、咽干、目眩，还包括少阳中风，两耳无所闻、目赤，这是一组头面部症状。

（2）少阳病的主证，在太阳病中篇已经证明，少阳证与肝、胆、胰的感染是一个证态。小柴胡汤证与肝、胆、胰的亚急性、慢性炎症是一个证态；大柴胡汤证与肝、胆、胰的急性炎症是一个证态。

（3）少阳病的副证几乎包含了人体各脏腑的病理表现：中医认为，少阳病小柴胡汤证有广义与狭义之分。狭义的小柴胡汤证即少阳病的主证，小柴胡汤证与肝、胆、胰的亚急性慢性炎症是一个证态；广义的小柴胡汤证即少阳病的副证，几乎包含了人体各器官系统的亚急性、慢性炎症。

中医学中的许多概念都有广义与狭义之分，如伤寒、小柴胡汤证等，这与中华文学有关，中国诗词、对联的对仗就有广对与严对，严对要求严格，要求地理名词对地理名词、天文名词对天文名词、时间名词对时间名词、花卉名词对花卉名词；广对就不那么严格，只要求名词对名词、动词对动词就可以了。中医学中的许多概念也有广义与狭义之分，这与西医学中的概念不同，西医学中的概念都有明确的定义，其内涵与外延都有比较明确的约定。中西医理论体系的融合，首先中医学者要把每一个中医学概念界定清楚，用明确的、规范的现代汉语界定概念的内涵与外延；第二步，以已经界定的中医学概念与西医现代医学相比较，找到与之相同的概念；第三步则是中西医理论构架的融合。

关于六经本质的争论，至今没有统一，其原因就是没有一个统一的参考系，有人用经络为参考系，有人用脏腑为参考系，有人用八纲为参考系，有人用症候群为参考系，有人用时空结构为参考系，因此各自得出不同的结论。为了某种目的，选择某一参考系，是论证某一理论的前提。首先要把张仲景写作《伤寒论》的目的和采用的参考系搞清楚，其次要把大多数学者认识一致的观点作为参考系，这样再讨论六经的本质就容易得出统一的认识。

《伤寒论》是把所有外感热病作为一个整体，研究其发生发展的动态变化规律，所以六经是一个连续的过程；每一经既是这个连续过程中的一个阶段，又是独立的某种体质；外邪一般首先侵犯太阳经，循经相传，也可以直接作用于本经引起该经的病变；每一经病又分为许多证，证与证之间、病与病之间、经与经之间、证与病之间有着广泛的有机联系，如因果关系、并列关系等。由于这些复杂的相互联系，构成了六经病分类系统即理论构架。

辨太阴病脉证并治

273. 太阴之为病，腹满而吐，食不下，自利益甚，时腹自痛。若下之，必胸下结鞭。

【注解】

自利：即腹泻。

胸下结鞭：胃脘部痞结胀硬。与结胸证完全不同，结胸证硬满疼痛拒按，属实热；太阴病属虚寒。

【解读】

本条为太阴病虚寒证的提纲，太阴病与阳明病同主胃肠疾患，阳明病多为里实热证，太阴病多为里虚寒证，所以有"实则阳明，虚则太阴"的说法。阳明和太阴为表里，阳明病可以转入太阴，太阴病也可转属阳明。太阴病的成因，可分为传经与直中两个方面：由于三阳经病治疗方法不当（误治），或者没有进行有效的治疗，以致里气虚弱，病邪传入太阴，这就是传经；胃肠功能平素虚弱，疾病一开始就见到太阴证候，此为直中。太阴病与西医的慢性消化功能障碍一致：①临床表现"腹满而吐，食不下，自利益甚，时腹自痛"与西医的慢性消化功能障碍一致；②慢性消化功能障碍可以由急性胃肠道感染（泻心汤痞证），或者肠梗阻（阳明病）反复发作引起，也可以是肝、胆、胰感染（少阳病柴胡汤证）的后遗症（传经）；也可以由低毒性的病原体感染所引起（直中）；也可以是界于消化功能性疾病与健康之间的中间状态。从临床表现、疾病的成因以及在疾病过程中的位置，太阴病与慢性消化功能障碍是一个证态。

274. 太阴中风，四肢烦痛，阳微阴濇而长者，为欲愈。

【注解】

阳微阴涩而长者：此处阴阳当作浮沉解释，即浮取而微，沉取而涩。全句解释为脉象由微涩转变为长脉的，是疾病转向痊愈的征象。

275. 太阴病欲解时，从亥至丑上。

【语释】

太阴病病情好转的时间大概是夜晚 10 时至凌晨 2 时。

276. 太阴病，脉浮者，可发汗，宜桂枝汤。

【解读】

本来就有慢性消化功能障碍的病人患感冒后，如果出现桂枝汤证的表现，可以用桂枝汤治疗。或者正常人患感冒后出现了轻度的消化功能障碍如食欲不振、轻度的腹痛、腹泻兼有头痛、发热、出汗等，也可用桂枝汤治疗。具有不同体质的病人，患感冒后会有不同的表现，治疗应当因人而异。同样，不同体质的病人，具有不同基础病的病人，被各种不同的病原体感染后其临床表现不同于正常人，会出现非常多的临床类型，治疗方法应当有所区别。《伤寒论》是把所有的外感热病（感染病）作为一个整体来研究的，以正常人的各种感染病作为一般规律（六经传变），以不同体质的病人患感冒作为特殊规律，分列于六经提纲之后，以示"具有不同基础病的病人，被各种不同的病原体感染后"出现的千变万化的临床类型，必须辨证论治。

277. 自利不渴者，属太阴，以其脏有寒故也，当温之，宜四逆辈。

【注解】

脏有寒：指太阴脾脏虚寒。

自利不渴：腹泻而口不渴。

【语释】

自利不渴是太阴病的主症。其病机是脾脏里虚寒证，应当用四逆汤一类方剂包括理中汤治疗。

【解读】

四逆汤的现代研究大多集中在救治休克方面，实际上四逆汤还有治疗消化系统功能低下的作用。

278. 伤寒脉浮而缓，手足自温者，系在太阴。太阴身当发黄；若小便自利者，不能发黄。至七八日，虽暴烦下利，日十余行，必自止。以脾家实，腐秽当去故也。

【注解】

系在太阴：指病证与太阴相关联。"系"是关联的意思。

暴烦下利：突然心烦而腹泻。

脾家实：此处"实"不是指邪实，而是脾阳恢复的意思。

腐秽：指肠中腐败秽浊的物质。

【解读】

中医的身黄、黄瘅、黄疸与西医的黄疸是一个概念，都是指血清胆红素高出正常范围而言，表现为巩膜、皮肤、黏膜黄染征象。如血清含量高出正常而临床上没有发现黄疸者，称为隐性黄疸。

胆红素为血红素的最终产物，来源之血红蛋白、肌球蛋白以及一些呼吸酶。正常情况下，衰老的红细胞由肝、脾、骨髓等组织中的单核巨噬细胞系统破坏后，释放出血红蛋白，复经组织蛋白酶作用分离出亚铁血红素与珠蛋白。亚铁血红素中的卟啉经酶的作用形成胆绿素，再形成胆红素。这一部分约占总胆红素的 70%，另外 30% 来源于肝、脾、骨髓，因为来自红细胞以外的途径，故称为"旁路性"胆红素。这些胆红素是游离性或非结合型胆红素（UCB），进入血液后与血浆白蛋白紧密结合，与白蛋白紧密结合的非结合型胆红素不能通过肾小球血管膜，不为肾小球所滤过。胆红素经过血液循环进入肝细胞，经过一系列化学变化，形成胆红素葡萄糖醛酸酯即结合型胆红素（CB），可经肾小球滤过，当其血清中浓度超过 25μmol/L 时，尿中即可出现胆红素。当患溶血性疾病时，红细胞迅速破坏形成大量非结合型胆红素，如果超过了肝细胞的摄取、结合、排泌能力，胆红素便在血液中潴留而产生黄疸，因为这种非结合型胆红素不能通过肾小球血管膜，不为肾小球所滤过，尿中没有胆红素，所以尿色无明显改变，黄疸与尿量无关，黄疸皮肤色泽较浅，呈柠檬色；当急性大量溶血时，因血红蛋白尿，而使尿液呈酱油色。病毒性肝炎或者感染中毒性肝细胞损伤时，黄疸以结合型胆红素为主，但同时非结合型胆红素也可明显增高，黄疸的发展缓慢而持续。

胆汁淤积性黄疸血清中增高的胆红素以结合型胆红素为主。结合型胆红素（CB），可经肾小球滤过，当其血清中浓度超过 25μmol/L 时，尿中即可出现胆红素，尿色加深如浓茶样，而且与尿量有关，当尿量多时皮肤、尿的色泽浅（小便自利者，不能发黄），血浓缩、尿量少时皮肤及尿的黄疸则深；皮肤呈橘黄色。持久的胆汁淤积皮肤呈黄绿色或者褐绿色，由于胆道梗阻，肠道因缺乏胆盐，影响脂肪的消化、吸收，以及脂溶性维生素的吸收，引起腹胀、脂肪泻以及出血倾向等（暴烦下利）。黄疸伴有柏油样便者，见于壶腹癌侵入十二指肠，或者肝硬化合并食管胃底静脉曲张破裂出血。黄疸伴有右上腹剧痛或者绞痛者，须考虑胆道结石、胆道蛔虫病。肝脓肿及个别重症肝炎病人也可以有相当严重的上腹痛。

中医认为，湿热熏蒸黄疸如橘子色，小便黄而且浑浊，伴有发热，小便不利，符合肝细胞性黄疸。三阳合病发黄伴有腹满、肋下痛等，符合急性胆管炎黄疸。太阴发黄的特点是病程长，色晦暗（黄绿色或者褐绿色甚至黑色），大便溏（脂肪痢），时腹自痛（反复发作的腹痛），不发热，符合慢性胆汁淤积型黄疸。其最常见的原因是胆结石、肿瘤、胆管狭窄，这时用下法也可能引起胆管破裂，导致局限性上腹部腹膜炎（结胸证）。一般情况下结石引起的梗阻不长久，梗阻缓解后，黄疸及脂肪痢都会减轻，278条"虽暴烦下利，日十余行，必自止。以脾家实，腐秽当去故也"就是这个意思。太阴发黄与晚期梗阻性黄疸是一个证态。

蓄血黄疸：太阳病蓄血黄疸与宫外孕破裂血管外溶血性黄疸一致；阳明病蓄血黄疸与肝硬化合并食管胃底静脉曲张破裂出血一致。阳明病湿热黄疸与肝细胞黄疸一致。

279. 本太阳病，医反下之，因尔腹满时痛者，属太阴也，桂枝加芍药汤主之；大实痛者，桂枝加大黄汤主之。

桂枝加芍药汤方：

桂枝（去皮）三两　芍药六两　甘草（炙）二两　生姜（切）三两　大枣（擘）十二枚

右五味，以水七升，微火煮取三升，去滓，温分三服。本云桂枝汤，今加芍药。

桂枝加大黄汤方

桂枝（去皮）三两　大黄二两　芍药六两　生姜（切）三两　甘草（炙）二两　大枣（擘）十二枚

右五味，以水七升，微火煮取三升，去滓，温服一升，日三服。

【解读】

本条与276条基本相似，感冒后出现程度不同的腹痛，轻者桂枝汤加芍药，重者并且兼有大便不通的再加大黄。芍药具有缓解平滑肌痉挛的作用；大黄具有通便、抗菌等作用。它们解除腹痛的机制不同。

280. 太阴为病，脉弱，其人续自便利，设当行大黄芍药者，宜减之，以其人胃气弱，易动故也。（下利者先煎芍药三沸）

【注解】

续自便利：指在脉弱的基础上，未经攻下而发生下利。

【解读】

病人本来就有脾胃虚弱，表现为脉弱、腹泻，即使暂时有便秘，也不可因腹满时痛，误作邪实而使用大黄芍药。如果不得不用者，应当减量。因为大黄芍药都具有泻下作用，用量过大会加重脾胃虚弱。

太阴病与慢性消化功能障碍是一个证态，随着病情的恶化，太阴病发展为少阴病，慢性消化功能障碍发展为全身营养不良、体质衰弱。少阴病与全身营养不良体质衰弱是一个证态。

辨少阴病脉证并治

281. 少阴之为病，脉微细，但欲寐也。

【注解】

脉微细：微是脉的搏动轻微无力；细是脉的形态细小。脉微细主气血两虚，是心肾阳虚的本质反映。根据《中医脉象研究》，脉象无力细小与弱脉相同，主要是有效循环血容量严重不足，或者心脏搏出量显著减少，血压下降，血管内压力减弱，血管弹性回缩，脉道变细，脉搏无力，归于细脉。根据沈自尹的研究，肾阳虚的本质是下丘脑－脑垂体各轴的功能低下。

但欲寐：是指迷迷糊糊似睡非睡的状态。并非真能入睡，而是病人精神萎靡不振的表现。

282. 少阴病，欲吐不吐，心烦但欲寐，五六日自利而渴者，属少阴也。虚故引水自救；若小便色白者，少阴病形悉具；小便白者，以下焦虚有寒，不能制水，故令色白也。

【注解】

欲吐不吐：是指病人想吐但是又吐不出来的状态。

自利而渴：大便次数增多而且稀薄，同时有口渴。

小便色白：白作"清"字解，指小便清亮不黄赤。在正常情况下，尿呈黄色，可浅可深，主要是由于含有尿黄素所致。在生理状态下，尿色的深浅与尿量、尿的酸碱度、食物和药物有关。大量饮水使尿量增多，尿色淡黄或者无色；尿量减少，尿色深黄呈浓茶色；酸性尿色深，碱性尿色浅；某些药物和食物如胡萝卜、山道年、核黄素或金霉素可使尿呈深黄色等。当大量饮水、精神性多饮、多尿症、尿崩症、糖尿病、营养不良时，由于尿量增多尿液稀释，尿的颜色非常浅，比正常尿的黄色还要浅，中医称为"小便清长""小便色白"，表示下焦虚寒。

下焦：此处指中医的肾。肾阳虚不能控制水的运转，不能蒸腾水气，所以水从小便排出增多。在这里"肾阳虚不能制水"与西医的"肾小管重吸收功能下降"的意思相同。

【解读】

少阴病是由太阴病发展而来的，太阴病与慢性消化功能障碍是一个证态，随着病情的恶化，太阴病发展为少阴病，慢性消化功能障碍发展为全身营养不良，体质衰弱。少阴病与全身营养不良体质衰弱是一个证态。营养不良的早期一般无自觉症状，随着病情加重会出现如下临床表现：①疲乏无力，不爱活动，喜坐卧，精神萎靡不振，应对能力迟缓，记忆力减退。与但欲寐一致。②消瘦。③多尿，因热量不足而致消瘦者，早期尿量常增多，一昼夜可达 2000 ~ 3000mL 以上（所以小便色白），夜尿明显增多。其原因可能是肾脏浓缩能力降低、尿比重低所引起；当病情进一步发展，多尿现象反而转化为少尿。④循环系统，营养不良时血压多数下降，容易出现体位性昏厥，严重时心脏收缩力减弱，心率减缓。出现脉微细的脉象。⑤消化系统，在热量供应不足的早期，食欲常亢进。随着疾病的发展，胃肠道的消化腺体分泌逐渐减少，肌肉松弛，胃酸减低，甚至缺乏，消化腺体萎缩等，消化能力显著减退，易出现消化不良、食欲不振及腹泻、腹胀等症状。由于唾液腺分泌减少，可以出现口腔干燥口渴的表现（自利而渴）。⑥浮肿。⑦基础代谢率下降，体温下降在36℃以下，故畏寒甚剧，四肢发凉等，严重时与寒厥一致。⑧其他，患者常有贫血，当蛋白质缺乏时更明显；患者常有肢体酸麻痛、骨骼疼痛、腱反射迟钝等现象。长期营养不良有血钙过低可形成骨质疏松脱钙现象；由于血管张力减退及血容量不足使休克容易发生。可见少阴病与严重的营养不良体质衰弱是一个证态，其发展结果则是全身衰竭状态（厥阴病）。这个证态一经确立，只要符合严重的营养不良这个状态，无论是否具有"脉微细，但欲寐，自利而渴，小便色白"这些典型表现，都属于少阴病，不应当受少阴病的典型临床表现的限制。每一经的提纲，都只是提出最具代表性的症状，用以表明该经在《伤寒论》系统中的位置或者说"状态"。

283. 病人脉阴阳俱紧，反汗出者，亡阳也，此属少阴，法当咽痛而复吐利。

【注解】

脉阴阳俱紧：即寸、关、尺三部脉象俱紧，有太阳病少阴病之别。太阳病伤寒证，脉阴阳俱紧，是浮而紧，必伴有发热、恶汗、无汗、头痛等证；少阴病伤寒证，脉阴阳俱紧，是沉而紧，应当有吐利、恶寒等证，汗出则为阳气外亡的征象。成无己曰：阴阳俱紧，为少阴伤寒，法当无汗；反汗出者，阳虚不固也，故云亡阳。

【解读】

少阴病与严重的营养不良是一个证态，太阳伤寒与重感冒无汗是一个证态，少阴伤寒则与严重的营养不良兼感冒是一个证态。伤寒－重感冒证态，应当无汗，现在病人反而出汗，这是因为表阳虚，非常容易引起亡阳休克，所以不能按照感冒治疗，应当按照太阴病的治疗原则处理。每一经都有伤寒或者中风。少阴伤寒的临床表现是：在少阴病的基础上，出现咽痛、呕吐、腹泻、出汗等，发热或者有或者无；也就是说在严重营养不良的基础上，出现上述症状。在严重营养不良时，机体的抵抗力明显下降，容易感染，特别是呼吸道与消化道感染。咽痛、呕吐、腹泻、出汗是呼吸道与消化道感染的典型表现，可以同时出现，也可以分别出现；少阴病咽痛的特点是不红不肿（符合非渗出性咽炎），和实证的咽痛（例如化脓性扁桃体炎等）完全不同。在严重营养不良时继发呼吸道与消化道感染，出现呕吐、腹泻、出汗很容易引起水、电解质紊乱而导致休克－亡阳证态。"反汗出者"可以是误用发汗法，也可以是病人自动大量出汗。

285. 少阴病，脉细沉数，病为在里，不可发汗。

【解读】

本条"不可发汗"的着眼点在于"病为在里"，因为汗法是治疗表证的大法，所以病在里就不宜使用汗法。这是一般而言，301条、302条即为少阴病发汗法，只适用于少阴病兼表，而且少阴病里虚寒尚不严重者，也就是说营养不良还不是十分严重的情况下合并感冒，可以用麻黄细辛附子汤、麻黄附子甘草汤发汗。在营养不良的情况下能否发汗，取决于病人是否存在有低血容量状态和使用的发汗剂发汗能力的大小，这个量和度的把握，迄今为止还只能依靠经验。

一般系统论告诉我们：系统中的状态有许多变量，判断系统中的状态只需要少数变量，当这个状态被确立之后，它就具有了该状态的所有变量。能够判定状态的（那些少数）变量称为"状态变量"，所以，要判定一个状态，并不需要知道该状态的所有变量，而只需要知道少数"状态变量"就可以了。对于疾病的诊断也是如此，例如肝炎这个病理状态，可以有十几个、几十个症状体征以及各种物理、化学检查指标，但是只需要有转氨酶升高、黄疸、消化道症状等少数指标（状态变量即诊断标准）就可以判定肝炎这个病理状态的确立。肝炎一经确立，病人就可能具有肝炎所有指标中的若干种。《伤寒论》正是运用了这种思维方法，六经提纲正是六经的状态变量，而六经中的每一经，其变量是很多的，并不一一列出。对于证也是如此，往往用一个典型脉象或者一个主要症状代表一个证。在少阴病篇中，由"脉微细，但欲寐"（状态变量）引导出少阴病里虚寒这个状态，而里虚寒这个状态的含义是很广的，它含有许多脉象、症状以及舌象，"脉细沉数"就是里虚寒状态的另一种表现（状态的另一个变量）。

系统中状态的运动称为"过程"。唯物辩证法告诉我们，我们认识事物就是认识物质运动的过程。疾病也是物质运动的过程，《伤寒论》就是把所有感染病作为一个系统，研究感染病的运动过程，此时，六经病就是系统中的状态，称为某经病；当把《伤寒论》作为一个系统研究时，六经病是6个子系统，每一经都有伤寒或者中风，以及本经的经证、腑证、变证等。六经具有这2种含义：一是系统中的状态，六经之间有一定的顺序和因果关系，可以相互传变；二是系统中的6个并列子系统。在西医也有类似的情况，例如对于炎症过程，可以表述为：潜伏期、前驱期、急性期、亚急性期、慢性期、衰竭期等，这是根据时间顺序和临床表现的严重程度排列的；同时又有急性炎症、慢性炎症、亚急性炎症、轻型、危重型等并列分类法。这种分类方法是系统论中的时间结构和空间结构方法。

284. 少阴病，咳而下利，谵语者，被火气劫故也，小便必难，以强责少阴汗也。

【注解】

被火气劫：即被火邪所伤。劫，是逼迫的意思。

强责少阴汗：少阴病本来不应当用发汗的方法，而强用发汗的方法。强责，强迫、强求的意思。

【解读】

中医认为"少阴病，咳而下利"，见于2种情况：一是316条阴盛阳虚水气证，用真武汤；二是319条阴虚有热兼水气证，用猪苓汤。以上2种情况都不可发汗，今反用火法，强行发汗，必然引起谵语、小便难等变证。

286. 少阴病，脉微，不可发汗，亡阳故也。阳已虚，尺脉弱涩者，复不可下之。

【解读】

少阴病与严重的营养不良、体质衰弱是一个证态，显而易见，发汗、泻下法都是不适宜的。284条使用火法强逼发汗更是错误，容易引起水电解质紊乱，尿量减少或者无尿（小便难），以及中枢神经系统功能障碍，出现谵语等（参考284条）。

287. 少阴病，脉紧，至七八日自下利，脉暴微，手足反温，脉紧反去者，为欲解也，虽烦、下利，必自愈。

【注解】

脉暴微：指脉紧突然变为微弱。

288. 少阴病，下利，若利自止，恶寒而蜷卧，手足温者，可治。

【注解】

蜷卧：手足蜷曲而卧。这是减少体温散发的一种保护性反射动作，手足蜷曲可以减少机体与空气接触的体表面积，达到减少散热的目的，而且把心脏保护在中央。

【解读】

中医认为，少阴病阳虚阴盛下利证，必见恶寒而蜷卧等症，若下利自止，利止手足温，这是阳复阴退，故可治。

289. 少阴病，恶寒而蜷，时自烦，欲去衣被者，可治。

292. 少阴病，吐、利，手足不逆冷，反发热者，不死。脉不至者（至一作足），灸少阴七壮。

【解读】

287 条、288 条、289 条、292 条少阴病下利证，预后判断、手足温是要点。手足是循环系统的末梢，手足温、不逆冷，说明循环功能没有衰竭，如果同时还有：利自止、脉紧突然变为微弱、阳气恢复欲去衣被等，就有可能治愈。

290. 少阴中风，脉阳微阴浮者，为欲愈。

【解读】

此处，脉的阴阳是指寸脉和尺脉而言，寸脉为阳，尺脉为阴。寸脉微表示邪微，尺脉浮表示阳气得复，反映了正胜邪衰，故曰"为欲愈"。一是这样的脉象很难掌握；二是一个病理状态的判断需要一组症状体征，单靠脉象很难作出正确判断。按照系统论的要求，任何系统的状态都可以用一组变量来描述，状态变量就是能确定系统状态的最少一组变量。在医学领域内，病理状态的状态变量就是各种诊断标准。少阴中风欲愈状态的判定标准必须是一组状态变量，而不可能只是脉象一个变量。此处仅提出脉象作为该病理状态的代表，其他状态变量省略不提，这是"伤寒论"经常使用的写作方法。

291. 少阴病欲解时，从子至寅上。

【解读】

子至寅：指子、丑、寅 3 个时辰，即 23 时至次日 5 时这段时间。六经病都有欲解时一条，一般都在该经主气之时，得旺气而解。本条不解于阴盛之时，而解于子、丑、寅阳气生长之时，是因为阳长则阴消，阳进则阴退。少阴病多为心肾阳衰之证，阴寒得阳生之气，有利于消除全身阴寒之气，所以子、丑、寅为少阴病欲解时。

【提示】

以下 293 条、294 条为少阴病动血变证。

293. 少阴病，八九日，一身手足尽热者，以热在膀胱，必便血也。

【解读】

本条"一身手足尽热"为辨证要点，一则与阴盛格阳证鉴别，阴盛格阳证其身热但不恶寒，必与手足厥冷同见；本证一身手足尽热包括手足在内。二则作为热在膀胱的标志，因膀胱外应皮毛，热在膀胱，故一身手足尽热。热涉膀胱血分，故可发生"便血"的变证。少阴病热在膀胱与太阳病热结膀胱不同，"太阳病不解，热结膀胱，其人如狂，血自下，下者愈""其人发狂者，以热在下焦，少腹当硬满，小便自利"等表现，在本证中没有出现即热结膀胱，热在膀胱之内；本条热在膀胱，热涉膀胱血分即热在膀胱之外的血分。膀胱有血分、胃肠有血分、口鼻也有血分。热入血分，逼血妄行，引起出血，与弥漫性血管内凝血是一个证态。与下条相连续。

294. 少阴病，但厥，无汗，而强发之，必动其血。未知从何道出，或从口鼻，或从目出者，是名下厥上竭，为难治。

【注解】

下厥上竭：指阳气厥逆于下，阴血衰竭于上。

【解读】

少阴病与严重的营养不良、体质衰弱是一个证态，严重的营养不良可以引起全血性贫血，低血压，血管脆性增加等，这时使用可使血管扩张的发汗剂，会促使凝血机制障碍、血管渗透性增加，引起出血。一旦发生弥漫性血管内凝血，在古代是很难治愈的。现代，慢性营养不良已经很少见，而由于多器官功能障碍、异常的高代谢引起的全身营养障碍则是治疗的难题。后者则与温病后期阴虚是一个证态，少阴病与严重的营养不良、体质衰弱是一个证态，也包括了由于多器官功能障碍、异常的高代谢引起的全身营养障碍、温病后期阴虚证态。慢性消耗性疾病的晚期出现的各脏器系统的功能衰竭不同于多器官功能衰竭综合征，而在中医学中，《伤寒论》少阴病、厥阴病偏重于慢性消耗性疾病恶化、发展引起的病理变化；而温病学则偏重于研究急性感染引起的炎症过程，气分白虎汤证与全身炎症反应综合征是一个证态，多器官功能障碍综合征与营分、血分、阳明病腑实证是一个证态，多器官功能衰竭与营分证、血分证后期内闭外脱证是一个证态。本条"少阴病，但厥，无汗，而强发之，必动其血"是因为严重的营养不良可以引起全血性贫血、血小板降低、凝血机制障碍、血管渗透性增加，使用发汗剂引起的出血，与全身炎症反应综合征、弥漫性血管内凝血–温病血分证态有所不同。

295. 少阴病，恶寒、身踡而利、手足逆冷者，不治。

【解读】

手足是循环系统的末梢，手足逆冷说明循环系统功能障碍已经失去代偿能力，不能维持四肢末梢的体温，是休克的前期，中医谓阴阳气不相顺接，在少阴病的基础上发生循环功能衰竭，是非常严重的情况。与288条、289条手足温可治相对照，循环系统是否失去代偿功能是判断疾病严重程度的重要指标。

少阴病恶寒的另外一个原因是营养不良时，患者基础代谢率下降，一般比正常低20%以上，有时降低更超过30%～40%，所以有剧烈的畏寒。在这种情况下还有腹泻，手足逆冷的表现，也是非常严重的情况。

296. 少阴病，吐、利、烦躁、四逆者，死。

【解读】

四逆与手足逆冷是一个意思，是比295条更严重的情况。四逆不回，躁多于烦，有别于309条吴茱萸汤证。本条与下条类同，是同一病理状态的不同临床类型。

297. 少阴病，下利止而头眩，时时自冒者，死。

【注解】

头眩：视物旋转。

自冒：好像是用物把头蒙住一样，这里指的是眼发昏黑，看不见东西的昏晕而言。

【解读】

"头眩，时时自冒"是比手足逆冷更严重的状态，这已是休克时脑供血不足衰竭的表现。在全身功能衰弱少阴病的情况下出现休克，在古代是很难治愈的。与288条相比，"手足温者，可治"。手足温、不逆冷，说明循环功能没有衰竭，所以容易治疗。本条"下利止"是指无物可下而自止。

298. 少阴病，四逆、恶寒而身踡、脉不至、不烦而躁者，死。

【解读】

脉不至，说明脉搏非常微弱，或者根本摸不到脉搏，血压几乎到了零，在少阴病的情况下出现这种严重休克，在古代是很难治愈的。

299. 少阴病六七日，息高者，死。

【注解】

息高：息指呼吸，高指吸气不能下达。即呼吸浅表的意思。吸入少，呼出多，这是呼吸功能衰竭的表现。

300. 少阴病，脉微细沉、但欲卧、汗出不烦、自欲吐、至五六日自利、复烦躁不得卧寐者，死。

【解读】

中医认为本条是少阴病阴阳离决的死候。烦躁不得卧寐是中枢神经系统功能障碍的表现，在少阴病的晚期出现，说明了病情的严重性。

【提示】

以上少阴病不治证应当活看，随着医学的发展，上述许多不治之证是可以治愈的。

综合294～300条的临床表现，按照西医的观点，是在机体整体功能衰弱的情况下，分别出现了弥漫性血管内凝血、循环系统功能障碍、循环系统功能衰竭、呼吸功能衰竭、中枢神经系统功能障碍等病理状态。这种复杂的情况，一是慢性消耗性疾病的晚期，由于营养不良，多个器官或系统同时或相继发生衰竭；二是多器官功能障碍综合征，由于炎症介质过度释放，多个器官或系统序贯发生衰竭。尽管二者的病理机制完全不同，但是它们的临床表现却十分相似，中医可能没有把它们区别开来，西医也是在20世纪70年代以后才认识到二者的不同。

301. 少阴病始得之，反发热，脉沉者，麻黄细辛附子汤主之。

麻黄（去节）二两　细辛二两　附子（炮，去皮，破八片）一枚

右三味，以水一斗，先煮麻黄，减二升，去上沫；内诸药，煮取三升，去滓，温服一升，日三服。

302. 少阴病，得之二三日，麻黄附子甘草汤微发汗。以二三日无证，故微发汗也。

麻黄（去节）二两　甘草（炙）二两　附子（炮，去皮，破八片）一枚

右三味，以水七升，先煮麻黄一两沸，去上沫；内诸药，煮取三升，去滓，温服

一升，日三服。

【注解】

无证：指无里证，即无吐利等里虚寒证。

【解读】

以上2条为太阳、少阴同病，或者称为少阴病阳虚证兼表证、太少两感证。陈亦人认为"乃阳虚之人感受外邪而病"，也就是说在少阴病的基础上又感受了风寒外邪，出现了发热、脉沉的表现。病情重的用麻黄细辛附子汤；病情轻的用麻黄附子甘草汤。

少阴病与严重的营养不良、机体整体衰弱是一个证态，肾阳虚的本质是下丘脑－脑垂体各轴的功能低下，也包括在少阴病之内。在这种状态下的感冒使用麻黄附子类方剂治疗，发热、出汗的也可以用桂枝附子汤类治疗，根据病情而定。

麻黄细辛附子汤、麻黄附子甘草汤的主要适应症是：全身整体机能低下的病人又患感冒，特别适用于下丘脑－脑垂体各轴功能低下的病人又患感冒的时候。不仅可以治疗感冒，而且可以改善低下的整体功能。

303. 少阴病，得之二三日以上，心中烦，不得卧，黄连阿胶汤主之。

黄连四两　黄芩二两　芍药二两　鸡子黄二枚　阿胶（一云三挺）三两

右五味，以水六升，先煮三物，取二升，去滓；内胶烊尽，小冷；内鸡子黄，搅令相得。温服七合，日三服。

【解读】

中医认为，本条的病机是少阴病阴虚阳亢，肾水不足，心火亢盛，心肾不交，水火不济，所以"心中烦，不得卧"。

西医中有慢性疲劳综合征，其病因未完全明确，曾提出有关病因为：①神经精神病方面，包括神经衰弱；②内分泌方面，包括低血糖和神经内分泌紊乱；③风湿病方面，包括肌风湿病；④感染性病原，目前病毒感染更引起人们的重视，研究最多的是人疱疹病毒6型，肠道病毒和逆转录病毒。大多数患者可能不是单一病原感染而存在着多种致病因子，包括感染与非感染因子。发病机理尚未明确，有大量证据表明，该病存在着免疫系统的调节异常，包括免疫活化和免疫抑制。该病主要发生在急性病毒感染之后。在部分慢性疲劳综合征的患者中，发病可能与神经内分泌轴功能紊乱有关。研究发现这部分患者夜间糖皮质激素水平降低，24h尿中的皮质醇水平低于正常，而且对外源性的（ACTH）治疗有明显的反应。由于患者常伴有肌肉关节疼痛，因而设想出现疲劳的原因可能是骨骼肌的病理改变所致。一组20例慢性疲劳综合征患者的肌肉组织活检，发现所有病人的结果均不正常，但是没有对照组做比较。另15例患者的肌肉组织活检，见到坏死肌纤维而没有炎症渗出。有人复习200余篇文献认为慢性疲劳综合征患者的虚弱与疲乏主要由脑白质部分改变所致。临床表现为，起病初期可有流感样症状，以身体不适和疲劳表现较为突出，而且往往伴有中度的认知障碍。但是大多数病人既往史无特殊。主要临床表现为持续性或复发性易导致虚弱的疲劳，或特别易疲劳，使日常活动减少，严重者可丧失劳动力。患者可有中等度发热，体温在37.5～38.6℃，或伴寒战，有咽痛（非渗出性咽炎）、不明原因的全身性肌肉无力、肌肉不适或肌痛、头痛、游走性关节痛但无关节红肿。颈部、腋窝淋巴结肿大、疼痛，但是淋巴结肿大不超过2cm。此外，有睡眠障碍，表现为睡眠过度或失眠。并且往往有精神神经症状，包括畏光、一过性视觉盲点、特别易激惹症、精神错乱、思考困难、注意力不集中、抑郁症、健忘等。

慢性疲劳综合征具有4个识别特征：①症状呈持续性；②个体有明显的疾病表现；③一些症状

在普通临床上很少遇见，如精神错乱，短期记忆丧失等；④很少有症状被客观所证实。所以慢性疲劳综合征是以长期极度疲劳和以认知障碍为主的一组全身虚弱性症候群，少阴病与严重的营养不良、机体整体衰弱是一个证态，肾阳虚的本质是下丘脑－脑垂体各轴的功能低下，也包括在少阴病内。

慢性疲劳综合征的发病机理：与病毒感染有关；该病存在着免疫系统的调节异常；发病可能与神经内分泌轴功能紊乱(肾阳虚)有关。这与少阴病的心肾阳虚一致。

慢性疲劳综合征的临床表现特点：长期疲劳导致虚弱、中度发热、咽痛、肌肉不适或疼痛、浅表淋巴结肿大、睡眠障碍及心烦易激动等。这与少阴病的脉微细，但欲寐；心中烦，不得卧；法当咽痛而复吐利是一致的。少阴病咽痛的特点是不红不肿(符合非渗出性咽炎)；但欲寐与不得卧是睡眠障碍的不同表现；心中烦是精神神经症状兴奋、易激惹症。这是同一病理机制的不同表现。

所以慢性疲劳综合征应当属于少阴病，少阴病阴虚阳亢证与慢性疲劳综合征更为接近。

【药理研究】

黄连阿胶汤复方的药理研究不多。给小白鼠腹腔注射100%的黄连阿胶汤煎剂0.5mL，30min后发现其活动明显减少，出现安静、嗜睡现象，表明本方具有明显的镇静作用。根据少阴病的病机与临床表现，黄连阿胶汤的药物组成，黄连阿胶汤的药理作用决不单是镇静作用。少阴病的病机与临床表现，少阴病与严重的营养不良、机体整体衰弱是一个证态，黄连阿胶汤应当具有改善营养不良、增强机体整体功能的作用。黄连阿胶汤中的黄连、黄芩、芍药显然具有抗菌、抗病毒作用，阿胶、鸡蛋黄显然具有补充营养的作用，这是本方的两大基本药理作用。

阿胶的现代研究：

(1)化学成分：阿胶由骨胶原组成，经水解后得到多种氨基酸：赖氨酸、精氨酸、组氨酸、胱氨酸、色氨酸、羟脯氨酸、天门冬氨酸、苏氨酸、丝氨酸、谷氨酸、脯氨酸、甘氨酸、丙氨酸等。

(2)药理作用：

①具有强大的补血作用，优于铁剂。可以纠正少阴病的营养不良性贫血。

②动物实验证明，静脉注射阿胶溶液可以治疗严重的失血性休克。阿胶能提高小鼠耐缺氧、耐寒冷、耐疲劳和抗辐射的能力。

③用低蛋白饲料喂养豚鼠，可造成类似于人的营养性进行性肌变性症，病理组织切片检查显示，在病变时期，肌细胞发生严重退行性变，肌纤维消失。经阿胶治疗后，肌细胞再生并出现正常的肌纤维。阿胶还有预防营养性进行性肌变性症的作用。慢性疲劳综合征时，没有炎症渗出的肌纤维坏死，阿胶也应当能够治疗。少阴病严重营养不良时，特别是当蛋白质缺乏时，肌细胞也可能发生严重退行性变；全身炎症反应综合征后期肌蛋白质消耗(温病后期阴虚证)，阿胶也都应当能够治疗。

④用犬实验证明，饲料中加阿胶可使食物中钙的吸收率增加，这是因为阿胶中所含的甘氨酸能够促使钙的吸收。服阿胶者血钙浓度有轻度增高，但凝血时间没有变化。这对温病后期阴虚动风证的治疗有利。

⑤阿胶口服后可明显提高小鼠腹腔巨噬细胞的吞噬能力；阿胶具有促进健康人淋巴细胞转化作用；阿胶能够提高机体特异玫瑰花瓣试验和单核吞噬细胞功能，能够对抗氢化可的松所致的细胞免疫抑制作用，对NK细胞有促进作用。阿胶对免疫功能的影响有利于治疗慢性疲劳综合征存在的免疫系统的调节异常。

⑥对于家兔慢性肾炎模型，服用阿胶2周即获正氮平衡，而对照组仍然为负氮平衡。从尿氮和粪氮的排出总量来看，服阿胶组4周时排出氮总量均较2周时明显降低。这是由于蛋白质摄入增

加时，体内合成蛋白质亦增加，故机体内贮氮量也增加，血浆蛋白质提高，血中胶体渗透压升高，有利于利尿消肿。无论是肾性水肿、肝硬化性水肿、营养不良性水肿都与血浆蛋白质低有关，所以，阿胶在猪苓汤中具有升高血中胶体渗透压的作用，这是猪苓汤治疗以上水肿的机制之一。

鸡蛋黄是一种营养品，一个鸡蛋平均重量为 50g，平均含有 335kJ 热量，其中 268kJ 来自蛋黄。鸡蛋中一半的蛋白质、全部脂肪、除硫以外的全部矿物质、除核黄素以外的全部维生素都包含在蛋黄中。蛋黄中还含有丰富的胆固醇、卵磷脂。卵磷脂是神经细胞不可缺少的物质，胆固醇是激素和维生素 D 的前期物质。在营养不良时血中的胆固醇水平降低，蛋黄中的胆固醇是猪肉的 6 倍，可以迅速补充之。在古代肉、蛋不是普通人能够经常享受的，那时血胆固醇高的人并不多，与现代人不同。

由此可见阿胶与蛋黄配伍，主要是营养滋补剂，是针对蛋白质缺乏、营养不良的。它们提供了丰富的、全面的氨基酸，矿物质，维生素，类酯质，可使蛋白质合成增加，血中胶体渗透压升高，有利于机体各种功能的恢复。

黄连、黄芩、芍药的药理作用除了抗菌抗病毒外，还有解热、镇静、抗炎抗过敏作用、增强单核–巨噬细胞系统的吞噬机能、调节肝、胆、胃肠功能的作用。

黄连阿胶汤主要用于营养不良、长期慢性感染的病理状态，应当是少阴病阴虚证的标准治法。对于慢性疲劳综合征也应该有效。

304. 少阴病，得之一二日，口中和，其背恶寒者，当灸之，附子汤主之。

附子（炮，去皮，破八片）二枚　茯苓三两　人参二两　白术四两　芍药三两

右五味，以水八升，煮取三升，去滓，温服一升，日三服。

【注解】

口中和：即口中不苦、不渴、不燥。

305. 少阴病，身体痛，手足寒，骨节痛，脉沉者，附子汤主之。

【解读】

中医认为，本证为少阴病寒湿证，"口中和，其背恶寒"应当与太阳病恶寒、阳明病白虎加人参汤证的背恶寒相鉴别。太阳病恶寒，其病因是风寒袭表，所以与发热、头痛、脉浮并见；阳明病白虎加人参汤证的背恶寒，其病因是里热炽盛，汗出太多，津液不足所致，所以与高热、大汗出、口燥渴引饮、脉洪大并见；本证背恶寒没有发热、头痛、脉浮，也没有高热、大汗出、口燥渴引饮，而是口中和，因此，"口中和"是本证的辨证眼目（鉴别要点）。

本证的临床表现特点是：身体痛，手足寒，骨节痛。骨节痛就是关节痛，关节疼痛是关节炎的表现，最常见的关节炎有：化脓性关节炎、风湿性关节炎、类风湿性关节炎、结核性关节炎等。身体痛是指全身肌肉疼痛。295 条"少阴病，恶寒、身蜷而利、手足逆冷者，不治"中的手足逆冷说明循环系统功能障碍已经失去代偿能力，不能维持四肢末梢的体温，是休克的前期表现。本证中的恶寒、手足寒与之不同，本证中的恶寒是"其背恶寒"，而不是全身恶寒；本证中的"手足寒"不是四肢全部寒凉，而是四肢中的某一肢体或右手、或左足、或右腿等发凉。

化脓性关节炎：多见于儿童，婴儿、青少年次之、成人少见。感染途径最多的是血源传播，但是有时也找不到原发病灶。最常见的病原菌是金黄色葡萄球菌，约占 85%，其次为链球菌、脑膜炎双球菌、大肠杆菌、肺炎球菌等。最常发生于膝关节、髋关节，其次为肘、肩、踝关节，一般病变多系单发性。初起临床表现严重，除具有严重的全身毒血症表现外，关节局部的红、肿、热、痛、

功能障碍、压痛、波动感非常明显。需要行切开引流手术治疗。

风湿性关节炎：是急性风湿热中的一种表现。目前认为，风湿热与链球菌的关系是一种变态或自身免疫反应。从免疫学得知，链球菌菌体及其代谢产物具有高度的抗原性及特异性，抗原和抗体能从血液渗入结缔组织，使这类组织发生退化和溶解。典型的临床表现是游走性的多关节炎，常对称累及膝、踝、肩、腕、肘、髋等大关节，局部呈红、肿、热、痛的炎症表现，但是不化脓。部分病人几个关节同时发病，手足小关节和脊柱关节等也可波及。不典型者仅有关节酸痛，而无其他炎症表现。急性炎症消除后，关节功能完全恢复，不遗留关节强直和畸形。

类风湿性关节炎：多见于青壮年，绝大多数起病缓慢，在关节症状出现之前，病人常有微热、乏力全身不适、体重减轻、低色素贫血、手足麻木刺痛，晚期有手足发凉等全身症状。临床表现为多发性对称性指掌小关节炎或脊柱炎。其特征是伴有晨僵和手指纺锤形肿胀，关节炎反复发作，后期出现关节畸形。类风湿性血管炎是本病的基本病变，除关节及关节周围组织外，全身其他各处均可发生血管炎，表现为远端血管炎，所以可以发生皮肤溃疡、手足发凉。还可有周围神经病变，类风湿性心脏病，类风湿性肺病，类风湿性间质性肾炎，干燥综合征以及眼部、消化道损伤。血清类风湿因子阳性，免疫球蛋白 IgI、IgM、IgA 增高。

结核性关节炎：具有结核病的全身表现，不在此讨论。

显而易见，化脓性关节炎不符合本证的临床特点"身体痛，手足寒，骨节痛"，而类风湿性关节炎、非急性期风湿性关节炎符合本证的特点。与类风湿性关节炎相似的疾病还有：播散性红斑狼疮、血栓闭塞性脉管炎、雷诺氏病及雷诺氏现象、多发性神经炎等一大类风湿性疾病，都具有"身体痛，手足寒，骨节痛"的临床表现，同时都有不同程度的营养不良和全身衰弱的表现。

风湿性疾病是泛指影响骨、关节及周围软组织，如肌腱、滑囊、筋膜等的一组疾病，病因多样如感染性、免疫性、代谢性、内分泌性、退化性、地理环境性、遗传性等。风湿性疾病以疼痛（关节、肌肉、软组织、神经等疼痛）为主要症状，各种原因所致的关节炎占重要组成部分，但是风湿性疾病不只限于关节炎。风湿性疾病的病理改变具有多样性，涉及全身的间质组织，结缔组织是最重要的病变场所，无论致密结缔组织如软骨和肌腱，还是疏松结缔组织，均可有广泛的不同程度的损害。血管炎广泛存在，尤以动脉系统中的小动脉炎为主，表现为血管内皮细胞和外皮细胞增生或全层炎症。当四肢的小动脉发炎时，血管变细，影响到末梢的血液供给，手足就会发凉。免疫损伤在风湿性疾病的发病中占有重要位置，许多风湿性疾病，至少部分是因为免疫异常所致的组织损伤。风湿性疾病有 140 多种，可分为十大类，包括肿瘤、感染性关节炎等在内，显而易见不是附子汤能够解决的。附子汤证只包括风湿性疾病中的一部分，如类风湿性关节炎、播散性红斑狼疮、血栓闭塞性脉管炎、雷诺氏病及雷诺氏现象、多发性神经炎等，具有"身体痛，手足寒，骨节痛"的临床表现，同时都有不同程度的营养不良和全身衰弱表现的病理状态。这些疾病都呈慢性过程，具有反复发作的特性，"少阴病，得之一二日"，是从"复发"开始，而不是从第一次发病算起。总之少阴病寒湿证与慢性风湿性疾病是一个证态，其特点是：①临床表现以关节痛全身痛手足寒为主；②慢性病程，反复发作，伴有不同程度的营养不良；③免疫损伤在风湿性疾病的发病中占有重要位置。

351 条与 304、305 条类似，当归四逆汤证病情更严重，但是营养不良的程度比较轻。

【药理研究】

（1）附子汤原方具有明显对抗心肌缺血、缺氧的能力，并能显著增加心肌营养血量；降低红细胞膜的脂区微黏度；提高心肌细胞内环核苷酸的水平。

（2）附子汤具有抑制血小板凝集的作用。本方主药附子主要含乌头碱等，具有强心、消炎、镇痛等作用，对垂体－肾上腺系统具有兴奋作用，这与附子温补肾阳的中医理论相一致。这是治疗

"身体痛，手足寒，骨节痛"的主要药理机制。人参、白术、茯苓、甘草为四君子汤，四君子汤是治疗脾虚证的代表方剂，具有增强胃肠功能，改善营养不良状态等强壮作用，附子汤中以芍药易甘草，为四君子汤的变方，而且芍药对胃肠功能也有调节作用，所以附子汤也还会具有增强胃肠功能，改善营养不良状态等强壮作用。中医认为，本方以附子、人参为主药，故其治则在于补益脾肾而固根本。本方主药附子用2枚，主要取其镇痛作用及对垂体-肾上腺系统具有兴奋作用，这与现代治疗风湿性疾病的方法：①使用消炎镇痛剂和皮质类激素；②调节免疫功能，是完全一致的。因为四君子汤对免疫功能具有明显的调节作用，有人研究了四种补方（补气之四君，补血之四物，补阴之六味，补阳之参附）对免疫功能的影响，发现均能刺激淋巴细胞转化，其中以四君子汤100%水煎剂的作用最强，并能提高活性花斑形成率，对免疫功能基本上是增强作用；附子通过兴奋垂体-肾上腺系统，起到免疫抑制的作用；白芍总甙对巨噬细胞功能、细胞免疫、体液免疫都呈现出双向调节作用，白芍总甙对巨噬细胞产生白细胞介素-1具有低浓度促进和高浓度抑制的作用，已知白细胞介素-1与慢性炎症病变有关，在免疫调节及慢性炎症性疾病的形成中均起重要作用，白芍总甙发挥免疫调节及防治关节炎的机制之一可能就是调节白细胞介素-1的产生。用白芍易四君子汤中的甘草减弱了四君子汤的免疫增强作用，增加了对免疫功能的调节作用。所以附子汤的药理作用是：①消炎、镇痛；②对免疫功能的调节作用；③增强胃肠功能、改善营养不良状态等强壮作用。少阴寒湿证与慢性风湿性疾病是一个证态，其特点是：①临床表现以关节痛、全身痛、手足寒为主；②慢性病程，反复发作，伴有不同程度的营养不良；③免疫损伤在风湿性疾病的发病中占有重要位置。可见附子汤的药理作用与少阴寒湿证-慢性风湿性疾病证态的病机与临床表现完全相符。

306. 少阴病，下利便脓血者，桃花汤主之。

赤石脂（一半全用，一半筛末）一斤　干姜一两　粳米一升

右三味，以水七升，煮米令熟，去滓，温服七合，内赤石脂末方寸匕，日三服。若一服愈，余勿服。

307. 少阴病，二三日至四五日，腹痛，小便不利，下利不止，便脓血者，桃花汤主之。

【解读】

桃花汤证应当具有以下特点：一是下利不止，滑脱不禁，大便稀薄，脓血杂下，色泽晦暗，其气腥冷不臭，无里急后重肛门灼热感；二是伴有腹痛，痛势绵绵，喜温喜按；三是小便不利，此因下利不止而津伤之故。符合以上3个条件的病理状态是结肠的溃疡性炎症，其代表疾病是溃疡性结肠炎。溃疡性结肠炎或慢性非特异性溃疡性结肠炎是一种原因不明的慢性结肠炎，病变主要限于结肠的黏膜，而且以溃疡为主，多累及直肠和远端结肠，但是也可以向近端扩展，以至遍及整个结肠。主要症状有腹痛、腹泻脓血便，当溃疡侵及直肠时，出现里急后重。腹痛常为阵发性痉挛性疼痛，局限于下腹部或左下腹。疼痛后即可有便意，排便后腹痛可暂时缓解。轻症腹痛可呈间歇性隐痛，重症腹痛为持续性钝痛。腹泻轻者每日2～4次，粪软或糊状，混有血、脓、黏液；严重者每日腹泻可达10～30次，粪便往往呈血水样。病程漫长，常常反复发作，病情轻重不一。由于长期腹泻，往往引起营养不良以及水、电解质紊乱，失盐、失水，出现体重减轻，体力下降，小便减少等表现。可见桃花汤证与结肠的溃疡性炎症是一个证态。

细菌性痢疾慢性期，其病变部位主要在结肠，以直肠乙状结肠等部位常见，主要是溃疡性病变，肠壁增厚，溃疡边沿黏膜增生，可有息肉形成。阿米巴肠病是溶组织阿米巴引起的肠道感

染，以近端结肠与盲肠为主要病变部位，病理变化在早期为较小的浅表糜烂，进而形成阿米巴特有的烧瓶样溃疡，到了慢性期，肠黏膜上皮增生，溃疡底部出现肉芽组织，组织破坏与愈合常同时存在，使肠壁增厚，肠腔狭窄。这2种病变都是结肠的溃疡性炎症，它们的慢性期也是桃花汤的适应症，现代通过化验检查可以进行鉴别，在使用桃花汤时应当根据不同的情况使用相应的抗病原体药物。

【药理研究】

桃花汤由赤石脂、干姜、粳米组成。赤石脂：其主要成分是水化硅酸铝，尚含相当多的氧化铁等物质。其药理作用主要是吸附作用，内服能吸附消化道内的毒物，如磷、汞、细菌毒素及食物异常发酵的产物。为吸着性止泻药，能减少对肠道黏膜的刺激，而呈止泻作用。对胃肠黏膜有保护作用，尚有制止胃肠道出血的作用。干姜可增加消化液的分泌，增进食欲，粳米调养脾胃。

308. 少阴病，下利便脓血者，可刺。

【注解】

可刺：可以用针刺的方法治疗。

309. 少阴病，吐利，手足逆冷，烦躁欲死者，吴茱萸汤主之。

吴茱萸一升　人参二两　生姜六两　大枣十二枚，擘

右四味，以水七升，煮取二升，去滓，温服七合，日三服。

【注解】

烦躁欲死：形容烦躁非常严重，令病人不能忍受。

【解读】

本条与296条四逆汤证不同。本条是因为剧烈的呕吐腹泻，首先引起烦躁欲死，同时引起手足逆冷，属于神经性休克。神经性休克是由于剧烈的刺激如疼痛、外伤、剧烈的呕吐等，引起强烈的神经反射性血管扩张，周围阻力锐减，有效循环量相对不足所致。296条的"四逆"是机体衰弱的情况下，又发生低血容量休克的表现，在此基础上再出现吐、利、烦躁，会发展为难治性休克而导致死亡。四逆汤证与低血容量休克是一个证态。本条与243条"食谷欲呕，属阳明也，吴茱萸汤主之"的病理机制都是脾胃虚寒证，以呕吐为主要表现，只是轻重程度不同，吴茱萸汤是调节神经系统功能、止痛、止呕、改善胃肠功能的有效方剂，尤其用于治疗以干呕、吐涎沫、头痛为主要表现的疾病其效果更好。神经性休克只要解除强烈的刺激，休克状态会很快纠正，吴茱萸汤一旦解除了呕吐，"手足逆冷，烦躁欲死"也会很快被纠正。

310. 少阴病，下利、咽痛、胸满、心烦，猪肤汤主之。

猪肤一斤

右一味，以水一斗，煮取五升，去滓，加白蜜一升，白粉五合，熬香，和令相得，温分六服。

【注解】

猪肤：去掉内层肥白的猪皮。

白粉：白米粉。

【解读】

猪皮用水煎煮，加白蜜、白米粉，熬制。这与阿胶的原料及制法大致相似，所以，猪肤汤应当

与阿胶的药理作用大致相似，是蛋白质与糖类的补充剂，如果下利、咽痛、胸满、心烦，是由于营养不良血中胶体不足而引起，则是猪肤汤的适应症。与甘草汤、桔梗汤不同。

311. 少阴病二三日，咽痛者，可与甘草汤；不差，与桔梗汤。

甘草汤方

甘草二两

右一味，以水三升，煮取一升半，去滓，温服七合，日二服。

桔梗汤方

桔梗一两　甘草二两

右二味，以水三升，煮取一升，去滓，温分再服。

【解读】

甘草汤与桔梗汤实为治疗风热疫毒咽痛的祖方。陈亦人认为：甘草汤与桔梗汤，后世名为甘桔汤，为治疗咽喉疾患的基础方，开肺利咽，与手太阴肺的关系最密切，而不关少阴心肾。一般认为，之所以把咽痛归类于少阴病，是因为少阴经脉循挟咽喉，故咽痛一证多与少阴病相关。由此可见《伤寒论》对于疾病分类的思路。

中医的咽包括西医的扁桃体、软腭、鼻咽、口咽、喉咽。咽痛是以上部位感染的表现，可分为急性感染与慢性感染；可以是局部感染，可以是某些传染病的早期表现；可以是细菌感染，也可以是病毒感染。这些感染与少阴病营养不良身体虚弱关系不大，而与上呼吸道感染（肺经）关系密切。中医认为"用药仅桔梗甘草之属，不难推知咽痛尚属客热之轻者，其咽痛必不太甚，局部亦不太红肿。……局部可见轻度充血红肿"，以现代的疾病谱来看，这种表现符合轻度咽炎或者慢性咽炎的诊断，与少阴病营养不良身体虚弱关系不大。与上条猪肤汤咽痛亦不同。

312. 少阴病，咽中伤、生疮、不能语言、声不出者，苦酒汤主之。

半夏（洗，破如枣核）十四枚　鸡子（去黄，内上苦酒，着鸡子壳中）一枚

右二味，内半夏，著苦酒中，以鸡子壳置刀环中，安火上，令三沸，去滓。少少含咽之，不差，更作三剂。

【注解】

咽中伤、生疮：即可由外伤引起，如饮食不慎被鱼刺、异物等刺伤或者被热食灼伤等；也可由细菌、病毒等感染所致。无论是何种原因所致，咽部肯定有红肿破溃、脓性分泌物，疼痛较剧，以致难于言语，甚至声音不出（急性喉水肿）。

苦酒：即米醋或者其他酸醋。

【解读】

符合"咽中伤、生疮、不能语言、声不出者"的苦酒汤证有：急性化脓性扁桃体炎，咽旁脓肿，溃疡性咽炎，急性喉水肿，咽部外伤感染等。在古代没有外科手术及抗生素，在紧急情况下使用苦酒汤具有预防窒息的作用。现代出现以上紧急情况，除了使用抗生素和激素外，对于咽部外伤感染、咽旁脓肿等可以手术切开引流，急性喉水肿可用地塞米松治疗。

313. 少阴病，咽中痛，半夏散及汤主之。

半夏洗　桂枝去皮　甘草炙

右三味，等分，各别捣筛已，合治之。白饮和服方寸匕，日三服。若不能散服者，以水一升，煎七沸，内散两方寸匕，更煮三沸，下火令小冷，少少咽之。半夏有毒，不可散服。

【解读】

慢性咽炎病人治疗效果不佳，无论西医还是中医都认为是小病，不予重视，西医多用抗生素，中医则多用黄连上清丸、牛黄解毒丸之类清热解毒药，越治越重。本条半夏散及汤提示了一条思路，用温散通阳的中药治疗，可以取得良好效果。在临床上用二陈汤、半夏汤等加减，可以取得良好效果。

药理研究证明，半夏具有缓解咽痛的作用，给家兔口饲半夏，最初能使唾液增加，其后渐减，唾液中的固体成分亦增加，因此对咽痛有缓解作用，其有效成分是生物碱。桂枝具有抗菌、抗病毒作用；桂枝的挥发油部分由呼吸系统排出，对呼吸道有消炎作用；桂枝还具有扩张外周血管，改善外周循环，健胃，抗过敏，镇痛，镇静等作用。甘草具有肾上腺皮质激素样作用，所以 3 味药物同时使用，对于慢性咽炎具有治疗作用。

314. 少阴病，下利，白通汤主之。

葱白四茎 干姜一两 附子（生，去皮，破八片）一枚

右三味，以水三升，煮取一升，去滓，分温再服。

315. 少阴病，下利，脉微者，与白通汤；利不止，厥逆无脉，干呕，烦者，白通加猪胆汁汤主之。服汤，脉暴出者死；微续者生。

葱白四茎 干姜一两 附子（生，去皮，破八片）一枚 人尿五合 猪胆汁一合

右五味，以水三升，煮取一升，去滓，内胆汁、人尿，和令相得，分温再服。若无胆，亦可用。

317. 少阴病，下利清谷，里寒外热，手足逆冷，脉微欲绝，身反不恶寒，其人面色赤，或腹痛或干呕或咽痛，或利止脉不出者，通脉四逆汤主之。

甘草（炙）二两 附子（生用，去皮，破八片）大者一枚 干姜三两（强人可用四两）

右三味，以水三升，煮取一升二合，去滓，分温再服，其脉即出者愈。面色赤者，加葱九茎；腹中痛者，去葱，加芍药二两；呕者，加生姜二两；咽痛者，去芍药，加桔梗一两；利止脉不出者，去桔梗，加人参二两。病皆与方相应者，服之。

390. 吐已下断，汗出而厥，四肢拘急不解，脉微欲绝者，通脉四逆加猪胆汁汤主之。

甘草（炙）二两 干姜三两（强人可用四两） 附子（生，去皮，破八片）大者一枚
猪胆汁半合

右四味，以水三升，煮取一升二合，去滓；内猪胆汁，分温再服，其脉即来。无猪胆，以羊胆代之。

【提示】

以上 4 条以"手足逆冷，脉微欲绝，身反不恶寒，其人面色赤"为共同点，这是暖休克的表现。

323. 少阴病，脉沉者，急温之，宜四逆汤。

甘草(炙)二两　干姜一两半　附子(生用，去皮，破八片)一枚

右三味，以水三升，煮取一升二合，去滓，分温再服。强人可大 附子一枚、干姜三两。

【解读】

四逆汤去甘草，名干姜附子汤，治阳气乍虚之"昼日烦躁不得眠，夜而安静"证(61条)；四逆汤重用附子、干姜，名通脉四逆汤，治阳虚阴盛而虚阳被格于外的格阳证(317条)；四逆汤去甘草加葱白，名白通汤，治阳虚阴盛而虚阳被格于上的格阳证(314条)；通脉四逆加猪胆汁汤(390条)；白通加猪胆汁汤(315)；四逆汤加人参，名四逆汤加人参汤，治霍乱吐利致亡阳脱液证(385条)；四逆汤加人参、茯苓，名茯苓四逆汤，治阴阳两虚之烦躁证(69条)。以上均为四逆汤的加减方。

四逆汤证除了少阳病篇外，其余各篇中均出现过。归纳其病因是：误用汗、吐、下法或剧烈呕吐、腹泻所致阳虚诸证加重而成。临床表现为四肢厥冷、蜷卧形寒、面色苍白、脉微等，进一步发展为阴盛格阳证(白通汤、通脉四逆汤证)或人参四逆汤证，最终发展为脏厥、脱证而死亡。现代中医早就认为"本厥脱证……相当于各种原因引起的休克"，并为厥脱证下了一个类似于休克的定义。现代医学也认为，休克与祖国医学描述的"脱证""厥证"有相似之处。可见厥证与休克关系之密切。

现代医学认为不同类型的休克各有特点，但重要生命器官微循环灌注量不足(阴阳不相顺接)是各种休克共同的发病基础。按微循环变化的时相及临床表现，休克分为3期，以失盐失水低血容量性休克表现比较典型。

(1)代偿期：休克始动因素引起交感 - 肾上腺髓质兴奋和大量儿茶酚胺释放，使微动、静脉口径缩小，毛细血管前括约肌收缩，血液进入真毛细血管网减少，这一现象在皮肤、肌肉及肾脏较为显著，临床上出现颜面苍白、四肢厥冷、恶寒、口唇及指端发绀、脉快、脉压小等，与四逆汤证的临床表现相一致。

(2)进展期(失代偿期、淤滞期)：当病情进一步发展，微循环中血管自律性运动首先消失，终末血管对儿茶酚胺反应进行性降低、微动脉、毛细血管前括约肌麻痹，血液大量停滞于毛细血管网，微循环灌注量进一步减少，临床表现烦躁不安或意识不清，皮肤淡红湿润，口唇发红，血压低、尿量少，此与阴盛格阳证(通脉四逆汤、白通汤加猪胆汁汤证)相类似，对于淤滞不明显的四逆汤虚寒证加重者是人参四逆汤的适应症。(人参四逆汤证更为常见)

(3)难治期：此期微血管反应性显著下降，毛细血管出现无复流现象，当血压回升时，心脏等重要生命器官微循环灌注量无明显恢复(再灌注损伤)，终使回升的血压再度下降而死亡(脉暴出者死)。临床表现皮肤黏膜发绀，四肢厥冷如冰，体温下降，神志不清昏迷等，与脏厥及脱证的表现一致。

在感染性休克中，革兰阴性杆菌所致的内毒素性休克，多属心脏排血量降低，外周血管阻力增高的低排高阻型休克，亦称为冷休克，常表现为末梢血管痉挛、四肢逆冷，皮肤潮湿，血压下降，心排血量降低和酸中毒，若不及时救治，最终成为低排低阻型休克而难以康复。革兰阳性球菌引起的外毒素休克，部分患者可表现为外周血管扩张，四肢末端温暖干燥，心排出量正常或增加，外周血管阻力降低的高排低阻型休克，亦称为暖休克。若不及时救治也可向冷休克及低排低阻型休克发展。无可否认的临床表现是革兰阴性杆菌所致的内毒素性休克以冷休克多见，革兰阳性球菌引起的外毒素休克，常表现为暖休克。霍乱弧菌引起的呕吐、腹泻是一个典型例子，霍乱弧菌所分泌的肠毒素(外毒素)能迅速与空肠上段细胞结合并进入细胞内，激活腺苷环化酶，使三磷酸腺苷变成环磷酸腺苷(cAMP)大量环磷酸腺苷聚集在黏膜细胞内，发挥第二信使作用，刺激陷窝细胞分泌氯离子

并可能分泌碳酸氢根离子，同时抑制绒毛细胞对氯和钠离子的吸收，由于肠黏膜分泌增强，吸收减少，因而大量肠液聚集在肠腔而形成剧烈水样腹泻，迅速引起低血容量休克。这与阴盛格阳证一致，是通脉四逆加猪胆汁汤（390 条）、白通加猪胆汁汤（315）、通脉四逆汤（317 条）、白通汤（314）的适应症。

【药物药理研究】

回阳救逆法，迄今已成为中医救治各类休克的一个极为重要而有效的治法。

四逆汤有强心作用，对离体兔心冠脉流量，心肌收缩振幅明显增加，而对心率影响不大。四逆汤有抗休克作用，对失血性休克具有明显的升压作用。对小肠缺血性休克有保护小肠，阻断致休克不可逆发展的肠道因素的形成作用。对垂体 - 肾上腺皮质系统功能有兴奋作用。有调整胃肠功能的作用，能够缓解平滑肌的痉挛，而有较强的镇痛作用，对腹泻、腹痛、胃痛都有效。四逆汤及人参四逆汤可改善微循环使血液黏稠度降低，流变性增加，血流速度加快，血流量增加，使各脏器灌注情况改善。能改善单核 - 巨噬细胞系统吞噬活性，提高机体免疫力。这些都对其抗休克作用有重要意义。

人参能增加机体对非特异性刺激的适应能力。具有适应原样作用，对中枢神经系统的兴奋及抑制过程有调整作用，并有抗过敏性休克作用。参、附同时运用对加强四逆汤强心升压从而改善血液循环障碍及调整全身各种功能的作用均十分显著，参附注射液对大肠杆菌内毒素所致的中毒休克有一定的治疗效应。

心脉灵注射液（人参皂苷、猪胆汁、附子总碱、干姜挥发油、甘草次酸）动物试验有升压作用，对内毒素休克有明显的保护作用，能增强红细胞的静电斥力，减轻红细胞的聚集，改变血液的黏稠度，改善血流，增强组织的血流灌注量。猪胆汁有消炎抗过敏作用，胆酸有抗过敏性休克作用，对痢疾杆菌、金黄色葡萄球菌、沙门氏菌、大肠杆菌有抑制作用；大剂量胆酸钠对离体肠管有抑制作用；胆汁或胆盐口服后可增强胆汁分泌，使脂肪容易消化；有扩张血管、增强肠血液循环的作用。通脉四逆加猪胆汁汤（人参、甘草、干姜、附子、猪胆汁，相当于心脉灵注射液）的抗休克作用，调整胃肠功能的作用，比四逆汤更加强大，而且具有明显的抗菌作用。

关于人尿的作用，早在 20 世纪 60 年代，有人发现尿毒症病人体温较低，但是经过血液透析后体温又回升，因此推测尿中可能含有降温物质。现已证明，正常人尿中的确含有一种降温物质，能够降低人和动物的体温，并称其为内生制冷原，现在已经能从尿中提纯，是分子量为 39KD 的蛋白质。另外一些学者研究发现，尿中还存在一种尿调制素和 IL－1 抑制蛋白，二者都能抑制 IL－1 的活性，前者还能加速 TNF 的清除。

综上所述，四逆汤、人参四逆汤、通脉四逆加猪胆汁汤对于因剧烈呕吐、腹泻而引起的轻重程度不同的失盐失水性休克有治疗作用。

316. 少阴病，二三日不已，至四五日，腹痛、小便不利、四肢沉重，自下利者，此为有水气。其人或咳，或小便利，或下利，或呕者，真武汤主之。

茯苓、芍药、生姜（切）各三两　白术二两　附子（炮，去皮，破八片）一枚

右五味，以水八升，煮取三升，去滓。温服七合，日三服。若咳者加五味子半升，细辛一两，干姜一两；若小便利者，去茯苓；若下利者去芍药，加干姜二两；若呕者，去附子，加生姜，足前为半斤。

【解读】

本条为肝硬化、心源性、营养不良性、肾性水肿（此为有水气）的治疗方法。82 条真武汤证是

由于汗、下、呕吐引起的低血容量状态；心力衰竭、肝硬化，以及合并有严重低蛋白血症的肾病综合征，则由于水、钠分布到第三体腔，包括皮下、胸腹腔等而致有效血容量过少。以上2种低血容量状态都属于排水障碍型低血钠症血容量过低状态，所以都是真武汤的适应症。真武汤是通过强心作用，改善消化功能，纠正血容量过低状态，再通过利尿作用调整水、电解质紊乱。

少阴病与严重营养不良是一个证态，营养不良性水肿属于排水障碍低血钠状感态。

319. 少阴病，下利六七日咳而呕、渴、心烦、不得眠者，猪苓汤主之。

猪苓（去皮） 茯苓 泽泻 阿胶 滑石（碎）各一两

右五味，以水四升，先煮四味，取二升，去滓；内阿胶烊尽。温服七合，日三服。

【解读】

猪苓汤主要用于泌尿系统疾病，如肾炎、肾盂肾炎、膀胱炎、前列腺炎、尿道炎等。猪苓汤也可以消除水肿，但与真武汤不同，猪苓汤是以利尿为主要作用而消除水肿，其中阿胶具有增加血浆渗透压的作用。所以猪苓汤的适应症是肾功能障碍肾性水肿，因有阿胶肾衰尿毒症慎用。

320. 少阴病，得之二三日，口燥咽干者，急下之，宜大承气汤。

321. 少阴病，自利清水，色纯清，心下必痛，口干燥者，可下之，宜大承气汤。

322. 少阴病，六七日，腹胀，不大便者，急下之，宜大承气汤。

【解读】

此3条少阴病急下证，没有腹痛、发热、大便干燥等症，而见口燥咽干；自利清水，色纯清；六七日，腹胀，不大便。中医认为320条是燥实伤津，真阴将竭，所以急用大承气汤通腑泄热，急下存阴，"全在于攻其里热，而不是为了下燥屎"；321条是燥实阻结，热结旁流，"热毒内迫胃肠，津液下趋"，"若不迅速排除肠道之毒素，必有中毒脱液循环衰竭之变。大承气之用，正是今日所谓排毒、解毒之法矣"；322条是肠腑不通，肾阴将竭，应当急下存阴。

此3条少阴病急下证与麻痹性肠梗阻有关。单纯性、机械性肠梗阻，如果病情不断加重，最终可以发展为麻痹性肠梗阻。除此而外，全身性感染中毒，水、电解质紊乱，急性腹膜炎都会引起麻痹性肠梗阻，而麻痹性肠梗阻本身，由于肠屏障功能障碍，肠内细菌、毒素移位，继而引起全身炎症反应综合征；较长时间的肠梗阻还可以引起水、电解质紊乱，全身营养障碍，身体虚弱等少阴病的表现。麻痹性肠梗阻时全腹膨胀显著，腹痛不明显，一般为持续性胀痛；麻痹性肠梗阻是动力性肠梗阻，是由于肠壁肌肉运动紊乱，以致肠内容物不能通过，而肠腔并无阻塞，只要不是完全性麻痹，就会出现大便时有时无。在没有引起全身炎症反应综合征之前，病人可能首先出现失盐失水，极度口燥咽干；全腹膨胀显著；有时出现清水样便（热结旁流）；有时出现腹痛等，这时应当急用大承气汤解除肠梗阻，排除出肠道内的感染，同时恢复肠道正常的蠕动功能吸收性功能（急下存阴）。

318. 少阴病，四逆，其人或咳、或悸、或小便不利、或腹中痛、或泄利下重者，四逆散主之。

甘草（炙） 枳实（破，水渍，炙干） 柴胡 芍药

右四味，各十分，捣筛，白饮和服方寸匕，日三服。咳者，加五味子、干姜各五分，并主下利；悸者，加桂枝五分；小便不利者，加茯苓五分；腹中痛者，加附子一枚，炮令坼；泄利下重者，先以水五升煮薤白三升，煮取三升，去滓，以散三方寸匕，

内汤中，煮取一升半，分温再服。

【解读】

本条"少阴病，四逆"中的四逆是症状，而不是"少阴病四逆汤证"，将四逆散证放在少阴病篇中，其用意在于与"少阴病四逆汤证"鉴别。二者不同的是，四逆汤证为急性病，见于身体壮实者，而四逆散证为慢性过程，凡老人、虚家，因气郁、食郁气机不能宣泄者多患此证，其病机主要是阳热内郁，肝、胆、脾胃升降之机失常。在寒厥中已分析，四逆汤证属休克早期表现，为急性病程。应与休克相鉴别的慢性病程是慢性低血压。西医认为慢性低血压的病因很多，其中由于消化系统（肝、胆、胰、胃肠）长期功能障碍致吸收、营养不良是一个主要原因，且老人、女性多见，常伴有抑郁、失眠、易怒、虚弱等表现，这种病理状态及临床表现符合少阴病四逆散证的病机及临床表现。（参考440页，气厥四逆散证与慢性低血压）

【药理研究】

四逆散方剂研究证明：①四逆散水煎醇沉液对小鼠腹腔巨噬细胞的吞噬机能有较明显的促进作用；②四逆散水煎醇沉液对离体兔肠呈抑制作用，具有解痉作用；③四逆散具有较明显的升压作用，可能与兴奋 a-受体有关；④四逆散具有增加心肌收缩力及心输出量的作用；⑤本方对平滑肌及心血管的作用与其所含的枳实有关。柴胡与芍药合用能降低柴胡的毒性，减缓对胃肠的刺激，增强其镇痛作用。二者合用既能加强镇咳效能和抑制消化性溃疡的形成，又能降低其毒性。此外，甘草、柴胡、芍药单独或者合用都具有保肝、利胆作用，抗溃疡作用，镇静、镇痛及抗炎、解热等作用。本方还具有增强耐缺氧能力的作用，对机体免疫功能具有复杂的药理活性。归纳起来四逆散有3方面的作用：一是调整消化系统功能，改善营养不良状态；二是强心、升压、抗休克、提高动脉血氧分压及增强机体耐缺氧能力等作用，这可能有助于缓解少阴病的主证；三是抗炎、解热、抗菌、抗病毒等作用。

324. 少阴病，饮食入口则吐；心中温温欲吐，复不能吐。始得之，手足寒，脉弦迟者，此胸中实，不可下也，当吐之；若膈上有寒饮，干呕者，不可吐也，当温之，宜四逆汤。

甘草（炙）二两　干姜一两半　附子一枚（生用，去皮，破八片）

右三味，以水三升，煮取一升二合，去滓，分温再服。强人可大附子一枚，干姜三两。

【注解】

温温欲吐：是欲吐不吐，心中自觉泛泛不适的症状。

【解读】

前已述及四逆汤对于失盐失水低血容量休克有预防和治疗作用，营养不良慢性低血压是四逆散的适应症，紧接着323条"少阴病，脉沉者，急温之，宜四逆汤"，324条"少阴病，……若膈上有寒饮，干呕者，不可吐也，当温之，宜四逆汤"。中医认为，少阴病的脉沉应当是沉而微细，脉象沉而微细是低血压休克的表现，所以"少阴病，脉沉者"是指营养不良达到了低血压休克的程度，应当急用四逆汤救治。"少阴病膈上有寒饮，干呕者"，是指营养不良合并有胃肠道症状，四逆汤除了具有救治休克的作用外还有调节胃肠功能的作用，所以营养不良合并胃肠道功能障碍时也是四逆汤的适应症。

【四逆汤药理研究】

（1）抗休克作用：本方对失血性休克、内毒素性休克、心源性休克以及肠缺血性休克均有显著保护作用。四逆汤用于肠缺血性休克时，主要作用于肠道，阻断致死性休克不可逆发展的肠道因素的形成。对于急性失血而引起的四逆汤证动物，经用四逆汤治疗后，可见血压明显上升，心率减慢，从而显示良好的强心、升压效果。对于内毒素休克四逆汤能显著降低死亡率，延长成活时间，动脉压显著升高，抑制皮肤四肢温度的急剧降低等。

（2）强心和升压作用：四逆汤能升高血压，对微循环也有调节作用，这已被用于临床抢救休克和动物实验所证实。实验证明，本方对离体兔有显著的强心作用，可使心肌收缩幅度增大近 1 倍，同时可见冠状动脉血流量显著增加，而对心率无明显影响。本方还具有直接强心作用。本方具有显著的强心作用不仅是其抗多种休克的主要药理基础之一，而且对于其他一些心血管衰竭性疾病如心衰等，也有良好的影响。

（3）有调节胃肠功能的作用，能够缓解平滑肌痉挛，有较强的镇痛作用，对胃痛、腹痛、腹泻都可受到明显治疗效果。

（4）四逆汤初步具备防治激素治疗弊端的作用。

（5）附子与甘草、干姜同用，其增加动脉血压、加强心收缩力的作用，在强度和持续时间上都超过附子，同时可使附片毒性大为降低，毒性降低与所含生物碱含量关系不大。

325. 少阴病，下利，脉微涩，呕而汗出，必数更衣，反少者，当温其上，灸之。（脉经云，灸厥阴可五十壮）

【注解】

必数更衣，而反少者：大便次数多而量反少。

当温其上，灸之：即温灸上部穴位，如灸百会穴。

【解读】

本条表示少阴病使用灸法的适应症。

辨厥阴病脉证并治

326. 厥阴之为病，消渴，气上冲心，心中痛热，饥而不欲食，食则吐蛔，下之利不止。

【注解】

消渴：是指渴而能饮，饮而又渴的一种症状，为求水欲自救的表现，与太阳病蓄水证小便不利消渴有别，应该是多饮多尿的消渴病。

气上冲心：病人自觉有气向心胸部位冲逆。此处之"心"泛指心胸部位。

心中痛热：胃脘部疼痛，伴有灼热感。

【解读】

本条为厥阴病提纲，揭示了厥阴病的实质，反映了厥阴病阴中有阳，寒热错杂的特点，它多出现于外感热病的末期，是继严重营养不良（少阴病）之后的衰竭状态。"食则吐蛔"说明我国古代肠道寄生虫病之多，放在厥阴病中说明蛔虫病已经发展到营养不良非常严重的程度。

（参考《金匮要略》第 13 篇，消渴）

327. 厥阴中风，脉微浮为欲愈；不浮为未愈。

328. 厥阴病欲解时，从丑至卯上。

【解读】

厥阴病的向愈征象及欲解时间，应当根据病情具体全面分析，不能仅凭一脉一症作出判断。

329. 厥阴病，渴欲饮水者，少少与之愈。

【解读】

这与五苓散轻证一样，对于轻度的失盐失水，小量多次饮水即可治愈，不可大量饮水，以免引起急性低血钠。

330. 诸四逆厥者，不可下之，虚家亦然。

【解读】

"厥者，手足逆冷者是也"，四逆是厥证的临床表现。厥证有寒厥、热厥、蛔厥、脏厥、痰厥、气厥、血厥、水厥等，并非所有厥证均不可下，热厥之中就有可下者。因为绝大多数厥证不可用下法，作为一般规律提出，并不排除特殊情况的存在。这也是《伤寒论》的一种写作风格，在《伤寒论》中很常见。

337. 凡厥者，阴阳气不相顺接，便为厥。厥者，手足逆冷者是也。

【解读】

本条概括厥证的病理机制和临床特点。这里所说的"凡厥"是指《伤寒论》中所述及的许多厥证，如寒厥、热厥、蛔厥、脏厥、痰厥、气厥、血厥、水厥等。它们并不是单独的疾病，而是在疾病演变过程中所出现的证候。虽然其中有的厥证可在内伤杂病中出现，而《伤寒论》中的厥证是以外感热病（感染病）中出现的厥证为主。《伤寒论》与内伤杂病是相互关联的，许多证与方剂是二者兼有的，但是二者的区分也是必须的。由统一到分裂是进步，分裂后再与其他学科重新组合是更大的进步。《伤寒论》与内伤杂病的关系与西医内科与感染病学的关系一样，感染病学中的休克、水电解质紊乱、黄疸、肾衰竭、弥漫性血管内凝血、昏迷、惊厥等病理过程在内科病中都会出现，其治疗方法也是一样的。

现代医学对四肢发凉（厥）这一症状没有专述，散在于发热、休克、肠道、胆道蛔虫症、某些上消化道感染、消化吸收功能障碍致营养不良低血压、风湿性疾病、自主神经功能紊乱等章节中。厥者，阴阳气不相顺接，其实质是微循环灌注量不足。手足逆冷是末梢微循环障碍的表现，可以是全身性的，也可以是局部性的。

331. 伤寒先厥，后发热而利者，必自止；见厥复利。

【解读】

本条说明厥、热、利三者的关系，寒邪入厥阴，寒邪盛而阳气微，阳气不能充实于四肢，所以四肢逆冷。阳气既虚，不能升清降浊，因而每当肢厥的时候发生下利，及至阳气复来，阴邪退舍，则发热厥回，下利亦随而自止。厥阴病的特点是阴阳胜复，厥热互见。阳气胜则发热，阴气胜则厥逆。而阴气胜的厥逆，又大多与下利伴见，厥回则利止，厥发则利作。这就是厥阴病中厥、热、利三者的关系。在感染病中是指肠道感染与发热、四肢发凉的关系，为以下诸条铺路。

332. 伤寒，始发热六日，厥反九日而利。凡厥利者，当不能食；今反能食者，恐为除中（一云消中），食以索饼。不发热者，知胃气尚在，必愈。恐暴热来出而复去也。后日脉之，其热续在者，期之旦日夜半愈。所以然者，本发热六日，厥反九日，复发热三日，并前六日，亦为九日，与厥相应，故期之旦日夜半愈。后三日脉之，而脉数其热不罢者，此为热气有余，必发痈脓也。

【注解】

厥利：是指手足逆冷而又患腹泻。

除中：证候名。中，指中气，即胃气；除，为除去或者消除之义。除中，是胃气将绝或者垂绝衰败时的一种反常见证。由于胃气衰败，本应当不能食，但是因为真脏气外露，病人反而突然要求进食，食后可能导致病情恶化或者死亡，这种情况就是除中。这种情况在大灾荒之后，由于长期饥饿，极度营养不良，突然暴食，引起肠梗阻或者肠破裂、穿孔而死亡。这是因为极度营养不良时肠黏膜、肠道壁、消化腺体等萎缩，突然暴食，急性胃肠扩张所致。

食以索饼："食"读作饲，即拿食物给别人吃。索饼，即用面粉做成的像面条一类的条索状食物。

脉之：即诊视的意思。

旦日夜半：即第2日的半夜。

【语译】

伤寒初起发热6d，接着四肢逆冷、大便泄泻反而有9d。四肢逆冷、大便泄泻的病人，按照道理应该是不能饮食，但是现在病人反而能够饮食，可能是胃气将除的反常现象。这时可以给病人吃些面条一类的食物做实验，吃了以后，如果不甚发热，证明其胃气尚存，病人容易痊愈。最怕的是吃了以后突然发热，体温又突然下降。后一天诊察，如果微热仍然存在，可预料明日半夜即将痊愈。这是什么道理呢？因为本来发热 6d，厥冷反有 9d，今又发热 3d，加上以前 6d，也是 9d，和厥冷的天数相等，所以预知在明天半夜痊愈。假如又过 3d，复诊时脉搏很快，而且发热不退，这是阳热太过，可能发生痈疮脓疡。

【解读】

显而易见，以上描述的是一种常见疾病的发生发展过程：伤寒初起发热 6d，接着四肢逆冷、大便泄泻反而有 9d，今又发热 3d，预知在明天半夜痊愈。全病程大约 21d，分为明显的 3 个阶段：第一周 6d，初期，以伤寒发热为特点，临床表现应当有恶寒、发热、头痛、全身不适等；第 2～3 周，14～15d 为极期，以厥而利为特点，随着病情加重，发热更严重，因为厥与热相关，厥比恶寒更严重，所以极期的发热是高热。此期容易发生除中（肠穿孔）；第 3 周后，缓解期，体温于数日内逐渐下降。在疾病的末期还可能出现脓肿等。这样的病程及临床表现与伤寒杆菌引起的伤寒病是完全一致的。

典型的伤寒病自然病程为 4 周，可分为 4 期。

初期：多数病人起病隐匿、缓慢，以发热、头痛、腹部不适为最常见的早期症状，伴全身不适、厌食恶心、畏寒或者轻度寒战，部分病人伴有咽峡炎（咽中痛者，其喉为痹）。初期体温为弛张热，以后呈梯形上升，脉搏与体温平行。腹胀、便秘多见，少数有中、轻度腹泻。

极期：病后 5～7d 高热持续在 39～40℃达 2～3 周，呈稽留热或者弛张热，发热与四肢发凉交替出现，病人极度衰弱、厌食（不能食），出现特殊的中毒面容，神情淡漠，反应迟钝，大便次数增多可有便血（下利便脓血），腹痛与压痛以右下腹最显著，部分腹胀明显（340 条病者手足逆冷，言我不结胸，小腹满，按之痛）。约 1/3 患者有相对缓脉（脉迟）。部分病人可见玫瑰疹，严重者可出现肠出血、肠穿孔（除中）、中毒性心肌炎等并发症。伤寒杆菌随血流播散可引起各种局灶性感染，如脓肿（热气有余，必发痈脓）、脑膜炎、关节炎等。

缓解期：病程第 3 周，病人更见虚弱，体温于数日内逐渐下降，病情开始改善，进入缓解期，但须警惕肠出血、肠穿孔。

恢复期：第 4 周以后体温恢复正常，症状和体征也随之消失。

当把伤寒病与厥、热、利、便脓血、除中、喉痹等放在一起对照时不难发现，二者的发生发展过程以及基本症状体征的一致性。说明中国古代已经对伤寒病有了比较系统的认识，但是在《伤寒论》中没有提出治疗方法。温病学说中湿温、暑湿或者暑温，对于伤寒病及其相类似的疾病的病因、病机、治疗方法作了非常详尽的描述，大大丰富、补充了《伤寒论》的不足。

厥阴病是少阴病的进一步发展，少阴病与严重的营养不良、体质衰弱是一个证态，所以厥阴病应当是机体极度虚弱的濒危状态，这与伤寒病极期、缓解期的表现相符合。可见本条所描述的就是现代的由伤寒杆菌引起的伤寒病。张仲景曰："余宗族素多，向余二百，建安记年以来，犹未十（捻），其死亡者，三分有二，伤寒十居其七。"曹植《说疫气》云："疫气流行，家家有僵尸之痛，室室有号泣之哀；或阖门而殪，或复族而丧。"这种传染病大流行，很可能就是伤寒病。因为在《伤寒论》中，322 条的描述的临床过程与临床表现与现代的伤寒病完全一致，但是没有记述治疗方法，说明在张仲景之前对于伤寒病没有有效的治疗方法，所以才能引起大流行，造成大量死亡。伤寒与副伤寒（统称为肠热病）在中华人民共和国成立前流行非常猖獗，居急性传染病之首或第二、三位，往往在战争、洪涝灾害、饥荒之后发生大流行。在明清时期温病学说已经很兴盛，对于湿温（包括伤寒病）已经有了系统的治疗方法，即使如此，在中华人民共和国成立前仍然非常猖獗，居急性传染病之首或第二、三位，可见在张仲景时代，其流行程度更要严重。这些特点都与张仲景、曹植的描述一致。

关于战争与伤寒病的关系，在古代欧洲希腊也有记载。公元前431—404年希腊雅典与斯巴达两大城邦之间发生了伯罗奔尼撒战争，还在战争的第一阶段，雅典农村就受到斯巴达军的严重蹂躏，集中在城内的居民又遭受瘟疫，死亡极多。在周一良及吴于廑主编的《世界通史》上古部分297页："据说这种瘟疫起源于上埃及的埃塞俄比亚，……这种瘟疫与其他平常疾病不同的地方是：虽然有许多死者的尸体躺在地上，没有埋葬，吃人肉的鸟兽不是不跑近尸体，就是如果尝了尸体的肉而死亡。关于这一点，从以下事实可以得到证明：所有吃肉的鸟类完全绝迹；在尸体附近或其他地方，都看不见这类鸟。但是如果观察瘟疫的这种效果，狗提供了最好的机会，因为它是和人住在一起的。……他们像苍蝇一样地死亡着。垂死者的尸体互相堆积起来，半死的人在街上到处打滚，或者群集于泉水的周围，因为他们想喝水。""在雅典所发生的瘟疫是现在已知的病症中的那一种，很难确定。格罗脱认为这是发疹伤寒。它的病症和斑疹伤寒的病症较为类似。"从以上疾病的特点来看，人、鸟类、哺乳动物同时、直接感染；发生在夏季；与水源污染有关；与战争有关。有人认为是斑疹伤寒，所以该病属于伤寒这一类疾病是可信的。但是伤寒杆菌引起的伤寒病只在人中间传播；斑疹伤寒也只在人-虱-人之间传播，流行性斑疹伤寒在冬季流行；只有非伤寒杆菌沙门氏菌才能同时感染人、鸟类和兽类，而且是不经昆虫媒介，直接从消化道传播。

伤寒病英文表述为typhoid或者typhoid fever，中文翻译为：①伤寒或者肠热病；②类似斑疹伤寒的。typhus翻译为斑疹伤寒。typhoid来源于拉丁文及希腊文，在希腊神话中是"百头怪物"，typhoon是"台风"的意思，说明了这种病的可怕、暴烈程度，与《伤寒论》序中的描述和曹植《说疫气》中的描述是一个意思。在欧洲古代，伤寒、副伤寒、非伤寒杆菌沙门氏菌病、斑疹伤寒、钩端螺旋体病、回归热、恙虫病等传染病，由于具有相类似的临床表现，很难把它们区分开来，从这些疾病的英文病名就可以看出来：钩端螺旋体病bilious nostras typhus与黄疸型回归热bilious typhoi同称为外耳氏病，因为它们的临床表现极其相似；螨传斑疹伤寒miti-bornetyphus与恙虫病scrub typhus可以混称，因为它们都是立克次体致病，立克次体病除了Q热之外，其发病机理与病理基本相同，仅程度轻重不同而已。这和中国古代一样，把这一大类疾病都归于伤寒中，因为它们的临床表现很相似。在《伤寒论》中332条以及以下相关的条文中记述了伤寒病的相关分期，更能够表明332条就是伤寒杆菌引起的伤寒病。

333. 伤寒脉迟六七日，而反与黄芩汤彻其热，脉迟为寒，今与黄芩汤复除其热，腹中应冷，当不能食；今反能食，此名除中，必死。

【注解】

彻其热；即清除其热的意思。

【解读】

本条除中证，是由黄芩汤误治而成，但是临床上多有不经误治而出现除中者。如一些慢性消耗性疾病，其临床表现为久病而极度衰竭的病人，一向很少或者根本不能进食，病情也不见好转，却突然出现食欲亢奋，强求进食的反常现象，食后则病情恶化或者突然衰竭而死亡。因而除中证是濒危之先兆，极难救治，不可不慎。本条"伤寒脉迟（相对缓脉）六七日"，发生"除中"与伤寒病的极期容易发生肠穿孔、肠出血，在时间上是完全一致的。

历代医家对迟脉的描述，多数均指一息三至（41~59次/min），脉律基本规整的脉象。可见于身体极度虚弱之人。此处脉迟一息三至（41~59次/min）与发热同时相见，肯定是相等缓脉。因为发热时心率加快，体温每上升一度，心率增加 18 次/min，所以发热时脉搏 41～59 次/min，一定是相对缓脉。

334. 伤寒，先厥后发热，下利必自止。而反汗出，咽中痛者，其喉为痹。发热无汗，而利必自止；若不止，必便脓血。便脓血者，其喉不痹。

【注解】

其喉为痹：咽喉红肿疼痛，闭塞不利。

【解读】

在厥热交替出现的时候，发热代表阳气来复，标志着病势向好的方面发展，如果阳气来复太过，发热经久不退，则耗伤正气。如伤上焦气分，则汗出、咽痛、喉痹；如伤下焦血分，则无汗、下利脓血。这两种变证不一定同时出现，所以说"便脓血者，其喉不痹"，从文字描述上看，"咽中痛者，其喉为痹"先出现，"便脓血"后出现。西医认为，咽痛、喉痹（扁桃体炎）与脓血便都是伤寒病的症状，不一定同时出现，扁桃体炎多见于伤寒病的初期，脓血便多见于伤寒病的极期，二者出现的先后次序，中、西医的观察结果也是一致的。某些病人喉痹与脓血便也可同时发生。陈亦人、熊曼琪分别主编的伤寒论中均认为"便脓血者，其喉不痹"，也符合伤寒病的临床表现。

336. 伤寒病，厥五日，热亦五日，设六日当复厥；不厥者自愈。厥终不过五日，以热五日，故知自愈。

341. 伤寒发热四日，厥反三日，复热四日。厥少热多者，其病当愈；四日至七日，热不除者，必便脓血。

342. 伤寒厥四日，热反三日，复厥五日，其病为进。寒多热少，阳气退，故为进也。

【解读】

336 条、341 条、342 条，厥与热交替出现预测病势的进退，以及阳复太过引起便脓血，与 332 条相对照，可以看出，二者有着极其相似的关系。如果 332 条是伤寒病的话，那么此 3 条就是不典型的轻型或顿挫型伤寒病，或者副伤寒、沙门杆菌感染伤寒型等疾病。这些疾病的临床表现与伤寒病相似，只是病情比较轻，病程比较短。副伤寒的病理变化与伤寒相仿，肠道病变较少而表浅，故肠穿孔、肠出血的机会比较少。临床表现与伤寒常常难以鉴别，较突出的区别有：①潜伏期比较短；②发病急起的比较多；③病程平均 1～3 周，明显的发热可持续数日，但是热型不如伤寒典型。副伤寒的预后良好，恢复后慢性带菌者较少，病死率低于伤寒。与 332 条伤寒病相比，此 3 条的病情、病程及预后都与副伤寒相类似。

伤寒病从病程第 4 周开始，人体产生的免疫力渐渐加强，表现为体液免疫和细胞免疫功能增强、吞噬细胞作用加强等，伤寒杆菌从血液及脏器中逐渐消失，肠壁溃疡渐趋愈合，疾病终获得痊愈。病后可获得持久性免疫，再次患病者极少。抗菌药物应用以来，病死率明显下降，重症病例减少。病情轻者可自愈。

335. 伤寒一二日至四五日厥者，必发热；前热者，后必厥。厥深者热亦深，厥微者热亦微。厥应下之，而反发汗，必口伤烂赤。

【解读】

本条还是说伤寒病发热的特点及禁忌，但是，"厥深者热亦深，厥微者热亦微"已经成为所有热厥的共同规律。

350. 伤寒脉滑而厥者，里有热，白虎汤主之。

【解读】

现代医学认为各种微生物及其产物作为发热激活物作用于机体，引起机体发热，发热的第一期升温期。当中心体温上升到一定高度后，皮肤血管转为舒张，血温升高也引起血管舒张，皮肤血流因而增多，皮肤发红。发热的第二时期高温期，可持续数小时，数天，甚至1周以上，此期与白虎汤证一致。由于微生物及其产物或炎症灶产物可能不断进入体内，有许多感染往往有二次菌血症、毒血症、病毒血症以及败血症的出现，上述典型过程可能重复出现或重叠出现，导致四肢皮肤缺血发凉（厥）与高热交替反复出现，即"厥者，必发热；前热者，后必厥"。实验证明，毒素毒力愈强，量愈大，交感神经兴奋性愈强，畏寒、寒战愈剧烈，体温升高愈明显，即"厥深者热亦深，厥微者热亦微"。可见热厥符合感染性发热，热厥是白虎汤的适应症。

339. 伤寒热少微厥，指（一作稍）头寒，嘿嘿不欲食，烦躁，数日，小便利，色白者，此热除也，欲得食，其病为愈；若厥而呕，胸胁烦满者，其后必便血。

【解读】

本条为热厥轻证的2种转归：一是痊愈；二是便血。

338. 伤寒脉微而厥，至七八日肤冷，其人躁，无暂安时者，此为脏厥，非蛔厥也。蛔厥者，其人当吐蛔。今病者静，而复时烦者，此为脏寒。蛔上入膈，故烦，须臾复止；得食而呕，又烦者，蛔闻食臭出，其人常自吐蛔。蛔厥者，乌梅丸主之。又主久利。

乌梅三百枚　细辛六两　干姜十两　黄连十六两　当归四两　附子（炮，去皮）六两　蜀椒（出汗）四两　桂枝（去皮）六两　人参六两　黄柏六两

右十味，异捣筛，合治之。以苦酒渍乌梅一宿，去核，蒸之五斗米下，饭熟捣成泥，和药令相得。内白中，与蜜杵二千下，丸如梧桐子大。先食饮服十丸，日三服，稍加之二十丸。禁生冷、滑物、臭食等。

【注解】

脏厥：由于五脏真阳极虚而致的四肢厥冷。即机体机能极度衰弱的濒危状态，其临床表现是：脉微而厥、肤冷（皮肤潮湿寒冷）、躁无暂安时（极度烦躁不安）。这些表现与休克的难治期一致。

蛔厥：是指蛔虫窜扰而引起的四肢厥冷。西医认为是由于蛔虫梗阻胆道或者肠道而引起的疼痛性休克。

脏寒：是指蛔虫病或者其他疾病引起的严重营养不良和机体机能衰弱。

须臾：作"忽然"解，即很短的时间。

蜀椒出汗：指用微火炒蜀椒，炒至其水分与油脂向外渗。

异捣筛：即把药物分别捣碎，筛出细末。

先食：即进食之前，或者"饭前"服药的意思。

饮：指米汤。

臭食：此处指香味浓烈的食品。

【解读】

蛔厥因为有吐蛔的客观指标，即中西医有共同的参考物"蛔虫"，所以蛔厥是由于蛔虫病引起的四肢发凉，有2种情况：一是蛔虫并引起的极度营养不良、低血压；二是蛔虫病引起的疼痛性休克。蛔虫有钻孔习性，当感冒、发热或者饮食不当时，由于蛔虫外环境的改变，蛔虫从肠道进入胆管，引起胆绞痛性休克，这种休克与休克难治期（脏厥）虽然有相似的地方，在临床上比较好鉴别。

【乌梅丸现代药理研究】

（1）麻醉蛔虫的性能，可使其活动迟钝，呈濒死状态。

（2）促进胆囊收缩的作用。

（3）促进肝脏分泌胆汁的作用。

（4）扩张奥狄氏括约肌的作用。

（5）解痉止痛作用。

（6）抑菌抗炎作用。

乌梅丸具有非常多的药理作用，不单是一个驱蛔虫剂。

340. 病者手足逆冷，言我不结胸，小腹满，按之痛者，此冷结在膀胱关元也。

【注解】

膀胱关元：这里是指病的部位在脐下，即下焦。

【解读】

本条寒凝下焦证，其临床表现有：下腹部疼痛、腹胀、腹泻，局部有压痛，四肢发凉，可能有发热等，应当与结胸证相鉴别。这与西医的肠道慢性炎症引起的消化功能障碍，导致严重营养不良状态相一致。例如肠伤寒、肠结核、血吸虫病等以及相类似的疾病，发展到严重营养不良状态时，就会出现畏寒怕冷、低血压、手足发凉等，由于肠道慢性炎症，会出现下腹部疼痛、腹胀、腹泻，局部有压痛，可见，肠道慢性炎症引起的消化功能障碍，导致严重营养不良状态与寒凝下焦证是一个证态。中医认为寒凝下焦证应当与结胸证、膀胱蓄血证、热结膀胱证相鉴别，与之相对应的是例如肠伤寒、肠结核、血吸虫病等以及相类似的肠道疾病与急性腹膜炎、盆腔炎、盆腔脓肿相鉴别，而且中医和西医的鉴别要点也是一致的。

343. 伤寒六七日，脉微、手足逆冷、烦躁，灸厥阴。厥不还者，死。

【解读】

中医认为，伤寒六七日，出现脉微，手足逆冷的表现是阳气衰微阴寒独盛的脏厥证，如果经过各种治疗，四肢逆冷（此处指休克）没有改善，死亡是不可避免的。

344. 伤寒发热，下利、厥逆、躁不得卧者，死。

345. 伤寒发热，下利至甚，厥不止者，死。

346. 伤寒六七日不利，便发热而利，其人汗出不止者，死，有阴无阳故也。

【解读】

此处"伤寒发热"，不是太阳病伤寒表证发热，而是厥阴病发热，一般情况下也不应当死亡，以上3条有发热而出现了死亡，是因为出现了躁不得卧、下利至甚，厥不止、汗出不止的表现。此处的"厥"既不是单纯的热厥，也不是单纯的寒厥，病人有发热，说明与热厥有关，同时又有下利至甚、汗出不止，说明有水电解质紊乱、低血容量休克，感染性休克。当病人出现躁不得卧的中枢神经系统功能衰竭及有阴无阳等表现，说明已经进入多器官功能衰竭状态，在当时的医疗条件下，是很难救治成功的。

347. 伤寒五六日，不结胸，腹濡，脉虚，复厥者，不可下；此亡血，下之死。

【注解】

腹濡：腹部按之柔软。

亡血：指阴血亏虚。

【解读】

本条是因为血虚引起的四肢逆冷。再用下法误治，其结果可想而知。

348. 发热而厥，七日下利者，为难治。

【解读】

本条与344条、345条都有发热、厥、利，344条有"躁不得卧"，本条没有；345条的特点是"下利至甚，厥不止"，显而易见比本条严重。所以本条为难治，而344条、345条都是死证。

349. 伤寒脉促，手足厥逆，可灸之。（促，一作纵）

351. 手足逆寒，脉细欲绝者，当归四逆汤主之。

当归三两　桂枝（去皮）三两　芍药三两　细辛三两　甘草炙二两　通草二两　大枣（擘）二十五枚（一法十二枚）

右七味，以水八升，煮取三升，去滓，温服一升，日三服。

352. 若其人内有久寒者，宜当归四逆加吴茱萸生姜汤

当归三两　芍药三两　甘草炙二两　通草二两　桂枝（去皮）三两　细辛三两　生姜（切）半斤　吴茱萸二升　大枣（擘）二十五枚

右九味以水六升，清酒六升和，煮取五升，去滓，温分五服。

【解读】

当归四逆汤即桂枝汤去生姜倍用大枣，加当归、细辛、通草而成，主治血虚寒凝之厥。现代主要用于治疗风湿性疾病，例如雷诺氏病、血栓闭塞性脉管炎、红斑性肢痛、肢端青紫症以及神经性头痛、多发性神经炎、类风湿性关节炎等。其治疗范围与附子汤大致相似，附子汤主治少阴病阳虚，寒湿凝滞之手足寒、关节痛。这类方剂与风湿性疾病之间的关系应当进一步研究。

353. 大汗出，热不去，内拘急，四肢痛，又下利厥逆而恶寒者，四逆汤主之。

354. 大汗，若大下利而厥冷者，四逆汤主之。

【解读】

见四逆汤的适应症。

355. 病人手足逆冷，脉乍紧者，邪结在胸中，心下满而烦，饥不能食者，病在胸中，当须吐之，宜瓜蒂散。

瓜蒂　赤小豆

右二味，各等分，异捣筛，合内白中，更治之。别以香豉一合，用热汤七合，煮

作稀糜，去滓，取汁和散一钱匕，温顿服之。不吐者，少少加；得快吐乃止。诸亡血虚家，不可与瓜蒂散。

【解读】

见 166 条，本条为痰厥证。

356. 伤寒厥而心下悸，宜先治水，当服茯苓甘草汤，却治其厥，不尔，水渍入胃，必作利也。茯苓甘草汤方

茯苓二两　甘草（炙）一两　生姜（切）三两　桂枝（去皮）二两

右四味以水四升煮取二升，去滓，分温三服。

【解读】

本条为水厥证，中医认为"注家多谓茯苓甘草汤有表里双解的功效，实则本证无表证"，喻嘉言：太阳篇中，饮水多者，心下必悸，故此厥而心悸者，明系饮水所致，所以乘其水未渍胃，先用茯苓甘草汤治水，……。可见本条与 64 条、65 条、67 条的病机是一样的，是失盐、失水的结果，本条是在失盐、失水的基础上饮水过多，引起低血容量低血钠所致。因为低血容量可以引起四肢发凉，低血钠可以引起心下悸，茯苓甘草汤是通过改善胃肠道消化吸收功能，纠正水、电解质紊乱而达到治疗目的，即"宜先治水……却治其厥"。（参考 438 页）

【厥证小结】（参考 438 页）

（1）热厥：与感染性发热是一个证态。

（2）寒厥：与低容量休克是一个证态。

代偿期：与寒厥四逆汤证是一个证态。

进展期：内毒素冷休克与人参四逆汤证是一个证态；外毒素暖休克与通脉四逆汤证（阴盛格阳证）是一个证态。

难治期：与脏厥是一个证态。

（3）蛔厥：与肠、胆道蛔虫引起的疼痛休克是一个证态。

（4）痰厥：与现代医学的幽门梗阻、急性胃炎、食物中毒、上消化道憩室并感染（窠囊）是一个证态。

（5）附子汤证、当归四逆汤证：与风湿性疾病是一个证态。

（6）气厥四逆散证：与慢性低血压是一个证态。

357. 伤寒六七日，大下后，寸脉沉而迟，手足厥逆，下部脉不至，喉咽不利，唾脓血，泄利不止者，为难治。麻黄升麻汤主之。

【提示】

有人认为非仲景方，暂存疑，方亦不录。

358. 伤寒四五日，腹中痛，若转气下趣少腹者，此欲自利也。

【注解】

趣：为"趋"之误。

【语释】

伤寒四五天，腹中疼痛，假使有气下趋到少腹的，这是将要腹泻的征兆。

359. 伤寒本自寒下，医复吐下之，寒格，更逆吐下；若食入口即吐，干姜黄芩黄连人参汤主之。

干姜 黄芩 黄连 人参各三两

右四味，以水六升，煮取二升，去滓，分温再服。

【注解】

寒格：寒邪阻格，使阴阳寒热不得交通。胃热肠寒，上热下寒，不得交通。格通"隔"。

【解读】

本条中医各家的解释比较混乱，主要在寒热问题上。"食入口即吐"是本条的关键，应当与朝食暮吐或者暮食朝吐的胃寒气逆证相鉴别，后者胃寒气逆证显然是幽门梗阻的表现，本条"食入口即吐"则是急性胃肠炎以胃炎为主的表现，另外随吃随吐还见于神经性呕吐。

本方应当具有抗菌、抗病毒及强壮作用，显然其适应症是各种胃炎。从药物组成看，本方与泻心汤类似。适用于严重营养不良合并急性胃炎者。

360. 下利有微热而渴，脉弱者，今自愈。

361. 下利脉数，有微热汗出，今自愈；设复紧，为未解。（一云设脉浮复紧）

【解读】

此2条言"寒利"的转归。从"设复紧"的复字来看，可知原来即是脉紧，脉紧主寒邪盛，寒邪下利必伴畏寒蜷卧诸证，如见微热而渴，提示阳气复；脉由紧转弱，提示邪气退。脉由紧变数，证由畏寒蜷卧变为微热汗出，也提示阳复寒退都是自愈的兆头。急性肠炎自然病程3~5d左右，痢疾自然病程10~14d，可自愈。《金匮要略》17篇27，28条。

362. 下利、手足逆冷、无脉者，灸之不温，若脉不还，反微喘者，死；少阴负趺阳者，为顺也。

【注解】

少阴负趺阳：少阴即太溪脉，少阴肾经太溪穴，位于内踝后方与跟腱之间的凹陷内，其前方为胫后动脉，所以此处胫后动脉的搏动就代表着肾气的胜衰。趺阳即冲阳脉，冲阳穴属于胃经，位于足背最高处，与足背动脉紧邻，冲阳脉就是足背动脉。胃为后天之本，足背动脉的搏动就代表着胃气的胜衰。"少阴负趺阳者，为顺也"就是说足背动脉的搏动比胫后动脉的搏动强，表明胃气尚好，后天之本尚存，疾病有好转的可能。

【解读】

本条"下利、手足逆冷、无脉者，灸之不温，若脉不还，反微喘者"，说明病情非常危险，多属死候。经过治疗后如果没有发生微喘，虽然手腕部的脉搏还摸不到，只要足部的脉搏还能摸到，尤其是足背动脉的搏动比胫后动脉搏动强，或者说只要足背动脉的搏动存在，病情虽然严重仍然有治愈的余地。这种判断疾病进退的方法西医是没有的，要不要学习这种方法，如何把这种方法量化，其应用价值如何？足背动脉、胫后动脉、桡动脉的搏动情况是否都一样？是否存在桡动脉没有搏动的同时，足背动脉的搏动比胫后动脉搏动强的情况？在临床上有没有价值？也是一个研究的课题。对疾病的状态、疾病状态的进退及其预后的判断，是临床医学的重要组成部分，只有判断正确，才会有正确的治疗方案。《金匮要略》17篇26条。

363. 下利，寸脉反浮数，尺中自涩者，必清脓血。

367. 下利，脉数而渴者，今自愈；设不差，必清脓血，以有热故也。

【解读】

以上两条为寒利阳复自愈和阳复太过便脓血的变证。367 条与 360 ~ 363 条合起来看，是指急性胃肠炎、急性菌痢均具有自愈倾向，急性肠炎的自然病程最短 3 ~ 5d 可以康复，急性菌痢的自然病程是 10 ~ 14d。急性菌痢普通型，起病急，有中度毒血症表现。先为稀水样便，1 ~ 2d 后稀便转成脓血便。360、361、362 三条是指急性肠炎 3 ~ 5d 可以康复，363 条、367 条是指菌痢。张仲景时代菌痢与腹泻不分，急性菌痢 1 ~ 2d 稀水样便，可以看做为菌痢前驱期。

参考《金匮要略》17 篇 32 条及 29 条。

364. 下利清谷，不可攻表，汗出必胀满。

【解读】

完谷不化的腹泻，即使兼有表邪，也不宜使用发表药。如果误用发汗加重水电解质紊乱，汗后会引起腹胀。《金匮要略》17 篇 33 条。

365. 下利，脉沉弦者，下重也；脉大者，为未止，脉微弱数者，为欲自止；虽发热，不死。

【语释】

下利而脉沉弦的，多有后重的感觉；假如脉象大的，是腹泻还在发展；假如脉象微弱而数的，是腹泻将要痊愈，虽然发热，也不会有危险。《金匮要略》17 篇 25 条。

【解读】

363、364、365、367 四条，大便脓血、下重，是痢疾的特征，在《伤寒论》中泄泻与痢疾不分，痢疾有自愈倾向。

366. 下利脉沉而迟，其人面少赤、身有微热、下利清谷者，必郁冒汗出而解，病人必微厥，所以然者，其面戴阳，下虚故也。

【注解】

郁冒："冒"为昏蒙眩晕，郁冒，即心胸郁闷，头昏目眩。

戴阳：症名，因阳气上浮而见两颧浮红，就好像阳气被格戴于头面，故名。

【解读】

腹泻、脉象沉迟，面部微有潮红，身上轻微发热，腹泻物是稀冷的不消化食物，这种症候是阳虚阴盛，结合面部微有潮红，身上轻微发热，表明阳虽虚但是尚不甚，还有汗解的可能，不过阳气毕竟已虚，所以汗解以前发生郁冒，这是正气蓄积力量与邪剧烈争斗的反映，正气胜邪气退则汗出而解。在出汗前必有四肢轻度厥冷的现象。因为有"郁冒汗出而解"，所以与白通汤证不同。

近代临床和血流动力学研究指出：心搏出量减少时血压降低，血管内压力减小，血管充盈不足，血液流动缓慢使脉搏位沉。迟脉为一息四至，即 41 ~ 59 次/min 之间，在发热时出现迟脉就是西医的相对缓脉，表示心肌有损害，如心肌炎等。"脉沉而迟"说明有心肌炎合并低血压。本条转换为西医的语言就是：①有心肌炎及低血压的表现；②腹泻、稀便，含有不消化的食物；③恶寒手足凉，发热不太高；④颜面充血、发红、眼结膜充血等；⑤病人有自愈倾向，患者先有胸闷、烦躁、头昏目眩，之后出汗，病情缓解而趋于自愈。在感染病中符合以上临床特点的病理状态见于：①轻型伤寒如湿热弥漫型，具有恶寒发热，高热不退，颜面潮红，眼结膜充血，便溏不利，脓血便等。

轻型伤寒亦可自愈。②恙虫病的症状典型期，可出现恶寒发热，颜面潮红，眼结膜充血，大便溏等。本病心肌炎比较常见，自然病程 17～21d；③地方性斑疹伤寒急性典型期，可出现恶寒、高热、眼结膜充血，热程为 9～14d，大多渐退；④钩端螺旋体病的毒血症期或者流感伤寒型，可出现恶寒发热，面红目赤，烦躁不安，大便溏臭或下利浠水等。这些病理状态在《伤寒论》中称为戴阳证，以面部充血为特征。戴阳证与格阳证不同，戴阳证是立克次氏体、螺旋体及沙门氏菌毒血症的表现；格阳证是里寒外热、真寒假热的暖休克。

伤寒、副伤寒、立克次体病、钩端螺旋体病，这是具有相似临床表现的一类传染病，无论欧洲古代医学家还是中国古代医学家都不可能对其进行准确的鉴别，从这些疾病的英文名称中可以看出来，它们都以 typho 为字根。只有在发明了显微镜和免疫学发展起来以后才可能对这些传染病作出明确的诊断。这些疾病在《伤寒论》中没有提出治疗方法，而在温病学中这些疾病属于湿热的范畴，并有一系列的治疗方剂，由此也可以看出《伤寒论》、温病学与现代感染病学之间的密切关系。

368. 下利后，脉绝，手足逆冷，晬时脉还，手足温者生；脉不还者死。

【注解】

晬时：即一昼夜。

【解读】

下利后，出现"脉绝，手足逆冷"的表现，欲决生死，应当观察一昼夜。经过救治 24 小时，脉还，手足温者生；脉不还者死。"脉绝，手足逆冷"，桡动脉摸不到搏动，手足冰凉是严重的休克状态，经过治疗后"脉还，手足温"表明休克得到改善，所以有治愈的可能，反之，死亡的可能性大。

369. 伤寒下利日十余行，脉反实者死。

【解读】

证虚而脉实，预后不良。

370. 下利清谷，里寒外热，汗出而厥者，通脉四逆汤主之。

【解读】

见 317 条。

371. 热利下重者，白头翁汤主之。

白头翁二两　黄柏三两　黄连三两　秦皮三两

右四味，以水七升，煮取二升，去滓，温服一升；不愈，更服一升。

【解读】

白头翁汤是治疗热利的著名方剂，常用于治疗细菌性痢疾、阿米巴痢疾、肠炎、溃疡性结肠炎等。参考《金匮要略》第 17 篇 43 条。

【药理研究】

白头翁汤对志贺氏、施氏等痢疾杆菌有较强的抑制作用，其中黄连、秦皮作用最强，全方反较黄连、秦皮为弱；白头翁对阿米巴原虫抑制作用较强，因此在治疗阿米巴痢疾时宜加大白头翁的用量，治疗细菌性痢疾时加大黄连、秦皮的用量，减少白头翁的用量。全方还有促进非特异性免疫功能的作用，又有抗炎、抗毒、止泻、镇静、镇痛和抑制肠运动等功能，所以能够治疗各种肠道炎症。

373. 下利饮水者，以有热故也，白头翁汤主之。

372. 下利腹胀满，身体疼痛者，先温其里，后攻其表；温里宜四逆汤，攻表宜桂枝汤。见《金匮要略》17 篇 36 条。

374. 下利谵语者，有燥屎也，宜小承气汤。见《金匮要略》17 篇 41 条。

375. 下利后更烦，按之心下濡者，为虚烦也，宜栀子豉汤。见《金匮要略》17 篇 44 条。

376. 呕家有痈脓者，不可治呕，脓尽自愈。见《金匮要略》第 17 篇、第 1 条。

378. 干呕吐涎沫，头痛者，吴茱萸汤主之。见《金匮要略》17 篇第 9 条。

379. 呕而发热者，小柴胡汤主之。见《金匮要略》17 篇 15 条。

【提示】

以上诸条可参考相应方剂的适应症。

附　中西医关于腹泻下利的概念及其融合

熊曼琪主编的《伤寒论》一书中对下利的论述是：下利是指大便稀薄，次数增多，或泻下脓血。论中所言"下利"实际是泄泻与痢疾的总称。在《伤寒论》中又称"自利""泄利""利清谷"及"协热利"等。涉及的原文有 80 多条次。姚乃礼主编的《中医症状鉴别诊断学》（第 2 版）247 条腹泻［概念］腹泻，又称泄泻，在古典医籍中名目繁多，分类不一。……在《伤寒论》《金匮要略》二书中，将腹泻称为"利"或"下利"，张仲景对痢疾也称"下利"。李宗明主编的《临床症状鉴别诊断学》（第 3 版）对于腹泻的论述是：排便次数增多，超出原有的习惯频率，粪便稀薄，容量或重量增多，或排脓血便者称为腹泻。一般粪便重量每日为 100～200g，水占 60%～85%；腹泻时粪便重量超过 250g，水占 65%～95%；每日超过 1000g 者为严重腹泻。病程在 2 个月以上者为慢性腹泻。如下段结肠或直肠有病变，肠壁受排便反射的持续刺激而有少量多次排便和排便不畅感时，称为里急后重（著者－中医称为下重或里急后重）。腹泻及粪便主要含有血、黏液和脓性分泌物者，称为痢疾综合征。所以《伤寒论》中的下利与西医的腹泻是一个概念，它们都包括痢疾在内。

西医根据临床表现，把腹泻分为急性腹泻和慢性腹泻，这种分类不是绝对的，许多慢性腹泻是由急性腹泻未愈引起。腹泻的病变主要在大小肠，但是在临床上肠、胃炎经常同时发生，恶心、呕吐、腹痛、腹泻同时出现。

1. 急性腹泻

1）感染性腹泻。

（1）病毒性：轮状病毒、诺瓦克类病毒、肠道病毒、腺病毒、星状病毒、嵌杯病毒、流行性感冒病毒等都可以引起腹泻。这些病毒引起的腹泻都是急性的，一般不会转成慢性。如秋季腹泻、胃肠型感冒等。轮状病毒、肠道病毒、腺病毒、流行性感冒病毒等又是引起感冒的主要病因。

（2）细菌性：细菌性痢疾、霍乱、急性细菌性食物中毒等。细菌性痢疾的轻型可以表现为轻度胃肠炎，与病毒性腹泻相似，急性细菌性痢疾未愈可转成慢性痢疾。

（3）原虫性：阿米巴痢疾、梨形鞭毛虫等。

（4）蠕虫性：血吸虫病等。

2）肠道疾病：急性阑尾炎、急性憩室炎、部分肠梗阻、急性肠道出血等。

3）急性全身性感染：如伤寒、副伤寒、疟疾、黑热病、败血症、肺炎、钩端螺旋体病、急性病毒性肝炎、流行性感冒、麻疹等。

4）功能性腹泻。

2. 慢性腹泻

1）肠道感染：慢性细菌性痢疾、阿米巴痢疾、血吸虫病、其他肠道蠕虫病、肠结核等。

2）肠道肿瘤：结肠癌、结肠其他肿瘤、小肠淋巴瘤、肠道恶性组织细胞病等。

3）小肠吸收不良。

（1）腺原性：慢性胰腺炎、胰腺癌等。

（2）结合胆酸缺乏：肝胆系统疾病如严重肝病、长期胆道梗阻、胆汁性肝硬化等。

（3）肠黏膜淤血：右心功能衰竭、肝硬化门脉高压、门静脉或肝静脉阻塞等。

4）肠道病变：如慢性非特异性溃疡性结肠炎，不完全性肠梗阻等。

5）全身性疾病：尿毒症、恶性贫血、严重营养不良等。

3.《伤寒论》中的腹泻，在六经病中都出现，大致如下：

（1）太阳病葛根汤证、葛根黄芩黄连汤证。痞证泻心汤类。

（2）阳明病热结旁流承气汤类。

（3）少阳病下利柴胡汤类。

（4）霍乱、少阴病、厥阴病下利亡阳证四逆汤类及五苓散证。

（5）太阴病下利四逆汤类。

（6）厥阴病热利白头翁汤证。

（7）桃花汤证、赤石脂禹余粮汤证。

（8）胸胁水饮十枣汤证。

（9）阳虚水泛真武汤证。

（10）脏结证。

4. 应用证态概念体系可以把中西医腹泻的主要类型融合在一起。

（1）太阳病、卫分证、感冒、前驱期是一个证态。轮状病毒、肠道病毒、腺病毒、流行性感冒病毒等既是引起病毒性腹泻的病因，又是引起感冒的主要病因。太阳病葛根汤证、葛根黄芩黄连汤证与病毒性腹泻是一个证态。温病学认为腹泻一证湿热者居多，卫分证中的湿热腹泻可用藿朴夏苓汤、三仁汤等。许多传染病的前驱期及轻型都可以表现为感冒或者轻度腹泻，在典型的临床表现没有出现之前，可以根据发病季节和临床表现，按照太阳病和卫分证进行辨证施治。单纯用《伤寒论》中的太阳病不可能解决绝大多数传染病的前驱期及轻型病例的治疗问题，反而可能造成误治，引起严重后果。所以《伤寒论》太阳病必须与温病卫分证融合在一起，才能与感冒、前驱期融合成为一个证态。

（2）阳明病、少阳病与急性典型期是一个证态，阳明病热结旁流证与不完全肠梗阻、麻痹性肠梗阻是一个证态，是承气汤的适应症。少阳病与肝、胆、胰感染是一个证态，少阳病腹泻根据病情可选用大小柴胡汤。由于胆道梗阻、慢性胰腺炎、胰腺癌引起的脂肪利，则属于杂病腹泻。

（3）霍乱、少阴病、厥阴病下利亡阳证四逆汤类及五苓散证，把这一类腹泻归纳在一起，是因为这一类腹泻与肠毒素（外毒素）有关，肠毒素引起剧烈的呕吐和腹泻，水、电解质紊乱、失盐失水、低容量休克，轻者机体通过自我调节作用可以不表现出症状，或有轻度口渴、尿少，少量多次饮水就能治疗；失盐、失水时可用五苓散治疗；低血容量休克时可用四逆汤治疗；由于外毒素容易引起暖休克，则是通脉四逆汤、通脉四逆加猪胆汁汤的适应症。这一类疾病属于霍乱样综合征。

（4）肠黏膜淤血引起的慢性腹泻：在右心功能不全、肝硬化门脉高压、门静脉或肝静脉阻塞时，可因肠黏膜淤血引起的慢性腹泻，当营养不良性水肿、肝硬化腹腔积液、肾性水肿时都会引起慢性腹泻。十枣汤的适应症是胸腔积液、腹水兼有腹泻者；茯苓甘草汤类、真武汤适宜于不同情况的心源性水肿；五苓散的适应症是肾性水肿；猪苓汤的适应症是营养不良性水肿。由于这类腹泻主要属于杂病范畴，而且表现非常复杂，不是《伤寒论》的主要内容，此处仅作原则性介绍。

（5）脏结与消化道肿瘤是一个证态，脏结下利与消化道肿瘤腹泻是一个证态，特别是直肠癌。

（6）桃花汤、赤石脂禹余粮汤，具有吸附消化道内毒物，如磷、汞、细菌毒素及食物异常发酵的产物等。对发炎的肠黏膜有保护作用，一方面减少异物刺激，另一方面吸附炎性分泌物；内服对胃肠道出血有止血作用。与西药次碳酸铋、鞣酸蛋白、活性炭等的药理作用一样，急性感染性腹泻禁用。

（7）腹泻特别是夏秋季腹泻，中医认为是由湿热病邪引起的外感热病，大多属于温病湿温的范畴，湿温也可归属于广义的伤寒，伤寒论与温病合起来，可以包括所有的外感热病腹泻。夏秋季腹泻，西医认为一是细菌性食物中毒；二是肠道传染病。夏秋季的肠道传染病包括伤寒、副伤寒、钩端螺旋体病、流行性感冒、病毒性肝炎、阿米巴痢疾、细菌性痢疾、血吸虫病等。血吸虫病在汉代张仲景之前已经存在，1972 年湖南长沙马王堆发掘的西汉女尸和 1975 年湖北江陵凤凰山古墓出土的西汉男尸，在内脏中发现有血吸虫卵，就是证明。对于这些肠道传染病在夏秋季节流行的原因，中、西医的认识是一致的。在《伤寒论》中对于这些肠道传染病的临床表现记载不完备，治疗方法不全面；温病学大大补充了《伤寒论》的不足，但是缺乏特异性治疗；西医抗生素及特异性化学药物的应用，以及消毒等卫生常识的普及，使传统的肠道传染病得到了有效的控制，病毒感染及抗药菌株成了新的难题。中医药对于病毒感染的有效治疗、对于减少化学药物的毒副作用、协同抗生素治疗抗药菌株感染具有重大作用。

（8）癌证腹泻与细菌性急性胃肠炎是一个证态，小柴胡汤证与肝、胆、胰、胃十二指肠慢性、亚急性感染腹泻是一个证态，栀子豉汤与膈上下感染引起的功能性腹泻是一个证态。

腹泻只是一个症状，在临床上腹泻要和其他症状相结合；腹泻可以引起水、电解质紊乱，有轻重之分，轻者机体通过自我调节作用可以不表现出症状，重者可以表现为失盐、失水性休克；腹泻在一些疾病中是主要症状，而在另一些疾病中则是次要症状；西医的一种疾病可以分为几种类型，腹泻可能只在某种类型中出现，而在其他类型中不出现；西医的一种疾病可以分为几个阶段，腹泻可能只在某个阶段中出现，而在其他阶段不出现。在中、西医融合过程中要充分认识中、西医两大理论体系的不同，才能不走入西医的"病"与中医的"证"对号入座的误区。西医的病是一个动态发展过程，一个病可以分为几个阶段和不同的类型，证只是疾病中某个阶段、某个类型的病理状态。以西医伤寒病为例，典型伤寒病的自然病程，分为 4 期：①初期，一般为 1 周；②极期，一般为 2 周；③缓解期，一般为 1 周；④恢复期，第 4 周以后体温恢复正常，症状和体征随之消失，即进入恢复期。伤寒病根据其临床表现可分为：轻型、重型、迁延型、逍遥型。伤寒病的并发症有：肠出血、肠穿孔、中毒性脑病、伤寒病合并肝炎等。应用证态概念体系，中、西医对肠伤寒病的认识大致有以下关系：①因为太阳病、卫分证、感冒、前驱期（初期）、轻型是一个证态，所以，伤寒病的初期、轻型与湿遏卫气是一个证态，可以用藿朴夏苓汤加减治疗；②阳明病、气分证、营血分证与急性典型期、极期、重型是一个证态，肠伤寒的极期病情复杂严重，当合并中毒性脑病时，中医谓湿热蒙蔽清窍，当用菖蒲郁金汤加减；当合并肝炎出现黄疸时，可用甘露消毒丹加减；当合并弥漫性血管内凝血、肠出血时，当用犀角地黄汤加减；当湿热弥漫三焦，下利便血时，用三石汤加减治疗；③伤寒病的缓解期可用竹叶石膏汤治疗。所有感染病都可以用证态概念体系在中医外感热病学中找到相应的治疗方法。之所以以伤寒病为例，是因为在《伤寒论》中对于伤寒病的典型临床过程作了明确的表述，但是没有治疗方法，温病学中的三焦辨证及湿温理论补充了《伤寒论》的不足，是为了说明《伤寒论》与温病学融合的必然性。

380. 伤寒，大吐、大下之，极虚，复极汗者其人外气怫郁，复与之水以发其汗，因得哕。所以然者，胃中虚冷故也。

381. 伤寒哕而腹满，视其前后，知何部不利，利之即愈。

【解读】

"194条，阳明病，不能食，攻其热必哕。所以然者，胃中虚冷故也。以其人本虚，攻其热必哕。"阳明病中寒证虽然有不能食的症状，但不能用攻下法，因为其病机是胃阳不足，胃中寒冷，而不是胃中有实热；攻下法的适应症是胃中有实热，假如误用攻下法就会引起诸如膈肌痉挛、干呕、噫气等变证（哕）。226条，若胃中虚冷，不能食者，饮水则哕；"哕"是胃中虚冷因为饮水、攻其热而引起的变证。本条（380条）出现哕，也是因为用饮水的方法、发汗而引起的变证。381条则是对哕的辨证论治原则，当视其大小便（前后阴）小便不利者利小便，大便不通者通大便。

232条，脉但浮，无余证者，与麻黄汤。若不尿，腹满加哕者，不治。231条，阳明中风，脉弦浮大，而短气，腹都满，胁下及心痛，久按之气不通，鼻干，不得汗，嗜卧，一身及目悉黄，小便难，有潮热，时时哕。参考111条，哕：即干呕，是指欲吐而呕，无物有声，或仅呕出少量涎沫。"不大便，久则谵语，甚者至哕"说明病情比较严重，属于胃热干呕中的实证。而且哕与手足躁扰、捻衣摸床等谵妄状态相伴发生，说明这是中枢神经系统病变的表现。

哕、呕、吐、恶心、呃逆、嗳气都是胃气上逆的症状，都有其定义是可以区别的，呃逆俗称"打咯忒"即膈肌痉挛；嗳气是胃内的气体被挤压从口腔排出，《伤寒论》中称为"噫气"，俗称"打嗝"，正常情况下饱食后，胃内的气体被食物挤压"打嗝"一般不叫嗳气，通常把嗳气作为病理状态下的一个症状；恶心是欲吐不吐，欲罢又不止的一种症状；吐是有物无声；呕是有声有物。但是临床上有时不必要明确区分，陈亦人《伤寒论译释》把"哕"作"呃逆"解，更符合膈肌痉挛。

"哕"有许多解释，厥阴病中的哕，是由于"大吐、大下之，极虚，复极汗者……复与之水"引起的。这是因为大吐、大下、大汗（复极汗者）引起机体失盐失水、高渗低血容量状态，此时再大量饮水，血液被稀释，呈低渗状态，水进入脑细胞，引起脑细胞水肿，即水中毒，这时病人可能出现呕吐、饮水即呕吐、膈肌痉挛等表现。"哕"如果伴有中枢神经系统症状，说明脑功能障碍或者衰竭，则是疾病非常危险的征兆。381条，伤寒哕而腹满，视其前后，知何部不利，利之即愈。哕与腹满相伴，如果不伴有中枢神经系统症状，很可能是消化道感染所致，根据病情可以治愈。哕与腹满相伴，如果还伴有中枢神经系统症状和无尿，如"232条……若不尿，腹满加哕者，不治"。这是因为在多器官功能障碍或者多器官功能衰竭中出现无尿（表示肾功能衰竭），即使现代也很难治愈。

"哕"即恶心。与《金匮要略》17篇互参。

辨霍乱病脉证并治

382. 问曰：病有霍乱者何？答曰：呕吐而利，此名霍乱。

383. 问曰：病发热、头痛、身痛、恶寒、吐利者，此属何病？答曰：此名霍乱。霍乱自吐下，又利止，复更发热也。

【解读】

"霍乱"为一种暴发性肠胃病，因骤然吐泻，顷刻间有挥霍缭乱之状，故名霍乱。根据其所述的症状及临床表现，不仅包括由霍乱弧菌引起的霍乱，而且包括类似于霍乱临床表现的胃肠道疾病。

正常胃酸可杀死霍乱弧菌。当胃酸低下或霍乱弧菌数量很多时，未被杀灭的弧菌进入小肠，在碱性肠液内迅速繁殖并产生肠毒素。霍乱弧菌所分泌的肠毒素(外毒素)能迅速与空肠上段黏膜细胞结合并进入细胞内，激活腺苷环化酶，使三磷酸腺苷变成环磷酸腺苷(cAMP)，大量环磷酸腺苷聚集在黏膜细胞内，发挥第二信使作用，刺激陷窝细胞分泌氯离子并可能分泌碳酸氢根离子，同时抑制绒毛细胞对氯和钠离子的吸收，由于肠黏膜分泌增强，吸收减少，因而大量肠液聚集在肠腔而形成剧烈水样腹泻。致病性大肠杆菌所分泌的另一种肠毒素也能引起霍乱样水泻，其机理可能与霍乱弧菌相似。进食被细菌(如葡萄球菌)污染的食品而引起的水样腹泻有证据提示也属于此种腹泻。

385. 恶寒、脉微而复利，利止，亡血也，四逆加人参汤主之。

388. 吐利汗出，发热恶寒，四肢拘急，手足逆冷者，四逆汤主之。

389. 既吐且利，小便复利而大汗出，下利清谷，内寒外热，脉微欲绝者，四逆汤主之。

390. 吐已下断，汗出而厥，四肢拘急不解，脉微欲绝者，通脉四逆汤加猪胆汁汤主之。

【解读】

剧烈的呕吐、腹泻使水、电解质突然大量丢失，迅速形成严重失盐、脱水，血容量迅速下降，内脏灌注不足，出现微循环衰竭而导致休克，因此出现"脉微""脉微欲绝""手足厥冷"等休克的典型临床表现，当血容量突然下降而达到十分严重的状态时，由于消化道微血管血流灌注量极度下降导致消化液分泌停止，所以出现"利止亡血""吐已下断"的临床表现。中医也认为这是"水谷津液俱竭，无有可吐而自己，无有可下而自断"，"无物可吐下"的结果，即"阴液内竭，阳亡于外"。

【提示】

本篇共10条，方剂6个，其中具有"回阳救逆"作用的方剂为四逆汤类，是本篇的主要方剂。

【药物药理研究】

参考435页(三)，回阳救逆法治疗"霍乱"的机理探讨。

384. 伤寒，其脉微濇者，本是霍乱，今是伤寒，却四五日，至阴经上，转入阴必利。本呕下利者，不可治也；欲似大便，而反失气，仍不利者，此属阳明也，便必硬，十三日愈，所以然者，经尽故也。下利后，当便硬，硬则能食者愈。今反不能食，到后经中，颇能食，复过一经能食，过之一日当愈；不愈者不属阳明也。

【解读】

本条论述了霍乱与伤寒吐泻证的区别。"病发热、头痛、身痛、恶寒、吐利者，此属何病？答曰：此名霍乱"，发热、头痛、身痛、恶寒是"伤寒"的表现，所以伤寒吐利证与霍乱看起来很相似，而实际上有着本质的区别。区别的要点之一就是，霍乱吐泻之后津液严重耗伤，阳气极度衰微而出现"其脉微涩"的表现，伤寒吐利证津液耗伤发生较晚。但是伤寒吐利证也可以发生津液严重耗伤，阳气极度衰微而出现"微涩"的脉象，这时候如何鉴别呢？区别的要点之二，就是"本呕下利者"，"霍乱自吐下，又利止，复更发热也"。霍乱发病一开始就是剧烈的呕吐、腹泻，如果发热则在利止之后，这时病情更为严重，而不是伤寒虚寒下利的阳复现象；伤寒吐利证先有发热、头痛、身痛、恶寒，吐、利没有霍乱严重，四五日后传至阴经上，才会出现"微涩"的脉象。"本呕下利者"是霍乱，不能当作伤寒治疗，即使兼有表证有轻度发热，其临床表现仍然以霍乱为主，不得当作伤寒。第三，伤寒吐利证与霍乱的转归不同。经治疗后，伤寒吐利证属于实热者，即可痊愈；属于虚寒的可以痊愈，也可能转属阳明病，转属阳明的标志是"欲似大便，而反失气，……便必硬"，以及腹胀满、能食、颇能食等。吐利止是伤寒吐利证痊愈的标志，吐利止不一定是霍乱痊愈的表现，"霍乱自吐下，又利止，复更发热也"，385条"恶寒、脉微而复利，利止，亡血也"，390条"吐已下断，汗出而厥，四肢拘急不解，脉微欲绝者，通脉四逆汤加猪胆汁汤主之"。吐利止并非好事。这些鉴别要点也适用于西医。

现代，大便显微镜检，大便培养，能够准确鉴别。

386. 霍乱，发热头痛，身疼痛，热多欲饮水者，五苓散主之；寒多不用水者，理中丸主之。

理中丸方

人参　干姜　甘草（炙）　白术各三两

右四味，捣筛，蜜和为丸如鸡子黄许大的，以沸汤数合和一丸，研碎，温服之，日三四、夜二服。腹中未热益至三四丸，然不及汤。汤法：以四物以两数切，以水八升，煮取三升，去滓，温服一升，日三服。如脐上筑者，肾气动也，去术加桂四两。吐多者，去术加生姜三两。下多者还用术。悸者，加茯苓二两。渴欲得水者，加术足前成四两半。腹中痛者，加人参足前成四两半。寒者，加干姜足前成四两半。腹满者，去术加附子一枚。服汤后，如食顷，饮热粥一升许，微自温，勿发揭衣被。

【解读】

五苓散与理中丸都是治疗轻度霍乱病人，现代治疗霍乱病的原则也是补充生理盐水，维持血容量，防治休克，对于极轻的病人经口补充即可。五苓散与理中丸都是通过调整胃肠道功能达到治疗目的。中医认为"理中者，理中焦"，故凡脾胃虚寒、中焦升降失调之证，无论外感内伤均可用之。中焦脾胃的功能与消化系统的功能一致，理中汤（丸）具有调节消化系统的运动、消化、吸收等功能。五苓散偏重于调节水、电解质紊乱。理中汤是一个基本方，在临床应用时要根据病情进行加减，《伤寒论》中提出8种加减方法只是举例而已，后代在理中汤的基础上衍变出许多有名的调节消化系统功能的方剂。

387. 吐利止而身痛不休者，当消息和解其外，宜桂枝汤小和之。

391. 吐、利、发汗，脉平，小烦者，以新虚不胜谷气故也。

【解读】

此2条是病后反应期及恢复期调理，也是不可忽视的内容。

【补充】

霍乱是一种自限性疾病，可用口服补液和/或静脉补液疗法治愈病人，如果补液及时，几乎可避免所有死亡。除少数病人有短暂(1~2d)的前驱症状表现为头昏、疲倦、腹胀和轻度腹泻外，为突然起病，病情轻重不一，轻型占有相当数量。病程平均3~7d，少数可长达10d以上(多为老年患者或有严重合并症者)。386 霍乱，发热头痛，身疼痛，热多欲饮水者，五苓散主之；寒多不用水者，理中丸主之。

病程分为4期：

1）潜伏期

绝大多数为1~2日，可短至数小时或长达5~6日。表现为头昏、疲倦、腹胀和轻度腹泻。384条，伤寒吐利证与霍乱的鉴别。

2）泻吐期

大多数病例突起剧烈腹泻，继而呕吐，个别病例先吐后泻。腹泻为无痛性，亦无里急后重。每日大便可自数次至十数次，甚至频频不可计数。大便性质初为色稀水便，量多，转而变为米泔水样。少数病例出现血水样便。呕吐为喷射状，次数不多，也渐呈米泔水样，部分病例伴有恶心。肛温可达37.2℃~38.5℃。此期持续数小时，多不超过2d。382 呕吐而利，此名霍乱。383 病发热、头痛、身痛、恶寒、吐利者，……此名霍乱。霍乱自吐下，又利止，复更发热也。

3）脱水虚脱期

由于严重泻吐引起水及电解质丧失，可产生以下临床表现：

（1）一般表现

神态不安，表情恐慌或淡漠，眼窝深陷，口渴，唇舌极干，皮肤皱缩，腹下陷呈舟状，体表温度下降。388 条四肢拘急，手足逆冷者。

（2）循环衰竭

由于中度或重度脱水，血容量显著下降及血液极度浓缩，因而导致循环衰竭、休克。患者极度软弱无力，神志不清，脉搏细弱而速，呼吸浅促，皮肤口唇黏膜发绀。由于脱水及循环衰竭，使肾血流量减少及肾小球滤过压下降，因而出现少尿或无尿。385 条恶寒、脉微而复利，利止，亡血也，四逆加人参汤主之。390 条吐已下断，汗出而厥，四肢拘急不解，脉微欲绝者，通脉四逆汤加猪胆汁汤。

（3）电解质平衡紊乱及代谢性酸中毒

严重泻吐丢失大量水分及电解质后，可产生血液电解质的严重丧失。患者体内缺钠、缺钾已很严重，如治疗中继续输入不含电解质的溶液，则可立即使血液稀释产生低血钠及低血钾症。缺钠可引起肌肉痉挛(以腓肠肌及腹直肌最常见)、低血压、脉压小、脉搏微弱。缺钾可引起低钾综合征，表现为全身肌肉张力减低，甚至肌肉麻痹，肌腱反射消失，鼓肠，心动过速，心律不齐，缺钾还可引起肾脏损害。由于碳酸氢根离子的大量丧失，产生代谢性酸中毒。尿少及循环衰竭又可使酸中毒加重。严重酸中毒时可出现神志不清，呼吸深长，血压下降。

（4）反应期及恢复期

脱水纠正后，大多数病人症状消失，逐渐恢复正常，病程平均 3～7d，少数可长达 10d 以上（多为老年患者或有严重合并症者）。部分患者可出现发热性反应，以儿童为多，这可能是由于循环改善后大量肠毒素吸收所致。体温可升高至 38～39℃，一般持续 1～3d 后自行消退（387，391 条）。

辨阴阳易差后劳复病脉证并治

392. 伤寒阴阳易之为病，其人身体重，少气，少腹里急，或引阴中拘挛，热上冲胸，头重不欲举，眼中生花，膝胫拘急者，烧裈散主之。

烧裈散方

妇人中裈，近隐处，取烧作灰。

右一味，水服方寸匕，日三服，小便即利，阴头微肿，此为愈也。妇人病，取男子裈烧服。

【注解】

引阴中拘挛：牵引阴部拘急痉挛。

中裈：内裤的裤裆处。是最接近外生殖器的地方。

【解读】

中医对"阴阳易"这类疾病的认识，历来就有分歧，对于烧浑散的治疗作用抱怀疑态度。一种认识是：伤寒之后，大病新愈，进行性交，将病传染给对方；另一种认识是：男女通过性交传染疾病。显而易见，这是一类通过性交而传播的疾病，例如泌尿道感染、淋病、梅毒等。梅毒据认为是由非洲传入或者由哥伦布从新大陆带入欧洲，引起 16 世纪在欧洲的大流行，并随着殖民主义的扩张，将梅毒传播到全世界。在当时卫生条件很差的情况下，泌尿道感染可能比较多，"少腹里急，或引阴中拘挛"与膀胱炎、尿道炎、性病盆腔炎等引起的刺激症状一致；播散性淋球菌感染常累及膝肘等关节，也可累及结膜囊，出现"眼中生花，膝胫拘急"等症状。梅毒能够涵盖阴阳易的全部临床表现，推测，烧裈散是梅毒螺旋体灭活疫苗口服药，这个解释比较符合现代医学的认识。因为当时没有有效的治疗方法，推理用最接近外生殖器的内裤处烧灰口服治疗。因为内裤很脏，所以烧灰以后口服。

"阴阳易"另辟一章放到《伤寒论》的最后，是因为这种病的初期临床表现例如：发热等与伤寒太阳表证一致，但是其病因并非外邪风、寒、暑、湿、燥、火，其病因是男女性生活不当；另外与"差后劳复"放在一起，都是要求病人愈后的注意事宜。

393. 大病差后，劳复者，枳实栀子豉汤主之。

枳实（炙）三枚　栀子（擘）十四个　香豉（绵裹）一升

右三味，以清浆水七升，空煮取四升，内枳实、栀子，煮取二升，下豉，更煮五六沸，去滓，温分再服。复令微似汗。若有宿食者，内大黄如博棋子大五六枚，服之愈。

【注解】

大病：中国古代把中医的伤寒称为大病。刘河间说："古以百病皆为杂病，惟伤寒为大病。"

差后：指临床症状消失，病情初愈而正气未复，身体虚弱，机体的抵抗力还没有完全恢复。

劳复：大病新愈，因为劳累过度而引起疾病复发。有2种情况，一是原来的疾病复发，如肝炎，当临床症状消失后，由于劳累肝炎复发；二是肝炎后由于身体虚弱而感染其他疾病如上呼吸道感染、肺炎等，与原来的疾病不同的感染。所以劳复与复发是有区别的。

清浆水：即北方民间的"浆水"，指淹泡菜或者酸菜的汁液。清朝，吴仪洛说："清浆水，一名酸浆水。炊粟米熟，投冷水中，浸五六日，味酢生花，色类浆，故名。若浸之败者，害人。其性凉善走，能调中气，通关开胃、解烦渴，化滞物。"清浆水的制法很多，在制作过程中要防止杂菌污染，如果污染就会腐败发臭，不能食用(若浸之败者，害人)。清浆水呈酸性，北方夏季天气干燥炎热，出汗多饮水多，胃酸降低，引起食欲下降、消化不良及其他不适，北方人多喜用清浆水作汤或者面条食用。清浆水有增加胃酸的作用。

【解读】

大病是指伤寒这类疾病，既现代的感染病。当临床症状消失，机体的抵抗力还没有完全恢复的时候，病人应当注意休息，如果过度劳累，原来的疾病可能复发，也可能引起其他的疾病。在古代对于感染病因为没有抗生素等特异性的治疗措施，虽然临床症状消失了，但是病原体并没有完全被清除，所以复发的机会比现代要多得多，再感染其他病原体的可能性也比现代要多得多，劳复确实是一个大问题。以下小柴胡汤、牡蛎泽泻散、理中丸、竹叶石膏汤以及它们的加减方都是举例而已，应当根据出现的临床症状辨证施治。

栀子豉汤的药理作用前面已经论及，不赘述，加枳实微下，恢复胃肠功能。

394. 伤寒差后，更发热，小柴胡汤主之；脉浮者，以汗解之，脉沉实者，以下解之。

【解读】

已如上述，应当根据出现的临床症状辨证施治。

395. 大病差后，从腰以下有水气者，牡蛎泽泻散主之。

牡蛎(熬)　泽泻　蜀漆(暖水洗去腥)　葶苈子(熬)　商陆根(熬)　海藻(洗去碱)　栝楼根各等份

右七味，异捣，下筛为散，更于臼中治之。白饮和服方寸匕，日三服。小便利，止后服。

【解读】

从腰以下有水气者，是指腰以下凹陷性水肿。最常见于心性水肿、肾性、肝病性、营养不良性水肿都会发生下肢凹陷性水肿。必须辨证施治，不是一个方剂能解决的问题。牡蛎泽泻散因为蜀漆使用的人很少，商陆根水煮毒性较大，现代中医用此方者不多，复方研究的成果尚未见报道。

396. 大病差后，喜唾，久不了了，胸上有寒，当以丸药温之，宜理中丸。

【解读】

参考霍乱病篇386条。

397. 伤寒解后，虚羸少气，气逆欲吐，竹叶石膏汤主之。

竹叶二把　石膏一斤　半夏(洗)半斤　麦门冬(去心)一升　人参二两　甘草(炙)二两　粳米半升

右七味，以水一斗，煮取六升，去滓；内粳米，煮米熟，汤成去米，温服一升，日三服。

【解读】

现代中医用此方较多，大多用在外感热病（感染病）的恢复期，与"劳复"还有些不同。"伤寒解后"是指感染病急性期过后的恢复期，是该疾病的延续，与温病学后期的诸阴虚证是一个证态。竹叶石膏汤是白虎加人参汤加减而成。

398. 病人脉已解，而日暮微烦，以病新差，人强与谷，脾胃气尚弱，不能消谷，故令微烦，损谷则愈。

【注解】

脉已解：指病脉已除，脉象平和的意思。说明病人已基本痊愈。

损谷：即节制饮食。

【解读】

病后要注意饮食调养，不可暴饮暴食，应食用易消化，营养丰富的食品。与西医一致。

主要参考文献

［1］杜雨茂．伤寒论研究文献择要［M］．西安：陕西科技出版社，1988：147

［2］赵金铎．中医症状鉴别诊断学［M］．北京：人民卫生出版社，1984：前言

［3］张文．医学概论［M］．西安：陕西科技出版社，1997：84

［4］王迪浔．病理生理学［M］．北京：人民卫生出版社，1996

［5］徐可行，张晓，张庆福．物理学概论（上）［M］．成都：西南交通大学出版社，1999：20.

［6］李宗明．临床症状鉴别诊断学［M］．3版，上海：上海科技出版社，1995

［7］杨志寅．诊断学大辞典［M］．北京：华夏出版社，1993

［8］李志才．方法论全书［M］．南京：南京大学出版社，1998

［9］杨百弗，李培．实用经方集成［M］．北京：人民卫生出版社，1996：12，112

［10］宗全和．中医方剂通释［M］．石家庄：河北科技出版社1955

［11］陈亦人．伤寒论译释［M］．上海：上海科技出版社，1995：5，629

［12］吴阶平，裘法祖．黄家驷外科学［M］．北京：人民卫生出版社，1994：7，1040－1041

［13］邢锡波．伤寒论临床实验录［M］．天津：天津科技出版社，1984：5，11

［14］上海中医学院中医基础理论教研组．校注《伤寒论》．上海：上海人民出版社，1976

［15］戴自英．实用内科学［M］．9版．北京：人民卫生出版社，1996

［16］江苏新医学院．中医大词典［M］．上海：上海人民出版社，1977

［17］李培生．伤寒论［M］．北京：人民卫生出版社，1987

［18］杨惠玲．高级病理生理学［M］．北京：科技出版社，1987

［19］中医研究院．金匮要略语释［M］．北京：人民卫生出版社，1987，5，107

［20］彭胜权．温病学［M］．北京：人民卫生出版社，2000

［21］刘大伟．21世纪医师丛书：危重病学分册［M］．北京：中国协和医科大学出版社，2000：61
－62

［22］张文武．危重病医学［M］．天津：天津科技翻译出版公司，1996，89

［23］姚乃里．中医症状鉴别诊断学［M］．北京：人民卫生出版社，2000：89

［24］史玉泉．实用神经病学［M］．2版．上海：上海科技出版社，1994：392

［25］熊曼琪．伤寒论［M］．北京：人民卫生出版社，2000

［26］翁心华，潘孝彰，王岱明．现代感染病学［M］．1998

［27］金伯泉．细胞和分子免疫学［M］．北京：科学出版社，1995

［28］周一良，吴于廑．世界通史（上古部分）［M］．北京：人民出版社，1962

［29］周一良，吴于廑．世界通史资料选集（上古部分）［M］．北京：商务印书馆，1962